国家科学技术学术著作出版基金资助出版

颅底外科学
Skull Base Surgery

主　编　张力伟

副主编　吴　皓　郭传瑸

科学出版社

北　京

内 容 简 介

本书是国内第一部由从事颅底外科工作的多学科专家联合撰写完成的颅底外科学专著，它包括了神经外科、耳鼻咽喉科、口腔颌面外科、头颈外科等多个学科内容，是这些多学科专家多年从事颅底外科临床实践的总结。全书共 25 章，分为总论、常见颅底外科疾病、颅底外科手术入路、颅底外科技术四个部分，内容涵盖了从中国颅底外科的历史到颅底外科多学科机制的建立；从颅底外科新的诊疗技术和方法的历史沿革，到颅底肿瘤治疗新技术、新方法的应用及规范化的诊疗原则；从颅底外科跨学科领域的代表性疾病的个性化的论述，到手术治疗的基本原则、手术方法的变革和手术技能的提高，以及围术期的患者管理；从常见的颅底肿瘤（如脑膜瘤、脊索瘤、神经鞘瘤、骨源性肿瘤）的基本知识和诊疗标准，到按照解剖部位划分中线颅底、侧颅底和颅底沟通性肿瘤的手术入路的选择；从多模态成像技术应用到颅底的修复与重建；从放射外科在颅底肿瘤的应用到颅底肿瘤的分子病理指导作用。本书既体现了学科发展的时代特点，也有现代最先进的技术和知识交叉融合内容，在颅底肿瘤领域从宏观到微观进行了系统的论述，此外本书还配有大量精彩手术视频，这些视频都是各个领域专家精心剪辑制作而成。

全书图文并茂、临床实用性强，并附赠手术视频，能够满足各级颅底外科医师的要求，也是从事颅底外科工作的医师和相关领域研究生不可多得的教材，能够满足颅底外科医师的技术储备和临床需求。

图书在版编目（CIP）数据

颅底外科学 / 张力伟主编. —北京：科学出版社，2024.5
ISBN 978-7-03-078446-9

Ⅰ.①颅⋯　Ⅱ.①张⋯　Ⅲ.①颅底–脑外科手术　Ⅳ.①R651.1

中国国家版本馆CIP数据核字（2024）第086228号

责任编辑：王灵芳 / 责任校对：张　娟
责任印制：师艳茹 / 封面设计：吴朝洪

科学出版社 出版
北京东黄城根北街 16 号
邮政编码：100717
http://www.sciencep.com

三河市春园印刷有限公司印刷
科学出版社发行　各地新华书店经销
*
2024 年 5 月第 一 版　开本：889×1194　1/16
2024 年 5 月第一次印刷　印张：34 3/4
字数：1 100 000
定价：358.00 元
（如有印装质量问题，我社负责调换）

《颅底外科学》编委会

主　　编　张力伟　首都医科大学附属北京天坛医院神经外科
副 主 编　吴　皓　上海交通大学医学院附属第九人民医院耳鼻喉科
　　　　　郭传瑸　北京大学口腔医院口腔颌面外科
编委名单　(按姓氏汉语拼音排序)

　　　　　蔡博文　四川大学华西医院神经外科
　　　　　蔡志刚　北京大学口腔医院口腔颌面外科
　　　　　陈　罡　苏州大学附属第一医院神经外科
　　　　　冯国栋　北京协和医院耳鼻喉科
　　　　　冯芝恩　首都医科大学附属北京口腔医院口腔颌面外科
　　　　　高志强　北京协和医院耳鼻喉科
　　　　　葛　明　首都医科大学附属北京儿童医院神经外科
　　　　　龚树生　首都医科大学附属北京友谊医院耳鼻喉科
　　　　　桂松柏　首都医科大学附属北京天坛医院神经外科
　　　　　郭传瑸　北京大学口腔医院口腔颌面外科
　　　　　郭玉兴　北京大学口腔医院口腔颌面外科
　　　　　韩月臣　山东省立医院耳鼻喉科
　　　　　韩正学　首都医科大学附属北京口腔医院口腔颌面外科
　　　　　侯立军　上海长征医院神经外科
　　　　　惠旭辉　四川大学华西医院神经外科
　　　　　季　彤　复旦大学附属中山医院
　　　　　贾　旺　首都医科大学附属北京天坛医院神经外科
　　　　　贾桂军　首都医科大学附属北京天坛医院神经外科
　　　　　姜　曙　四川大学华西医院神经外科
　　　　　康静波　中国人民解放军总医院第六医学中心肿瘤放射科

李　欢	首都医科大学附属北京天坛医院神经外科
李　羽	四川大学华西医院麻醉科
李德岭	首都医科大学附属北京天坛医院神经外科
李新钢	山东大学齐鲁医院神经外科
廖贵清	中山大学附属口腔医院口腔颌面外科
刘　松	首都医科大学附属北京天坛医院神经外科
刘　巍	首都医科大学附属北京天坛医院神经外科
刘阿力	首都医科大学附属北京天坛医院立体定向放射外科
刘丕楠	首都医科大学附属北京天坛医院神经外科
刘雪松	四川大学华西医院神经外科
罗京伟	中国医学科学院肿瘤医院肿瘤放疗科
乔　慧	首都医科大学附属北京天坛医院神经电生理室
秦兴军	中国医科大学附属口腔医院口腔颌面外科
屈　延	空军军医大学唐都医院神经外科
石广志	首都医科大学附属北京天坛医院重症医学科
史季桐	首都医科大学附属北京同仁医院眼科
孙时斌	首都医科大学附属北京天坛医院立体定向放射外科
汪照炎	上海交通大学医学院附属第九人民医院耳鼻喉科
王　亮	首都医科大学附属北京天坛医院神经外科
王　炜	上海交通大学医学院附属第九人民医院整形外科
王　毅	北京大学人民医院眼科
王恩敏	复旦大学附属华山医院神经外科
王海波	山东省立医院耳鼻喉科
王亚明	首都医科大学宣武医院神经外科
吴　皓	上海交通大学医学院附属第九人民医院耳鼻喉科
吴　震	首都医科大学附属北京天坛医院神经外科
夏　寅	首都医科大学附属北京天坛医院耳鼻喉科
肖　庆	中国医科大学航空总医院神经外科
徐建国	四川大学华西医院神经外科
薛　湛	首都医科大学附属北京天坛医院神经外科

杨　驰　上海交通大学医学院附属第九人民医院口腔颌面外科

杨智君　首都医科大学附属北京天坛医院神经外科

叶　迅　首都医科大学附属北京天坛医院神经外科

昝　昕　四川大学华西医院神经外科

张　敬　四川大学华西医院神经外科

张　雷　北京大学口腔医院口腔颌面外科

张　擎　四川大学华西医院神经外科

张　益　北京大学口腔医院口腔颌面外科

张建国　北京大学口腔医院口腔颌面外科

张俊廷　首都医科大学附属北京天坛医院神经外科

张力伟　首都医科大学附属北京天坛医院神经外科

张晓华　上海交通大学医学院附属仁济医院神经外科

张跃康　四川大学华西医院神经外科

钟　平　复旦大学附属华山医院神经外科

周　兵　首都医科大学附属北京同仁医院耳鼻喉科

周良学　四川大学华西医院神经外科

周生余　中国医学科学院肿瘤医院肿瘤内科

学术秘书　薛　湛　康　鹏　王　宇　武文浩

主编简介

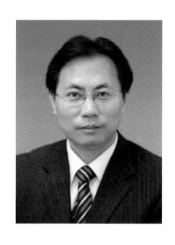

张力伟　医学博士，主任医师、教授、博士生导师，享受国务院政府特殊津贴专家，国家卫健委突出贡献中青年专家，欧洲科学院院士，香港外科学院荣誉院士，中国发明协会会士，（中国）美国神经外科医师协会外籍会员，首都医科大学附属北京天坛医院副院长，国家神经系统疾病临床医学研究中心副主任，国家神经系统疾病医学中心副主任，北京市脑肿瘤重点实验室主任，中国医师协会神经外科医师分会会长，中国医疗保健国际交流促进会颅底外科学分会主任委员。先后主持完成国家"十二五"科技支撑计划等国家及省部级课题10余项，累计获批科研基金4500余万。创建中国国家脑肿瘤注册登记研究平台，搭建全国性脑肿瘤协同研究网络、开展了脑干及颅底复杂肿瘤综合诊疗与神经功能保护技术研究，在推广颅底肿瘤多学科交叉诊治和脑干胶质瘤基础研究领域等多方面做出了重要贡献。入选北京市卫生系统十层次人才，荣获第五届中国医师奖、第三届"王忠诚神经外科医师奖"年度学术奖，获得国家科学技术进步奖二等奖、北京市科学技术奖二等奖、中华医学科技奖三等奖等奖项。出版专著7部，主编的《颅底及脑干肿瘤外科手术图谱》获得国家科学技术学术著作出版基金资助。

副主编简介

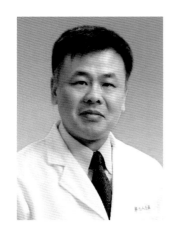

吴　皓　主任医师、教授、博士生导师，上海交通大学医学院附属第九人民医院院长，中华医学会耳鼻咽喉头颈外科分会前任主任委员，国家卫健委听力筛查专家组组长，《中华耳鼻咽喉头颈外科杂志》总编辑。擅长耳神经颅底高难度手术与复杂并发症的处理，主持完成多项听觉功能保留与重建的技术创新，研发新型听觉脑干植入装置，累计完成耳神经颅底手术超过5000例，手术切除率、并发症发生率和神经功能保存率均达到国际先进水平。牵头制定中国耳神经颅底疾病规范化诊治指南，并在全国推广以整体提高我国耳神经颅底疾病的诊治水平。针对我国耳聋早期诊断困难、治疗效果差的瓶颈，系统开展致病基因及发病机制研究，研发高效内耳基因编辑工具，为内耳生物治疗进入临床奠定基础。先后承担多项国家重点研发计划和国家自然科学基金重点项目。作为第一完成人获得国家科技进步奖二等奖1项（2018）、教育部科学技术进步奖一等奖2项（2011、2019）、上海市科技进步奖一等奖1项（2014）。获第十六届上海市科技精英奖、2017年国家卫计委突出贡献中青年专家、享受国务院政府特殊津贴专家等荣誉称号。

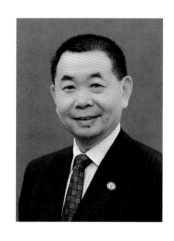

郭传瑸 北京大学口腔医学院口腔颌面外科主任医师、教授、博士生导师，中华口腔医学会会长，国家口腔医学质控中心主任，中国医院协会口腔医院分会主任委员，北京市医学会口腔医学分会主任委员，中国卫生信息与健康医疗大数据学会口腔医学专业委员会主任委员，全国医学专业学位研究生教育指导委员会口腔医学分会召集人，教育部高等学校口腔医学专业教学指导委员会副主任委员等，国家卫健委突出贡献中青年专家，享受国务院政府特殊津贴专家。多年来从事口腔颌面肿瘤诊治及口腔癌转移机制研究，数字外科技术在颅底区肿瘤诊治的应用及颅颌面手术机器人的研发工作。主持完成国家级课题10项，省部级课题7项。近十余年主持国家科技部863计划和北京市科委资助的颅颌面机器人研发项目，其中软件部分成功实现转化。主编教育部规划教材、八年制教材及专著9部。荣获各种教学及科技奖励10余项，包括国家级教学成果奖二等奖、国家科学技术进步奖二等奖、高等学校科学研究优秀成果奖自然科学奖二等奖、高等学校科学研究优秀成果奖科学技术进步奖二等奖等。

　　"颅底"是一个解剖学的概念，它承托着大脑，通过颅底的骨性孔隙和组织间隙与眼耳鼻喉颌面头颈部相连，因此颅底疾病涉及多学科。半个多世纪前，"颅底外科"作为一个崭新的名词进入人们的视野。颅底外科是以技术为主导的新兴学科，被认为是当今最具有挑战性的学科，它代表了当今最复杂疾病多学科交融，代表了最新的科技发展和医学进步，代表了科学与艺术的完美结合。因此多年来其一直是医学领域中高精尖技术的代表学科，大批有志之士以作为颅底外科医师为荣耀，一生追随，一生奉献。

　　中国颅底外科多学科合作走过了不平凡的历程，记得2008年，在北京东单路口的新闻大厦里，在那个8月份最炎热的下午，来自四面八方的不同专业领域，如神经外科、耳鼻咽喉科、头颈外科、眼科、口腔颌面外科、整形修复科等的专家，心怀颅底外科发展之梦，共同见证着颅底外科多学科合作的历史时刻。十几个人，面带疑惑和懵懂，从彼此间刻板的打招呼中可以看出，大家彼此陌生，学科之间的门槛依旧很高，但是就是从那一刻起，历史记下了这些"破门而入"的人，他们的名字开始与中国颅底外科多学科历史上最伟大的征程联系起来。他们不知道未来会如何，他们不知道需要怎样准备，他们不知道有多大把握战胜颅底疾病，他们不知道颅底外科多学科合作之路会走多远。当首次颅底外科疾病沙龙的开场是以病例展示呈现时，当不同学科围绕学术和手术技术探讨时，当不同学科的盲区逐渐显露时，此刻他们发现了问题，发现了交汇点，发现了学术观点的不同和技术风格的迥异。他们开始了彼此欣赏，相互借鉴，从情感的陌生到学术的交融，很快找到学科之间的共鸣点，这是难忘且永恒的一课。兴奋的讨论让他们忘记了时间的限定，忘记了颅底疾病的复杂性和漫长手术过程带来的生理和心理的影响。他们在努力地推倒学科之间形成的这堵"墙"，学术之光照亮了技术的盲区，让他们看到了一条路，如此畅快，学术的自由度鼓舞着颅底外科医师不断提升手术技术，体味技术的精髓，践行追求完美的精神，始终对学术保持率真。直到今天，这种不懈的追求仍在诠释手术之美，功能之美，生命之美。完美主义的精神流淌在每一位颅底外科医师的血液中。颅底外科医师拥有的勇气和信心、对学术的忠诚和对患者的爱，使颅底外科成为现代医学中令人向往的领域之一。做颅底外科医师被认为是医学之杰，颅底外科技术是医学皇冠的明珠，颅底外科手术体现了医师的专业能力和术者内心的强大，不枉医学此行。正是这种精神造就了强大的颅底外科多学科团队，不断呼吁着后来者迎头赶上。神经外科团队、耳鼻咽喉科团队、口腔颌面外科团队、整形修复科团队、放射外科团队，多学科合作促使更好发展，在颅底外科复杂疾病的诊治上建立了标准和专家共识，编写了中国首部《听神经瘤多学科协作诊疗中国专家共识》，开垦着颅底外科自己的领地。但是我们遗憾地发现，目前还没有一本颅底外科多学科专业书籍，还没有让不同领域的专家从他们的专业视角分享他们在颅底外科救治患者的经验，所以有必要组织多学科的专家一起编写一部属于中国颅底外科的著作——《颅底外科学》。

《颅底外科学》的编写汇聚了国内目前颅底外科领域优秀的专家和学者，内容涵盖了从中国颅底外科的历史到颅底外科多学科机制的建立；从颅底外科新的诊疗技术和方法的历史沿革，到颅底肿瘤治疗新技术、新方法的应用及规范化的诊疗原则；从颅底外科跨学科领域的代表性疾病的个性化的论述，到手术治疗的基本原则、手术方法的变革和手术技能的提高，以及围术期的患者管理；从常见的颅底肿瘤（如脑膜瘤、脊索瘤、神经鞘瘤、骨源性肿瘤）的基本知识和诊疗标准，到按照解剖部位划分中线颅底、侧颅底和颅底沟通性肿瘤的手术入路的选择；从多模态成像技术应用到颅底的修复与重建；从放射外科在颅底肿瘤的应用到颅底肿瘤的分子病理指导作用。本书既体现了学科发展的时代特点，也有现代最先进的技术和知识交叉融合内容，在颅底肿瘤领域从宏观到微观进行了系统的论述。

我能有幸组织全国颅底外科领域的著名专家编写本书，首先是带着对从事颅底外科事业并为之拼搏一生的前辈们的尊敬，他们在艰难的岁月中开始颅底外科的研究，奉献了青春甚至生命，就是希望为患者带来最好的治疗结果，希望中国的颅底外科在国际舞台上展示出自己的技艺和学术尊严；其次是中国医疗保健国际交流促进会成立了目前全球第一个颅底外科多学科专业委员会——颅底外科学分会，成立8年来开展了多次学术活动，促进了学科的发展和诊疗水平的提高，编写此书也是对多年为发展颅底外科事业做出贡献的各专业的专家学者表示敬意，是你们的热爱和坚守才使颅底外科更具有魅力；最后希望本书能够成为颅底外科专科医师培养的必备工具，成为伴随颅底外科医师成长的一本经典的专业书，成为颅底肿瘤专业人员进行临床和科学研究必不可少的工具书。现在颅底肿瘤发病率越来越高，但是很多基层医师甚至患者或者家属还不能通过专业性、权威性的书籍了解颅底肿瘤发生发展变化的原因，不知道治疗方案的选择、新治疗手段和预后的效果等，希望本书对他们有所帮助。最后，本书正文介绍手术操作部分配有相关手术视频，可扫描二维码观看，这些视频均为知名颅底外科专家精心剪辑而成。

最后要感谢撰写本书的各位专家，他们都是来自临床一线的专家，每天忙于门诊手术，非常辛苦，但是最终能克服各种困难如期完成这部著作。感谢本书的学术秘书薛湛为统稿与各学科之间协调和沟通所做的贡献，感谢科学出版社王灵芳编辑为此书出版所做的工作，感谢为此书出版默默支持我们的多学科的各位医师们，谢谢你们。虽然我们为此书出版做了大量的工作，但是难免会有一些问题，希望读者给予宝贵的建议，不吝赐教。

首都医科大学附属北京天坛医院副院长，神经外科教授

国家神经系统疾病临床医学研究中心副主任

中国医师协会神经外科医师分会会长

中国医疗保健国际交流促进会颅底外科学分会主任委员

张力伟

2023 年 9 月 16 日于北京

Contents 目 录

参考文献（请扫描二维码查看）

▶ 视频目录

第一部分　颅底外科总论

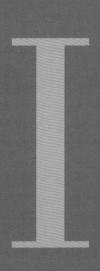

第1章　我国颅底外科工作回顾

颅底是颅脑解剖学的一个区域，通过这个解剖学区域可以使颅脑与眼、耳、鼻、颌面、口腔、颈部等连接在一起，形成复杂的颅底解剖区域。广义上讲，任何源自颅底或侵犯颅底的疾病都可称为颅底疾病。颅底外科的研究领域和工作范畴，包括颅底区域的解剖、生理、疾病影像特点，以及颅底创伤、肿瘤、血管病、先天畸形等疾病的病因、病理、诊断、外科手术、术后管理等综合治疗措施，以及由此衍生的颅底重建、整形修复、放射治疗、化学治疗、感染控制、重症监护、新设备新技术应用、组织工程学开发、数字技术应用、科研、人才培养等多方面内容。颅底外科在医学各分支学科中还属于新兴学科，具有广阔的发展潜力，同时，由于颅底外科疾病的诊断、手术治疗及术后管理难度较大，故需要多学科协作共同完成。目前，国内神经外科、耳鼻咽喉-头颈外科、口腔颌面外科、眼科、整形科、立体定向放射治疗科等专科都已开展颅底外科疾病的治疗。

颅底外科疾病是影响人民群众健康和生活质量的重要疾病之一。由于颅底位置深，内部解剖结构复杂，任何类型的颅底外科疾病都可能造成相关脑组织、脑神经、血管及骨性结构的破坏，造成患者相应的功能障碍，如视力丧失、听力丧失、面部运动感觉障碍、吞咽障碍等，以及内分泌异常、电解质紊乱、肢体运动感觉障碍等表现。颅底区域骨性结构较为薄弱且孔隙繁多，外伤性疾病造成颅底结构严重破坏，治疗难度大、死亡率较高；肿瘤及血管性疾病往往循骨孔突破颅底骨质，向眶、鼻、耳、口腔及颈部等毗邻区域侵袭，造成颅面部严重畸形，对患者生活质量影响较大。同时，由于颅底外科疾病涉及口腔、鼻腔、外耳道等非无菌区域，颅底外科手术后感染风险高，因而对颅底重建、整形修复、感染控制等方面提出了较高的要求。因此，颅底外科疾病诊疗水平的提高，对于改善人民群众生活和健康起到重要作用。

自20世纪70年代以来，在神经外科王忠诚院士、口腔颌面外科邱蔚六院士、耳鼻咽喉-头颈外科韩德民院士的带领下，颅底外科的诊疗水平不断提高。1993年，首都医科大学附属北京天坛医院成立了国内

首个颅底脑干专业病房，到如今，国内许多医疗机构成立了隶属于神经外科、耳鼻咽喉-头颈外科或口腔颌面外科的颅底外科专业病房或专业小组，并涌现出周良辅院士、韩德民院士、赵雅度教授、周定标教授、张力伟教授、张俊廷教授、郭传瑛教授、吴皓教授等一批颅底外科专家。

随着颅底外科手术技术的不断提高及相关设备的应用普及，颅底外科疾病的诊疗水平及患者预后都较以往有了明显进步，疾病检出率和手术成功率有了大幅提高，死亡率和致残率显著下降。颅底外科医师通过对不同手术入路的熟练掌握，以最小的显露和创伤实现病灶的彻底切除，而神经导航系统、虚拟现实系统、神经电生理监测系统等设备的应用，使手术安全性和重要结构的功能保留率显著提高。国内目前拥有大量神经外科、耳鼻咽喉-头颈外科、口腔颌面外科、眼科、整形科、放射治疗科、化疗科等相关专业的从业人员，可以充分满足开展颅底外科专业所需的人才基础。然而，由于各专业对于相关颅底解剖区域的熟悉程度及治疗方式存在一定差异，依托不同专科的颅底外科医师不能对患者进行全面、标准化治疗，造成对于相似的颅底外科疾病，不同专业的医师可能采取不同的治疗方式，或由于缺乏协同合作，不能一次性处理病灶，从而造成患者不能获得最佳治疗方式，或者多次就医，加重了患者的经济负担和痛苦。因此，在不改变医师工作岗位的前提下，以建立颅底外科协会的形式促进相关学科的交流和合作，以颅底外科协会的名义开展学术交流、进行病例会商、制订疾病诊疗常规，是提高我国颅底外科诊疗水平的重要举措，具有一定的学术意义和社会效益。当前，很多国家和地区都已建立完善的颅底外科协会体系，如世界颅底外科协会（WFSBS）、北美颅底学会（NASBS）、欧洲颅底学会（ESBS）、亚太颅底外科学会（AOSBS）、日本颅底外科协会（JSBS）、韩国颅底外科学会（KSBS）等。我国于2016年成立了隶属于中国医疗保健国际交流促进会（CPAM）的颅底外科学分会，而中华医学会、中国医师协会等传统学术团体尚未建立对等的国家级社团组织，在一定程度上不利于多学科

合作及进行国际交流。

中国颅底外科自创立至今，已经走过了30多年。王忠诚院士是我国最早提出"颅底外科"这一概念的前辈之一，并努力推动其发展。1993年5月18～21日，在王忠诚院士的倡导下，"首届全国颅底外科会议"在辽宁省丹东市召开，这是有记载以来国内最早举办的颅底外科专科会议，到会代表200余人，大会宣读论文70余篇。同年9月2～4日，"第二届亚太地区国际颅底外科会议"在北京召开，由王忠诚院士担任大会主席，段国升、赵雅度教授等50余位代表和来自日本、韩国、印度、印度尼西亚、马来西亚等国家和地区的专家学者齐聚北京，这是当时我国举办的规格最高的颅底外科会议。此后，"第二届全国颅底外科学术研讨会暨神经外科新进展讲习班"于1999年8月8～11日在江苏省连云港市召开。会议共收到论文93篇，其中大会交流50篇。来自全国的120名代表参加了会议。自2006年开始，"全国颅底外科会议"与"（天坛）颅底及脑干肿瘤学术研讨会"联合举办，并固定于双数年召开，承办单位为首都医科大学附属北京天坛医院。"第一届（天坛）颅底及脑干肿瘤学术研讨会"于2006年6月17～19日在北京天坛饭店举行，由王忠诚院士担任名誉主席，周定标、张俊廷教授担任大会主席，张力伟教授担任执行主席，约150人参会，大会发言50人次。自2008年"第二届（天坛）颅底及脑干肿瘤国际学术研讨会"开始，组委会邀请外籍讲者进行专题发言，如第二届的Al-Mefty、Nanda、Matula、Bozinov等（2008年10月10～13日，北京国际饭店），以及第三届的Kawase、Bertalanffy等人（2010年9月3～6日，北京千禧大酒店）。2012年10月26～28日，"第四届（天坛）颅底及脑干肿瘤国际学术研讨会"与"第十一届亚太地区国际颅底外科会议"联合举办，地点为北京索菲特大酒店，这也是1993年后，亚太地区国际颅底外科会议第二次在中国举办，是迄今为止国内规模最大、水平最高的颅底外科大会。大会由首都医科大学附属北京天坛医院张力伟教授和北京大学第一医院鲍圣德教授担任主席，邀请了来自美国、德国、加拿大、土耳其、日本、韩国、印度等国的颅底外科专家30人，以及国内神经外科、耳鼻喉科、口腔颌面外科等相关领域专家50余人参会，设6场大会全体发言、4场颅底大师专题讨论、11场自由发言，共安排大会发言120余人次，吸引来自十余个国家的注册代表300余人，并为100余位国内研究生提供了免费听课的机会。大会以"继承与创新"作为口号，总结并回顾了过去20年亚太地区，尤其是我国颅底外科发展的成果和经验，通过此次大会的成功举办，展示了我国颅底外科发展水平，并积极吸收世界各国在颅底外科研究领域的前沿进展及心得，为进一步推动我国颅底外科发展提供了交流的平台和发展的契机。此后，"第五届（天坛）颅底及脑干肿瘤国际学术研讨会"于2014年10月17～19日在温州举行，"第六届（天坛）颅底及脑干肿瘤国际学术研讨会"于2016年10月14～16日在杭州举行，"第七届（天坛）颅底及脑干肿瘤国际学术研讨会"于2019年3月21～22日在首都医科大学附属北京天坛医院新院区举行。2019年12月20～22日，由中国医师协会神经外科医师分会主办的"2019中国颅底大会"在苏州隆重举行，此后又分别于2021年（成都）和2023年（上海）召开两届，为推动我国颅底外科诊疗水平的提高，注入新的力量。

颅底外科的发展离不开多学科的合作。在这方面，北京地区首先进行了有益的尝试。2008年12月17日，"第一次北京地区颅底外科多学科交流活动研讨会"在北京新闻大厦召开。此次会议由首都医科大学附属北京天坛医院神经外科组织北京的十余位神经外科、耳鼻咽喉科、口腔颌面外科、眼科、整形修复科和头颈外科等国内知名专家举行，他们分别来自中国人民解放军总医院、首都医科大学附属北京同仁医院、首都医科大学附属北京口腔医院、北京大学口腔医院、中国医学科学院肿瘤医院、北京大学第一医院等单位。此后，"北京地区颅底外科多学科沙龙"每年举办四次，设置不同专题，进行深入讨论。在此基础上，由首都医科大学附属北京天坛医院神经外科承办的"首届中国颅底外科多学科医师论坛"于2009年7月10～12日在北京国际饭店举行，Al-Mefty教授和Kawase教授作为特邀外籍嘉宾进行了专题发言。这是国内规模最大、涵盖学科最全的颅底外科多学科会议。2011年8月5～7日，"第二届中国颅底外科多学科医师论坛"在北京国际饭店举行，由首都医科大学附属北京同仁医院耳鼻咽喉-头颈外科承办，邀请了Kawase、DeMonte、Lee、Ohata等国际知名专家及国内30余位专家参会，共安排大会发言70余人次，参会人员300余人。"第三届中国颅底外科多学科论坛"于2013年11月16～17日在北京新世纪日航酒店举行，由北京大学口腔医院承办。会议特别邀请神经外科、耳鼻咽喉-头颈外科、口腔颌面外科、眼科等颅底相关学科的50余名专家，来自全国各地的300余名代表参加了本次会议。连续三届颅底外科多学科医师论坛由不同单位、不同专业分别举办，都取得了巨大成功，表明了颅底外科在我国的受关注程度，以及不同学科迫切希望成立专门的颅底外科协会组织的愿望。2015年4月12～15日，第七届世界听神经瘤大会在上海召开，上海交通大学医学院附属第九人民医院吴皓教授、首都医科大学附属北京天坛医院张力伟教授、复旦大学附属华山医院毛颖教授、中国人民解放军总医院韩东一教授作为共同主席，会议邀请神经外科、耳鼻喉科从事颅底外科的专家学者共同交流，为我国多学科共同治疗听神经瘤打下良好基础。中国医疗保健国际交流促进会颅底外科学分会成立以后，"中国颅底外科多学科医师论坛"与"华夏颅底论坛"合并举办，改为每年举办一届，迄今已成功举办六届，逐步取得良好的学术口碑和一定的学术影响力。

除了在国内成功举办多次颅底外科相关学术会议之外，我国的颅底外科专家学者还积极参与国际性颅底外科学术会议，并积极发言。作为我国颅底外科事业的先驱，王忠诚院士早在1993年就赴墨西哥主持了"听神经瘤专题研讨会"。近年来的世界颅底外科大会、北美颅底外科大会、亚太地区颅底外科大会等国际会议上，也都出现了中国颅底外科人的身影，韩德民、鲍圣德、张力伟、张俊廷、张亚卓、吴皓、毛颖等在会上积极发言，充分展示了我国颅底外科取得的成就，并与参会国际友人充分交流，得到了世界颅底外科学界的充分肯定。

在科研方面，张力伟教授于2014年获批国家"十二五"科技支撑计划课题"头部肿瘤规范化手术治疗研究"，对颅底肿瘤多学科协作研究投入巨大精力，为更好地搭建复杂颅底肿瘤协同诊疗机制提供宝贵经验。复旦大学附属眼耳鼻喉科医院王德辉教授的"卫生部公益性项目专项基金：耳鼻区颅底疾病的低风险外科"及张力伟教授的"首都医学发展科研基金：北京地区颅底疾病多学科协作平台的建立"为颅底外科及多学科合作提供了科研支持和技术保障。在人才培养方面，首都医科大学附属北京天坛医院神经外科、首都医科大学附属北京同仁医院、上海交通大学医学院附属第九人民医院、广东同江医院王忠诚脑科中心等单位已成功举办多次颅底显微外科培训班，培养了大量人才。2012年10月，"王忠诚显微神经外科培训中心"正式成立，其是目前国内设备最为先进的颅底外科培训中心，并在"第十一届亚太地区国际颅底外科会议"会前成功举办了"WFNS-天坛-蛇牌学院颅底外科培训班"，展示了我国颅底外科的培训水平。同时，为了普及颅底外科相关理论及临床诊疗经验，近年来国内出版或翻译了多部专著，也为人才培养起到了指导和推动作用。如张力伟、张俊廷教授主编的《颅底及脑干肿瘤外科手术图谱》，万经海教授主编的《颅底肿瘤外科学》，刘庆良教授主编的《实用颅底显微解剖》，韩东一教授主编的《神经耳科及侧颅底外科学》，以及王正敏院士主译的《颅底显微外科学》，张秋航教授主译的《颅底外科学》，于春江教授主译的《颅底外科手术学》，龚树生教授主译的《侧颅底显微外科手术图谱》，卜博教授、章文斌教授主译的《中央颅底显微外科解剖和手术学》等。2016年3月，由张力伟教授牵头、国内30余位颅底外科专家联合撰写的《听神经瘤多学科协作诊疗中国专家共识》在《中华医学杂志》和《中华神经外科杂志》上同步发表，这是国内首个多学科协作完成的颅底外科疾病专家共识。

经过近年来不懈的努力，中国颅底外科团队协作所取得的成果得到了国家和业内的肯定。2018年，由吴皓教授、张力伟教授团队合作的"基于听觉保存与重建关键技术的听神经瘤治疗策略及应用"荣获国家科技进步奖二等奖。

综上是近年来我国在颅底外科的发展方面所做出的努力和成绩。这些成绩充分表明，颅底外科的发展，将使颅底疾病的诊疗水平得到更好提高，使颅底医疗资源得到更佳的配置，进而减轻患者的痛苦，降低医疗费用；《听神经瘤多学科协作诊疗中国专家共识》明确了听神经瘤的诊疗规范，规定了颅底外科各专业收治疾病的范围和可以开展的互相协作的手术方式，避免治疗的局限性及效果的不确定性。同时，通过为颅底外科医师提供培训，积极组织各种形式、各种级别的颅底解剖培训班，在严把质量关的同时提高培训规模，使更多的基层医师，尤其是中青年医师受益。相信在不久的将来，随着颅底外科人士的不断努力，中国的颅底外科必将得到更大的发展和进步。

（张力伟）

第2章 颅底外科发展简史

颅底位于颅腔的底部，与颈部的上端相连。解剖位置深在，结构复杂，包含许多重要的神经和血管结构。颅底病变包括肿瘤、外伤、炎性反应、血管和先天畸形等，其常侵犯邻近结构，伴随颅底骨质结构的破坏，可同时向颅内及颅外扩展，形成颅内外沟通病变，处理复杂且困难。颅底疾病的处理不仅要妥善切除病变，确切保护神经功能，还要可靠重建颅底以避免脑脊液漏，甚至还需要外观整形。颅底外科是涉及神经外科、耳鼻咽喉-头颈外科、口腔颌面外科、整形外科、眼科、肿瘤外科、神经放射学科、病理科等多个学科的交叉学科，也是最具挑战性和最具活力的学科。

颅底解剖结构复杂且重要，不规则颅底骨的上方有脑干等重要结构，下方为口、耳、鼻、鼻窦、咽腔等有菌结构，诸多与生命有关的血管和重要的脑神经出入该区，手术中既要切除严重病变，又要尽量保留患者的神经血管功能，以提高生活质量。在过去，影响颅底手术成功的主要因素包括颈内动脉及其他血管结构的致命性损伤、逆行性脑膜炎，以及明显的脑神经功能障碍，如面瘫和言语吞咽功能不良等。随着神经解剖、放射影像、介入放射、麻醉技术、手术器械和手术操作技术的进步，这些曾经看似不能克服的障碍现在已经可以克服，或至少可将其危险性降至相对不太高，从而使许多颅底肿瘤得以安全地切除，大大提高了颅底手术的疗效。在各项技术中尤以放射医学在诊断和介入治疗中的进展最为重要。现代影像学检查可以在术前提供病变范围及其与颈内动脉的相互关系，从而使颅底外科医师得以在术前了解病变情况。同样，随着神经放射介入技术的安全性不断提高，对血管丰富的病变进行术前血管栓塞可以使手术切除更快速、安全及精确。术中实时神经监护明显降低了神经损伤的危险性。辅助切除的工具如激光和超声吸引切除进一步降低了手术致残率。

总的来说，颅底手术的发展大体可分为三个时期：20世纪60年代以前为大体颅底外科时期，采用大切口大骨窗的手术方式，可造成脑组织切除或移位，死亡率很高。20世纪60年代后至21世纪初为显微镜外科时期，显微镜、电钻、双极电凝等被广泛运用于手术中，手术会涉及颅底骨质切除，外科医师也开始进行脑组织保护。21世纪以后，进入了微创外科时期，高清显微镜、内镜、导航、3D技术、机器人等进入手术室，外科医师在进一步保证手术安全的情况下，尽可能地进行神经功能保护以提高患者生活质量。

伴随着手术显微镜、手术磨钻、神经监护仪等仪器设备的发明应用，外科手术技术和手术路径产生革新，从而能提供更好的颅底显露、分辨并保护颈内动脉，必要时进行面神经移位，以及封闭外耳道和咽鼓管以减少术后脑膜炎的发生。手术新技术不仅能成功切除以往不能切除的病变，而且促使世界范围内的多学科组的建立，促使更多的人投身于颅底外科的发展中。

1980年，国际颅底研究组成立，标志着现代颅底外科的建立。1988年，第一届国际颅底显微外科大会在苏黎世召开，Ugo Fisch、M. Gazi Yasargil和AntonValavanis牵头组建了国际颅底协会。1992年，国际颅底外科学会（INSBS）正式成立，并创立《国际颅底外科杂志》；同年6月，第一届国际颅底大会在德国汉诺威举行，参会者来自55个国家，超过1000人。随后，北美颅底外科学会（NASBS）、亚太颅底外科学会（AOSBS）相继成立，并联合创立了 *Skull Base*（季刊），NASBS还每年召开一次世界性的颅底外科大会。目前，颅底外科已经成为相关学科的重要组成部分。

重视颅底外科的发展历史，知史以明鉴，应学习历史并传承历史。颅底外科一开始作为神经外科的一个重要分支，随着神经外科的发展而发展。随着早期神经外科的发展，直到18世纪才出现了手术治疗颅底病变的记录，Francois-Sauveur Morand手术治疗了1例中耳炎并发乳突炎和颞叶脓肿的患者，其成为最早采用手术方法处理颅底疾病的医师之一。19世纪是近代神经外科诞生期，也是颅底外科的早期阶段，由于脑定位的发现，麻醉、消毒技术的发明和完善，神经外科进入快速发展阶段，出现了许多颅底外科的先驱者和许多有标志意义的颅底手术。虽然手术技术和对颅底病变的认识不断进步，但囿于当时的条件，位于颅底部位的病变大多无法切除，极高的病死率（如当时听神经瘤的手术死亡率达 80% 以上）令人无法忍受。到 19 世纪末，多种颅底手术入路被不断尝试，不断改进，最终形成了经典手术入路。Cushing 和 Dandy 是 20 世纪颅底外科里程碑式的人物。Cushing 于 1917 年发表《听神经瘤》，论证了桥小脑角综合征与桥小脑角肿瘤的关系，提出不必完整切除肿瘤，而是囊内分块切除肿瘤，而 Dandy 于 1916 年首先提出可以完整切除听神经瘤。直到 20 世纪 60 年代，随着手术显微镜的应用，颅底外科进入显微外科时代。由于手术视野放大，照明良好，术野清晰度高，加上双极电凝器、显微手术器械等的使用，手术更为精准，对周围组织的影响明显减少。至此，颅底肿瘤的手术效果明显提高，许多令前人束手无策的疑难杂症得到妥善解决，这是神经外科尤其是颅底外科历史中里程碑式的技术革新。

听神经瘤（acoustic neuroma，AN）是最具代表性的颅底疾病，也是桥小脑角最常见的肿瘤，其外科的发展历史是一段于迷雾中拨云见日的历史，具有代表性。奥地利考古研究小组在距今 4000 年前的古尸颅内发现听神经瘤，这是有史以来发现的最古老听神经瘤病例。文艺复兴时期，解剖学家在著作中就已阐述了人脑解剖和颅后窝肿瘤。而直到 1777 年，Eduard Sandifort 第一次确切描述了"听神经瘤"这一专用名词，他在尸检中描述了 1 例听神经瘤，该病例生前有单侧耳聋病史，打开硬脑膜后发现与听神经粘连紧密的实性肿块并带有包膜。1842 年，Cruveihier 第一次把单侧进行性听力下降与桥小脑角肿瘤联系在一起。1838 年，解剖学家 Theodore Schwann 第一次确定肿瘤来源于神经鞘膜，后人为了纪念他对听神经瘤病理的伟大贡献而将神经鞘膜肿瘤命名为施万细胞瘤。但之后的大半个世纪，听神经瘤的神经来源却长期没有定论，直到 1900 年，Sternberg 方才真正确认听神经瘤来源于第Ⅷ对脑神经，从而正式启用听神经瘤这一专业名称。

在 18 世纪中叶，尽管对听神经瘤的临床探索已经开始，但是因为受限于细菌学、感染学、影像学、麻醉学、临床诊断学、手术器械等多学科发展的整体落后，无法实现对听神经瘤的外科治疗。19 世纪 90 年代，颅脑生理学上的突破性进展，神经科医师对颅脑功能性解剖的认识不断深入，使得对听神经瘤症状有了合理的解释，但这些成果和进步仍然无法早期诊断肿瘤，患者被诊断时往往已是肿瘤末期，濒临死亡。因此，这一时期的听神经瘤无一例外都是压迫脑干、侵犯颅底的巨大肿瘤。而就在此时，随着神经科学和外科学逐渐融合，各国相继报道听神经瘤手术。第一例严格意义上成功的"听神经瘤手术"是 1895 年苏格兰人 Annadale 完成的，患者术后顺利出院。从 19 世纪末开始，听神经瘤成功外科治疗已成为可能。

到了 20 世纪初，听神经瘤手术逐渐在各国开展，由于早期所有病例均为大或巨大肿瘤，患者症状严重、濒临死亡，手术是唯一可能挽救他们生命的方式，往往带有抢救性质，死亡率和严重并发症发生率相当高。鉴于其极高的手术死亡率，桥小脑角被命名为血腥三角。当时听神经瘤手术高死亡率的原因是多方面的，第一，脑组织切口疝：早期听神经瘤手术颅骨去除范围小，导致术中往往出现大块脑组织自切口疝流出，当时的术者通常采用强行回纳或压迫进行挽救，从而导致更严重的脑组织肿胀或枕骨大孔疝，约有 50% 以上患者在术中死亡。第二，术中出血是当时棘手而严重的难题，术中脑组织广泛渗血、颅内血管出血和肿瘤血管出血，但当时止血方法有限，对于出血往往无法控制，使大多数患者不幸死于手术台上。第三，粗暴手术操作是高死亡率的重要原因。第四，落后的麻醉监护技术严重威胁手术安全性。第五，术后并发症，包括术后脑脊液漏及颅内感染等也使很多患者在术后几周内死亡或遗留严重残疾。此外，当时手术本身的难度并不止于以上所列的几点，更重要的是对手术侧别的确定。由于并非所有患者都有明确的单耳听力下降，使侧别的确定成为困扰手术医师的巨大难题，间接促使双侧枕下入路的广泛应用。这一选择问题直到 20 世纪 60 年代磁共振成像（MRI）的出现才被解决。

从 20 世纪的第一个 10 年开始，手术医师就开始了对听神经瘤手术入路的探索。1903 年，Woolsey 首先采用单侧枕下入路听神经瘤手术。1904 年，Fraenkel 详细描述了枕下入路的步骤。1905 年 Krause 顺利完成 1 例二期枕下入路听神经瘤摘除，并在以后数年间完成多例手术，从而将单侧枕下入路推广至全世界。在 Krause 的大力推广下，单侧枕下入路成为听神经瘤手术经典入路，历经百年，单侧枕下入路虽然经过许多改良，但其基本手术步骤与 100 年前比并无根本变化，目前仍是临床上最常用的手术入路，作为颅后窝和桥小脑角的经典手术入路，现在更常用的命名是乙状窦后入路。而由于单侧枕下入路的高死亡率，手术医师也在进行其他可能的手术入路的探索。1904 年，Panse 第一次描述了迷路入路，他认为此入路可降低死亡率，但会造成面神经的不可避免的损伤和肿瘤的不全切除。而且术后脑脊液耳鼻漏也几乎无解，使该手术入路在当时被认为是"显而易见不可行"。

时间来到 20 世纪的第二个 10 年，伴随着止血和麻醉观念和技术的飞速发展，以 Cushing 为代表的众多神经外科医师开始考虑如何改良听神经瘤的诊断方法和改善手术技术。Cushing 对听神经瘤外科的杰出贡献主要在于全方位地注重降低死亡率。术中降低颅内压、减少出血、监测生命体征，以及预防术后感染是他工作的重点。

Cushing采用一系列技术减少术中出血。第一，使用双侧枕下入路分期切除肿瘤，以避免一期用手指抠出肿瘤时所造成的致命性基底动脉出血和脑神经损伤；第二，摒弃手指暴力摘除肿瘤，改用勺子挖出肿瘤中心（即囊内减压），再用Zinkers液在肿瘤内部止血；第三，提倡广泛显露和轻柔操作，分期手术以保证重要组织的保留；第四，致力于止血新技术的研究，并取得了重大成果，Cushing发明了骨蜡（bone wax）和银夹（silver clip），听神经瘤手术止血不再用填塞方法，显著减轻了对脑组织的压迫；第五，将电凝止血技术引入听神经瘤外科，使得此后听神经瘤手术在止血方面的困扰和障碍基本得到解决。至1920年，Cushing的手术死亡率降低到13%，虽然手术死亡率仍高于10%，但相对以往，听神经瘤手术不再是异常危险的手术。近百年来，听神经瘤手术止血技术都是在Cushing的基础上发展的，他的骨蜡、肾上腺素、银夹和电凝技术至今仍是手术止血的常规手段。

Cushing于1917年发表了他关于听神经瘤的专著 *Tumors of the Nervus Acusticus and the Syndrome of the Cerebellopontile Angle*，系统地提出了关于听神经瘤诊断及治疗的各方面问题，奠定了Cushing在听神经瘤治疗上的地位，听神经瘤外科的诊疗常规逐渐被人们所接受。

第一次世界大战后的40余年中，从Cushing时代到显微技术产生的中间期，听神经瘤诊疗重要原则相继制订，对听神经瘤的治疗目的不再局限于延长患者生命和缓解症状，而是尽可能彻底治愈疾病。在这个时期里，Walter E. Dandy发挥了关键性的作用。Dandy的第一项伟大贡献，即是在1918年发明脑室造影术，这对于术前评估颅内肿瘤和定位有重要意义。Dandy的第二项伟大贡献，即改良枕下入路，与Cushing倡导的大切口双侧枕下入路切口不同，Dandy选择小切口的单侧枕下入路，并在切除肿瘤后仔细地把囊壁从脑干上剥离。Dandy的第三项贡献，在于完善电凝技术，并在手术中引入吸引系统，使得手术野变得清晰，这是革命性的技术进步。

在Dandy、McKenzie、Alexander和Olivecrona的努力下，听神经瘤手术建立了标准化流程，即单侧枕下入路全切除肿瘤。Dandy时代，手术死亡率进一步降低。Dandy将听神经瘤全切除后的死亡率降至22.1%，尽管仍高于Cushing，但这与肿瘤全切除有关，而Cushing的低死亡率掩盖了其术后复发致死率高的缺点。至20世纪60年代，听神经瘤诊断和手术技术已经历约60年发展，有了长足的进步，留给下一个时代的问题是如何进一步降低死亡率和提高神经功能保留率。

20世纪60年代以前，由神经外科医师Krause发明，Cushing和Dandy大力推崇和推广的枕下入路，一直是听神经瘤手术的唯一入路，但其缺点也时刻困扰着临床医师：手术死亡率、并发症率始终居高不下（>10%）。

Rudolf Panse在1904年首先提出的迷路入路，比Krause提出的枕下入路晚了整整1年，他认为可以通过切除乳突、耳蜗和迷路直至桥小脑角，切除鸡蛋大小的肿瘤。并且，他还提出可以通过面神经移位增加手术视野，这恰恰是以后颞下窝入路的关键点。遗憾的是，Panse仅仅在理论上提出迷路入路，他本人并没有具体实施过听神经瘤的手术操作。而第一例真正成功的迷路入路听神经瘤手术由荷兰耳科医师兼病理科医师Quix于1911年5月完成。这是耳科医师第一次成功介入听神经瘤治疗，迷路入路似乎显示了在听神经瘤治疗中的优势。遗憾的是，该患者于术后6个月死亡，尸检时发现颅后窝鸡蛋大小肿瘤残留。这次事件成为迷路入路发展历程的绊脚石，极大地阻碍了迷路入路的发展。虽然同时期的其他耳科医师也在进行迷路入路的探索，但支持枕下入路的神经外科医师认为迷路入路并不能切除真正致命的位于颅后窝和桥小脑角的肿瘤。

接下来的几十年，迷路入路经历了争议、反对、被抛弃和遗忘的过程。很多神经外科医师认为迷路入路仅能提供一个很深的创面和狭小的术野，由于颈内动脉、乙状窦和岩上窦的限制，任何内听道以外的肿瘤经迷路入路切除都是不现实的，即便是部分切除肿瘤，不够充分的显露也使颅内减压减轻脑水肿变得不可能。另外，出血难以控制，经岩骨的脑脊液漏和脑膜炎更是迷路入路难以克服的障碍。20世纪60年代前，迷路入路都被认为是"无用的手术操作"而被人们遗忘。

20世纪60年代，William House开始进行听神经瘤手术，并于1964年发表了50例听神经瘤手术报告。House的迷路入路与Panse存在明显的不同，他通过耳后切口乳突全切除及迷路切除以获得桥小脑角病变的良好显露，并能较好地保全面神经，适用于不保留听力的桥小脑角肿瘤。也是他，首次将齿科电钻和手术显微镜引入耳科和听神经瘤手术，使听神经瘤手术进入显微外科时代，使桥小脑角的显微组织可以被清晰辨认，对听神经瘤手术治疗做出划时代贡献。不同于前人，House能够成功的原因可以归结为对显微镜、高速电钻和冲洗吸引系统，以及抗生素、输血技术辅助的应用，使迷路入路初期的诸多局限在House时代不再成为困扰。除了迷路入路，House 也是第一个常规使用颅中窝入路切除内听道内肿瘤保留听力的人。在 20 世纪 60 年代的前 5 年，在听神经瘤早期诊断的刺激下，听力学、前庭学、放射学呈爆炸性发展的态势。之后，在 20 世纪 70 年代，脑干诱发电位和 CT 开始成为听神经瘤诊断的革命性方法。

1965 年，举办了听神经瘤大型国际会议，在那次会议中，神经外科、耳科、神经内科、听力学等顶尖医学家齐聚一堂，主要就听神经瘤早期诊断的发展进行广泛讨论，相关专题文章在当年 12 月发表，翔实地列出了听神经瘤早期发现的诊断步骤。1965 年听神经瘤国际会议后，神经外科和耳鼻咽喉科医师开始注意听神经瘤的早期诊断，并且普及使用手术显微镜和牙钻。之后，经颞骨手术的手术医师不断增多，而通过他们的报道，充分证明了迷路入路的成功应用。

进入 House 时代，全切除肿瘤并保留面神经功能成为真正可行的手术操作，手术死亡率也进一步下降。随着耳神经外科近年来的发展，迷路入路已逐渐成为经岩骨进入桥小脑角切除听神经瘤的主要手术入路，适用于所有大小的听神经瘤，包括局限于内听道的听神经瘤和突入桥小脑角 3cm 以上的大型听神经瘤。听神经瘤显微手术的目的，也从最初单纯降低手术死亡率、提高肿瘤全切率和安全性，逐渐向保留术后面、听神经功能，提高术后患者生活质量方向转变。

总结听神经瘤的诊断和治疗过程，可以发现听神经瘤的治疗策略在近 200 年间不断变化演进。从 19 世纪起人们开始认识到单耳听力下降、面部麻木、面瘫、失明及共济失调，乃至于头痛、恶心呕吐及昏迷等与桥小脑角占位性病变有关。19 世纪晚期人们开始探索听神经瘤的手术方法，虽然说手术效果很差，死亡率高达 70% 左右，但不手术患者必然死亡，因此听神经瘤早期探索阶段的手术目的是挽救生命。Cushing 时代的治疗策略仍为挽救生命，同时降低严重颅脑并发症的发生率。Cushing 强调轻柔操作，控制颅内压及减少出血，并不追求全切除肿瘤。进入 Dandy 时代，Dandy 提出全切除肿瘤的治疗策略，虽然 Dandy 的手术死亡率要稍高于 Cushing，但全切除肿瘤成为听神经瘤外科的主流，毫无疑问是向前迈出了一大步。House 将听神经瘤外科带入显微外科时代，手术死亡率已经降低到 5% 以下的水平，全切除肿瘤也达到 85% 以上。在此基础上，House 开始注重患者术后生活质量，尤其是面神经功能，20 世纪 80 年代起，随着面神经监护在听神经瘤手术中的广泛应用，术后面神经功能保全率达到 80% 以上。随着对疾病了解的深入，人们发现并不是所有的肿瘤都会继续生长，部分肿瘤会停止生长甚至缩小。由此，对于小听神经瘤

尚有实用听力者，认为可以采用观察与等待（waiting and scanning）的方法。立体定向放射治疗的应用，使听神经瘤患者在手术之外获得一个新的治疗选择。但大宗病例报道的结果显示听神经瘤放射治疗后的复发率要高于手术后复发率，而且放射治疗后再手术时发现肿瘤与神经粘连比较严重，因此术后听力必然丧失，面瘫的发生率要明显增高，且部分放射治疗后的听神经瘤有恶变可能。

目前听神经瘤治疗遵循个体化策略，由百家争鸣到形成治疗共识。根据肿瘤大小、位置、听力、患者年龄、肿瘤囊性变与否等选择不同治疗方案，对于大肿瘤及所有无实用听力的肿瘤，按术者个人经验选择枕下入路（乙状窦后入路）或迷路入路；小肿瘤有实用听力者可选用颅中窝入路或乙状窦后入路；放射治疗是手术治疗外的选择，适用于小型听神经瘤。现代听神经瘤手术的目标是肿瘤全切除；围术期死亡率低于 1%；严重的颅脑并发症发生率低于 1%；面神经功能保全率大于 95%；术后住院 7～10 日；术后 2 个月恢复正常工作生活。

颈静脉球体瘤是颅底疾病中另外一个极具代表性的肿瘤，1945 年由 Rosenwasser 首先报道，这一肿瘤先后被称为化学感受器瘤、非嗜铬性副神经节瘤等，后来 Winship 将之命名为颈静脉球体瘤，而后被普遍接受。颈静脉球体瘤发现较晚，其历史故事虽远不如听神经瘤这般曲折精彩，但是其总体发展曲线符合颅底肿瘤的脉络，随着医学技术的发展和进步，逐渐开始被临床医师"妥善安置"。

20 世纪 70 年代初期，仅侵犯中耳的颈静脉球体瘤是可以完全切除的，而侵犯颞下窝的肿瘤由于面神经和颈内动脉处理困难被认为不能全切除，只能进行部分切除。放射治疗和保守治疗相对手术而言，可能是更好的选择。1976 年，House 等在迷路入路的基础上提出向前下扩大，经耳蜗入路切除侧颅底肿瘤，但仍做不到完全切除大型肿瘤，并且术后将导致永久性耳聋。20 世纪 70 年代中期，学者们逐渐发现经乳突或下鼓室从侧颅底上方切除大型颈静脉孔及其他侧颅底肿瘤是不可行的，原因如下：①术野狭窄，难以全切除肿瘤；②难以处理肿瘤广泛出血；③不能控制颞骨内颈内动脉的出血；④面神经垂直段损伤。因此，学者开始尝试经外侧显露颈静脉球及侧颅底的手术方式。Gardner 和 Glasscock 等先后对经颞下窝切除侧颅底肿瘤进行了有益探索，但是面神经对手术野的阻挡仍是难以解决的问题。

1977 年，来自瑞士苏黎世的 Fisch 阐述了关于颞下窝入路切除大型颞骨和侧颅底肿瘤的手术方法。这在侧颅底手术史上具有划时代的意义，从此侧颅底不

再是外科手术的禁区，第一次使完全切除大型侧颅底肿瘤成为可能。随后近10年间，Fisch连续发表了关于颞下窝入路的论著，详细探讨侧颅底手术各方面的细节问题。1984年，Fisch应邀在美国颅底手术论坛上作关于颞下窝入路切除侧颅底肿瘤的报告，全文刊登在当年的 *Otolaryngol Clin N Am* 杂志上，此文是对十余年间颞下窝入路侧颅底肿瘤手术经验的一个总结，详细描述了3种颞下窝入路的适应证及手术操作细节，并对CT、血管造影和颈内动脉球囊栓塞等辅助手段逐一讨论，在侧颅底手术史上，该文具有里程碑式的意义。Fisch成为公认的侧颅底肿瘤手术的奠基人，侧颅底外科进入"Fisch时代"，颞下窝入路成为侧颅底肿瘤手术的经典入路，到目前仍然是侧颅底手术的最佳手术入路。以后对侧颅底手术入路的探索都是在颞下窝入路基础上的改良，至今没有出现如Fisch颞下窝入路这样革命性的创新。

Fisch对于侧颅底肿瘤手术的贡献具体表现在以下方面。①对颈静脉球体瘤进行分型，将颈静脉球体瘤分为四型，把局限于颞骨的肿瘤与颞下窝肿瘤区分开来，根据颈内动脉与肿瘤的关系进行分型，临床实践证明，Fisch分型对颈静脉球体瘤的诊断和治疗具有极高的指导意义。②提出面神经移位的概念，面神经垂直段位于颈静脉球外侧，阻挡手术入路，既往手术中常需牺牲面神经，手术结束时做神经移植，术后面神经功能非常差。Fisch提出面神经前移位的概念，将面神经自膝状神经节到腮腺内段游离，向前移位并永久性固定于腮腺内，术后面神经功能可以恢复85%以上。③提出三型颞下窝入路，从而使颞下窝入路的手术范围能达到整个侧颅底，包括岩尖、颞下窝、岩斜区和鼻咽旁区域。④正确处理颈内动脉，术前做血管造影，术中根据具体情况保留或切除颈内动脉，颈内动脉不再是影响手术进程的因素。⑤控制术中出血，

既往对于侧颅底肿瘤，尤其是颈静脉球体瘤术中难以控制的出血往往是中止手术的主要原因。Fisch提出术前选择性供血血管栓塞，术中颈部切开选择性动脉结扎，双道结扎乙状窦，岩下窦填塞。Fisch应用这些技术，使术中失血量减少到1000～2000ml，并且没有因为出血原因而中止手术。

自Fisch开创了侧颅底外科的新时代后，许多专家在这一领域进行了不懈探索。针对侧颅底不同部位和性质的肿瘤采用不同的手术入路，许多新的手术入路被提出；旧的手术入路被改良，赋予新的内容；不同入路的联合应用被广泛使用。根据患者的具体情况，灵活运用手术入路，不再拘泥于入路的基本步骤成为新的手术原则，侧颅底外科进入百花齐放的阶段，尤以意大利的Sanna和美国的Brackmann等为杰出代表。

回顾颅底外科的历史，里程碑式的人物来自神经外科、耳鼻咽喉-头颈外科、神经放射科、口腔颌面外科、病理科等涉及颅底疾病相关诊治的各个领域，从而也说明颅底疾病的复杂性，同时也要求多学科共同讨论治疗方案，提高疾病的治疗效果，因而颅底外科的多学科诊疗模式已成为共识。

颅底外科不断追求技术创新和发展，以求给患者带来更好的治疗效果，更少的功能损伤。颅底肿瘤有很多类型，有不同的生长方式，以听神经瘤和颈静脉球体瘤为代表，它们的诊疗技术发展体现了颅底外科发展的过程，颅底外科是多学科合作不断追求技术创新的学科。

未来，随着多学科诊疗模式优化个体化的治疗方案，颅底疾病的深入机制研究及高质量的临床研究拓展新的治疗方案，手术机器人等工具革命带来手术技术和效果的巨大进步，颅底外科的诊治必将进入一个全新的时代。

（吴　皓）

第3章 颅底外科手术的一般原则

第一节 颅底手术入路切口设计与体位选择：耳鼻喉科观点

一、体位

患者采取仰卧位，头部转向对侧，可适当抬高，头部可枕头圈以获取舒适的体位。术中因需要频繁调整显微镜角度，手术台需要向适当方向倾斜，因此，患者身体及四肢需用约束带固定于手术台上。

二、切口设计

1. 颞区-耳后切口 切口起自耳轮上方2cm，向后下延伸，距离耳后沟4cm，继续向前下，切口呈弧形，终止于乳突尖下方1cm，确保手术切口位于术腔后方。此切口适用于岩骨次全切除术（广泛岩骨胆脂瘤）、经迷路入路、经耳囊入路（听神经瘤）等。

2. 颞区-耳后-颈部切口 切口起自耳轮上方3cm，沿耳后距离耳后沟5cm向前下至乳突尖，由乳突尖沿颈部向下延伸至甲状软骨水平，做问号形切口。也可将切口上端向前延伸至发际内，显露颞区。此切口主要适用于颞下窝入路A型（颈静脉孔副神经节瘤区C型及D型）、B型（岩尖、斜坡区肿瘤等）、C型（复发鼻咽癌、鼻咽纤维血管瘤等），也适用于颞骨次全切除术（颞骨恶性肿瘤、颈部淋巴结转移、腮腺受累等）。

三、手术原则

瑞士Fisch教授作为国际颅底外科奠基人，强调颅底外科手术的主要原则如下。

1. 通过尽量磨除颅底骨质而不是牵拉脑组织创造手术空间原则 熟悉颞骨解剖结构，通过熟练使用电钻轮廓化颞骨内所有重要结构（颈内动脉、面神经、乙状窦、颈静脉球等）；尽管磨除骨质可能多花费1～2小时，但切除肿瘤更安全、更容易、更省时，手术总时间并不增加。

2. 尽可能保持在硬脑膜外切除肿瘤原则 尽量减少对脑组织的扰动、减轻对脑膜的损伤、降低脑脊液漏的发生率。

3. 封闭术腔原则 磨除所有颞骨气房；封闭咽鼓管鼓室口；封闭外耳道形成盲袋；利用腹部脂肪填塞术腔、肌肉组织封闭术腔以避免术后发生脑脊液漏。

4. 掌握平衡原则 在充分显露术野、彻底切除病变和尽量保留功能之间寻求平衡，充分显露是手术获得成功的先决条件，宁愿以手术造成一些次要结构损伤去换取保留重要结构、避免术后并发症。

（夏 寅 张文阳）

第二节 颅底手术入路切口设计与体位选择：神经外科观点

在兼顾安全性和美观性的前提下通过适当的切口充分显露病变是手术顺利进行的必要条件。合适的切口和与之相适应的体位，既是手术成功进行的良好保障，也是减少术后并发症的关键要点。

颅底病变手术在神经外科手术中具有极大的独特性。由于颅底区域解剖关系复杂，部位深在，血管神经密布，术者只能在血管神经之间的狭小间隙内进行操作，对医师显微操作提出了更高的要求。同时，由于同一部位颅底肿瘤往往通过固定的操作通道进行手术，这就导致颅底病变手术切口较为固定，应用时仅需根据病变特点进行微调，相对于幕上切口变化较少。另外，颅底肿瘤在手术过程中往往需要联合移动手术显微镜及手术床才能获得所需角度，减少手术视野盲区，这就对于术前体位的摆放提出了更高的要求。因此，对于每一个患者，术前应充分考虑患者症状、体征及肿瘤定位，根据手术目的有针对性地选择手术切口，并辅以相应适当的体（头）位，才能够为患者提供精准个体化的手术治疗，将手术收益最大化。

下面，根据前中后颅底的顺序，重点介绍颅底外科常用的几种手术入路及其相应的体位要求，以供学习。

一、额下入路

额下入路是一系列经过额叶下方进入颅底进行肿瘤切除的手术入路的总称，根据其进入部位及方向不同可分为额外侧入路、额颞入路、额眶颞入路等，其手术切口、头位旋转角度及手术显露范围稍有区别。

（一）额外侧入路

1. **手术适应证**　症状性鞍结节脑膜瘤、颅咽管瘤等颅底肿瘤具有绝对手术指征。蝶骨嵴内侧脑膜瘤，随着肿瘤体积增大或视力视野障碍出现后，肿瘤全切概率随之降低，手术难度相应增加。因此，在患者无相关症状时如发现上述肿瘤，应作为相对手术适应证考虑对其进行手术治疗。

2. **手术体位及头位（图3-2-1）**　患者取仰卧位，体位基本正中，上半身抬高10°～15°。将头向健侧稍旋转，约10°即可，避免过多。旋转角度过大则颞叶对术野遮挡严重，增加了分离侧裂的难度；旋转角度过小，则术中对于内侧区域观察会变得困难。

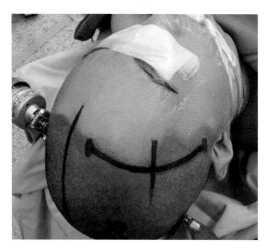

图3-2-1　额外侧入路手术体位及头位

3. **皮肤切口与骨窗范围**　额外侧入路开颅时应注意充分显露额底区域，对于额骨角凸处骨质可适当磨除以增大视野。其骨窗内侧缘至眶上神经切迹，其外侧缘常规至蝶骨嵴外侧即可，但根据显露需要也可跨过蝶骨嵴。骨窗高度根据需要可进行相应调整。

（二）额眶颞入路

1. **手术适应证**　额眶颞入路由于切除颧弓并削除蝶骨嵴，术野得到了显著的扩张，增加了对于深部组织的显露，可以处理向深部显著进展生长的蝶骨嵴内侧型脑膜瘤等病变，处理范围包括蝶骨嵴内侧、鞍区及鞍背、大脑脚前方、基底动脉顶端、斜坡上段、岩尖部、部分颅后窝病灶。

2. **手术体位及头位**　患者取仰卧位，上半身抬高10°～15°。头向健侧偏斜并固定，具体旋转角度根据肿瘤位置及大小而定。处理基底动脉顶端、斜坡上段、岩尖部占位约需旋转30°，处理蝶骨嵴内侧占位时旋转45°左右，处理鞍区及鞍背占位时旋转角度可进一步增大到60°左右。此外，应适当将头顶部下垂，以利于手术中上抬脑组织，减少损伤。

3. **皮肤切口与骨窗范围**　皮肤切口在患侧置于颧弓下端，一端向额部延伸。开颅时应自眶上壁、眶外侧壁至眶上裂切除颅骨，同时切除颧弓。

此入路可选择间隙较多，显露范围大，适用范围广，但存在损伤较大、对中下斜坡显露不佳的缺点。

二、颞下入路

颞下入路是一系列经过颞叶下方进入颅底进行肿瘤切除的手术入路的总称。根据其进入部位不同及磨除骨质范围不同，可分为标准颞下入路、Dolenc入路、扩大颅中窝底入路、Kawase入路等。

1. **手术适应证**　适合用于颅中窝底后方的脑膜瘤及小脑幕脑膜瘤等。对于涉及岩斜区域的肿瘤，可在磨除岩尖骨质后进行切除，即Kawase入路。

2. **手术体位及头位**　取仰卧位，并在患侧肩部下方垫以肩枕以将肩部充分抬高。将头部向健侧旋转，使颞骨颧弓根部为最高点，同时将头顶部降低（图3-2-2）。

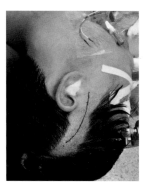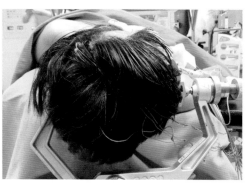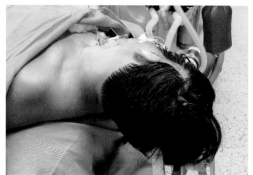

图3-2-2　颞下入路切口设计、体位及头位

3.皮肤切口与骨窗范围　皮肤切口应距离耳屏前方1.5cm，下缘至颧弓下方0.5cm，上缘至外耳道上缘2横指。颧弓根部钻关键孔，关键孔前后骨窗开的宽度约为2∶1，前界不超过鳞状缝。

三、乙状窦前入路

乙状窦前入路由于涉及结构众多，开颅步骤复杂，是颅底手术入路中难度较大的一类。根据其通过区域及磨除范围可分为迷路后入路、经迷路入路及经耳蜗入路，应根据患者术前听力情况、病变大小及位置进行慎重选择。

（一）手术适应证

适用于向上达幕上，向下超过内听道水平，向外至桥小脑角区的岩斜区肿瘤。

（二）手术体位及头位

患者取仰卧头侧位或侧俯卧位均可，头转向对侧，顶部略低，使乳突及岩骨基底部位于术野最高点。

（三）皮肤切口与骨窗范围

皮肤切口始于耳前颧弓，向上围绕耳郭向后，沿乳突后方1cm向下终止于下颌角附近。骨窗前缘下端为颧弓根部，下缘中部至外耳道上方，后部下方则至乳突根部，见图3-2-3。

需要注意的是，该入路虽然对于岩斜区显露充分，对于肿瘤切除和脑神经保护较好，但开颅操作复杂，损伤大，术后感染及脑脊液漏概率大，目前临床上多以创伤较小的入路进行替代，此入路使用呈逐渐减少趋势。

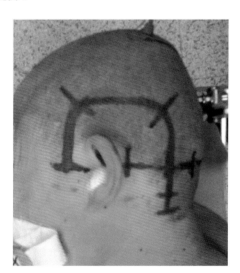

图3-2-3　乙状窦前入路皮肤切口与骨窗范围

四、乙状窦后入路

（一）手术适应证

脑桥腹外侧桥小脑角池周围病变，包括神经鞘瘤、岩骨背面脑膜瘤及小脑幕脑膜瘤、桥小脑角区胆脂瘤及向桥小脑角池发展的小脑及脑干占位。

（二）手术体位及头位

患者取侧俯卧位，头向健侧稍转，头顶部略低，使乳突位于术野最高点。

（三）皮肤切口与骨窗范围

切口取直切口，起自横窦上耳郭上缘水平，沿耳后1cm于发际内垂直向下达乳突尖部后方，横窦乙状窦交角为关键孔，骨窗范围上至横窦，前方至乙状窦，下方为枕骨大孔，重点是显露横窦与乙状窦交界区域，见图3-2-4。

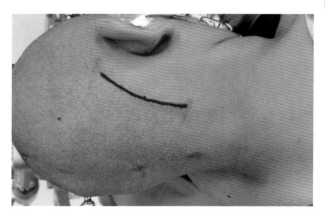

图3-2-4　乙状窦后入路皮肤切口

五、颈静脉孔区及枕骨大孔区入路

颈静脉孔区与枕骨大孔区是颅后窝两个重要的解剖区域，与其他区域相比，此区域肿瘤容易向颅外生长，影像上呈颅内外沟通表现。因此，手术时切口设计及体位摆放就要根据肿瘤生长特性，兼顾肿瘤颅内外两部分，以达到总体最优效果。此区域常用入路包括耳后弧形入路及远外侧入路。

（一）远外侧入路

1.手术适应证　枕骨大孔外侧和腹外侧病变，必要时可部分磨除枕髁以增加显露。

2.手术体位及头位　全身麻醉，头架固定，侧俯卧位。头位选择上需要注意，如果肿瘤只累及颅内部分，需要收下颌同时头向健侧倾斜以增加颅后窝腹外侧空间，如果肿瘤向颅外侵袭形成颅内外沟通情况，那么下颌不可过收，取自然状态即可，以免颅外部分空间狭小，难以手术操作。若肿瘤主体位于颅外，则应仰颌以增加颅外空间（图3-2-5）。

3.皮肤切口与骨窗范围　切口起自颈4水平，沿中线向上达枕外隆凸，拐向外平行于上项线至乳突内侧缘向下，止于乳突尖部。骨窗显露首先需要行单侧枕鳞骨瓣，上缘并不需要必须显露横窦，但外侧缘则需要尽量接近乙状窦，下缘需将枕骨大孔打开，重点是要最大限度切除枕骨大孔外侧缘至髁孔，然后切断同侧寰椎后弓。

（二）枕下后正中入路

1. 手术适应证　沿中线生长的颅后窝后部、枕骨大孔背侧和颅颈交界背侧病变。对于沿中线生长同时向一侧突出的占位，可通过后正中单侧拐的手术切口来增加显露。

2. 手术体位及头位　患者取侧俯卧位，病变侧朝上，头颈背轴性翻身，头颈前屈，颈部不要旋转。同时要确认气管插管和颈静脉没有被压或过度牵拉。

3. 皮肤切口与骨窗范围　手术切口严格位于中线，上至枕外隆凸上1cm，下至颈2棘突水平。骨窗上缘至双侧横窦下缘，下方打开枕骨大孔，是否切开寰椎后弓根据手术需要而定。

另外，对于既累及颅后窝中线背侧，又向一侧发展较多的病变，可将正中切口向一侧扩延，形成枕下正中外拐入路，此时水平切口位于上项线以上1cm，外侧达乳突后缘，骨窗也需相应扩大至患侧乳突后缘。

（三）内镜经鼻入路及经口咽入路

内镜技术的发展为颅底肿瘤手术提供了新的方向。内镜从鼻腔或口腔进入，可从前方处理前、中、后颅底及颅颈交界区肿瘤，在硬膜外肿瘤的手术治疗上优势明显。

（四）经面前部入路

对于侵袭颅外，累及颞下窝、翼腭窝、眼眶、鼻窦等颅外结构且体积巨大的肿瘤，单纯神经外科手术效果有限，往往需要联合颌面外科经面前部入路进行手术治疗。

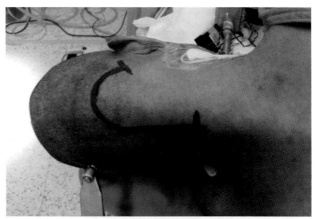

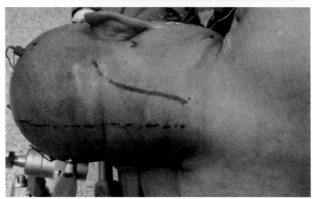

图3-2-5　远外侧入路手术切口、体位及头位

（吴　震　陈雨佳）

第4章 颅底外科的麻醉

颅底包括前中颅底、侧颅底、后颅底，具有复杂的颅骨解剖、丰富的血管，容纳脑干、脑神经、小脑等结构，如脑神经核、网状激活系统、控制呼吸心搏的生命中枢、控制保护性反射的神经网络等，对维持正常的呼吸、循环系统起重要作用。颅底外科手术复杂，难度大，部分手术术中需行神经电生理监测，对麻醉管理提出了极高的要求。

一、脑血流量

脑组织主要依赖脑血流提供能量，脑血流量与脑代谢率密切相关。脑血流停止3～5min，脑细胞造成不可逆的损伤。由于颅骨顺应性差，颅内变化空间小，脑血流量过多时，可造成颅内压（intracranial pressure，ICP）升高。颅内压正常值为10～15mmHg。颅内压大于30～40mmHg时，脑血流量（cerebral blood flow，CBF）随颅内压的升高而下降。

颅内病变如肿瘤致周围组织炎症，可导致局部脑组织自主调节功能下降。吸入高浓度麻醉药、高二氧化碳血症等可导致颅内其他正常区域脑血管扩张，病变区的血管扩张受限，血流再分布，从病变区流向正常脑组织区，产生窃血现象，加重病变区缺血。大脑具有多种脑血流量的调节机制，包括自身调节、化学调节、神经源性调节等，见表4-0-1。

表4-0-1 脑血流量的影响因素

自身调节
平均动脉压
化学调节
PaO_2
$PaCO_2$
脑代谢率
药物
温度
神经功能状态
神经源性调节
交感和副交感神经
其他
血液黏滞度

1.脑血流量的自身调节 脑血流量有自身调节功能（图4-0-1），当平均动脉压（mean arterial pressure，MAP）为50～150mmHg时，脑血管自动收缩、舒张，脑血流量相对变化较小。脑灌注压（cerebral perfusion pressure，CPP）是平均动脉压与颅内压的差值，正常值为80～100mmHg。平均动脉压突然改变时，仍会引起脑血流量一过性改变。平均动脉压高于150mmHg可使血脑屏障受损，导致脑水肿、脑出血。高于或低于自身调节的限度时，脑血流量与脑灌注压呈线性关系。

慢性高血压患者的脑自身调节曲线右移，脑血流量需要更高的动脉压维持，长期的抗高血压治疗可使脑自身调节功能恢复接近正常。当出现脑缺血、创伤、低氧血症、高碳酸血症、脑水肿等情况时，脑自身调节功能减弱甚至消失。

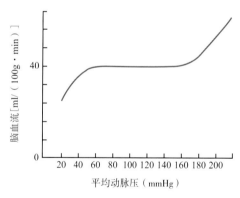

图4-0-1 脑血流量自身调节曲线

2.脑血流量的化学调节

（1）动脉血氧分压（PaO_2）：PaO_2在60～300mmHg范围内，对脑血流量影响不大。当PaO_2<50mmHg时，脑血管扩张，脑血流量增加，引起颅内压增高，可能与外周或轴索化学感受器的神经源性作用及局部体液因素有关。低氧引起的血管扩张反应与高碳酸血症及酸中毒引起的反应具有协同作用。氧分压升高对脑血流量的影响较小，高压氧时可引起脑血流量和颅内压轻度升高。

（2）动脉血二氧化碳分压（$PaCO_2$）：围术期PCO_2保持在30～40mmHg，PCO_2在生理范围内变化，CBF变化明显。在25～80mmHg波动时，CBF随PCO_2升高而增加，PCO_2改变1mmHg，CBF相应改变1～2ml/（100g·min）。$PaCO_2$对CBF的影响主要是脑细胞外液中的pH的变化。过度通气致低碳酸血症可造成脑血管收缩，常伴有CBF的减少，ICP降低，导致脑缺氧。$PCO_2 < 20mmHg$可发生脑缺血（图4-0-2）。

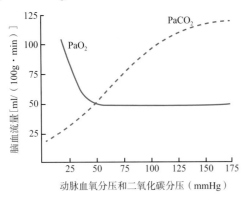

图4-0-2　脑血流量与动脉血氧及二氧化碳分压的关系

（3）脑代谢率（cerebral metabolic rate，CMR）：和脑血流量密切相关，脑代谢率增加导致相应部位的局部脑血流量改变。影响脑代谢率的因素主要包括药物、温度、神经功能等。

常用的麻醉药物如吸入麻醉药可导致脑血管扩张，脑血流量增加，颅内压升高，但通常抑制脑代谢率；而大部分静脉麻醉药均抑制脑功能，引起脑代谢率降低，从而减少脑血流量。部分降压药，如硝酸甘油、硝普钠、钙通道阻滞剂等，可引起脑血管扩张，脑血流量增加，因此血压下降时脑血流量也可维持在之前的水平。研究发现，使用α_1受体激动剂对脑血流量无明显影响。使用不引起平均动脉压变化的小剂量β受体激动剂，对脑血管无直接作用；使用引起平均动脉压增加的大剂量β受体激动剂，可致脑血流量和脑代谢率均增加。

温度每下降1℃，脑代谢率下降6%～7%，低温降低脑代谢率及脑血流量，高温增加脑代谢率及脑血流量。体温20℃时，脑电图示等电位；高温可致脑血流量、脑代谢率增加，温度高于40℃，氧活性下降，导致细胞损伤。

神经系统的功能状态异常也影响脑代谢率，如癫痫发作时，致痫区脑代谢增加，而发作间期，表现为低代谢。

3.脑血流量的神经源性调节　神经源性调节主要体现在大的脑动脉上，脑血管有广泛的神经支配，包括颅内外的胆碱能、肾上腺素能神经等，神经分布的密度随血管管径减小而减少。脑内交感神经被激活，脑血管收缩，脑血流量自身调节曲线右移。

4.脑血流量的其他调节　血液黏滞度：血细胞比容是血液黏滞度重要的因素。血细胞比容降低，血液黏滞度下降，脑血流量增加，但同时降低了氧的携带量，存在氧供不足的风险。

二、麻醉药物

理想的神经外科麻醉药物特点：①诱导平稳，镇静镇痛作用强，无术中知晓；②不增加颅内压；③不影响脑血流量自主调节功能和对二氧化碳的反应性；④不破坏血脑屏障；⑤无神经毒性。临床工作中应结合各个药物的特性，合理选择麻醉药物，尤其是颅内压升高时更需谨慎。颅内顺应性降低的患者，增加脑血容量可显著增加颅内压。

1.吸入麻醉药　挥发性麻醉药呈剂量依赖性扩张脑血管，同时降低脑代谢率，脑代谢率降低引起脑血流量下降与直接脑血管扩张引起脑血流量增加之间的平衡，决定了脑血流量的增减。因此为了避免脑血管扩张、脑血流量增加，颅内压升高，应适当控制吸入浓度。吸入麻醉药可影响脑的自主调节能力，不影响脑血管对二氧化碳的反应性。常用挥发性麻醉药，扩张脑血管的程度为氟烷＞恩氟烷＞地氟烷≈异氟烷＞七氟烷。

氧化亚氮（N_2O）：单独使用N_2O可轻度扩张脑血管，导致颅内压增高。与挥发性麻醉药联用时，可进一步增加脑血流量；与静脉麻醉药联用时，对脑血流量的影响轻微。

2.静脉麻醉药　除氯胺酮外，大多数静脉麻醉药引起脑血流量、脑代谢率平行下降。同时研究表明，静脉麻醉药对脑血流量的自主调节功能和对二氧化碳的反应性无明显影响。丙泊酚剂量依赖性降低脑血流量和脑代谢率，降低颅内压，尽管丙泊酚致脑电图上出现爆发性抑制，但不影响脑血流量的自主调节功能和对二氧化碳的反应性。当颅内压持续升高，视野脑组织张力高，建议采用全凭静脉麻醉。

3.阿片类镇痛药　一般情况下，阿片类药物对脑血流量、颅内压的影响较小。但有文献报道舒芬太尼可增加颅内压，可能是血压下降，脑血流量的自主调节功能致脑血管扩张，进而使颅内压升高。

4.肌肉松弛药（肌松药）　神经肌肉阻滞剂对脑组织无直接作用，但可产生间接作用。非去极化肌松药如阿曲库铵、米库氯铵可引起组胺轻度释放，但除非大剂量使用，否则无临床意义。去极化肌松药琥珀胆碱促进组胺释放，脑血管扩张，脑灌注压降低，肌颤可引起颅内压升高，但作用轻微且短暂。对严重颅脑创伤、颅内压增高、下运动神经元疾病的患者，应避免使用琥珀胆碱。

三、手术体位

颅底外科手术常采用的体位有仰卧位、坐位、俯卧位、侧卧位等，神经外科手术时间较长，根据不同部位的手术，确定显露手术视野的最佳体位。摆放体位时需仔细保护患者，避免气管导管脱落、皮肤压伤、臂丛牵拉等损伤，见表4-0-2。

表4-0-2 颅底手术的体位及注意事项

体位	注意事项
仰卧位	防止头部过度屈曲
坐位	防止膈肌下移 防止回心血量减少 防止空气栓塞
俯卧位	防止肺顺应性下降 防止舌头损伤 防止视网膜缺血
侧卧位	防止臂丛神经损伤 防止颈静脉回流受限

1. **仰卧位** 颅底外科手术中仰卧位常用于病变位于正中的手术，如前中颅底手术、经蝶垂体占位切除术。头部抬高15°～30°，有助于静脉回流和脑脊液引流。防止头部过度屈曲，摆放体位时注意保护气管导管，应固定良好，以免脱出。

2. **坐位** 可提供更好的手术条件，尤其是接近颅后窝的解剖定位，同时脑静脉压降低、脑脊液引流，可更好显露深层脑组织区域。坐位可以便于麻醉医师更好地观察气管导管，以及方便监测脑神经。

坐位对呼吸系统的影响表现为可使膈肌下移，肺通气量和功能残气量增加，降低气道压，改善通气。但该体位可引起通气血流比例失调，不利于术中管理。坐位头部高于右心房水平，对循环系统也有显著影响，回心血量下降，心排血量降低，可致动脉血压下降，脑灌注压降低，尤其对老年患者、心功能异常的患者更需注意。尽量抬高下肢或穿弹力袜，可增加回心血量（图4-0-3）。头高位时降低了硬脑膜静脉窦压力，减少静脉出血，但也增加了静脉空气栓塞的风险。因此，患者有心脏病史、肺动静脉畸形、严重低血容量、脑积水等合并症，相对禁忌取坐位，应考虑其他体位。围术期注意维持手术野满意的灌注压，平均动脉压应与头部水平校正才可反映脑灌注压，可将换能器放于内耳水平。同时该体位还可导致颈椎损伤、臂丛神经损伤等，需谨慎选择。

N_2O能迅速进入密闭的气体间隙，当颅内存在密闭气体间隙或血管内存在气体时，可使积气进一步增加，颅内压增高，术野张力增大，同时增加气颅、静脉空气栓塞的风险。目前坐位是否建议使用N_2O尚无定论，有研究认为，停止使用N_2O并不能防止气颅的发生。

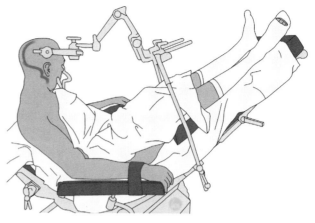

图4-0-3 坐位，头架固定头部，抬高下肢以增加回心血量

3. **俯卧位** 适用于位于正中线的颅底占位。采用俯卧位时，颈部屈曲可造成颈静脉回流障碍，脑组织水肿，术野显露不佳。俯卧位时肺顺应性明显下降，可有通气血流比例失调，出现肺不张、动静脉分流等。俯卧位应避免下腔静脉受压造成血流动力学不稳定。此外，长时间的俯卧位手术，面部出现进行性水肿，舌头可能伸入牙齿之间甚至外露，应注意避免舌损伤。

俯卧位的严重并发症为视网膜缺血和失明。眼球受压导致视网膜中央血管受阻，甚至形成血栓，造成术后失明。缺血性视网膜病变更易导致术后失明，如出现低血压、血细胞比容低、神经乳头侧支循环不良、血管自主调节功能丧失等病因，有研究认为合并高血压、糖尿病、吸烟、高脂血症等是术后失明的高危因素。

4. **侧卧位** 适用于桥小脑角占位和小脑半球肿瘤，摆放体位需注意避免颈部过分牵拉、屈曲、旋转，面部和舌的静脉回流保持通畅，避免因手臂的牵拉造成臂丛神经损伤。体位摆好后，需听诊双肺，尤其是颈部屈曲的患者，可能出现气管导管过深，应及时发现并处理。

四、术前病情评估

1. **一般情况评估** 包括常规麻醉前评估内容，心血管和呼吸系统影响患者的脑灌注和脑氧合情况。因此需了解患者有无高血压、糖尿病、心脏病等病史，评估心肺功能，术前尽量改善至最佳状态。既往有高血压病史的患者，脑血流量的自身调节曲线右移，术中需较高的平均动脉压以维持足够的脑灌注压，保证脑血管自身调节功能。

术前反复利尿、呕吐、摄入不足的患者，有水和电解质紊乱、酸碱失衡、血容量不足等风险，可致低血压、心律失常等。了解患者长期服药史，如抗癫痫药、利尿剂、降压药、抗心律失常药等，部分药物可能会影响麻醉药物的药代动力学。

2. **神经专科检查** 解读患者CT、MRI检查结果，确定有无中线偏移、脑室大小、脑水肿、占位性病变的位置、病灶是否有丰富的血管等。如有颅底海绵状血管瘤或血供丰富的肿瘤等，警惕术中大出血，需严密监测，必要时可予以适当控制性降压、扩容，维持循环稳定。术前访视需仔细评估患者的意识、瞳孔大小、运动功能、感觉功能等，若患者突然出现意识、瞳孔、呼吸状态等方面的改变，应警惕颅内病情变化，观察是否出现颅内高压，甚至脑疝。

垂体瘤患者术前需评估内分泌功能，根据患者临床症状、激素水平，评估对麻醉和手术的耐受性。有内分泌效应的垂体瘤可导致垂体功能亢进。生长激素腺瘤患者肢端肥大、舌体肥厚、声门增厚、声门下狭窄、心肌肥厚，可能出现困难气道，造成面罩通气困难或插管困难，需评估气道风险，备好相应的插管设备。库欣病患者常伴高血压、糖尿病、向心性肥胖。促甲状腺激素腺瘤患者若甲状腺功能亢进未控制良好，围术期易引起循环系统激惹。垂体巨大的非功能性腺瘤压迫垂体组织时可引起垂体功能障碍，激素分泌减少，压迫视交叉、视神经，引起视力障碍等。颅咽管瘤可阻塞室间孔出现梗阻性脑积水，颅内压增高，压迫视交叉致视力障碍，压迫下丘脑、垂体引起下丘脑-垂体功能障碍，术前需仔细评估病情。

斜坡位于延髓脑干的正前方，其占位可能压迫或侵犯脑干生命中枢，影响循环、呼吸系统。在反映脑干功能方面，呼吸的改变早于心血管变化。因此需充分评估患者目前的意识、呼吸状况、心率、血压等是否平稳，评估术后气管拔管的风险。颅后窝肿瘤的患者术后炎症可在局部加重，术后数小时，神经症状可因颅内水肿、血肿的出现而加重，气管拔管要谨慎。建议继续气管插管下呼吸机辅助呼吸，待病情平稳后再评估拔管，利于降低围术期麻醉相关风险。

对患有三叉神经痛、面肌痉挛、舌咽神经痛的患者进行第Ⅴ、Ⅶ、Ⅸ对脑神经微血管减压操作时，面神经、前庭窝神经易受牵拉损伤。听神经瘤是侧颅底常见的肿瘤，常起源于第Ⅷ对脑神经的耳蜗组件及面神经的颅内通路，术后可引起听力丧失和面神经损伤。脑干功能的完整性，可联合多种监测，如脑干听觉诱发电位、体感诱发电位、运动诱发电位。根据不同部位的手术，选择一种或联合多种神经电生理监测方法，对患者术后的神经功能具有重要意义。

3.颅内压　颅后窝空间相对较小，代偿空间比幕上更有限。相对较轻的脑组织水肿就可导致意识、呼吸等异常。颅后窝肿瘤压迫第四脑室及巨大颅咽管瘤阻塞室间孔，使脑脊液回流障碍致梗阻性脑积水，颅内压急剧升高后可导致脑组织在颅内各室之间或从枕骨大孔疝出，形成脑疝。

静脉充血通常是患者颅内压增高和术野不良的主要原因。患者侧卧位时，需保证颈静脉回流通畅，以免脑组织水肿，颅内压升高。麻醉过程中，若出现体动、呛咳等导致胸腔内压突然升高时，引起脑动脉、脑静脉压力一过性升高，可致颅内压突然升高。围术期出现高血压，可因血管充血导致颅内压升高。

4.脑神经　颅底包含丰富的脑神经，术前评估有无相关脑神经损伤。若术前存在饮水呛咳、吞咽困难、流涎等症状，可造成误吸，需警惕后组脑神经损伤可能，术后可能出现呼吸困难，拔管期间需谨慎。

5.体位　大部分颅底外科手术均需要摆体位，以侧卧位、侧俯卧位为主，部分患者需取头高位，甚至坐位，双侧病变可选择坐位。选择合适的体位，以满足手术需求，并充分了解不同体位对麻醉管理及监测的风险。

五、麻醉管理

1.术前用药　根据患者术前一般情况、颅内压等决定术前用药。一般情况良好，颅内压正常的患者，入室前1小时，可予以苯二氮䓬类药物适当镇静，减少患者焦虑，但不建议术前使用镇痛药物，可诱发呼吸抑制致通气不足、高二氧化碳血症和脑血流量增加。对于呼吸循环系统不稳定、颅内压增高的患者，术前应避免使用镇静镇痛药物。

2.麻醉诱导　颅内压正常的颅底手术患者，麻醉诱导无明显特殊性。根据患者既往史、病情特点，灵活选择相关麻醉药，决定诱导方案。诱导期间保障血流动力学、颅内压相对平稳，需维持足够的脑灌注压。

颅内压升高的患者，麻醉诱导尤为重要。对于颅内压明显增高的患者，诱导前可使用渗透性利尿剂甘露醇、腰大池引流脑脊液等适当降低颅内压，改善颅内顺应性。麻醉诱导过程中力求保证血流动力学平稳，避免呛咳、高血压等进一步加重颅内压的因素。若平均动脉压过高，可致脑血流量增加，颅内压增高，脑灌注压降低，甚至形成脑疝。若平均动脉压降低，也可降低脑灌注压，可应用小剂量的麻黄碱。麻醉诱导建议使用丙泊酚、阿片类镇痛药和非去极化肌松药，在充足的镇静镇痛和肌松下，结合适当的过度通气降低颅内压，尽量保证诱导期间循环平稳。

3.麻醉维持　原则是足够的镇静镇痛，维持术中血流动力学平稳，同时术中需给予适当的肌松药，避免突发体动、呛咳等，维持颅内压稳定。若患者颅内压增高，推荐以丙泊酚为主的全凭静脉麻醉维持（表4-0-3）。

表4-0-3　颅底外科手术的麻醉管理

管理方式	管理策略
控制颅内压	保持大脑松弛，避免增加颅内压 呼气末正压的使用
合适的脑灌注压	平均动脉压与颅内压的差值 保证脑组织氧供
麻醉药物的选择	综合对脑血流量、脑代谢率的影响 维持足够的麻醉深度 满足术中神经电生理监测
液体管理	维持正常循环血容量 避免脑组织水肿
体温	不提倡常规低温管理
神经电生理监测	肌电图 运动诱发电位 体感诱发电位 脑干听觉诱发电位
其他	血糖 血细胞比容

（1）颅内压管理，保持大脑松弛：颅内高压是神经外科的常见问题。颅内压急性增高，可出现库欣反应，引起血压升高、心率减慢，维持足够的脑血流量。继而出现潮式呼吸，血压下降，脉搏细弱，呼吸心搏停止。平稳的麻醉诱导，通畅的呼吸道，避免缺氧和二氧化碳蓄积是有效预防颅内高压的措施。对于一些经蝶窦手术，常使用低二氧化碳分压减少脑容积，最大限度减轻蛛网膜凸入蝶鞍的程度。开颅手术打开颅骨后，改善手术视野，减少牵拉产生的对脑组织的压力，保持大脑松弛以利于手术的进行。呼气末正压可增加中心静脉压力，影响颅内压。对于颅内压增高的患者，需根据其氧合情况谨慎考虑使用。

（2）脑血流量和灌注压管理：适当的脑灌注压十分重要，大多数神经外科术中应维持脑灌注压正常，甚至高于正常。尽量维持平均动脉压在基线的10%内波动。术中维持PaO_2正常，$PaCO_2$ 30～35mmHg，过度通气可引起脑血管收缩，造成脑缺血，不建议常规使用。颅内压增高或不稳定，手术视野不佳时，可适当过度通气，降低二氧化碳水平。

（3）合理使用药物：采用可以降低脑代谢率、维持脑血流量的药物，保护脑组织，维持术中合适的麻醉深度。同时对于有神经监测的手术，根据不同的监测方案，应选择对其干扰小的麻醉药物，如使用运动诱发电位监测时慎用吸入麻醉药和肌松药等。

（4）液体管理：原则是维持正常循环血容量和血浆渗透压，以维持正常平均动脉压和防止脑组织水肿。多采用等张晶体液和胶体液，最常用的晶体液为乳酸

林格液（273mOsm/L），略比血浆（295mOsm/L）低渗，补充血容量的作用并不理想。大量输注乳酸林格液后血浆渗透压降低，导致脑水肿。输入大量高糖液体可造成脑缺血的神经损伤。含右旋糖酐的液体影响血小板功能，一般避免使用。含淀粉类的液体，可稀释减少凝血因子，直接干扰血小板和Ⅷ因子复合体的功能，注意总量不超过20ml/（kg·d）。若血脑屏障受损，如脑外伤、肿瘤、低氧血症、高二氧化碳血症等，晶体液和胶体液均可进入脑组织细胞外液，对脑水肿的形成影响相同。

（5）体温：很多实验证明，浅低温（32～34℃）可减轻脑、脊髓缺血后神经系统的损伤。低温降低脑代谢率，同时也减少脑血流量，降低颅内压。目前低温广泛应用于脑血管手术，浅低温降低癫痫发生率。但目前尚缺乏低温对人体有益的有力证据，相关指南不提倡常规使用低温。预计术中有大量出血可致缺血性损害时，可选择使用低温技术。应用低温技术需要注意可能出现凝血功能障碍、心律失常、寒战等不良反应。

（6）麻醉对术中神经电生理监测的影响：神经外科术中常用的电生理监测有肌电图（EMG）、运动诱发电位（MEP）、体感诱发电位（SEP）、脑干听觉诱发电位（BAEP）。MEP主要通过经颅电刺激产生，在脊髓、外周神经、肌肉等多个位点记录反应，用于监测脊髓运动通路的完整性。SEP是通过刺激外周混合神经后记录的电位变化。BAEP使用连接刺激传感器的泡沫型耳塞插入耳道给予患者重复滴答声刺激（详见第5章）。

许多麻醉药可降低诱发电位的潜伏期和波幅，造成神经缺血和损伤的假象。行EMG、MEP监测时不应使用肌松药。电生理监测建议挥发性麻醉药为0.5MAC以下，以丙泊酚、右美托咪定镇静为主，阿片类药物镇痛，为术中监测提供便利。

（7）相关生理参数的管理：术中使用皮质醇激素后，有发生高血糖的风险，可加重神经系统损伤。控制血糖在150mg/dl（8.3mmol/L）以下，注意预防低血糖。脑缺氧后葡萄糖无氧代谢产生乳酸，加重细胞内酸中毒，加重缺血后的脑损伤。血液稀释使血细胞比容为32%～34%，提高血氧运输效率。

六、围术期常见并发症

1. 尿崩症　多发生于鞍区垂体手术及颅咽管瘤手术，术中对下丘脑、垂体后叶的牵拉损伤可导致不同程度的中枢性尿崩。抗利尿激素分泌减少或缺乏，导致多尿，尿比重低和渗透压低，电解质紊乱，产生低血容量性高钠血症。轻度损伤表现为暂时性尿崩，经口摄入、合理补液，可较快恢复。严重损伤则为永久

性，需补充垂体后叶素或去氨加压素。

液体治疗的目标是维持血管内容量及正常电解质水平，尽快恢复垂体和下丘脑功能，但补液不应过多过快。成人需控制尿量为50～200ml/h，小儿尿量1～3ml/(kg·h)。如果尿量大于300ml/h并持续2小时，则应给予去氨加压素或垂体后叶素。合适的补液方案为每小时液体生理维持量+前一小时排尿量的2/3，液体种类取决于患者的电解质状态。

2. 梗阻性脑积水　第四脑室占位在变动头部时可使肿瘤突然阻塞第四脑室出口，形成急性脑脊液梗阻（图4-0-4），颅内压增高，易发生于麻醉插管或摆放体位时。立即行脑室穿刺引流，可降低颅内压。第四脑室占位致梗阻性脑积水，尽管肿瘤成功切除且充分止血，由于病变位置特殊，手术区域附近水肿，术后仍可能出现脑积水，甚至进行性加重。因此，对于可能出现神经并发症的患者，应保留气管导管，待水肿高峰期过后再评估是否可以拔除气管导管。

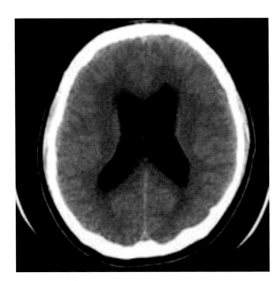

图4-0-4　第四脑室占位患者术后第二天意识障碍程度逐渐加深。头颅CT显示为梗阻性脑积水

若患者已经出现颅内高压，相关的处理措施如下。

（1）甘露醇：仅在血脑屏障完整时有效，否则进入脑实质加重脑水肿。注意使用甘露醇后可出现一过性血容量增加，对于心功能不全的患者需谨慎使用。缺点是可导致低血容量及电解质紊乱。

（2）皮质激素：可加强血脑屏障功能，降低毛细血管通透性，减少脑脊液产生，对脑水肿的预防作用更强。警惕使用后可能致血糖升高。

（3）高张盐水：可致高钠高氯血症。

（4）过度通气：$PaCO_2$维持于25～30mmHg，可降低颅内压。但长时间过度通气，可致脑血管收缩造成脑缺血，还可致脑血流量的自主调节功能减弱。停止过度通气，可增加脑血流量、颅内压。

（5）适当低温：最适用于严重颅脑外伤的患者，32～35℃的低温，可降低脑代谢率，减少脑血流量，降低脑细胞通透性，减轻脑水肿。降温期间避免发生寒战，增加代谢。

（6）体位：可予以患者头高位，降低脑血流量，避免迅速降低头部位置。

（7）脑室造口：适当引流，避免脑室塌陷形成颅内血肿。

3. 脑干损伤　颅后窝术中脑桥下部、延髓上段、第Ⅴ对脑神经的直接损伤、牵拉或缺血，可能损伤脑干生命中枢或脑神经，引起呼吸循环系统的反应。第四脑室底部手术，最常刺激脑桥下部、延髓上段。桥小脑角附近手术，如听神经瘤、三叉神经痛、面肌痉挛、舌咽神经痛，常刺激三叉神经。

呼吸中枢损伤往往伴有循环的改变，术中出现血压、心律、心率的改变，如心动过缓、心动过速、高血压、低血压、室性期前收缩、心搏骤停等，可通过心血管中枢反映呼吸中枢的损伤。术中应严密观察心电图、心率、血压的变化，警惕脑干损伤，一旦出现变化及时通知外科医师，停止操作后可恢复正常。此外，颅后窝手术可以采用相应的电生理监测。

术后拔管需考虑术中颅后窝内的脑组织可能有损伤，尤其是第四脑室底部的手术，可能损伤附近的脑神经或造成该区域的水肿。尤其是第Ⅸ、Ⅹ、Ⅻ对脑神经功能障碍，可致上呼吸道开放功能丧失，脑干水肿造成呼吸驱动力损伤，术后表现为异常呼吸节律或拔出气管导管后不能维持呼吸道通畅，因此麻醉医师应谨慎拔除气管导管。

4. 巨舌症　是颅底外科手术罕见且危险的并发症，长时间手术，患者颈部屈曲，口中的经口通气道，包括放置的气管导管、经食管超声心动图检查（TEE）探头等，压迫舌根和咽部造成损伤，长时间缺血后再灌注导致水肿。第四脑室底部与脑干支配咽部和舌体的神经核团毗邻，颅后窝肿瘤浸润压迫可引起脑干内神经冲动异常发放，舌体血管床扩张，导致口咽水肿形成。表现为患者术后即刻或数小时内出现咽部水肿和舌体肿胀，静脉回流障碍，严重者可导致上呼吸道梗阻，面罩通气和气管插管困难，危及生命。在摆放体位时，应保持患者下颌骨和胸骨至少间隔两横指宽，避免颈部过度屈曲，减少巨舌症的发生。

5. 气颅　术中采用头高位，患者静脉回流好，手术野脑脊液丢失，低碳酸血症等使颅内容积减少，空气进入颅内，气颅的发生率增加。通常认为脑积气与N_2O有关，N_2O可进入密闭空腔，并使空腔扩大。关闭硬脑膜后，颅内完全与外界隔绝，因此不建议采用N_2O麻醉，但硬脑膜关闭前可以使用N_2O。关颅后，体位变成仰卧位，脑脊液、静脉血、细胞外液重新聚集于颅内，颅内空气压缩引起广泛损伤。硬脑膜缺损、鼻窦与颅内相通的患者，术后仍有进行性脑积气的可能。需要注意的是，张力性气颅可能是颅后窝手术后苏醒延迟的原因之一。

6. 静脉空气栓塞　当手术切口高于心脏水平，静脉压力小于大气压，就可发生静脉空气栓塞（venous air embolism，VAE）。坐位手术发生率最高，空气主要通过静脉窦进入血液，也可从断裂的静脉进入。VAE的生理影响取决于空气进入静脉的量和速度、有无卵圆孔未闭。

（1）临床表现：不同量的气体所致的VAE，引起的临床表现不同（表4-0-4），少量的气体进入静脉，可无明显异常表现。当大量气体进入静脉后，临床表现为气体异常交换，低氧血症，二氧化碳潴留，$P_{ET}CO_2$下降，肺动脉压迅速升高，右心室后负荷增加，心排血量下降，形成低血压。大量气体（5ml/kg）快速进入右心，可致右心室流出道阻塞，急性右心室扩张，静脉回流受阻，心排血量下降，心律失常，甚至造成急性心力衰竭，心脑供血不足。持续的低氧血症或低血压，可导致心肌梗死、脑缺血。若患者合并心肺疾病，少量的空气就可造成明显的血流动力学变化。若使用N_2O麻醉，即便静脉有少量的空气，N_2O弥散进入血管床的气泡内，可显著增加气体量，造成严重后果。心电图的改变通常出现很晚，气体进入冠状动脉后心电图可表现为透壁心肌缺血。

分级	临床表现
0	TEE无气泡，无空气栓塞
1	TEE可见气泡
2	TEE可见气泡，$P_{ET}CO_2$降低≤3mmHg
3	TEE可见气泡，$P_{ET}CO_2$降低＞3mmHg
4	TEE可见气泡，$P_{ET}CO_2$降低＞3mmHg，MAP下降≥20%或心率下降≥40%
5	与4级引起的血流动力学不稳定相同，需心肺复苏

表4-0-4　Tübingen静脉空气栓塞分级

卵圆孔未闭可导致空气进入体循环，称为反常空气栓塞（paradoxical air embolism，PAE）。围术期PAE的发生率低，尚未明确原因，但认为右心压力显著增加，是PAE发生的重要条件。PAE可致脑卒中、冠状动脉栓塞，后果严重。低血容量、使用呼气末正压可能会加重该情况。研究发现，大量输液可降低PAE的发生率。

（2）监测

1）呼气末二氧化碳：是较敏捷可靠的指标。气体滞留在肺微循环，通气血流比例增大，生理无效腔增加。$P_{ET}CO_2$进行性下降，而动脉血二氧化碳分压升高。若气栓量大，$P_{ET}CO_2$和血压可同时下降。

2）心前区多普勒超声：是敏感快速的监测手段。平卧位时探头置于胸骨第二、三肋间或第三、四肋间，可监测到气体栓塞，评估其严重程度。由于不同体位影响气体监测，将探头准确置于右心上方，具有一定难度。

3）TEE：比心前区多普勒超声更灵敏，可定性探测右心的气体，查看有无右向左的分流。但TEE的安全性尚需证实，神经外科长时间手术，尤其是颈部屈曲的体位，TEE探头位于口咽部，可致咽部、舌水肿，形成巨舌症，严重时可造成通气困难。

4）右心导管：建议坐位手术均放置右心导管，导管的最理想位置是将导管开口置于空气-血流混合处（图4-0-5）。一旦发生严重的VAE，可经右心导管将空气排出，但可能无法将血管内的空气完全抽吸干净。

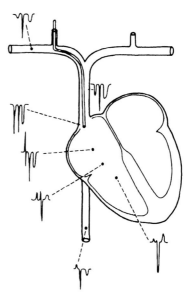

图4-0-5　右心导管的放置，置入心血管的不同位置，呈现不同的心电图

（3）预防：正压通气、大量补液、尽可能使手术切口低于心脏平面、避免使用扩张静脉血管的药物、合理使用N_2O等方法可能减少VAE的发生。呼气末正压不仅不能减少VAE的发生，还因减少静脉回流，增加PAE发生的可能性。

（4）处理

1）立即通知外科医师，术野注满盐水，颅骨边缘涂抹骨蜡。

2）若使用N_2O，立即停用，并予以100%纯氧吸入。

　　3）通过右心导管抽出空气。

　　4）维持血流动力学平稳。

　　5）头部低位，条件允许可取左侧卧位。

　　6）压迫颈静脉，增加硬脑膜静脉窦压力，减少空气进入血管。

　　7）高压氧治疗可能对空气栓塞有一定疗效。

七、总结

　　颅底外科手术复杂，颅底有重要的生命中枢、脑神经等，对麻醉医师形成巨大挑战。根据患者的全身情况、手术复杂程度、预计出血量等，制订合理的麻醉方案，选择相应的麻醉药物、体位及术中神经监测方案，维持术中血流动力学、颅内压平稳，保护神经系统功能稳定，减少并发症的发生。

（李　羽）

第5章 颅底外科手术的神经电生理监测

第一节 概　述

术中神经电生理监测（intraoperative neurophysiological monitoring，IONM）简称术中监测（intraoperative monitoring，IOM），是指应用神经电生理技术手段，在手术中对神经系统功能完整性进行监测，从而指导术中决策的医疗技术。通过术中神经电生理监测信号的变化，神经电生理医师可以及早发现手术操作对神经系统功能造成的不良影响，并向手术医师做出预警，促使手术医师调整手术策略，减少术中神经系统损伤，从而有效降低患者术后神经功能障碍发生率，最终使患者获益。术中神经电生理监测技术具有不影响手术操作、受麻醉影响小、能够实现手术全程监测、监测指标客观精确等多项优点，已经成为现代临床医学的重要组成部分。在颅底外科手术中，术中监测所应用的电生理技术主要包括脑干听觉诱发电位（brain stem auditory evoked potential，BAEP）、肌电图（electromyography，EMG）、体感诱发电位（somatosensory evoked potential，SEP）、运动诱发电位（motor evoked potential，MEP）及闪光视觉诱发电位（flash visual evoked potential，F-VEP）等技术。本章将就以上技术进行相应介绍，以帮助颅底外科医师更好地理解术中监测工作。

第二节　术前准备和基本原则

一、术前神经电生理评估

对于手术过程中存在神经系统损伤风险的患者，神经外科医师应在术前根据患者病变的部位、性质及其临床症状学表现，指导患者到专门的神经电生理中心进行术前评估。由神经电生理专业人员选择准确恰当的神经电生理技术对患者的感觉、运动、语言及脑神经功能予以全面科学的评价，以此对术中神经电生理监测工作进行科学指导。

二、监测方案的制订原则

术中神经电生理监测方案应由神经外科医师、神经电生理医师与麻醉医师共同讨论决定。神经外科医师应向神经电生理医师及麻醉医师详细说明手术计划（包括手术入路/手术方式等），随后由神经电生理医师根据术前评估结果与手术计划，针对术中易损神经及神经传导通路选择合理的监测技术，再经与麻醉医师共同讨论，确定最优术中监测方案。

三、监测结果的科学解释

术中神经电生理监测应以患者本人麻醉后稳定状态下的测量数据为基线，任何对监测指标改变的判断均在与基线对比的基础上产生。在整个监测过程中，特别是手术关键步骤，一旦出现神经电生理监测指标的显著变化，神经电生理医师应及时向手术医师做出预警，改变的持续存在/进行性加重往往提示神经结构损伤。在解释监测指标的变化时，应综合考虑麻醉因素（静脉麻醉药物、吸入麻醉药物、镇痛药物等）、生理因素（体温、血压、氧含量、血液稀释等）、技术因素（光、电、声音干扰等）和手术因素（手术操作直接造成的神经系统结构性损伤/间接造成的神经系统缺血性损伤）的影响。

第三节　脑神经监测

一、脑神经监测概述

脑神经监测主要是指在手术中应用肌电图技术监测脑神经的功能，是颅底外科手术中神经功能监测的关键内容之一。

脑神经功能监测依形式可分为自由肌电图（free-EMG）和刺激肌电图（stim-EMG）监测。自由肌电图可以即时监测自发性肌电反应和由刺激引发的肌肉爆发电位，是最简单、实用的监测方法。如果术中操作对脑神经产生机械性刺激，包括牵拉、肿瘤分离、冷热冲洗液冲洗、使用单双极电凝器、使用激光及超声雾化吸引等，在神经支配的相应肌肉中则可记录到单个或连续爆发性肌电反应（图5-3-1）。手术中出现这两类反应，尤其是后者时，应积极排查原因。

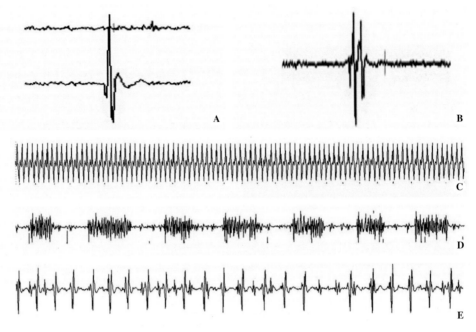

图 5-3-1 不同形式的自发肌电信号波形
A. 棘形；B. 爆发性；C. A-train；D. B-train；E. C-train

单个爆发性肌电反应是指单个出现的爆发性电位。这种类型的肌电反应可能是神经轴突机械感受器的一种特性，多与神经直接受压有关。直接的神经损伤、冲洗、将浸透生理盐水的纱布置于面神经上或者电灼均可诱发类似反应。

连续爆发性肌电反应是指一组连续出现的不同步的爆发性放电活动，可以持续几秒甚至几分钟。这种情况大多数出现在神经受到明显牵拉时或者电灼后，很可能与神经本身的缺血或长时间机械性牵拉、挤压有关，可能提示术后神经功能减退。特别是持续性正弦样高频高波幅 A-train 波形的存在，时间 > 10 秒常提示面神经功能预后不良。

刺激肌电图则是通过使用微量电流刺激器直接刺激神经，在该神经支配的肌肉上记录刺激肌电反应。术中采用刺激肌电图最主要的目的有两个，一是确定其神经功能的完整性，二是鉴别该神经与其他脑神经、组织或肿瘤的关系。在正常情况下，脑神经与周围组织的关系比较容易辨认，如果肿瘤较大，可能将神经挤压成扁片或细丝状，很难与蛛网膜等组织区别开来，这种情况下，电刺激是唯一可靠、有效的鉴别脑神经的方法。需要注意的是，由于神经纤维损伤轴突远端沃勒变性通常需要 48～72 小时才能到达运动终板，所以术中在损伤远端刺激可获得正常的反应，必须在损伤近端给予刺激才能发现潜伏期延长、波幅下降或消失等异常反应。

二、脑神经监测技术

神经外科脑神经的监测内容包括动眼神经（Ⅲ）、滑车神经（Ⅳ）、三叉神经（Ⅴ）、外展神经（Ⅵ）、面神经（Ⅶ）、舌咽神经（Ⅸ）、迷走神经（Ⅹ）、副神经（Ⅺ）、舌下神经（Ⅻ）。

面神经是脑神经监测的主要对象。颅底手术，特别是以听神经瘤为代表的桥小脑角区手术，均需全程予以面神经电生理监测。颅后窝手术中监测的是颅内段面神经主干，而且多数情况下还要同时监测其他后组脑神经的功能。肌电图导联的数目受到一定限制，因此，面神经监测的肌肉记录点通常只需要两组导联，即手术侧的眼轮匝肌和口轮匝肌。

三叉神经是最大的脑神经，由感觉与运动纤维混合组成。三叉神经的运动纤维起自脑桥中部的三叉神经运动核。其运动纤维包含于三叉神经下颌支内，支配各咀嚼肌，包括咬肌、颞肌、翼外肌和翼内肌等。三叉神经监测的记录电极通常放在咬肌上。

后组脑神经指最后四对脑神经，包括舌咽神经、迷走神经、副神经及舌下神经，它们无论在解剖上或临床上都存在密切的关系。颅底外科临床上，较大的听神经瘤、颅底后外侧肿瘤如颈静脉孔区肿瘤、脑膜瘤等，在肿瘤生长过程中，都会直接或间接影响后组脑神经的功能，造成围术期吞咽、发音障碍，肩部力弱和疼痛。术中对后组脑神经功能进行监测，可以有效降低术后并发症的发生率。

舌咽神经和迷走神经都有三种不同功能（感觉、运动和副交感）的神经纤维。它们的躯体运动纤维都从疑核发出，支配咽、扁桃体、软腭及咽上部腭弓的运动，其中迷走神经分出的喉上神经和喉返神经的运动纤维支配声带运动的环甲肌和其他声带运动肌。因此，迷走神经监测可以通过气管插管记录电极直接记录声带肌的肌电活动。

舌咽神经运动纤维支配的唯一肌肉是茎突咽肌，而这一肌肉不容易直接插入针电极实现记录，但可以通过软腭后针电极间接接收茎突咽肌的肌电活动。

副神经和舌下神经的术中监测相对直接，副神经的监测可以将一对针电极插在手术同侧副神经支配的斜方肌和（或）胸锁乳突肌上；而舌下神经的监测是将一对针电极安装在手术同侧的舌肌上。

在颅底手术中，术中监测人员要根据病变部位、最可能影响到的神经结构，综合考虑、合理设计监测方案。通常，听神经瘤的监测方案包括BAEP、SEP、脑神经肌电图，主要是面神经监测。常用的颅后窝手术中脑神经监测的导联设置则常为四个，即三叉神经的咀嚼肌、面神经的眼轮匝肌和口轮匝肌、副神经的斜方肌或胸锁乳突肌。有时根据病变部位，还可选择性监测动眼神经、滑车神经、外展神经、舌咽神经和迷走神经的功能，因此，监测方案和导联设置要根据具体情况灵活调整。

三、脑神经监测的预警标准

EMG监测是实时和连续的，任何形式的肌电反应都说明神经受到一定程度的激惹或损伤。一般来说，手术中出现的EMG反应，可能是手术操作对神经的机械牵拉所致，也可能提示神经严重损伤，但同时，监测神经、刺激强度、刺激位置等因素都会影响到预警标准的设定，因此难以设定统一的预警标准，需要监测人员在临床中结合实际情况灵活分析。

除了在切除过程中行连续监测以外，术后还可以应用刺激肌电图对脑神经功能进行评估。以面神经为例，目前国内专家共识已指出刺激肌电图评估的重要性，当出现以下情况时，通常预示术后面神经功能预后良好。

（1）0.05～0.1mA或0.1V的刺激量能在近端诱发出EMG反应。

（2）刺激面神经近端诱发的EMG波幅大于1000μV。

（3）用同一强度刺激面神经近端所诱发的EMG波幅，术后较术前下降的幅度小于50%。

（4）术后分别刺激面神经近端和远端得到的波幅比值大于2/3。不满足上述条件者，则预示术后面神经功能可能出现减退。若对刺激无反应，通常预示术后面神经功能不良。具体到其他脑神经功能评估标准，还有待在临床实践中加强探索。

第四节　脑干听觉诱发电位监测

一、脑干听觉诱发电位监测概述

脑干位于颅后窝，由中脑、脑桥、延髓三部分组成，是调节人体基本生命活动（体温、呼吸、心率、血压）的中枢，也是上下行传导通路的必经之地。鉴于脑干的特殊解剖位置和关键生理功能，涉及颅后窝的各类颅底外科手术，如听神经瘤、斜坡肿瘤、基底动脉瘤、动静脉畸形的手术，以及面神经、三叉神经微血管减压术等，都有可能基于牵拉、显露等手术操作对脑干造成直接或间接的损伤，造成严重后遗症。因此，对相关手术而言，术中通过神经电生理技术对脑干功能进行连续监测，确保脑干功能的完整性至关重要。

脑干听觉诱发电位（BAEP）监测是目前术中神经电生理监测领域用于监测脑干功能的主要方法，由于该方法客观敏感、简单安全，目前已广泛应用于颅底手术中的脑干功能监测。

BAEP是指一定强度的声音刺激听觉器官后，在脑干听觉传导通路上产生并传导的一系列电活动。根据潜伏期和波幅的不同，BAEP通常可分为以下三种类型。①短潜伏期BAEP：其反应波峰的潜伏期在10毫秒之内，波幅通常在0.2μV左右，主要产生于脑干内；②中潜伏期BAEP：其反应电位潜伏期在10～50毫秒，波幅通常在1μV左右，代表早期皮质兴奋；③长潜伏期BAEP：是指反应潜伏期大于50毫秒的诱发电位反应，其波幅通常在1～10μV，代表晚期皮质兴奋。其中短潜伏期BAEP受意识状态、麻醉药物等因素的影响更小，是术中监测的主要对象。一般来说，在没有相应神经损伤的前提下，术中BAEP的引出率可达100%。

BAEP有Ⅰ～Ⅶ七个主波成分，分别对应着不同的神经起源（图5-4-1）。一般认为Ⅰ波神经发生源位于听神经颅外段；Ⅱ波神经发生源位于听神经颅内段和耳蜗神经核；Ⅲ波神经发生源位于上橄榄核；Ⅳ波神经发生源位于外侧丘系；Ⅴ波神经发生源位于下丘，有时与Ⅳ波波形合而为一；Ⅵ波和Ⅶ波分别对应内侧膝状体和听放射。其中Ⅰ、Ⅲ、Ⅴ三个主波成分最易辨认，也是BAEP监测的重点。当术中由于牵拉、显露等原因造成脑干受压后，这些主波成分的波幅、潜伏期会出现相应的变化。值得注意的是，对于瘤体较大的听神经瘤等病变，即使患侧听神经受损，BAEP丧失，仍然可以通过健侧BAEP的改变及早发现脑干功能的变化。

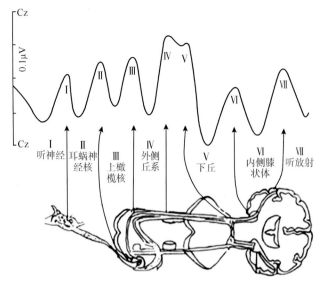

图5-4-1　BAEP各波来源示意图

听神经　耳蜗神经核　上橄榄核　外侧丘系　下丘　内侧膝状体　听放射

I　II　III　IV　V　VI　VII

二、脑干听觉诱发电位监测技术

BAEP监测的刺激及记录参数详见表5-4-1。总体来看，术中BAEP监测的刺激和记录参数与实验室所用大致相同。不同的是，实验室常用的降噪耳机用于手术会对术野造成明显干扰，而且在手术过程中容易发生移位，造成给声强度变化。因此，术中BAEP监测一般选用耳道插入式耳机，一方面可避免侵犯术野，另一方面耳机固定相对稳定，给声强度可控。应该指出的是，插入式耳机的橡胶导管会延迟声波传导，因此所诱发BAEP的诸波潜伏期约比实验室普通降噪耳机所诱发BAEP延迟1毫秒。此外，术中监测所用的声刺激频度相较实验室更高，以符合在尽可能短的时间内诱发出可识别波的要求。记录电极采用皮下针电极放在乳突或耳垂，参考电极放在头顶中央点（Cz）。

表5-4-1　BAEP监测的刺激及记录参数

刺激参数
耳机：耳道插入式耳机
类型：Click
脉宽：0.1毫秒
强度：80～90dBHL
极性：交替波或疏波
速率：11.1～51.1Hz
掩蔽：对侧耳用低于给声强度20～40dB的白噪声掩蔽
记录参数
导联方式：A1-Cz，A2-Cz
低频截止点：100～150Hz
高频截止点：3000Hz
陷波滤波：关闭
扫描次数：1000～2000次
分析时间：10毫秒

三、脑干听觉诱发电位监测的预警标准

在BAEP的监测全程中，以基线为标准，当出现波幅降低或潜伏期延长改变时，应立即向手术医师提出预警，积极排查原因。应重点监测 I、III、V 3个主波成分峰电位的反应潜伏期，以及III和V主波成分的波幅。此外，I～III、III～V和I～V的峰间潜伏期也应做重点测量。

（一）以下几点可作为预警参考依据

（1）BAEP波形消失应及时向手术医师做出预警。单侧BAEP消失多与手术操作有关，双侧变化则应考虑麻醉、技术因素、体位、体温等因素的影响。

（2）潜伏期延长超出基线1毫秒或波幅下降大于基线50%时，应报告手术医师，共同查找原因。任何突发性、进行性的潜伏期延长和（或）波幅降低都应被视为有重要意义的神经电生理变化。

（3）如果手术医师正在第Ⅷ对脑神经近脑干侧操作，同侧的反应潜伏期相较基线突发性延长达0.5～1.5毫秒时，也应立即报告手术医师。

单纯的潜伏期和峰间潜伏期延长，经手术策略调整及术中脑干保护，如在术中出现恢复趋向，则提示脑干功能的改变可能源于手术操作带来的刺激，患者预后大多良好。而重度牵拉多引起不同程度的BAEP波幅的下降/消失，往往难以恢复，如同时伴有对侧BAEP的改变，则说明脑干移位较重，同时伴有严重损伤，患者预后难以保障。

（二）在解释BAEP监测结果时，还应考虑到以下因素

（1）麻醉药物和镇静药物对BAEP的影响相对稳定，在常规剂量下，基本不会引起BAEP的明显改变。

（2）体温降低可引起BAEP波潜伏期和波间期的明显改变，并呈线性相关。

（3）手术室中电干扰的因素（如单极、双极、超声雾化吸引器、电动手术床等设备的使用）对记录有一定的影响，目前绝大多数的监测仪器已配有相应的抑制系统。

第五节　体感诱发电位监测

一、体感诱发电位监测概述

体感诱发电位（SEP）是对外周神经（一般选取上肢腕部正中神经和下肢踝部胫后神经）的本体感觉神经成分进行电刺激，刺激产生的信号经脊髓后索向上传递，从而在感觉神经传导通路上所记录到的电活动。SEP包括短、中、长潜伏期电位。短潜伏期电位

一般不受意识状态的影响，中、长潜伏期电位则明显受意识状态影响。相比之下，短潜伏期电位神经发生源明确、波形稳定、可以反复记录的特性更加适合用于术中监测及神经系统疾病的诊断。

SEP监测即是在术中通过对SEP波幅和潜伏期变化的分析，实现感觉传导通路完整性监测的技术。其具有易操作，刺激电压低，受肌松药影响小，不干扰手术进程，能够连续监测的优势，但同时也具有波幅相对偏低（微伏级），易受外界干扰，需要平均叠加，不能反映实时状态，只能间接反映运动功能状态等缺陷。在感觉神经传导通路中，脊髓、脑干、幕上的传入神经元突触改变均可对SEP产生影响，导致其潜伏期延长、波幅降低或成分丢失。因此，SEP不仅可监测感觉神经传导通路，对远端神经结构的改变也非常敏感。其在包括颅底外科手术的多类神经外科手术中都有广泛应用。

二、体感诱发电位监测技术

SEP常用单个脉冲电刺激，刺激频率2.4～4.8Hz；刺激时程200微秒；刺激强度上肢15～25mA/下肢35～45mA；敏感度：1～5μV；带通滤波范围30～500Hz，陷波滤波器关闭；信号平均叠加次数200～500次；信号分析时间50～100毫秒。刺激电极采用表面片电极或金属条型电极，安装于皮肤表面，上肢常用刺激部位为腕部正中神经，下肢常用刺激部位为踝部胫后神经。

记录电极采用皮下针电极。上肢SEP常见的记录部位包括锁骨上窝中点（即Erb's点），颈7椎体棘突以及头皮C3'和C4'位置；下肢SEP常见的记录部位包括腘窝，腰1椎体棘突及头皮Cz位置。术中上肢SEP监测主要观察的波有P15、N20、P25，下肢SEP监测主要观察的波有N32、P40、N55。SEP的波形主要是依据极性与潜伏期命名的。与工科不同，神经电生理学科一般将向上的波称为负相波（negative waveform，N波），而向下的波称为正相波（positive waveform，P波），而潜伏期则一般以数字的形式加在极性之后。

三、体感诱发电位的预警标准

术中电生理监测指标的所有变化均需在与基线进行对照的基础上得出。通常认为，波幅反映的是轴索同步活动，潜伏期反映的是神经纤维传导速度。SEP的预警标准一般是波幅较基线水平降低50%或潜伏期较基线水平延长10%。此外，还需考虑以下因素的影响。

（1）吸入麻醉药对SEP的影响主要与其使用剂量（浓度）有关，吸入麻醉药达到一定浓度时可造成SEP的潜伏期延长、中枢传导时间延长和波幅降低。

（2）术中辅助用药物，如降压药，可使SEP发生改变。

（3）术中人体生理状态如体温、血压等亦可对SEP的潜伏期和波幅造成较大的影响。

第六节 运动诱发电位监测

一、运动诱发电位监测概述

运动诱发电位（MEP）是通过电/磁刺激脑皮质运动区或下行传导束，在刺激点以下传出路径或靶肌记录到的电反应。根据所用刺激器及记录部位的不同，可分为经颅电刺激运动神经诱发电位（transcranial electrical stimulation motor evoked potential，TES-MEP）、经颅磁刺激运动神经诱发电位（transcranial magnetic stimulation motor evoked potential，TMS-MEP）等。在颅底外科手术，如颅底脑干手术、桥小脑角手术，以及其他颅底疾病包括面神经痉挛、三叉神经痛、寰枕畸形等的手术中，还要涉及脑神经MEP的监测。在确保相应麻醉条件的情况下，MEP监测可应用于监护患者运动神经传导通路及其功能的完整性，从而帮助术者达到病变的最大安全切除，有效降低术后并发症发生率，提升患者术后生活质量。

相比MEP监测，SEP监测很早在神经外科手术中得到应用，对于保护感觉传导通路功能的完整性发挥了积极有效的作用，但SEP无法直接反映运动功能的状态。MEP监测技术的发展对术中运动功能完整性的监测评估具有重大的意义。TMS-MEP无痛、安全，但价格昂贵，对手术部位、器械及麻醉条件等要求较高，故应用于术中监测有一定困难。相比之下，TES-MEP具有定位准确、价格低廉、安全、方便、可靠、实用等优点，已被广泛应用于术中运动功能的监测。

二、运动诱发电位监测技术

MEP一般采用短串电刺激，每个串刺激由4～8个单刺激组成，刺激强度100～400V，刺激间期1～2毫秒，敏感度50～500μV，带通滤波范围100～1000Hz，陷波滤波器关闭，信号平均次数1次，信号分析时间100毫秒。刺激电极一般采用螺旋针电极，电极放置根据脑电国际10/20系统，阳极置于中央前回手部和足部或面部的投射区，即在10/20系统中C3/C4的前方2cm处，阴极放置在Cz向术侧旁开1cm，其中阳极是有效电极，即刺激电极。

MEP记录一般采用针电极放置于刺激皮层对侧相应的肢体肌腹中，并且每个肢体应在两组或两组以上不同的肌群安装记录针电极，记录可互相参照，在一组电极脱落或接触不良等情况下，仍可确保记录的稳定。上肢记录肌群通常采用伸指总肌、鱼际肌等，下肢记录肌群通常采用胫前肌、拇短展肌等。脑神经MEP的记录方法应视所需要监测的脑神经而定：桥小脑角区手术多需行经颅电刺激面神经MEP（FNMEP）监测，可以将皮下单极针电极放置于眼轮匝肌、口轮匝肌或颏肌进行记录；舌咽神经属于混合神经，支配茎突咽肌，术中常用皮下针电极或者钩状电极记录MEP，也可在喉罩气道表面粘贴电极记录MEP；将成对针状、钩状或者内置电极置于声带肌肉内可以记录到迷走神经MEP，但限制因素较多，包括呼吸运动干扰、并发症风险高及患者耐受不良等，监测环甲肌可以弥补以上缺陷；副神经MEP监测可以通过将矩形或直针电极垂直于皮肤表面插入斜方肌或胸锁乳突肌实现；用成对不锈钢针电极插入舌前1/3外侧固有肌肉可获得高度选择性的舌下神经MEP。

下面分享两则脑神经运动诱发电位监测病例。

病例1：患者因"间断性头痛6个月"入院。术前神经系统查体无明显阳性体征。术中行脑神经监测，术后第1天拔除气管插管，经口进食。术后3个月复诊神经系统查体无明显阳性体征（图5-6-1）。

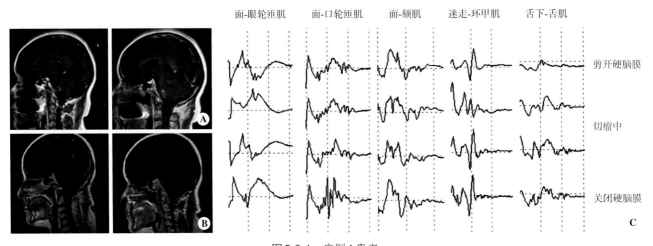

图5-6-1　病例1患者

A. 术前MRI；B. 术后3个月MRI；C. 术中TES-MEP监测情况

病例2：患者因"头痛、头晕伴耳鸣1年"入院，否认饮水呛咳、吞咽受限。查体：左侧周围性面瘫，H-B 2级，左耳听力减退，悬雍垂居中，左侧咽反射迟钝，伸舌居中，无舌肌萎缩。术中行脑神经监测（图5-6-2），术后患者左侧周围性面瘫较术前加重，H-B 3级，第5天拔除经鼻气管插管因舌后坠再次行气管插管，术后第14天拔除气管插管，术后45天经口饮食。术后3个月复诊，患者声音嘶哑，经口进食，时有呛咳。查体：声音嘶哑，构音不良，左侧周围性面瘫，H-B 2级，左耳听力减退，悬雍垂偏左，左侧咽反射消失，伸舌偏左，左侧舌肌部分萎缩。

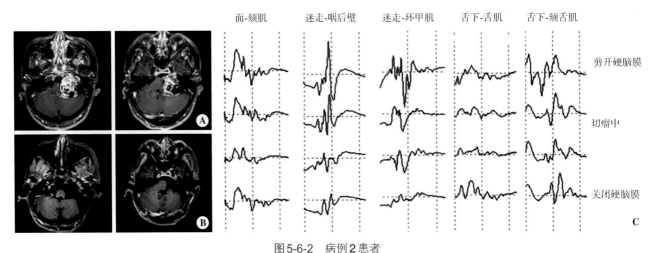

图5-6-2　病例2患者

A. 术前MRI；B. 术后3个月MRI；C. 术中TES-MEP监测情况

三、运动诱发电位的预警标准

目前临床上术中MEP监测的预警标准尚未完全统一。以FNMEP为例，绝大多数研究认为波幅较基线水平下降50%预示术后早期面瘫，但也有研究认为这个数字应为75%。还有研究指出，预警标准应视具体监测靶肌做相应调整，如眼轮匝肌较基线下降80%或口轮匝肌较基线下降35%与术后面瘫相关。目前主流观点一般认为：术中MEP波幅较基线水平下降20%～30%时应密切关注后续变化，并尝试排查原因；当波幅较基线水平降低50%或潜伏期较基线水平延长10%时，监测人员应立即向手术医师提出预警，以便手术医师调整手术操作使MEP恢复。在分析MEP结果时，应该考虑以下因素。

（1）肌松药和吸入麻醉药可以影响神经元间突触联系、脊髓前角运动神经元及神经肌肉接头等运动传导通路的各个部分，引起MEP波幅降低。

（2）为保证监测顺利进行，必须在手术中保持麻醉药物给药的持续稳定，避免使用静脉注射等单次大剂量给药方式，从而直接影响监测结果。

（3）MEP的引出成功与否还与刺激电极位置、病变部位、手术切口、患者年龄及术前运动功能评价结果密切相关。

第七节　闪光视觉诱发电位监测

一、闪光视觉诱发电位监测概述

在颅底外科中，与视觉传导通路位置关系密切的颅内病变并不少见，如好发于视交叉附近的垂体瘤、颅咽管瘤、结节性脑膜瘤，以及邻近视神经、视辐射、枕叶视觉中枢等其他视觉传导通路重要结构的各类肿瘤，在这类病变的手术过程中，相关操作往往存在引发视觉损伤的风险。闪光视觉诱发电位（F-VEP）是闪光刺激人眼后经视觉传导通路（视神经、视交叉、视束、视辐射）到达枕叶视觉初级皮质，在枕部记录到的一种长潜伏期诱发电位。F-VEP能够评估从视网膜到枕叶皮质整个视觉传导通路的功能，是神经外科术中评价视觉功能的良好指标，其应用足以有效避免手术相关视觉损伤。

二、闪光视觉诱发电位监测技术

F-VEP监测的刺激及记录参数详见表5-7-1。刺激设备可选用配有闪光灯的护目镜，把护目镜覆盖在眼部，既便于形成直接视觉刺激，同时也可防止来自手术室及显微镜的其他外源灯光的影响。刺激光源推荐选用白光，因为白光作用于视网膜可以激活的细胞相对更多，产生的刺激强度更大。具体到刺激方式，目前主要有单眼刺激双侧记录和双眼刺激双侧记录两种，鉴于单眼刺激能够更好地判定视交叉之前的视路损伤，推荐使用单眼刺激。光强为50%（峰值＝3×5500mcd），闪光频率为0.7～1.2Hz；记录的滤波带通为1～100Hz，平滑带通20～100Hz，分析时间为300毫秒；记录电极位置分别为Oz、O1、O2，即枕骨粗隆上4cm及左右各旁开4cm，参考电极为Fz；记录导联为O1-Fz、O2-Fz及Oz-Fz。推荐联合使用视网膜电位进行监测，可用于协助判断F-VEP消失的原因，其记录电极位置为两眼外眦旁开2cm。

表 5-7-1　F-VEP监测的刺激及记录参数

刺激设备	护目镜
刺激方式	单眼刺激双侧记录
刺激参数	
光颜色	白色
光频率	0.7～1.2Hz（推荐0.7Hz）
光强度	50%峰值强度（峰值＝3×5500mcd）
记录电极	螺旋电极
电极位置	O1、O2、Oz、Fz
记录参数	
滤波带通	1～100Hz
平滑带通	20～100Hz
分析时间	300毫秒
叠加次数	＜50次

需要注意的是，吸入麻醉药对F-VEP有强烈的抑制效果，在需行F-VEP监测的手术中建议选择全凭静脉麻醉。

三、闪光视觉诱发电位监测的预警标准

F-VEP标准波形是三相波，由两个负相波和一个正相波组成，分别命名为P75、P100、N145；视网膜电位波形是双相波，由一个正相波和一个负相波组成，分别命名为a波和b波（图5-7-1）。

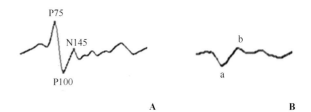

图5-7-1　F-VEP与视网膜电位的波形
A. F-VEP波形；B. 视网膜电位波形

通常用N75和P100之间的峰间值或P100和N145之间的峰间值来表示F-VEP的波幅。一般认为当波幅相比基线下降50%时，提示患者视觉损伤风险，需及时告知手术医师，调整手术方案，持续F-VEP波形消失则往往提示术后视力障碍。此外，在解读F-VEP监测结果时，需要考虑麻醉、体温、术前视力等因素的影响。

（乔　慧　樊　星）

第6章　颅底外科手术后的重症监护治疗

近十余年来，伴随着手术技术与治疗模式的不断革新，以及多学科相互合作的持续深入，颅底外科学得到了飞速发展。尽管如此，由于颅底的解剖空间狭小、结构复杂，这一部位的手术仍然是神经外科领域操作难度最大且最具挑战性的手术之一；并且，考虑到颅底部位还包含诸如脑干及后组脑神经等重要神经结构，它们不仅仅是感觉、运动、意识等功能的神经传导通路，还是负责吞咽、咳嗽等气道保护功能的低级中枢，更是维持循环与呼吸的生命中枢，故这类手术一旦发生与术中操作相关的术后并发症，常会危及生命或遗留严重功能残疾。因此，尽管缺乏相关的循证医学研究，颅底外科手术后的患者需转入ICU进行监护与围术期治疗已成为广大临床医师的共识。

遗憾的是，作为一门新兴的交叉学科，由于其理论体系的特殊性与专业性，颅底外科学尚无法纳入传统重症医学的研究领域，甚至它亦不是神经重症亚专科。故关于颅底外科手术后的重症监护治疗，国内外的相关研究报道仍比较罕见。因而，笔者也只能够结合自身的临床经验，并依据零星的文献结果，对颅底外科手术后的重症监护与治疗的相关内容做初步总结。

一、颅底外科手术后的常规监测

颅底外科手术后的患者在转入ICU后，首先应按照神经外科常规进行接收并给予一般的生命体征监测与神经系统功能评价；与此同时，还应关注颅底部位手术的特殊性，特别是患者呼吸系统的情况。

（一）颅底外科手术后的一般监测

1. 生命体征监测　患者转入ICU后需即刻给予心电及血氧饱和度监护，同时监测患者呼吸节律与循环情况。

2. 病史收集　患者转入ICU后应尽快熟悉其原发病诊断、既往病史、麻醉方式、术中情况（包括生命体征、失血量及是否输血等），以及手术过程等方面的信息，还需特别关注患者术前的中枢神经系统症状和体征以利于术后对比。

3. 神经系统查体　患者转入ICU后，考虑麻醉药物尚未完全代谢，可暂缓某些神经系统查体，但也应立即观察瞳孔的大小、形状和对光反射状态，同时初步评估患者的意识水平并记录；待麻醉药物作用消失后，则需即刻进行全面的神经系统查体，内容包括格拉斯哥昏迷指数（Glasgow coma scale，GCS）、肢体活动状态、瞳孔检查、双侧病理反射和脑膜刺激征检查等，并定时复查；如果与术前相比，出现新发定位体征，在患者条件允许的情况下还应尽快完善头颅CT检查，必要时请相关科室会诊。

4. 颅内引流的评估　明确颅内引流管颅内端的位置并妥善固定，同时应密切观察引流量与引流液性状的变化。

5. 出入量与电解质监测　与常规神经外科手术类似，颅底部位的手术在术后大多需要脱水治疗；故在此过程中，要定时评估液体出入量的正负平衡，定期监测电解质改变；同时，要注意评估机体循环状态，避免出现低血容量状态；另外，如果发现持续尿量超过200ml/h的状况，管床医师则必须对多尿性质、容量状态、血钠和血钾进行评估，特别是对于那些涉及鞍区部位手术的患者，需警惕中枢性尿崩的可能。

（二）颅底外科手术后的特殊监测

如前所述，颅底部位包含脑干及后组脑神经等诸多重要神经解剖结构；这其中，第Ⅴ、Ⅶ、Ⅸ、Ⅹ和Ⅻ对脑神经损伤会导致吞咽和呛咳反射的异常，而脑干部位（尤其是延髓或脑桥部位）的侵袭性操作也会影响自主呼吸的节律、幅度甚至驱动；并且，颅底手术的时间通常较长，又常采用侧卧位，气管插管的留置和摩擦也会导致咽喉部水肿。因此，颅底手术术后气道和呼吸系统的并发症发生率很高，故与其他神经外科手术后的患者相比，此类手术的术后监测具有相当的特殊性，应在常规监测的基础上，特别关注其气道与呼吸系统的情况。

通常情况下，颅底部位，特别是脑干手术，术后均应保留气管插管，很多时候还需给予机械通气支持，拔管和撤机应掌握适应证，并按相关程序进行（详见本章"颅底外科术后的呼吸系统管理"部分）。

另外，颅底部位容积狭小，一旦发生出血、水肿或积气，常致使局部压力快速升高，影响灌注，造成缺血。因此，对于颅底手术后的患者，应放宽头颅CT检查的适应证，并适当增加检查频率。尤其对于术后苏醒延迟、躁动、苏醒后再次发生昏迷或伴有颅内高压症状与体征的患者，均应及时进行CT检查以确定诊断。

二、颅底外科手术后的脑功能监测

现代神经重症诊疗理念的核心之一便是"脑功能的实时监测与评估"，其目的是在未造成不可逆脑损伤前，明确导致损伤的因素，从而给予针对性的治疗并评价治疗效果，进而为脑组织提供最佳的生理环境，避免再损伤，同时最大限度维持其自身的再修复过程。这一诊疗理念虽源于重型颅脑创伤患者的救治，但若把神经外科手术视为一种创伤性操作，此理念亦适用于包括颅底手术在内的所有神经外科手术患者。故虽然缺乏相关研究的证据支持，颅底外科手术后的脑功能监测理应是十分必要的。

事实上，上文所提到的术后患者的神经系统查体与头颅CT检查均是临床医师最常用和最基础的脑功能监测与评估手段，只不过这两种方法均存在一定缺陷，或存在一定主观性，或无法在床旁实施（不适用于在ICU治疗的颅底术后患者）。鉴于此，近十余年来临床上出现了很多可以在床旁实施并可实时监测脑功能的技术与设备，这其中比较成熟的包括可监测脑组织神经电生理活动的脑电图（EEG）与诱发电位（evoked potential，EP）检查，可监测脑组织生理与代谢变化的近红外光谱（near-infrared spectroscopy，NIRS）、脑组织氧分压（partial pressure of brain tissue oxygen，PbtO$_2$）与微透析技术，还有可监测脑血流的经颅多普勒超声（transcranial Doppler，TCD）及比较传统的有创颅内压监测技术等。下面将对这些比较常用的脑功能监测技术做一简要介绍。

（一）持续EEG监测

持续EEG监测是目前神经重症领域最常见的脑功能评估手段之一。EEG主要通过大脑皮质锥体细胞的突触后电位，并经过放大器处理来反映大脑皮质实时的电活动情况。EEG最主要优势在于对脑组织细胞缺血、缺氧状态非常敏感：当脑血流量下降到25～30ml/（min·100g）时，脑组织细胞缺血缺氧性损伤尚处于可逆期，EEG即出现变化，故可为某些特定的干预措施提供治疗时间窗。这一特性使其尤其适用于蛛网膜下腔出血后脑血管痉挛与迟发性脑缺血的监测和评估。另外，持续EEG监测还可用于癫痫持续状态特别是非惊厥性癫痫持续状态的筛查。目前，非惊厥性癫痫持续状态已逐渐被重视，并常在神经重症患者中检出，以重型颅脑创伤为例，有研究表明此类

患者有5%～25%伴非痉挛性癫痫发作，床旁持续的脑电监测有利于及时发现这一造成继发性脑损伤的因素，并可以及时评估治疗的效果。然而，鉴于EEG主要用于大脑皮质的监测，其对于颅底手术的价值可能并不显著。当然，已有研究显示颅底术后亦可能出现癫痫发作甚至演变为癫痫持续状态，那么持续EEG监测是否也可用于此类手术术后非惊厥性癫痫持续状态的筛查，这有赖于今后的临床实践与科研工作加以论证。

（二）诱发电位

目前，ICU常用的EP监测手段有体感诱发电位（SEP）和脑干听觉诱发电位（BAEP）。这两种EP的优势包括无创，可以连续使用及能够提供客观的定量数据等；并且，与EEG监测相比，EP检查较少受镇静剂的影响且解剖定位范围更为广泛。以SEP为例，其监测范围可用于整个背侧丘系的评估，这条通路的投射从脊髓的背侧柱到脑干低位的楔形核，到丘脑的腹后外侧核，到皮质的第一感觉区，之后投射到体感处理的广泛皮质区域。BAEP则是由听觉刺激产生，这些声音刺激激活耳蜗、听神经及之后的脑干听觉传导通路。由此可见，上述两种EP均可监测脑干及部分后组脑神经的功能，特别适用于颅底手术的患者。目前临床上SEP与BAEP已广泛应用于颅底手术的术中监测，并被证明可以辅助此类手术的术中操作，降低相关的手术损伤，但其用于颅底外科术后脑功能监测方面的研究尚罕见，日后还需广大临床医师继续探索。

（三）近红外光谱

NIRS是20世纪80年代开始应用于临床的无创脑功能监测技术。其原理主要是利用波长为650～1100nm的近红外光对人体组织具有良好的穿透性的特点，使其穿透头皮、颅骨到达颅内数厘米的深度，而在穿透过程中近红外光只被几种特定分子吸收，其中包括氧合血红蛋白、还原血红蛋白及细胞色素；通过测定入射光和反射光强度之差，用Beer-Lamber定律计算近红外光在此过程中的衰减程度可以得到反映脑氧供需平衡的指标，其对于脑组织缺氧的敏感性极高，甚至强于EEG。但与EEG监测类似，NIRS目前的技术水平仅能支持其用于大脑皮质脑氧的监测，其在颅底手术患者中的应用还有赖于此项脑功能监测技术的进一步革新。

（四）脑组织氧分压

脑组织氧分压（PbtO$_2$）是直接反映脑组织氧合状态的指标，它通过放置在脑局部的探头直接测量脑组织的氧分压，方法是将一根极细的探头直接插入脑组织，由于探头直径最大不超过1mm，故其虽为有创监测，但不会对整个脑组织造成严重影响。PbtO$_2$的监测

目前主要应用于颅脑创伤严重程度及治疗效果的判断方面。此外，某些研究显示 $PbtO_2$ 还可以用来监测脑动静脉畸形手术前后病变附近 $PbtO_2$ 的变化，从而为术后治疗提供一定指导以避免由于正常灌注压突破导致严重并发症的发生。同样，$PbtO_2$ 是否也可用于颅底部位血管疾病或肿瘤疾病，特别是血管源性肿瘤疾病的术后监测，进而减少正常灌注压突破所致损伤呢？这一课题可以成为广大颅底外科医师或神经重症医师未来研究的方向。

（五）微透析技术

微透析技术是一种将灌流取样和透析技术结合起来实现从活体生物组织内进行微量生化取样的技术。它是将微透析探头直接插入活体生物体内，用乳酸林格液进行灌流，待检测物质沿浓度梯度扩散进入透析管内，并被透析探头内流动的灌流液不断带出，从而达到获取组织间细胞外液及待检测分子的目的。通过微透析的方法可以检测脑组织 pH、乳酸、丙酮酸、葡萄糖、甘油、谷氨酰胺等水平，故而其是研究细胞组织实时代谢的有效手段；而对于神经重症患者来说，微透析技术则可以有效监测脑细胞的代谢过程，尤其是葡萄糖的代谢，进而反映脑细胞损伤的程度。令人遗憾的是，目前该项技术仍主要针对重型颅脑创伤与脑卒中的患者，而且其技术操作标准也未统一；但鉴于微透析技术的特点与优势，其未来在颅底外科手术患者中的应用仍令人期待。

（六）经颅多普勒超声

经颅多普勒超声（TCD）也是20世纪80年代发展起来的一种无创脑血流持续监测技术。其检测的部位包括通过颞窗探测大脑中动脉、大脑前动脉、大脑后动脉和颈内动脉终末段等，通过眼窗探测颈内动脉颅内段和眼动脉，通过枕窗检测椎动脉颅内段和基底动脉，其中最常用到的是检测大脑中动脉的血流，而对于椎动脉和基底动脉的检测则可用于颅底手术后脑血流的监测。当然，现阶段临床上 TCD 主要还是应用在颅内动脉瘤手术中监测载瘤动脉在动脉瘤夹闭前后血流速度变化情况，或检查动脉瘤破裂引起的蛛网膜下腔出血患者是否存在血管痉挛。另外，TCD 还可以通过脑血流监测，间接判断颅脑创伤患者的颅内压与脑灌注压状态，而其对于颅底病变脑血流监测的价值仍待日后的研究加以评价。

（七）有创颅内压监测

有创颅内压监测是神经外科领域最为传统且最为常用的监测手段之一。颅内压增高会导致脑灌注压的急剧降低，脑血流也会完全终止，这通常是进入脑死亡的最后通路。因此，控制颅内压水平保障脑灌注是

几乎所有神经外科疾病治疗的共同目标，颅底手术的患者亦不例外。并且，颅底部位空间相对幕上结构更为狭小，一旦发生出血、水肿或积气，更易出现颅内压的异常增高，甚至引发脑疝，因而有创颅内压监测对于颅底手术的患者可能更为必要。但同样令人遗憾的是，针对颅底病变颅内压监测的文献尚不多见，亦有待未来的研究加以丰富与完善。

上述这些比较成熟的脑功能监测技术仍较多应用于以大脑皮质损伤为主的颅脑创伤、蛛网膜下腔出血与缺血缺氧性脑病的患者，而对于其在颅底病变患者中的应用，相关的研究与临床实践需进一步加强。

三、颅底外科手术后的呼吸系统管理

如前文所述，颅底外科手术后的患者是呼吸系统并发症的高危群体。笔者所在医疗机构的一项调查研究显示，此类手术术后出现呼吸系统并发症的比例高达40%，且严重影响手术疗效与预后转归。由此可见，呼吸系统的管理是颅底外科手术围术期监护与治疗的最重要内容之一。

（一）颅底外科手术患者的气管插管

颅底外科手术患者的气管插管途径包括经口（图6-0-1A）与经鼻（图6-0-1B）两种。由于颅底外科手术患者多不建议早期拔管且术后保留气管插管时间较长，故很多神经外科医师倾向于首选经鼻插管作为此类手术患者术后保管的途径，这主要是因为既往曾有研究表明患者对于经鼻气管插管的耐受性要优于经口插管，其保管的时间也更长。但近年的研究结果则表明经鼻插管非但不能改善患者对于气管插管的耐受性，还会带来诸多不良后果，如鼻窦炎、鼻出血，以及由痰痂堵塞所致的"堵管"现象（经鼻插管管径一般较细，吸痰管不易置入吸引）。并且，对于合并颅底损伤、脑脊液漏等手术患者，禁忌实施经鼻气管插管。此外，由于管径更加细小，更易出现痰痂堵塞气管插管的情况，对于小儿也不建议实施经鼻气管插管。因此，经口气管插管应成为颅底外科患者保留气管插管的首选途径。

（二）颅底外科手术后患者的气管插管拔除与气管切开

与一般危重症患者甚至经典的神经重症（颅脑创伤与脑卒中）患者不同，颅底外科术后的患者或多或少伴有一定程度的气道保护性反射的异常，故此类患者与呼吸机的脱离并不代表一定能够拔除气管插管。其气管插管除作为与呼吸机连接的途径外，更重要的是作为保持气道通畅、防止误吸和进行呼吸道清理的通道。因此，对于颅底外科手术后的患者，判断其能否

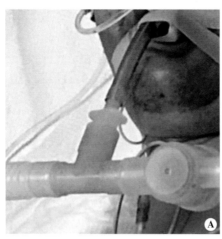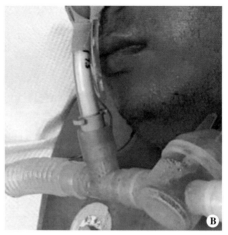

图6-0-1　A. 经口气管插管连接T管吸氧；B. 经鼻气管插管连接T管吸氧

拔除气管插管，除了常规对意识，以及呼吸、循环功能进行评估外，还应特别注意气道保护功能的评价。如表6-0-1所示，在判断患者意识水平是否已恢复的基础上还必须重点评估患者的吞咽和咳嗽反射情况，即气道的保护性反射。表6-0-1列出了拔除气管插管时需判断的气道反射的指标和操作顺序，可供临床医师参考。同时，笔者还建议在拔除气管插管前应充分与手术术者沟通，了解术中脑干及后组脑神经损伤情况，对于手术术者不建议实施的拔管，即使患者意识清楚且吞咽及咳嗽反射不存在明显异常，也应持谨慎态度。此外，考虑到颅底外科术后多不建议早期拔管，术后保留气管插管时间较长，咽部水肿的风险增加，拔除气管插管后极易发生上呼吸道梗阻，再插管时声门暴露困难的危险性也大大增加，故即使是最终决定试验性拔除气管插管的患者也应同时准备紧急气管切开的设备。

表6-0-1　神经外科危重患者气管插管拔除的判断步骤		
顺序	操作方法	判断目的
1	观察患者是否自主睁眼、查体配合	意识水平
2	观察患者是否流涎	吞咽功能
3	吸引口鼻咽腔分泌物，同时观察分泌物量和性状	吞咽功能
4	嘱患者做吞咽动作	吞咽功能
5	嘱患者张口、伸舌	咽喉部肌肉张力
6	嘱患者做咳嗽动作	自主咳嗽能力（主动）
7	吸引气道	刺激咳嗽反射（被动）

（三）颅底外科手术后患者的机械通气支持

机械通气（mechanical ventilation，MV）是ICU内生命支持的最重要及最基础的手段之一。机械通气的目的在于提供并维持足够的氧合和肺泡通气，故其主要适应证包括低氧血症、呼吸性酸中毒、呼吸肌疲劳等，这些同样也是颅底外科术后患者实施机械通气支持的重要指征。并且，对于此类患者而言，由于其对缺氧及二氧化碳潴留的耐受力更差，通气不足后发生的高碳酸血症更会增加脑水肿的风险，更应强调机械通气支持的及时性。另外，颅底术后，特别是延髓术后的患者还可能会出现较为特异的中枢性呼吸衰竭（多见于延髓呼吸驱动中枢的损伤），其机械通气支持还存在一定的特殊性。因此，对于颅底外科后的机械通气支持，除了要熟悉相关的基础知识，还应了解其专科特点。

还需要了解的是，依据是否在声门内建立人工气道（如气管插管、气管切开、喉罩等），机械通气可分为有创及无创两种。而颅底手术的患者术后多存在气道保护反射的异常，这是无创机械通气的绝对禁忌，故此类患者几乎不会使用无创机械通气。因此，本部分介绍的内容主要是颅底术后的有创机械通气支持。

1. 颅底外科术后患者机械通气的基本通气模式　目前，临床最常应用的仍然是传统的辅助/控制（assist/control，A/C）通气、同步间歇指令通气（synchronized intermittent mandatory ventilation，SIMV）和压力支持通气（pressure support ventilation，PSV）这三种基本模式。而这三种基本模式也适用于几乎所有的神经外科危重患者，包括颅底外科手术后需要机械通气支持的患者。

（1）辅助/控制（A/C）通气模式：结合了控制和辅助两种模式；若患者没有自主呼吸，或自主呼吸频率低于预设频率时，呼吸机控制通气（图6-0-2A）；当患者存在自主呼吸时，可触发呼吸机送气，表现为辅助通气（图6-0-2B）。而根据所设定的参数不同，A/C模式可分为定容及定压两种：定容A/C模式时，主要需要预设潮气量，此外还需设定触发灵敏度、呼吸频率、潮气量、吸气流速和吸气流速形式、呼气末压力；定压 A/C 模式时，主要需要预设吸气压力，其他还包括触发灵敏度、呼吸频率、吸气时间及呼气末压力。

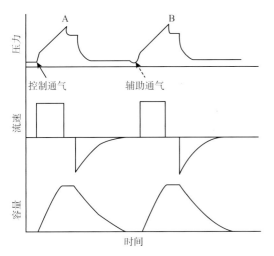

图 6-0-2　定容 A/C 模式波形图

A. 控制通气（实线箭头处）；B. 辅助通气（虚线箭头处）

（2）同步间歇指令通气（SIMV）模式：是一种混合通气模式，分为指令通气和自主呼吸两个部分，在两次指令通气之间允许患者自主呼吸（图 6-0-3）。

在每个 SIMV 通气周期中保证有一次指令通气。这次指令通气可以是患者触发（压力触发或流量触发），也可以是呼吸机触发（时间触发）。与 A/C 模式相同，指令通气可以为定压模式（图 6-0-3A），也可为定容模式（图 6-0-3B），吸气相通气参数均由呼吸机控制。自主呼吸可以是单纯自主呼吸，也可以为持续气道正压通气（continuous positive airway pressure，CPAP），还可以为压力支持通气（PSV）；而且，自 PSV 出现后，单纯 SIMV 模式已较少应用，多数情况下 SIMV 与 PSV 联合应用，即"SIMV+PSV"的模式。

（3）压力支持通气（PSV）模式：属于机械辅助的自主呼吸模式，其吸气触发全部为患者触发（图 6-0-4），故应用 PSV 的先决条件是患者具有相对正常的自主呼吸驱动力。PSV 时，由于每次呼吸由患者触发并控制，故无须预设呼吸频率，但仍需设置包括触发灵敏度和压力支持水平等参数。由于呼吸频率由患者自主呼吸控制，当患者自主呼吸停止时将出现窒息危险。当然，现代呼吸机几乎全部配备了窒息（后备）通气功能，作为安全保障（图 6-0-5）。正因如此，在实施单纯 PSV 时，一定要首先检查窒息（后备）通气的设定，以免自主呼吸停止所导致的严重并发症。

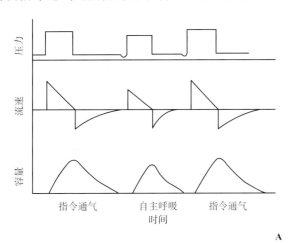

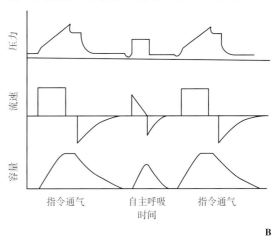

图 6-0-3　同步间歇指令通气 + 压力支持通气模式波形图

A. 定压模式 SIMV+PSV 波形；B. 定容模式 SIMV+PSV 波形

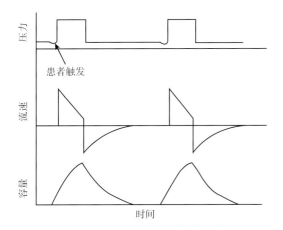

图 6-0-4　压力支持通气模式波形图

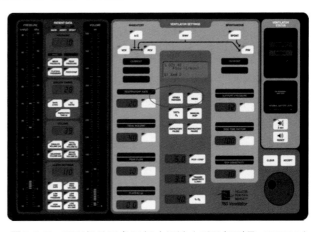

图 6-0-5　呼吸机的后备通气功能键（呼吸机型号：PB760）

临床中，除了作为常规机械通气支持模式外，PSV还可作为试验性撤机的方法，对抗人工气道和呼吸机管路的阻力，以辅助撤机。一般来说，若患者在5～10cmH$_2$O的压力支持水平下，仍可维持理想通气和氧合时，可考虑撤机（详见"颅底外科手术后患者机械通气的撤离"）。

2. 颅底外科手术后患者机械通气的参数设置

（1）潮气量：成年患者的潮气量设置通常依据理想体重选择6～10ml/kg。近年来，学术界越来越强调小潮气量（＜6ml/kg）的"肺保护性"通气策略，特别是对于"急性呼吸窘迫综合征"的患者。当然，小潮气量通气对于"非急性呼吸窘迫综合征"的机械通气患者是否有益尚存争议，但从呼吸生理学角度考虑，过大潮气量的确可造成肺泡压力增高，对于肺泡存在潜在损伤，因而对于颅底外科手术后的患者，笔者建议临床实际中所设定潮气量最好不要超过8～10ml/kg。另外，小潮气量也有造成通气不足的风险，进而引发高碳酸血症，可致脑血管扩张、脑血流量增加及颅内压增高，这对于颅底外科手术后的患者尤为危险，故此类患者潮气量设置最好也不要低于6ml/kg，并根据动脉血气分析的结果，特别是PaCO$_2$的水平随时进行调整。

（2）呼吸频率：A/C模式及SIMV模式均需设定呼吸频率，通常设定为12～20次/分，合并急性呼吸窘迫综合征或慢性阻塞性肺疾病时也可根据每分钟通气量和目标PaCO$_2$水平设定。同样地，呼吸频率的设定也应依据动脉血气分析的变化随时调整。

（3）吸气时间与吸呼比：定压A/C模式及SIMV模式可直接设定吸气时间或吸呼比。定容模式下，吸呼比（或吸气时间）由呼吸频率、潮气量和吸气流速间接确定。一般情况下可将吸呼比设定为1:（1.5～2），这对于绝大多数患者来说是舒适及理想的。

（4）吸气流速与流速形式：定容模式下，吸气流速形式为恒速气流，即所谓的方波（图6-0-2），成人通常设置为40～60L/min。近年来，多数呼吸机亦安装了减速气流模式（减速波，图6-0-4），与方波相比，减速波可能具有气道峰压较低，有利于气体交换和呼吸力学改善的优势。目前多数呼吸机在定压模式下，包括A/C、PSV及SIMV等，均为减速波，无须设定吸气流速。

（5）触发灵敏度：任何一种机械通气模式均需设定触发灵敏度；灵敏度可以通过压力触发，亦可通过流量触发；压力触发灵敏度的设定多在-2～-0.5cmH$_2$O，流量触发多在1～3L/min。触发灵敏度设定过低，呼吸机有可能频繁自身触发；而若灵敏度设定过高，患者需要用更大的吸气动作才能触发呼吸机，增加呼吸做功。

（6）吸入气氧浓度（FiO$_2$）：机械通气的初始阶段，特别是患者存在严重低氧时可给予高FiO$_2$甚至纯氧（100%）吸入以迅速纠正；但当低氧被纠正后，应依据氧合情况尽快下调FiO$_2$，一般情况下设定能维持SaO$_2$超过92%～94%的最低FiO$_2$即可。

（7）呼气末正压通气（positive end-expiratory pressure，PEEP）：在呼气末期将气道压力维持在高于大气压的水平，即为PEEP。PEEP在机械通气中的作用主要是防止肺泡塌陷、促进肺泡复张、改善通气血流比例，进而达到改善氧合的效果。因此，应用一定水平的PEEP还可以避免吸入过高的FiO$_2$。对于颅底外科手术后的患者，PEEP一般可常规设置在4～6cmH$_2$O的水平，但若此类患者合并急性呼吸窘迫综合征、急性肺水肿时可能还需要设置更高的PEEP水平（＞8cmH$_2$O）。当然，还需警惕的是，较高水平的PEEP可能会增加胸膜腔内压，继而间接影响颅内压，对于颅底手术后的患者可能会造成不良后果。根据目前已获得的临床证据，对于颅内压≤20mmHg的患者，临床应用≤15cmH$_2$O的PEEP一般不会对颅内压造成明显影响，但是笔者仍建议对于颅底术后的患者若需要使用＞8cmH$_2$O的PEEP，在条件允许的情况下应严密监测颅内压。

3. 颅底外科手术后患者机械通气的撤离 虽然颅底外科患者的气道与机械通气管理存在一定特殊性，但由于缺乏相关研究，颅底外科手术后机械通气的撤离仍主要参考一般危重患者撤机的原则与过程。这一过程主要包括对患者的初步筛查与试验性撤机（图6-0-6），具体步骤如下。

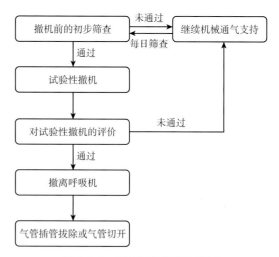

图6-0-6　机械通气撤机流程图

（1）撤机前的初步筛查：在患者开始接受机械通气支持之初，就应对其进行撤机可能性的判断，尤其对于机械通气超过24小时的患者，临床医师应每天评估，具体的筛查指标包括主观与客观指标，具体可见表6-0-2，当患者满足表中的各项指标时，即可开始试验性撤机。

表6-0-2　撤机前的初步筛查指标

主观指标
■ 导致呼吸衰竭的原发病已得到基本控制
■ 临床医师认为存在撤机的可能性

客观指标
■ 氧合情况稳定（$PaO_2/FiO_2 > 150 \sim 200$；$PEEP \leqslant 5 \sim 8cmH_2O$；$FiO_2 \leqslant 40\% \sim 50\%$）
■ 循环情况稳定（无心肌缺血、无低血压、未大剂量使用升压药物［如多巴胺或多巴酚丁胺剂量<$5\mu g/(kg \cdot min)$］）
■ 无明显呼吸性酸中毒表现（$pH > 7.25$）

续表

客观指标
■ 氧合：$SaO_2 \geqslant 92\% \sim 95\%$
■ 动脉血气：$PaO_2 > 60mmHg$，$PaCO_2$增高幅度$\leqslant 10mmHg$，$pH \geqslant 7.32$
■ 通气：呼吸频率$\leqslant 30 \sim 35$次/分或升高幅度<50%
■ 循环：心室率<$120 \sim 140$次/分或升高幅度<20%，收缩压<$180 \sim 200mmHg$或升高幅度<20%，且未使用升压药物或未上调撤机前升压药物剂量

（2）试验性撤机的方法：目前通常采用的试验性撤机方法主要包括两种，即自主呼吸试验（spontaneous breathing trial，SBT）和压力支持通气（PSV）。对于SBT，临床常采用T管吸氧的方法（图6-0-1），即在患者脱离呼吸机的情况下，根据患者的反应预测其完全脱离机械通气支持的可能性。PSV的特点则在于对每次呼吸均给予量化支持，通过逐渐降低压力支持水平达到增加患者呼吸肌负荷的目的，直至完全脱离呼吸机。当压力支持调节至刚好克服人工气道的管路阻力（一般为$5 \sim 10cmH_2O$）后，再稳定2～4小时即可考虑撤机。

当然，对于颅底外科的患者来说，由于通气量的变化及$PaCO_2$水平有可能影响颅内压，故神经外科危重患者在实施试验性撤机的过程中应特别注意对动脉血CO_2水平的监测。目前重症监护病房（ICU）广泛应用的呼气末CO_2监测方法具有简便、无创且可以动态监测的优点，建议可常规应用于神经外科危重症患者的试验性撤机过程中。

（3）试验性撤机的评价：对于试验性撤机的评价极其重要，直接关系到患者能否撤机成功，表6-0-3整合了目前临床上较常应用于试验性撤机评价的各项指标，它们主要着眼于氧合、动脉血气、通气、循环及患者的临床表现，可供大家借鉴。但需注意的是，上述各项指标单独应用时，其预测撤机的准确性并不理想，这些指标的综合运用可能对撤机的评价更具意义。

表6-0-3　试验性撤机评价指标

临床表现
■ 无烦躁
■ 无明显大汗
■ 无呼吸时动用辅助呼吸肌表现
■ 无胸腹矛盾式呼吸
■ 神志清楚的患者无不适主诉

（4）试验性撤机失败后的处理：除恢复患者的机械通气支持外，更重要的是积极寻找本次撤机失败的原因，以便给予及时、恰当的处理；同时还需每日筛查并动态评估患者再次实施试验性撤机的可能性。导致试验性撤机失败的一般原因包括肺部及心血管功能障碍、呼吸肌肉的异常（营养性、失用性等），以及患者的精神因素。除了上述一般原因外，对于颅底外科的患者来说，自主呼吸驱动力的异常也是导致撤机失败的常见原因，尤其是那些延髓术后的患者。对于这类患者，当颅内压及颅内血流动力学稳定后，可采用逐步降低机械通气支持条件的方法使动脉血CO_2水平逐渐升高，并给患者以肾脏酸碱平衡代偿的时间，使动脉血pH维持在相对正常的范围。当患者在高碳酸血症维持一段时间后，呼吸中枢对CO_2的反应得到一定程度的调节，部分患者能够顺利撤机。当然，还有部分患者由于延髓呼吸驱动中枢损伤严重，表现为完全窒息样或叹息样通气，这类患者就不适用于上述撤机方法。还有，考虑到高碳酸血症对于患者脑血流量及颅内压的影响，伴有高颅内压的患者也禁忌使用这种撤机方法。

（5）撤机成功后气管插管的拔除与气管切开：如前文所述，对于颅底手术的患者而言，与呼吸机的成功脱离并不一定代表能够拔除气管插管。气管插管对于这类患者除作为与呼吸机连接的途径外，更为重要的是作为保持气道通畅，防止误吸和进行呼吸道清理的通道。因此，拔除气管插管前还应对患者的意识水平特别是气道保护功能进行充分评估。对于那些短期内气道保护功能可能无法恢复，以及气道保护功能损伤严重或多次拔管失败的患者应及早考虑实施气管切开。

4. 颅底外科手术后患者肺部感染的诊治　肺部感染是颅底外科手术后患者最常见的呼吸系统并发症，也是发生率最高的感染类型。此类肺部感染应属于医院获得性肺炎（hospital acquired pneumonia，HAP）的范畴。据统计，发生率可高达10%～20%，且病死率极高（20%～50%），还会显著延长患者的住院周期并增加住院费用。故应及时诊断，并给予恰当的治疗。

与一般重症患者相同，颅底外科术后的HAP仍以细菌感染为主，少数情况会出现病毒或真菌感染（多见于免疫功能缺陷的人群）。致病细菌中最常见的是金黄色葡萄球菌（多为耐甲氧西林金黄色葡萄球菌），其次是一些革兰氏阴性杆菌，如铜绿假单胞菌、肺炎克雷伯杆菌及不动杆菌等。这种病原体的流行特征及相应的抗菌药物谱可指导早期的经验性治疗（表6-0-4），确保抗感染药物的精确性与广谱性。当然，表6-0-4中所列抗感染药物并非全部适用于颅底外科手术的患者，如喹诺酮类抗生素及碳青霉烯类中的亚胺培南会诱发癫痫的发作，而氨基糖苷类抗生素，也有加剧神经肌肉接头阻滞的副作用，甚至造成呼吸抑制。故对于颅底外科手术后合并HAP的患者，在选择抗感染药物时应充分考虑其专科的特殊性。

表6-0-4   颅底外科手术后HAP经验性抗感染治疗方案及其覆盖的致病菌

针对耐甲氧西林金黄色葡萄球菌	针对铜绿假单胞菌或其他革兰氏阴性杆菌：β内酰胺类	针对铜绿假单胞菌或其他革兰氏阴性杆菌：非β内酰胺类
糖肽类 万古霉素（15mg/kg iv q8～12h，病情严重者可考虑给予负荷量25～30mg/kg×1次）	青霉素类 哌拉西林 - 他唑巴坦（4.5g iv q6h）	喹诺酮类 环丙沙星（400mg iv q8h） 左氧氟沙星（750mg iv qd）
或唑烷酮类 利奈唑胺（600mg iv q12h）	或头孢菌素类 头孢吡肟（2g iv q8h） 头孢他啶（2g iv q8h）	或氨基糖苷类 阿米卡星（15～20mg/kg iv qd） 庆大霉素（5～7mg/kg iv qd） 妥布霉素（5～7mg/kg iv qd）
—	或碳青霉烯类 亚胺培南（500mg iv q8h） 美罗培南（1g iv q8h）	或多黏菌素 多黏菌素E（首次负荷量5mg/kg iv，继之以维持量2.5mg/kg iv q12h） 多黏菌素B（1～1.5mg/kg iv q12h）
—	或单环β内酰胺类 氨曲南（2g iv q8h）	—

需要注意的是，上述的经验性治疗方案并非一成不变。由于包括颅底手术在内的神经外科术后HAP致病菌的流行特点多变并存在地区性差异，且近年来细菌多重耐药的形势愈加严峻，故周期性、地区性甚至单中心的流行病学调查对于此类HAP的经验性治疗更具意义。美国最新版的《HAP临床实践指南》就建议每一个医疗机构应定期监测和发布该医院的细菌流行病学数据与抗菌药物谱，并建议根据当地HAP的病原菌分布特征及抗菌药物的敏感性及时更新经验性治疗方案。

另外，对于颅底外科术后HAP抗感染的治疗疗程目前尚存争议：一般认为是8～15日，美国最新版的《HAP临床实践指南》建议的疗程是7日。当然抗生素使用疗程的长短最终还是要取决于患者的临床表现，以及影像学、实验室指标等。

（石广志）

第二部分　常见颅底外科疾病

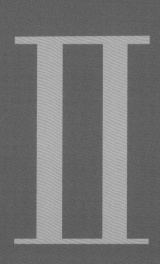

第7章 颅底中线区肿瘤

第一节 前颅底脑膜瘤

一、引言

脑膜瘤主要起源于任何一处蛛网膜绒毛（在脑膜的静脉窦/腔隙相对密集）的帽状细胞。前颅底中线常见部位脑膜瘤命名则对应颅底骨的颅内面结构，包括嗅沟脑膜瘤、蝶骨平台脑膜瘤等，因视交叉沟及鞍结节对应脑膜区域较小而常把这个区域起源的脑膜瘤统称为鞍结节脑膜瘤，在此节一并讨论。前颅底对应的颅外面为筛窦、蝶窦等鼻腔结构，立体的解剖认识对于理解该区域肿瘤生长方式及手术入路的选择非常重要。随着近年来神经外科与耳鼻喉科医师的合作、内镜设备及技术的进步、颅底重建方法的改进，内镜在传统手术入路拓展中发挥了非常重要的作用。手术入路的选择应结合术者对入路的熟悉程度、设备条件、患者的自身情况等，手术团队/医师需要熟练掌握显微镜、神经内镜等工具才能更客观进行手术入路选择，并把患者的安全和生活质量放在首位。

1. **嗅沟脑膜瘤** 起源于筛板、额蝶缝等处，可累及从鸡冠到蝶骨平台的任何区域，占所有脑膜瘤的9%～18%，病理学分级多为WHO Ⅰ级。根据肿瘤最大径可分为小型（＜2cm）、中型（2～4cm，图7-1-

1）、大型（4～6cm）和巨大型（＞6cm，图7-1-2，图7-1-3），巨大型的嗅沟脑膜瘤可以累及整个前颅底。了解肿瘤的生长特性及与周围结构的关系对于成功切除肿瘤至关重要。嗅沟脑膜瘤常偏侧生长，并常引起前颅底骨质的异常增生，亦有28.3%～62%的病例侵蚀颅底骨质，部分可进一步向筛窦及鼻腔生长。嗅沟脑膜瘤的最初血供主要来源于筛前、筛后及脑膜动脉，随着肿瘤累及范围扩大可能会有脑膜中动脉分支、眼动脉的脑膜支、大脑前动脉和颈内动脉的小穿支血管供血，根据累及的范围进行供血动脉的预判有助于针对性地减少肿瘤血供。肿瘤生长可向侧方推挤嗅神经，向上挤压额叶脑组织及相应供血动脉，向后方可推挤视交叉及垂体柄结构，大脑前动脉常被肿瘤推向侧后方。

2. **鞍结节脑膜瘤** 常起源于鞍结节、视交叉沟，起源点在正中偏侧为多，占颅内脑膜瘤的5%～10%，常生长缓慢而症状出现较晚，平均在35～40岁就诊。肿瘤常引起鞍结节/蝶缘附近的骨质增生，向侧方生长可生长入视神经管甚至匍匐生长至颈内动脉外侧，向后、上方可推挤视神经及视交叉，并可向后方延伸至鞍背、斜坡区域。

3. **蝶骨平台脑膜瘤** 蝶骨平台连接两侧蝶骨小翼，蝶骨平台脑膜瘤生长介于嗅沟脑膜瘤与鞍结节脑

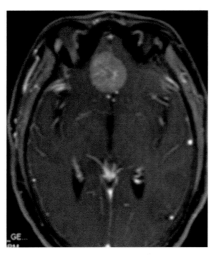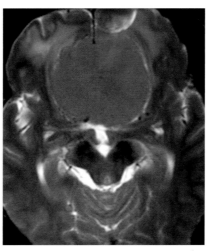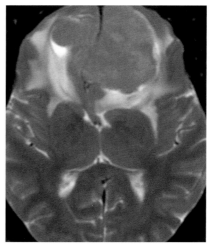

图7-1-1 不同大小的嗅沟脑膜瘤

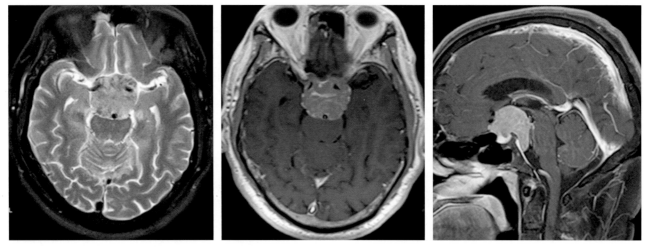

图7-1-2　匍匐生长的鞍结节脑膜瘤，包绕双侧颈内动脉并向周边延伸

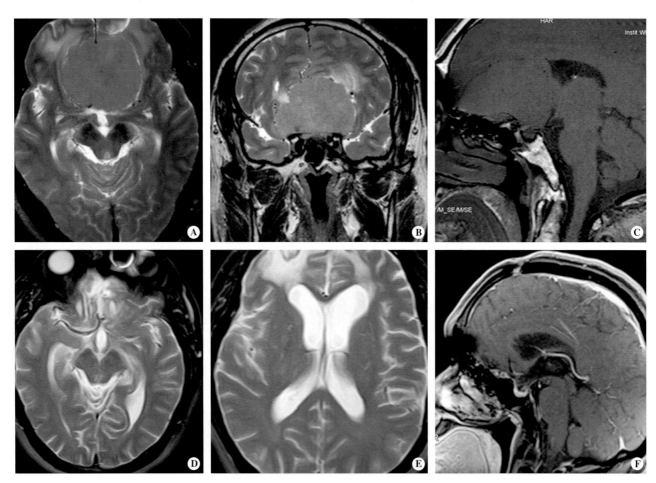

图7-1-3　嗅沟脑膜瘤术前（A～C）；术后磁共振成像对比（D～F）

膜瘤之间，因此较多文献在进行病例总结时将其归到鞍结节脑膜瘤中。但随着内镜下扩大经蝶入路的逐步成熟，蝶骨平台脑膜瘤与鞍结节脑膜瘤在手术入路选择方面其实存在较大差异。

二、病理

前颅底脑膜瘤多数为良性的 WHO Ⅰ 级，较少为Ⅱ～Ⅲ级。在前颅底脑膜瘤，具体病理分型方面以脑膜上皮型最为多见。

三、临床表现

1. 症状　前颅底脑膜瘤多数生长较为缓慢，当肿瘤生长累及周围的功能结构时会引起相应的临床症状。

（1）视觉障碍：由于该部位的肿瘤可累及视神经/视交叉、视神经管结构，最先出现的是单眼视觉障碍，然后出现双眼受累表现，肿瘤向视神经管生长引起的视觉障碍会更为突出。视觉障碍在鞍结节脑膜瘤出现较早，往往是该类型患者就诊的主要原因。而蝶骨平台脑膜瘤及较大的嗅沟脑膜瘤较晚才会因挤压视神经或慢性颅内高压引起该症状，因视觉障碍就诊。视觉受损程度及范围与受推挤的方向有关，鞍结节脑膜瘤常将视交叉及视神经推向后上方而出现双颞侧偏盲，而蝶骨平台及嗅沟脑膜瘤常将视交叉推向后下方引起下方视野缺损。

（2）嗅觉障碍：虽然嗅沟脑膜瘤与嗅神经关系密切，但大多数患者并非因为嗅觉障碍就诊，主要与一侧嗅觉丧失过程中对侧的代偿有关，嗅沟脑膜瘤对额叶压迫而引起额叶症状使嗅觉障碍更加难以发现。如肿瘤向颅外方向生长，则因更容易破坏嗅神经及嗅区而使嗅觉丧失。

（3）额叶症状：前颅底脑膜瘤引起的额叶症状往往隐匿起病，对额叶的压迫可引起性格改变、判断力下降、注意力不集中、记忆力障碍、表情淡漠等，有时为家属发现而就诊，额叶症状在较大的嗅沟脑膜瘤中相对更为多见，部分患者可能首诊于精神科或神经内科。

（4）其他症状：因嗅沟脑膜瘤往往发现较晚而出现颅内高压引起的头痛，部分可有癫痫发作，这两个症状在蝶骨平台脑膜瘤及鞍结节脑膜瘤中相对少见。福-肯（Foster-Kennedy）综合征仅在少数病例中出现。

2. 影像学表现　因上述的临床特征并不是特异性的，一旦发现可疑临床表现，需进行影像学检查明确诊断并进一步了解肿瘤细节。CT主要用于颅底骨质的增生或被侵蚀情况、鼻窦气化情况的检查。运用高分辨率、薄层、冠矢轴位的增强MRI是测量和判断肿瘤大小、位置和周围结构受累情况的最佳工具，可用于了解鼻窦受累情况、视交叉和脑血管被推挤的位置、垂体窝受累情况，而薄层压脂成像可助于辨别视神经管的内侧间隙受肿瘤累及情况。脑膜瘤在MRI上常表现为T_1序列等信号、均匀增强，T_2序列可表现为稍高信号或低信号，增强后常有脑膜尾征表现。

术前磁共振血管成像（MRA）和磁共振静脉成像（MRV）或CT血管成像可进一步显示受累血管的轮廓，而脑血管造影可用于确定体积较大肿瘤的血供并指导术前对肿瘤进行栓塞。了解肿瘤血供，可在无法进行术前栓塞时有针对性地处理基底部。

四、术前准备

1. 手术指征　嗅沟脑膜瘤在引起明显临床症状前会持续长大，因此有相应症状、存在瘤周水肿、MRI提示肿瘤紧邻视神经或者小的肿瘤进行性生长都应考虑手术治疗，早期手术对嗅觉保护成功的概率会相对

高一些。放射外科治疗可应用于小于2.5cm的无症状患者。保守观察仅适合于合并其他系统严重疾病、偶然发现且肿瘤较小的无症状患者。

对于蝶骨平台脑膜瘤及鞍结节脑膜瘤，如引起视觉障碍、无症状但肿瘤进行性增长者都应行手术，因其离视神经及视交叉较近而较少选择放射治疗。

2. 术前计划及手术目标　结合前中颅底肿瘤可能累及的神经功能及手术所需，手术前需完成常规手术检查外，还需进行颅底骨质薄层CT、CT脑血管三维成像扫描、三维增强MRI（必要时加压脂成像）等影像学检查，需进行视觉相关的视力、视野检查，嗅觉相关检查，累及鞍区需行垂体及靶腺的激素全套检查。

在不损伤神经及血管的前提下，切除所见肿瘤、受累硬脑膜、受累骨质是肿瘤全切的最高目标，对于蛛网膜尚完好的病例容易达到，但是对于包绕颈内动脉、大脑前动脉及前交通动脉等的肿瘤则有一定难度。因此手术团队在进行手术计划时就要考虑到手术目标，需要综合考虑肿瘤特点（肿瘤大小、肿瘤范围、软脑膜受破坏情况、血管累及情况等），以及患者年龄、合并症、功能保护需求等多方面因素，制订最优的手术方案或综合治疗方案。

五、手术入路选择及手术过程

（一）嗅沟脑膜瘤

1. 嗅沟脑膜瘤的手术入路设计　需要考虑到肿瘤特征及与周围结构的关系，可根据具体情况经颅、经鼻或两者联合入路，具体手术入路细节的处理需要结合以下几个因素。

（1）能够最直接、便捷处理肿瘤的滋养血管，这样可将一个富血供肿瘤处理成血供少的肿瘤，从而减少切除肿瘤过程中的出血。

（2）能够实现对肿瘤、受累硬脑膜及骨质的更好显露。

（3）能够尽量减少对脑组织的和毗邻神经牵拉，从而减少手术并发症。

2. 常用的手术入路　有额底纵裂入路、额底外侧入路（可联合眶壁去除或联合翼点）、翼点入路、内镜经鼻入路，以及上述各种入路的演变入路等，对于小的前颅底脑膜瘤亦可选择内镜辅助下眉弓锁孔入路等。以上入路一般均选择仰卧位，上半身稍抬高，头正中位或稍偏斜，减少对颈部的扭曲，且使选取的角度能够舒适使用显微镜或内镜。

（1）单侧额底入路：该入路是既往较多被采用的入路之一，但近年来应用越来越少。可以较短的路径到达肿瘤基底部和得到较宽的操作空间，必要时可联

合去除眉弓来减少对脑组织的牵拉。对于小的肿瘤可在无明显脑牵拉情况下进行肿瘤的去血供化。对于大的肿瘤,此入路亦有其不足,因肿瘤大而不能较早释放脑脊液,重要的神经血管(如视神经及视交叉、颈内动脉、大脑前动脉及前交通等)往往在肿瘤切除的后期才能显露出来,因脑组织只能进行向上有限的移位而使此入路对脑组织的牵拉损伤偏重。

(2)额底纵裂入路(图7-1-4):对于较大的嗅沟脑膜瘤,双侧额底纵裂入路由于可较早直接到达前颅底减少肿瘤血供,没有眶对颅底视野的阻挡,对脑组织几乎无须持续牵拉而被较多采用;缺点是需要打开额窦,大脑前动脉及视交叉较晚被显露。此入路适合大部分类型的嗅沟脑膜瘤,在切除累及筛窦的肿瘤方面明显优于单纯额底外侧入路。患者取仰卧位,上半身抬高、头略后仰使切除部分肿瘤后额叶脑组织重力作用扩大手术视野。发际线后双冠状切口线,保护额骨骨膜用于额窦封闭及前颅底重建,结合肿瘤大小及周边水肿情况设计跨中线的双额骨瓣,显露颅骨时为骨膜下操作充分显露眉弓并保护额骨骨膜蒂部,额骨瓣下界靠近鼻根部额鼻缝、双侧切开部分内侧眉弓(可包括眶顶壁),将打开额窦周边黏膜剥离翻向中心后向下推,额窦后壁骨质尽量去除至平颅底行"颅骨

化"。中线两侧分别切开额极处硬脑膜并分离上矢状窦附着处,磨除鸡冠,经颅底方向断肿瘤基底部血供(亦有学者先经眶内眶骨膜下剥离并电凝筛前、筛后动脉),后逐步分块切除肿瘤,因肿瘤已经将脑组织推向上方、后方,术中一般不需要固定牵开器,充分瘤内减压后再沿周边剥离肿瘤与脑组织、嗅神经、大脑前动脉及大脑动脉环的小穿支血管、垂体柄及垂体上动脉等,对这些重要血管和神经的分离要以锐性解剖为主,肿瘤体积偏小一侧的嗅神经相对容易分离,需尽量保护。如果有小的肿瘤与重要血管严重粘连无法剥离,可残留并后续给予伽马刀等立体定向放射外科处理。切除肿瘤后一定要重新检查颅底方向,进一步切除受肿瘤累及的硬脑膜及颅底骨质,如有累及筛窦及眼眶的肿瘤应予以一并切除。最后的颅底重建可使用预留的额骨大骨膜瓣翻转,颅骨还原时避免挤压骨膜瓣蒂部而影响存活。如为复发病例无有效带蒂骨膜瓣,可使用大腿阔筋膜、脑膜、自体脂肪组织、生物蛋白胶等进行颅底重建。部分嗅沟脑膜瘤会向鼻腔、鼻窦方向生长沟通,对于此类型生长方式的肿瘤,可联合内镜经鼻入路一期切除,同时可进行上下联合多层重建,有助于肿瘤全切的同时能够实现更为有效的颅底重建。

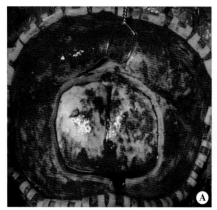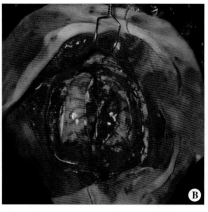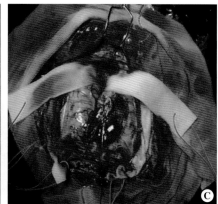

图7-1-4　额底纵裂入路切除嗅沟脑膜瘤术中照片

A.针对"图7-1-3"病例采取额底纵裂入路打开颅骨;B.剪开硬脑膜;C.剪断大脑镰的鸡冠附着处

(3)额底外侧入路:此入路兼具翼点入路及额底入路的优点。对于小于3cm的嗅沟脑膜瘤可单侧开颅(联合眶壁切除)额下入路,该入路具有可较早显露视神经和大脑前动脉,切除肿瘤后方时可直视周围血管神经,可避免打开额窦等优点,但对于生长到对侧的肿瘤部分可控性稍差。患者取仰卧位,头稍偏,取发际内切口,翻开皮瓣显露眶上切迹后铣开包括一部分眶壁的额颞骨瓣,充分显露额底以尽量减少对额叶的牵拉。弧形切开硬脑膜向额底方向翻,轻轻牵开额叶,从肿瘤的基底部断肿瘤血供(包括发自筛动脉的供血动脉),从基底部方向开始分块切除同侧肿瘤,之后

将同侧肿瘤的剩余部分从脑组织分离出来。向前切开大脑镰并尽量涵盖对侧肿瘤轮廓,切除鸡冠扩大对侧的显露,分块切除对侧肿瘤时注意辨识和保护对侧嗅神经。切除肿瘤后切除硬脑膜基底及受侵蚀的增生骨质,磨除病变骨质时注意避免磨穿筛窦黏膜,硬脑膜的缺损可借助游离、带蒂的骨膜瓣与周边硬脑膜缝合、修补固定。对于较大的嗅沟脑膜瘤如采用此入路建议联合内侧额底(可扩展到中线对侧)入路,在眉弓内侧与鼻根交界处切开颅骨,充分显露额底、鸡冠,充分从单侧或中线两侧切开硬脑膜形成充分的颅底入路、减少对脑组织的牵拉。对于巨大的嗅沟脑膜瘤,在上

述基础上显露双侧额底并在鼻根上方结扎切断上矢状窦附着处。

（4）翼点入路：可较早实现通过释放颈动脉池和基底池而降低颅内压及减少脑组织牵拉，可避免打开额窦而减少脑脊液漏及感染的发生，可减少对正中静脉回流的影响而降低额叶水肿的发生。缺点是对于大的嗅沟脑膜瘤有较多盲区，如肿瘤生长较高需要更多的脑组织牵拉，必要时还需去除眶顶壁。因此翼点入路主要适用于小型和中型嗅沟脑膜瘤，目前应用者较少。

（5）经眉弓入路（图7-1-5）：经眉弓入路是通过一个小的骨瓣（直径2～3cm）到达前颅底的微创入路，因颅底骨质显露足够低而减少了对脑组织的牵拉，可较早直视病变且很多病例不需要打开外侧裂，在内镜辅助下操作能更好体现经眉弓入路的优势。缺点是操作空间稍小，因操作角度有限而影响对整个肿瘤基底的全方位去血供化。

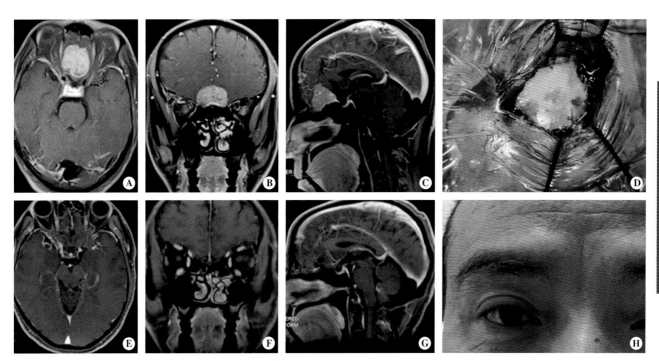

图7-1-5　小嗅沟脑膜瘤内镜辅助下经眉弓入路
A～C. 术前增强MRI；D. 术中切口及小骨窗；E～G. 术后复查增强MRI；H. 术后经眉弓切口恢复情况

（6）内镜经鼻入路（图7-1-6）：自21世纪最初几年开始有内镜经鼻切除前颅底脑膜瘤病例报道以来，随着带蒂鼻黏膜瓣技术等一系列内镜手术细节及神经内镜设备器械的改进，内镜经鼻切除颅底、颅内肿瘤技术逐步成熟。在前颅底脑膜瘤中，内镜经鼻入路提供"腹侧"入路，成为开颅前方和侧方入路的有效补充，其具有较早电凝筛前/筛后动脉，以及处理肿瘤基底部、对脑组织几乎无牵拉等优势而逐步被推广。经鼻入路亦有一定不足和局限性，其操作范围侧方较难超过眶内侧壁，前方不易处理过于靠前的累及额窦上方对应的区域，如肿瘤包绕大脑前动脉等血管，内镜下分离难度较大。最近的文献提示内镜经鼻入路嗅沟脑膜瘤手术较经颅底入路的脑脊液漏发生率高，术后嗅觉丧失比例也高于经颅入路，而在视觉改善和脑组织受干扰症状方面有优势，但随着颅底修复重建技术和内镜下"显微操作"等技术的改进，这些预后相关指标会逐步改善。因此是否选择内镜经鼻入路需要考虑肿瘤的大小、肿瘤侧方和前方累及范围、肿瘤与血管（尤其是大脑前动脉及关键分支）的粘连程度、是否侵犯筛窦（侵犯筛窦更倾向于内镜经鼻）等因素，当然还需要结合患者对嗅觉等的关注程度，因为经鼻扩大经筛入路几乎需要牺牲所有嗅觉功能。内镜经鼻手术术前一天剪鼻毛、滴抗生素滴鼻液，必要时行导航准备（尤其是肿瘤破坏颅底影响颅底腹侧正常解剖标志辨识时）。患者取仰卧位，头部根据肿瘤最前方累及的范围适当后仰以防止操作时气管插管的导管及上胸部影响器械操作。术中需切除中鼻甲、做鼻中隔带蒂黏膜瓣，并进一步行筛窦、蝶窦壁及分隔等的切除，具体切除范围根据肿瘤范围情况而定，从后方的蝶窦至前方额窦，侧方可通过部分上颌窦内侧壁切除及纸样板切除来扩大视野和操作空间。根据需要逐步磨除颅底骨质，小心显露筛后及筛前动脉，并有计划地电凝剪断，避免未电凝的断端收缩入眶内形成眶内血肿。电凝颅底硬脑膜进一步减少肿瘤血供，沿周缘剪开硬脑膜，先行瘤内减压，后沿肿瘤边界分离操作，注意在操作肿瘤后方时应先显露大脑前动脉近端，可进行近端控制后再分离肿瘤与大脑前动脉的粘连。切除肿瘤后的颅底重建可取多层，硬膜下放置略大于缺损的柔软的人工硬脑膜或自体筋膜，外层放置略大于缺损的自体阔筋膜或经额鼻缝处翻转入鼻窦腔的带蒂额骨骨膜瓣，最外层放置带蒂鼻中隔黏膜瓣，中鼻甲游离

黏膜瓣可用于贴附鼻中隔或不能被鼻中隔黏膜瓣覆盖的前颅底，部分残腔区域可用脂肪组织进行支撑，然后用碘仿纱条、可降解耳鼻止血棉等进行鼻腔填塞和支撑。如因肿瘤生长入鼻腔，鼻腔黏膜不能用于制作黏膜瓣时，可采用多层筋膜及脂肪组织等修复。术后按时清理鼻腔、保持鼻腔湿润，促进颅底修复重建组织的愈合及鼻腔功能的恢复。

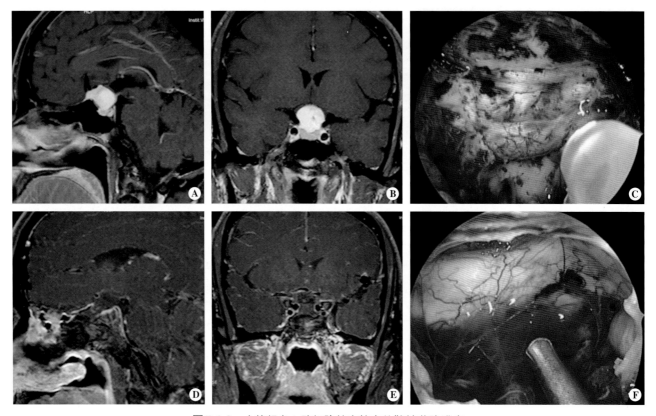

图7-1-6　内镜经鼻入路切除基底较窄的鞍结节脑膜瘤

综合上述描述与比较，简要总结如下：如患者已经存在嗅觉丧失，那么对于较小的肿瘤（最大径小于4cm），无血管包绕、无明显侧方生长、无肿瘤向鼻旁窦生长等因素，有全切把握情况下可优先选择内镜经鼻入路，必要时Ⅰ期联合经颅入路切除并多层颅底重建。对于嗅觉未完全受损的患者，大型肿瘤优先选择额外侧开颅或额底纵裂入路，小型肿瘤可选择眉弓切口眶上入路，内镜辅助下的眉弓、额外侧锁孔手术对于此类肿瘤具有手术时间短、手术更加直接、对面部肌肉等干扰小等优势。

（二）鞍结节/蝶骨平台脑膜瘤/鞍膈脑膜瘤

1. 针对该类肿瘤，可选择的手术入路更加多样化　具体入路选择除取决于肿瘤大小和肿瘤的细节因素，传统上以开颅入路为主，随着内镜技术的进步，对于部分符合指征的病例选择内镜入路亦有其优势，也需要考虑手术医师的手术习惯和经验（尤其是内镜经鼻入路）。具体包括以下几个方面。

（1）视神经管受侵袭程度：对于仅累及视神经管内侧的肿瘤，有足够内镜手术经验的颅底外科医师可选择内镜经鼻入路，但是对于累及视神经外侧的病例则并不首选内镜经鼻手术。如肿瘤累及双侧视神经管内侧，额底纵裂入路相对于单侧额外侧入路更优。如肿瘤进一步向两侧累及视神经及颈内动脉后外侧，则可选择冠状切口双侧额颞入路。

（2）肿瘤与视交叉的关系：如患者为视交叉前置、视神经被推挤向正上方等类型，内镜经鼻入路能够有更大、更直接的操作空间且几乎无牵拉，为首选。如果肿瘤有部分包绕至视交叉上方则更适合经颅入路。

（3）肿瘤与血管的关系：肿瘤包绕颈内动脉的病例选择经颅入路可获得更多的操作角度，对于包绕大脑前动脉及前交通动脉的病例，则需要详细分析肿瘤特点及手术医师对内镜经鼻显微操作的娴熟程度来综合考虑，多数更适合经颅入路，除非术者有非常好的内镜下显微操作技能。

（4）肿瘤基底部及尾征的范围及肿瘤的形状：基底部较宽，容易包绕周围结构，不太适合内镜经鼻手术，而基底部窄、上方相对宽的肿瘤往往可在内镜经鼻入路中通过瘤内减压缩小上部分肿瘤的体积而获得更好的视角和操作空间。当然随着内镜器械和操作技术的提高，内镜经鼻切除累及视神经管的肿瘤亦越来越安全，同时熟练的内镜下显微操作亦可解剖肿瘤与血管的粘连及包绕，因此内镜经鼻入路应用范围在逐步拓宽。但内镜经鼻扩大入路带来的感染率增高和脑脊液漏等风险亦应考虑。

2. 经颅入路 切除该区域脑膜瘤包括眶上外侧入路、额底纵裂入路（多选择跨中线双侧额底开颅，包括不切除眉弓、部分眉弓切除、全眉弓切除等）、翼点入路、内镜辅助下的锁孔入路等，具体取决于肿瘤大小及累及范围。

（1）眶上外侧入路：选择发际内弧形切口或经眉弓切口，根据需要可增加切除眶壁的眉弓，借助麻醉或腰大池外引流降低颅内压便于减轻牵拉，借助内镜设备可进一步改善照明和深入操作视野。打开硬膜后断肿瘤基底部血供，瘤内减压并注意保护蛛网膜界面，然后分离肿瘤与周围的粘连，此时应注意较早分辨垂体上动脉来避免对视神经/视交叉供血的干扰。切除肿瘤后进一步磨除增厚的鞍结节及蝶缘骨质，如骨质被破坏则需要用带脂肪的筋膜进行修补重建。此入路可较大范围清除肿瘤的基底部及累及硬脑膜的尾征处。

（2）额底纵裂入路：冠状切口，跨双侧额底开颅（较嗅沟脑膜瘤开颅小），额窦处理同前（避免向额窦黏膜腔内填塞异物），根据肿瘤基底部范围可选择切开单侧或双侧硬脑膜。解剖额底纵裂，必要时结扎剪断上矢状窦基底部，保护桥静脉，逐步分开额底纵裂后借助棉片及重力作用显露入路空间（尽量避免使用脑压板等固定牵开装置）。沿中线剥离并电凝肿瘤基底部，瘤内减压后逐步向两侧及后方剥离肿瘤与周围结构的粘连，与视神经及重要血管的粘连尽量使用锐性解剖。其余对增厚鞍结节、蝶缘骨质、眶尖上壁骨质的磨除同前，此入路需打开额窦，因此需要借助额骨骨膜瓣封闭额窦的缺损。

3. 内镜经鼻入路 适合于肿瘤较小尤其是肿瘤基底部向两侧侵袭较少的肿瘤。常规内镜经鼻手术前准备，术中需去除或向侧方移位中鼻甲，预制鼻中隔带蒂黏膜瓣，切除鼻中隔后份，打开蝶窦并去除蝶窦内黏膜组织，进一步打开后组筛窦，充分显露鞍底、鞍结节、蝶骨平台处的骨质并磨除或取小骨瓣（如预取原位骨瓣需要术前判断中床突的大小，如较为发达则风险增加），必要时可较早打开视神经管进行减压并提供更宽的操作空间，电凝肿瘤基底部硬脑膜减少肿瘤

血供，后中心剪开硬脑膜并瘤内减压后向周边扩大剪开硬脑膜，切除肿瘤及基底部硬脑膜后，进一步向周边探查解剖与毗邻血管、神经。切除肿瘤后分别借助人工硬脑膜、大腿阔筋膜、鼻中隔带蒂黏膜瓣等行多层颅底修复重建。

随着内镜技术的逐步进步，内镜下经颅入路可利用较小的开颅完成操作，且减少对鼻腔的干扰和降低脑脊液漏的发生风险，具有较多优势，颅底外科医师应逐步尝试采用。

六、术后管理

术后管理包括常规液体补充、预防感染、维持内环境稳定、快速康复理念的推行等，同时针对术前就存在瘤周水肿的患者可给予甘露醇及糖皮质激素减轻水肿及降低颅内压。针对经眉弓、经眶入路的患者可使用滴眼液等减轻眼睑及结膜水肿；对于打开鼻窦的患者则需更加关注感染发生的可能，尤其是内镜经鼻入路的患者，则需更加警惕；对于打开额窦、颅底的患者，还需关注脑脊液漏的发生。

七、并发症

前颅底肿瘤手术后相对比较特殊的并发症如下。

1. 视觉受损 是中线前中颅底脑膜瘤的较严重并发症，包括术后即刻视觉受损和迟发受损，对患者影响较大。术后即刻受损的常见原因有电凝器的过度使用、磨开视神经管时的热损伤及机械损伤、垂体上动脉的损伤、视神经的牵拉损伤等。术后迟发视力下降原因不明，有学者提出术后48小时维持血压在正常高限可能比较重要。

2. 术后额叶水肿、出血 多与操作不规范、术中过度牵拉等有关。开颅严格到颅底、避免使用持续牵拉、术前放置腰大池引流、良好的麻醉等可降低术中颅内压，减少此类并发症发生。

3. 脑脊液漏 不管是经颅还是经鼻入路都可能发生，尤其是肿瘤破坏颅底骨质时，但内镜经鼻入路发生脑脊液漏的概率高于经颅入路。经鼻入路术中做好颅底重建、经颅入路术中处理好颅底及额窦至关重要。

4. 额窦黏液囊肿 主要由经颅入路中额窦打开后处理不当引起，与向额窦内填塞不可吸收的异物堵塞额窦向鼻腔的引流通道有关。

5. 鼻腔相关并发症 联合耳鼻喉科或遵循耳鼻喉医师对鼻腔的处理方式，充分理解功能鼻窦外科理念和操作，及时进行术后探查和清理，可在一定程度上减少鼻腔相关并发症的发生。

6. 嗅觉减退或丧失 嗅觉对于人的生活质量影响较大，虽然嗅沟脑膜瘤手术中较难保留嗅觉，但对于

一侧肿瘤并不太大和粘连的患者均应尝试去保留，术中尽早仔细操作和提前辨明有助于进行保护。经鼻切除嗅沟脑膜瘤因对嗅丝、嗅黏膜的损伤而导致保留嗅觉几乎不可能，但在经鼻切除鞍结节脑膜瘤中则是可以保护上述结构但也需同时保持嗅觉区域通气功能才能减少嗅觉障碍的发生。

7. 垂体功能低下　部分患者肿瘤如严重推挤或者粘连垂体柄/垂体组织，则有可能出现垂体功能低下，因此对于累及垂体柄/垂体组织的患者，术前、术后均应行垂体及靶腺激素检查。

八、后续治疗

前颅底脑膜瘤多数可实现较好的影像学全切，但实现完全的生物学全切有一定难度，因此所有患者均应长期、定期复查头部增强MRI，以便早期发现复发病灶。对于较小的病灶可行伽马刀等立体定向放射外科治疗；对于术中未能全切、病变范围较宽的患者，可推荐进行适形放射治疗。

九、手术视频

手术视频请见视频7-1-1。

▶ 视频7-1-1　前颅底脑膜瘤手术视频

十、预后及复发

1. 嗅沟脑膜瘤　复发取决于首次手术全切程度及肿瘤的病理级别，复发率的高低与文献报道的随访时间长短相关，文献报道5～10年的复发率在5%～41%。多数肿瘤复发除了与残余肿瘤有关以外，还与受累骨质没有被完全切除有关。因此手术入路的选择需要将颅底骨质受累程度也考虑在内。对于颅鼻沟通的脑膜瘤，选择Ⅰ期内镜经鼻联合经颅入路有助于减少肿瘤残留及复发，但需要团队合作。

2. 鞍结节脑膜瘤/蝶骨平台脑膜瘤　内镜经鼻入路可使85%的患者视力好转，但Simpson Ⅰ级切除的概率在80%左右；眶上外侧入路可使64%～74%的患者视力改善，可使84%～100%的患者达到Simpson Ⅰ级切除。

十一、要点及误区

1. 额叶脑功能　前颅底脑膜瘤多数在手术过程中

较容易到达，但前颅底与额底脑组织关系密切，尤其是直回等结构，额底脑组织并非无功能区域，其在人的认知、性格、社会功能方面发挥重要作用，因此需要在设计手术入路和术中操作时注意保护。

2. 额极、矢状窦及蝶顶窦的静脉保护　虽然这些区域的静脉窦较细，传统上认为对颅内压影响不大，但在临床工作中会发现静脉损伤亦可能引起严重的脑组织水肿、脑组织功能障碍等，因此对于既往认为"不重要"的静脉均应进行保护。

3. 肿瘤大小并不是经鼻入路的重要选择　对于部分前颅底小的脑膜瘤，看似经鼻入路较容易切除，但是部分区域在进行经鼻扩大入路时需要经过所有"嗅区"而牺牲嗅觉，会给患者带来严重的生活质量的下降，因此手术入路的选择需要结合多方面进行考虑。

（姜　曙　周培志）

第二节　垂体瘤

一、引言

垂体位于颅底中央的蝶鞍内，大小约1cm×1cm×0.5cm，重量约600mg，通过垂体柄与下丘脑相连，是人体重要的中枢内分泌器官。垂体由腺垂体（前叶）及神经垂体（后叶）组成，腺垂体分泌6种激素作用于人体不同靶器官发挥作用，分别是催乳素（PRL）、促肾上腺皮质激素（ACTH）、促甲状腺激素（TSH）、生长激素（GH）、卵泡刺激素（FSH）及黄体生成素（LH）。神经垂体无分泌功能，储存由下丘脑视上核及室旁核分泌的抗利尿激素（ADH）及缩宫素（OXT）。

垂体瘤是起源于腺垂体的肿瘤，绝大多数为良性，约占所有原发性脑肿瘤的10%，发病率仅次于胶质瘤及脑膜瘤。然而，有尸检研究发现人群中垂体微腺瘤（<1cm）的患病率高达20%～25%，但绝大多数并不表现出临床症状，也未对患者产生明显危害。通常，对于这样的微腺瘤不需要进行临床干预，而表现出临床症状需要进行相应治疗的患者只占了垂体瘤患者的少部分。

二、病理

既往通过对垂体瘤进行免疫组织化学染色，可将肿瘤区分为分泌不同激素的细胞腺瘤，如PRL细胞腺瘤、GH细胞腺瘤、ACTH细胞腺瘤、TSH细胞腺瘤、促性腺激素细胞腺瘤、多分泌功能细胞腺瘤及无内分泌功能的细胞腺瘤等。2017年，WHO对垂体腺瘤的分类进行了较大的改动，基于垂体细胞谱系的垂体肿瘤分类方法被提出，进一步推动了垂体肿瘤分类研究的深入。2022年，第5版《WHO内分泌与神经内分泌肿瘤分类》面世，将"垂体腺瘤"改为"垂体神经内分泌肿瘤"（PitNETs），"垂体腺癌"改名为"转移性垂体神经内分泌肿瘤"，该分类延续既往版本以免疫组化为基础进行分层分类，根据转录因子、激素和其他生物标志物的表达决定的细胞谱系来分类，如PIT1谱系的致密颗粒性生长激素细胞瘤、稀疏颗粒性生长激素细胞瘤、稀疏颗粒性催乳素细胞瘤、致密颗粒性催乳素细胞瘤、催乳素生长激素细胞瘤、促甲状腺激素细胞瘤，以及TPIT谱系的致密颗粒性促肾上腺皮质激素细胞瘤、稀疏颗粒性促肾上腺皮质激素细胞瘤、Crooke细胞瘤等，对临床病例的治疗及预后判断具有深远的指导意义。

三、临床表现

功能性垂体腺瘤可分泌相应腺垂体激素，引起人体内分泌功能紊乱。催乳素瘤、生长激素瘤、促肾上腺皮质激素腺瘤及罕见的促甲状腺激素腺瘤和促性腺激素腺瘤分别表现为闭经泌乳综合征、肢端肥大症（成人）或巨人症（小儿）、库欣综合征、继发性甲状腺功能亢进及性功能障碍。

随着垂体瘤的逐步增大，肿瘤组织可压迫周边毗邻结构。垂体瘤对鞍膈产生压迫及牵拉时，由于该组织被三叉神经第一支支配，患者可出现双侧额部、颞部或眶后疼痛，但疼痛的程度与肿瘤的大小无必然联系。

当肿瘤向上方生长时，前视觉通路容易受到影响。最早受到影响的部位通常为视交叉下部，因此患者表现为双侧颞部偏盲。肿瘤也可以偏侧生长，导致患者以单侧视力下降及视野缺损为主。当肿瘤继续向上生长，可以压迫下丘脑而出现下丘脑功能障碍，阻塞室间孔引起脑积水。

肿瘤在鞍内向侧方生长时，可以进入海绵窦甚至累及海绵窦外侧壁，引起相应部位的第Ⅲ～Ⅵ对脑神经功能障碍。如进一步突破进入颅中窝时，可以压迫颞叶内侧引起癫痫发作。

一些肿瘤可以向后生长压迫脑干，向下生长突入鼻腔引起相应的临床症状，这些情况并不常见。

垂体大腺瘤压迫正常垂体组织可引发相应的垂体功能低下表现。

垂体瘤通常表现为慢性病程。但少数情况下，当垂体瘤发生卒中时，患者可以突然出现头痛、视力下降甚至失明，并出现垂体危象、脑积水及意识障碍等，这种情况应引起足够的重视，在补充激素的同时，准备急诊手术切除肿瘤或采取其他术式缓解肿瘤对邻近组织的压迫和颅内高压。

功能性垂体腺瘤涉及内分泌系统改变，患者往往全身多个器官、系统由激素功能紊乱而受累，因此与内分泌科、放射科等多学科协作进行诊治，可使误诊率更低，治疗更加全面。

除催乳素表达显著增高的催乳素细胞瘤应首选多巴胺激动剂治疗外，大多数垂体瘤均需选择以手术为主的综合治疗。值得注意的是，催乳素抑制因子由下丘脑分泌，通过垂体柄运送至垂体前叶抑制催乳素的释放。垂体瘤向上方生长常使垂体柄的功能受到影响，导致催乳素的分泌增加引起高催乳素血症，临床上易误诊为催乳素瘤选择药物治疗，从而延误手术时机。当催乳素＞300ng/ml时，垂体催乳素瘤的可能性较大。值得注意的是，催乳素瘤的体积一般与血催乳素水平成正比，巨大催乳素瘤（＞4.0cm）患者的血催乳素水平甚至常大于4700ng/ml。

四、术前准备

在进行垂体瘤手术之前，要仔细、全面地进行患者内分泌学、神经眼科学及神经影像学评估。对于已经出现的肾上腺皮质激素或甲状腺激素水平低下，应在术前进行纠正，术中予以补充，避免出现意外。

应重视功能性垂体瘤的重症患者。库欣病患者往往病情较重，常合并严重的高血压、糖尿病、低钾血症，因免疫能力低下往往合并感染。肢端肥大症患者因心肌肥厚致心功能降低，同时常伴气道狭窄，大大增加麻醉风险。对促甲状腺激素瘤患者，需要在术前降低甲状腺激素水平改善基础代谢率及心室率，避免手术应激增加身体负担。为降低麻醉及围术期风险，与内分泌科、呼吸内科、心脏内科及麻醉科等科室协作在术前进行相应合并症的处理尤为重要。

对于经鼻蝶手术，颅底及鼻窦薄层三维CT价值较大，术前仔细阅片可以帮助手术医师判断蝶窦的气化类型、蝶窦内分隔情况、鞍底骨质厚薄及下沉的信息，以利于术中进入蝶窦后很快明确鞍底的位置。对于经鼻蝶手术，当鼻腔或蝶窦存在急性感染时，手术应该在感染控制良好以后进行。蝶鞍区增强MRI对肿瘤的情况提供了非常重要的细节信息，有文献报道在MRI中，肿瘤内部T_2加权像呈低信号提示肿瘤质地可能较韧。术前应从影像中判断出肿瘤与海绵窦的关系，以决定术中是否进入海绵窦及制订相应的方案。若肿瘤的上部呈分叶状突起，要警惕肿瘤已经突破鞍膈，可能与大脑前动脉及其分支产生粘连。同时，这种病变切除后发生脑脊液漏的可能性较大，因此应提前准备带蒂鼻黏膜瓣或阔筋膜以备行鞍底修补。

五、手术过程

1. 患者体位　全身麻醉后，患者取平卧位，躯干抬高15°～20°，头部稍后仰以保持面部平面水平，头顶偏向术者对侧10°～15°以利于术中操作。头部稍高于心脏，以降低海绵窦静脉压，减少静脉性出血。在这一体位下，以25°内镜插入鼻孔时，术者更容易显露中鼻甲区域并进行相应的手术操作。可选用头钉固定装置以更好地固定头部。患者髋关节及膝关节保持轻微屈曲位。使用薄膜胶布闭合患者眼睑，以防止角膜损伤及液体浸入。患者面部，包括鼻腔使用消毒液涂抹及浸泡，完成术区消毒。当预期需要取脂肪或大腿阔筋膜进行修补时，术前对右侧大腿外上进行消毒。内镜灌洗液可加入克林霉素以预防术后感染，术前可预防性静脉使用头孢菌素类抗生素。

2. **手术入路**　经蝶内镜垂体手术通常采用单鼻孔隔旁入路，即经鼻中隔与中鼻甲的间隙进入鼻腔，将中鼻甲向外侧推挤移位，并折断蝶窦吻部，将鼻中隔后部向对侧移位。通过黏膜下间隙的解剖和分离，将鼻中隔向对侧推移。当手术需要较大的手术空间及视野时，可切除中鼻甲。当肿瘤完全侵犯海绵窦或局部挤压/突破鞍膈向颅内生长时，往往需要采用双鼻孔入路进行肿瘤切除。

3. **手术操作**　经蝶内镜垂体手术的第一部分，主要通过非惯用手（假定为左手，下同）持内镜，惯用手持吸引器引导内镜进入鼻腔。首先看到的结构通常是下鼻甲，之后沿着中鼻甲的下缘进入鼻腔后份，即同侧鼻后孔与鼻咽部交界处。通过鼻后孔，可观察到咽扁桃体垂直走行的峙沟，外侧可见咽鼓管开口。确认中鼻甲与鼻后孔的上述解剖关系后，退回内镜与吸引器，并向后上方到达术区（图7-2-1）。

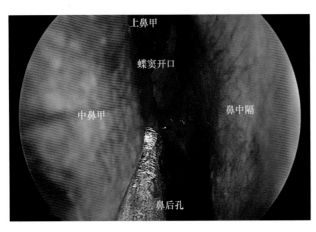

图7-2-1　鼻腔解剖结构

当手持内镜时，通常使用手掌、中指、环指及小指握持固定内镜，示指及拇指用于旋转摄像头以维持图像方向与解剖关系一致，这一姿势可将内镜插入角度保持在约25°。筷子技术的熟练运用可在单鼻孔入路下更容易地保持术野清晰，以及有利于后续切除

肿瘤分离操作。当患者头部保持水平时，插入内镜后容易显露中鼻甲。若中鼻甲与鼻中隔之间的空间较小，可在中鼻道内塞入数条棉片以轻柔地扩张中鼻道。插入及取出手术器械时必须注意不要伤及鼻腔黏膜。术中对鼻黏膜的手术创伤程度决定了术后鼻腔出血的严重程度。插入及取出具有锋利边缘的手术器械时，必须全程在内镜直视下完成，插入时最好利用手术器械自身的重力而不是强行推入。放入棉片数分钟后可取出棉片，扩张得到的空间可用于手术显露。鼻黏膜可能有轻微出血，可使用单极电凝控制中鼻道黏膜出血。调整内镜角度显露蝶窦开口，在蝶窦开口高度水平以针状单极向鼻腔浅部横行切开鼻中隔黏膜略超过中鼻甲前缘，并以鼻中隔剥离子向下剥离黏膜显露蝶窦前壁及鼻中隔后份骨质。再次利用周围解剖结构（中鼻甲下缘和鼻后孔）确认打开蝶窦前壁的位置。

经蝶内镜垂体手术的第二部分，使用4mm磨钻在鼻中隔后份，犁骨与蝶骨吻部交界处磨除骨质以推动鼻中隔向对侧移位。磨除蝶窦前壁，显露鞍底骨质。鞍底表现为一个凸起的结构，有时可见双侧颈动脉及海绵窦凸起。视神经凸起，视神经-颈动脉隐窝及鞍结节通常位于垂体术区前方，一般不需要显露。蝶窦前壁磨除部分从中鼻甲下缘水平至蝶窦开口，通常为中鼻甲下缘向上1～1.5cm。中鼻甲下缘平面较为固定且常用于定位。从中鼻甲下缘水平附近进入蝶窦后，可根据鞍底的显露情况进一步向上扩大显露范围。因为上鼻甲有时可能被误认为中鼻甲，若一开始即从中鼻甲上方打开蝶窦，可能误入颅前窝。因此，必须通过中鼻甲与鼻后孔的解剖关系来确认中鼻甲，即在矢状面上，中鼻甲下缘恰好位于鼻咽鼻后孔上方交界处。沿中鼻甲下缘向后可见斜坡压迹，约为鞍底水平下方1cm。

磨钻和咬骨钳均可用于打开蝶窦前壁。使用磨钻打开蝶窦前壁时，将高速磨钻与吸引管并排插入，首先磨除犁骨根部，待鼻中隔松动后将其推向对侧。解剖黏膜下间隙以显露蝶窦吻部两侧。在蝶窦前壁上沿外侧沟磨除骨质，之后向两侧显露蝶窦黏膜，剪开蝶窦黏膜后即可直视观察蝶窦后壁上鞍结节、斜坡、海绵窦及视神经等结构对应的骨性标志。此外，亦可先使用鼻中隔剥离器在鼻中隔/犁骨靠近蝶窦处形成应力性局部骨折，随后使用咬骨钳去除骨质打开蝶窦前壁。将折断的鼻中隔推向对侧，然后在黏膜下解剖对侧的蝶窦吻部。向两侧分离黏膜并显露蝶骨吻部前表面，使用咬骨钳沿外侧沟打开蝶窦前壁，并使用咬骨钳扩大蝶窦前壁的骨性开口。注意不要撕扯蝶窦黏膜，因为可能造成蝶窦壁渗血干扰手术。打开蝶窦前壁时通常需要去除直径 1～1.5cm 的骨质。可用高速磨钻或咬骨钳去除蝶窦内的分隔。根据鞍底显露情况，可进一步向上扩大蝶窦前壁开口。通常鞍底显露范围，前后从鞍结节一直延伸到斜坡压迹，左右从一侧海绵窦到另一侧海绵窦。

使用双极吸引电凝器电凝并切除蝶窦黏膜，使用吸引器触碰鞍底以感受鞍底骨质的厚薄程度。对于较厚的鞍底骨质，使用磨钻在鞍底下方外侧角钻孔，打开鞍底。若鞍底骨质较薄，可使用咬骨钳。之后使用微型咬骨钳呈环形去除骨质，扩大开口，充分显露两侧海绵窦之间的区域。使用双极电凝沿边缘对硬脑膜进行烧灼，并使用钩刀沿鞍底硬脑膜下方边缘切开硬脑膜，亦可使用中央十字形切口切开硬脑膜（图 7-2-2）。

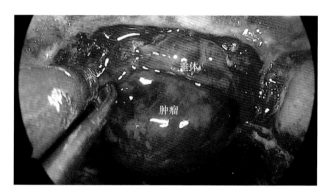

图 7-2-2　切开硬脑膜，分离肿瘤与正常垂体边界

经蝶内镜垂体手术的第三部分为肿瘤切除，分辨肿瘤组织与正常垂体，使用剥离子、刮匙及肿瘤镊等器械切除肿瘤组织送病理检查。肿瘤组织通常较软，多为白色，正常垂体前叶多为较致密浅黄色，而垂体后叶多为较致密白色。当垂体肿瘤较大时，一般先切除肿瘤后份，然后是两侧边界，理想情况下肿瘤前份将在重力及脑脊液压力作用下进入术野中央。若肿瘤下降不理想，可进一步使用环状刮匙尽量清除肿瘤组织。随着肿瘤长大，周边可能形成垂体假包膜，是否切除假包膜目前尚存争议。

对于垂体小腺瘤，常包裹于正常垂体组织之中，可使用显微剥离子切开垂体组织以定位肿瘤，随后使用刮匙切除肿瘤，并刮除肿瘤周围的薄层垂体组织以增加功能性微腺瘤实现内分泌缓解（图 7-2-3）。对于大腺瘤，通常在切开硬膜时肿瘤即涌出。必须注意吸引器的使用，避免因过度吸引导致标本量不足，无法完成进一步的病理组织学检查。当收集到足够的肿瘤样本后，可使用吸引器从蝶鞍中央进行吸引减瘤操作。对于较软肿瘤的切除，可使用一手持吸引器，另一手持刮匙进行操作，也可选择双手持吸引器操作。若肿瘤纤维成分较丰富，可一手持垂体环状刮匙轻柔刮取

肿瘤组织，另一手持吸引器。当肿瘤中央部分切除后，形成瘤腔，可使用 45° 刮匙及 90° 刮匙切除靠近鞍底的肿瘤部分。一手持朝下弯曲的垂体环状刮匙，另一手持朝下弯曲的吸引器以切除位置较低的部分肿瘤，完全切除后可显露鞍底硬脑膜。之后，使用朝上弯曲的吸引器和垂体环状刮匙以切除侧方生长的肿瘤。当侧方肿瘤完全切除后应可见海绵窦内侧壁。使用多种型号的上弯环形刮匙及吸引器逐渐切除前方肿瘤。辨识正常垂体组织并尽量保护。当看见鞍膈及前方肿瘤的边缘部分时，继续小心切除肿瘤。沿鞍膈边缘切除肿瘤后，肿瘤的鞍上部分将逐渐通过鞍膈开口下降进入鞍内。一手持朝上弯曲的吸引器，另一手持朝上弯曲的垂体环状刮匙，或双手持吸引器持续吸引切除下降的肿瘤。

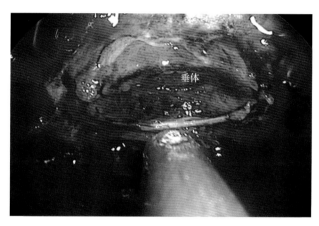

图 7-2-3　切除体积较小腺瘤，可见周边垂体组织

当肿瘤的鞍上部分切除后，通常可见上方薄层垂体组织。当垂体组织被肿瘤严重挤压牵拉后，可表现为一层透明的薄膜，类似于蛛网膜。若该结构在手术操作中被破坏，可引起脑脊液漏。有时，蛛网膜可沿鞍膈前缘突出于菲薄垂体组织前。垂体肿瘤的最后一部分通常位于垂体柄交界处，当最后一部分垂体肿瘤被切除后，透明菲薄的垂体组织将下降，呈现出水滴状，可见搏动（图 7-2-4）。当肿瘤残腔较大，而剩余组织菲薄的时候，需要使用自体脂肪组织填充并支撑肿瘤残腔以避免术后因上述膜性结构迟发性破裂出现脑脊液漏。迟发性脑脊液漏可由无意识的 Valsalva 动作引起，包括反复咳嗽、憋气等。

若肿瘤质地坚韧，含有较多纤维成分，肿瘤的鞍上部分可能无法自行下降，可采用 30° 内镜直接显露鞍上部分，或进一步去除蝶骨平台或鞍结节骨质，蛛网膜打开后使用 30° 内镜直视下观察视神经、视交叉、大脑前动脉系统及下丘脑下表面。若术中未发生脑脊液漏且肿瘤为微腺瘤，可不取自体脂肪填塞。若术中发生脑脊液漏，除自体脂肪外可取大腿筋膜进行修补。

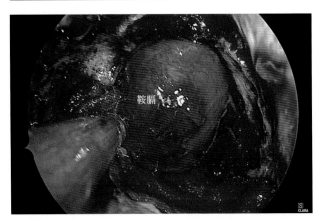

图7-2-4　切除大腺瘤后，可见较透明的鞍膈下落，超过鞍底骨质至蝶窦内

经蝶内镜垂体手术的第四部分为关闭鼻腔，使用打开蝶窦前壁时保留的自体骨片、配合人工硬脑膜，必要时辅助鼻中隔黏膜瓣重建鞍底。检查并清洁鼻咽及鼻腔，使用吸引器去除凝固的血块，将中鼻甲推回原位。

4. 术后管理　术后未发生脑脊液漏且鞍膈较厚实时，患者不必持续卧床。避免用力咳嗽、排便及擤鼻涕等增加颅内压的因素。对于术前垂体功能低下或术中垂体组织干扰较大的病例，需常规补充糖皮质激素及甲状腺激素（垂体-甲状腺轴功能低下时）数日至数周，根据患者情况调整药物剂量。当术中发生确切脑脊液漏且流量较大时，原则上建议卧床休息，加强营养，避免剧烈活动，等待伤口逐步生长牢靠。

5. 并发症

（1）脑脊液漏：是经蝶内镜垂体手术的潜在并发症，可发生于术中或术后迟发。对于术中未发生脑脊液漏但鞍膈菲薄的患者，术后早期也应减少活动，避免用力引起颅内压增高，如剧烈咳嗽、擤鼻涕等，便秘患者应使用药物辅助排便，以防鞍膈突发破裂引起大流量脑脊液漏。术中明确脑脊液漏的患者，因根据修补的方式（人工脑膜简单修补、带蒂鼻黏膜瓣修补、阔筋膜-带蒂鼻黏膜瓣多重修补），评估术后出现脑脊液漏的可能，原则上早期应适当卧床休息，避免过多活动，并在伤口生长牢靠之前避免剧烈活动。对于术中修补后，术后仍出现脑脊液漏的患者，应考虑腰椎穿刺置管持续引流，并密切关注患者是否存在颅内感染，予以药物进行控制，以利伤口生长。若腰椎穿刺置管后脑脊液鼻漏量并未减少或停止，应考虑再次手术行脑脊液漏修补术。

（2）肾上腺皮质功能危象：当患者术前存在肿瘤卒中合并垂体功能低下，或术中肿瘤-垂体边界粘连紧密，切除过程中垂体组织损害较大，同时术后未进行糖皮质激素补充时，患者可逐步出现意识障碍，常

伴有严重低钠血症，若不及时进行补充，将危及生命。

（3）尿崩症：会延长住院时间，处理不当会出现电解质紊乱甚至昏迷。可通过口服或静脉、皮下给予垂体后叶素、去氨加压素控制尿量，监测电解质情况。尿量减少时需及时减少用药量，避免稀释性低钠血症。

（4）鼻出血：迟发性鼻部大出血可发生于术后数日至三周，尽管存在术中颈内动脉损伤引起迟发性假性动脉瘤破裂导致大出血的可能性，但最常见的迟发性鼻部大出血原因是鼻中隔后动脉残端出血，通常可以通过直接压迫紧急止血，并且可以通过内镜下电凝彻底止血。

六、预后

绝大多数垂体瘤质地偏软，与周边组织粘连不紧密，通过手术可以达到全切。少数垂体瘤质地坚韧，与鞍膈、海绵窦内侧壁粘连紧密甚至完全侵犯，手术具有一定难度及风险，全切常难以达到。外科切除的程度是决定患者术后肿瘤是否复发的关键因素之一，肿瘤的病理类型是决定患者预后的重要因素。病理分型中属于"高危型垂体腺瘤"的，如稀疏颗粒性生长激素细胞腺瘤、静止性促肾上腺皮质激素细胞腺瘤、男性催乳素细胞腺瘤等，往往呈现侵袭性生长，难以达到手术全切。即使术中达到"镜下全切"，远期仍需密切随访关注有无复发。大多数垂体瘤Ki-67＜3%，影像及术中所见肿瘤无明显周围结构侵犯，全切后复发率较低。

七、总结

经蝶内镜垂体手术可分为四个基本步骤：内镜下显露蝶窦，打开蝶窦和鞍底，切除肿瘤，关颅。总体而言，第一步内镜下显露蝶骨吻部，利用了中鼻甲及鼻中隔之间的空间，单手持镜，在直视下另一只手持吸引器引导内镜进入。当蝶窦吻部显露满意后，使用固定支架或助手固定内镜，一手持磨钻，另一手持吸引器，打开蝶窦前壁以显露鞍底。骨质磨除完成后，调整内镜到适宜的角度以打开鞍底并切除肿瘤。最后，以碎骨片，配合人工硬脑膜，必要时辅助鼻中隔黏膜瓣重建鞍底修补鞍底，并将中鼻甲推回原位，结束手术。

八、要点及误区

（1）根据患者鼻腔大小、病变的范围决定是否切除中鼻甲、上鼻甲，以及前、后组筛窦，以利于器械在通道内的一定范围内操作而不产生阻碍。

（2）处理鼻腔黏膜务必做到确切止血，这是防止术后出现鼻出血的关键。

（3）进入蝶窦后，对比患者颅底薄层CT及薄层鞍区增强MRI，仔细识别鞍底的标志性结构，如颈内动脉隆起、视神经隆起、外侧视神经-颈内动脉间隙、内侧视神经-颈内动脉间隙、鞍上切迹等，是防止视神经、颈内动脉损伤的关键。

（4）无论是否需要磨除海绵窦底壁骨质，谨慎、熟练地使用金刚砂磨头对颅底骨质进行蛋壳化磨除后，使用剥离子剥除剩余部分，可以在很大程度上避免重要结构的损伤。

（5）根据术中是否有脑脊液流出，以及流量的大小，选择可靠的修补方式，并适当配合术后腰椎穿刺（腰穿）持续引流数日，可使绝大部分脑脊液漏口得到愈合。

九、所需器械

内镜垂体手术需要选择恰当的手术器械。内镜手术需要0°、30°和70°的内镜及其附件，包括视频成像系统、内镜光源、镜头清洁装置、内镜固定支架，以及众多其他专为内镜垂体手术所设计的手术器械。内镜长度至少应为18cm，以保证内镜附件与患者面部之间有足够的距离和操作空间。

适当的内镜固定支架有助于减少抖动，提高视频稳定性，并且能够使用双手器械操作，如在使用磨钻及切除大块肿瘤时。一些特定的手术程序需要动态调整视野范围及方向，如最初显露蝶窦吻部及观察鞍区解剖角落处是否有残余肿瘤时。内镜支架能在手术中的大部分时候提供稳定的视角，无须有经验的助手持续手持镜头。应用内镜固定支架牢固固定内镜镜头，同时能够在固定态和手动态之间便捷地切换。

内镜垂体手术需要准备众多的专用手术器械，止血器械包括单极吸引电凝、双极吸引电凝器。这些止血工具均为一次性，单极吸引电凝器的本体是可弯曲的，并且附有绝缘层。可塑形的单极吸引电凝器可用于蝶窦前壁打开前的鼻腔止血准备。双极吸引电凝器主要用于硬膜及硬膜内的止血。用于鞍区内镜手术的吸引管的形态多种多样（5号及7号吸引管）。小型钛夹可用于封闭硬膜，修补漏口。其他的手术器械还包括咬骨钳、高速磨钻、垂体环状刮匙、微型剥离子、微型钩刀及鼻中隔分离器。

（蔡博文 郑松平 尹森林）

第三节 颅咽管瘤

一、引言

颅咽管瘤（craniopharyngioma，CP）是罕见的颅内上皮性肿瘤，起源于胚胎发育过程中残留的颅咽管遗迹。在胚胎发育过程中，原始口凹形成之后，口咽膜前方的原始口凹顶部向上凹陷翻折，形成了拉特克囊（Rathke pouch），初步形成的拉特克囊继续向颅内移行，带动原始口凹顶部的部分外胚层向上移动，这部分外胚层在拉特克囊迁移的通路上形成了连接拉特克囊与原始口凹之间的管状结构，即颅咽管。尽管解剖学上称其为颅颊管（craniobuccal duct）更合理，但习惯上仍称其为颅咽管。进入颅内的拉特克囊最终与前脑神经外胚层的漏斗突相接触，分别发育形成未来的腺垂体（垂体前叶）与神经垂体（垂体后叶）。拉特克囊可有遗迹残留在垂体中间部，而残留的颅咽管则随着蝶骨的骨化和蝶窦的闭合逐渐退化消失或仅留遗迹。颅咽管瘤曾经称为拉特克囊瘤、垂体管肿瘤等。

目前流行病学调查显示，颅咽管瘤占所有原发颅内肿瘤的2%～5%，在儿童群体中，这一比例高达15%，目前尚无证据显示颅咽管瘤的发生具有遗传相关性。颅咽管瘤可发生于任何年龄段，但在整体人群中有两个发病高峰：6～16岁和50～70岁。进一步研究显示，美国每年约有350例新发颅咽管瘤，占所有颅内肿瘤的1%～3%，占所有儿童颅内肿瘤的5%～10%。然而在日本和部分非洲国家的发病率稍高于世界平均水平，且男女发病率大致相等。

二、病理

颅咽管瘤（ICD-O 9350/1）是起源于脑实质外的肿瘤，是病理学良性并部分伴有囊变的上皮性肿瘤，可以被进一步分为具有不同形态学和分子生物学特征的两个类型：造釉细胞型颅咽管瘤（adamantinomatous craniopharyngioma，ACP，ICD-O 9351/1）和鳞状乳头型颅咽管瘤（papillary craniopharyngioma，PCP，ICD-O 9352/1），两者均被归类于WHO Ⅰ级神经系统肿瘤。造釉细胞型颅咽管瘤在儿童更为常见，鳞状乳头型颅咽管瘤在成人中更加常见，而兼具ACP与PCP特点的颅咽管瘤极为罕见。

1. 造釉细胞型颅咽管瘤　通常位于鞍内和（或）鞍上，与成釉细胞瘤、牙源性角化囊肿和钙化囊肿具有相似的病理特点。"Adamantinomatous"一词源自希腊语 αδαμας，意为如石头般坚硬，强调了ACP的钙化特点。

（1）大体病理：ACP通常表现为坚韧的、分叶的、部分囊变的及常伴钙化的病变，平均大小3～4cm。ACP通常在鞍上池内扩展，单纯的鞍内或鞍上病例相对少见。ACP与垂体柄、腺垂体、下丘脑及血管神经等通常粘连紧密，并且常造成第三脑室底的移位。

ACP囊内充满浑浊、黏稠的暗棕色机油样囊液，其中含有囊壁脱落退变形成的胆固醇结晶。

（2）组织病理：镜下可见ACP分实性成分与囊性成分，实性成分呈苜蓿草样分叶并由（假复层柱状）上皮细胞小梁沟通吻合。小叶周边肿瘤细胞排布成栅栏状，而小叶内部由较为松散的星状细胞团构成。肿瘤细胞常无明显的核异型性和多形性。角质细胞退变形成的角化珠较为常见且可发生钙化，囊腔的形成是由于角化珠的进一步退变。更大的囊腔内壁通常衬覆更为扁平的上皮细胞，类似角质囊肿和PCP，因无透明角质颗粒和薄层无核鳞屑而不似表皮样囊肿。

ACP间质常有明显的纤维化、慢性炎症、含铁血黄素沉积和胆固醇裂隙。对于复发性肿瘤上述改变及钙化可能是广泛的，甚至导致原有的上皮成分被掩盖。肉芽肿、巨细胞、黑色素沉积及牙齿形成均可见于ACP，但相对罕见。此外，ACP与某些牙源性肿瘤（如成釉细胞瘤等）具有相似的形态结构及基因改变，ACP尚能表达一些釉质蛋白如釉质素等，甚至形成牙齿。

（3）分子病理：近年来的研究证实，WNT/β-catenin信号通路的过度激活在ACP的发病中起重要作用。人源ACP标本的研究发现存在CTNNB1基因（编码β-catenin蛋白）突变，这类突变导致了β-catenin N端关键磷酸化位点的替换或删除，增强了β-catenin蛋白的稳定性并导致其向核内转位，进而过度激活WNT/β-catenin信号通路，并据此建立了相应β-catenin突变的基因工程小鼠ACP原位模型。

2. 鳞状乳头型颅咽管瘤　是分化较好的乳头状上皮性肿瘤，以实性成分为主，可兼具小囊，呈复层鳞状上皮，少有钙化，无栅栏状排列的细胞和湿性角化物结节。

（1）大体病理：PCP较ACP小，平均直径2.6cm，少有钙化，主要是实性成分。PCP通常与周边结构分界清楚，不易粘连。其中伴囊腔者一般囊液清亮，多为黄色黏液，不含胆固醇结晶。部分PCP囊腔可与瘤体等大。肿瘤呈囊实性者，其实性部分多为小的黄绿色壁结节（多小于1cm）。PCP的着生部位与ACP类似，但更多地见于鞍上，也可局限于第三脑室。

（2）组织病理：PCP由多层分化良好的鳞状上皮围绕纤维血管核心形成，片状的上皮细胞层产生纵向裂隙而形成假乳头，是其特征性病变。位于肿瘤基底层的细胞可表现出一定程度的栅栏状排列，也可在PCP中见到小群角化细胞。肿瘤囊壁可退变，囊内缺乏假乳头结构，部分肿瘤可出现杯状细胞、纤毛细胞，故易与拉特克囊肿混淆。

PCP间质中常可见到小群的淋巴细胞及浆细胞，

有时间质可发生乏细胞的透明样变。出血、坏死和钙化在PCP中并不常见。

（3）分子病理：Brastianos对3例PCP进行了全外显子组测序，发现其中两例都出现了BRAF基因的点突变，该突变会导致MAPK/ERK通路的持续活化，最终影响细胞分裂和分化。而后续更大样本的研究在来自36个患者的PCP标本中发现了其中34例携带有BRAF-V600E突变，经免疫组化证实BRAF-V600E突变蛋白在肿瘤细胞广泛表达。上述研究突出了BRAF-V600E在PCP致病机制中的重要作用，也开启了针对BRAF-V600E特异性小分子抑制剂靶向治疗PCP的新领域。

三、临床表现

颅咽管瘤可引起不同形式的临床症状，主要取决于肿瘤的位置、大小、生长方式、侵及范围等。颅咽管瘤一般生长较缓慢，当肿瘤较小时，可主要表现为内分泌功能障碍。当肿瘤较大产生压迫时，可出现视力下降/视野缺损、颅内高压症状（头痛、恶心、呕吐等）、下丘脑-垂体功能障碍等。部分患者术前下丘脑功能障碍严重，可表现为肥胖、昼夜节律失调、体温调节功能障碍等。部分患者伴发梗阻性脑积水，可出现意识障碍甚至昏迷。颅咽管瘤引起的常见症状、体征见表7-3-1。

表7-3-1　颅咽管瘤各症状、体征发生频率

症状/体征	发生频率
头痛	7%～81%
恶心/呕吐	21%～54%
视盘水肿	6%～29%
脑神经麻痹	2%～27%
共济失调/步态不稳	3%～18%
认知障碍	8%～36%
意识障碍/昏迷	3%～29%
视野缺损	46%～79%
视力下降	39%～80%
生长发育迟滞	8%～93%
性成熟障碍	4%～24%
性功能障碍	10%～85%
疲乏	22%～47%
嗜睡	5%～20%
厌食/消瘦	8%～20%
肥胖	4%～17%
多饮/多尿	3%～23%

四、术前准备

1. 术前神经系统影像学检查

（1）头颅CT扫描：是诊断颅咽管瘤的重要检查（尤其在儿童中），它的作用是判定肿瘤的囊变和钙化，这是诊断颅咽管瘤的关键点。术后的CT可观察钙化是否消失，也可判定颅咽管瘤切除成功与否。有研究认为，为了避免儿童受到辐射，无须常规进行头颅CT检查。

（2）头部MRI扫描：肿瘤可为囊性、实性或混合性。头部MRI扫描可以明确颅咽管瘤的囊变和解剖结构的变化，如视交叉、垂体、垂体柄、下丘脑、第三脑室等。在T₁加权像中，肿瘤的实体部分（包括钙化组织）和囊壁，特别是造釉细胞型，可能显示从低信号到高信号，其信号高低主要取决于囊内蛋白的含量。颅咽管瘤的实性部分通常在MRI上表现为T_1加权像低信号、T_2加权像高信号，在注射增强造影剂后，实性区域和囊壁可表现为显著的均一强化或不均匀强化。囊性颅咽管瘤的瘤体可能会向周围间隙生长，可延伸至视神经间隙、第三脑室底、第三脑室前部、外侧裂、

脚间池、斜坡、桥小脑角等。在颅咽管瘤中，MRI通常不可能证实钙化的存在或不存在，但其对手术入路的选择有着指导意义。

2. 术前MRI分型

术前根据头部MRI扫描对颅咽管瘤进行分型，对手术方案的制订和预后评估十分重要，但目前为止仍无统一标准。Yasargil根据肿瘤所处的位置将颅咽管瘤分成了A~F型；日本学者Morisako则结合了肿瘤生长方式、起源位置将肿瘤分为鞍内型、视交叉前型、视交叉后型和第三脑室内型；Kassam基于内镜切除颅咽管瘤的相关临床实践，将颅咽管瘤分为0、Ⅰ、Ⅱ、Ⅲ、Ⅳ型；国内有学者结合肿瘤与蛛网膜之间的关系，将颅咽管瘤分成了Q、S、T三种类型，也有学者使用"鹰头"分型反映颅咽管瘤与下丘脑的拓扑关系。

其中，鞍内型、视交叉前型、视交叉后型和第三脑室内型分型如下。

（1）鞍内型（图7-3-1）：肿瘤起源于垂体柄的鞍内部分。肿瘤较小时可容纳于垂体窝内，不压迫鞍上神经及动脉。随着肿瘤生长可使鞍膈膨隆，压迫视神经、视交叉及颈动脉，乃至到达第三脑室底部。

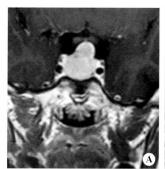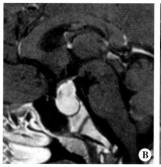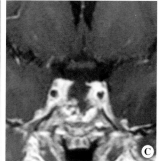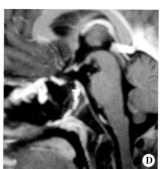

图7-3-1 肿瘤大部分位于鞍内，小部分向上生长至鞍上
A、B. 术前；C、D. 术后

（2）视交叉前型（图7-3-2）：肿瘤起源于垂体柄的前部，生长方向为经视神经间隙向颅前窝方向。肿瘤占据额叶位置，并向后压迫视交叉和前交通动脉，乃至占据第三脑室前部。

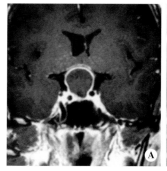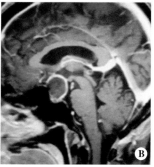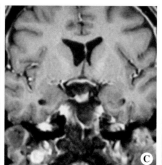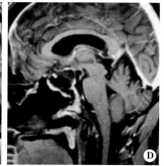

图7-3-2 肿瘤向后压迫视交叉，垂体及垂体柄受压迫已显示不清
A、B. 术前；C、D. 术后

（3）视交叉后型（图7-3-3）：肿瘤起源于垂体柄的后部，瘤体突破第三脑室底，可充满第三脑室前部或整个第三脑室。视交叉和前交通动脉都保持在相对正常位置。视交叉后型颅咽管瘤约占儿童颅咽管瘤的63%，为最常见的颅咽管瘤类型。患者视力可能受影响不大，但可出现视盘水肿。

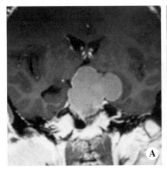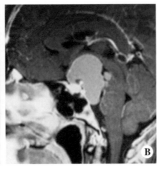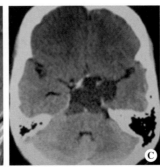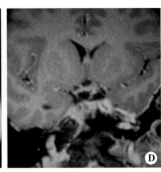

图7-3-3 肿瘤向颅后窝方向生长
A、B. 术前；C、D. 术后

（4）第三脑室内型（图7-3-4）：肿瘤起源于第三脑室底，手术入路可考虑半球间经终板入路。

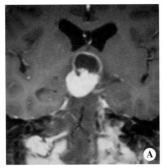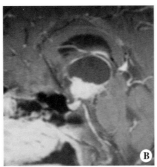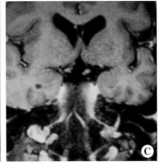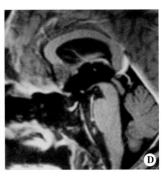

图7-3-4 肿瘤起源于第三脑室底，向上生长入第三脑室
A、B. 术前；C、D. 术后

3. 术前分级 颅咽管瘤虽然是良性肿瘤，但其与周围组织的粘连行为仍然是神经外科手术中的巨大挑战，特别是其与下丘脑的毗邻关系，足以决定手术难度和手术方式。因此在术前对其进行相关分级，对手术的进行有巨大的帮助。临床上，依据颅咽管瘤侵袭下丘脑的程度，分为3级。

（1）术前0级颅咽管瘤：无下丘脑受累，第三脑室底板正常，瘤体完全位于大脑前动脉下方（图7-3-5）。

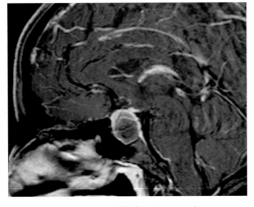

图7-3-5 肿瘤未累及下丘脑

（2）术前1级颅咽管瘤：MRI上可见下丘脑受压迫、移位，可以识别下丘脑解剖结构，下丘脑漏斗部可见部分瘤体或钙化部分（图7-3-6）。

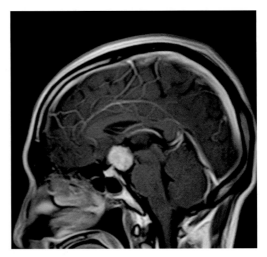

图7-3-6 肿瘤轻度压迫下丘脑

（3）术前2级颅咽管瘤：肿瘤严重挤压下丘脑，MRI中无法识别下丘脑解剖结构（图7-3-7）。

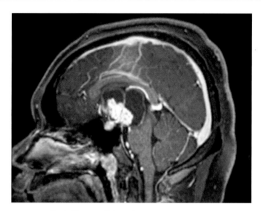

图 7-3-7　肿瘤向鞍上和鞍后发展，严重压迫下丘脑，形态显示不清，第三脑室受压严重

　　总之，术前应仔细分析患者 MRI 以确认相应解剖标志，通常需要确认视交叉与肿瘤的相对位置、前交通动脉的定位、鞍膈的完整性、侧脑室大小、下丘脑相关结构、乳头体与脑干之间的成角等，这些信息将有助于术前判断肿瘤与下丘脑等结构之间的关系，以便制订出最佳的手术入路。

　　4. 头部其他影像学检查　术前应根据患者情况进行 CT 头部血管三维重建增强扫描，以了解肿瘤附近区域甚至肿瘤内部重要血管的情况，便于制订手术计划，并在术中注意保护。少部分患者甚至合并动脉瘤，应综合评估优先处理肿瘤还是动脉瘤。另外，应进行 CT 颅底薄层三维重建扫描，以了解颅底骨质的情况，特别是准备经鼻手术的患者，更应了解鼻腔、蝶窦等情况。

　　5. 垂体相关激素水平测定　测定生长激素、甲状腺功能［游离三碘甲状腺原氨酸（FT$_3$）、游离四碘甲状腺原氨酸（FT$_4$）、促甲状腺激素］、促肾上腺皮质激素、皮质醇（PTC，上午 8 时采血）、性激素 6 项［卵泡刺激素、黄体生成激素、睾酮（T）、雌二醇（E$_2$）、孕激素（P）及催乳素］等。颅咽管瘤患者常因下丘脑-垂体内分泌系统受压导致激素分泌紊乱，尤其是甲状腺激素和类固醇激素的缺乏会严重影响患者的手术应激性。因此，对于此类患者术前 3 天至 1 周予以甲状腺激素及泼尼松口服能在很大程度上提升患者对手术的耐受性，加快术后康复。此外，根据患者情况需关注尿量、尿渗透压、尿电解质、尿比重等。

　　6. 视力、视野相关检查　普通视力检查、电脑视野检查及眼底检查等眼科检查。

　　7. 身高、体重及发育情况

　　8. 其他常规的术前检查　心电图（高龄患者可进一步进行心脏彩超检查）、胸部 CT、血常规、血生化、术前凝血常规等，并根据情况必要时请麻醉科协助评估手术风险。

五、手术过程

　　关于颅咽管瘤的最佳治疗方案一直饱受争议，争论主要集中在：①手术入路的选择及肿瘤切除范围大小；②放射治疗在颅咽管瘤治疗中的重要性和必要性；③囊内治疗在颅咽管瘤治疗中的风险及疗效。目前来讲，儿童和成人颅咽管瘤的治疗策略总体一致。随着显微神经外科技术的发展和神经影像学的进步，现阶段国际上普遍接受的治疗观点是在最大化保护下丘脑等重要神经和血管的基础上对肿瘤进行全切，或根据具体情况进行次全切或仅进行限制性手术（部分切除、穿刺抽吸、安置引流管等），术后联合放射治疗最大限度限制肿瘤生长。颅咽管瘤远期治疗的关键在于患者家庭是否能承担得起术后长期甚至终身的激素替代治疗所带来的压力。此外，多学科团队（包括神经外科、心理科、肿瘤放射科、内分泌科等）的协同合作在该病治疗过程中也尤为重要。

　　颅咽管瘤能够实现全切通常得益于两个"界面"的解剖学支持。第一个界面即蛛网膜界面。鞍上型脑池内的肿瘤与周围重要的血管（颈内动脉、大脑前动脉、前交通动脉等）和神经（视神经与动眼神经）之间有蛛网膜隔开，使肿瘤与之轻至中度粘连，术中分离难度不大，应仔细寻找蛛网膜界面，以达到肿瘤的全切和周围结构的保护。第二个界面即肿瘤与脑实质之间的胶质增生层。颅咽管瘤的侵袭性生长方式常使肿瘤呈手指状向脑实质内浸润（灰结节、第三脑室前下外侧壁等），这种侵袭性生长方式在造釉细胞型颅咽管瘤中尤为常见，而鳞状乳头型颅咽管瘤则很少有浸润，肿瘤的复发与浸润性生长有直接联系。肿瘤浸润会刺激罗森塔尔（Rosenthal）纤维与星形胶质细胞增生，形成几百微米到毫米级厚度的胶质增生层，有效地将肿瘤与脑实质隔开，为术中分离肿瘤囊壁提供了安全界面。胶质增生层的出现也降低了肿瘤全切后的复发率。此外，对于囊性颅咽管瘤，在切除时应注意防止囊液流到正常组织间隙，因为囊液可能导致无菌性炎症等继发性损伤，进而加重患者的术后反应。

　　颅咽管瘤生长部位和形态学变化多样，故没有固定的手术入路。文献中报道的针对颅咽管瘤的手术入路多种多样，包括经翼点入路、经额底纵裂入路、经颞下小脑幕入路、经前部胼胝体-透明隔间隙-穹窿间入路、经额眶入路、经终板入路、经皮质入路、经鼻蝶入路等（表 7-3-2）。

表7-3-2 颅咽管瘤手术入路

入路	适应证	优势	劣势
经额底纵裂入路	肿瘤位于鞍上，未长入第三脑室	较好地显露视神经、视交叉及同侧颈内动脉	难以处理长入第三脑室的肿瘤，视交叉底面视野差
经前部胼胝体-透明隔间隙-穹隆间入路	大部分肿瘤长入第三脑室	较好地显露第三脑室内部情况	难以辨别解剖标志；胼胝体前部撕裂；双侧穹隆有受损风险；视交叉底面视野差
经翼点入路	肿瘤位于鞍上，主体长入脚间窝	距鞍旁区域距离最短	单侧入路，同侧视神经底面视野差
经颞下小脑幕入路	肿瘤长入脚间池、斜坡和桥小脑角区	鞍后区域视野好	容易损伤滑车神经，视交叉、垂体柄视野差
经额眶入路	肿瘤位于鞍上，未长入第三脑室，主体长入脚间窝	叠加了额底入路和翼点入路的优势，并且有更加开阔的视野	同额底入路及翼点入路，增加了显露过程的损伤和牵拉
经终板入路	肿瘤位于鞍上并长入第三脑室前份	易于处理长入第三脑室前份的肿瘤	难以定位侧面解剖标志；下丘脑损伤风险高
经皮质入路	肿瘤长入第三脑室并伴有严重脑积水	较好地显露同侧室间孔、第三脑室前份及对侧第三脑室	损伤正常额叶；需伴有严重脑积水方可经此入路；视交叉底面视野差；增加术后癫痫发作概率
经鼻蝶入路	鞍内型或部分鞍内型肿瘤，肿瘤大部分为囊性	可进行早期瘤内减压，增加手术操作空间；住院时间短；创伤小、组织牵拉少；疼痛少	蝶窦气化程度低时手术难度大；难以控制术中大血管出血；脑脊液鼻漏风险高；难以处理偏离中线、向侧面生长的肿瘤

对于较大的颅咽管瘤（下至桥延沟、上至室间孔以上），可以选择改良翼点入路，该入路在翼点解剖的基础之上移除了眶上缘的限制，并切除眶上壁，离断颧弓充分显露瘤区视野，为术者抵达鞍上区域提供了最短、最直接的通道，并且尽可能减少甚至消除对正常脑组织的牵拉，能减少皮质及嗅神经的损伤。无论选择何种手术入路方式，都应该遵循充分显露瘤体、尽量保护下丘脑及尽可能全切肿瘤这些基本原则。

1. 经颅入路 术中应适时使用甘露醇脱水，其利尿作用在1小时内达到最大。在开颅及切硬膜过程中应让患者过度通气，使其二氧化碳分压保持在26～28mmHg，以便最大限度降低患者颅内压。通过侧裂及基底池逐渐释放脑脊液便足以降低脑组织张力，即便是在术前合并中等程度脑积水的情况之下，通过上述降颅内压操作仍可为术中操作提供足够的空间而无须对正常脑组织过度牵拉。有15%～66%的颅咽管瘤患者合并脑积水，但绝大部分患者术前无须行脑室分流术，通过合理的手术入路全切或近全切除肿瘤是打通脑脊液通路的最佳办法。针对术前合并脑积水并且出现药物无法控制的致命性高颅内压，可以临时采取脑室外引流术为计划手术争取时间。

较大的颅咽管瘤往往侵占整个鞍上池，挤压周围重要结构，导致许多解剖标志移位难以定位，因此术中理清重要血管（大脑中动脉、颈内动脉、大脑前动脉、前交通动脉等）的走行可以为术者提供参照。通常定位大血管的做法：首先，分开侧裂，找到位置相对恒定的大脑中动脉远端；其次，沿该动脉向近心端逐渐解剖定位同侧颈内动脉分叉处，同时可以确定大脑前动脉及颈内动脉主干；最后，沿颈内动脉近端寻至前床突便可明确视神经及视交叉与肿瘤的相对位置。显微双极在解剖血管过程中具有速度上的优势，但也伴随着更高的医源性血管撕裂风险，因此对术者使用器械的熟练度要求很高。尤其在面对再次手术患者时，此前的手术操作或放射治疗可能使其血管弹性变差甚至纤维化，术者更难拿捏双极开合的力度。因此建议在面对患者血管条件较差或周围穿支血管较难处理时，经验尚浅的医师应挑选更加合适的解剖器械在蛛网膜界面细致操作。

同侧血管分离后，可进行肿瘤穿刺抽吸囊液，并分块切除瘤内实性部分，但此时操作仍局限于瘤内，囊壁仍需保留，继续借助蛛网膜界面，术者可在视交叉旁区域逐步分离与肿瘤粘连的视神经、颈内动脉及其分支，以及清理视交叉底面区域。手术过程中应当尽量保留垂体柄的完整性。若术中无法分离出垂体柄，则应尽量在靠近垂体一端离断垂体柄，以便保证下丘脑结构的完整性。当整个大脑动脉环、垂体柄、视神经、视交叉从肿瘤表面分离下来之后，通过持续地牵拉囊壁和钝性分离便可借助胶质增生层将与下丘脑粘连的肿瘤逐步分离。囊壁切除后需仔细排查易残存肿瘤的区域，如视交叉底面及下丘脑前下侧面，以确保肿瘤全切。

　　病例 1：患者，男性，55 岁，复发颅咽管瘤，行开颅手术，手术视频见视频 7-3-1。复发颅咽管瘤与颈内动脉、大脑前动脉、后交通动脉、脉络膜前动脉、前穿动脉等致密粘连（图 7-3-8，图 7-3-9）。

▶ 视频 7-3-1　复发颅咽管瘤，行开颅术

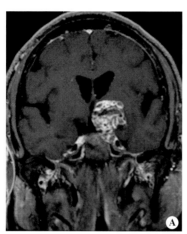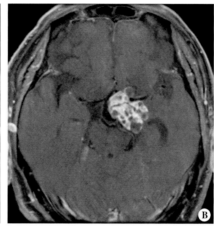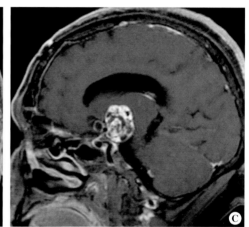

图 7-3-8　病例 1 患者术前 MRI

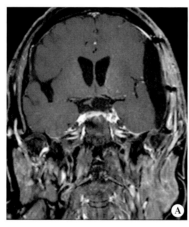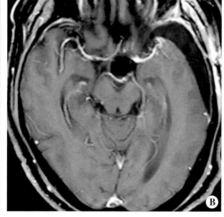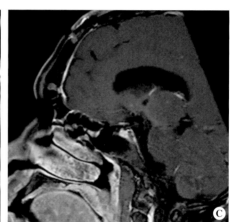

图 7-3-9　病例 1 患者术后 MRI

　　2. 经蝶入路　尽管大部分的颅咽管瘤起源自垂体柄、灰结节，仍有部分颅咽管瘤根部起源于垂体前叶。鞍内型颅咽管瘤由于鞍膈的存在，肿瘤与大脑动脉环、视神经及下丘脑等结构分隔开来。针对这部分颅咽管瘤，经蝶入路是最佳手术方案。因为鞍内型颅咽管瘤在向上生长过程中会逐渐与鞍膈紧密粘连甚至融为一体，而以往显微镜下经蝶手术无法将鞍膈一同切除，所以难以做到肿瘤全切。而随着神经内镜的发展及扩大经蝶入路的改良，越来越多的颅咽管瘤可以通过经鼻蝶入路得以全切，且也有越来越多的神经外科中心将内镜下经蝶切除颅咽管瘤的指征逐渐放宽至部分鞍上甚至完全鞍上型颅咽管瘤。

　　颅咽管瘤患儿因蝶窦气化程度低，所以术中需要磨除更多骨质。为确保入路方向正确，应常规行颅底三维 CT 及 MRI 颅脑术中导航引导手术。颅底硬膜切开进入垂体窝之后，可看见正常垂体被挤向一边，若垂体组织阻隔视野则可沿中线切开垂体显露肿瘤。剥出肿瘤囊壁与周围结构间的裂隙后便可开始囊内减压，抽吸囊液，分块切除肿瘤实体部分。将囊壁从海绵窦内侧壁上仔细剥离，若肿瘤与鞍膈粘连则需一同切除。与垂体柄部分粘连的肿瘤可借助双极电凝锐性分离，以做到肿瘤全切。鞍膈切除后需移植自体脂肪修补颅底，术后推荐腰大池置管，减少脑脊液鼻漏发生率。

　　许多的研究显示，经蝶入路患者术后无论视力、

视野改善情况还是下丘脑、垂体功能恢复情况均优于开颅患者，而且经蝶手术给患者带来了更高的全切率及更低的肿瘤复发率。但经蝶患者肿瘤通常较小，多局限于鞍内，对下丘脑干扰较小，且很少伴发脑积水和颅内高压，所以由于患者选择偏倚的存在，既往的对比研究结果值得商榷。但不可否认的是，随着神经内镜的发展，内镜下经蝶切除颅咽管瘤的指征将会进一步放宽，内镜在颅咽管瘤治疗中的优势也会得到更好的展现。

病例2：患者，女性，32岁，颅咽管瘤，行经鼻内镜下肿瘤切除术，手术操作见视频7-3-2。肿瘤对下丘脑侵袭，边界不清（图7-3-10，图7-3-11）。

▶ 视频7-3-2　颅咽管瘤，行经鼻内镜下肿瘤切除

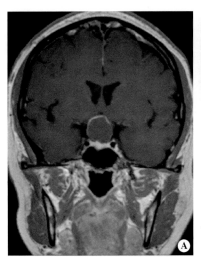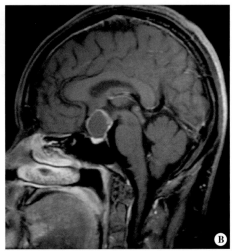

图7-3-10　病例2患者术前MRI

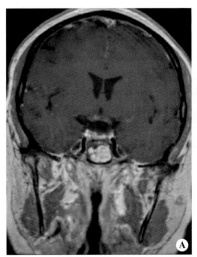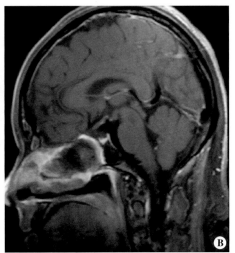

图7-3-11　病例2患者术后MRI

病例3：患者，女性，51岁，复发颅咽管瘤，行经鼻内镜下肿瘤切除术，手术操作见视频7-3-3。复发颅咽管瘤与视神经、视交叉、下丘脑等致密粘连（图7-3-12，图7-3-13）。

▶ 视频7-3-3　复发颅咽管瘤，行经鼻内镜下肿瘤切除术

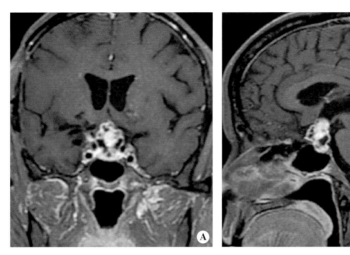

图 7-3-12　病例 3 患者术前 MRI

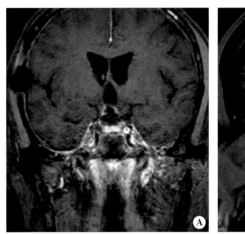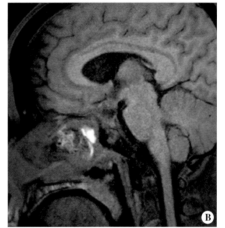

图 7-3-13　病例 3 患者术后 MRI

六、术后管理

颅咽管瘤患者的术后管理至关重要，并且需要关注的细节较多，某一个细节管理不到位都可能导致患者出现严重的术后反应，甚至会危及患者生命。颅咽管瘤患者的术后管理难点在于下丘脑功能紊乱，患者可表现为尿崩症、电解质紊乱、中枢性高热、昏迷、难治性肥胖、癫痫、记忆障碍、情感淡漠等。在糖皮质激素运用之前，颅咽管瘤患者术后死亡率、致残率极高，而术中及术后使用糖皮质激素可防治下丘脑损伤、促进术后恢复。糖皮质激素具有抗炎作用，可收缩血管减少下丘脑毛细血管渗出及炎症因子浸润。约 90% 的患者术后会出现尿崩症及电解质紊乱，尿崩症通常在术后当天便开始出现，术后第 1 周尿崩症可能会与抗利尿激素分泌失调综合征（syndrome of inappropriate secretion of antidiuretic hormone，SIADH）交替出现。患者术后应每天记录每小时尿量及监测血清电解质变化，并及时根据血钠浓度随时调整含钠液体的摄入，避免血清电解质浓度出现巨大波动（可能从低钠血症直接转为高钠血症或交替出现）。约 75%

的患儿术后会出现永久性尿崩，对于渴觉中枢未受损的患者，口服醋酸去氨加压素能有效控制尿量。罕见的由于下丘脑严重损伤导致渴觉中枢受损并伴有抗利尿激素分泌不足的患者可出现严重的水、电解质代谢紊乱。同时，对于癫痫发作的患者，除予以药物控制以外应关注其血钠变化，血钠紊乱时，癫痫亦难以控制，控制癫痫与调节电解质紊乱应同时进行。此外，术后应根据血清激素情况，酌情给予激素补充。

七、并发症

颅咽管瘤患者术后最常见的并发症是内分泌紊乱。积极的手术治疗可能导致术后内分泌功能低下，包括糖皮质激素缺乏、甲状腺激素缺乏、性激素缺乏、生长激素缺乏等。其中，对于肾上腺皮质激素分泌不足的患者，可使用氢化可的松或泼尼松进行替代治疗；对于甲状腺激素缺乏的患者，可使用左旋甲状腺素进行替代治疗；对于性激素低下的患者，男性可使用十一酸睾酮进行替代治疗，年轻女性可使用雌孕激素序贯替代治疗、高龄女性可使用替勃龙治疗；对于生长激素缺乏的患者，应根据患者的年龄等因素决定替代治疗的方法与剂量，并定期复查。颅咽管瘤患者术后发生尿崩症的比例较高，对于轻度尿崩症患者，无须药物处理；对于中重度尿崩症患者，在补充体液丢失量的同时应给予去氨加压素或垂体后叶素等治疗，同时应关注电解质状况。有学者建议术中应尽可能完整保留垂体柄，以改善术后内分泌状态。

颅咽管瘤患者术后还经常出现电解质代谢紊乱，主要包括低钠血症、高钠血症等。低钠血症应注意鉴别抗利尿激素分泌失调综合征和脑耗盐综合征（cerebral salt-wasting syndrome，CSWS），并给予补钠和对应处理。高钠血症的治疗主要是限制钠盐及含钠液体的输入，并根据情况口服温开水治疗；对于少部分重度高钠血症患者，如果上述方法治疗无效或者合并急性肾损伤，可以考虑行连续性肾脏替代治疗。当患者术后出现电解质代谢紊乱时，应注意每天至少复查一次电解质，并根据复查结果予以调整治疗方案。

颅咽管瘤患者术后可能出现视力下降。其中术前视野缺损的时间和范围、视交叉与肿瘤的关系，以及手术方式等都是预测术后视力情况的重要指标。如上所述，颅咽管瘤患者术后下丘脑功能紊乱，还可能出现中枢性高热、昏迷、难治性肥胖、癫痫、记忆障碍、情感淡漠等。有学者指出，颅咽管瘤患者术后可能出现神经心理学问题，这可能与额叶损伤有一定关系。

此外，由于颅咽管瘤可能与周围血管粘连紧密，术中剥离肿瘤可能会损伤血管外膜，同时，术后也可能由血管痉挛导致脑缺血。

八、后续治疗

1. 放射治疗　颅咽管瘤对放射线敏感，放射治疗对控制颅咽管瘤的进展、预防肿瘤复发有一定疗效，常作为肿瘤次全切后的辅助治疗及肿瘤复发时的补救治疗。对于肿瘤多次复发、难以耐受手术或不愿接受手术的患者，也可以进行放射治疗。

颅咽管瘤次全切术后有55%～85%的复发概率，而联合术后放射治疗可将复发率降低至15%～20%。虽然目前缺少直接比较颅咽管瘤次全切和次全切术后联合放射治疗两种治疗方案预后的Ⅲ期临床试验，但大量回顾性研究表明颅咽管瘤次全切联合术后放射治疗可以提高局部肿瘤的控制效果。另外，颅咽管瘤复发后进行补救性放射治疗，患者的总体生存率可高达85%～100%。目前对于术后残余的颅咽管瘤，放射治疗时机仍存在争议。研究显示，术后早期（术后1～3个月）放射治疗与颅咽管瘤复发或进展时再进行放射治疗得到的肿瘤局部控制率非常接近。

当照射剂量大于60Gy时视神经损伤概率增加，故大多数肿瘤放射治疗科医师对颅咽管瘤采用54～55.8Gy的放射治疗剂量，分割剂量为1.8Gy。

立体定向放射治疗现已成为颅咽管瘤的常规辅助治疗手段，伽马刀是最主要的放射治疗方式。伽马刀治疗的最佳适应证为肿瘤直径小于3cm、肿瘤主体为实性结构、与视神经相距数毫米；较小的靠近视神经的囊性或混合性肿瘤也可以选择放射治疗。由于病变在视神经附近，伽马刀治疗颅咽管瘤的照射剂量受到限制，尽管目前没有统一的剂量标准，但大多数中心的照射剂量约为12Gy。

放射治疗应在充分告知患者及其家属不良反应的情况下谨慎进行，尤其是对颅咽管瘤儿童患者，因其生存周期更长，遭受放射治疗后发生不良反应的概率更大。比起短期不良反应，更值得关注的是放射治疗的远期不良反应，其发生概率和严重程度与患者接受放射治疗的年龄、射线照射的脑区体积等多个因素有关。患者可出现垂体功能低下、视力损害、听力损失、认知功能障碍等表现。另外，放射治疗会加重颅咽管瘤同周围组织的粘连，给再次手术带来困难，甚至丧失再次手术机会。此外，伽马刀可能使肿瘤囊性成分发生进展，仍需严格谨慎地把握临床使用指征。

2. 囊内治疗　囊内或腔内照射，又称为腔内近距离放射治疗，目前已经开始探索性地应用在囊性颅咽管瘤的治疗中。虽然囊内治疗可以有效控制复发的囊性颅咽管瘤，但它对薄壁的单囊型原发颅咽管瘤最为有效，有时甚至可以达到治愈效果。Leksell和Liden于20世纪50年代首次提出使用β射线对囊性颅咽管瘤进行囊内局部放射治疗的概念。他们的做法是在立体定向引导下，通过细针穿刺囊壁抽出一定体积的囊液，然后注射等体积的放射性核素，借助核素产生的β射线杀伤肿瘤细胞。然而这类治疗方式仍在探索当中，只有当其他治疗方式均宣告失败时，才考虑使用囊内治疗减轻患者症状。

3. 颅咽管瘤复发　颅咽管瘤初次经颅手术后的复发率变化很大（9%～51%），中位复发时间26～96个月不等，最长复发时间达27年。复发率和平均复发时间取决于首次手术切除范围和术后放射治疗的使用。全切除与次全切除术后辅助放射治疗的2年和5年无进展生存率分别为88%和91%，67%和69%。全切除与次全切除术后辅助放射治疗的5年和10年总生存率分别为98%和99%，98%和95%。全切除与次全切除术后辅助放射治疗相比，无进展生存率和总生存率差异无统计学意义。但也有报道显示，全切除术后加或不加放射治疗的10年复发率为0，次全切除后的10年复发率为62%，次全切除加放射治疗后的10年复发率为23%。

对于成人颅咽管瘤来说，全切除、次全切除和次全切除后加放射治疗的复发率分别为6%～20%、10%～75%和17%。全切除后的肿瘤平均复发时间为20～96个月（范围1～213个月），次全切除后的平均复发时间为3.5～7.1个月，全切除术后复发率显著低于次全切除术后复发率。在儿童颅咽管瘤的研究中，肿瘤全切除后的总复发率为18%～32%，次全切除后的总复发率达到100%，次全切除加放射治疗的总复发率为43%。全切除的平均复发时间为30个月，次全切除的平均复发时间为10个月。

对于颅咽管瘤复发，最重要的影响因素是手术切除肿瘤的程度。其他因素包括肿瘤直径大于4～5cm、鞍外延伸、延伸至第三脑室、脑积水、钙化率大于10%的肿瘤等。有证据表明，复发性颅咽管瘤中上皮细胞黏附分子和垂体瘤转化基因的表达率高于原发性肿瘤，两者可作为预测肿瘤复发的指标。

有学者进行了121例儿童和成人颅咽管瘤患者的10年长期随访，所有复发的患者均接受了常规的影像学随访检查。共29例患者（24%）出现影像学可见的复发，1年复发率为12.8%，5年复发率为23.4%。术后接受放射治疗的患者的复发率明显低于未接受放射治疗的患者（分别为4.0%和15.2%）。复发肿瘤的直径为0.8～4.0cm（平均2.5cm）。儿童和成人患者相比较，复发率没有差异，鳞状乳头型与造釉细胞型之间的复发率也没有差异。29例肿瘤复发患者中，26例选择再次手术（18例经颅，8例经蝶）。其中仅有3个（11.5%）完成了肿瘤全切除。18例复发患者进行了术后放射治疗。26例选择再次接受手术治疗的患者中有6例（23%）再次复发，其中5例在第一次复发后接受了放射治疗，1例未接受放射治疗。由于初次手术或放射治疗可导致术区的粘连，复发颅咽管瘤再次行手术治疗的难度会大大增加，并且完全切除的比例会下降。因此，初次手术是治愈颅咽管瘤的关键，应在保护重要神经和血管的前提下，争取全切肿瘤，达到治愈的效果。

九、预后

近些年，随着影像学技术的进步、显微手术器械的改进、显微神经外科理念的更新和技术的提高、围术期患者的精细化管理等，颅咽管瘤患者的手术效果得到了显著改善，术后并发症也明显减少，手术死亡率已降至0～2%，10年生存率达58%～66%，儿童10年生存率较成人高。对于复杂颅咽管瘤，即使经验丰富的医师也难以保证完全切除肿瘤，术后仍有一定的复发率。复发颅咽管瘤基本位于原位或邻近部位，大多数复发发生于术后5年以内，影响颅咽管瘤术后复发的重要因素是肿瘤细胞对下丘脑的浸润、肿瘤的切

除范围，以及术后放射治疗的应用等。颅咽管瘤的组织学亚型与术后复发之间的关系仍不明确。颅咽管瘤部分切除的患者术后复发率明显增高，一旦肿瘤复发，手术完整切除肿瘤的概率只有20%左右，且手术切除后死亡率也增高，5年生存率低于50%，所以在不引起严重神经功能障碍的情况下，首次手术应力争全切肿瘤。

鉴于颅咽管瘤与下丘脑的毗邻关系，通过术后MRI可以了解下丘脑的损伤情况，并有助于评估患者的预后。术后下丘脑损伤的影像分级如下：①下丘脑0级损伤，下丘脑结构无明显损伤；②下丘脑1级损伤，第三脑室底板异常和（或）灰结节裂口；③下丘脑2级损伤，第三脑室底部完全缺损或被残余肿瘤广泛突破。

十、总结

目前，颅咽管瘤的治疗仍然是国际神经外科界的一大难题。应继续加强对颅咽管瘤的基础与临床研究，以增加对颅咽管瘤的认识，在术前做到个性化评估并设计治疗方案，在术中最大限度切除肿瘤的同时尽量保护重要的神经和血管，并在围术期做到精细化管理，降低术后并发症。初次手术是治愈颅咽管瘤的关键，应十分重视。同时，应注重多学科合作，针对肿瘤的具体情况，不应盲目追求全切，次全切肿瘤并辅以放射治疗也可以取得较好的疗效。随着医学界深入研究颅咽管瘤发生和发展的机制，未来可能出现靶向治疗、免疫治疗等综合治疗方案，进一步改善颅咽管瘤的治疗效果。

十一、手术要点与误区

1. 手术要点

（1）手术切除颅咽管瘤能够达到完全治愈的效果，在保护重要神经和血管的前提下，应争取全切肿瘤，达到治愈的效果。

（2）术前应根据肿瘤的具体特征，如形态、大小及与周围解剖结构的关系等，选择合适的手术入路进行手术。

（3）术中应注意保护垂体、垂体柄、下丘脑、视神经、视交叉及重要的血管等，尤其是准确寻找和分辨肿瘤的边界，并保护好下丘脑的核团。术中神经和血管的保护对于患者术后的生活质量起决定性作用。

（4）应该在颅咽管瘤整个围术期，包括术前、术中、术后，注重对下丘脑-垂体功能进行评估与管理，并维持激素、水、电解质的平衡。

2. 手术误区

（1）术中盲目追求不切实际的全切。当肿瘤与下丘脑等重要神经和血管粘连特别严重时，不应过度追

求全切，以减少术后并发症的发生。

（2）术中对垂体上动脉、垂体下动脉及供应下丘脑的穿支血管等重视度不够。

（3）围术期对下丘脑-垂体内分泌轴的功能维护不重视，导致激素、水、电解质代谢紊乱。

（徐建国　张　敬）

第四节　颅底脊索瘤

一、引言

脊索瘤（chordoma）起源于胚胎脊索的残余，是罕见的低级别原发性骨肿瘤，患病率小于0.1/100 000，仅占原发性骨肿瘤的1%～4%，具有局部侵袭性。脊索瘤的发病年龄多见于50～60岁，常位于原始脊索的两端，大宗资料分析发现骶尾椎及颅底中线区域脊索瘤分别约占机体中轴生长部位的29.2%和32%，脊柱其他部位等约占32.8%。本章作为颅底肿瘤部分现只讨论颅底脊索瘤（skull base chordoma）。颅底脊索瘤较为少见，占比不到所有颅内肿瘤的0.2%，常位于斜坡，或以斜坡为中心发展，累及周围重要结构，如海绵窦、颈内动脉、垂体窝、视神经、基底动脉、脑干、后组脑神经等，外加颅底位置深在、结构复杂、病变与周围组织关系密切。因此，颅底脊索瘤的治疗，尤其是如何实现完全切除，是神经外科医师面临的重大课题。

二、病理

颅底脊索瘤病理上和其他部位的脊索瘤无差异，一般包括三种病理类型：普通型、软骨样型和间质型，其中普通型最为常见，占脊索瘤病例的80%～85%；也有学者将之分为经典型（classic）、软骨样型（chondroid）、去分化型（dedifferentiated）三型。形态学上肿瘤表面呈分叶状或结节状，有不完整的包膜，色灰白或灰红，切面呈胶状或软骨样。肿瘤质地韧或者硬者，常呈"花菜样"生长，即肿瘤有结节样生长、子瘤等；对质地软者，常呈"迷宫样"破坏性生长，常与破坏的骨质间杂。瘤组织中可见残留碎骨性或骨小梁间隔，易出血、坏死和囊性变。肿瘤细胞为上皮样细胞，胞体大，多边形。低倍镜下见上皮细胞样小叶在黏液基质背景下被纤维隔膜包围成簇，细胞质内含有大量空泡，故又称囊泡细胞或空泡细胞（physaliferous cell）（图7-4-1）。除上述典型所见外，软骨样脊索瘤镜下尚有多少不等的透明软骨样区域，去分化型则含普通型成分和恶性间充质成分，镜下非典型性增加，表现为肿瘤增殖活跃，黏液含量显著减少并可见核分裂象。

分子生物学见上述类型均表达细胞角蛋白，多数表达EMA和S-100蛋白。另外，Brachyury是由人类T基因编码的在脊索发育过程中发挥重要作用的转录因子，其在轴骨中正常的、未分化的胚胎脊索中表达。Brachyury作为一种与脊索分化相关的核蛋白，是脊索瘤最具特异性的标志物，在分子病理诊断中起着不可或缺的作用，但低分化肿瘤和去分化区域可能出现Brachyury蛋白缺失。另外，研究发现在散发性和家族性脊索瘤病例中，都发现了brachyury基因的遗传改变，并且随着brachyury的表达增强，发现肿瘤细胞的生长和侵袭性也相应增加。此外，也有报道低分化脊索瘤存在SMARCB1/INI1染色缺失，其可能成为脊索瘤诊断的标志之一。脊索瘤细胞遗传学的研究也发现了1p和3p的丢失，以及7号和19号染色体的增加等情况。

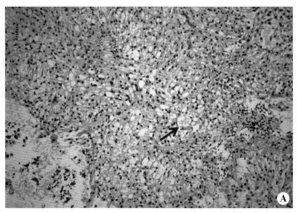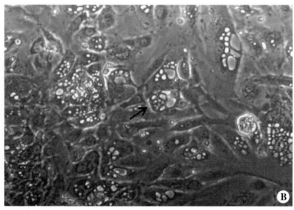

图7-4-1　脊索瘤组织及细胞的镜下特点

A.经典脊索瘤组织镜下见细胞样小叶在黏液基质背景下被纤维隔膜包围成簇，出现特征性的空泡细胞（红色箭头）；B.脊索瘤细胞培养过程中出现的空泡样改变（红色箭头）

三、生长部位及分型

斜坡（clivus）是颅底脊索瘤最常见的生长区域。上斜坡在肿瘤斜坡起源部位中最为常见，此处病变可累及多种重要解剖结构，如鞍区骨质，压迫垂体、垂体柄、视神经，包绕一侧或双侧颈内动脉等，向前可累及蝶窦、鼻道，两侧可侵犯海绵窦，向上压迫垂体、视交叉、第三脑室底等，向后可累及鞍背、脑干、基底动脉等。中斜坡、下斜坡在肿瘤中线起源部位中则相对少见，病变向前可累及咽后壁，向后压迫脑干，向上侵及上斜坡部位，向下累及枕骨大孔、寰枢椎，两侧可侵桥小脑角及颈静脉孔区域等。颅颈交界处的脊索瘤既可侵蚀斜坡下部又能累及齿状突、寰枢椎体及枕骨大孔周围组织，此处的病变关系到极重要的解剖结构如延髓，椎、基底动脉系统等，切除较为困难，容易残留，完全切除后通常会引起颅颈局部的稳定性减退甚至消失。此外肿瘤较大时可侵及整个斜坡，侵至一侧或两侧颅底、颈部等。

为了更好地了解和处理不同位置的脊索瘤，通常依据颅底重要的解剖结构、组织腔隙等将其进行分型，从而更好地指导临床实践。现将国内外主要分型列举如下。

1997 年 Al-Mefty 等根据累及解剖腔隙的数量及手术入路的复杂程度将颅底脊索瘤分为 3 种类型，其中肿瘤局限于单个颅底解剖腔隙为 I 型；侵犯 2 个甚至多个腔隙，但可通过一种颅底入路全切的为 II 型；侵犯多个腔隙，需联合应用多个颅底入路全切的为 III 型。

2005 年周定标教授等根据肿瘤起源和发展方向，将其分为鞍区型、颅中窝型、颅后窝型、鼻（口）咽型和混合型。

2006 年张俊廷教授等根据肿瘤的生长部位，将颅底脊索瘤分为 5 型，即蝶鞍型、颅中窝型、斜坡型、颅颈交界型及广泛型。

2013 年张亚卓、桂松柏教授等提出经鼻内镜手术入路分型：将颅底分为中线区域、中线及中线旁区域，中线区域分别以鞍底下缘、蝶窦下壁将斜坡分为上中下三部分，进而分为颅底型、上斜坡型、上中斜坡型、中下斜坡型、下斜坡型和全斜坡型，而累及中线及中线旁区域则被分为广泛型。

四、临床表现

颅底脊索瘤临床表现与肿瘤生长部位、体积大小、累及范围、进展速度有关。常发病隐匿，生长缓慢，病程较长。其出现症状时通常已经具有较大体积或累及邻近结构。头痛是颅底脊索瘤最常见的非特异症状，约 70% 的患者出现头痛，有时在就医前已头痛数年，头痛常为全头痛，呈持续性，如有颅内压升高则症状明显加重，瘤体较大时可出现瘤内出血，但此种现象较为少见。

起源于鼻咽近处的脊索瘤，常突入到鼻咽或浸润一个或更多的鼻旁窦，引起通气堵塞。患者可出现耳鸣、疼痛，鼻腔有淡血性或脓性分泌物流出。上斜坡的脊索瘤可累及邻近的视神经及垂体组织，患者可表现为视力下降、视野缺损伴或不伴有内分泌性疾病如多尿、怕冷、闭经、肥胖等；肿瘤累及鞍旁海绵窦部还可引起第 III、IV、VI 对脑神经麻痹。此外，肿瘤生长靠上可出现梗阻性脑积水，患者可出现认知、记忆、大小便障碍。起源于中、下斜坡部的脊索瘤可压迫邻近的脑干，出现眼球震颤、共济失调、锥体束征等。累及桥小脑角区还可引起吞咽困难、听觉障碍、面瘫、眩晕等。颅颈交界区域除出现上述中、下斜坡累及症状外，患者还可能出现颈部疼痛、颈部活动障碍，肿瘤较大时可向前压迫咽喉部，致使患者出现声音嘶哑，呼吸、吞咽困难。此外，肿瘤侵及一侧或双侧脑组织时可能出现癫痫，累及功能区时可能出现躯体感觉、运动障碍。

五、诊断与鉴别诊断

可依据影像学及组织病理检测做出颅底脊索瘤术前初步及术后最终诊断。但是颅底脊索瘤和软骨肉瘤的生物学行为、影像学表现较为相似，两者的术前鉴别困难，甚至需要活检才能实现。一般地，软骨肉瘤主要起源于颅底，好发于中线旁，多见于蝶岩斜交界区，颅底脊索瘤则更常位于中线。行细胞角蛋白、S-100 及 Brachyury 免疫组化染色对二者鉴别具有重要作用，EMA 虽是脊索瘤的敏感标志物，但因其不具有特异性而对鉴别作用不大。

六、治疗

（一）手术治疗

手术切除是颅底脊索瘤治疗最有效的措施，在保护患者神经功能及生活质量的前提下完全切除甚至扩大切除是神经外科医师追求的目标。目前认为，最大限度切除肿瘤，辅以放射治疗，是颅底脊索瘤最佳的治疗模式。应该强调的是术者不能为了全切而全切，手术的目的是在保护重要神经血管的前提下，最大限度切除肿瘤，提高患者生活质量。

由于颅底脊索瘤呈侵袭性生长且具有远处转移的可能，理论上，发现病变时就应该积极进行手术处理，具体手术入路的选择依据病变的位置和大小。一般地，如果病变位于颅底腹侧中线、旁正中线，如上、中、下斜坡，侵及蝶骨、海绵窦等，可采用前路手术包括扩大额下（extended subfrontal）、经蝶窦（transsphenoidal）等入路；如果病变累及海绵窦、床突旁、侧颅底等，可采用前外侧入路包括翼点带或不带眶颧的入路（pterional with or without an orbitozygomatic osteotomy）；病变如果向后侧或外侧生长更多，或者以侧颅底为中心生长，则可经颅中窝或经岩入路（middle fossa or transpetrosal approach）。对于下斜坡和枕骨大孔的肿瘤，远外侧经颈、经髁骨（transjugular，transcondylar）或经口入路（transoral）可能更合适。如果病变足够大，两种入路方式或者显微镜内镜的联合使用有助于全切。必要时，可以多学科或者多个亚专业组联合手术治疗，以提高全切率。

1. 前路经鼻经口切除术

（1）术前准备

1）影像学检查：对患者影像学评估是至关重要的，头部MRI和颅底三维CT作为必备术前检查方法。MRI可以显示肿瘤的边界及与邻近结构的关系，CT的骨窗可用于评估病变对骨质的侵蚀情况、肿瘤的钙化及蝶窦的气化程度，CT重建可了解肿瘤与血管神经的位置关系，可协助术者了解病变位置、大小及与周围组织的毗邻关系，以此制订合理的手术方案。头颈部MRA或CT血管成像（CTA）可考虑用于评估颅内大血管情况、诊断和鉴别诊断，以及了解是否伴发血管性疾病如动脉瘤。

2）垂体功能检查有助于了解垂体功能状态及围术期用药等。

3）此外，术前医师应详细了解来院患者的自身状况（如年龄、血压、血糖、心肺功能、恶性肿瘤病史等）。

4）对视力、视野、听力、运动功能等肿瘤引起的常见问题开展相应检查。

5）怀疑病变存在远处转移的患者应该行彻底的全身检查，以评估疾病的程度、选择合适的辅助治疗方案。检查包括颈部、胸部、腹部和骨盆的正电子发射断层成像（PET）及骨骼扫描。

（2）手术过程：对于颅底中线区域的病变而言，显微镜下/内镜下经鼻蝶入路广受术者欢迎，神经内镜因其具有视野好、多角度、抵近观察、创伤小的特点，逐渐成为此疾病治疗的首选。本部分仅简述内镜下经鼻蝶入路（endoscopic transnasal sphenoidal approach）手术过程。

1）体位：患者取仰卧位，头部后仰10°～20°，双侧鼻腔充分碘伏消毒。

2）切口与入路：一般采用单侧（右侧）经鼻入路以减少损伤及鼻腔后遗症，如肿瘤累及范围广，也可以采用经双侧鼻腔；如若肿瘤向一侧海绵窦、翼腭窝等方向生长，采用扩大经鼻入路（expanded endonasal approach，EEA）；若向双侧侵袭性生长，考虑双侧EEA；若肿瘤位于中下斜坡，甚至侵及颈1、颈2水平，可以考虑经口或者口鼻联合；对于广泛侵及颅底的，考虑多个入路联合或者分期手术治疗。经口入路者，常设计中线直切口；对于累及范围广者，也可以设计马蹄形切口。

3）显露肿瘤：①使用肾上腺素生理盐水棉条逐步扩张鼻道，显露蝶窦开口；②从蝶窦开口内上开始，根据肿瘤是否侵入硬膜下，或者术中计划是否切除受累硬膜，做或预留带蒂黏膜瓣并留置于后鼻道；③小心磨除蝶窦前壁、下壁、底壁骨质，常可见肿瘤组织和（或）受累骨质；④充分显露肿瘤组织，需要时扩大磨除瘤周骨质；⑤对于部分侵犯寰枢关节的，颈前肌群附着点最好能保留，或者至少部分保留。

4）病灶处理：使用吸引器、刮匙和肿瘤钳对肿瘤进行分块切除，对于质地软的肿瘤，尽可能用吸引器、刮匙等去除，对于"迷宫式"生长的肿瘤，要尽可能磨除被侵蚀的骨质，以免误判切净而残留；对于质地硬的，则尽可能找寻到肿瘤边界，找寻是否有子瘤，一并切除；肿瘤切除后，尽可能磨除受侵犯的骨质并妥善止血；对于部分侵犯寰枢关节的，建议尽可能切除病变的同时，保留部分骨性结构，有利于维持术后颅颈稳定性。

5）颅底重建：病变切除后需要评估是否存在脑脊液漏的情况，如有脑脊液漏，需要严格颅底重建，一般采用人工硬脑膜、自体脂肪（非必需）、阔筋膜、带蒂鼻中隔黏膜瓣等多层重建方法，外层可予以颅底封合胶封闭；如术中无脑脊液漏，则无须自体材料，常规重建即可。如果累及下斜坡、颈1、颈2等的病变，寰枢关节已经被破坏，颅颈稳定性明显变差，则需要行后路的颅颈固定手术。对于经口手术者，咽后壁筋膜、肌层和黏膜层分层缝合，减少感染和脑脊液漏的概率。

病例1 展示一例蝶鞍型脊索瘤患者的术前术后影像资料及神经内镜下切除的手术视频（图7-4-2，视频7-4-1）。

▶ 视频7-4-1 内镜经鼻切除蝶鞍型脊索瘤手术视频

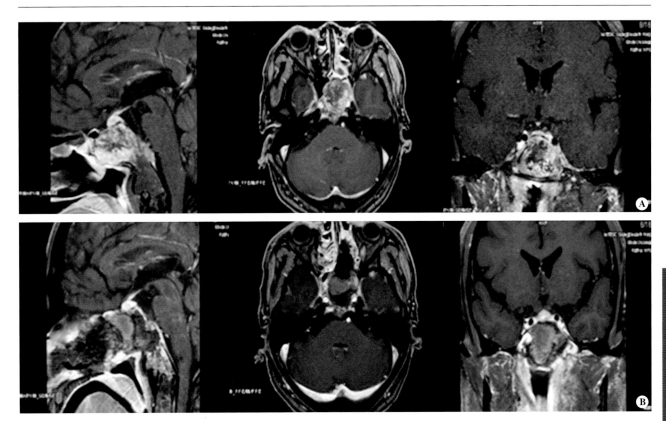

图7-4-2　神经内镜下经鼻切除蝶鞍型脊索瘤

A. 术前头部增强MRI扫描显示肿瘤轻度强化，累及蝶窦、包绕双侧颈内动脉，对周围骨质无明显侵及；B. 术后3天的增强MRI示病变基本上实现全部切除

病例2　展示一例复杂颅颈交界型脊索瘤术前术后影像资料及神经内镜下切除的手术视频（图7-4-3，视频7-4-2）。

▶ 视频7-4-2　内镜经口切除颅颈交界型脊索瘤手术视频

2. 开颅切除术　术前准备同上。手术过程如下。

（1）翼点入路（pterional approach）：累及鞍区、海绵窦、前颅底、岩尖、上斜坡的可以考虑选择。其手术的要点如下。

1）体位：①头位摆放要突出面部，将颧弓置于最高处，顶部偏低，借助脑部的重力作用方便颅底的显露；②合理调整头部角度，翼点入路的深部显露受蝶骨嵴的影响较大，面部向对侧转动的角度越大，前颅窝底的显露越直接；转动角度越小，向颅后窝的显露则相对容易。

2）皮肤切口始于耳屏前方，止于正中矢状线外2～3cm，弧形发际线内；虽然许多颅内病变均可通过翼点入路显露和切除，但对具体位置病变要具体对待。

3）开颅：颅前窝底部病变开颅要侧重于额部显露，蝶骨嵴后颅中窝底病变开颅要侧重于鳞状缝以下颞极显露；蝶骨嵴磨除可增加硬脑膜下显露的角度，蝶骨嵴磨除得越多手术显露就越充分，但应保证眶外侧壁完整；如果能从硬膜外到达并切除病变，则优于硬膜下入路；侧裂分开有利于术野深部的显露。

4）病灶处理：充分释放脑脊液减压后，先尽可能检视一下病变与周围血管、神经之间的关系，尤其是颈内动脉主干及其主要分支，以及进入海绵窦的第Ⅲ、Ⅳ、Ⅴ、Ⅵ对脑神经。大多数脊索瘤血供不丰富，使用吸引器、双极，必要时采用刮匙、剪刀和肿瘤钳对肿瘤进行分块切除，控制好出血可以更好地保护正常结构，其他切除要点同经鼻手术。

5）关颅：常规分层关颅，如果骨质损害范围大或与筛窦、蝶窦相通可能出现脑脊液漏时，可以考虑取自体脂肪、筋膜予以修补；一般留置硬膜下引流管，48小时拔除。

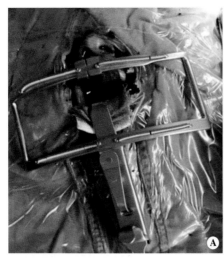

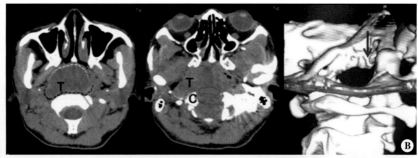

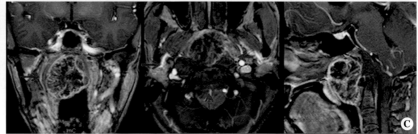

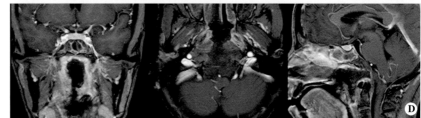

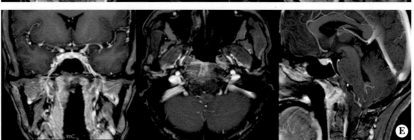

图7-4-3 神经内镜下经口腔切除复杂颅颈交界型脊索瘤

A. 患者仰卧位,完成鼻部、口腔消毒后的术前准备;B、C. 术前头颈部三维CT及增强MRI扫描显示肿瘤呈低密度影,轻度强化,广泛累及咽旁、颈静脉孔、斜坡、脑干及枕骨大孔区域,颈1～2椎体也部分被吸收(已用虚线及箭头标识);D. 术后3天的增强MRI示病变基本上实现全部切除;E.术后半年增强MRI示病变无明显复发。T.肿瘤;C.斜坡

（2）经颧扩展至颅中窝入路（transzygomatic extended middle fossa approach）：手术的要点和翼点入路类似，但经颧扩展至颅中窝入路的目的是扩大颅中窝底及颞部的显露，此术切断的颧弓不能太小，前端达颧骨颧突的根部，以眶外侧缘为解剖标志，后端到颧骨颞突根部，以耳前结节为解剖标志。另外，颧弓切断对颅中窝底显露的影响只是一个方面，而颞肌可以最大限度地向下牵拉从而增加显露的角度则更为重要。

（3）经岩骨入路（transpetrosal approach）：手术要点如下。

1）体位：患者一般取侧卧位，头架固定。

2）皮肤切口：耳后马蹄形切口。前缘起耳郭前方颧弓水平，马蹄绕耳郭向后止于横突水平。

3）开颅：同前，需要注意的是颅骨显露前缘尽量靠前颧弓，下缘至外耳道上缘，后方显露乳突；乳突和岩骨磨除后形成的骨面需要用骨蜡封闭，避免后期出现脑脊液漏。

4）病灶处理：术中需较完整地解剖环池或者基

底池，释放脑脊液进一步获得手术间隙；脊索瘤多为骨性增生组织中混杂软组织，手术应先切除软组织，获得进一步空间后再处理硬韧组织；如果术中近中线部分的肿瘤显露欠佳，尤其是岩骨尖区域显露不充分则需将内听道上结节磨除，必要时行迷路磨除；术中仔细辨别，需切开小脑幕时应避开幕内静脉窦，从外向内切开，仔细辨别，避免对重要神经血管造成损伤。手术切除技巧同上。

5）关颅：同前，累及后颅底的病变，经此入路，骨质缺失较多，且乳突气房常被开放，关颅时需要注意，如果漏明显，需要取自体脂肪等进行修补。

对于开颅手术，也可以术中使用内镜辅助，检查病变是否切完，有残留肿瘤者内镜下辅助切除。此外，神经导航系统、多普勒超声血管探测仪、神经电生理、术中MRI等多模态工具有助于提高手术安全性和全切率。对于巨大、复杂病变可以联合显微、内镜手术。总之，由于病灶生长部位各异，没有固定的入路模式，往往需要结合病灶位置及与周围重要组织的毗邻关系决定最佳手术方式，进而最大限度切除肿瘤。

　　病例3：展示一例复杂颅颈交界型脊索瘤患者的

术前术后影像资料，病变经显微镜联合神经内镜切除
（图7-4-4）。

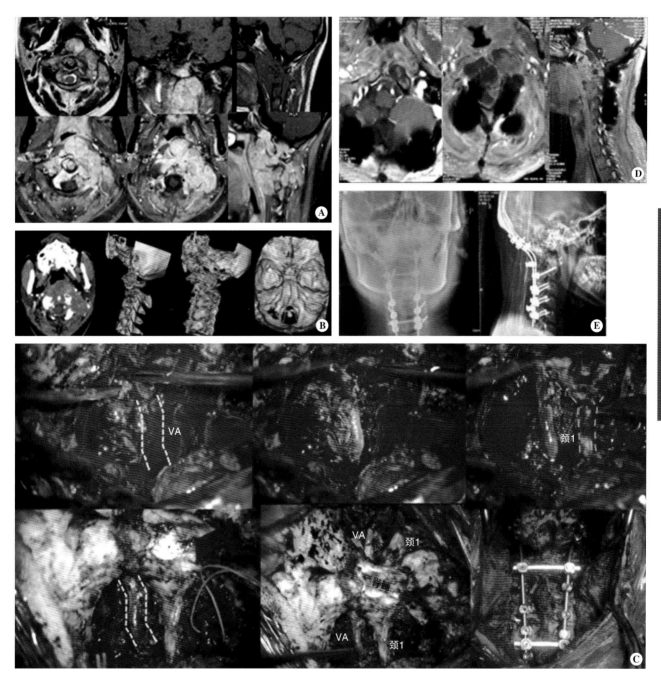

图7-4-4　显微镜联合神经内镜切除复杂颅颈交界型脊索瘤

A. 术前MRI示肿瘤累及斜坡、枕骨大孔、颈1～颈2椎体、咽旁、咽后间隙，病变不规则生长，增强明显，且分隔；B. CT示病变呈混杂密度，骨质破坏明显；C.术中见病变侵及重要结构包括椎动脉、寰枢椎等，彻底切除肿瘤及侵袭骨质后行颅颈融合固定；D、E.术后检查示病变基本全部切除，颅颈固定在位。VA. 椎动脉

　　3. 术后管理

　　（1）术后切除情况评估：手术切除的程度参考美国癌症联合委员会/国际抗癌联盟（AJCC/UICC）制订的分级标准，即R0切除（广泛切除）：显微镜下见＞1mm的瘤周组织边界内无肿瘤；R1切除（边缘性切除）：仅显微镜下可见瘤周有肿瘤残余，范围＜1mm，肉眼观察无肿瘤残留表现；R2切除（病变内切除）：

肉眼可见术区内肿瘤成块残留或散在残留。此外，临床上为了方便起见，部分学者将切除程度简单分为全切（肿瘤及受累及的骨质全部切除）、次全切除（肿瘤切除＞90%）、部分切除（肿瘤切除50%～90%）、活检等。综合国内外文献报道，总体全切率在60%左右，如果是广泛累及者，全切率显著下降。

　　（2）术后患者管理：术后密切观察患者神志、瞳

孔状态，密切监测电解质、水、激素水平；累及鞍区或垂体/垂体柄者记录每小时尿量及24小时总尿量等，维持水、电解质平衡，必要时补充相应激素；常规抗炎、对症治疗，根据颅内压情况及术中脑保护水平使用脱水剂；术后第2天及时复查头颅CT，术后3天常规复查增强MRI，了解肿瘤切除情况；引流管一般48小时内拔除。

4. 术后并发症

（1）脑脊液漏：经鼻蝶手术患者术中较常出现脑脊液鼻漏，尤其是病变累及硬膜下或者硬膜广泛被侵犯时，一旦发生，可以行腰大池外引流，如引流效果不佳，则早期修补，个别学者也主张一发现漏就早期修补。

术后严密观察，及早发现有无脑脊液鼻漏，典型表现是患者鼻腔内有清亮液体流出，或者患者咽喉部有"温咸水"不间断流出的感觉，若发现脑脊液鼻漏则及时行腰大池持续引流5～14天。

开颅手术一般不会有脑脊液鼻漏的发生，但是可能会出现由于显微操作不当引起的血管、神经损伤。因此，这类手术要求术者具有扎实的临床技能水平，同时，手术之前应对病变仔细评估，做足预案。

（2）颅内感染：也是较常出现的术后并发症，其和脑脊液鼻漏可单一或同步出现，一般脑脊液鼻漏可促使颅内感染的发生，出现感染时应及时行腰椎穿刺检查，早期广谱抗生素经验性治疗，待培养和药敏结果出来后调整抗生素治疗。

（3）术后再出血：术区出血或者血肿形成常由止血不彻底所致，也可能是静脉回流障碍或者高血压、伴发动脉瘤等所致；对于远隔部位出血，常为减压过快所致；切口周围硬膜外出血，还可能是由开颅过程硬膜外出血没有处理好所致；脑内血肿常为牵拉过度或者反复牵拉所致。对于术后出血或者血肿，如果血肿量大，需要手术处理。

（4）血管并发症：术中直接损伤颈内动脉及其分支导致大出血，或者闭塞，术后可能出现血管痉挛、假性动脉瘤等。大面积的梗死可以导致意识障碍和明显功能障碍；椎基底动脉主干的损伤可能导致脑干和（或）小脑的缺血梗死，导致严重后果；有条件者可采用多普勒超声血管探测仪帮助定位血管位置与走行。

（5）脑神经损伤：脊索瘤起源于颅骨，尤其是颅底部位，且可侵袭性发展，所以常与脑神经关系密切。肿瘤切除过程中可能直接损伤，或者牵拉、电凝发热等间接损伤，术后水肿或者炎症也可能引起损伤；以眼球运动相关神经常见，尤其是动眼神经和外展神经，下斜坡、颈静脉孔和颅颈交界区容易出现后组脑神经损伤，表现为声音嘶哑、吞咽困难、饮水呛咳、咳嗽无力等。手术时术者应循边界切除，仔细辨认重要的

神经和血管结构，轻柔操作，必要时可借助术中神经导航系统、神经电生理监测等判断手术操作时的位置、病变位置及与重要结构如颈内动脉、周围神经等的位置关系，进而最大限度地减少术中并发症的发生。

（6）水电解质及激素水平紊乱：累及鞍区的病变可能出现水电解质及激素水平的紊乱，如甲状腺功能减退，电解质紊乱如高钠血症、低钠血症等，以及水紊乱如多尿、一过性/永久性尿崩等。

（7）其他：少见的术中并发症有气颅、脑积水、平衡功能障碍等。

（8）死亡：由于该病变位置深在、毗邻重要神经血管结构，常侵袭性生长及累及范围广，围术期死亡率为4.7%～21.6%，也有报道提示死亡率更高。

（二）后续治疗

1. 放射治疗　可以提高脊索瘤患者的总生存率及局部控制率。放射治疗是利用局部高能量射线作用于生物体，使肿瘤细胞坏死进而达到治疗的目的，可作为外科手术前术后的辅助治疗或独立成为一种治疗方式，尤其适用于晚期脊索瘤患者或身体状况较差无法耐受手术者。颅底结构非常复杂、病变常侵及或非常接近多个重要组织结构且对放射治疗有一定的抵抗性。因此高精准、高剂量是颅底脊索瘤放射治疗的要求，以最大限度杀死肿瘤，减少对周围结构的照射损伤。

放射治疗包括光子放射治疗和新型粒子放射治疗，前者可分局部外照射治疗及立体放射治疗两种形式。局部外照射是利用体外射线等直接对人体产生照射，其作用的强度取决于机体组织可吸收剂量的大小。因缺乏准确定位、对局部脑组织损害严重（如脑干、视神经等）且无法高剂量作用于病变而很少在颅底肿瘤中使用。立体定向放射可以利用现有的影像技术，如CT、MRI、数字减影血管造影（DSA）、X线等，经计算机的处理得到病变在体内精确的三维空间位置，具有三维立体、小范围、集束、分次、大剂量照射病变的优势，研究显示脊索瘤术后辅助立体定向放射治疗的5年生存率约为81%，10年生存率约为40%。新型粒子放射治疗包括质子刀、重离子刀如碳离子刀等多种治疗方式，该技术的优点在于粒子可表现出布拉格（Bragg）峰这一极佳的物理特性，该现象使这些粒子在特定深度沉积较大的放射剂量，然后出现急剧的剂量下降，这样可以在实现高剂量肿瘤放射治疗的同时，最大限度地减少对相邻结构的附带损害。和前述的放射治疗相比此方法更适用于颅底等累及众多重要组织结构部位的病变。回顾性分析显示，术后辅助质子治疗的患者5年生存率约为79%，10年生存率约为60%。术后辅助碳离子放射治疗的5年生存率约为87%，10年生存率约为45%。现阶段，新型粒子放射

治疗所需费用较高，国内至今尚未普及应用。

2. 化学治疗　脊索瘤对化学药物治疗不敏感，常规的化疗药物如蒽环类药物、烷化剂、拓扑异构酶抑制剂等对脊索瘤的治疗效果也均不理想，没有药物被批准用于治疗晚期脊索瘤。一项临床研究应用 9-硝基喜树碱对 15 例患者进行化疗，6 个月无进展生存率仅为 33%，其余则为个案报道。

3. 分子靶向治疗　是治疗晚期脊索瘤的选择之一。2019 年一项对 33 篇脊索瘤的分子靶向治疗的荟萃分析，总结出 4 种现今治疗脊索瘤的分子靶向药物。

（1）抗血小板衍生的生长因子受体（PDGFR）和干细胞因子受体（KIT）的伊马替尼和达沙替尼。

（2）抗表皮生长因子受体（EGFR）和人表皮生长因子受体 2（HER2/neu）的厄洛替尼、拉帕替尼等。

（3）抗血管内皮生长因子受体的索拉非尼、帕唑帕尼等。

（4）靶向哺乳动物雷帕霉素蛋白（mTOR）的替西罗莫司和西罗莫司。

其中伊马替尼和厄洛替尼是最常用的分子靶向药。Brachyury 基因在 95% 以上的脊索瘤中存在高表达，针对此靶点的疫苗是一种很有前途的治疗策略，尚需要更多的临床试验来评估其安全性和有效性。最近开展的用免疫检查点抑制剂治疗骨与软组织肉瘤单中心 Ⅱ 期临床试验表明，部分脊索瘤患者（约 20%）可以获得相对积极的预后。

4. 综合治疗　现今，外科手术和大剂量放射疗法是局部脊索瘤的治疗基础。即使如此，颅底脊索瘤仍有很高的复发率，临床上常见有二次，甚至多次手术治疗的患者出现，这充分说明脊索瘤临床治疗的复杂性和艰巨性，迫切需要神经外科医师、放射科医师及肿瘤科医师通过手术、放化疗及分子靶向治疗等综合措施应对病变。

七、随访

一般术后 3 天复查头部 MRI，结合手术所见评估患者手术切除效果，并嘱患者术后 3 个月、6 个月、12 个月各复查 1 次，其后每年 1 次，对有肿瘤残留或复发患者，建议行术后辅助放射治疗或再次手术等，同时定期复查其他脏器，排除外转移。

八、预后

颅底脊索瘤的预后总体不佳，一项基于美国 SEER 数据库的分析显示，颅底脊索瘤 5 年的生存率为 65%，10 年的生存率则为 32%。另一项类似分析表明患者平均中位生存期为 6.29 年，而 5 年、10 年和 20 年生存率明显下降，分别为 67.6%、39.9% 和 13.1%。患者的发病年龄、病变的体积都是降低生存率的因素。此外，虽然脊索瘤不会在刚诊断时就出现典型的转移，但仍有 5% 的脊索瘤在最初诊断时就显示出了肺、骨、皮肤和脑的累及。总体发生转移的脊索瘤比例为 30%~40%。

九、总结

脊索瘤是具有局部侵袭性的罕见骨肿瘤，组织病理含有特征性的空泡细胞，Brachyury 蛋白是脊索瘤最具特异性的标志物。颅底脊索瘤位置深在，侵袭性生长，通常累及重要神经血管结构，治疗困难。

手术治疗是颅底脊索瘤治疗的首选，其核心理念是在安全前提下最大限度切除肿瘤，或者减少肿瘤负荷，改善患者的状况。术前应仔细阅读影像学特点、熟悉解剖、结合术者经验及工具，选择恰当的手术入路，做足手术预案，减少或者避免手术风险，最大限度提高患者治愈率。术后辅以放射治疗可以延长患者生存期，化疗效果不佳，而靶向治疗需要更多数据支持。

十、要点及误区

脊索瘤较为罕见，病变多生长于颅底中线区域，常侵犯斜坡骨质。肿瘤常仅引起非特异性症状如头痛等，不易得到患者及医师的警惕，发现时通常体积较大，导致病情延误及治疗困难。治疗时，需要完善详细的头部 MRI 和颅底三维 CT 检查，明确肿瘤的位置及与周围解剖结构的毗邻关系，结合术者经验等制订合适的治疗方案提高全切率和降低手术风险。几个要点总结如下。

（1）影像资料的阅读、解剖的熟悉、恰当的入路是手术治疗成功的前提。

（2）多模态技术的融合使用可提高手术安全性，如导航、超声、术中电生理等。

（3）充分显露，轻柔操作，注重神经、血管、脑组织的保护可以减少并发症。

质地韧或者硬者，常呈"花菜样"生长，碎块切除，小心沿边界分离，特别是生长在肌肉内的边界；对质地软者，常呈"迷宫样"破坏性生长，常与破坏的骨质间杂，去除大块破坏性骨质时注意邻近或者其内神经血管的保护，同时需要逐个寻找正常边界，磨除部分与肿瘤交界处的（正常）骨质。

（4）在安全前提下，尽可能切除肿瘤，避免为全切而全切造成意外，降低患者生活质量；如有残留辅以术后放射治疗和（或）化疗。

（5）如硬膜被破坏或硬膜下存在肿瘤，术中脑脊液漏常不可避免，需进行严密颅底多层重建。

（周良学　李高伟）

第五节　颅颈交界区肿瘤：枕骨大孔区肿瘤

一、引言

枕骨大孔区又称为颅颈交界区，包括斜坡下1/3、枕骨大孔、寰椎和枢椎所属内外范围，该区域肿瘤与延颈髓、椎动脉及脑/脊神经根等重要的神经血管结构关系紧密，手术切除该区域肿瘤难度大，风险高。显微手术切除枕骨大孔区肿瘤是目前公认的最佳治疗方式，放射治疗可以被推荐为用在部分病变小、手术禁忌、术后残留或复发的患者，化疗的应用目前尚且存在争议。不可否认，枕骨大孔区肿瘤相对于其他区域的病变，有着更高的手术风险和发生严重并发症的可能，尽管挑战重重，但周全的术前准备、必要的精细器械、精细而富于耐心的显微操作，配合以多学科的力量，枕骨大孔区肿瘤患者依然可以获得较为满意的预后。

二、病理

枕骨大孔区病变常见病理类型可分为肿瘤性和非肿瘤性病变，本章中重点讨论肿瘤性病变。根据肿瘤与颈延髓的位置关系可分为神经轴内肿瘤和神经轴外肿瘤两大类别。枕骨大孔区肿瘤主要包括脑/脊膜瘤（图7-5-1）、神经鞘瘤（图7-5-2）、血管母细胞瘤（图7-5-3）、胶质瘤、室管膜瘤、表皮样囊肿、海绵状血管瘤、脊索瘤、肠源性囊肿（图7-5-4）、血管外皮瘤、神经纤维肉瘤、骨软骨瘤及转移瘤等。据文献报道，脑膜瘤占所有枕骨大孔区髓外硬膜下肿瘤的77%。

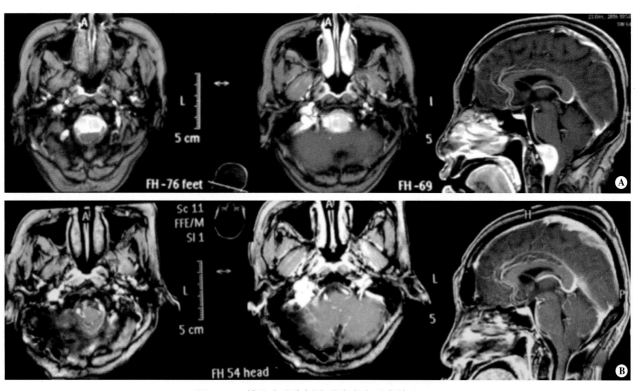

图7-5-1　枕骨大孔腹侧脑膜瘤患者手术前后MRI

A. 术前MRI示，病变位于枕骨大孔腹侧，最大直径约2cm，肿瘤基底稍偏向右侧，可使用操作空间直径小于1cm；B. 术后MRI示肿瘤全切除

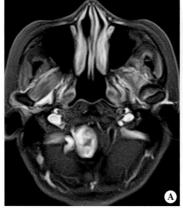

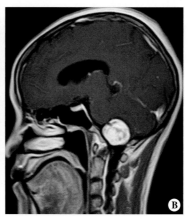

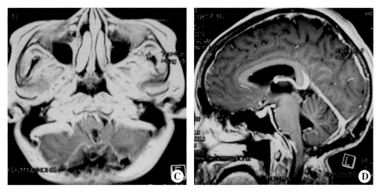

图7-5-2　枕骨大孔区神经鞘瘤手术前后MRI

A、B.患者，女性，58岁，头颈部增强MRI示枕骨大孔区占位，术后病理结果：神经鞘瘤；C、D.患者恢复良好，术后两年复查头颈部增强MRI未见残余肿瘤及复发征象

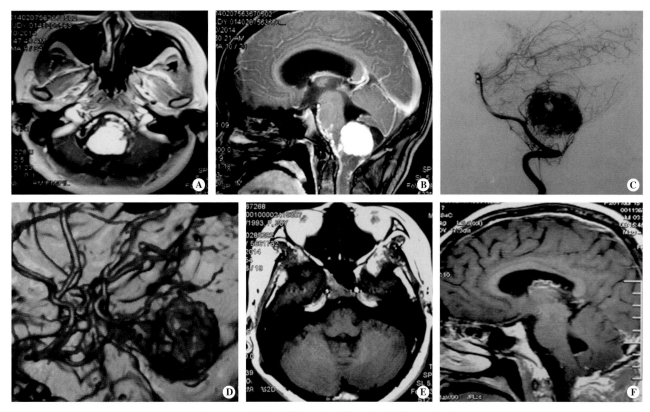

图7-5-3　延髓背侧巨大实体性血管母细胞瘤的治疗

A、B.患者，女性，28岁，术前增强MRI示延髓背侧巨大实性占位，强化明显；C、D. DSA及术前CTA显示一巨大高血供肿瘤，术前诊断为血管母细胞瘤；E、F.术后6个月门诊随访增强MRI示肿瘤全切，患者恢复良好，无明显神经功能损伤

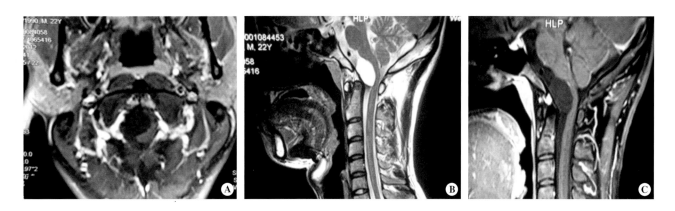

第二部分　常见颅底外科疾病

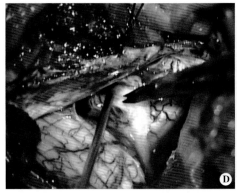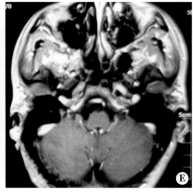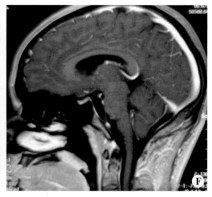

图7-5-4　肠源性囊肿的显微外科治疗

A～C.患者，男性，22岁，头部增强MRI示延髓腹侧不强化占位，肿瘤压迫脑干，T_2加权像肿瘤为高信号；D.术中见囊肿，内含囊液及白色絮状物，术后病理结果提示肠源性囊肿（也称黏液囊肿）；E、F.术后4年复查头部增强MRI未见肿瘤残留或复发征象

三、临床表现

由于肿瘤类型的不同，枕骨大孔区肿瘤患者的临床表现不尽相同。常见神经轴外肿瘤的临床表现如下。

1. 脑神经及颈神经受压症状　病变压迫颈1～2神经，表现为颈枕部疼痛、僵硬或活动受限；病变压迫后组脑神经，出现声音嘶哑、构音障碍、吞咽困难、饮水呛咳；部分患者可出现舌肌、胸锁乳突肌或斜方肌萎缩。

2. 脑干受压症状　早期常表现为感觉异常，上肢麻木或感觉异常，30%患者存在分离性感觉障碍；病情进展后可表现为病变对侧下肢开始的肌力下降，肌张力增高，严重者出现肌肉萎缩及枕骨大孔综合征。

3. 颅内压增高　枕骨大孔区大型或巨大病变还可引起梗阻性脑积水，从而表现为头痛、喷射性呕吐、视盘水肿等颅内高压症状。

首都医科大学附属北京天坛医院报道的114例枕骨大孔区脑膜瘤中，枕颈部疼痛92例（80.7%），呼吸困难者63例（55.3%），头痛眩晕者48例（42.1%），感觉减退45例（39.5%），吞咽困难42例（36.8%），下肢肌力下降37例（32.5%），步态不稳36例（31.6%）。张俊廷等报道的185例枕骨大孔区脑膜瘤中，枕颈部疼痛者131例（70.8%），感觉减退80例（43.2%），肢体乏力78例（42.2%），呼吸困难78例（42.2%），步态不稳59例（31.9%）。在Meyer等报道的102例枕骨大孔区良性肿瘤中，最常见症状为枕颈部疼痛（65.7%），疼痛常以晨起活动时明显，并因颈部伸展或侧屈而加重；然后是感觉减退（58.8%），主要发生于手，其次是手臂、腿和脸；此外，步态不稳（49%）、肢体乏力（40.2%）、排尿困难（21%）、吞咽困难（12.8%）等均是相对常见的临床症状。四川大学华西医院神经外科报道的102例患者中，枕颈部疼痛69例（67.6%），感觉障碍53例（52.0%），运动障碍21例（20.6%），括约肌功能障碍11例（10.8%），

呼吸困难3例（2.8%）。数据总结见表7-5-1。

表7-5-1　枕骨大孔区肿瘤常见临床症状及发生率

临床症状	发生率
枕颈部疼痛	65.7%～80.7%
感觉减退	39.5%～58.8%
步态不稳	20.6%～49%
下肢肌力下降	20.6%～42.2%
呼吸困难	2.8%～55.3%
头痛眩晕	0～42.1%
吞咽困难	0～36.8%
括约肌功能障碍	0～21%

四、术前准备

和大部分颅底病变相似，枕骨大孔区病变常规的术前检查包括CT、MRI。颅底薄层CT扫描有助于检查枕髁、寰椎等重要骨性结构特征。增强MRI序列，有助于初步判断肿瘤大小、质地、类型及与神经和血管结构的关系。对高度血管化病变，如血管母细胞瘤或动脉瘤样囊肿，或与椎动脉等血管关系复杂者，有学者建议术前使用DSA或部分血管栓塞处理。由于DSA为有创检查且费用较高，CTA及MRV在颅底病变的术前检查中应用越来越普遍，对明确肿瘤供血动脉和引流静脉有重要意义，同时也可用于术前识别椎动脉、基底动脉、横窦、乙状窦及颈静脉球与病变的关系及血管形态。颅颈疾病患者应在术前和术后评估吞咽功能、咳嗽反射、伸舌及其他后组脑神经功能障碍的体征，严格避免误吸的发生，患者在接受评估后才能进食。

对于延髓背侧巨大实体性血管母细胞瘤，多数学者主张对病变进行术前栓塞处理，但从介入栓塞到外科切除肿瘤间隔时间尚无定论。有学者主张为了避免栓塞后肿瘤及周边脑组织水肿发生，瘤内出血及周

边结构迟发缺血梗死等风险，手术应在栓塞后立即或1～3天实施；也有学者认为肿瘤栓塞虽然减少了肿瘤血供，间接提供了肿瘤与周围正常脑组织的操作边界，但栓塞剂的使用同样使肿瘤质地变得坚硬，为肿瘤切除带来新的困难，此外，栓塞后水肿、缺血等并发症往往为一过性改变，可通过皮质醇、扩血管药物等对症治疗得到缓解，供血动脉的精准栓塞也能尽量减少栓塞术后并发症的发生。因此，有学者主张外科手术应在栓塞术后2～3周执行，一方面可使肿瘤内部发生坏死及软化，减小手术切除难度，同时瘤周正常神经结构可建立部分侧支循环，从而减轻肿瘤切除后周边血供改变对神经功能带来的干扰。

一些辅助技术已被应用于脑干病灶的外科治疗，如功能MRI、术中无框架立体定向导航和术中MRI，但这些方法都不能精确地可视化白质束或从本质上定义纤维素的推挤或移位。弥散张量成像（DTI）技术及弥散张量纤维束成像技术（DTT）可通过弥散MRI探讨水分子弥散与神经结构的相关性，从而对白质通路进行重建及排列。它能够清晰地显示脑干的主要白质纤维束，并且定量反映病变累及白质纤维束导致的受压移位或者断裂，以及由肿瘤浸润、瘤周水肿引起的纤维束肿胀等情况。近年来，DTI及DTT在神经纤维束的重建中运用越来越广泛，并已对脑干及幕上功能区手术入路的选择、术前神经功能与病变关系的判断及术后神经功能预测等方面起到重要的术前指导意义。

为了术中实时监测脑干及脑神经结构（尤其是后组脑神经）的神经功能，术中神经电生理监测（IOM）对枕骨大孔区病变的手术切除至关重要。神经生理监测方法中运用最广泛的是体感诱发电位（SEP）和脑干听觉诱发电位（BAEP），然而，这两种方法仅适用于20%的脑干病变手术中，为了进一步评估脑干运动通路的功能完整性，听觉脑干诱发电位（ABR）、皮质脊髓运动诱发电位（MEP）和皮质延髓MEP（CoMEP）目前已普遍运用。整个麻醉过程中尽量避免肌松药的使用。

在枕骨大孔区病变尤其是脑干病变手术中，Mapping技术的运用也非常重要，其可用于术中定位第四脑室底的面丘和舌下神经三角，确定术中切开脑干皮质的最佳位置。Mapping技术和神经实时监测技术的合理运用可最大限度保护正常神经结构的完整性，从而提高手术安全性。

五、手术过程

枕骨大孔区域的解剖结构比较复杂，熟悉该区域的解剖是手术成功的基础，该区域包括两个部分：枕骨大孔及其周围的肌肉血管等重要组织。

枕骨大孔是一椭圆形骨性通道，前界为下斜坡骨质，两侧为枕髁，后界为枕骨。枕骨大孔区域内走行的重要结构包括小脑扁桃体及部分小脑下蚓部、延髓及部分上段颈髓、第Ⅸ～Ⅻ对脑神经及颈1～2脊神经根、椎动脉颅内段、椎动脉脑膜支、小脑后下动脉、脊髓前及脊髓后动脉、齿状韧带。枕髁作为处理枕骨大孔区肿瘤过程中一个非常重要的骨性解剖标志，需被神经外科医师所熟知，舌下神经管位于枕髁之中。

枕骨大孔区的肌肉在解剖学上分为3层。斜方肌和胸锁乳突肌形成附着于上项线的外层。二腹肌后腹位于乳突和颈静脉突之间的二腹肌沟中，是重要的解剖标志。中间层由半棘肌和头夹肌组成，头最长肌位于此层并作为定位枕动脉的重要解剖标志。深层肌肉结构中最重要的肌肉是头后大肌和头后小直肌，以及上斜肌和下斜肌。头外侧直肌附着于寰椎横突和枕骨的颈静脉突之间，是定位颈静脉孔后壁的重要解剖标志。

椎动脉及其主要分支是该区域病变手术中最重要的动脉体系。由上、下斜肌及头后大直肌构成的枕下三角是解剖显露椎动脉的重要肌性标志，在此区域内椎动脉出寰椎横突孔沿椎动脉沟水平走向内侧并在寰椎后弓上形成动脉压迹。此段椎动脉为V3段，其包绕枕髁，是处理枕骨大孔区病变的重要解剖标志。双侧椎动脉入颅内后在中下斜坡区域内合并形成基底动脉。在此行程中小脑后下动脉从椎动脉上发出，极少数情况下小脑后下动脉可从椎动脉颅外段发出。椎动脉常常在穿过硬脑膜的区域发出脑膜支。

关于常用手术入路的要点如下。

1. 枕下后正中入路（suboccipital midline approach）是延髓背侧及部分髓内肿瘤的首选入路。

（1）手术切口无须太长，上至枕外隆凸下方1cm，下至颈2棘突即可，少数肿瘤需根据其上下扩展的长度而适当延长。

（2）枕颈交界区骨性结构的咬除范围需密切结合肿瘤分型及肿瘤大小，应在保证肿瘤显露良好的前提下尽量保持骨性结构的完整性，从而达到维持枕颈交界区骨性结构稳定性的目的。

（3）在肿瘤的显露、分离和切除的过程中，应重视对枕骨大孔区组织间隙的利用。这些间隙包括一些生理间隙，如寰枕间隙（即颈1后弓上缘与枕骨大孔后下缘之间的骨性间隙）、寰枢间隙（即颈1后弓下缘与颈2棘突椎板上缘之间的骨性间隙）、蛛网膜下腔和神经血管间隙等。此外，还有由肿瘤占位效应导致的异常扩大或增宽的"病理间隙"，如扩大或增宽的骨性间隙、蛛网膜下腔和神经血管间隙等。

2. 远外侧入路（far lateral approach）　可实现对

脑干的"零牵拉"操作，充分显露枕骨大孔区脑干腹侧的肿瘤、血管及神经，是脑干腹侧及部分腹外侧区域手术的优选入路（图7-5-5），其要点如下。

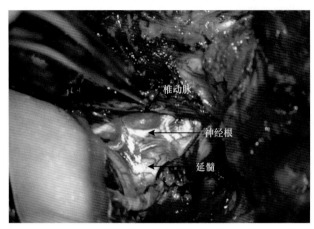

图7-5-5　枕骨大孔腹侧脑膜瘤手术中所见
术中见肿瘤表面被脑干、椎动脉及小脑（黑箭头所指）完全覆盖

（1）体位采用侧俯卧位。

（2）远外侧入路的一个关键的步骤是定位和显露椎动脉。枕骨大孔区肿瘤常包绕椎动脉，能否控制椎动脉成为该区手术成败的关键。枕下三角由头上、下斜肌及头后大直肌构成，是解剖显露椎动脉的重要肌性标志，在此区域内椎动脉出寰椎横突孔沿椎动脉沟水平走向内侧，术中应首先准确辨认此三角区。椎动脉周围的椎静脉丛、颈2神经根及寰椎横韧带等解剖结构作为标志；硬膜外段椎动脉常被椎静脉丛包绕，在分离、显露椎动脉的过程中，尽量将椎动脉及椎静脉丛一起分离，以减少静脉出血和损伤椎动脉；若椎静脉丛较发达，显露椎动脉困难，可仅显露椎动脉至入硬膜前约1cm处，（尤其是经枕髁后入路时），并尽量减少对椎动脉的牵拉，以防止椎动脉移位引起椎静脉丛出血。

（3）枕髁磨除：枕髁的磨除及椎动脉硬膜环的游离对于显露枕骨大孔腹侧的空间有重要的意义。磨除枕髁后内侧1/3～1/2即可使肿瘤显露满意，磨除枕髁的1/2以下基本不影响寰枕关节的稳定性。在磨除枕髁时，尽量不要超过舌下神经管。对于病变体积较大者，脑干及该区域的神经、血管被病变推开，病变本身创造了较好的手术通道，可以很好地进行瘤内减压及处理肿瘤基底部。在这种情况下不需要磨除枕髁或游离椎动脉硬膜环。但当病变体积较小，其表面绝大部分或完全被脑干、椎动脉及神经根所覆盖时，磨除部分枕髁甚至游离椎动脉硬膜环就变得十分重要。四川大学华西医院报道了30例枕骨大孔区病变，9例患者磨除了部分枕髁，其中2例患者游离了椎动脉硬膜环。

（4）枕颈融合：枕髁切除后内1/2者不需行枕颈融合，术后带颈托限制活动数月即可。国外有学者认

为磨除枕髁70%以下时可不进行外科植骨融合，若超过70%将会影响颅颈稳定，则必须进行植骨，可用不锈钢钉固定。

上述两种手术入路的关闭要点：肿瘤切除完毕后予以人工脑膜水密缝合，重建枕骨大孔区硬膜下空间。枕下颅骨缺损可采用钛网或骨水泥修补，亦可回纳骨瓣。逐层缝合肌肉，恢复头颈交界区肌肉生理解剖层次。

3. 经齿状突入路　对位于颅颈交界处腹侧的肿瘤，如软骨肉瘤、脑膜瘤、齿外骨肉瘤和转移癌，Snyderman等报道了鼻内镜下经齿状突入路切除了数例颅颈交界区肿瘤。对于那些术前或术后不存在明显不稳定的患者，应随访其症状及体征的进展情况。应在术后2年内定期，或当患者出现新发颈部疼痛、头痛或神经根病时进行屈曲/伸展位颈椎影像学检查。术后还应当关注是否出现脑脊液漏。对于术中出现血管损伤的患者，应立即行血管造影，以确定损伤的程度和后果，以及是否需要进一步的治疗，如血管内栓塞或牺牲动脉。该入路的优势是在正中矢状位CT上所画的鼻腭线接近鼻内通道的最下端。用钻头磨除后上颌嵴，直到它与硬腭的其余部分平齐，可显著增加尾侧的显露。该入路的劣势是弯曲走行的咽旁颈内动脉可能接近鼻咽中线，因此有损伤的危险。颈2椎体分离之前未能磨除齿尖，使得附着韧带的分离变得困难。如果开颅过程中钻穿整个硬腭，侵犯了下层黏膜，可能会发生口鼻瘘。

尚有少部分学者采用经面部入路、经口入路、颞下侧入路、咽外侧入路、经岩骨入路等方式切除颅颈交界区病变，因篇幅所限，不一一列举。

手术治疗策略，笔者认为应根据病变位于轴内或轴外，以及病变的类型进行个体化设计。显微切除枕骨大孔区肿瘤的原则是保留脑干、神经、重要血管等前提下尽可能地全切肿瘤。对瘤体巨大的延髓背侧实性血管母细胞瘤，骨窗应大于病变，剪开硬脑膜和蛛网膜时应小心，剪开蛛网膜时方向可沿尾端至头端，避免损伤下方的病灶和血管，增粗和迂曲的引流静脉常位于病变表面。打开硬脑膜后在显微镜下分离切除肿瘤。肿瘤显露后，应根据术前DSA或CTA显示的肿瘤供血动脉位置，先处理供血动脉，然后沿肿瘤周围胶质增生带分离的同时，电凝切断瘤周细小供应血管。待血管走行及后组脑神经的走行明确后，阻断所有动脉血供，最后切断肿瘤的引流静脉，完整切除肿瘤。

整块切除肿瘤的原则十分重要，只有当肿瘤非常巨大难以整块切除且肿瘤供血动脉已基本被控制时，才考虑分块切除肿瘤，否则可能带来灾难性后果。如果肿瘤完全位于髓内，术中超声可以用于实性部分或囊性部分肿瘤，以及脑干组织的辨别。手术过程中应调低电凝功率，避免和减少对脑干的干扰。术中对于

可疑的供血动脉，可先用双极电凝的尖端对其进行临时阻断，并观察 MEP 及 SEP 是否改变，如波幅下降，应立即停止操作，该动脉可能供应正常的脑干组织。如临时阻断后肿瘤变软、瘤体积有所缩小，同时 MEP 及 SEP 没有变化，则此供血动脉可被电凝并在瘤侧离断。位于枕骨大孔区的延髓血管母细胞瘤常与闩部关系密切，手术操作动作要轻柔，严密注意呼吸、循环及电生理各项指标的变化，当心率降到＜50 次 / 分时应暂停操作，待心率好转后再继续手术。笔者在延髓背侧血管母细胞瘤的显微手术中，曾遇见一例患者术中多次出现心率明显减慢，每次出现，术者即暂停操作，待生命体征平稳后，再继续分离，切除肿瘤，最终肿瘤全切，患者预后良好（视频 7-5-1）。

⏵视频 7-5-1　延髓背侧血管母细胞瘤手术视频

对于脑干胶质瘤，手术的主要目标是在优先保证脑干功能完整的前提下，尽可能多地切除肿瘤，以获得明确的病理诊断和临床症状缓解。近年，随着术前 DTI 神经纤维束重建，术中脑干 MEP、SEP、ABR 监测及核团定位技术的发展和完善，脑干胶质瘤的手术安全性得到大幅提高，术后神经功能损伤的发生率显著下降。在切除过程中电生理指标波幅轻度下降或者下降后恢复意味着可能切除到了肿瘤的生理边界，须停止切除。

对于颈延交界的室管膜瘤，肿瘤大多位于髓内，对于病变较大或合并明显脊髓空洞的患者，脊髓张力常较高，此时不应直接切开硬膜，以免造成脊髓膨隆、脊髓卡压等严重后果。应首先静脉滴注甘露醇和（或）糖皮质激素，如果脊髓仍然膨隆，应首先穿刺抽吸出脊髓空洞内的液体，后正中沟因肿瘤压迫，其位置可能有所偏移，术中应仔细辨别其位置，沿后正中沟分离，最大限度减少薄束、楔束的损伤。显微切除室管膜瘤的原则是保留清晰的界面和保护肿瘤包膜的完整性。室管膜瘤全切除的患者，多可治愈，因此手术应当在保护神经功能的基础上，全切除肿瘤。分离肿瘤时可以先从肿瘤的一端，分向肿瘤的另一个端，最后全切肿瘤。

对于神经轴外肿瘤，如脑膜瘤、神经鞘瘤等，当完成病变的充分显露后，常规先进行部分瘤内减压，在有一定的操作空间后再处理病变基底。这两项操作交替进行，逐步全切除病变。需要注意的是这些操作都是在神经及血管的间隙中进行，当肿瘤减压较充分

且出血能够较好控制时，再分离神经及血管与病变之间的粘连。当病变与脑干有紧密粘连时，绝对不可强行全切肿瘤，可将部分肿瘤残留于脑干表面，术后行伽马刀等放射治疗，否则有可能导致严重的脑干损伤危及患者生命。四川大学华西医院报道的 30 例经远外侧入路处理枕骨大孔区病变中，有 1 例患者的肿瘤与脑干粘连紧密，行部分切除术，术后出现轻偏瘫。

六、术后管理

（1）所有患者术后常规带气管插管返回神经外科重症监护病房。

（2）术后常规进行抗水肿治疗，可酌情使用激素。

（3）若患者术后出现吞咽困难及饮水呛咳，尽早留置胃管，避免误吸，若患者 1 个月后仍无恢复，可考虑经皮胃造瘘术。患者留置胃管后，可经胃管恢复肠内营养，尽早恢复肠道功能，若术后 3 天仍未建立胃管，可考虑肠外营养，达到全营养喂养。

（4）患者神志清楚，GCS 评分 12 分以上；SBT 通过；气道漏气试验通过；动脉氧合指数维持在 250 以上，气道峰流速 60L/min 以上；患者的主动和被动咳嗽反射良好；伸舌较好；口腔分泌物较少等情况可考虑拔除气管插管。必要时可早期气管切开，避免缺氧带来的颅脑损伤，加重患者神经功能损伤。

（5）根据情况可对症予以营养支持、营养神经等治疗。

（6）可使用抗血栓弹力袜或间歇式充气压力系统预防下肢静脉血栓形成。

（7）术中若磨除枕髁超过 1/3，术后常规佩戴颈托固定。

七、并发症

枕骨大孔区肿瘤的术后并发症如下。

（1）脑干损伤（呼吸困难、肢体轻偏瘫、感觉麻木、偏身感觉障碍等）。

（2）神经损伤，包括后组脑神经损伤（吞咽困难、饮水呛咳、声音嘶哑等）。

（3）术后小脑血肿或挫裂伤。

（4）颅颈失稳。

（5）一般并发症，如颅内感染、吸入性肺炎、脑积水、脑脊液漏、下肢深静脉血栓、呼吸衰竭、心律失常等。

其中以后组脑神经损伤、脑积水和脑脊液漏相对多见。

首都医科大学附属北京天坛医院报道了 114 例枕骨大孔区脑膜瘤，61% 存在一过性神经功能障碍，其中 63 例（55%）出现吞咽困难，3 例（3%）出现偏侧

麻木，4例（4%）出现垂体功能减退，2例（2%）患者因为拔气管插管后窒息导致长期植物状态。9例脑积水行脑室腹腔分流术，7例脑脊液漏患者中6例行腰大池引流1例通过手术治愈，3例切口感染，3例硬膜外血肿，3例甲状腺功能减退，2例低钠血症，1例尿崩症。美国加州大学旧金山分校Stephen T. Magill报道了28例枕骨大孔区脑膜瘤，其中12例（43%）出现并发症，包括脑脊液漏/脑积水7例（25%），虚弱4例（14%），麻木4例（14%）和神经功能障碍，包括第Ⅶ对脑神经1例（4%），第Ⅸ对脑神经、第Ⅹ对脑神经4例（14%），第Ⅺ对脑神经2例（7%），第Ⅻ对脑神经5例（18%）。还有行走困难2例（7%），肺炎1例（4%）和脑膜炎1例（4%）。其中脑积水和脑脊液漏的处理，5例需行分流术，1例行腰大池引流。

对于枕骨大孔区局限性肿瘤（脑膜瘤、神经鞘瘤等）而言，辅助性放射治疗主要用于肿瘤切除不全、术后肿瘤复发者。目前治疗方式以立体定向放射治疗为主，既往也有选择分次放射治疗的报道。Gautam U Mehta报道的枕骨大孔区立体定向放射治疗的57例WHO Ⅰ级脑膜瘤中，32%为外科切除术后残留或复发，肿瘤位于枕骨大孔前方、前外侧及后侧者分别为10例（18%）、39例（68%）及8例（14%）。经过平均53个月（6～196个月）随访后，肿瘤总体控制率为93%，多因素分析提示肿瘤边缘放射剂量＞12Gy者预后较好。

对于枕骨大孔区良性肿瘤发生不典型及恶性病理改变（恶性脑膜瘤、恶性神经鞘瘤等）并获手术全切后是否应当行辅助性放射治疗现尚无定论。例如，颈延髓室管膜瘤，术后是否进行放化疗一直存在争议，但国内外大多数学者认为对于WHO分级Ⅰ级和Ⅱ级手术全切除的室管膜瘤，不必进行放射治疗，但对Ⅲ级患者，需要进行局部放射治疗；而对于椎管或颅内出现播散灶的室管膜瘤，则需要进行全脊髓放射治疗或全脑脊髓放射治疗。

八、预后

枕骨大孔区肿瘤术后患者大多有较好的临床转归，保留良好的神经功能。首都医科大学附属北京天坛医院等统计分析了114名枕骨大孔区脑膜瘤患者，63.4%的患者KPS评分在80～100分；30.1%的患者神经功能受到部分影响，KPS评分在50～80分；少部分患者（6.1%）KPS评分在50分以下，其中包含2名处于植物状态的患者。

根据国内外大宗病例报道，枕骨大孔区肿瘤术后复发率在1.1%～5.9%。首都医科大学附属北京天坛医院等报道了114名枕骨大孔区脑膜瘤患者，随访过程中1例患者复发。四川大学华西医院报道102例枕骨大孔区肿瘤患者，随访过程中有4例复发。国内有学者回顾分析了120例延颈髓髓内室管膜瘤患者，经过平均（23.0±18.5）个月的随访，83例术后感觉和运动功能较术前改善或与术前相同，加重22例，死亡1例；因肿瘤复发再次手术者4例。Fisher等报道了76例脑干胶质瘤，其中11例为延髓胶质瘤，5年生存率为83%。Menezes等回顾分析了38例枕骨大孔区肿瘤小儿患者，其中1例脊索瘤复发，2例脊索瘤术后3年内发生转移，随后死亡。1例枕骨大孔区透明细胞脑膜瘤经12年后转移到骶骨区域，广泛浸润破坏骶骨，并于术后18年死亡。

九、总结

枕骨大孔区最常见的肿瘤为脑/脊膜瘤、神经鞘瘤、血管母细胞瘤等。该区域肿瘤的临床分型可简易分为髓内、髓外型。术前影像学资料的仔细研判及细致的鉴别诊断对于判定肿瘤的类型、分型、手术治疗策略及预后有重要的参考意义。手术治疗不同的肿瘤亚型在手术入路及手术策略上有所不同。患者的预后与患者的病理类型、病变大小、生长方式、切除程度密切相关。神经外科医师、电生理监测团队、麻醉医师、ICU医师、病理科医师、肿瘤科医师及康复科医师的多学科联合治疗模式对于患者的预后有积极的意义。

十、要点及误区

（1）枕骨大孔区因其复杂的解剖结构使该区域内的各种病变的手术治疗变得十分具有挑战性。手术治疗枕骨大孔区肿瘤面临较高风险的后组脑神经损伤、脑干损伤及吸入性肺炎等严重并发症。

（2）枕骨大孔区肿瘤的最佳治疗方案为手术治疗。

（3）熟悉该部位的解剖是手术成败的关键，手术应全程在电生理监测下进行，当肿瘤与脑干或神经粘连紧密时，切不可为追求全切强行分离肿瘤，可将部分肿瘤残留于脑干表面，术后行伽马刀等放射治疗；否则有可能导致严重的脑干损伤危及患者生命。

（4）详细及完善的术前体格检查及辅助检查，必要时采取术前栓塞治疗，对于手术入路的选择、手术方案的制订有重要作用。对于仅侵犯枕骨大孔后方及后外侧的病变，常规的枕下后正中及枕下旁正中手术入路即能很好地处理病变，然而对于位于枕骨大孔腹侧及腹外侧的病变，"挑战性"则更大，手术入路常采用远外侧入路，甚至极远外侧入路切除病变。对于向颅内一侧桥小脑角延伸的肿瘤可采用枕下乙状窦后入路，对位于枕骨大孔腹侧的病变，如脊索瘤，部分学者采用经鼻内镜入路。

（5）多学科联合治疗对患者良好的预后有积极的

意义。

（6）术后长期的随访极为重要。

（惠旭辉　刘雪松　刘文科）

第六节　其他颅底中线区肿瘤

一、嗅母细胞瘤

（一）引言

嗅母细胞瘤（esthesioneuroblastoma，ENB）（又称嗅神经母细胞瘤）是一种来源于神经上皮组织的恶性肿瘤。ENB 占鼻腔肿瘤的 3%～6%，可发生于各年龄段，发病高峰为 40～60 岁，无明显性别差异。肿瘤常起源于上鼻甲、鼻腔顶部和筛板等部位，因而常侵犯颅底和眼眶。鼻塞和鼻出血为 ENB 最常见的症状。ENB 治疗后的局部 - 区域复发率为 30%～40%；远处复发率为 10%～20%。ENB 的五年、十年总生存率分别为 62.1%、45.6%，但在不同病理级别、分期及治疗方式的肿瘤之间有所差异。

（二）临床表现

ENB 患者常缺乏特异的临床表现。常见首发症状包括鼻塞、反复鼻出血及鼻窦炎样症状等。其他少见的表现包括头痛、流涕、嗅觉障碍、视觉障碍及精神症状等。患者亦可表现为转移灶的症状。ENB 常见的

转移部位是颈部淋巴结、肺和骨髓，少见的转移部位包括肝脏、纵隔、肾上腺、卵巢、脾脏、腮腺、中枢神经系统及脊髓硬膜外间隙等。

（三）治疗

ENB 尚无统一治疗方案，主流观点推荐将手术联合辅助放射治疗作为标准治疗。有研究认为化疗和质子治疗亦有效，但缺乏高级别证据。因此，对于 ENB 的治疗，应首先考虑手术全切，切除范围力争达到肿瘤周边正常组织。对于范围广泛无法全切的肿瘤，或已发生转移者，亦可先尽量切除肿瘤，再行术后辅助放化疗。对于已发生广泛转移的终末期患者，亦可以考虑行姑息性放化疗。

（四）术前计划

术前计划和评估需神经外科与耳鼻咽喉 - 头颈外科医师一起进行。首先应仔细问诊查体，脑神经功能评估和颈部淋巴结检查有助于判断肿瘤浸润范围。鼻内镜检查有助于评估肿瘤生长情况并及时发现鼻腔变异，如鼻中隔偏曲和鼻甲肥大等。术前影像学检查包括 CT、MRI 及 PET 等。影像学评估有助于判断肿瘤累及范围、肿瘤与重要结构的位置关系、全切可能性及是否发生转移（图 7-6-1）。手术入路应个体化选择，改良 Kadish 分期（表 7-6-1）A 和 B 期的 ENB 可选择经鼻内镜切除。若 ENB 累及筛板、颅底、颅腔和（或）眼眶时，需采用颅面联合入路、内镜辅助的颅面联合入路或内镜联合开颅切除肿瘤。

第二部分　常见颅底外科疾病

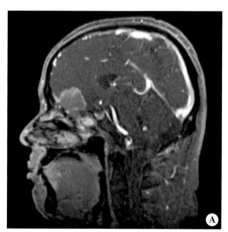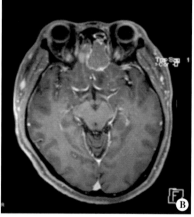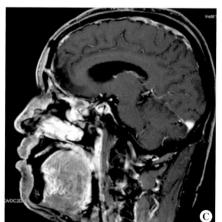

图 7-6-1　A、B. 增强 MRI 提示嗅母细胞瘤侵犯筛窦及前颅底；C. 经颅及经鼻内镜上下联合入路全切肿瘤

表 7-6-1　改良 Kadish 分期

分期	范围
A	肿瘤局限于鼻腔
B	肿瘤侵犯鼻窦
C	肿瘤范围超出鼻腔和鼻窦，累及筛板、颅底、颅腔和（或）眼眶
D	出现颈部淋巴结或远处转移

（五）手术技术

经颅入路前颅面切除术（transcranial approach for cranialfacial resection）可作为切除 ENB 的独立入路，亦可与鼻内镜技术或经面入路联合使用。颅骨切开的范围取决于个体的解剖差异、肿瘤的大小及侵犯范围。术中应用无框架立体导航可以获得最佳的颅骨切开范围及位置（视频 7-6-1）。

▶ 视频7-6-1　嗅母细胞瘤（经颅入路前颅面切除术）

患者取仰卧位。气管插管摆放位置不应妨碍内镜或经面入路。如果行面部切口，则应缝合鼻侧切开的同侧眼睑或双侧眼睑。双侧冠状切口起自双侧耳屏前，位于发际后方。切口深至皮肤和皮下组织，显露帽状腱膜。锐性切开腱膜后显露腱膜下腔。翻起双额皮瓣后，锐性分离腱膜与腱膜下疏松结缔组织，确保颅骨膜和疏松结缔组织层尽量厚。分离时不要超过眶缘上方1～1.5cm，以保护支配额肌的面神经分支。在腱膜与腱膜下疏松结缔组织间分离切口后方的头皮以获得一个较大的带血管蒂颅骨膜瓣。随后从两侧颞上线、后方头皮瓣处，自颅骨膜下解剖分离颅骨膜瓣向前翻转。筋膜下分离以显露颞窝最前方。用骨膜剥离子从颞肌前方将其从颞窝分离，显露两侧锁孔区。入孔应位于双侧锁孔区以显露额底硬脑膜和前颅底。在中线区骨膜切口附近做1个或2个入孔，用铣刀从中线入孔向锁孔切开颅骨。用铣刀在双侧眶缘上方由外向内切开额骨，至眼眶内1/3出即转向下切开至额鼻缝区，从额鼻缝水平分离骨瓣。对于硬脑膜与颅盖粘连紧密者，最好分别切除额窦前、后壁。用脑棉保护硬脑膜表面，将硬脑膜从双侧额窦后壁分离至盲孔平面。将额窦彻底去黏膜化及颅化。如有必要可以打开硬脑膜释放脑脊液。硬脑膜分离到鸡冠和双侧眶部平面。在放大视野下磨除鸡冠。切开延伸穿过筛板的硬脑膜套，抬起硬脑膜继续向后显露额蝶缝。在筛板的后外侧平额蝶缝处辨认筛后动脉并电凝，然后可以进一步分离硬脑膜。如果硬脑膜未被肿瘤侵犯，即可原位修复。如果缺损较大，则需要嵌入硬脑膜移植物并显微缝合以达到水密。如果硬脑膜被肿瘤侵犯，则需要显露颅内结构。切开双侧额部硬脑膜，结扎上矢状窦最前端。分块全切侵犯至颅内的肿瘤。运用标准的显微神经外科技术切除受累的脑组织。沿受累的硬脑膜周围切开颅底硬脑膜。从颅底分离硬脑膜游离缘时，可将受累的硬脑膜和其下方与其粘连的肿瘤一并切除。颅内肿瘤切除后，置入硬脑膜移植物并行显微缝合。

随后，用磨钻在前颅底进行骨切除。如果肿瘤侵犯全部筛窦复合体，骨切除范围必须包括双侧眶顶内侧至纸样板，后方应达到额蝶缝。此缝通常位于筛窦气房后端上方，但遇到巨大蝶窦时可位于蝶窦前上方。辨认、电凝并切断筛后动脉。视神经出视神经管处位于筛后神经血管束后内侧5～7mm处。在眶内辨认、

电凝并切断筛前动脉。从上方将眶骨膜自双侧纸样板分离，在眶组织内侧行小弧形骨切开。随后在双侧纸样板与眶底交界处下方做截骨线。将骨刀一半置于眶内，另一半置于后组筛窦，在后方横断纸样板。然后用弯的骨刀切断鼻中隔后端。后方的骨切开如果经过蝶骨平台，就会进入蝶窦并需要继续经过蝶窦前壁达到窦底。切开蝶窦前部的底，自颅底分离蝶窦前壁与蝶嘴。前方截骨范围经过额窦底进入鼻腔。显露鼻中隔前段并用粗剪刀切断。这样就可以经颅取出肿瘤了。清除残余筛房及任何受累或可疑受累的眶周组织。小的眶周缺损无须特殊处理，如果缺损较大则需要用颞肌筋膜修复。在蝶骨平台残余骨上钻一些小孔。裁剪颅骨膜瓣至合适长度后缝到这些小孔处，需要时也可用到内侧眶顶处。复位骨瓣至其正常解剖部位并牢固固定，必须小心避免骨缘之间挤压颅骨膜瓣。颅骨膜瓣在骨缘之间应可以自由移动。关闭双侧颞肌筋膜及头皮切口。常规分两层缝合头皮。不常规放置引流。

（六）并发症

（1）张力性气颅，穿刺抽出气体或置管治疗。

（2）术区感染。

（3）脑脊液漏，水密缝合，使用带血管蒂移植物，可降低该并发症发生率。

（4）额叶损伤等。

（七）总结

总之，ENB首选手术治疗，力争全切，术后辅助放射治疗。根据肿瘤累及范围及术者习惯个体化选择手术入路。化疗和质子治疗可能有效，但还需进一步的研究验证。终末期患者可选择姑息性放化疗。

二、视路胶质瘤

（一）引言

视神经通路胶质瘤（optic pathway glioma）（简称视路胶质瘤）是指起源于视神经通路上的星形细胞瘤，好发于儿童。视路胶质瘤约占所有颅内肿瘤的1%，占儿童脑肿瘤的3%～5%。儿童视路胶质瘤的病理性质主要为毛细胞型星形细胞瘤（但其临床表现和病理与其他部位的毛细胞型星形细胞瘤不同），其次为毛细胞黏液样星形细胞瘤，患儿常合并神经纤维瘤病Ⅰ型。成人的视路胶质瘤与儿童的明显不同，常起源于视交叉，病理级别较高，以胶质母细胞瘤为主，并侵及邻近结构，预后极差，常在诊断后数月死亡。根据受累部位，视路胶质瘤可分为：①视神经星形细胞瘤；②视交叉/下丘脑星形细胞瘤；③弥漫型视路星形细胞瘤。

（二）临床表现

患者常见的与视觉相关的临床表现包括视力障碍、视野缺损、斜视、眼震及眼球突出等。其他常见

症状包括内分泌障碍（如性早熟）、间脑综合征及认知障碍等，若室间孔或导水管受压，还可出现脑积水及颅内压增高。亦有许多患者无症状，常因神经纤维瘤病Ⅰ型行头部影像学检查而发现（图7-6-2）。

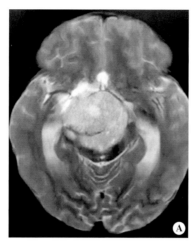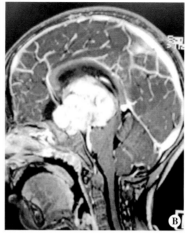

图7-6-2　A. MRI T$_2$加权像提示鞍区占位病变伴双侧大脑脚受压明显；B. 增强MRI提示病变强化明显。术后病理提示：毛细胞型星形细胞瘤（WHO Ⅰ级）

（三）治疗

对于视神经胶质瘤，由于其局限于一侧视神经而未累及视交叉，手术可以全切肿瘤而达到治愈的目的。虽然术后患侧视力完全丧失，但避免了因肿瘤进展而导致视交叉受累，控制肿瘤的同时保护了对侧的视力。因此，多数学者建议对视神经胶质瘤进行手术全切，患侧视力丧失者更是手术全切的绝对适应证。

视交叉/下丘脑胶质瘤的手术指征存在很大的争议。一方面，部分视路胶质瘤有可能在不经任何干预的情况下保持长期稳定，甚至自行消退。肿瘤累及视交叉、下丘脑及第三脑室等重要结构，因此无法通过单纯手术全切而治愈，且术后严重并发症发生率高。但另一方面，部分切除肿瘤可以减轻肿瘤对视觉通路、下丘脑和第三脑室的压迫，缓解症状，这对于3岁以下的患儿尤其重要，可以为其争取时间，到3岁以后进行放射治疗。并且，DTI和DTT可在术前重建视觉通路，随着这些影像技术的普及，手术安全性得到进一步提高。总之，视交叉/下丘脑胶质瘤体积小且患者无症状时，可以考虑观察。如出现下列情况，应及时手术：①肿瘤体积大，压迫视觉通路、下丘脑和第三脑室，引起视觉障碍、内分泌功能损害和脑积水等；②经观察、化疗或放射治疗后，肿瘤继续增大。为保护视交叉和下丘脑等重要结构，常对肿瘤行部分切除，术后进行放化疗。

弥漫型视路胶质瘤无法手术切除，只能进行放化疗。诊断不明确时可考虑活检。

（四）术前计划

在视交叉/下丘脑胶质瘤切除术前，除了常规的MRI检查，还应行DTI和DTT检查，重建视觉通路，判断肿瘤和视觉纤维的位置关系，这对于术中视觉通路的保护有重要作用。另外，术前还需常规行眼科检查和内分泌检查。

（五）手术技术

对于视神经胶质瘤，目前多数学者主张从眼球后到视交叉前方全切视神经和肿瘤。患者取仰卧位，做冠状皮瓣，患侧额骨开颅，内到中线，下至前颅底。将硬脑膜与前颅底分离，再将其连同额叶一起牵开，显露并磨除或咬除眶顶，后方至视神经管。眶顶切除后，透过薄层眶骨膜，多可窥见上睑提肌表面的额神经，其可作为识别标志。显露视神经胶质瘤有3种入路可选择。

（1）内侧入路：将上斜肌牵向内侧，上睑提肌和上直肌牵向外侧，可显露视神经全长，其是抵达眶尖部视神经最直接的入路。在该入路中应注意，在视神经上方、距视神经管前口3.2mm、10.6mm、10.0mm、23.9mm处，分别有滑车神经、眼动脉（偶可经视神经下方）、鼻睫神经和眼上静脉横越到眶内部。Natori指出，在滑车神经与眼动脉间抵达视神经较安全。此外，切开Zinn环时，应选择在上直肌与内直肌起点之间切开。切开前，应在眶尖表面先将滑车神经与周围组织分开，以免损伤。

（2）中央入路：将上睑提肌牵向内侧，上直肌牵向外侧，于两者之间抵达眶内段视神经的中部。至于额神经，既可与上睑提肌一起牵向内侧，也可与上睑提肌分离后随上直肌牵向外侧。前者不会损伤该神经，但可影响眶尖部视神经的显露；后者显露较好，但有损伤额神经的风险。将肌肉向两侧牵开后可看到的结构有眼上静脉、睫动脉和睫神经、鼻睫神经、动眼神经至上睑提肌的分支、眼动脉及其分布至上睑提肌和

（3）外侧入路：在外直肌与上睑提肌、上直肌之间抵达视神经。为显露视神经的管内段，需进一步在颅外磨开视神经管，并将眶骨膜切口后延经Zinn环直至管内硬膜，为此需切断上睑提肌起始端，在关颅前再将其缝合。随后切开硬膜，显露视神经颅内段和视交叉，分别在视交叉前2～3mm处和眼球后切断视神经，从而全切肿瘤。注意保护视交叉及其附近的眼动脉等重要结构，关颅前需取一小片颞肌填塞视神经管。在幼儿，术野有限，操作较困难，也可不切开Zinn环，而采用先切除眼球至Zinn环间的肿瘤和视神经，再切除Zinn环至视交叉之间的肿瘤和神经的方法，从而避免了切断和缝合上睑提肌。亦有部分学者认为，对于术中发现仅局限于眶内的视神经胶质瘤，可仅切除视神经眶内段和肿瘤，无须磨开视神经管和打开硬脑膜。肿瘤切除后，缝合眶骨膜，用一片明胶海绵覆盖其上。用额骨内板或人工材料做眶顶重建。常规方法关颅。可暂时缝合患侧眼睑。

对于视交叉/下丘脑胶质瘤，若进行手术全切，损伤视觉通路和下丘脑的风险很大。故目前推荐部分切除，以获得病理诊断、改善症状并为术后放化疗减轻肿瘤负荷。切除程度尚有争议，并且在不同个体间有所差异，一般推荐切除程度为60%左右。DTI及DTT等影像技术可以在术前显示肿瘤与视觉纤维的位置关系，有助于在保护视觉纤维的前提下提高肿瘤切除程度。

对于未长入第三脑室的视交叉/下丘脑胶质瘤，常采用额部纵裂入路进行部分切除。患者取仰卧位。双额发际内冠状切口，右额切口大，左额切口适当减小。沿帽状腱膜下层游离双额皮瓣牵拉向前，前缘接近眉弓。设计带蒂骨瓣，骨膜沿中线切开，用骨膜剥离子分离切口两边。内侧两个钻孔务必位于中线，外侧两个钻孔分别位于颞上线的前后。骨瓣形成，翻向颞部，中线骨窗要求显露上矢状窦右侧缘。在骨窗的前缘、后缘和外侧缘需悬吊硬脑膜。在中线侧弧形剪开硬脑膜，切口两端尽量靠近中线，但应避免损伤矢状窦。然后牵拉额叶，分开纵裂。皮质表面的静脉引流入矢状窦，多数情况下直径较小，分开纵裂需要电凝切断，虽然位置靠前，接近额极，切断后多数情况下对患者不会造成严重影响。但对于年龄偏大、有高血压，尤其是直径较大的静脉的处理需谨慎。于骨窗中后部牵拉额叶内侧面分开纵裂，沿大脑镰向深部显露两侧胼周动脉，胼周动脉的下面是胼胝体，沿胼周动脉向前确认胼胝体膝部，于膝部的前方进一步分开胼胝体下区。额叶内侧面蛛网膜与大脑镰之间会有粘连或小的静脉引流，特别是大脑镰下缘以下两侧额叶内侧面之间，牵拉分离纵裂操作要轻柔。当颅内压过高，纵裂分开困难时切不可强行分离，可首先通过侧裂释放部分脑脊液或应用适当剂量的甘露醇降低颅内压力，以免造成额叶内侧面不必要的挫伤。随着纵裂的逐渐分开，也可以进一步释放部分脑脊液。显露肿瘤后，根据DTT及DTI所示，选择从无视觉纤维的部位开始切除肿瘤。沿神经走行的方向切开瘤壁，保护视觉通路和下丘脑，在瘤内做肿瘤部分切除。常规关颅。

对于长入第三脑室的视交叉/下丘脑胶质瘤，常采用经胼胝体-穹隆间入路进行部分切除。患者取仰卧位，头部可旋转约45°。根据骨瓣位置设计冠状切口、直切口或U形皮肤切口。骨瓣通常选择在非优势半球侧，中线侧至少显露上矢状窦的50%，约2/3的骨瓣位于冠状缝前，以降低运动皮质及运动辅助区皮质引流静脉的损伤风险。一般以上矢状窦为基底形成U形的硬脑膜瓣。通常需要切断冠状缝前方的1～2支静脉，一般并无大碍。但如遇到粗大的引流静脉，则应尽可能予以保留。随后牵开右侧半球，可见胼缘动脉走行于扣带回上。用两个脑压板在半球间裂内向下移动，直至见到白色的胼胝体。在中线的两侧寻找胼周动脉。当见到双侧胼周动脉后，最好电凝两动脉之间的交通血管，避免切断胼周动脉向同侧半球走行的分支。显露胼胝体后，在胼胝体的前半部的正中线垂直向下切开，于两层透明隔之间进入中间缝，两层透明隔分别附于左右穹隆体的背部，再以显微剥离子和脑压板分开两侧穹隆体，进入第三脑室顶部，即可显露出肿瘤。保护视觉通路和下丘脑，严格在瘤内做肿瘤部分切除。常规方法关颅。

（六）并发症

1. 神经系统损伤　扣带回损伤引起无动性缄默；胼胝体前1/3损伤偶可引起半球间信息传递障碍和可逆性记忆障碍；双侧穹隆损伤引起不可逆的严重记忆障碍；视觉通路损伤引起视觉障碍；眼外肌及其神经损伤引起眼睑下垂及眼球运动障碍；下丘脑损伤引起下丘脑损伤综合征。

2. 脑水肿　过度牵拉额叶或切断大的回流入上矢状窦的静脉可造成脑水肿，引起偏瘫，严重者可发生静脉性脑梗死。

3. 其他　癫痫、脑积水、脑脊液漏等。

（七）总结

总之，对于视神经胶质瘤，多数学者推荐从眼球后到视交叉切断视神经以全切肿瘤。对于视交叉/下丘脑胶质瘤，目前主张经纵裂入路或经胼胝体前部入路，在保护视觉通路和下丘脑的前提下部分切除肿瘤，术后行放化疗，部分患者可治愈。

（张跃康）

第8章 侧颅底肿瘤

第一节 岩骨斜坡脑膜瘤

一、引言

岩骨斜坡脑膜瘤（petroclival meningioma，PCM）是指肿瘤起源于斜坡的上2/3、自岩骨和斜坡连接处的内侧至三叉神经之间的区域，主要侵及小脑幕内侧、Meckel囊、海绵窦区及鞍旁区域。岩骨斜坡脑膜瘤根据位置，可大致分为6个区域，分别为区域1（岩斜区），区域2（Meckel囊/海绵窦/中颅窝区），区域3（鞍上区/蝶窦区），区域4（斜坡对侧区域），区域5（桥小脑角区），区域6（下斜坡/枕骨大孔区）。此部位肿瘤常挤压脑干和基底动脉向对侧移位。治疗上以手术为主，根据病理结果辅助放射治疗。

本节将对岩骨斜坡脑膜瘤的临床特征与治疗方式进行系统性的阐述。

二、病史

岩骨斜坡脑膜瘤占颅后窝脑膜瘤的5%～11%。患者发病的年龄跨度范围较大，但出现症状的年龄在40～50岁。因其一般属于良性肿瘤，且生长缓慢，故起病隐匿，在引起显著临床症状之前，体积往往会变得很大。由于其位置深在，且毗邻重要血管及神经，具有高致残率和致死率，该部位的手术很具有挑战性。因此在评估患者该部位病变是否需要手术时，要明确两个问题。一是要明确患者得病时间长短。根据肿瘤体积变化及得病时间长短，可以大体了解肿瘤生长的快慢，如短时间内肿瘤变化大，则此种肿瘤生长较快。二是要明确患者之前有无手术史或放射治疗史。这可能会使肿瘤与周边组织更为粘连，增大手术切除的难度。

三、临床表现

头痛是岩骨斜坡脑膜瘤患者最常见的主诉。患者常因肿瘤侵犯三叉神经和面、听神经，而导致患侧不同程度的面部麻木或疼痛、听力下降及面瘫来就诊。此外有报道称约1/3的病例会因后组脑神经受侵犯而出现声音嘶哑、饮水呛咳、吞咽困难等症状。小脑因受压迫而出现症状的比例较高，约占70%。部分患者因肿瘤的占位效应导致梗阻性脑积水而出现颅内高压症状。同时由于脑干受压而出现的锥体束征和躯体感觉功能的缺失也不少见，15%～57%的患者出现痉挛性轻瘫，15%～20%的患者出现躯体感觉功能缺失。

术前进行详细全面的神经系统检查，评估患者颅内高压症状及局部脑神经功能受损表现，对脑膜瘤进行定位、定性诊断。除了完整的病史和神经系统检查外，还需要仔细回顾患者所有的相关影像学资料来确定病变的范围，明确肿瘤的起源及邻近的解剖关系，根据肿瘤大小、骨质有无破坏、神经和脑干受累程度，以及肿瘤与重要血管的关系，选择合适的手术入路。

四、影像学特征

通过CT和（或）MRI等影像学检查可以获取肿瘤影像学信息。CT扫描提供了很好的骨性解剖概观，明确骨质破坏程度。肿瘤表现为较均匀或略高密度病灶，边界清楚，常可见点状或不规则钙化影；增强扫描肿瘤明显强化，大多数为半球形，少数为分叶状。少数肿瘤内可出现低密度影，提示肿瘤为囊性，或者为坏死、陈旧性出血。当肿瘤压迫颅底静脉窦等结构，以致静脉回流障碍，可出现瘤周轻度水肿的低密度区。利用CTA也能明确肿瘤的血管情况及供血血管。

MRI也能提供宝贵的解剖信息，并被大量应用而取代CT。肿瘤表现为长T_1、T_2信号影，增强后可明显强化。一般来说，肿瘤与正常脑组织之间有一边界，在T_2加权像上可以了解肿瘤与脑组织之间的关系。同时在T_2加权像上，可大致评估肿瘤质地，若呈低信号，则肿瘤较硬；为高信号时，则质地较软。

五、诊断与鉴别诊断

岩骨斜坡脑膜瘤易于和神经鞘瘤、表皮样囊肿、斜坡脊索瘤、软骨肉瘤和颈静脉球体瘤等相混淆，应注意鉴别。

1. 神经鞘瘤（图8-1-1） 临床表现类似。CT表现为稍高密度病灶，或呈囊性，可呈均一或环状强化，骨窗可见岩骨尖骨质破坏或内耳道扩大。肿瘤周围无水肿。可呈哑铃形骑跨颅中窝、颅后窝生长。MRI T_1

加权像呈低信号，T_2加权像呈高信号或混杂信号，明显增强，但较脑膜瘤弱（图8-1-2）。

2.**表皮样囊肿**　主要来源于异位的胚胎残留的外胚层组织，好发于桥小脑角、鞍区、脑室和岩斜区，占颅内肿瘤的0.7%～2%，多见于青壮年，常表现为一侧三叉神经痛或面肌痉挛、面部麻木、听力减退等特点。典型CT表现为沿脑池生长边界清楚的不规则低密度影，注射造影剂无强化或边界环状强化。MRI表现为T_1加权像呈略高于脑脊液的低信号，T_2加权像高于脑脊液的高信号，对比不增强。

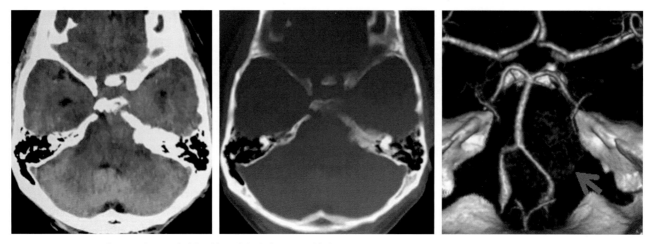

图8-1-1　CT平扫及骨窗可见左侧岩斜区稍高密度影，并伴有岩骨骨质增生。CTA可以显示肿瘤的血供情况及供血动脉

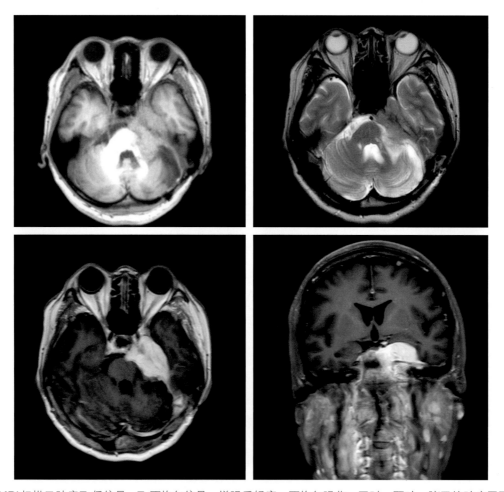

图8-1-2　MRI扫描示肿瘤T_1低信号、T_2不均匀信号，增强后轻度、不均匀强化。同时，颞叶、脑干等肿瘤周围正常结构受压变形

3.**斜坡脊索瘤**　脊索瘤来源于脊索胚胎残余，多生长在颅底或脊柱。颅底脊索瘤多位于斜坡处，占颅内肿瘤的0.15%～0.2%。肿瘤多位于硬脑膜外，但有时呈浸润性生长并突破硬脑膜。主要表现为头痛、肢

体无力、语言不清、呛咳等，如果肿瘤向不同的方向生长，则出现相应症状。从临床表现上与脑膜瘤难以区别。但脊索瘤50%以上有斑点或小片状钙化，对骨质的破坏严重。CT显示肿瘤为不规则略高密度、边界清，其中有多发散在点、片状钙化，斜坡、蝶鞍有广泛骨质破坏，偶见肿瘤突入鼻咽腔，多数不出现强化。MRI T_1 加权像为低信号，其间夹杂多个斑点状高信号。T_2 加权像呈不均匀的高信号，可有中等度强化。

4. 软骨肉瘤 发生率低，好发年龄为30~40岁，CT检查有骨质破坏，表现为等密度或高密度，瘤内有钙化，增强扫描肿瘤不强化或轻度强化。MRI表现为长 T_1 和长 T_2 信号，增强后肿瘤轻度强化。

5. 颈静脉球体瘤 是高血供肿瘤，常被误诊为脑膜瘤。颈静脉孔区血管球瘤的典型影像学特征在MRI表现为"盐和辣椒"样，其 T_2 高信号，出现血管流空影，强化明显，CT表现为颈静脉孔区浸润性病灶，边界不清；血管造影上可见早期静脉充盈影像。脑膜瘤，一般不存在动静脉沟通畸形和流空效应，在颈静脉孔区表现为结节充盈状，血管造影上表现为后期持续的静脉显影。

六、适应证

脑膜瘤常是良性病变且生长缓慢，患者可以带瘤生存较长时间而没有疾病的症状。治疗适应证取决于多个因素，包括病变的大小、病理类型、生长方式，以及病变对周围血管神经的压迫。虽然显微外科手术为岩骨斜坡脑膜瘤的首选治疗方案，但并不是所有的脑膜瘤患者都需要立刻接受手术治疗，对于一般情况良好，肿瘤较小且没有临床症状的患者可以通过动态的磁共振扫描的方式进行定期随访。而对于有明显的颅内压增高症状及脑神经功能障碍表现的患者则建议积极手术治疗。

七、治疗

脑膜瘤主要采取手术切除、放射治疗及药物治疗等治疗手段。根据手术切除程度和肿瘤的病理特征等决定术后是否需要辅助放射治疗。因肿瘤巨大，累及范围广泛，包绕神经血管而不能达到全切或肿瘤病理显示为高级别的患者，建议术后辅助放射治疗；而对于肿瘤较小、不能耐受手术的患者来说，可考虑直接行放射治疗。

1. 手术 首次手术尽可能切除肿瘤是目前脑膜瘤治疗的金标准。全切除良性脑膜瘤具有相当高的治愈率。对于相对年轻、肿瘤较大或者肿瘤生长活跃的患者，首选手术治疗。在选择手术入路时，要根据影像学资料设计手术切口，使手术路径距离最短，显露范围最广，牵拉脑组织最少。对于岩骨斜坡脑膜瘤，针对不同区域的肿瘤，可选择的入路：①枕下乙状窦后入路；②颞枕经小脑幕入路或岩前入路；③经岩骨幕上下联合入路（经迷路后乙状窦前入路）；④枕下远外侧入路；⑤枕下极外侧入路。

在熟练掌握该部位解剖结构的前提下，术中仔细辨认神经、血管及周围组织并加以保护，尽可能阻断肿瘤供血、减少出血，是达到肿瘤全切及减少损伤的关键。做好颅底的重建和修复，自体硬膜或者人工硬膜修补，或软组织填塞，以防止脑脊液漏。

病例1：视频8-1-1示OZ入路（眶颧入路）手术视频。

患者，男性，49岁，主因"间断性头痛5年，右侧眼睑下垂伴左侧肢体力弱2年"收入院。

既往高血压病史。

▶ 视频8-1-1 OZ入路（眶颧入路）手术视频

查体：神志清，精神可，双瞳孔直径左：右=2.5：4，左侧光反应灵敏，右侧光反应迟钝，右侧面瘫，左侧肢体力弱，肌力Ⅲ级，右侧肢体肌力、肌张力可，神经反射正常，病理反射未引出。

MRI：颅内占位性病变（蝶岩斜，右）：脑膜瘤可能性大（图8-1-3，图8-1-4）。

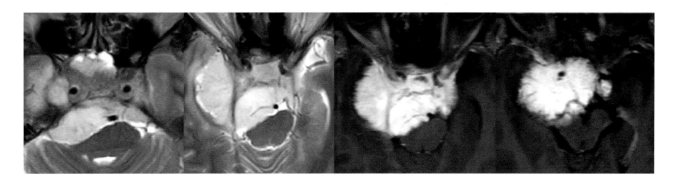

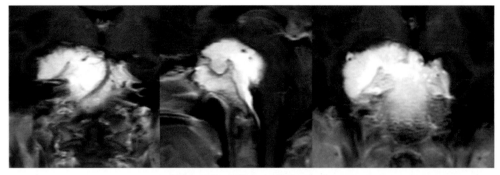

图 8-1-3   病例 1：术前 MRI

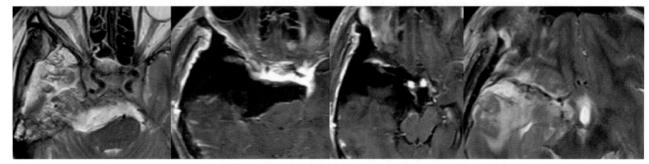

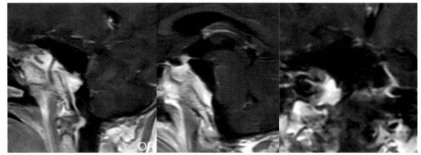

图 8-1-4   病例 1：术后 MRI

病例 2：视频 8-1-2 示乙状窦前入路手术视频。

患者，女性，30 岁，主因"左侧听力下降伴间断性头痛 1 年，左侧面部疼痛 1 个月"收入院。

▶ 视频 8-1-2   乙状窦前入路手术视频

既往体健，无特殊。

查体：神志清，精神可，双瞳孔等大同圆，直径 2.0mm，光反应灵敏，双侧视力粗测可，左侧听力粗测稍有下降，左侧面部疼痛，伸舌居中，左侧肢体肌力及肌张力正常，右侧肢体肌张力正常，肌力 Ⅳ 级，生理反射存在，病理反射未引出。

MRI：颅内占位性病变（岩斜，左）：脑膜瘤可能性大（图 8-1-5，图 8-1-6）。

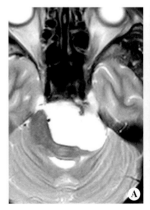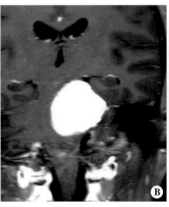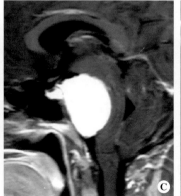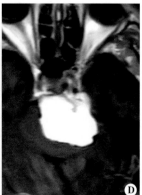

图 8-1-5   病例 2：术前 MRI

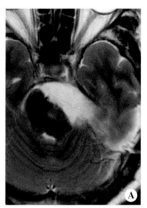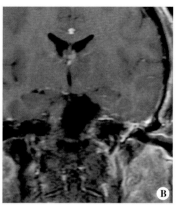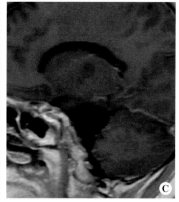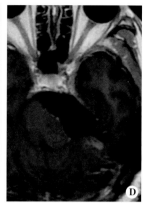

图 8-1-6 病例 2：术后 MRI

病例 3：视频 8-1-3 示乙状窦后入路手术视频。

患者，女性，32 岁，主因"间断性头痛 1 年，体检发现颅内占位 2 个月"收入院。

既往体健，无特殊。

查体：神志清，精神可，双瞳孔等大同圆，直径 2.0mm，光反应灵敏，双下肢无水肿，四肢肌力及肌张力正常，神经反射正常，病理反射未引出。

MRI：颅内占位性病变（岩斜，右）：脑膜瘤可能性大（图 8-1-7，图 8-1-8）。

▶ 视频 8-1-3 CPA 脑膜瘤

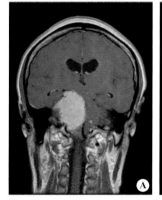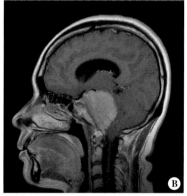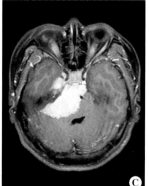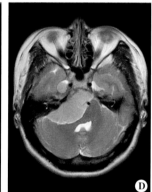

图 8-1-7 病例 3：术前 MRI

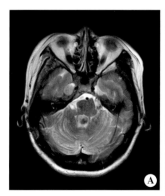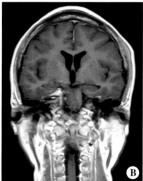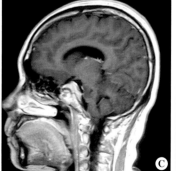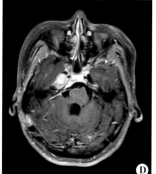

图 8-1-8 病例 3：术后 MRI

2. 放射治疗 虽然仅有小部分的脑膜瘤放射治疗有效，但放射治疗也是不可或缺的治疗方式。术后放射治疗经常被用于脑膜瘤次全切除后，且可以明显改善患者无进展生存期。另外，放射治疗也可用于未经放射治疗的复发脑膜瘤患者。对于非典型和间变型脑膜瘤，即使肿瘤全切后，也应该辅助放射治疗。放射治疗的方式包括传统放射治疗、伽马刀手术治疗、线性加速器放射治疗及近距离放射治疗等。各种放射治疗方式均有利弊，应根据实际情况选择。

3.药物治疗　众所周知女性脑膜瘤患者较男性多（2：1），而且脑膜瘤在孕激素较高的妊娠期间和月经周期的黄体期体积增大，有学者推断肿瘤的这种体积变化与性激素导致的血供增加和激素诱导的肿瘤液体保持对脑膜瘤细胞的营养作用有关。但抗激素药物，如他莫昔芬、米非司酮等药物治疗脑膜瘤的作用有限。由于羟基脲可长期使用，它可能是 WHO Ⅰ 和 Ⅱ 级脑膜瘤的理想用药，因为这类肿瘤增殖慢而长期治疗对其更加有效。有报道称干扰素 -α 可在体内外干扰脑膜瘤的生长，至少可通过抑制血管发生对脑膜瘤发生抗肿瘤作用。环加氧酶 -2（COX-2）是治疗脑膜瘤的另一可能有效的药物。其抑制剂塞来昔布可抑制肿瘤细胞增殖而发挥作用。在脑膜瘤中发现血小板源性生长因子过表达，从而可促进肿瘤生长。而伊马替尼作为一种针对血小板源性生长因子的特异性酪蛋白激酶，正在被包括北美脑肿瘤协会在内的几个组织用于脑膜瘤的临床试验性治疗。试验结果尚不明确。

八、术后并发症及处理

由于岩斜区解剖结构的复杂性，以及毗邻脑干、椎-基底动脉、多组脑神经等重要结构，术后可发生严重并发症。主要包括脑脊液漏/脑膜炎；动眼神经及外展神经损伤，眼球活动障碍；三叉神经功能障碍，如面部感觉异常，咀嚼功能异常等；面神经损伤，面瘫；后组脑神经功能障碍，如声音嘶哑、吞咽困难等；颈内动脉、乙状窦等重要血管损伤；脑干功能异常，如对侧肢体活动障碍；小脑功能异常，如走路不稳等。

术后如出现并发症，可给予相应处置，如术中损伤三叉神经，出现角膜溃疡等，应行眼睑缝合术；出现外展神经损伤后，如不能恢复，可于 2 年后行眼肌纠正手术；若面神经损伤，可于 3 个月或半年后行面神经吻合术；若术中出现后组脑神经损伤，术后应早期行胃管鼻饲，必要时行气管切开术。若术后出现脑脊液漏，可行腰穿置管引流术，无效时再行开颅脑脊液漏修补术。

（吴　震　郭滕显）

第二节　蝶骨嵴脑膜瘤

一、引言

蝶骨嵴脑膜瘤占脑膜瘤的 15%～20%，女性的发病率高于男性。目前在临床分型上多按蝶骨嵴的内、中、外侧的解剖标记分为内侧型、中间型和外侧型。

解剖上蝶骨嵴内至前床突，外抵翼点，蝶骨大翼占外 1/3，蝶骨小翼占内 2/3，蝶骨大翼及蝶骨小翼的外 1/2 构成了蝶骨嵴的外侧和中间部分，蝶骨小翼的内 1/2 为前床突，也就是蝶骨嵴的内侧部分。临床上也有将蝶骨嵴内侧型脑膜瘤称为前床突脑膜瘤，有报道内侧型占蝶骨嵴脑膜瘤的 50%。追溯蝶骨嵴脑膜瘤的分型历史，早在 1938 年 Cushing 和 Eisenhardt 将蝶骨嵴脑膜瘤按照肿瘤形态分为球形和扁平形，其中球形又分为内侧、中间及外侧型。此后，Brotchi 和 Bonnal 又进一步将蝶骨嵴脑膜瘤分为五型：A 型，累及内侧、前床突或海绵窦；B 型，蝶骨嵴脑膜瘤呈扁平生长；C 型，广泛波及蝶骨嵴（A 型 +B 型）；D 型，蝶骨嵴中间型脑膜瘤；E 型，蝶骨嵴外侧型脑膜瘤。Al-Mefty 就前床突脑膜瘤提出了分型：Ⅰ 型，肿瘤基底位于前床突下的硬膜，此处颈内动脉尚未入蛛网膜下腔，因此肿瘤可直接包裹颈内动脉，切除难度大，包裹颈内动脉部分常难全切除；Ⅱ 型，肿瘤基底位于前床突的上外侧，肿瘤和颈内动脉有蛛网膜界面，在前床突脑膜瘤中属于较易切除的类型；Ⅲ 型，源自视神经孔或钻入视神经管，肿瘤较小时便可出现视力下降。

二、病理

脑膜瘤分为 WHO Ⅰ～Ⅲ 级和 15 种病理的亚型。

WHO Ⅰ 级脑膜瘤为良性，不易复发且无显著侵袭性，包括上皮型、纤维型、砂粒体型、过渡型、淋巴细胞型、微囊型、血管瘤型、分泌型和化生型。良性脑膜瘤所占比例最高，占 70%～85%。WHO Ⅱ 级脑膜瘤性质为低度恶性，主要是指非典型脑膜瘤，同时包括其他两个较罕见的亚型透明细胞型和脊索型。

WHO Ⅱ 级脑膜瘤占脑膜瘤的 5%～20%，且随近年诊断标准的变化有逐年增加趋势，具有较高的复发率和侵袭性。

WHO Ⅲ 级脑膜瘤性质为显著恶性，较为少见，占脑膜瘤的 1%～3%。此类脑膜瘤复发率高、侵袭性强，患者预后差。Ⅲ 级脑膜瘤主要是指间变性脑膜瘤，还包括两个罕见的亚型——乳头型和横纹肌型。

临床病理中，蝶骨嵴脑膜瘤可表现为突破软脑膜的脑侵袭，脑侵袭已被列为 WHO Ⅱ 级的独立诊断标准。还有些肿瘤表现为颅底骨质的增生或破坏即骨侵袭，甚至突破前、中颅底向颅外生长表现出颅内外沟通肿瘤的病理特征。

三、临床表现

蝶骨嵴脑膜瘤特异性症状表现为视力减退、视野缺损，多由视神经的压迫或包裹引起，也可由肿瘤进入视神经孔引起相应症状，较大的肿瘤还可引起视神经萎缩。有些患者表现为 Foster-Kennedy 综合征，即同侧视神经萎缩和颅内压增高导致的对侧视盘水肿。有些患者还可表现为复视，可能由肿瘤侵犯海绵窦或进入眶上裂影响动眼神经所致。海绵窦受累可表现为类海绵窦综合征，即Ⅲ、Ⅳ、Ⅴ第一支、Ⅵ等脑神经症状。一部分患者因眶壁骨质增生、肿瘤压迫眼静脉回流受阻等原因表现为突眼。

一些非特异性症状如头痛、偏瘫、失语、癫痫发作及额叶受累引起的精神异常等也可见，还有些患者表现为嗅觉、味觉的减退。

肿瘤的不同类型多表现不同的症状，外侧型和中间型多表现为一些非特异性症状，内侧型的蝶骨嵴脑膜瘤因毗邻视神经等结构多表现为特异性症状。

四、术前准备

术前 CT 和 MRI 检查是蝶骨嵴脑膜瘤术前常规影像学检查。CT 表现为略高或等密度影，CT 骨窗可显示蝶骨嵴、前床突的骨质增生及破坏情况，还可显示眶壁的受累。MRI 增强扫描可了解肿瘤的血供及肿瘤硬膜基底的受累，T_2 加权像可显示肿瘤与颈内动脉、大脑前动脉、大脑中动脉的关系（包裹、推挤移位等情况）。对于一些体积较大，血供丰富，且累及重要血管的肿瘤，DSA 检查也推荐作为术前检查，可帮助明确肿瘤的供血动脉和重要血管的毗邻关系，在造影同时可酌情行颈外动脉一些分支的栓塞。如肿瘤主要由颈内动脉供血且和颈内动脉关系密切，造影时可行球囊闭塞试验，为在术中的颈内动脉受损时如何处理提供参考。

对于视神经受影响的患者，术前还应行眼底检查及视力、视野评估。眼底检查如出现视盘水肿还可提示患者有颅内压增高的表现。对于术前颅内压高或者脑水肿显著的患者可予以甘露醇或者激素等药物治疗，以降低颅内压做好术前准备。

五、手术要点

蝶骨嵴脑膜瘤的手术入路以经典的额颞入路即翼点入路为主。根据肿瘤与眶、中颅底的关系还可采取一些额颞拓展入路，包括额眶颧入路、额眶入路及额颞断颧弓入路等。对于内侧型的蝶骨嵴脑膜瘤，目前有学者主张首先在硬膜外打开眶顶、眶外侧壁并磨除前床突骨性结构，充分将视神经管减压。

外侧型及中间型的蝶骨嵴脑膜瘤切除方法较为类似，首先处理位于蝶骨嵴两侧的肿瘤基底硬膜，充分电灼，如肿瘤体积较小、颅内压不高情况下可尝试处理好肿瘤基底后再游离肿瘤周边行完整切除。如果肿瘤较大无法完整切除，应逐步离断肿瘤基底并行瘤内减压，对于较软的肿瘤可使用超声吸引辅助，但要注

意对于大脑中动脉及分支的保护，有些肿瘤可将大脑中动脉向后上推挤，少数有包裹血管的情况。瘤内减压目的是显露更多手术空间以利于进一步游离基底及周边脑组织及重要血管的分离。肿瘤切除后，受累的颅底硬膜应尽量一并切除，如切除困难则应充分电灼，对于受累的骨质增生应予以磨除。

内侧型蝶骨嵴脑膜瘤因毗邻视神经、颈内动脉、动眼神经等结构，切除难度较大，在硬膜外磨除前床突及视神经管开放后，进一步剪开镰状韧带及松解视神经鞘使视神经充分减压。硬膜下进一步处理肿瘤的基底硬膜，充分辨识肿瘤与颈内动脉、视神经、动眼神经的毗邻关系。按照前床突脑膜瘤的分型：Ⅰ型肿瘤常包裹颈内动脉床突段，分离时常没有蛛网膜界面，注意避免颈内动脉损伤；Ⅱ型肿瘤常与颈内动脉有蛛网膜界面，分离较易；Ⅲ型肿瘤常进入视神经管，在分离中应锐性分离和视神经的粘连，还应充分保护眼动脉，避免在视神经周边的电灼。对于较大的肿瘤还可能包裹多个血管如大脑中动脉、大脑前动脉、脉络膜前动脉、后交通动脉等，以及分支、穿支，在分离切除肿瘤中要注意辨识是供应肿瘤的血管还是过路的血管，在无法确定时应从远端向近端仔细分离，明确是供血动脉时再行离断。对于蝶骨嵴内侧型肿瘤多行分块切除，要充分行瘤内的减压后再分离周边的血管神经组织，对于粘连或包裹正常血管的瘤壁如分离困难可适当有所保留。

蝶骨嵴脑膜瘤中间型和外侧型供血多来自颈外动脉分支脑膜中动脉、颞浅动脉及硬膜上的血管，内侧型多来自颈内动脉海绵窦段的脑膜支及眼动脉等，有些还有来自大脑中动脉及前动脉的分支。中间型及外侧型有时会和侧裂静脉、大脑中动脉粘连或将其向上方推挤，有些则包裹相关血管。内侧型可能包裹颈内动脉或将颈内动脉向内侧推挤，大脑中动脉及大脑前动脉受累呈现不同方向的移位，有时将大脑中动脉向外上推挤，将大脑前动脉向后上推挤。肿瘤还可进入海绵窦、视神经管或眶上裂等影响视神经、动眼神经、外展神经等重要结构。

蝶骨嵴脑膜瘤切除后如出现蝶窦开放，可取大腿或腹部筋膜缝合及脂肪填塞，缝合硬膜做到水密缝合，避免术后脑脊液漏的发生。对于一些累及眶壁骨质的扁平型脑膜瘤要求对眶壁的骨质磨除，在关颅时注意对于眶壁骨质的骨性修复等，避免缺损过多而影响外观。

六、术后管理

蝶骨嵴脑膜瘤术后当日复查头颅 CT 以了解手术切除及脑组织受累情况，术后予以甘露醇、激素、抗癫痫药等治疗。根据术中血管受累情况适当使用扩血

管药物如尼莫地平等。术后一周内复查头颅 MRI 了解肿瘤是否有残留，术后3个月复查如果肿瘤确实有残留，根据情况选择放射治疗。

七、并发症

蝶骨嵴脑膜瘤术后并发症发生多见于内侧型。可出现视力下降、复视、眼睑下垂等。有5%～30%患者出现术后视力的下降，术中注意视神经的减压、避免视神经的过度牵拉及电灼热传导、眼动脉等血管的保护等。

动眼神经受影响可引起复视、眼睑下垂等表现，眼睑下垂有些可自行恢复，复视长期不能缓解者可考虑眼科矫正，但效果仍然不确切。

动脉主干的损伤较少，时常表现为一些细小分支或穿支如豆纹动脉的损伤导致的术后偏瘫等并发症。术中及术后的血管痉挛也会出现，术中如发现血管痉挛应使用温盐水稀释的罂粟碱冲洗术野，术后使用扩血管药物治疗。

术后额叶或颞叶的水肿可引起癫痫、失语、偏瘫及精神症状等，术中使用自动牵开器时应轻柔，尽可能充分减压后再牵拉脑组织。

八、预后

随着手术技术的不断进步，蝶骨嵴脑膜瘤的预后效果显著提升。蝶骨嵴脑膜瘤的外侧型和中间型多能达到全切除，复发率一般低于10%。扁平形及内侧型的蝶骨嵴脑膜瘤的复发率略高，文献报道在8%～23%。根据相关统计，蝶骨嵴脑膜瘤的术后死亡率及致残率分别为0～6%和4.5%～16.5%。良性脑膜瘤如果全切除多能治愈，对于包裹血管及神经的肿瘤，手术后如有少量残留可考虑立体定向外科治疗以控制肿瘤的复发改善患者预后。病理级别为Ⅱ～Ⅲ级的脑膜瘤术后需要到放射治疗科就诊评估是否需要放射治疗，有效的放射治疗可控制肿瘤的进展并延长患者的无进展生存时间。

九、总结

蝶骨嵴脑膜瘤是常见的颅底外科肿瘤，其内侧型因毗邻海绵窦、颈内动脉、大脑中动脉、视神经、动眼神经等重要血管神经，手术难度较大，需要娴熟的手术技术及扎实的病理解剖经验积累才能避免手术带来的副损伤。而中间型和外侧型手术难度略低，但依然有一定的复发率，应尽量做到全切除。

十、要点及误区

1. 开颅中在蝶骨嵴处多使用磨钻达到骨窗显露低

的目的，避免过度使用铣刀造成副损伤。

2. 在分离侧裂中减少撕裂牵扯，充分释放脑脊液后探查肿瘤。在切除肿瘤中注意肿瘤供血动脉及过路动脉的识别，在视神经鞘的周围减少电灼的热传导，在分离周边血管神经中多使用锐性分离，注意血管的穿支保护。

3. 对于蝶骨嵴脑膜瘤的外侧型及中间型要更积极处理受累的硬膜及增生骨质如受累的眶壁等。蝶骨嵴脑膜瘤的内侧型，如肿瘤包裹血管确实无法分离，可残留菲薄的瘤壁，切忌盲目分离，避免血管的撕裂。

（张俊廷　曹晓昱）

第三节　听神经瘤：耳科观点

一、引言

听神经瘤为耳神经外科最常见的良性肿瘤，起源于第Ⅷ对脑神经前庭支神经鞘膜，又称前庭神经鞘瘤（vestibular schwannoma）。1777年Sandifort首次在尸检中发现听神经瘤，1830年Charles Bell详细描述了听神经瘤的临床表现。1894年Balance首次分二期切除1例听神经瘤。随着House在20世纪60年代将手术显微镜和显微外科技术引入听神经瘤外科领域，以及近年来影像学、显微外科、手术入路、麻醉学和神经监护技术的飞速发展，使听神经瘤的诊断水平和治疗效果有了质的飞跃。

二、病理

听神经瘤通常起源于第Ⅷ对脑神经的前庭神经分支，发生于前庭上神经和前庭下神经的比例相同。目前认为听神经瘤在组织学上起源于神经鞘膜的施万细胞，而施万细胞在前庭神经的Scarpa神经节处（内听道内）最密集，因此此处为听神经瘤最常发生的部位。起源于第Ⅷ对脑神经中蜗神经分支的听神经瘤非常罕见，但此种类型的听神经瘤常侵入耳蜗内。听神经瘤早期肿瘤位于内听道内，逐渐长大后可充满内听道，并侵蚀内听道各壁，导致内听道口扩大，呈喇叭状。另外，肿瘤向桥小脑角方向扩展，随着肿瘤增大，脑桥、延髓可受到压迫而向对侧或上、下移位，第四脑室、大脑导水管因受压移位、阻塞，出现脑积水，同时伴随肿瘤在颅内的占位，导致颅内压增高。表8-3-1总结了国际上对听神经瘤的不同分期。

表 8-3-1　听神经瘤分期比较

肿瘤大小 （桥小脑角最大直径）	Sterkers	House	Koos	Samii	吴皓
0（位于内听道内）	内听道型	内听道型	I 期	T1	I
≤10mm	小	1 期	II 期	T2	II
≤15mm		2 期		T3a	
≤20mm	中				III
≤30mm		3 期	III 期	T3b	
≤40mm	大	4 期	IV 期	T4a	IV
>40mm	巨大	5 期		T4b	V

三、临床表现

听神经瘤的症状与肿瘤位置、大小和生长情况直接相关。内听道内肿瘤最常见的首发症状为单侧或非对称性渐进性感音神经性听力下降，约占95%，为蜗神经受压损伤或耳蜗血供受累所致，多先累及高频听力，患者言语辨别率不成比例下降，尤其在用患耳听电话时感到言语理解困难。约26%的患者表现为突发性听力下降，其原因可能为肿瘤压迫所致的内听动脉痉挛或阻塞，即便在诊疗时突发性听力下降恢复，亦不能排除听神经瘤可能。耳鸣是听神经瘤第二常见症状，约占70%，以高频音耳鸣为主，少数可先于听力下降出现，且顽固性耳鸣在听力完全丧失后仍可存在。前庭功能障碍亦可为听神经瘤早期症状，为前庭神经或迷路血供受累所致，因肿瘤发展缓慢，对侧前庭多有足够时间形成功能代偿，故大多表现为非真性旋转性眩晕，以步态不稳和平衡失调为主，且随前庭功能代偿而症状逐渐减轻或消失。在生长快速的小型听神经瘤或肿瘤侵入迷路时可出现真性眩晕，症状类似梅尼埃病。

肿瘤生长进入桥小脑角后，除听力进一步下降外，若压迫第 V 对脑神经可出现同侧面部麻木、疼痛或感觉异常。面部麻木常首发于上颌区，检查时有角膜反射减退或消失，面部痛触觉减退，晚期则可出现咬肌、颞肌无力或萎缩。肿瘤压迫第 VII 对脑神经可出现面瘫、面肌痉挛。在耳镜检查时可对骨性外耳道后上壁进行触诊，若面神经感觉支受压则该处感觉减退，即 Hitselberger 征，因面神经感觉支比运动支对压迫更敏感，故此征可在小型听神经瘤出现。患者也可因中间神经受压而出现中耳、乳突区刺痛、痒感或舌前 2/3 味觉丧失。肿瘤压迫第 VI 对脑神经可出现复视、视物模糊（也可由眼震或视盘水肿引起）。肿瘤压迫第 IX、X、XI、XII 对脑神经可表现为吞咽困难、声嘶、误咽和呛咳等。肿瘤压迫小脑引起小脑功能障碍，表现为协调运动障碍、步态不稳、向患侧倾倒等。当瘤体巨大压迫脑干，可发生脑积水、颅内压增高，出现头痛和视力下降。头痛开始时多为枕部不适、刺痛或隐痛，随着病情发展，可出现剧烈头痛、恶心、呕吐，严重时发生脑疝而死亡。15%～20%听神经瘤患者可出现不典型症状。

四、术前准备

除一般的术前常规检查和CT、MRI（图8-3-1）外，根据患者年龄及既往身体状况，完善心肺功能等全身功能检查可以为术后康复治疗提供参考。术前根据肿瘤大小及听力情况、术者经验等选择合适的手术入路。术前详细告知患者手术经过、术后恢复过程和可能出现的并发症，将有利于患者对术后康复有合理的预期。备血和预留ICU床位是大型听神经瘤术前经常需要提前考虑的。面神经解剖保留及修复重建应当是手术计划的组成部分。对于唯一听力耳患者的听神经瘤手术，听觉重建方案也应当预先准备。

五、手术要点

听神经瘤的手术入路主要有经迷路入路或扩大迷路入路、经颅中窝入路、经乙状窦后入路（或传统的枕下入路）、经耳囊入路，以及各种联合入路（迷路-乙状窦后入路、迷路-小脑幕入路），联合入路由于创伤大，目前已很少应用。随着耳内镜设备和手术技术的不断提高，近年来对于局限于内听道内无实用听力的小肿瘤开始采用全耳内镜下的经外耳道鼓岬入路听神经瘤手术（图8-3-2）。该方式较传统手术创伤小，恢复快。但由于该项技术运用的病例数有限，将来需要更多的临床研究证实其安全性及有效性。各种入路的选择主要根据肿瘤位置、大小、术前听力情况、患者年龄及一般状况等。目前，国内外的耳神经外科中心在听神经瘤术中均已常规应用面神经监护，一些单位在保留听力的手术中也尝试应用听神经监护。

第二部分　常见颅底外科疾病

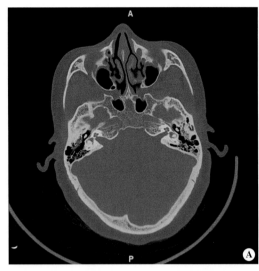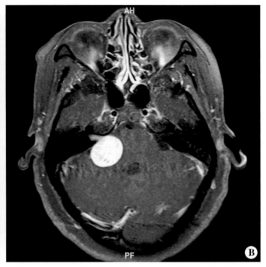

图8-3-1　听神经瘤典型影像学表现
A.CT提示右侧内听道扩大；B.增强MRI提示右侧内听道桥小脑角占位，增强后明显强化

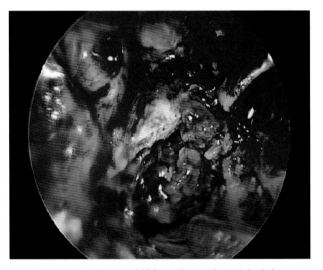

图8-3-2　经外耳道鼓岬入路显示内听道内肿瘤

六、术后管理

术后需常规使用能够通过血脑屏障的广谱抗生素预防感染。同时根据术中对脑干、小脑及大脑组织的损伤情况，使用脱水降颅内压治疗，甘露醇、白蛋白和呋塞米的联合使用是较推荐的治疗方式。同时使用激素治疗减轻脑组织水肿和面神经水肿是必须的。

术后密切观察对于预后有重要意义。术后即刻观察术后患者苏醒过程中，应保证患者心肺功能和神经系统功能正常，可酌情延迟拔管。对于局限于内听道内的听神经瘤或在桥小脑角内肿瘤直径小于1cm者（Ⅰ～Ⅱ期肿瘤患者），苏醒后即刻拔管，在监护室严密监护患者生命体征及神经系统症状，密切观察脉搏、呼吸、动脉血氧饱和度。而对于中、大型听神经瘤者（Ⅲ～Ⅳ期肿瘤患者），应视情况在ICU或复苏室留观24～48小时，特别观察患者意识等神经系统症状。一旦怀疑颅内出血，可立即行急诊CT检查。另外，应

严密观察患者血压，防止因血压过高引起继发性颅内出血，观察有无心动过缓以评价有无脑干损伤。此阶段的主要目标为早期发现颅内出血或血肿，以及血管性并发症。当患者在苏醒拔管后，再度出现意识不清、烦躁，或者单侧瞳孔放大，难以控制的高血压、心律失常、心动过缓、喷射性呕吐时，应高度怀疑颅内并发症，急诊行头颅CT检查。

CT上可发现手术区高密度影（出血灶）或低密度影、是否有眼球外展麻痹、角膜反射是否减弱及第四脑室受压。而如果有小脑或延髓梗死灶，则根据其梗死灶的位置会出现动眼障碍、吞咽障碍、偏瘫及小脑综合征。如果有颅内出血或血肿，则应立即打开术腔，去除血块并止血。此时，进入桥小脑角区最快的入路为迷路入路，去除填塞的脂肪，吸出血凝块（此时，面神经裸露，易因操作而损伤）。如果患者手术中采用的是乙状窦后入路，则会因小脑水肿遮挡而无法进入桥小脑角内，影响抢救速度，必须在手术同时使用糖皮质激素、甘露醇和利尿剂，消除脑水肿。

当术后患者意识和心肺功能复苏后，应严密观察以下方面情况：①意识。观察意识是否清楚，是否可遵从简单指令，如肢体活动等。②面部肌肉运动情况。如果术中面神经未中断，则应根据HB分级系统评估。但应注意，因为麻醉和头部绷带固定的原因，术后即刻观察有无面瘫和面瘫的分级往往不准确，应在术后72小时左右观察。③眼睛。观察瞳孔大小、对光反射、眼睑是否能闭合、是否有眼球外展麻痹、角膜反射是否减弱、是否有眼震。④前庭功能。观察是否有眩晕、呕吐。⑤体温。⑥尿量。⑦水电解质平衡。⑧腹部取脂处伤口情况。观察引流管是否通畅，有无切口周围皮肤瘀青、腹壁血肿。

目前临床上对于术后是否需要带管过夜尚有争

议，很少有患者可以完全耐受清醒带管，这时如果使用镇静药物，会影响术后意识、神志和四肢肌力情况的观察，仅能靠瞳孔大小来判定是否有颅内出血，如果不使用镇静药物，患者易烦躁，血压升高，容易引起术腔出血。因此，对于术中脑干和小脑前下动脉无明显损伤的患者，一般术后彻底清醒后拔管。对于需要带管过夜的患者，不少机构会在术后当晚进行一个头颅 CT 检查后镇静过夜。

如果意识清醒，无神经系统障碍，术后 24 小时可转回普通病房进行观察。术后 24 小时继续观察生命体征，以及术后即刻观察的内容。拔除留置导尿管。如果患者清醒、生命体征稳定，可嘱其喝少量纯净水，如无呛咳，可拔除鼻胃管，开始流质饮食。但如出现误咽、呛咳，应予以足够重视。之后如无特殊情况，患者可逐步正常进食，饮食以有营养、易消化为原则，可少食多餐。

术后卧床 2 日，但允许患者在床上活动，如翻身等。四肢活动不受限制，防止发生压疮、坠积性肺炎、深静脉血栓、肺血栓等。如遇患者发热、咳嗽、痰多等，应摄胸片、观察热型、积极治疗。

术后 48 小时，应开始建议患者取半坐位或坐位，严密观察患者术后生命体征，直至术后 1 周。这时需要预防和处理脑水肿，脑水肿在术后 48～72 小时达到高峰，患者往往出现倦怠、嗜睡、淡漠，甚至昏迷，肢体运动障碍和感觉障碍也常见。脑水肿往往伴随脑缺血，术中需减少损伤脑组织，避免损伤小脑前下动脉，术后不使用止血药物，术后第 2 日可以酌情使用丹参或低分子右旋糖酐改善微循环，术后可使用人体白蛋白和呋塞米减轻脑组织和细胞水肿。维持患者术后血压，防止脑灌注不足。一般经积极预防和处理，脑水肿多在术后 3～5 日好转。

脑脊液漏是听神经瘤术后常见并发症，通常出现在术后第 1～8 日，有些患者甚至出现在术后 1 个月，脑脊液漏容易引起颅内感染，因此及时发现并处理脑脊液漏是术后观察的关键。

听神经瘤术后发热并不常见，在创伤较为严重的病例中，术后会出现持续低热，与脑组织尤其是小脑损伤后炎症因子反应有关，术腔过多填塞止血材料也是术后发热的原因。罕见大肿瘤手术损伤严重者出现体温调定点改变，术后第 2 日起持续高热，一般会持续 1 周，这时需使用冰毯、冰帽，镇静催眠，降低脑消耗，这类患者往往伴随严重颅脑并发症，并有后遗症状，需要长时间康复锻炼。术后 5 日起出现发热往往提示颅内感染，表现为 38℃ 以上的高热，脑膜刺激征在早期并不明显，很多患者精神好，意识清晰，除了发热无其他表现，这时需要尽早腰椎穿刺确诊。颅内感染尽早发现，使用能通过血脑屏障的敏感抗生素多能迅速控制，需要注意的是，激素的使用会掩盖发热症状并导致感染加重，因此术后一般使用激素 2～3 日就应停药。严重感染需要腰大池持续引流并鞘内注射敏感抗生素，控制感染的同时需要考虑有无感染源，常见的是脑脊液漏的存在，应积极处理。

七、并发症

听神经瘤位于桥小脑角区，必须通过一些入路到达并摘除。桥小脑角区的解剖结构本身非常复杂，而肿瘤又常与重要的脑组织、血管、静脉窦及脑神经粘连，因此听神经瘤手术可能会出现一些并发症。极为重要的是，手术医师必须熟练掌握侧颅底外科的手术技巧，以预防为主，熟悉听神经瘤术后可能出现的并发症，一旦出现应积极处理。

脑脊液漏是听神经瘤手术后常见的并发症。发生率报道不一，为 0～20%。而随着手术者经验的不断增加，其发生率有下降趋势。通常出现在术后 1～8 日，有些患者甚至出现在术后 1 个月。其中 1/3 伴发脑膜炎，常伴有低颅内压性头痛、听力下降、颅内血肿、脑积水等。

脑膜炎常于术后 5～7 日高发，目前发生率约为 1%。可分为无菌性脑膜炎和细菌性脑膜炎，以前者较常见。

其他并发症包括颅内出血、脑缺血梗死、神经缺血综合征和血管痉挛、头痛、术后癫痫、腹壁血肿、术后眩晕和平衡失调及第 Ⅳ～Ⅻ 对脑神经损伤。

八、预后

听神经瘤为内听道桥小脑角部位的良性肿瘤。肿瘤逐渐生长增大而压迫附近重要结构，但不会出现远处转移。手术切除肿瘤后能改善颅内占位效应。手术治疗时在切除肿瘤的同时最大限度地避免对周围重要组织的损伤，保护脑及脑神经功能是听神经瘤治疗的重点。目前影响听神经瘤患者术后生活质量的主要原因是手术和肿瘤切除而引起的脑神经功能障碍，以及患者因此而产生的生理心理综合改变。

具体地说，听神经瘤患者的术后生活质量受到诸多状况的影响，如面神经功能及眼部症状、听力情况及助听设备、耳鸣、平衡功能、头痛、三叉神经功能、耳痛、后组脑神经功能（进食情况）、心理情况、社交情况、继续原有工作情况、后续医疗情况等。

九、总结

听神经瘤为耳神经外科最常见的良性肿瘤，起源于第 Ⅷ 对脑神经的前庭神经分支神经鞘膜的施万细胞。听神经瘤的症状与肿瘤位置、大小和生长情况直接相关。主要表现为听力下降、耳鸣、眩晕，肿瘤进一步生长后出现同侧面部麻木、疼痛或感觉异常、面瘫、面肌痉挛、复视、视物模糊、吞咽困难、声嘶、误咽和呛咳等其他脑神经症状。肿瘤压迫小脑引起小脑功能障碍，压迫脑干，可发生脑积水、颅内压增高，出现头痛和视力下降。手术切除是听神经瘤最主要的治疗方式，迷路入路和乙状窦后入路（枕下入路）为最常见的手术入路。手术以最大限度切除肿瘤，最佳保护周围重要结构，最好保证术后生活质量，避免术后并发症为原则。

十、要点及误区

听神经瘤是桥小脑角的良性肿瘤，在最大限度解除肿瘤占位效应的同时，不应盲目追求肿瘤全切率，而需同时尽可能地保护面神经解剖连续及功能保留。

（吴　皓　胡凌翔）

第四节　听神经瘤：神经外科观点

一、引言

听神经瘤是颅内最常见的神经鞘瘤，占颅内神经鞘瘤的90%以上，占颅内肿瘤的8%～11%，占桥小脑角肿瘤的75%～95%。发生率为每年1/10万或1.3/10万；平均发病年龄为37.2岁，发病年龄高峰为30～49岁，占总数60%。绝大多数起源于前庭神经的鞘膜，称为前庭神经鞘瘤，而少数不到10%的发生于耳蜗神经支的神经瘤则命名为耳蜗神经瘤。

第一例听神经瘤是Sandiforte在尸体解剖中发现。以后有先描述了其临床表现，后在患者死亡解剖证实的案例。多数学者认为Annandalet成功完成世界上第一例听神经瘤手术，患者为一名年轻的孕妇，右侧听力丧失，术后存活并成功分娩，并且奇迹般地没有神经功能影响。早期由于手术条件有限、手术技术粗糙，多用手指将肿瘤剜出，术中常因小脑前下动脉损伤，导致大出血和脑干梗死，因此听神经瘤的早期手术死亡率曾高达80%以上，存活患者多遗留严重的神经功能障碍如面瘫、吞咽困难和角膜溃疡等。20世纪初期Cushing通过改良手术技术，将听神经瘤的术后死亡率降低到10%左右；Dandy进一步改进，创立囊内切除后剥离肿瘤囊壁达肿瘤全切除的听神经瘤经典术式，不仅可降低手术死亡率，而且可提高肿瘤全切率，以减少肿瘤复发。到20世纪60年代，随着手术显微镜的使用和显微外科技术的发展，死亡率显著降低，完

全摆脱了早期高死亡率的阴影，转而可以专注于神经功能保护；Yasargil报道171例巨大听神经瘤手术，面神经保留率为79%，死亡率降至2.3%；Samii报道1000例手术，面神经解剖保留率达到93%，耳蜗神经总体保留率68%，术前有残留听力的732例患者中耳蜗神经解剖保留率79%，功能保留率39.4%，死亡率1.1%，标志着听神经瘤的手术治疗已经进入面、听功能有效保护的全新时代。

二、病理

从解剖角度看，听神经包括前庭神经和耳蜗神经，与面神经共同走行于内听道中（图8-4-1）。

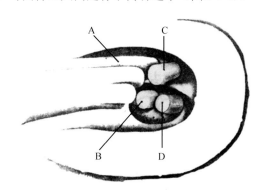

图 8-4-1　内听道内神经分布
A.面神经；B.耳蜗神经；C.上前庭神经；D.下前庭神经

听神经颅内部分长17～19mm，从脑干到内听道口无神经鞘膜，仅为神经胶质细胞和软脑膜被覆，至内听道口穿过软脑膜后，由施万细胞被覆，故其多发生在内听道内的前庭神经鞘膜，并逐渐向颅内扩展（图8-4-2）。绝大多数听神经瘤发生于听神经的前庭神经支，最新研究表明，肿瘤最常见起源于下前庭神经，然后是上前庭神经。

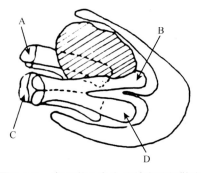

图 8-4-2　内听道口发生的前庭神经鞘瘤

从大体标本来看，听神经瘤是一种具有完整包膜的良性肿瘤，表面光滑，有时可呈结节状。肿瘤大多从内听道内开始生长，逐渐突入颅腔，将脑桥池的蛛网膜推向内侧，故肿瘤表面可覆盖一层增厚的蛛网膜，并包含脑脊液，但在大型肿瘤该层次可能消失；

肿瘤小者局限在内听道内，直径仅数毫米，可仅有内听道扩大，随着肿瘤的不断增大，大者可占据整个一侧颅后窝，可向上经小脑幕长入幕上，下方可达枕骨大孔，内侧可越过脑桥的腹侧达对侧。相邻的脑神经、小脑和脑干等结构可遭受不同程度的压迫或推移：面神经、三叉神经可被压向前方或前上方，舌咽神经、迷走神经及副神经向后方、下方移位，脑干、小脑和第四脑室受压局部凹陷，严重者可向内或对侧移位。肿瘤的实质部分外观灰黄色至灰红色，质地大多较脆，有时也可因瘤组织的退行性变或脂肪样变呈淡黄色；瘤内常有大小不等、多房性的囊变，内含淡黄色囊液，部分肿瘤可几乎全部囊变。一般肿瘤与脑干、小脑有明显的蛛网膜边界，但肿瘤大时此膜可消失，大型肿瘤与小脑半球多黏着较紧，一般不侵犯小脑实质，与脑干隔以蛛网膜，不粘连，但瘤大时可嵌在脑干实质内。面神经位置多在肿瘤的前下方，紧贴在肿瘤的包膜外伴同进入内听道内，粘连较紧，肉眼分离困难，特别是在内听道口转折处，面神经与肿瘤黏着更紧，是保留面神经的难点。肿瘤的血供主要来自小脑前下动脉的内听动脉，该动脉从基底动脉的下

1/3 处的侧面发出，分支进入肿瘤包膜。从基底动脉发出的脑桥动脉、小脑上动脉、小脑后下动脉及小脑表面的动脉等也可有分支供应肿瘤，内听道口的硬膜也可有供血；静脉回流主要通过岩静脉汇入岩上窦。

组织学上听神经瘤可以为神经鞘瘤，也可以是神经纤维瘤，以前者为主。其组织学形态在镜下可分 4 种：①Antoni A 型细胞为主，由大量的梭形细胞组成，细胞核呈杆状，致密网状纤维呈簇交织。细胞核形成栅栏样，称为 Verocay 小体。②Antoni B 型细胞为主，由星形或梭形细胞组成，细胞细小、浓染，网状纤维少，胞质为主，含有疏松黏液基质。③上述两种细胞混合的肿瘤。④神经纤维瘤型。大多数听神经瘤以 Antoni A 型为主，囊性肿瘤以 Antoni B 型为主，MRI 上不均匀一致的大肿瘤多为 Antoni A 和 Antoni B 混合型或 Antoni B 型。可见大量的泡沫细胞，与肿瘤呈浅黄色有关；肿瘤内偶见砂粒体，极少数可有钙化，听神经瘤的钙化是极其罕见的病例，有报道认为听神经瘤的钙化与肿瘤迅速增长导致的缺血性坏死与微出血有关，目前国内外仅有少数病例的报道（不足 10 例）（图 8-4-3）。

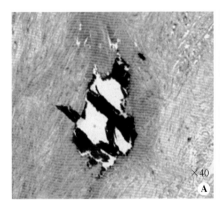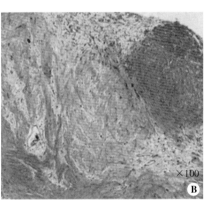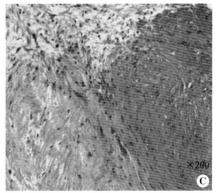

图 8-4-3　钙化听神经瘤的 HE 染色

A. 肿瘤大部分部位可见钙化和胶原硬化；B. 放大后可见肿瘤细胞；C. 再放大后显示纺锤形肿瘤细胞紧凑在一起形成 Antoni A 区域，而松散排列形成 Antoni B 区域

免疫组化指标有助于鉴别脑膜瘤和听神经瘤。在脑膜瘤中 Vimentin 和 EMA 呈阳性，而在听神经瘤中表现为细胞核 S-100 和 Vimentin 阳性；虽然脑膜瘤也可表现为 S-100 阳性，但是一般位于细胞质。

听神经瘤基本上为良性，在 WHO（2007 年）肿瘤分类中归为 Ⅰ 类，恶性听神经瘤极为罕见，平均发生率是 0.017/（百万·年）左右。

三、临床表现

听神经瘤的病程进展缓慢，从发病到住院治疗时

间为 3.6～4.9 年；Mayer 收集文献有随访资料的 50 余例听神经瘤，发现肿瘤增大见于 30%～50%，年增大 0.4～2.4mm；有报道称如病程中新出现眩晕、面瘫、角膜反射消失等症状，高度提示肿瘤可能有比较明显的增大。

听神经瘤主要引起桥小脑角综合征，包括听神经及邻近各脑神经的刺激或麻痹症状、小脑症状、脑干症状和颅内压增高等症状，其症状的演变取决于肿瘤的生长部位和速度，以及是否囊变、出血等。

首发症状主要是前庭耳蜗神经的症状，包括头

晕、眩晕、单侧耳鸣和耳聋等，占70%以上，其他的首发症状有颅内压增高症状、三叉神经症状、小脑功能障碍、肢体乏力和精神异常。头晕、眩晕呈发作性，一般不剧烈，不伴恶心呕吐，多在早期出现，不久后即可因载瘤的前庭神经被完全破坏而消失。

随着肿瘤长出内听道，其前极影响三叉神经可引起患侧面部麻木，可有疼痛伴角膜反射迟钝或消失，侵及外展神经，可出现复视，该侧眼球外展受限。肿瘤向内侧扩张可推移脑干，使其在对侧岩骨受压，出现特征性同侧肢体的轻瘫和锥体束征，小脑脚受压可引起同侧的小脑性共济失调。肿瘤压迫第四脑室或中脑导水管可导致慢性脑积水，长期慢性的颅内压增高可使视盘继发性萎缩而引起视力减退甚至失明。周围性面瘫很少见，仅见于肿瘤巨大或晚期，早期出现面瘫者应注意与面神经瘤相鉴别。

由于听神经瘤的临床表现的演变与肿瘤的大小、发展密切相关，故常将肿瘤的表现分为4期。

第一期：肿瘤直径<1cm，仅有听神经受损的表现，除眩晕、耳鸣、听力减退和眼球震颤外，无其他症状，临床上与听神经炎不易鉴别。

第二期：肿瘤直径<2cm，除听神经症状外出现邻近脑神经症状，如三叉神经、小脑半球症状，一般无颅内压增高，内听道可扩大。

第三期：肿瘤直径在2～4cm，除上述症状外可有后组脑神经（第Ⅸ、Ⅹ、Ⅺ对脑神经等）及脑干推移受压症状，并有不同程度的颅内压增高，脑脊液蛋白质含量增高，内听道扩大并有骨质吸收。

第四期：肿瘤直径＞4cm，病情已到晚期，上述症状更趋严重，语言及吞咽明显障碍，可有对侧脑经受损症状，有严重的梗阻性脑积水，小脑症状更为明显，可出现意识障碍，甚至昏迷，并可有角弓反张等发作，直至呼吸骤停。

其他常用的分级还有Koos分级和Samii分级，均可作为听神经瘤的诊断、鉴别诊断、预后估计、手术方案的制订及临床治疗效果的比较等方面的参考。考虑到个体差异的因素，肿瘤部位、生长速度的不同，临床症状与肿瘤的大小关系并不如上述分期典型，应灵活应用。

除了了解详尽的病史和体格检查外，主要的实验室检查项目如下。

（1）听力试验：主要包括纯音听阈检查（PTA）、语言辨别率测定（SDS）和听觉脑干反应（auditory brainstem response，ABR），ABR可用于听神经瘤的早期诊断。这些听力检查可用于术前评估听力保留可能性。

（2）前庭功能试验：包括冷热水（变温）试验和前庭神经直流电刺激试验，用于早期诊断鉴别听神经瘤和耳蜗病变。

（3）面神经功能试验：由于面、听神经同位于内听道内，较小的神经瘤即可影响面神经的功能；如味觉定量试验和流泪试验：患侧的味觉减弱和流泪减少均有助于听神经瘤的早期鉴别诊断。

主要的影像学检查如下。

（1）CT扫描：在CT扫描听神经瘤常表现为均匀的等或低密度占位病灶，少数为略高密度，肿瘤内钙化极罕见，不仔细分辨常易遗漏，但在中等以上的听神经瘤可依据第四脑室移位、环池翼增宽等间接征象来判断桥小脑角的占位征象（图8-4-4～图8-4-6），增强CT肿瘤表现为桥小脑角的高密度区，呈均匀或不均匀强化，中间可有不规则的低密度区，代表肿瘤的囊变和脂肪变；CT的骨窗位可显示双侧内听道宽度，并了解有无骨质破坏，还可以发现高位的颈静脉球和乳突气房的发育情况（图8-4-7，图8-4-8），可以指导术中磨除内听道的范围。高分辨率CT进行岩骨的连续断层扫描，可显示内听道内的微小肿瘤。大型听神经瘤多伴有脑室系统的扩大。

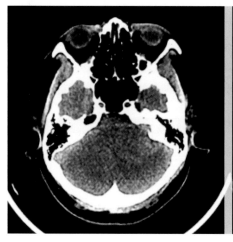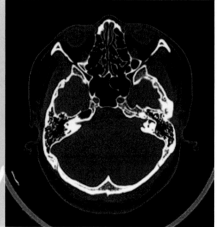

图8-4-4　左侧听神经瘤CT平扫提示：较均匀的左桥小脑角略高密度占位病灶，骨窗位可见左内听道明显扩大

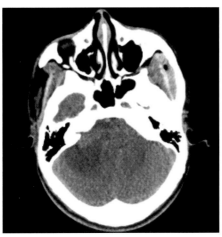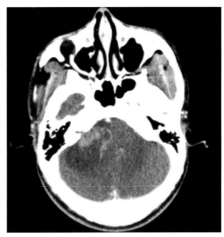

图8-4-5　右侧伴囊变的听神经瘤，CT平扫提示：右桥小脑角低密度占位影。CT增强提示：右桥小脑角囊实性占位，内侧实质性部分明显强化，考虑右听神经瘤伴囊变

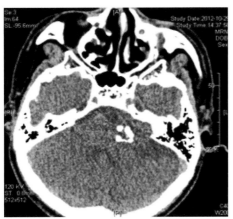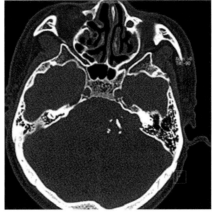

图8-4-6　左侧钙化听神经瘤，CT平扫示左桥小脑角区见类圆形等密度占位灶，可见多发斑片状高密度钙化灶。脑干及第四脑室受压明显。左侧内听道明显扩大

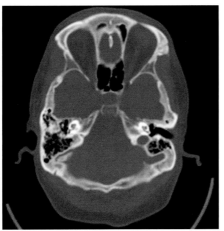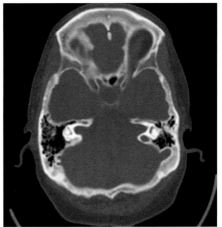

图8-4-7　左侧听神经瘤伴高位颈静脉球

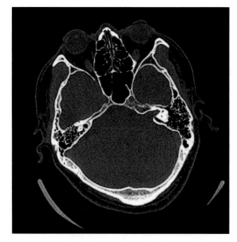

图8-4-8 左侧听神经瘤，伴乳突气房过度发育致内听道后壁气化

（2）MRI：由于MRI的高对比度、可三维成像和无颅骨伪影影响的特性，其已成为诊断听神经瘤最为敏感和可靠的方法之一。听神经瘤在T_1加权像上为略低信号或等信号，呈边界清楚的占位病灶；T_2加权像则为明显高信号，肿瘤边界可与水肿带混淆。肿瘤信号可呈均匀一致，也可以有囊变，其囊变区在T_1加权像显示为明显低信号。少数肿瘤可伴发出血，在血肿与囊变交界处可形成液平。在静脉注射造影剂后，其实质部分明显出现增强，信号上升，但囊变部分无强化。MRI可清楚显示听神经瘤的大小、形态及与相邻结构的关系。当肿瘤较小（10～15mm或更小）时，在T_1加权像上由于脑脊液为较低信号，与肿瘤信号对比明显，对了解肿瘤的大小、形态极为有利。当肿瘤较大时，在T_2加权像上由于肿瘤和脑脊液均为高信号，与低信号的内听道骨壁对比明显，可清楚显示内听道。在较大的听神经瘤可出现明显的脑外占位征象，与CT表现相似，但因MRI无颅骨伪影，显示尤为清楚（图8-4-9～图8-4-11）。

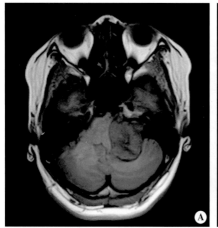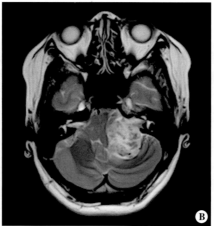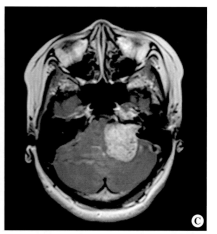

图8-4-9 左前庭神经鞘瘤（1）

A. MRI平扫，在T_1加权像上为略低信号或等信号，呈边界清楚的占位病灶，脑干、小脑受压；B. T_2加权像为高信号，肿瘤边界可与水肿带混淆；C. MRI增强扫描，肿瘤明显强化，呈边界清楚的高信号病灶

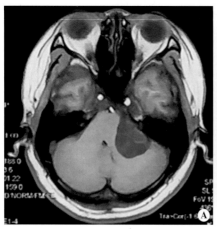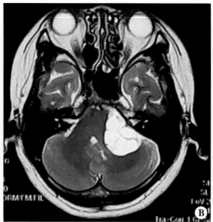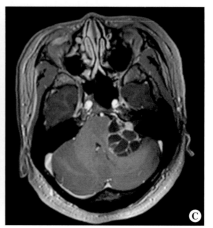

图8-4-10 左前庭神经鞘瘤（2）

A. MRI平扫，在T_1加权像上为低信号，呈边界清楚的占位病灶，脑干、小脑受压；B. T_2加权像则为明显高信号，肿瘤边界清楚；C. MRI增强扫描，肿瘤呈囊实性，实质性部分明显强化

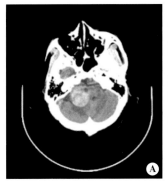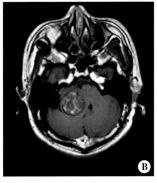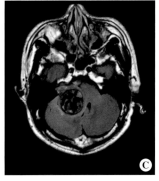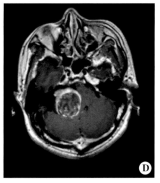

图8-4-11　右前庭神经鞘瘤伴出血

A. 头颅CT平扫，呈高密度病灶；B. MRI平扫，T₁加权像上为高低信号混杂，呈边界清楚的占位病灶，脑干、小脑受压；C. T₂FLAIR则为低信号，肿瘤边界清楚；D. MRI增强扫描，肿瘤环形强化，瘤内信号混杂，考虑合并出血

（3）X线平片：仅用于无CT或MRI时，可显示内听道的扩大和岩骨嵴的破坏。两侧内听道宽度可有1～2mm的差异，超出则有诊断意义。岩锥薄分层摄片：可获得内听道全长的图像，并可对双侧内听道宽度进行对比，相差超过2mm时具有诊断价值，同时可了解内听道前后壁的骨质破坏情况。

四、术前准备

1. 应详细询问病史和体格检查，并依据实验室和影像学检查结果，明确作出听神经瘤的诊断。

2. 应仔细评估患者的听力及面神经功能。

3. 根据患者有无听力、肿瘤的大小、肿瘤生长方式、肿瘤的血供情况、是否囊变、是否手术或放射治疗，决定采用相应的手术入路。

4. 应使患者和家属充分理解手术的利弊、可能的风险和手术并发症，尤其应该充分告知术后有可能出现不同程度的面瘫和听力减退。

5. 常规行岩骨、内听道薄层CT扫描，对岩骨、内听道及岩骨气房的骨质进行评估，注意有无高位颈静脉球和过度发达的乳突气房，以及内听道骨质是否有较多吸收。

6. 常规准备头架和自动牵开器、微型气钻或电钻、超声刀、超声骨刀、显微镜等手术设备。

7. 常规准备术中电生理监测。

8. 应该和麻醉师充分沟通，取得良好的配合。

五、手术要点

听神经瘤是良性肿瘤，目前治疗原则首选手术治疗，应尽可能安全、彻底地切除肿瘤，避免周围的神经和组织的损伤。多数学者认为在达到肿瘤全切除后，可获得根治。随着显微解剖和显微外科手术技术和方法的不断发展，神经电生理监测等技术的使用，听神经瘤的手术全切除率和面、听神经的保留率均显著提高，因此在手术切除和立体定向放射治疗、肿瘤全切和神经保留等问题上应该综合考虑，谨慎选择，制订个体化治疗方案（视频8-4-1）。

▶ 视频8-4-1　枕下乙状窦后入路切除听神经瘤

常用的手术入路如下。

（1）枕下-内听道入路：为神经外科医师普遍应用，是目前可以保留听力的主要手术入路。手术体位有侧卧、仰卧和半坐位，切口可有各种变化，可以根据实际情况，调整切口大小和骨窗的范围；骨窗一般位于一侧枕下，但是需显露横窦、乙状窦边缘及其交角，枕骨大孔后缘和寰椎后弓不必显露。有高颅内压者可先于侧脑室枕角穿刺，留置引流管，缓慢放出脑脊液。剪开硬膜后，放出小脑延髓池脑脊液，小脑大多能满意塌陷。小肿瘤（直径≤2cm）应先磨除内听道上壁，自内听道内向颅内分离，切除肿瘤。大肿瘤（直径＞3cm）则应先分离肿瘤周围的蛛网膜间隙，囊内分块切除肿瘤，达大部切除后，游离囊壁，妥善处理肿瘤周围的神经血管及脑干面，然后处理内听道（同小型听神经瘤），全程在电生理监测下锐性分离，尤其是在处理神经与肿瘤界面时。在保留面神经的同时，应争取保留听力，因为约10%的大型听神经瘤（直径＞3cm）患者可有残余听力，术后听力保留率可达3%～22%。

（2）经颅中窝入路：使用该入路也可保留听力。体位为仰卧位，耳前颧弓上"S"形切口，骨窗2/3位于外耳道前方，1/3在外耳道后方，靠近颅中窝底。确认弓状隆起和岩浅大神经，磨除内听道上区的骨质，达内听道硬脑膜，向内显露颅后窝硬膜，向内可显露面神经管口，手术在肿瘤的前面进行，有利于分离保护面神经。但应注意保护位于肿瘤腹侧的小脑前下动脉的血管袢（尤其是异常的弓下血管袢）。

（3）经迷路入路：适用于中、小型听神经瘤。耳后切口，将岩骨磨除达内听道口，切除内听道内的肿瘤，整个手术可清楚看到面神经、耳蜗神经等与肿瘤的关系，面神经的保留率提高，患者反应轻，恢复快。但因迷路破坏，故听力在术后将完全丧失，且脑脊液耳漏概率大，在较大肿瘤易致颅内出血。

确实存在血供异常丰富的听神经瘤，多见于青年患者，其肿瘤大多巨大，MRI检查可见肿瘤周围或肿瘤内部有粗大的血管流空征象，强化异常明显，提示肿瘤血供丰富（图8-4-12）。DSA检查可见早期明显的静脉染色，提示肿瘤存在动静脉分流及动脉化的静脉血管。对于这些富血供听神经瘤术前可行DSA检查，了解血供情况；同时可以进行术前栓塞，但术中要做好仍可能大量出血的准备。近期报道多主张应采用枕下乙状窦后入路，结合磨开内听道，一期手术切除肿瘤，术中应该注重控制出血，早期控制供血动脉。手术中不能像切除普通的听神经瘤那样，先进行最大限度瘤内减压，这样创面大，出血异常汹涌，相当危险。应该耐心分块切除肿瘤，一旦出血汹涌，且止血困难时，则应快速切除肿瘤，肿瘤切除完全后，出血即可控制。术中可见许多异常血管分布于肿瘤和小脑、脑干表面，管壁通常很薄，如果明确血管位于肿瘤表面，可电凝，如果血管位于脑组织与肿瘤表面交界处，术中应尽量保留，如不能保留也可电凝。手术仍需注意保护面、听及其他周围脑神经的功能。

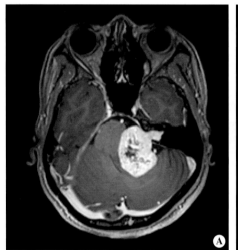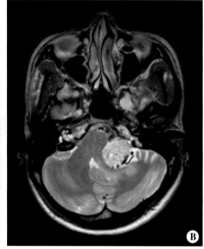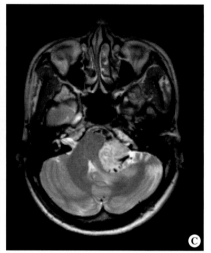

图8-4-12　左富血供的前庭神经鞘瘤

A. MRI增强扫描，肿瘤强化异常明显，内有较多血管流空，提示肿瘤血供丰富，呈边界清楚的占位病灶，脑干、小脑受压；B、C. T_2加权像则为高信号，肿瘤的瘤壁和瘤内有较多粗大的血管流空影，伴脑干、小脑水肿

听神经瘤手术中多组脑神经监测对桥小脑角的脑神经（特别是面、听神经）功能的保护尤为重要。面神经功能监测主要依赖术中面神经肌电图（EMG）和经颅电刺激面神经运动诱发电位（facial nerve motor evoked potential，FNMEP）。EMG的神经刺激探头可在术中发现和确认面神经走行（面神经探查），并且在术末刺激面神经脑干端可判断面神经功能预后（面神经功能判断）。一般来说，面神经探查刺激电流设置在0.1～0.35mA。术末面神经功能判断的刺激电流设置在0.01～0.1mA，并且前提是必须确保面神经解剖走行完整。术末微小电流（＜0.05mA）刺激面神经脑干端仍能诱发大于100mA的振幅，往往预示面神经功能预后较好。而FNMEP的结果可从另外的角度反映面神经功能的完整性。切除肿瘤中每2～3分钟即可刺激记录一次，研究发现FNMEP的波幅下降比值对术后面神经功能的预后有良好的预测价值，波幅比值下降＞50%预示着面神经功能严重损伤，面神经功能预后不良。

在听神经瘤的手术中，术中的面神经功能保护是最重要的，其次是肿瘤的全切和听力的保留。患者如果术前就出现严重的面瘫，术中面神经的解剖保留意义有限。不同的手术入路与面神经的功能保留并无太大差别，而术者对于一种手术入路的熟练程度和手术技术是面神经保留的重要影响因素。另外近年来，中间神经的问题逐渐引起更多的重视。中间神经为面神经的非运动支，常粘在面神经运动支上，术中比较难以区分，Shane报道中间神经常发出小分支与面神经运动支及前庭-耳蜗神经相关联，术中极易损伤。它含交感神经和面神经的躯体神经纤维，中间神经损伤常引起患者的味觉障碍（18.9%）及泪腺分泌障碍（76.6%）。

当试图保留听力时，术中的脑干听觉诱发电位

（BAEP）、耳蜗电描记术（electrocochleography，ECochG）、蜗神经动作电位（cochlear nerve action potential，CNAP）监测是必要的。同时术前检查听觉脑干反应（ABR）作为BAEP的基线指标非常重要。BAEP的报警标准是V波波幅下降超过50%，潜伏期延长0.8毫秒以上。术中当BAEP难以鉴别时，ECochG可以作为BAEP的替代方法。CNAP是直接将耳蜗电极（棉芯电极）贴附在耳蜗神经脑干端上，可直接记录颅内段耳蜗神经的动作电位，其信号处理基本无延迟，可提供耳蜗神经功能的实时监测。

一般听神经瘤术后的保留听力常只能达到术前的原有水平，极少会比术前提高，术前患者是否存在有效的残余听力主要根据术前听力检查来评定。其中最

有参考意义的为语音感受阈及语音辨别率，语音感受阈≤50dB，语音辨别率≥50%为有效残余听力，也可以采用AAO-HNS听力评估分级（美国耳鼻咽喉-头颈外科学会的听力分级法）。如果认为术中保留了听力，则应在术后3个月左右再复查语音感受阈及语音辨别率，根据结果才可以确定听力是否保留和保留程度。

双侧听神经瘤仅见于神经纤维瘤病Ⅱ型，是常染色体显性遗传的系统性疾病，其常染色体22q12.2缺失，致使患者体内不能产生施万细胞瘤蛋白。以神经纤维瘤为主，可伴多种脑神经鞘瘤、脊髓和皮肤神经纤维瘤、脑和脊髓脑膜瘤、胶质瘤、错构瘤、皮肤牛奶咖啡斑或青少年晶状体混浊（图8-4-13）。

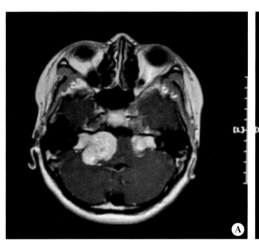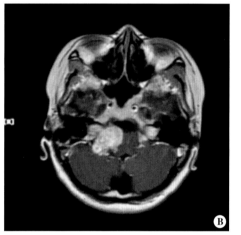

图8-4-13　神经纤维瘤病Ⅱ型：双侧听神经瘤，同时伴有双侧小型多发的三叉神经鞘瘤

双侧听神经瘤的手术尤为困难，手术的关键在于如何保留面神经功能和听力，因双侧永久性面瘫将严重影响日常生活，而双侧完全失聪也是正常生活的重大障碍。因此如双侧听神经瘤导致明显的颅内高压，威胁患者的生命时，可手术切除一侧较大的肿瘤，保留较小的肿瘤，用伽马刀或射波刀控制其生长。如双侧肿瘤均较大，可分期手术分别切除，但至少要完好保留一侧的面神经功能，如一侧保留面神经不佳，则对侧只能进行包膜下切除或大部切除，残余肿瘤进行伽马刀或射波刀治疗，绝不可强求双侧肿瘤的全切除。如双侧肿瘤均在2cm以内，均有有效听力，同样建议分期手术分别切除，先手术一侧全力保留面神经功能和听力，如成功，再切除另外一侧，同样力争保留面神经功能和听力；如不成功，另外一侧可行伽马刀或射波刀治疗，不应勉强手术。

六、术后管理

1. 颅后窝开颅术后常规术后管理；术后头高15°～30°，保持呼吸道通畅，必须麻醉完全复苏才能拔管，密切观察意识、瞳孔、血压、脉搏和呼吸等。

术后常规复查头颅CT，了解颅内情况。

2. 适当补液，并予适当脱水；按常规使用抗生素。术后应注意水、电解质平衡，高龄患者或病情较重患者应监测中心静脉压。

3. 术后第一天应尝试进食，如无呛咳即可予流质；如有暂时咳嗽反射消失，吞咽困难，则应给予鼻饲流质。如呼吸道分泌物较多，不易咳出，应尽早行气管切开。

4. 如有皮下引流一般在术后24～48小时拔除，注意保持伤口干燥，及时处理伤口漏等。常规9～10天拆除切口缝线。营养不良或伤口愈合不良者可适当延迟拆线。

5. 术后应给予维生素B_1、维生素B_{12}肌内注射或口服，并进行面肌按摩等康复训练，以促使面神经功能尽快恢复；如术后伴有眩晕、步态不稳，可由康复科进行康复训练，均可适应恢复。

6. 面神经未能保留功能，或即使保留术后仍出现周围性面瘫者，如同时伴有三叉神经功能影响，更易引起角膜炎，可暂时缝合患侧眼睑，等神经功能恢复后拆除即可。

七、并发症

进入20世纪90年代后，虽然手术显微镜和电生理监测日益普及，手术技术和疗效不断提高，但听神经瘤的手术并发症仍无法完全避免，常见的有脑脊液漏（2%～10%）、颅内感染（1.2%～10%）、后组脑神经损伤（1%～8%）、颅内血肿（1%～2%）、脑积水（2%）、共济失调（1%）等。

更重要的是神经功能的损害，包括术后不同程度的听力减退或消失，其中更主要的是面神经功能影响，如术中颅内面神经离断而断端可以确认，接合无张力，应一期进行缝合；如面神经缺失较多，两端连接不起来或有张力，应行神经移植，一期修复；如面神经断端无法辨认，可于术后2～4周行颅外的面-副神经、面-舌下神经或面-膈神经吻合，于术后3～6个月可见到面肌的自主活动。术后由于面瘫，眼睑闭合不能，如伴三叉神经功能影响，则极易形成角膜溃疡导致眼内感染而失明，应及时行眼睑缝合，等神经功能恢复后拆开。术后应该常规定期评估面神经状况，House-Brackmann分级是最常用的面瘫评估标准；另外无论面神经是否保留功能，均应该及时进行术后面部的康复训练，可以有效促进面神经功能恢复。

八、后续治疗

对于术后伴有眩晕、步态不稳，甚至吞咽困难等应及时进行康复训练，症状可适当恢复；术后后期出现脑积水的应行分流术；对术后有面瘫者应进行面肌按摩、针灸、鼓气吹哨等康复练习，以促使面神经功能尽快恢复。

术后6～9个月如面神经功能恢复不佳、面瘫明显者可考虑行颅外的面-副神经或面-舌下神经吻合术，或行咬肌神经面神经吻合术、咬肌神经面神经＋跨面神经吻合术等，多可获得不同程度的面部功能恢复。

肿瘤未能全切者应密切随访，较大者应再次手术切除；年龄偏大、残留肿瘤较小者可行伽马刀或射波刀治疗，多能有效控制肿瘤生长。

九、预后

目前大多数报道听神经瘤的手术全切除率已达90%以上，死亡率已降至0～1%，直径2cm以下的听神经瘤面神经功能保留率达86%～100%，2cm以上的肿瘤面神经解剖保留率也在90%以上，功能保留率在60%～70%。听力保留率在直径1cm以下肿瘤为36%～59%，2～4cm肿瘤为1%～29%，大型或巨大听神经瘤（＞4cm）的面听神经功能保留率会更低一点。

听神经瘤的预后取决于肿瘤的切除程度，Masafumi等分析了74例听神经瘤，全切、次全切及部分切除的复发率分别为2.4%、52%、62.5%。Michael等分析了772例患者，全切的复发率为8.8%。故还是应在保留神经功能的前提下争取肿瘤全切。

此外也有报道听神经瘤生长缓慢，甚至有些肿瘤会出现自动缩小。Kirchmann等报道了156例完全位于内听道内的小型听神经瘤的10年随访观察结果，有3%的患者肿瘤缩小，60%的患者肿瘤没有变化。但有37%的患者出现肿瘤生长，随访4.6年时即有18%的患者肿瘤从内听道内生长突破至桥小脑角区域；随访9.5年，这一数字增加至23%；15%的患者非手术治疗失败选择手术治疗。纯音听阈均值从51dB增加至72dB，AAO-HNS A级的患者比例从19%跌至3%；肿瘤增大的患者中听力下降的比例较高。虽然该研究入组病例全部是内听道内的小型肿瘤，本身生长就比较缓慢，其结果意义有限，但也说明对于无症状或症状轻微的小型听神经瘤，保守密切观察也是可行的。

恶性听神经瘤极为罕见，具体病因不明。大多数文献集中于假定良性的听神经瘤放射治疗后发生听神经瘤恶性变，也有少部分报道没有经过放射治疗的原发恶性听神经瘤。多数恶性听神经瘤的患者最初表现出与良性听神经瘤相符的临床症状，但生长速度快，症状可能迅速加重，可以出现全中枢转移（22%），预后极差。据报道，54%的患者在明确诊断后3个月内死亡。术中全切除肿瘤是改善生存率的唯一因素。

十、总结

听神经瘤基本上为良性肿瘤，由于手术入路的改进、局部解剖认识的提高、神经影像的不断完善和显微外科技术及术中神经电生理监测的普遍应用，进入21世纪以来，听神经瘤的手术安全性、全切率和面、听神经的功能保留率均显著提高。并且由于目前尚无可靠药物治疗，手术仍是主要的治疗方法，预后完全取决于手术时的肿瘤切除程度，故应在努力保留面、听神经功能的同时力争肿瘤全切。在未能全切的病例中，也应密切随访或争取后续的伽马刀、射波刀治疗，以尽量控制肿瘤生长。

根据目前的听神经瘤的治疗进展来看，面神经影像显影和术后功能判断、面神经的再生修复、大型听神经瘤听力保留、神经系统和非神经系统并发症的有效预防、听神经瘤复发的相关因素、肿瘤生长速度监控、药物治疗等方面的研究进展将有力提高听神经瘤的治疗效果。

十一、要点及误区

1. 关于听神经瘤的手术与随访　有报道认为听神经瘤是良性肿瘤，生长相当缓慢，手术虽然成熟但仍有风险和神经功能影响，而建议中、小型听神经瘤随访。但是临床多看到肿瘤的生长速度因人而异，大部分患者肿瘤都会有不同程度生长。而术后面、听神经的功能保留率肯定与肿瘤大小有关，肿瘤越小，神经功能保护越好。另外，在随访过程中就算肿瘤没有明显增大，听力大多仍会持续减弱至消失，而术后保留的听力则是持久的，因此对于年轻、仍有听力的患者应更积极考虑手术治疗。

2. 关于手术入路　根据报道来看，目前常用的枕下 - 内听道入路、经迷路入路、经颅中窝入路几乎都可以用于所有的听神经瘤手术，但是不同的手术入路确实有其适应证，枕下 - 内听道入路由于显露充分，可以保留听力，肯定可以适用于各种类型的听神经瘤；而经迷路入路最好用于无听力的中、小型听神经瘤，易于保留面神经，但无法保留听力。而经颅中窝入路虽然也可以保留面、听神经，但术野较深，显露范围相对狭窄，面神经往往位于肿瘤表面，阻挡肿瘤的切除，长时间的牵拉和手术操作会增加面、听神经的损伤，影响神经功能，故目前较少应用。此外，听神经瘤手术的主要目标还是全力保留神经功能，充分的、适宜的显露还是必需的，特别是在大型以上肿瘤（大于 3cm）手术，不应强求小切口或锁孔。

3. 关于术中电生理监测　目前听神经瘤手术如要可靠保留三叉神经、面神经、听神经等功能，术中多组脑神经监测是必需的，没有术中电生理监测不能奢谈面神经、听神经尤其是听力保留。面神经功能监测的面神经肌电图和经颅电刺激面神经运动诱发电位，以及听力方面的术中脑干听觉诱发电位和蜗神经动作电位监测是必备的监测指标。同时术前检查听觉脑干反应作为 BAEP 的基线指标同样非常重要，并且术后应该再复查语音感受阈及语音辨别率，根据结果才可以确定听力是否保留和保留程度，仅患者自述听得见并不是听力保留的证据。

4. 关于手术技术

（1）有争议是否要常规磨内听道，基本观点是应该常规磨开，但是不要过度磨除内听道的后壁，应该磨开足够的宽度，磨内听道时应该努力保护内听道内的硬膜。只有肿瘤完全没有进入内听道或内听道扩大明显者可以不磨内听道。内听道扩大明显、其内肿瘤较多、骨质吸收比较多的情况下，应该用肌肉片和生物胶可靠封闭内听道口。

（2）关于锐性解剖和被膜下切除：听神经瘤和面神经之间存在蛛网膜界面和前庭神经的鞘膜，一般在内听道口粘连最重，此时如果用剥离子钝性分离会撕扯面神经，造成进一步损伤，应该用弹簧剪沿神经和肿瘤之间的界面仔细剪开，从而最大限度保留面神经功能。

5. 关于立体定向放射治疗　据报道，伽马刀和射波刀在听神经瘤的肿瘤控制和神经功能保留等方面可获得较满意疗效，尤其在保存面神经功能和有效听力方面具有优势。但是临床也确实会看到伽马刀和射波刀治疗后的患者肿瘤没有缩小或缩小后再增大，甚至完全没得到控制；另外伽马刀和射波刀治疗后的听神经瘤大多和面、听神经粘连非常严重，手术时更难分离，全切和面听神经功能保留更为困难。因此目前对于 65 岁以下的患者，只要能耐受手术，特别是仍有听力的患者应积极手术治疗。

6. 对复发或术前曾行伽马刀或射波刀等立体定向放射治疗的患者，如果面、听神经功能还存在，说明仍有保留神经可能，虽然这些神经与肿瘤的粘连较重，手术时仍应小心、耐心地锐性分离，注意尽量保留面、听神经的功能。

（钟　平）

第五节　三叉神经鞘瘤

一、引言

三叉神经鞘瘤（trigeminal schwannomas）虽然属颅内第二常见的神经鞘瘤，但实际上比较少见，占颅内肿瘤的 0.2%～1%，占颅内神经鞘瘤的 0.8%～8%。按肿瘤的发生部位和生长方向，三叉神经鞘瘤可分为颅中窝型（来源于三叉神经半月节）、颅后窝型（来源于三叉神经根鞘膜）、哑铃型（即骑跨中、颅后窝，来源于三叉神经半月节或三叉神经根鞘膜）、周围型（源于三叉神经节前周围支），以及混合型（上述各型的联合）。综合文献资料报道共 600 余例，其中 37.6% 为颅中窝型，18.7% 为颅后窝型，33.7% 为哑铃型，10% 为周围型，中、大型以上三叉神经鞘瘤基本上都是混合型。年龄分布为 14～65 岁，男、女发病率无明显差别，大致平均分布于左、右侧（图 8-5-1）。

三叉神经鞘瘤大多为良性肿瘤，恶性者少见，占大组病例的 2.5%（McCormick）～7.9%（Day）。

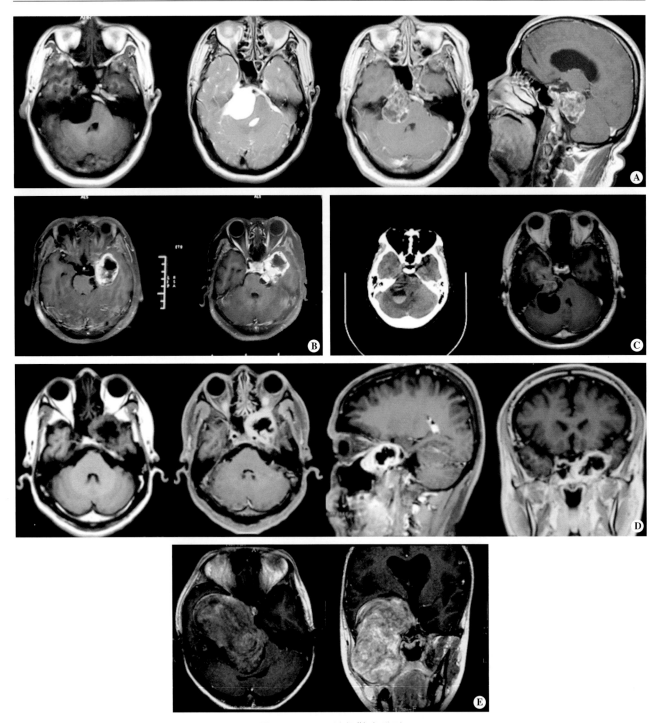

图8-5-1　三叉神经鞘瘤分型

A. 右三叉神经鞘瘤-颅后窝型；B. 左三叉神经鞘瘤-颅中窝型；C. 右三叉神经鞘瘤-哑铃型；D. 左三叉神经鞘瘤-周围型（起源于V2）；
E. 巨大混合型三叉神经鞘瘤

二、病理

　　三叉神经鞘瘤同样起源于外胚层，其神经的鞘膜细胞增生瘤变，逐渐形成肿瘤。由于三叉神经解剖上的特殊性，三叉神经根从脑桥发出，穿过桥小脑角上部，在其跨越岩骨尖进入Meckel囊以前，三叉神经位于硬脑膜下的蛛网膜下腔。在Meckel囊（位于颅中窝内侧的硬脑膜反折形成的腔）三叉神经感觉根和运动

根相互交汇合成半月神经节，后者发出三叉神经三个周围支。半月神经节和其三个分支均位于颅中窝底的硬脑膜夹层内，其中第一、二支还经过海绵窦内。因此，肿瘤发源于三叉神经根者，位于桥小脑角；长于半月神经节及其节后神经丛者位于Meckel囊内，肿瘤大时可向后长入桥小脑角，向前长到颅中窝、海绵窦等。源于第一和第二支的肿瘤，初在硬膜夹层内，增大以后长入海绵窦。第三支来源的肿瘤位于海绵窦外

的硬膜夹层内，长大可占据颅中窝甚至达翼腭窝。巨大的三叉神经鞘瘤可由上述各部位肿瘤发展而来，也可能是不止一个起源点。肿瘤在岩骨尖处受硬膜和骨质的限制，因此形成肿瘤在中、后颅瘤体较大，而中间较小的呈"哑铃形"，这是三叉神经鞘瘤重要的形态学特点。

三叉神经鞘瘤大多为散发，无遗传因素的影响，少数情况可与其他脑神经鞘瘤或神经纤维瘤伴发，则见于神经纤维瘤病Ⅱ型。

从巨体标本来看，有完整包膜，肿瘤的实质部分外观呈灰黄色至灰红色，质地大多较脆，有时也可因瘤组织的退行性变或脂肪变而偏软、偏韧、呈淡黄色；瘤内常有大小不等、多房性的囊变，内含淡黄色囊液，部分肿瘤可几乎全部囊变。哑铃型肿瘤颅后窝部分一般与脑干、小脑及相邻脑神经有明显的蛛网膜边界，但颅后窝型和 Meckel 囊内的肿瘤与三叉神经黏着较紧，海绵窦硬膜夹层内的肿瘤一般边界清楚，其表面的三叉神经粘连较少。肿瘤的血供主要来自三叉神经本身，包括从基底动脉发出的脑桥动脉、小脑上动脉及小脑前下动脉等都可有分支供应肿瘤，肿瘤血供可从中等至异常丰富。

三叉神经鞘瘤一般均为严格意义上的神经鞘瘤（即neurilemmoma），肿瘤的包膜不侵犯载瘤神经的纤维束，而与载瘤神经的外膜黏着。在组织学上由梭形细胞（Antoni A 型）和小的星形细胞（Antoni B 型）组成，瘤内的间质主要为网状纤维，胶原纤维很少，多伴有各种退行性变如脂肪变性、色素沉着及小区域的出血坏死。它异于神经纤维瘤，后者多累及神经纤维和神经鞘膜。

三叉神经鞘瘤中少数恶变者为恶性神经鞘瘤和黑色素性神经鞘瘤。黑色素性神经鞘瘤占所有神经鞘瘤的 1%，好发于脊神经，其他可见于皮肤、软组织、骨、内脏等；颅内相当罕见，以位于三叉神经者居多。其特征是能够产生黑色素，但细胞超微结构类似于神经鞘瘤，病理特征是 S-100 阳性、有"砂粒体"结构、Ki-67 低于恶性鞘瘤、Masson-Fontana 染色可见黑色素结节、网状结构和神经鞘瘤相同。组织学特征为良性，但生物学特征易复发或转移（图 8-5-2）。

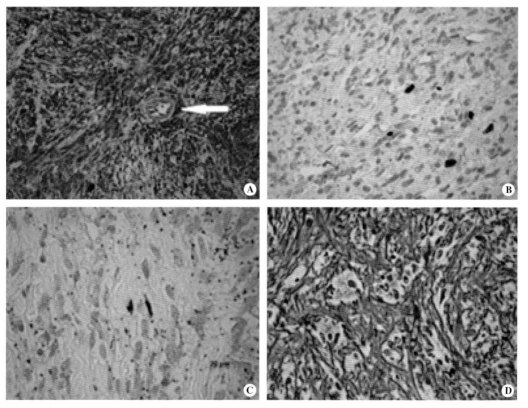

图 8-5-2　黑色素性神经鞘瘤的病理表现
A. S-100 阳性，箭头示"砂粒体"结构；B. Ki-67 低于恶性肿瘤；C. Masson-Fontana 染色可见黑色素结节；D. 网状结构和神经鞘瘤相同

三、临床表现

三叉神经鞘瘤的临床表现取决于肿瘤起源点和生长方向，最常见的是一侧面部麻木、感觉减退，约占70%，可伴有角膜反射减退或消失，继之为面痛和咀嚼肌的无力和萎缩，面痛多为钝痛和刀割样痛，无扳机点，且持续时间长，多超过 30 分钟，一般药物治疗无效，同时伴有三叉神经感觉支、运动支受损的其他

症状，有别于原发性三叉神经痛。

肿瘤主要位于颅中窝者，可出现一侧视力障碍、动眼神经麻痹、同侧眼球的突出等，有时可伴有颞叶癫痫症状。肿瘤主要位于颅后窝者，可出现耳鸣、听力下降、复视、面瘫、步态不稳或共济失调等面、听神经及舌咽神经的症状。有报道28%的患者早期出现听力下降，约26%的病例可见单纯的外展神经麻痹而无三叉神经症状。无论肿瘤位于颅中窝还是颅后窝，后期均可出现颅内高压症状和脑积水等。约10%的肿瘤可以长得相当大，却没有明显临床症状。

主要的影像学检查如下。

1. CT扫描　CT平扫肿瘤呈均匀的等密度或略低密度，少数为低密度或略高密度，也可为混合密度，增强后大多数肿瘤表现为均匀或不均匀强化，肿瘤完全囊变时，可见肿瘤周边环状强化。较大肿瘤可见中线结构的移位和梗阻性脑积水。骨窗位可见颅中窝或岩骨骨质的破坏吸收，圆孔、卵圆孔扩大或破坏（图8-5-3）。

2. MRI　是主要诊断方法。肿瘤呈边界清楚的类圆形占位病灶，位于颅中窝底海绵窦内和（或）颅后窝，T_1加权像为等信号或略低信号，T_2加权像为高信号，注射造影剂后肿瘤呈均匀或不均匀强化，也可见肿瘤呈哑铃形骑跨于颅中窝、颅后窝，囊变的肿瘤不少见，其在T_1加权像为低信号，T_2加权像为高信号，造影后呈环状增强（图8-5-4，图8-5-5）。MRI还可以显示肿瘤生长方向、与周围神经血管的关系，利于手术入路的选择。

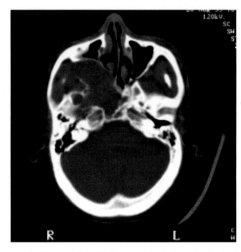

图8-5-3　右侧三叉神经鞘瘤，CT骨窗位见颅中窝骨质破坏

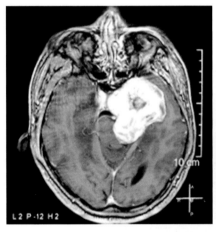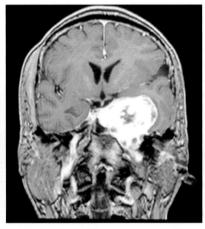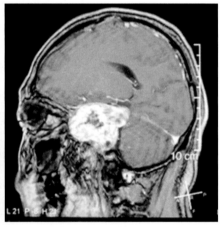

图8-5-4　右侧三叉神经鞘瘤的MRI三维成像，显示肿瘤位于海绵窦，向颞下窝和颅后窝生长；肿瘤呈不均匀强化，边界清楚

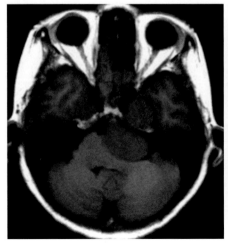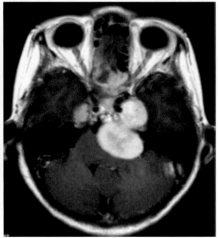

图8-5-5　左侧哑铃型三叉神经鞘瘤的MRI，肿瘤骑跨颅中窝、颅后窝，呈较均匀强化，边界清楚

3. X 线平片　已较少应用。可见典型的岩尖骨质的破坏和吸收，边缘可较清晰，圆孔和卵圆孔扩大，肿瘤较大时，可伴有患侧中颅底骨质的破坏和吸收、鞍底下陷、眶上裂扩大等。

三叉神经鞘瘤的诊断主要依据三叉神经损害的症状和影像学的改变，由于肿瘤起源的部位、发展方向和大小的不同，临床表现可有较大的差异，诊断应注意首发症状。根据临床症状及影像学表现，尤其是 MRI 的应用，三叉神经鞘瘤的诊断应不困难。

三叉神经鞘瘤主要应与颅中窝和桥小脑角的其他肿瘤相鉴别。在颅中窝应与颅中窝底的脑膜瘤、海绵状血管瘤、胆脂瘤、黑色素瘤等相鉴别，根据这些肿瘤的临床表现和 CT 及 MRI 等影像学特点较易区别。在颅后窝与伴有三叉神经功能障碍的听神经瘤鉴别有一定困难，因颅后窝型三叉神经鞘瘤早期可伴有听力减退（28%），常有颅后窝型三叉神经鞘瘤术前误诊为听神经瘤。应根据典型的三叉神经感觉和运动障碍表现，X 线片和 CT 岩尖骨质的破坏吸收，内听道正常，以及 MRI 表现加以鉴别。

四、术前准备

1. 应详细询问病史和体格检查，并依据实验室和影像学检查结果，明确作出三叉神经鞘瘤的诊断。

2. 根据患者肿瘤的大小、生长方式（颅中窝型、颅后窝型和哑铃型）、肿瘤的血供情况、是否囊变、是否手术或放射治疗，决定采用相应的手术入路。

3. 应使患者和家属充分理解手术的利弊、可能的风险和手术并发症，尤其应该充分告知术后有可能出现不同程度的面部感觉减退、颞肌萎缩或咀嚼无力、眼球运动障碍等。

4. 常规行中颅底薄层 CT 扫描，对岩骨及岩骨气房的骨质进行评估；常规行头颅 CTA，了解病变侧颈内动脉从岩骨段开始到所有分支的情况。

5. 常规准备头架和自动牵开器、微型气钻或电钻、超声刀、超声骨刀、显微镜等手术设备。

6. 常规准备术中电生理监测；采用中颅底硬膜内外入路的时候应常规术中备腰椎穿刺用品。

7. 应该和麻醉师充分沟通，取得良好的配合。

五、手术要点

三叉神经鞘瘤多为良性肿瘤，其治疗主要为手术切除；手术入路应根据肿瘤部位而定，应力争全切除肿瘤，防止肿瘤复发。三叉神经及其肿瘤的解剖特点决定手术入路的选择，颅中窝型、周围型、混合型及哑铃型三叉神经鞘瘤多可采用扩大中颅底硬膜外入路，哑铃型者可同时去除颧弓、眶外侧壁，肿瘤长入眼眶

可去除眶壁，肿瘤长入翼腭窝者则去除颧弓。肿瘤局限于颅后窝者可采用枕下乙状窦后入路。而术后残留肿瘤及较小复发肿瘤也可使用伽马刀或射波刀治疗。

常用的手术入路如下。

1. 扩大中颅底硬膜外入路　颅中窝型、哑铃型、周围型和混合型者均可应用。

颅中窝型三叉神经鞘瘤起源于三叉神经半月节，肿瘤位于 Meckel 囊内，向颅中窝的方向生长，常被海绵窦的内膜包裹。传统上，颅中窝型三叉神经鞘瘤可采用翼点经外侧裂入路、颞下入路、额颞间入路或额颞硬膜外入路切除。这些入路是基于硬膜外显露三叉神经半月节的方法改良，为肿瘤切除提供了足够的显露，但需要非常充分的脑组织牵拉，以显露肿瘤，并需牺牲岩骨尖的桥静脉。随后，Dolenc 首先描述了改良硬膜外入路，它提供更直接的显露肿瘤的途径，并最大限度地减少了所需的脑组织牵拉。Dolenc 的方法包括额颞部开颅术、眼眶去顶术、显露眶上裂、磨除前床突和颅中窝前壁，并且卸除颧弓以获得更低角度的视野，减少对大脑的牵拉。但对大多数三叉神经鞘瘤而言，硬膜外手术并不需要切除眶外侧壁和磨除前床突，Dolenc 的入路牵涉的周围结构太多，入路创伤较大。也可以使用改良的扩大中颅底硬膜外入路，采用颧弓翼点入路，充分磨除中颅底外侧骨质达棘孔、卵圆孔、圆孔沿线，从外侧分开海绵窦夹层可以很方便显露肿瘤，适用于所有颅中窝型、哑铃型、周围型和混合型肿瘤。

如果哑铃型肿瘤同时侵犯海绵窦和颅中窝、颅后窝，且颅后窝肿瘤相当大；或肿瘤经放射治疗粘连严重者，经岩骨或幕上下联合锁孔入路可以获得更好的显露范围，也提倡颞下经小脑幕入路。周围型肿瘤可延伸至上颌窦、翼腭窝和颞下窝。诊断时会发现颅外部分三叉神经鞘瘤通常比颅内大。这些肿瘤的经典治疗方法同样可以采用中颅底硬膜外入路，也可以采用耳前 - 颞下入路。有明显的颅内侵犯或者眼眶侵犯，可以结合眶 - 颧弓开颅术。

具体手术步骤如下：患者仰卧，患侧肩下垫小枕，头转向对侧 90°；额颞经眶 - 颧弓 - 翼点入路皮肤切口。骨窗大小和硬膜游离范围取决于颅中窝肿瘤的大小。如肿瘤累及整个海绵窦，需经硬膜外显露全部海绵窦外侧壁；如肿瘤仅累及三叉神经和半月节，则仅显露海绵窦后半部的三叉神经和半月节。由于三叉神经节后分支位于构成海绵窦外侧壁的颅中窝硬脑膜夹层内，半月节在海绵窦外的硬膜夹层，故三叉神经鞘瘤完全位于海绵窦的硬膜夹层内，可争取既切除肿瘤，又保留未受累三叉神经。由于肿瘤起源的生长方向不同，节后三叉神经分支可位于肿瘤包膜表面或深

部，要注意分辨。外展神经和颈内动脉多位于肿瘤的腹侧，动眼和滑车神经则在肿瘤内侧的背面或腹侧。选择神经间隙处，游离和切开肿瘤包膜。肿瘤质地多脆软，可吸除或分块切除，少数较坚韧需锐性切除。待瘤体缩小后，游离和切除瘤包膜。由于肿瘤与周围神经血管结构多无粘连，可小心分离后切除。

由于肿瘤经扩大的 Meckel 囊入口从颅中窝长入颅后窝，在切除颅中窝和海绵窦内的肿瘤后，可循肿瘤的后极找到扩大的三叉神经孔，肿瘤长期作用下该孔可扩大达 1.5～2cm，一般不需磨除岩骨即可经此孔切除颅后窝的肿瘤。先瘤内切除肿瘤，再游离包膜。由于三叉神经鞘瘤的包膜与三叉神经孔的硬膜有粘连，要小心分离后，才能见到颅后窝的神经血管结构。本入路是从额颞硬膜夹层-硬膜内入路，肿瘤的外侧是岩骨和小脑幕，肿瘤的内侧是脑桥、小脑上动脉和外展神经，肿瘤背侧或背下侧是面听神经、后组脑神经、小脑前下动脉等，肿瘤腹侧是基底动脉。手术时应注意分辨，小心操作。曾放射治疗过的肿瘤，其包膜与脑干和血管粘连紧，有时会增加肿瘤切除的困难。对不易分离的包膜，可遗留，以策安全。肿瘤全切除后，翻起的硬膜应复位并严密缝合。

2. 枕下乙状窦后入路　同听神经瘤；颅后窝型三叉神经鞘瘤，肿瘤完全位于幕下者可采用。

采用侧卧或仰卧位，常规枕下骨窗。由于肿瘤从三叉神经根长出，位于桥小脑角的上部，面、听神经位于肿瘤的下外侧，外展神经在肿瘤的深面，基底动脉和小脑上动脉位于肿瘤内侧深面，手术操作时要注意保护。大的肿瘤，同样应先肿瘤囊内切除，再游离瘤包膜；由于载瘤神经的关系，在三叉神经脑干端粘连较重，应耐心处理。放射治疗过的肿瘤，大部分包膜与周围神经血管粘连严重，分离时要特别小心，如遇患者心率突然减慢，不应强行分离，由于三叉神经鞘瘤生长缓慢，可遗留小片残留，患者可长期无症状生存。

六、术后管理

1. 颅中、后窝开颅术后常规术后管理；术后头抬高 15°～30°，保持呼吸道通畅，必须麻醉完全复苏才能拔管，密切观察意识、瞳孔、血压、脉搏和呼吸等。术后常规复查头颅 CT，了解颅内情况。

2. 适当补液，并予适当脱水；按常规使用抗生素。术后应注意水、电解质平衡，高龄患者或病情较重患者应监测中心静脉压。

3. 术后第一天应尝试进食，如无呛咳即可给予流质饮食；如有咳嗽反射消失、吞咽困难，则应给予鼻饲流质饮食；如呼吸道分泌物较多，不易咳出，应尽

早行气管切开。

4. 如有皮下引流一般在术后 24～48 小时拔除，注意保持伤口干燥，及时处理伤口漏等。幕上切口缝线 7～8 天拆除，幕下切口缝线 9～10 天拆除。营养不良或伤口愈合不良者可适当延迟拆线。

5. 术后应给予维生素 B_1、维生素 B_{12} 肌内注射或口服，以促进三叉神经功能恢复。并由康复科进行面肌按摩等康复训练，以减少咀嚼肌萎缩。

七、并发症

常见的有神经功能障碍，包括动眼神经麻痹、面瘫、听力下降和三叉神经及外展神经影响等，大多数神经功能障碍均可恢复，但仍可遗留不同程度的三叉神经感觉障碍（37% 左右）和咀嚼肌萎缩（20%）。其他的并发症有脑脊液漏、颅内感染、颅内血肿和脑积水等。故手术时应严密缝合硬膜，填补修复颅底，防止发生脑脊液漏。

八、后续治疗

对于术后伴有眩晕、步态不稳，甚至吞咽困难等神经功能障碍者应及时进行康复训练，患者均可适应恢复，鼓励患侧的咀嚼和张口训练。术后后期出现脑积水的患者应行分流术。

肿瘤未能全切者应密切随访，较大者应再次手术切除。年龄偏大、残留肿瘤较小者可行伽马刀或射波刀治疗，多能有效控制肿瘤生长。

伽马刀或射波刀适用于术后肿瘤残留、复发或患者不能耐受手术时。多项研究表明伽马刀对治疗三叉神经鞘瘤有效，伽马刀被认为是治疗直径小于 3cm 的残留或复发肿瘤的一个重要的辅助方法。放射治疗的目的是实现对肿瘤生长的控制，而不引起额外的脑和神经组织损伤。截至 2015 年，已报道了超过 500 例患者放射治疗的结果，报道患者中的平均边缘辐射剂量范围为 13.1～18.5Gy，5 年后肿瘤控制率为 84%～100%，较小的病变显示对放射治疗反应较好，但是较大病灶、手术高风险的患者用放射治疗也逐渐形成一种趋势。在不同报道中并发症发生率都非常低，其中面部感觉减退占 2.7%～8.7%，面部疼痛占 2.9%～8.7%，三叉神经运动和三叉神经运动无力占 2.9%。

九、预后

由于显微外科技术的应用和手术入路的不断改进，三叉神经鞘瘤的手术全切除率有了显著提高，大宗病例报道已达 90% 以上，神经功能损害为 9%，死亡率为 0～1%，长期随访肿瘤复发率为 0～3%。故目前手术全切除仍是提高治疗效果的关键。

十、总结

三叉神经鞘瘤绝大多数为良性肿瘤，由于神经影像的不断完善、局部解剖认识的提高、手术入路的改进和显微外科技术的发展，近20年来三叉神经鞘瘤的手术安全性、全切率和神经功能保留率均显著提高。并且目前手术仍是主要的治疗方法，预后完全取决于肿瘤切除程度，故应在努力保留三叉神经及周围眼球运动神经功能的同时力争肿瘤全切，如不能全切，应密切随访或后续行伽马刀、射波刀治疗，控制肿瘤复发。

十一、要点及误区

1. 关于三叉神经鞘瘤的手术与随访　随着MRI的广泛应用，一些三叉神经鞘瘤被意外发现，因此大多数作者建议：对无症状的，尤其是高龄的三叉神经鞘瘤患者可以进行密切的增强MRI随访，出现症状时再进行干预。但是无症状的三叉神经鞘瘤并不常见，同时也有报道认为，非前庭神经起源的颅内神经鞘瘤生长速度要快于散发的前庭神经鞘瘤，但慢于神经纤维瘤病Ⅱ型的前庭神经鞘瘤，所以绝大部分三叉神经鞘瘤还是应该及时手术治疗。

2. 关于三叉神经鞘瘤的内镜手术　近期有报道鼻颅底内镜经鼻蝶侧方上颌窦入路切除三叉神经鞘瘤，经鼻内镜入路的总切除率为63%～100%。内镜手术的并发症包括三叉神经神经功能影响（45%）、干眼（54%）和外展神经麻痹（9%）；目前颅底内镜在三叉神经鞘瘤的手术中其肿瘤切除率和神经功能保护方面并不优于或近似于开颅手术，因此入路选择应慎重。

3. 关于立体定向放射外科　据报道伽马刀和射波刀在三叉神经鞘瘤的肿瘤控制和神经功能保留等方面可获得较满意疗效，但是临床也经常看到伽马刀和射波刀治疗后的患者肿瘤没有缩小或缩小后再增大。另外，伽马刀和射波刀治疗后的肿瘤大多和神经甚至脑干及血管粘连非常严重，复发时手术更难分离，全切和神经功能保留尤为困难。此外目前手术全切的患者复发率相当低，而且神经功能影响也不大，因此只要能耐受手术，还是建议积极手术治疗。

（钟　平）

第六节　颈静脉孔区肿瘤

一、引言

颈静脉孔位于斜坡中线的两侧，内听道的下方，枕骨大孔的外上方，是颅后窝内重要的颅底通道，其位置深在，形状和大小变异大，内有重要的神经血管穿行，包括颈内静脉、岩下窦、舌咽神经、迷走神经、副神经等，周围有颈内动脉、椎动脉、面听神经、前庭耳蜗等重要结构包绕，故被认为是颅底诸骨孔中结构最复杂、手术难度最大的区域之一。

肿瘤是该区域最常见的病变，除了使该区域神经血管受压外，其周围结构常受累，如中耳、桥小脑角等。该区域肿瘤约占颅内肿瘤的0.2%，可分为原发性和继发性肿瘤，前者包括颈静脉球体瘤、神经鞘瘤、脑膜瘤、脊索瘤、胆脂瘤、横纹肌肉瘤、软骨肉瘤、恶性淋巴瘤等，后者包括转移癌、鼻咽癌、颞骨恶性肿瘤等。颈静脉孔区肿瘤虽复杂众多，但最常见的肿瘤为颈静脉球体瘤、神经鞘瘤、脑膜瘤，其中又以颈静脉球体瘤和神经鞘瘤居多，分别占80%和15%左右。

颈静脉孔区肿瘤以手术为主要治疗方案。掌握颈静脉孔区的显微解剖结构及毗邻关系，明确病变性质和肿瘤的发生发展方向，选择合适的手术入路是该区域手术成功的关键。

二、病理

颈静脉球体瘤：颈静脉球（体）仅约0.5mm×0.5mm×0.25mm大小，类似颈动脉体的腺结构，由非嗜铬染色细胞巢和血管性管道组成，位于颈静脉球外膜，沿Jacobson神经（舌咽神经鼓支）、鼓丛或Arnold神经（迷走神经鼓支）分布。血管球体是神经内分泌系统的一部分，在全身有广泛分布，组织学上与颈动脉体一致，主细胞和支持细胞陷于小血管网中。由于它们在血管活性中起神经调节和监督的作用，现在认为这种结构应是副神经节。主细胞通常有神经分泌颗粒，含有去甲肾上腺素和多巴胺，释放后调节心血管等的功能。与颈动脉体和肾上腺髓质等神经内分泌系统不同，颞骨的副神经节在组织学染色上缺乏对铬盐的亲和性，在神经内分泌系统中没有确切的作用，因此也被称为非嗜铬性副神经节。成人颞骨通常仅有2～3个副神经节，但有时也会有更多。多数颞骨副神经节位于颈静脉窝的前外侧区和中耳内，起源于中耳内者称为鼓室球体瘤，起源于颈静脉窝者称为颈静脉球体瘤。

组织病理学检查显示，颈静脉球体瘤由大量薄壁和窦状毛细血管周围绕小球状或小泡状的瘤细胞巢组成。少数病例血管丰富，酷似血管瘤，每个肿瘤细胞巢包含5～20个上皮样细胞。这些细胞的细胞质清楚，有嗜酸性颗粒，细胞核圆形。肿瘤细胞巢之间有胶原纤维带分隔。电子显微镜下其细胞质中有典型的嗜铬小体。肿瘤外观与血管性肉芽组织相似，一般无明显包膜，色深红，血管丰富，质脆，易出血。瘤体主要循解剖通道向邻近组织扩展，侵及颈静脉孔、外耳道和咽鼓管等，破坏骨质向颅中窝、颅后窝蔓延，压迫组织和神经引起相应的临床症状，对生长迅猛者应怀疑恶变。

颈静脉孔区神经鞘瘤：是指起源于颈静脉孔区第Ⅸ、Ⅹ或Ⅺ对脑神经上包绕神经轴索的施万细胞瘤。某些神经鞘瘤也可能起源于神经周围或神经上皮细胞。颈静脉孔区神经鞘瘤多数起源于第Ⅹ对脑神经，发生率高达50%左右。神经鞘瘤可分为两种组织学类型：Antoni A型和 Antoni B型。Antoni A型肿瘤细胞形体长，形成束状或栅栏状，组织学上容易与纤维型脑膜瘤相混淆；Antoni B型缺乏 Antoni A型所具有的束状或栅栏状特点。神经鞘瘤常是 Antoni A型与 Antoni B型混合出现，与多型细胞形成很疏松的组织结构。

颈静脉孔区脑膜瘤：可能来自脑膜成纤维细胞和软脑膜细胞，但大部分来自蛛网膜帽状细胞，因此多数发生在这些细胞密集的区域，通常毗邻骨孔或静脉窦。组织学上通常认为脑膜瘤是良性的，但恶性约占7%，甚至良性表现的肿瘤也可能在蛛网膜下腔转移或通过血行远处转移。脑膜瘤有7个不同的组织学类型，包括上皮细胞型、成纤维细胞型、血管瘤型、砂粒型、移行型（也称混合型，前四型的混合）和恶性脑膜瘤及脑瘤肉瘤，其中以上皮细胞型最为常见。

三、临床表现

颈静脉球体瘤：1962年 Alford 和 Guild 首次将颈静脉球体瘤分为两型，起源并局限于中耳的称鼓室球体瘤，累及中耳和颈静脉球两处的称为颈静脉球体瘤。随着医学影像学和颅底手术技术的发展，对颈静脉球体瘤有了进一步的认识，Fisch 于1978年（表8-6-1），Glasscock 和 Jackson 于1981年分别提出各自的分型法（表8-6-2）。这两种分型法描述了肿瘤的范围及颞骨、颞下窝、颅内的侵犯程度，目前被广泛采用。

表8-6-1　颈静脉球体瘤 Fisch 分型法

分型	范围
A 型	肿瘤局限于中耳腔（鼓室球体瘤）
B 型	肿瘤局限于鼓室乳突区域，无迷路下骨破坏
C 型	肿瘤侵犯迷路下，扩展到岩尖部，并破坏该处骨质
C1 型	肿瘤累及颈内动脉外口
C2 型	肿瘤侵犯颈内动脉垂直段
C3 型	肿瘤侵犯颈内动脉水平段

续表

分型	范围
C4 型	肿瘤到达破裂孔
D 型	此型仅界定肿瘤在颅内的侵犯情况，描述此型时应同时指出肿瘤的 C 型状态。De，硬膜外；Di，硬膜内
De1 型	肿瘤侵犯硬脑膜但未突破硬脑膜，硬脑膜移位不超过2cm
De2 型	肿瘤侵犯硬脑膜但未突破硬脑膜，硬脑膜移位大于2cm
Di1 型	肿瘤突破硬脑膜达颅内，突破硬脑膜不超过2cm
Di2 型	肿瘤突破硬脑膜达颅内，突破硬脑膜大于2cm
Di3 型	肿瘤突破硬脑膜颅内广泛侵犯，肿瘤不可切除

表8-6-2　颈静脉球体瘤 Glasscock-Jackson 分型法

分型		范围
鼓室球体瘤	Ⅰ 型	肿瘤局限于鼓岬表面
	Ⅱ 型	肿瘤完全充满中耳腔
	Ⅲ 型	肿瘤充满中耳腔，扩展至乳突
	Ⅳ 型	肿瘤充满中耳腔，扩展至乳突或穿透鼓膜至外耳道，或向前发展累及颈内动脉
颈静脉球体瘤	Ⅰ 型	肿瘤小，限于颈静脉球、中耳和乳突
	Ⅱ 型	肿瘤侵犯至内听道下方，可有颅内侵犯
	Ⅲ 型	肿瘤侵犯岩尖部，可有颅内侵犯
	Ⅳ 型	肿瘤超出岩尖至斜坡或颞下窝，可有颅内侵犯

颈静脉球体瘤的临床表现与肿瘤范围及血管化程度密切相关。肿瘤通常生长缓慢，从出现首发症状到最后确诊可达10余年。鼓室球体瘤起源于鼓岬表面，肿瘤沿低阻力方向生长，首先充满中耳腔并包绕听骨链，出现传导性听力下降和搏动性耳鸣。肿瘤早期可见鼓膜完整，但透过鼓膜可见红色或暗红色肿物，且鼓膜逐渐向外隆起（图8-6-1）。以鼓气耳镜向外耳道加压使鼓膜与肿瘤相贴，可见肿物搏动，与脉搏跳动一致。进一步加压，肿瘤受压颜色转白而停止搏动，即 Brown 征。肿瘤可穿破鼓膜而突入外耳道，出现血性或脓血性分泌物，耳道内检查可见出血性新生物，触之易出血。对于拟诊为颈静脉球体瘤的患者，不建议做局部活检，可能导致严重出血。肿瘤继续生长可进入面隐窝、面神经后气房及通过鼓窦入口进入乳突，此时因面神经骨管受侵犯而出现周围性面瘫。肿瘤向前生长可进入咽鼓管，向下生长进入下鼓室，侵入颈静脉球窝，此时与原发于颈静脉球窝的颈静脉球体瘤

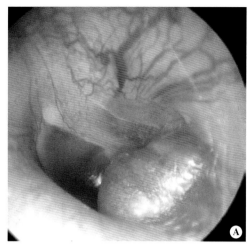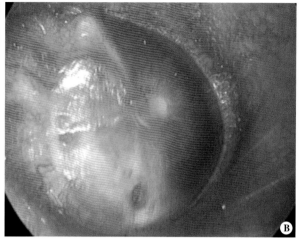

图 8-6-1　颈静脉球体瘤典型耳内镜表现
A. 鼓膜后红色肿物，来源于下鼓室；B. 鼓膜膨隆，暗红色肿物充满整个中耳腔

难以鉴别，并可出现后组脑神经症状。肿瘤也可通过前庭窗或圆窗进入内耳，出现感音神经性听力下降，但这种情况较少见。

原发于颈静脉球窝的颈静脉球体瘤因位置深在，该区域的肿瘤在早期引发的临床症状不具特征性，常被患者忽视并导致误诊。通常在出现症状时肿瘤已相当大。肿瘤压迫颈静脉球窝的神经血管结构并沿颅底扩展，侵犯舌咽神经、迷走神经、副神经和舌下神经等后组脑神经后，则可出现软腭麻痹、吞咽呛咳、声音嘶哑、耸肩功能障碍等神经受损表现。肿瘤向上、向前破坏颈静脉球窝可侵犯颈内动脉管并进入中耳，产生传导性听力下降和搏动性耳鸣，面神经受累时则可出现不同程度周围性面瘫。肿瘤侵入咽鼓管并沿管周气房或颈内动脉管生长可进入岩尖、海绵窦和颅中窝，出现面部麻木等症状。肿瘤沿颅底或迷路下气房生长可进入颅后窝，压迫小脑和脑干，可出现共济失调和走路不稳。晚期肿瘤可广泛侵入颅内，则表现出颅内压增高症状，甚至脑疝而死亡。

另外，极少部分肿瘤具有分泌血管活性物质的可能性，此时可表现出相应症状，如恶性高血压、面部潮红、易出汗等，特别是有搏动性耳鸣合并上述症状时，需要考虑具有分泌功能的颈静脉球体瘤。这种类型的肿瘤手术风险增大，尤其注意术中肿瘤切除时血管活性物质大量释放引起血压异常升高，而在肿瘤切除后血管活性物质释放急剧减少引起血压过低，因而需要在术前、术中和术后做好更加详细的围术期规划。

颈静脉孔区神经鞘瘤：目前国际上多采用 Kaye / Pellet 分型方法将颈静脉孔神经鞘瘤分四型，包括 A 型：肿瘤主体位于颅内，可有小部分孔内生长。B 型：肿瘤主体位于孔内，可有小部分颅内生长。C 型：肿瘤主体位于颅外，可有小部分孔内或颅后窝生长。D 型：肿瘤主体呈哑铃形分布于颅外和颅内。临床上，脑神经麻痹症状最为常见。值得指出的是，根据肿瘤起源的神经不同，首发脑神经麻痹的临床表现可不同。来源于迷走神经的神经鞘瘤相对多见，首发症状多为声嘶、饮水呛咳。神经麻痹的首发症状对于颈静脉孔区神经鞘瘤的神经来源具有重要的提示作用。后期，随着肿瘤渐进性增大后，可能出现因为压迫上方的面、听神经而出现面瘫、听力下降；肿瘤向下方累及舌下神经后出现舌肌萎缩，伸舌向患侧偏斜。临床表现可与颈静脉球体瘤类似，但不会出现典型的搏动性耳鸣。

颈静脉孔区脑膜瘤：临床表现多为脑神经受损症状，如声音嘶哑、饮水呛咳、听力下降、耳鸣、面瘫等，以及由于小脑受压后出现的小脑半球体征，如步态不稳、共济失调及眼震。肿瘤增大后可以影响枕骨大孔而引起小脑扁桃体下疝及脑积水等症状，并可因压迫脑干出现肢体活动障碍。

其他肿瘤：如横纹肌肉瘤、胆脂瘤、软骨肉瘤、转移瘤等，根据肿瘤的大小及扩展方向，临床表现不一，可与颈静脉孔区神经鞘瘤类似，鉴别需结合详细的影像学检查，必要时行活检明确诊断。

四、术前准备

术前准备主要包括影像学、耳科与神经电生理检查。

1. 高分辨率CT（high resolution computed tomography，HRCT）　可对该类肿瘤的发生部位、扩展范围、颅内侵犯，以及对重要神经、血管的侵及情况（如面神经、后组脑神经及颈内动脉等）进行较为准确的评估。典型的颈静脉球体瘤颞骨表现为骨质破坏，边界不清，表现为虫蚀样改变（图8-6-2）。神经鞘瘤在CT上表现为颈静脉孔扩大，呈膨胀性改变，骨质吸收变薄，边缘清晰锐利，钙化少见，邻近血管结构多受压移位。脑膜瘤在CT上呈略高密度，骨窗像可见颈静脉孔扩大不显著，边缘骨质增生硬化或出现破坏，偶见钙化。

2. MRI　颈静脉球体瘤表现为T_1加权像呈中等信号，T_2加权像呈高信号，可见血管流空征，呈现明显的"椒盐征"（pepper and salt sign），即肿瘤内血液流动缓慢的区域呈亮的高信号，而在肿瘤内高速流动的大血管区域出现流空现象而呈低信号，就像白盐的表面撒上了胡椒。病变呈明显强化（图8-6-3）。神经鞘瘤呈等或稍长T_1，长T_2且信号不均，多有囊性变，呈不均匀强化，无血管流空的"椒盐征"，硬脑膜受累少见（图8-6-4）。脑膜瘤呈等T_1，等低T_2，可呈蕈状匍匐生长或呈球形膨隆生长，均匀一致增强，可见脑膜尾征（图8-6-5）。

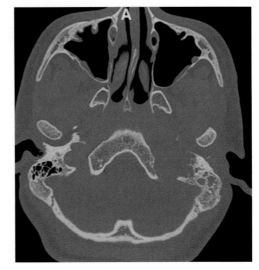

图8-6-2　颈静脉球体瘤典型颞骨HRCT表现
颈静脉孔区骨质破坏，边界不清，呈虫蚀样改变

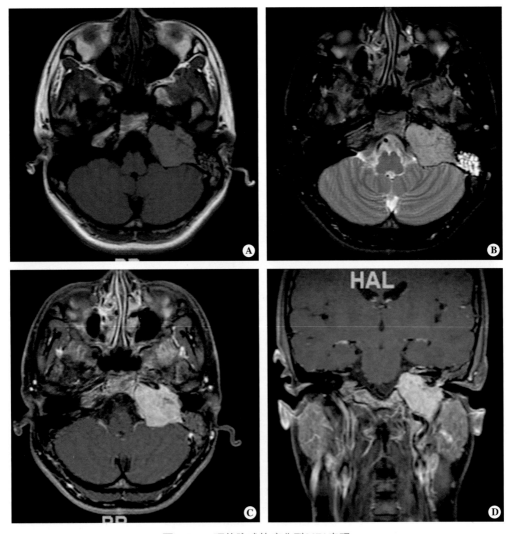

图8-6-3　颈静脉球体瘤典型MRI表现
A. T_1加权像，中等信号；B. T_2加权像，高信号，瘤体内可见血管流空影，呈现为"椒盐征"，同时合并乳突积液；C.增强+脂肪抑制像：增强后明显强化；D.增强+脂肪抑制像（冠状位）：增强后明显强化

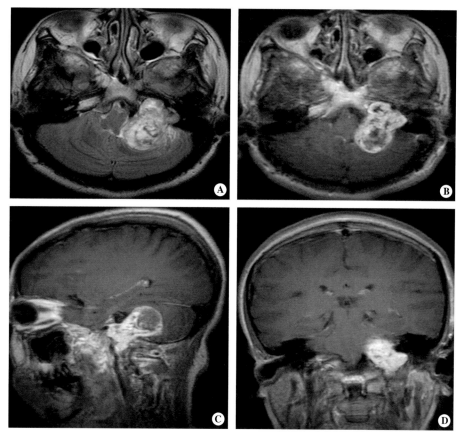

图 8-6-4　神经鞘瘤 MRI

A. 轴位 T_2 加权像可见颈静脉孔受累，病变呈现高信号，有囊变，与周围组织边界尚清，小脑未见明显水肿；B. 轴位增强 T_1 加权像可见不均匀强化，其内可见囊变；C. 矢状位可见病变位于颈静脉孔内及桥小脑角内，颅外未见明显受累；D. 冠状位可见实性均匀强化病变，颈静脉孔上下径增大

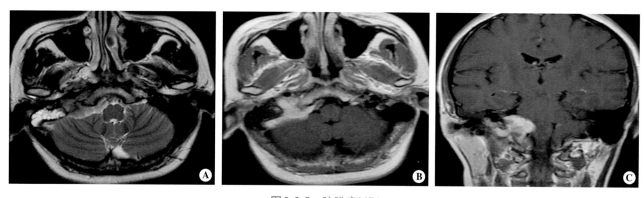

图 8-6-5　脑膜瘤 MRI

A. 轴位 T_2 加权像可见颈静脉孔区占位，呈蕈状生长，颈静脉孔内受累，与小脑组织关系清楚，病变较均匀，呈等低信号；B. 轴位增强 T_1 加权像，可见病变呈明显均匀强化，向外突入颈静脉孔；C. 冠状位增强 T_1 加权像，可见病变与颈静脉孔关系密切

3. **数字减影血管造影**（digital substraction angiography，DSA）　对大型肿瘤的治疗策略起着关键的作用，但在诊断颈静脉球体瘤时通常不必要进行此检查。颈静脉球体瘤的特征性表现为肿瘤高度充盈和快速静脉扩散（图 8-6-6），而神经鞘瘤等病变 DSA 肿瘤染色少见。CT 和 MRI 检查后病变仍然模棱两可的情况下这种特点可作为有效的鉴别诊断指征。颈静脉孔区常见三种肿瘤影像学鉴别诊断要点见表 8-6-3。同样重要的是，血管造影对于手术治疗策略的制订具有重要的作用，它可显示详细的肿瘤血液供应情况，并可

施行血管栓塞，有效地减少肿瘤切除时的出血，为全切肿瘤减少术中损伤重要神经血管提供了重要保证。对健侧的静脉回流系统需要特别注意，如果健侧乙状窦未发育，结扎患侧乙状窦，有导致严重脑水肿，危及生命的风险。同时可以评估颈内动脉受累情况，此时需要做球囊栓塞试验，了解大脑基底动脉环情况，对侧动脉回流是否充分，以便明确必要时能否牺牲颈内动脉。肿瘤供血血管栓塞后应尽快手术，最好在 48 小时内，时间过长，血管再通或侧支循环重新建立，则效果不佳。

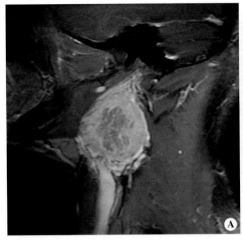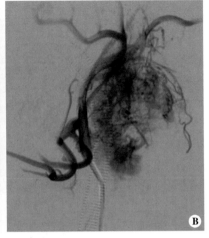

图8-6-6　颈静脉球体瘤MRI及DSA

A. 矢状位 T_1 增强，可见颈静脉孔外占位性病变，呈不均匀强化；B. DSA侧位图，可见肿瘤高度充盈

表8-6-3　颈静脉孔区常见肿瘤术前鉴别诊断要点

疾病类型	CT	MRI	DSA
颈静脉球体瘤	颈静脉孔骨质破坏，边界不清，表现为虫蚀样改变	等 T_1，长 T_2 且信号不均，可见血管流空征，增强后有明显强化，可见明显的"椒盐征"	肿瘤高度充盈和快速静脉扩散
神经鞘瘤	颈静脉孔扩大，骨质吸收变薄，边缘清晰锐利，呈膨胀性改变	肿瘤呈等或稍长 T_1，长 T_2 且信号不均，多有囊性变，呈不均匀强化	肿瘤染色少
脑膜瘤	颈静脉孔扩大不显著，边缘骨质增生或破坏，偶有钙化	等 T_1，等 T_2，多明显均匀强化，可见脑膜尾征	肿瘤轻微染色，静脉期显影延长

4. 听力检查　包括纯音测听、声导抗、听觉脑干诱发电位等，术前有听力损失者，均应明确耳聋的程度与性质。

5. 电生理监测　对于面神经受累患者，常规需要做面神经电图和肌电图，确定神经受损程度。术中应常规行后组脑神经监测。

五、手术治疗方案及手术要点

（一）手术原则

颈静脉孔区肿瘤的主要治疗方案是手术切除，故掌握扎实的颅底解剖知识，选择合适的手术入路，是治疗颈静脉孔区肿瘤成功的关键。理想的手术入路选择应遵循两个原则：①在能够预先控制重要神经血管结构的前提下获得最大的术野显露；②在能够完整切除肿瘤的前提下出现最小的神经组织损伤。故应该根据肿瘤的具体类型、生长范围、肿瘤的质地、血液供应、周围受累结构、患者的听力情况、面神经及后组脑神经的功能，选择最适宜的手术入路，以达到最好的手术效果。

（二）手术入路

能达到颈静脉孔区的手术入路众多，基于解剖学上的位置可分为：通过乳突的侧方入路；通过颅后窝的后方入路；通过颞骨鼓室部的前方入路；通过颅中窝的上方入路和通过颈部的下方入路。目前，耳鼻喉科处理颈静脉孔区肿瘤最为经典的手术入路为颞下窝入路A型。而神经外科多选择远外侧经髁旁入路及枕下乙状窦后入路。

1977年，Fisch提出颞下窝入路A型，通过向前永久性移位面神经，移位之后可以使迷路下区、颈静脉孔区及颈内动脉垂直段区域得到充分显露，从而使上述结构在手术操作中得到最佳的术中控制，为切除该区域巨大肿瘤提供了较为合理的途径。主要适应证包括Fisch分型中的C型或D型颈静脉球体瘤及Kaye/Pellet分型中的D型神经鞘瘤。

1. 经典的颞下窝入路A型手术入路要点（视频8-6-1）

（1）患者取平卧侧头位，常规多导神经监测仪监护面神经、蜗神经、舌咽神经、迷走神经和舌下神经。

（2）全身麻醉，术前术中勿用肌松药，以免神经监护无反应。术中控制性降压并采用自体血回收系统，以减少出血和输血。

（3）耳后大C形切口并向颈部延伸。显露二腹肌、胸锁乳突肌，显露颈部重要血管及后组脑神经，结扎颈外动脉、颈内静脉及其分支。

（4）封闭外耳道。

（5）乳突切除，充分显露乙状窦前后硬脑膜。

（6）面神经骨管轮廓化，根据肿瘤侵犯情况分别选用保留面神经骨桥（Bridge 技术），永久性向前移位，面神经离断或切除后若神经两断端能移位后相连，完全没有张力的情况下则端端吻合，缺损过长不能相连，则可取腓肠神经、耳大神经等行神经移植。此外，还可以选择面神经跨接，最常用的是面神经-舌下神经吻合。

（7）在乙状窦近横窦处，应用管内填塞的方法封闭乙状窦，填塞时应压迫乙状窦的远心端，减少填塞时的出血。切除乙状窦外侧壁，至颈静脉球处，保留颈静脉球的内侧壁，保留进入颈静脉孔的后组脑神经，填塞岩下窦，此处虽极易出血，但不可盲目加压填塞。

（8）颈内动脉的处理：大多数肿瘤仅对颈内动脉管形成压迫，很少侵犯到动脉壁，仔细操作下可将肿瘤与动脉分离开来，对包裹性病变可采用锐性切除方法切除肿瘤。

（9）封闭咽鼓管。

（10）取腹部/大腿脂肪填塞术腔。

（11）将颞肌瓣与胸锁乳突肌的上端缝合，防止脑脊液漏。

视频 8-6-1　颞下窝入路 A 型切除 C4Di2 型颈静脉球体瘤

2. 神经外科手术入路主要轴向为后外下方　1971 年 Kempe 联合了神经外科的枕下开颅和耳鼻喉科的乳突切除术，使手术视角从正侧方转向了后外下方。该入路可获得广泛的颈静脉孔区后外侧的显露；根据需要决定是否切断外耳道及移位面神经，切除颅内肿瘤后可对硬膜进行修补，为扩大显露可以对颈 1 横突和椎动脉进行处理，采用了磨除颈静脉突这一关键步骤，可以开放颈静脉球后下壁，从后下方贯通整个颈内静脉系统。不足之处是对颈内动脉控制不佳。该入路的要点如下。

（1）患者取侧卧位，乳突位于术区最高点，常规电生理监测。

（2）耳后 C 形切口，切口上缘根据病变范围可至耳屏上缘水平，下缘可至胸锁乳突肌后缘；以颈静脉孔为切口中心。逐层切开肌肉并翻向前方。

（3）为获得乳突、颈 1 横突、颈静脉突等结构的显露，需要切断胸锁乳突肌、二腹肌（向前方显露时需要注意避免面神经的损伤）、头外侧直肌等肌肉。

（4）无须封闭外耳道，乙状窦后开颅，磨除乳突后 1/3～1/2，避免损伤前方的面神经管，为获得颅内外沟通的显露，需要磨除颈静脉突，根据病变范围决定是否行颈 1 横突切除及椎动脉移位。

（5）对于神经鞘瘤 A/B 型可采用枕下乙状窦后入路，对于 C/D 型可采用远外侧髁旁入路；对于颈静脉孔区脑膜瘤，因发现时病变多较大且易向枕骨大孔方向及前方累积，此时多选择经典"曲棍球棒"形远外侧，经髁上或经髁入路。

（6）部分影像表现为 C/D 型的神经鞘瘤，可以从颅外获得颅内部分的切除从而避免打开颅后窝硬膜。

（7）根据术前评估决定颈内静脉是否结扎，术中操作需要注意避免气栓的发生。

（8）手术结束后常规缝合硬脑膜，对于硬膜缺损区域如无法缝合应取腹部/大腿脂肪进行填塞，对于肿瘤残腔也可填塞脂肪，并局部使用生物蛋白胶。

（9）逐层缝合伤口，不常规放置引流。

（三）手术要点

加强围术期及术中处理，即术前栓塞肿瘤供血血管，术中控制低血压及采用自体血回收系统，术中神经监测及提高手术操作技术，为在保护神经功能前提下，最大可能完整切除肿瘤提供了条件。

1. 处理该区域肿瘤的要点　包括①根据肿瘤术前评估情况，选择正确的手术入路；②所有 C 型及 D 型颈静脉球体瘤均常规行术前 DSA 及肿瘤供血血管栓塞，栓塞后 48 小时内进行手术，可以有效减少术中出血；③强调手术技巧与经验在切除肿瘤中的作用。

具体做法是切除肿瘤前应充分显露颈部血管，结扎颈外动脉的肿瘤供血血管。结扎颈内静脉并将其向上提起，切断所有相连的静脉，向上分离至颈静脉球部。将乙状窦充分轮廓化至横窦水平，管内填塞乙状窦，填塞时应压迫乙状窦的远心端，也可以分离至窦膜角水平，从其近心端结扎乙状窦。切开乙状窦壁，沿乙状窦内壁将肿瘤分离至颈静脉球。由颈部和乳突两个方向上下结合将肿瘤连同颈静脉球一并切除。此时颈静脉孔区的出血多为其属支岩下窦来源，使用明胶海绵或 Surgicel 止血纱布填塞，尽可能准确地填塞岩下窦开口，不可盲目加压填塞，不能过度使用电凝，以免损伤后组脑神经。以上这些措施可明显减少切除肿瘤时的出血，防止后组脑神经损伤，提高肿瘤全切率，并可大大缩短手术时间。

2. 面神经的处理　颞下窝入路 A 型的关键步骤是永久性前移位面神经，这为切除肿瘤提供了更好的显露。一般来讲，对术前面神经功能正常者前移神经会造成术后 HB 分级 Ⅱ～Ⅲ级的面瘫。处理面神经的另一种方式是将面神经垂直段轮廓化，保留面神经骨桥，即面神经骨桥技术，从而在面神经下方切除肿瘤。几乎所有C1、C2及部分C3型颈静脉球体瘤病例可采用这一方法达到肿瘤全切除，且术后面神经功能保全率大大增加。目前应优先选择面神经Bridge技术，但如果术前评估及术中发现这一路径不能满足切除肿瘤的要求，则应改为面神经向前移位的方法。

若因肿瘤侵及神经而无法保留，或术中面神经离断，面神经功能重建一般采取的先后顺序为（神经吻合须完全没有张力）面神经端端吻合，神经移植，面神经桥接吻合（如面神经-舌下神经吻合等）。其效果为面神经端端吻合最好，神经移植次之，面神经桥接吻合相对较差。另外，后两者的术后面神经功能恢复的时间较长，一般在术后6个月左右开始出现恢复迹象，1～1.5年后达稳定水平。

3. 颈内动脉的处理　颈内动脉是颈静脉孔区肿瘤切除的最大风险因素。特别是肿瘤侵及并包裹颈内动脉的病例。颈动脉管骨膜对肿瘤的侵犯具有屏障作用，许多术前评估肿瘤侵及颈内动脉的病例，其实在肿瘤与颈内动脉之间仍存在界面。通常都能将肿瘤与血管分离开来。对侵犯到颈内动脉管的病例，在充分控制颈内动脉近心端的前提下，应用锐性切除方法将肿瘤从血管上剥离下来。对包裹颈内动脉的病变，术前均应进行规范的颈内动脉球囊栓塞试验，了解大脑侧支循环情况，如果大脑已建立侧支循环，可以考虑将颈内动脉与肿瘤一并切除。但对不能耐受颈内动脉栓塞的病例，不必强行全切肿瘤，以防发生严重并发症，对于这类病例，次全切除是最佳的选择。应特别强调CTA及MRI下的血管重建不能替代血管造影及球囊栓塞试验。

六、并发症

1. 后组脑神经损伤　是颈静脉孔区肿瘤切除最常见的并发症，发生率约为10%，特别是因后组脑神经麻痹导致的吸入性肺炎，是该类手术致死的最常见原因。关于预防后组脑神经损伤：①尽可能减少切除瘤体时出血，保持干净的解剖层面；②由于第Ⅸ和第Ⅹ对脑神经位于颈静脉球内侧岩下窦口周围，因此在行经静脉球填塞时不可用力过度，并避免使用电凝；③对突破颈静脉孔进入颅内的肿瘤，沿肿瘤向外剥离，一般不会损伤神经。

2. 颅内感染　术后感染是非常难以处理的严重并发症，因为术区毗邻脑组织，术腔需填塞腹部脂肪修复组织缺损，一旦发生感染并形成脓肿，需要及时开放术腔，清创引流，长期反复换药。并且，感染很容易累及中枢神经系统，发生脑膜炎。当患者出现高热、呕吐、意识障碍等表现，需行腰椎穿刺，进行脑脊液

常规、生化及培养等检查明确诊断，根据细菌培养结果，选用敏感抗生素，进行规范抗生素治疗。

3. 脑脊液漏　术中有脑膜缺损的患者，术后有发生脑脊液漏的风险。为预防脑脊液漏，硬脑膜开口需用肌肉/脂肪填塞封闭。将固定缝合线由一侧硬脑膜边缘穿入，穿过填塞的肌肉，从另一侧硬脑膜边缘穿出，然后打结，即水密缝合硬脑膜。可局部使用生物蛋白胶，若硬脑膜缺损较大，也可以采用人工脑膜等进行修复，术后局部加压包扎，头高位常规卧床4～5天，止咳、润肠，忌用力，应用甘露醇降颅内压的方法，脑脊液漏的发生率可大大降低。采取上述方案后仍有轻-中度的脑脊液漏，可腰椎穿刺行腰大池置管持续引流脑脊液，同时局部加压包扎，大部分病例可治愈。若上述方案观察3天后难以奏效，或者一开始脑脊液漏较多，则需要进行二次手术修补。

4. 腹部血肿　腹部脂肪供区需要仔细止血，必要时放置负压引流，术后患者剧烈咳嗽、有高血压病史、血压控制不良、糖尿病等是诱发因素，一旦发生，需要再次打开术区止血。

七、预后

颈静脉孔区肿瘤预后由诸多因素决定，如肿瘤的性质、大小、血液供应及解剖位置，同时还包括患者术前的全身状态、外科医师的手术技巧及手术入路的选择等。总体而言，颈静脉孔区良性肿瘤预后良好，神经鞘瘤和脑膜瘤经完整切除后很少复发。颈静脉球体瘤多数生长缓慢，有病例报道患者带瘤生存50年，但临床也有少数恶性球体瘤存在。A型及B型颈静脉球体瘤的手术疗效满意，但数年后也有复发的可能。而来源于颈静脉孔区的球体瘤因早期缺乏特异性表现，就诊时大多数为C型和D型病变，虽经广泛切除，但复发的可能性较A型和B型肿瘤大，复发多发生在2年内。复发部位多位于颈内动脉周围，或来源于受肿瘤侵犯的脑膜。因此，术后的长期随访非常重要，建议随访时行增强MRI检查。

八、总结

颈静脉孔区肿瘤位置深在、毗邻解剖结构十分复杂，且不同性质肿瘤生长方式各异，手术切除是该区域肿瘤治疗的主要方案，目前其仍然是耳神经侧颅底外科面临的一大挑战。术前准确的神经影像学诊断及评估、合适的手术入路选择、术中神经功能监护、娴熟的显微外科技术及术后严密的处理，是获得良好术后效果的关键。

（汪照炎）

第七节　颞骨恶性肿瘤

一、引言

颞骨作为侧颅底的核心骨质，包括岩部、乳突部、鼓部、鳞部、茎突五部分，内含耳蜗、半规管等重要的听觉、平衡觉感受器。颞骨鳞部及岩骨前面围绕成颅中窝并承托颞叶，岩骨后面是颅后窝的前面并紧邻小脑。不仅如此，其骨质的空隙和管道内穿行颈内动脉、面神经、位听神经、耳蜗导水管、前庭导水管、内淋巴管等重要的神经血管组织；其外，与后内方枕骨、前内方蝶骨构成的孔隙、凹陷及管道，如乙状窦沟、颈静脉孔、岩上沟、岩斜裂内有乙状窦、颈内静脉、后组脑神经、岩上窦、岩下窦、咽鼓管等结构走行；加上覆盖于耳道、鼓室、颞骨气房等颞骨骨质的皮肤黏膜、颅底硬膜及附着于颞骨的肌肉，颞区肿瘤可起源于上述骨、神经、血管、硬膜、皮肤黏膜及其附属物等任何组织部位，并可沿上述管腔、间隙生长，侵犯其内穿行的重要动脉、神经，甚至侵入颅内。

本节重点讨论原发于外中耳皮肤和黏膜腺体及内淋巴囊的颞骨恶性肿瘤。其他，如发生于颞骨段的面神经肿瘤、中耳副神经节瘤、颞骨的骨巨细胞瘤/修复性肉芽肿、颈静脉孔区的副神经节瘤、后组脑神经鞘瘤、岩斜区脑膜瘤、岩尖胆脂瘤、桥小脑角区听神经瘤、表皮样囊肿，以及累及颞骨的颞区软组织肿瘤如横纹肌肉瘤、腮腺肿瘤等见其他相关章节。

二、病理

颞骨恶性肿瘤主要起源于耳郭或耳道皮肤和（或）其附属腺体，中耳及内耳原发恶性肿瘤相对较少。颞骨恶性肿瘤临床发病率较低，仅占头颈部肿瘤 0.2%；好发于 55～65 岁，女性比例稍高；可疑病因包括紫外线暴露、长期反复炎症刺激及局部放射治疗病史等；根据 WHO 病理分型主要包括鳞状细胞癌、基底细胞癌、腺癌、腺样囊性癌、黏液表皮样癌等（表 8-7-1）。其中，内淋巴囊肿瘤是起源自内耳淋巴囊乳头上皮的低度恶性肿瘤，是一种相对特殊的颞骨恶性肿瘤，临床罕见，约 1/3 的病例与常染色体显性家族肿瘤性疾病——希佩尔-林道病（von Hippel-Lindau disease）相关。

表 8-7-1　颞骨恶性肿瘤常见病理类型及疾病编码

颞骨恶性肿瘤	ICD 编码
鳞状细胞癌	8070/3
腺癌	8420/3
耵聍腺癌	8420/3
腺样囊性癌	8200/3
黏液表皮样癌	8430/3
内淋巴囊肿瘤	8140/3

WHO 头颈肿瘤分型，第 4 版

三、临床表现

根据肿瘤部位、大小及病程，颞骨恶性肿瘤临床可表现出耳痛、耳溢液、听力下降、耳出血、耳闷、耳鸣、眩晕等症状和耳道鼓室肉芽样物、局部软组织肿胀、面部活动障碍等体征中的一种或几种。

颞骨恶性肿瘤的临床表现及影像学特征并无特异性，占位效应不明显且合并耳道炎症患者容易被误诊为外耳道炎或中耳炎，临床需要重视。对于长期反复流脓、听力下降，尤其合并耳痛及耳道血性分泌物的患者，应仔细进行耳内镜检查，必要时配合 CT 和 MRI，评估是否有肿瘤，以及肿瘤对周围骨及软组织侵犯程度。

囿于颞骨肿瘤的低发病率、组织病理学不显著等特点，目前尚无统一的临床分期标准，临床多采用基于影像学检查的匹兹堡颞骨恶性肿瘤分期（表 8-7-2）；而头颈恶性肿瘤最常用的 AJCC 指南目前尚无针对颞骨原发肿瘤的分期，借鉴相关区域如皮肤肿瘤、腮腺肿瘤等，AJCC 分期强调软组织侵及程度、神经侵犯和局部淋巴结转移是颞区恶性肿瘤最主要的预后不良因素。

表 8-7-2　颞骨恶性肿瘤匹兹堡分期

分期	肿瘤范围
T1	局限于外耳道，无骨质及软组织侵犯
T2	耳道骨质受侵（非全层侵犯）或 <0.5cm 软组织侵犯
T3	耳道骨质全层受侵且 <0.5cm 软组织侵犯，或乳突/鼓室受侵
T4	鼓室内壁、耳蜗、岩尖骨质、颈内动脉管、颈静脉孔或硬膜受侵；或 >0.5cm 的软组织受侵，或面瘫

四、术前准备

手术是颞骨恶性肿瘤的主要治疗手段。术前需要结合临床表现、辅助检查等仔细评估肿瘤性质和范围、脑动静脉循环、神经功能、听觉及平衡感觉、术后组织缺损范围及功能重建方案。

1. 肿瘤评估　颞骨薄层高分辨率CT及增强MRI是评估肿瘤大小、范围、血供，尤其是与周围骨质、重要血管神经、脑膜脑组织关系的必要检查。基于影像学检查的颞骨恶性肿瘤分期更是决定手术方案及术后辅助治疗的主要手段。需要重点关注颈内动脉、乙状窦-颈静脉球、脑膜脑组织、面神经、后组脑神经、听囊、颞下颌关节、腮腺是否受到侵及，颈部淋巴结是否有转移。必要时结合DSA、球囊阻断试验，评价重要器官血供及侧支循环，更好地制订手术预案。B超可以用于评估颈部淋巴结；PET-CT并非颞骨肿瘤的必备检查，但其对评价局部淋巴结及远处转移具有意义。

2. 血管评估　术前血管评估包括三部分：肿瘤血供、颈内动脉系统、乙状窦-颈静脉球-颈内静脉系统。肿瘤血供可以通过增强CT、增强MRI、DSA、MRA等一种或几种手段进行评价。术前可疑颈内动脉受累的颞骨肿瘤患者，均应进行颈内动脉球囊阻断试验，评价颅脑血供。静脉系统需要结合MRI、MRV等进行双侧评估，注意优势侧窦腔，甚至健侧窦静脉系统未发育或发育不良等情况。

3. 神经功能评估　主要是面神经、后组脑神经、三叉神经、外展神经的评估。目前临床包括House-Brackmann分级、神经电图、肌电图等主客观评价体系。根据术前神经功能、可能的手术损伤，制订术中监测、术后一期或二期神经重建或远期肌肉重建的准备。

4. 听觉功能评估　包括基于耳道-中耳传音介质的传导通路部分的听力评估及耳蜗-听神经的神经通路部分的听力评估，其目的主要是为听功能重建，如听骨链重建、鼓室重建、骨导助听器、人工耳蜗甚至听觉脑干植入，制订手术预案。

5. 组织缺损评估　颞区肿瘤，尤其是颞骨恶性肿瘤，常累及耳道、耳郭，甚至耳周皮肤、肌肉、关节等软组织或骨组织。肿瘤全切后的软组织缺损，需要利用局部带蒂，如颞肌瓣、枕肌瓣、胸锁乳突肌瓣等，或远部游离，如股前外侧肌皮瓣、背阔肌皮瓣、腹直肌皮瓣、胸大肌皮瓣等，进行组织缺损修复。对于需要切除下颌关节头甚至下颌骨升支的患者，可以考虑颞下颌关节重建。另外，对于神经缺损修复，根据具体情况，顺次选择端端吻合、神经桥接（耳大神经或腓长神经）及舌下神经-面神经吻合。

五、手术要点

颞骨在狭小的空间内聚集了皮肤、骨、腺体、神经、血管、脑等人体多种组织，聚集了影响听力、平衡，以及影响吞咽、发声、呼吸、面部运动等重要功能的器官和神经，手术复杂。又由于其发病率低，每个中心的经验有限，不同学者和患者对其理解差异很大，手术要点的争议也较多，很多地方尚未达成一致。

目前基本一致的意见：同绝大多数恶性肿瘤一样，全切并获得安全缘的基础上，尽量保留神经血管、肌肉关节等组织功能。根据肿瘤分期及病理类型辅以放射治疗，目前化疗对中晚期、无法手术切除的颞骨恶性肿瘤生存率的提高与否尚存在争议。

传统观念中，基于肿瘤的性质、范围及分期，颞区肿瘤的手术方式主要包括颞骨外侧部分切除术、颞骨次全切除术、颞骨全切除术。至于单纯的耳道袖状切除及颞骨全切除，由于其手术生存获益的局限性，临床已很少采用。颞骨外侧切除强调整块切除外耳道骨质及其附着的皮肤、深方的鼓膜及其附着的锤骨柄，必要时包括部分甚至全部耳郭，其主要应用于未侵犯鼓室、乳突等中耳结构的局限耳道肿瘤。颞骨次全切除强调切除耳道、鼓室及乳突，根据病变范围选择切除耳蜗、半规管等岩骨段颈内动脉水平外侧的所有外中内耳骨及软组织，必要时包括受累的面神经。针对更大范围，如颈内动脉、脑膜等受侵犯的T4期肿瘤，可采用颞骨全切除术，由于很难获得安全边界，手术切除后辅助放化疗也很难提高患者的生存率，且广泛切除造成的严重神经、血管等并发症严重影响患者的生活质量，目前临床开展较少。

这种基于肿瘤切除范围的命名和分类的好处是简单易懂，学者交流相对容易，但是，这种描述忽略了很多颞骨本身的特点，无法传达该区域手术的技术要点，甚至影响手术效果，如涉及中、内耳或岩尖的肿瘤，其必然一定程度上涉及乳突、鼓室、岩骨气房及咽鼓管等中耳乳突引流通道的处理，这些在颞骨外侧切除及颞骨次全切除术中均无明确定义。颞骨外侧部分切除及颞骨次全切除的手术界限，如颞骨外侧切除的后界（乳突气房）和内界（鼓室结构）及术腔的处理存在一定的模糊性。另外，颞骨邻近组织，如腮腺、颞下颌关节、耳郭等，也未涵盖于颞骨外侧切除及颞骨次全切除命名体系中等。

作为一个以气房结构为主要解剖基础、以声-电转换为主要生理基础的功能单位，包括炎症、良恶性肿瘤在内的任何颞骨外中内耳相关手术都不应该忽视气房及引流通道的处理（图8-7-1）。为了强调颞骨病变处理过程中的技术要点，20世纪70年代，Gacek、Ugo Fisch等提出了岩骨次全切除的概念并成功应用于临床患者的诊治，本技术在开放式乳突根治的基础上，更加强调迷路周围气房、咽鼓管周围气房、颈内动脉管周围等岩部气房的处理。

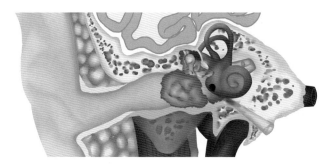

图8-7-1　颞骨恶性肿瘤侵犯传音、感音及气房-咽鼓管引流通道等外中内耳结构

与其他肿瘤的其他部位不同，乳突、岩骨气房及咽鼓管不仅是肿瘤及炎症病变蔓延、残留及复发的关键部位，也是中耳引流及中耳功能的解剖生理基础，其本身就可以滋生病变。对气房及引流通道的处理不当，即使不会导致肿瘤残存，也会影响术后患者干耳和伤口愈合的时间，进一步影响患者的放化疗进程，所以对气房及引流通道的处理也是颞骨恶性肿瘤手术的核心之一，即颞骨恶性肿瘤的手术要点包括肿

瘤的彻底切除和颞骨通气引流的合理处理两方面。岩骨次全切除是基于中耳炎症性病变发展而来，对气房及引流通道的处理有较为详细和准确的技术要求。基于岩骨次全切除术的手术记录不仅有利于准确描述手术要点和范围，也有利于同行交流，如岩骨次全切除＋耳郭部分/全切除±腮腺全切除±颈部淋巴结清扫±颞下颌关节切除±下颌骨髁突切除±面神经切除±乙状窦颈内静脉切除±脑膜脑组织切除±颈内动脉切除±神经重建±脂肪和（或）肌瓣或肌皮瓣术腔修复及皮肤肌肉软组织重建。

病例1：中老年男性，间断右耳痛3年余，发现外耳道肿物1年余，右侧面部活动障碍及张口受限半年；无耳流脓、溢液病史；术前影像学检查提示肿物中心位于外耳，侵犯中耳（图8-7-2），颈部淋巴结转移，双肺多发转移；术前病理活检结果为腺样囊性癌，临床分期T4N1M1。手术方式采用岩骨次全切除（保留耳囊）＋耳郭全切除＋腮腺全切除＋面神经切除＋颞下颌关节切除＋下颌骨髁突切除＋颈部淋巴结清扫（Ⅰ～Ⅲ区）＋股前外侧肌皮瓣修复术（图8-7-3）。术后辅以放化疗，术后2年，肺部病变无进展，复查颞骨增强MRI无复发（图8-7-4）。患者术后4年因肺部转移灶及相关并发症离世，原位无复发。

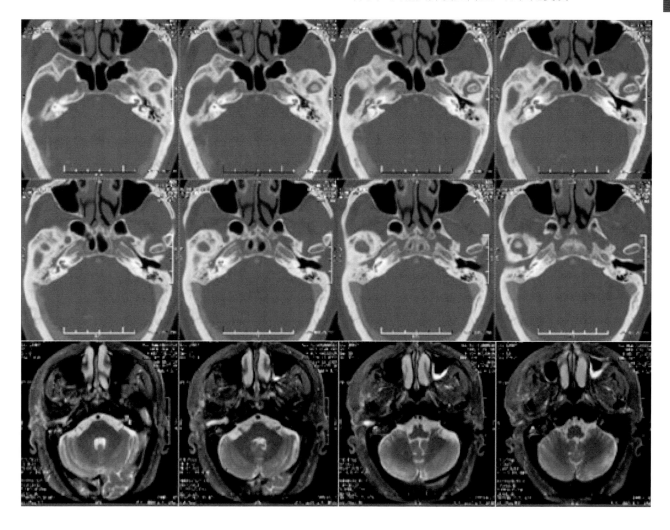

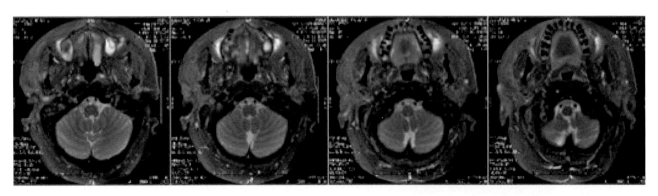

图 8-7-2　术前增强 CT 及 MRI（T_2）提示肿瘤主体位于外耳道，侵犯中耳及周围软组织

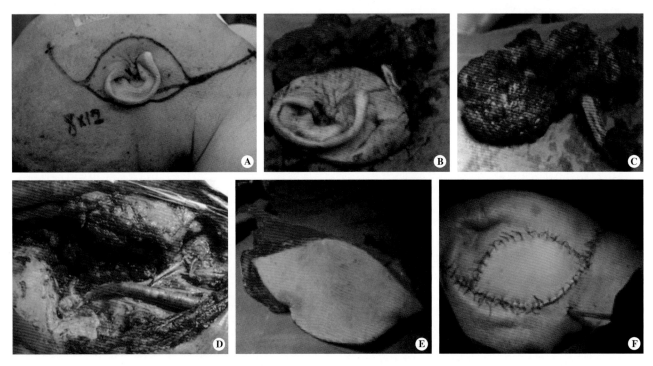

图 8-7-3　术中肿物切除及术后修复

A.皮肤切口：肿物侵犯耳郭，予以切除；B.切除后的标本，外面观；C.切除后的标本，内面观；D.最终术腔；E.股前外侧肌皮瓣；F.修复后缝合切口

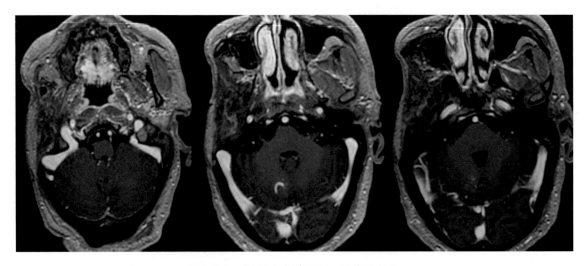

图 8-7-4　术后 2 年复查 MRI：肿瘤无复发

病例2：中年男性，右耳反复流脓伴听力下降10年，发现右侧外耳道肿物3年，加重伴右耳出血6个月，术前影像学检查提示肿物中心位于中耳，突入耳道，侵犯面神经、颈静脉球、颅中窝脑板、内听道底（图8-7-5），无颈部淋巴结及远处转移，术前耳道肿物活检考虑中分化鳞癌，分期T4N0M0。手术方式：岩骨次全切除（不保留耳囊）＋颈淋巴结清扫术

（Ⅰ～Ⅲ区）＋腮腺切除术＋颞下颌关节切除＋乙状窦-颈静脉球-颈内静脉切除＋面神经-舌下神经吻合术＋腹部脂肪填塞＋颞肌瓣转位修复术（图8-7-6）。术中冷冻病理：面神经鼓室段、垂直段可见浸润癌；腮腺内面神经主干未见癌；术后病理：中分化鳞癌。术后2年半复查增强MRI未见复发（图8-7-7）。

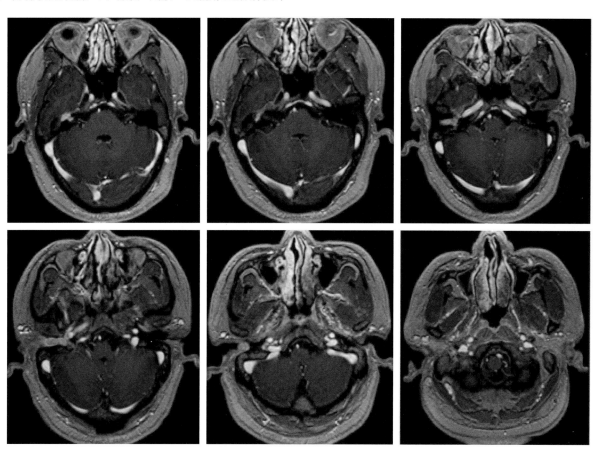

图8-7-5　术前MRI提示肿物位于耳道深方、鼓室；侵及颈静脉球、颅中窝脑板、内听道底

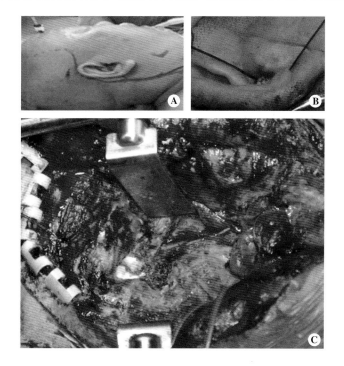

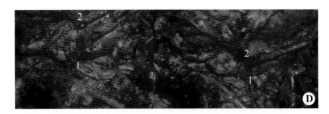

图8-7-6 术中图像

A.皮肤切口；B.保留耳郭，封闭耳道；C.最终术腔；D.神经修复：舌下神经-面神经吻合；1.舌下神经；2.面神经主干

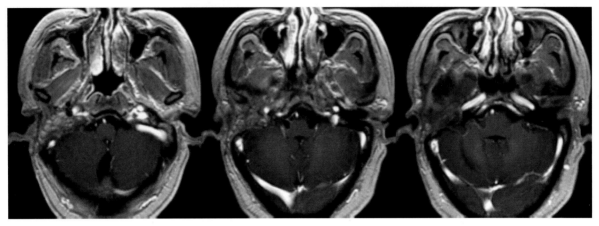

图8-7-7 术后2.5年增强MRI，肿瘤无复发

六、术后管理

1. **敷料包扎与引流** 术后伤口加压包扎，若术中脑膜破损、存在脑脊液漏可能，术后加压包扎5～7天，伤口引流术后1天即拔出；若无脑脊液漏风险，加压包扎2天，伤口引流保留至引流液少于20ml/d。

2. **气道保护** 患者术后即刻入ICU观察至少一天，苏醒、呛咳反射灵敏后给予拔出气管插管；一般无须常规行气管切开。若术中颈部、咽旁间隙占位效应明显或术后呛咳反射弱、气道炎症重等原因无法短期拔管，可分别于术中和术后根据情况行气管切开术。

3. **抗感染及抗血栓** 术后给予预防性抗生素，若术中脑膜破损，需要应用透过血脑屏障的抗生素，且根据体温、血常规等适当延长抗生素使用时间。术后给予口服或肌内注射抗凝药物至患者可以正常下床活动。

4. **肠内肠外营养** 根据患者术后后组脑神经功能、颈部伤口肿胀程度，评估患者经口进食状况，顺次选择口服、胃管肠内营养、肠外营养。术后尽早鼓励患者经口进食，给予少量多次、富含蛋白质的软流食。若因为疼痛等手术相关的原因，影响进口进食，需短期辅助肠内营养。

5. **水、电解质平衡** 术中根据患者进食情况，监测水、电解质水平，监测患者出入量，对症处理，顺次选择口服、静脉补充钠、钾等成分。

6. **换药及拆线** 若无脑脊液漏风险，术后2天换药并去除加压包扎的敷料，保持皮肤切口清洁干燥，每日或每2日乙醇或碘伏擦拭消毒。若术后脑脊液漏或存在脑脊液漏风险，术后2天换药后继续加压包扎至第5天再次换药，并根据伤口情况选择去除加压包扎或继续包扎至1周。

头部缝线术后8天左右拆除，腹部12天，腿部2周。

7. **脑脊液漏处理** 应卧床约2周，必要时腰大池引流；完善脑脊液生化检查，更换敏感抗生素；必要时给予降颅内压治疗。

8. **鼓励患者尽早下床活动** 为了防止下肢深静脉血栓，促进患者身体功能恢复，鼓励患者早日下床活动，活动量应循序渐进，以不感觉到劳累为标准。如果术中颅内外沟通，防止术后发生脑脊液漏，应嘱患者卧床，并给予降颅内压等治疗。

9. **心理辅导** 颅底手术的康复不仅仅是躯体上的，有时候心理上的恢复更加漫长，应该与患者家属配合，帮助患者建立战胜病痛的信心。

10. **其他** 结合病理制订术后综合治疗方案。

七、并发症

目前，通过系统的术前评估及术式选择，术中严重并发症的发生概率已经很低，但对于晚期侵犯重要血管的肿瘤，术中乙状窦、颈静脉球、颈内动脉等大血管破裂，仍可能导致大出血，危及生命。根据手术方式，颞骨恶性肿瘤术后可能出现以下由重到轻的并发症。

1. 脑脊液漏、脑膜炎、颅内感染。
2. 术腔感染、皮瓣坏死等。
3. 面瘫或面瘫较术前加重。
4. 后组脑神经麻痹。
5. 传导性或神经性听力下降，甚至全聋。

八、后续治疗

颞骨恶性肿瘤需要手术为主的综合治疗，术后放射治疗是中晚期肿瘤及部分切缘阳性肿瘤的治疗手段之一，但是否可提高预后生存率仍存疑。

对于术后并发症，如面瘫、耳郭缺失，若肿瘤控制良好，可考虑面肌及义耳等修复手术。

九、预后

同所有恶性肿瘤一样，颞骨恶性肿瘤的预后与病理及肿瘤分期密切相关。手术切除±辅助放化疗的整体5年生存率，T1期为100%，T2期超过90%，T3期超过85%，T4期约为50%。切缘阳性、淋巴结转移和硬膜侵犯是影响预后的最主要因素。整块切除对预后的影响仍存在争议。年龄、性别对预后无显著影响。

十、总结

颞骨恶性肿瘤的治疗以手术为主，但囿于其发病率低、病例数少、组织学复杂，且该区域颅底骨质间隙、管腔多，解剖生理及病理边界不规则，各中心治疗策略或手术细节存在一定差异等，并且术前影像学分期和术后病理分期存在差异，目前尚缺乏公认的临床分期及统一的治疗策略。希望未来更系统、更标准化的手术策略及多中心、更多病例及病理类型的积累，可以做到分层分析治疗手段和评价治疗效果，更新现有的肿瘤分期，尤其针对晚期肿瘤，提高患者生存率。

十一、要点及误区

1. 关于整块切除　对于恶性肿瘤，术中切入肿瘤外围的整块切除一直是被大家接受的理念，但是由于颞骨区域结构复杂，重要神经血管林立，整块切除有时候需要牺牲患者部分功能。近年来，随着内镜的发展，颅底恶性肿瘤被分块切除已获得较好的功能，并没有发现影响患者的生存时间。目前也没有证据证实整块切除可提高颞骨恶性肿瘤的预后，考虑到分块切

除可以更好保护重要神经血管，颞骨恶性肿瘤的整块切除不应成为过分强调的因素。

2. 关于气房及咽鼓管处理　与其他肿瘤的侵及部位不同，乳突、岩骨气房及咽鼓管不仅是肿瘤及炎症病变蔓延、残留及复发的关键部位，也是中耳引流及中耳功能的解剖生理基础，其本身就可以滋生病变。对气房及引流通道的处理不当，即使不会导致肿瘤残存，也会影响术后患者干耳和伤口愈合的时间，进一步影响患者的放化疗进程，所以术中对气房及引流通道的处理也是颞骨恶性肿瘤手术的核心之一，即颞骨恶性肿瘤的手术要点包括肿瘤的彻底切除和颞骨通气引流的合理处理两方面。岩骨次全切除基于中耳炎症性病变发展而来，对气房及引流通道的处理有较为详细和准确的技术要求。基于岩骨次全切除术的手术记录不仅有利于准确描述手术要点和范围，也有利于同行交流，如岩骨次全切除+耳郭部分/全切除±腮腺全切除±颈部淋巴结清扫±颞下颌关节切除±下颌骨髁突切除±面神经切除±乙状窦颈内静脉切除±脑膜脑组织切除±颈内动脉切除±神经重建±脂肪和（或）肌瓣或肌皮瓣术腔修复及皮肤肌肉软组织重建。

3. 关于腮腺切除　原发于颞骨的恶性肿瘤，无论是在耳道还是中耳，其侵犯腮腺的途径多通过Santorini间隙，原理上应首先侵犯腮腺深叶。因此，颞骨恶性肿瘤术中腮腺的切除应该是"全或无"的，仅仅切除腮腺浅叶的意义或许不大。目前关于这方面研究的数据较少，未来可以通过术后腮腺浅叶及深叶的病理分析进一步研究。

十二、所需器械

颞骨恶性肿瘤手术除了需要双极电凝、单极电刀等外科器械，电钻等动力系统外，所需显微外科器械同颞下窝入路（见第15章第四节）。

由于术中操作复杂，手术时间长，应用器械繁多，如何有机整合纷繁复杂的手术器械，成为目前手术器械环节关注的要点。作者强调专用器械盒在术中医护高效传递，术后器械清洗、消毒、收纳和保护中所起的关键作用。

（冯国栋）

第八节　侧颅底表皮样囊肿

表皮样囊肿（epidermoid cyst）是一种良性的囊性病变，生长缓慢，通常是散发的，也可见于一些少

见的临床综合征，如加德纳综合征、戈林综合征等。该疾病多发生于青春期，男性多发，男女发病率约为2∶1，可发生于面部、颈部、躯干的皮肤，以及内脏、黏膜下等。病理上病变的周围是复层鳞状上皮结构，内有角质样上皮组织，偶有恶变的报道。

相对来说发生于侧颅底的表皮样囊肿临床较为少见。解剖学上侧颅底所涉及的范围主要指颅底下方，由眶下裂和岩枕裂延长线夹角形成的三角形区域，但临床上常把桥小脑角区也纳入侧颅底的范畴，因此中颅底和后颅底主要区域的病变都包含在侧颅底外科诊疗范围内。发生于侧颅底的表皮样囊肿主要包括两大类，一类是发生于颞骨岩部的岩骨表皮样囊肿，又称为岩骨胆脂瘤，另一类是发生于桥小脑角区的桥小脑角表皮样囊肿。这两种疾病的病因尚不明确，通常认为这两种疾病都是先天性的，在发育过程中，异常残留的上皮细胞，多潜能胚胎细胞错误生长于颞骨岩部或桥小脑角区域，然后不断增殖而成。

因为侧颅底区域结构复杂、深在，涉及颈内动脉、颈内静脉、乙状窦、耳蜗前庭结构、面神经，以及后组脑神经等重要结构，和发生于人体其他部位的表皮样囊肿相比，更难诊断和处理。首先，发病部位隐匿，早期缺乏临床症状，因此难以早期发现，容易漏诊。其次病变毗邻重要结构，涉及颞骨和颅内，影响听觉、平衡及面神经等脑神经功能。因此要求术者必须同时熟练掌握耳外科和神经外科的知识和操作，对于岩骨表皮样囊肿需要做面神经重建的患者，还需具备神经吻合和神经移植等显微外科操作的能力。

一、岩骨表皮样囊肿

（一）引言

岩骨表皮样囊肿（petrous bone epidermoid cyst）临床上多称为岩骨胆脂瘤、岩尖胆脂瘤、颞骨岩部胆脂瘤等，发生于颞骨岩部，发生率较低，占岩部病变的4%～9%。根据起源不同，可分为先天性和后天性两种类型，先天性为胚胎时期外胚层组织的残留或异位上皮经骨缝异常增殖所致；后天性多为中耳胆脂瘤通过多种途径向内迁移所引起，部分可继发于手术和外伤。

（二）病理

表皮样囊肿大体上为包囊包裹的珍珠白色肿物，内有大量上皮碎屑和角化内容物，先天性和后天性两种类型病变的组织学表现没有差异，均为复层鳞状上皮及细胞碎屑、脂质结晶、角化物等。先天性表皮样囊肿通常无细菌感染，当侵犯中耳、突破鼓膜后可合并感染，后天性多合并感染，因而大体病理亦可见肉芽组织、分泌物，内容物也因感染而呈黄褐色、灰褐色，并可伴有异味。组织学上则可见增生的纤维组织及肉芽组织，组织中多有急慢性炎症细胞浸润。另外，由于病变阻塞可伴有胆固醇结晶及胆固醇肉芽肿。

（三）临床表现

岩骨表皮样囊肿的症状与病变范围、是否合并感染密切相关。先天性岩骨表皮样囊肿初期多无症状，随着病变范围扩大，可先后出现周围性面瘫、听力下降、耳鸣、眩晕等症状，当病变突破鼓膜时可合并感染而出现脓性耳漏；后天性岩骨表皮样囊肿初期多有听力下降、耳闷，较易合并感染而出现脓性耳漏，进一步发展可出现周围性面瘫、眩晕、耳鸣等症状。如感染病变突破脑膜时可出现脑膜炎、脑脓肿等颅内感染症状，如发热、头痛、恶心、呕吐、共济失调，严重时可导致脑疝而引起昏迷乃至死亡。

耳部查体可因是否合并感染而差异较大：先天性患者，外耳道、鼓膜可无异常，或当病变侵犯中耳时，透过鼓膜隐约可见鼓室内白色病变；后天性患者多可见鼓膜松弛部或紧张部后上内陷囊袋形成，当合并感染后局部可出现肉芽组织增生并有脓液，外耳道出现肿胀狭窄。当患者出现面神经损伤时则表现为患侧周围性面瘫表现，个别患者可合并患侧面肌抽动。如患者合并颅内感染，则有颈项强直、克尼格征、布鲁津斯基征等阳性体征。

颞骨HRCT检查用于显示岩骨表皮样囊肿范围、颞骨受累结构细节，并对岩骨表皮样囊肿进行分型。CT主要表现为骨质膨胀性破坏，病变边缘骨质圆钝，病变密度低于脑组织，合并感染、肉芽组织形成时密度可有变化。颞骨增强MRI的价值主要在于与该部位其他病变进行鉴别诊断，如胆固醇肉芽肿、黏液囊肿、岩尖炎、肿瘤等。表皮样囊肿MRI表现：T_1加权像呈低信号，T_2加权像呈高信号，弥散加权成像（DWI）呈高信号，表观弥散系数（ADC）呈低信号，增强扫描病变不强化，周边炎性反应呈边缘强化，扩散受限程度增加（图8-8-1）。

术前患者纯音测听可因病变对中耳、内耳、内听道破坏程度的不同而表现为正常听力、传导性听力下降、混合性听力下降、感音神经性听力下降。

（四）术前准备

1. 除常规全身麻醉术前检查、上述影像学检查及听觉检查外，还需了解前庭功能情况，以及泪液分泌试验、镫骨肌声反射、味觉试验、面神经电图、面肌电图等面神经功能检查。

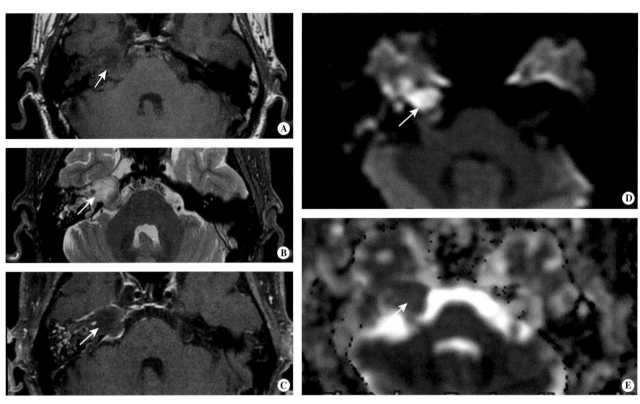

图 8-8-1　岩骨表皮样囊肿 MRI 表现

A. MRI T₁加权像低信号；B. MRI T₂加权像高信号；C. MRI T₁加权像压脂序列增强扫描见病变不强化，边缘强化；D. DWI呈现高信号；E. ADC呈现低信号

2. 根据患者的CT检查结果对岩骨表皮样囊肿进行分型。Sanna分型是目前临床上较为认可的分型方法。该方法以迷路为中心，根据病变范围及累及岩尖的路径分为迷路上型、迷路下型、巨大型、迷路下- 岩尖型、岩尖型（图8-8-2）。另外，2011年，又在上述五型的基础之上根据颞骨外侵犯的范围，增加了斜坡型、蝶窦型和鼻咽型3个亚型。

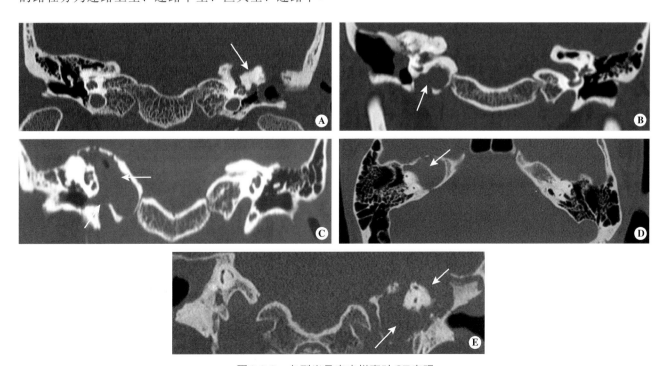

图 8-8-2　各型岩骨表皮样囊肿CT表现

A. 左侧迷路上型（既往左侧中耳乳突手术史）；B. 右侧迷路下型（既往右侧中耳乳突手术史）；C. 右侧迷路下-岩尖型；D. 右侧岩尖型；E. 左侧巨大型，右侧中耳乳突手术史

3.评估患者术前面神经功能及听力情况，选择合适的手术入路，拟定面神经及听力保留或重建方案。

4.合并感染患者，术前需完善细菌学检查，并可给予局部或全身抗菌药物。当合并颅内感染时，需排除有无脑脓肿、脑水肿、脑疝形成，需耳科医师、神经科医师共同讨论制订治疗方案。

（五）手术要点

岩骨表皮样囊肿手术首要目的在于彻底清除表皮样囊肿内病变及其基质，因为一旦残留，势必造成复发。在此基础上，需小心探查面神经、迷路等结构，在彻底清除病变的基础上，尽可能保留、重建面神经功能和听觉功能。

手术方式选择需结合病变范围、面神经功能、听力情况综合决定。手术入路首先应当保证病变的充分暴露，从而能够完整、彻底地清除病变组织。对于听力良好、有保留希望的迷路上型、岩尖型病例可选择经乳突入路、颅中窝入路或颅中窝联合乳突入路；迷路下型、迷路下-岩尖型病例，则可根据情况选择扩大乳突切除、颞下窝入路、保留耳囊的岩骨次全切除；如患者听力已无法保留，则可根据病变范围及面神经受累情况选择经迷路/耳囊/耳蜗入路，以及在必要情况下与颞下窝入路相结合（图8-8-3）。视频8-8-1示耳蜗入路

左侧岩骨表皮样囊肿切除+脂肪填塞+外耳道封闭。

▶ 视频8-8-1 耳蜗入路左侧岩骨表皮样囊肿切除+脂肪填塞+外耳道封闭

内镜技术的引入，有助于术者发现、处理隐匿部位病变，减少磨骨量，降低手术创伤及风险（图8-8-4）。也有学者尝试与半规管阻塞手术结合，在保证手术显露的同时增加患者听力保留的概率。

手术中需仔细探查面神经受累情况，尤其是膝状神经节-迷路段，因为该处为岩骨表皮样囊肿最常见破坏面神经处。如术前面神经功能极差、术中发现神经已离断或无法保留，则可将神经断端病变组织切除后行神经吻合或者取耳大神经、腓肠神经行间位神经移植。如无神经吻合、移植条件，可同期或者二期行面神经-咬肌神经/舌下神经吻合术。

如术中发生脑脊液漏需仔细探查漏出位置并进行修补，必要时可选择封闭咽鼓管鼓室口及外耳道，以避免术后脑脊液漏的发生。

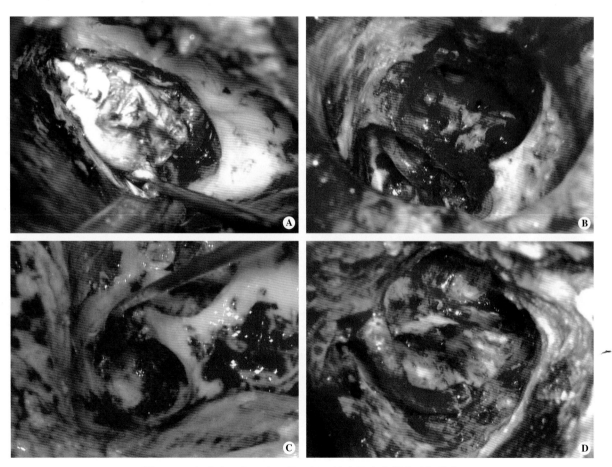

图8-8-3 颅中窝，经耳囊、经耳蜗入路岩骨表皮样囊肿切除术

A.经颅中窝入路，显露胆脂瘤边界；B.经耳囊入路，显露面神经自茎乳孔至迷路段；C.经耳囊入路；D.经耳蜗入路，面神经已后移位

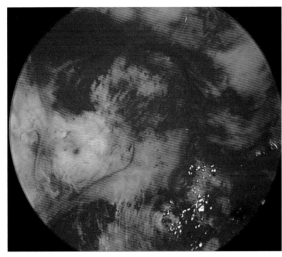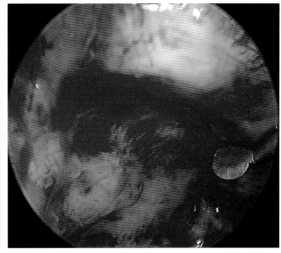

图 8-8-4　内镜下辅助清理颈内动脉内侧病变

根据患者听力情况、术腔大小及术前感染情况决定采用开放术腔或者封闭术腔。开放术腔适用于术腔相对较小、术中无脑脊液漏或者已予严密修补者，以及术前感染较重者。行开放术腔者需采用自体骨粉、软骨、肌瓣、筋膜瓣等行乳突腔缩窄并行耳甲腔成形扩大外耳道口，以利于术后换药及远期痂皮清理。封闭术腔适用于术腔较大、术后难以干耳者，以及术中脑脊液漏硬脑膜难以修补者，该类患者需封闭外耳道，并取自体组织填塞术腔；自体组织多取腹壁脂肪，但如果术前感染较重，则宜取带蒂肌瓣以增加抗感染能力。

（六）术后管理

全身麻醉术后应常规给予吸氧，并进行心电、氧饱和度监测。对于合并感染者，术后应继续给予敏感抗菌药物进行抗感染治疗，密切观察皮瓣、切口、术腔情况，监测血常规、C反应蛋白、降钙素原等指标变化。如术中出现脑脊液漏，术后应嘱患者保持头高位卧床、避免过度用力、保持大便通畅，必要时可给予甘露醇脱水降低颅内压治疗，手术医师应注意术区敷料渗出情况，药物治疗不能控制者，可考虑腰大池引流，严重者需二次手术探查修补瘘口。

出院前应复查颞骨HRCT、颞骨MRI增强扫描，了解术腔情况，并为以后影像学复查、随访提供参照。

（七）并发症

1. 术后感染　封闭术腔患者如出现感染，应及时升级抗菌药物，并留取标本送细菌学检查；必要时可穿刺抽脓，或者敞开术腔、清除感染坏死组织换药，待感染控制后再予Ⅱ期缝合。开放术腔患者感染应增加换药次数，根据细菌学检查给予敏感抗菌药物；如

合并耳郭软骨膜炎，必要时可行手术切除感染坏死组织；如感染累及颅内，则需足量、足疗程给予敏感抗菌药物，定期监测脑脊液、血常规、C反应蛋白、降钙素原等，复查CT、MRI，监测颅内感染控制情况，并请感染疾病科协助。

2. 术后脑脊液漏　封闭术腔患者术后出现脑脊液漏再发概率较小，如开放术腔患者出现脑脊液漏，应及时抽出术腔填塞物，自体探查漏出位置，及时封补，以避免继发颅内感染；如已发生感染，则需待感染控制后再行探查封补漏口。

3. 岩尖综合征　岩尖区有三叉神经、外展神经走行，术中器械损伤或者热损伤可能导致相应神经功能障碍，该并发症发生率较低，一旦出现，可给予糖皮质激素、维生素B_{12}、维生素B_6、神经生长因子等药物对症治疗，大多可以逐步恢复。

（八）后续治疗

1. 听力重建　耳蜗功能保留的患者，除选择各种类型助听设备外，也可根据中耳含气腔保留与否选择各型人工听骨植入或者声桥、骨桥、骨锚式助听器植入进行听力重建。耳蜗功能差，但耳蜗结构尚保留的患者可选择人工耳蜗植入以改善患侧听觉功能。倘若耳蜗结构丧失，可选择软带式或植入式骨导助听器改善声音立体感及方位辨别能力。

2. 面神经功能重建　对于失去神经吻合、间位神经移植机会或者术后面瘫恢复差、面瘫程度重的患者，可行面神经-咬肌神经/舌下神经吻合（端端吻合或端侧吻合，图8-8-5）、跨面神经移植等，改善面部肌肉活动，一般要求术前面瘫时间小于2年。如患者患侧面部肌肉已出现萎缩，则可行血管化神经-肌肉移植改善面部外观。

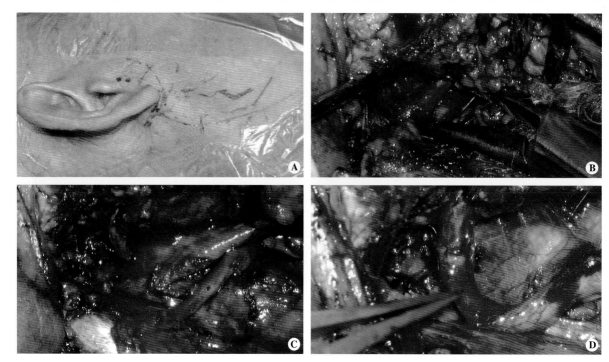

图8-8-5　面神经-舌下神经吻合术

A.手术切口类似传统腮腺切口；B.于茎乳孔处解剖显露腮腺内面神经总干；C.解剖出舌下神经远端，并切断；D.将舌下神经远端向上翻转和面神经总干进行端端吻合

（九）预后

该病手术治疗效果良好，但存在一定复发率，术后需长期随访观察。文献报道复发率差异较大，2000年以后的文献报道的复发率在3%～8%，病变复发可以再次手术。显微手术技术的普及与提高，以及内镜技术的运用，有助于降低该病的复发率。

（十）总结

岩骨表皮样囊肿临床相对少见，早期症状可隐匿或不典型而出现误诊。诊断需详细询问病史、查体，颞骨HRCT、MRI增强扫描有助于诊断与鉴别诊断。手术入路的选择需要综合考虑病变分型、侵犯范围、听力及面神经功能情况决定。术者需优先考虑完全清除表皮样囊肿病变，其次才是面神经功能、听觉功能的保留，对于面神经功能、听觉功能较差者，可根据情况一期或者二期重建。该病有一定复发率，术后应长期随访观察。

（十一）要点及误区

1. 岩骨表皮样囊肿又称为岩骨胆脂瘤，可分为先天性和后天性两种类型；两种类型的组织学无差异。

2. 岩骨表皮样囊肿的症状与病变范围、是否合并感染密切相关。常见症状有面瘫、听力下降、眩晕、脓性耳漏等。

3. 颞骨HRCT、MRI增强扫描有助于诊断与鉴别诊断。

4. Sanna分型将该病分为迷路上型、迷路下型、巨大型、迷路下-岩尖型、岩尖型5型，以及斜坡型、蝶窦型和鼻咽型3个亚型。

5. 手术首要目的在于彻底清除表皮样囊肿及其基质，减少复发。手术方式选择需结合病变范围、面神经功能、听力情况综合决定。

6. 手术治疗效果良好，但存在一定复发率，术后需长期随访观察。

二、桥小脑角表皮样囊肿

（一）引言

发生于颅内的表皮样囊肿比较少见，也称为颅内原发性胆脂瘤（primary cholesteatoma），是一种罕见的胚胎源性病变，占颅内肿瘤的0.2%～1.8%。早在1829年，Cruveilhier首先报道了颅内表皮样肿瘤，将其命名为Cruveilhier珍珠样瘤。因为这种肿瘤含有胆固醇结晶，Muller首次用胆脂瘤来描述这种病变。1897年，Bostroem报道了这种肿瘤的胚胎学来源，并把它称为表皮样囊肿（epidermoid cyst）。

桥小脑角表皮样囊肿（CPA epidermoid cyst）占颅内表皮样囊肿的40%～50%，是桥小脑角区第三常见的病变，仅次于前庭神经鞘瘤和脑膜瘤（meningioma）。在桥小脑角，表皮样囊肿可以向上侵犯颅中窝、向下至枕骨大孔，甚至越过中线到对侧的桥小脑角。桥小脑角表皮样囊肿几乎均为单发，多发较少见，多发于20～60岁，男女发病比例相近。

（二）病理

桥小脑角表皮样囊肿的发病机制为胚胎发育至3～5周，外胚层细胞异位残留在神经管内并逐渐发展为表皮样囊肿，表皮样囊肿大体上为圆形或类圆形肿物，有时为白色分叶状或菜花状囊肿。镜下可见囊壁分为两层，内层为复层扁平鳞状上皮，外层为结缔组织层，上皮层的角化细胞，不断脱落形成内容物，囊内容物为角蛋白碎屑和胆固醇结晶，不含毛囊、皮脂腺、脂肪等其他结构。

（三）临床表现

桥小脑角表皮样囊肿自然病史长，生长缓慢，早期多无症状，临床症状多无特异性。84%的患者有脑神经损伤的表现，常见于听神经和三叉神经，最常见症状为三叉神经痛（trigeminal neuralgia）和听力下降。

其他症状还包括头晕、头痛、复视、面瘫、发音困难、吞咽困难、伸舌偏斜、恶心、呕吐、意识丧失。

（四）影像学表现

1. CT表现　表皮样囊肿CT表现为低密度，CT值低于脑脊液。如果囊内有胆固醇结晶、黏液变、轻微钙化时可呈稍高密度。增强扫描后一般无强化，有时囊肿的边缘有轻度强化。高密度表皮样囊肿属于少见的变异型。

2. MRI表现　常见为T_1、T_2上表皮样囊肿呈混杂长T_1、长T_2信号，与脑脊液信号相近，该序列缺少敏感性。液体抑制反转恢复序列（FLAIR序列）对桥小脑角表皮样囊肿的诊断价值有限。DWI表现为病变明显高信号，脑脊液低信号，两者对比明显，对表皮样囊肿的诊断和术后评估有重要价值（图8-8-6）。

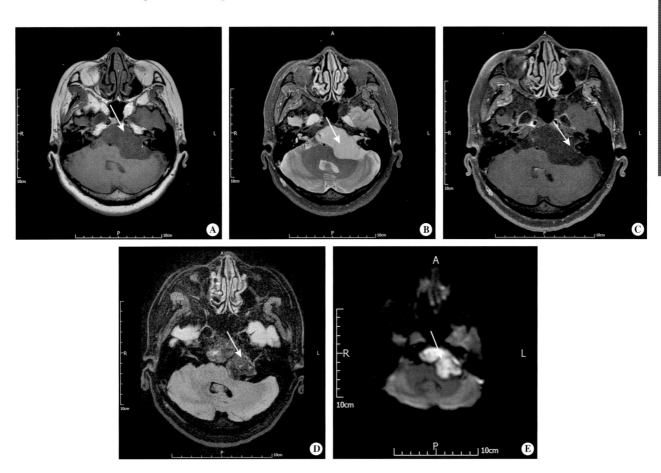

图8-8-6　右侧桥小脑角表皮样囊肿MRI常规序列图像

A. 长T_1信号，强度近似于脑脊液；B. 长T_2信号；C. 增强扫描未见强化；D. FLAIR序列呈低信号，其间有斑点状或网状影；E. DWI显示弥散受限

（五）鉴别诊断

与蛛网膜囊肿（arachnoid cyst）、脑膜瘤、听神经瘤、室管膜瘤（ependymoma）、星形细胞瘤（astrocytoma）鉴别。

（六）术前准备

桥小脑角表皮样囊肿患者的术前评估，包括全身一般健康情况、听力学检查、前庭系统检查、影像学检查（增强MRI、颞骨CT），排除手术禁忌。术前CT

主要为了解乳突气化及发育情况，颈静脉球有无高位，乙状窦有无前置，有没有明显的乳突导血管等，用于手术的规划。MRI要注意病变的位置、与周围血管神经的关系、脑室发育的情况等。术前签署知情同意书，向患者讲解的内容包括对听觉、平衡、面部运动功能预期和潜在的风险，并评估一些少见的并发症，包括术后脑脊液漏、脑膜炎、脑血管意外等。术前6小时禁饮食，备皮，备血。术中导尿。接脑神经监测电极，包括面神经、后组脑神经，涉及听神经者，可以同时监测ABR。术前30分钟静脉预防性应用能够透过血脑屏障的抗菌药物，若手术时间较长，可3～4小时再次追加抗菌药物。

（七）手术要点

1. 手术一般采用乙状窦后入路（retrosigmoid approach），患者取侧卧位，头高足低，颈部下垂，以降低颅内压。

2. 手术切口可以选择耳后直切口，或C形切口，开骨窗约3cm×4cm大小，前方显露乙状窦，上方显露横窦。如乳突气房有显露，需用骨蜡封闭，以免发生脑脊液耳漏或耳鼻漏。

3. 骨瓣制作完成，切开硬脑膜之前，应彻底冲洗术区，去除骨屑和骨粉，以免血液和骨粉进入蛛网膜下腔导致无菌性脑膜炎。

4. 切开并悬吊硬脑膜，首先打开小脑延髓池释放脑脊液，使小脑退缩，显露桥小脑角。因为桥小脑角表皮样囊肿使蛛网膜下腔扩大，即使不用力压迫脑组织，也能充分显露病灶。如颅内压较高，可快速滴注20%甘露醇，脱水。

5. 显微镜下切除表皮样囊肿。病变切除一般由外向内，由岩骨骨面向脑干方向。可用吸引器做囊内切除，然后将包膜从血管、神经等周围结构中剥离出来，这种囊内切除可保护面神经等重要神经免于损伤（图8-8-7）。在切除肿瘤过程中，注意识别面神经等重要神经的位置，并将其分离出来，避免牵拉损伤神经。

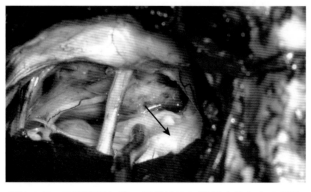

图8-8-7　乙状窦后入路，显微镜下切除桥小脑角表皮样囊肿。黑色箭头为白色囊内病变

6. 若剩余病变累及内听道及内听道底等显微镜下不易显露的位置时，显微镜下不能完全切除，可用角度内镜进入桥小脑角区切除病变。

7. 应在病变切除后冲洗，避免切除病变时碎屑扩散，引起无菌性脑膜炎。

8. 术后彻底止血，温生理盐水反复冲洗术腔，主要为防止上皮碎屑残留于蛛网膜下腔，并排出空气。严密缝合脑膜，逐层缝合皮肤切口各层。

经乙状窦后入路切除桥小脑角表皮样囊肿既可以采用显微镜下手术，也可采用内镜下手术，或两者联合应用。显微镜下手术技术已经非常成熟，可以直视下一边吸引，一边剥离双手操作，效率更高，但对于不能直视的隐匿区域无法很好处理，如不能充分显露内听道底、对侧、环池等区域，有可能造成病变残留、复发。另外，侵犯内听道的病变，需磨除部分内听道后唇骨质，存在造成第Ⅶ、Ⅷ对脑神经损伤的风险。耳内镜的引入解决了这些问题，使用30°内镜可以使内听道底部显露更充分，减少内听道骨质的磨除。耳内镜下手术具有可视范围广、照明好，以及可近距离观察等优点，术者可对显微镜盲区的病变进行切除。有的学者认为，对于内镜技术使用熟练的医师，桥小脑角表皮样囊肿手术的所有步骤均可在内镜下完成，无须显微镜。

乙状窦后入路识别脑神经比较容易，也可以很容易显露至幕上和枕骨大孔区，另外还有不受高位颈静脉球限制、保留听力的概率增加、颅内感染的风险低等优点。随着微创技术的应用，患者的病死率和复发率都有一定的降低。通常颅内表皮样囊肿应该彻底切除，但是，当病变包膜和重要的血管、神经紧密粘连或病变延伸越过中线时，彻底切除病变可能造成严重并发症。在这种情况下，更应该倾向于次全切除，因为表皮样囊肿再次复发生长缓慢，再次手术治疗可能是很多年以后的事情。

（八）术后管理

术后患者苏醒后进入监护病房，术后加强护理。一般患者需卧床3～5天，由开颅手术术后护理经验的护士负责照护。除监测心率、血压、呼吸、意识状态等一般情况外，还需注意有无脑脊液漏和颅内出血、感染等表现。术中放置脑室引流管者，需注意引流管的固定和高度的调整，每天保持引流脑脊液200～300ml，并注意引流液的颜色变化。

术后6小时可进流质饮食。饮食应易于消化，富有营养，并防止便秘发生，避免用力，避免头痛加剧和脑脊液漏发生。为减少深静脉血栓发生，应加强下肢主动活动及按摩，促进血液循环。多数患者术后72小时开始适当活动，一般从床边站立逐渐扩展到主动行走。

术后用药包括抗生素、激素、甘露醇，并需补液、补充电解质等。为防止出现术后应激反应，常规建议给予制酸药及胃肠动力药。桥小脑角手术后可能会有几天的中重度头痛，可能需要镇痛泵等对症治疗。如果出现严重的眩晕，可以给予肌内注射或静脉应用抗眩晕药，若眩晕较轻，可口服给药。

术后头痛在诊断不明确的情况下，避免应用镇痛药，以防掩盖症状。如头痛，伴有恶心呕吐，肢体活动障碍或意识改变，需考虑颅内出血风险，应及时行颅脑 CT 检查，明确为术区出血者，需急症手术止血，清除血肿。其他头痛可能是无菌性或细菌性脑膜炎所致。一旦怀疑为颅内感染，即行腰椎穿刺，检测脑脊液压力，并行脑脊液生化检查及细菌培养+药敏检查，并根据细菌培养结果升级抗生素，根据药敏结果，再调整敏感抗生素。

如果术后出现面瘫，根据 House-Brackmann 面神经功能分级标准评定其分级，同时预防性进行眼部保护。如果闭眼露白，可在患者清醒时定时用人工泪液，睡眠时涂抹眼膏防止干燥及角膜损伤。即使患者面神经功能有恢复的可能，当出现角膜干燥、暴露及感觉迟钝，都应尽早进行面瘫后的修复。

一般术后 3 天换药，观察切口愈合情况，更换切口敷料并继续加压包扎。脑室引流管一般 3 天拔除。术后 9～10 天可拆线出院。多数患者在术后 2～3 个月恢复到术前所有日常活动。

（九）并发症

桥小脑角表皮样囊肿手术的主要并发症：脑神经损伤、无菌性脑膜炎。其他的并发症还包括脑脊液漏、细菌性脑膜炎、脑积水、小脑功能障碍、血管损害（血栓形成和出血）。

1. 桥小脑角区涉及的脑神经包括第Ⅶ～XⅢ对，损伤会出现相应的功能异常，包括周围性面瘫、耳聋、眩晕、软腭麻痹、伸舌偏斜、声嘶、饮水呛咳、吞咽困难等。后组脑神经麻痹导致的呛咳和吞咽困难，对于老年患者是非常危险的，常引起难以控制的肺部感染，需及时插胃管进行鼻饲。

2. 无菌性脑膜炎通常是由胆固醇分解产物进入颅内所致，所以未能完全切除病变的患者更常见，术中可以使用温盐水、氢化可的松液体冲洗，且术后应用激素减轻这种并发症。另外，术中注意使用脑棉保护术野，以减少骨粉等刺激物进入蛛网膜下腔。

3. 颅内出血是比较危险的并发症之一，岩静脉意外损伤是桥小脑角手术颅内出血的常见原因。多与术中操作不当，过度牵拉，器械误伤有关。

4. 发生脑脊液漏时，脑脊液可直接通过切口流出，也可通过未封闭的乳突气房，经咽鼓管到鼻咽部，表现为水样鼻涕或鼻腔排出物有咸味。一旦发生脑脊液漏，可重新探查，重新涂抹骨蜡封闭气房，持续腰大池引流。若患者已无实用听力，则可用自体腹部脂肪填塞乳突腔，封闭咽鼓管口鼓室口，并封闭外耳道，效果更为确切，适用于各种原因引起的脑脊液耳漏和耳鼻漏。

5. 如果患者术后第一周出现头痛、发热、颈项强直应怀疑颅内感染，应行腰椎穿刺查脑脊液常规、生化，根据经验给予升级抗生素治疗。严重感染者，需行腰大池引流，必要时可考虑鞘内注射。

（十）后续治疗

表皮样囊肿是良性病变，后续治疗主要是针对脑神经损伤的治疗。周围性面瘫应加强眼部的保护，防止发生角膜炎（keratitis）、结膜炎（conjunctivitis）等眼部并发症。如面神经没有中断，术后面瘫大多可在 3～6 个月逐步恢复。如经保守治疗面神经功能较差，为 House-Brackmann 面神经功能分级Ⅳ级以上，或确认术中面神经已中断，可二期行面神经-舌下神经、面神经-咬肌神经吻合，以重建面神经功能，通常可以恢复到 House-Brackmann 面神经功能分级Ⅲ级。对于后组脑神经损伤引起的严重声嘶和吞咽困难、呛咳，可尽早行声带脂肪注射手术，将旁正中位固定的声带内移（图 8-8-8），达到改善发音和呛咳症状的目的。对于较小的表皮样囊肿在内镜下可彻底切除，较大的表皮样囊肿，完全切除比较困难，因表皮样囊肿生长速度缓慢，可随访观察。当桥小脑角表皮样囊肿临床症状进展快、MRI 检查有强化，术后无好转或短期内复发时应考虑恶变。

（十一）预后

桥小脑角表皮样囊肿手术预后较好。内镜下手术更有优势，有文献报道，内镜下切除病变更为彻底，复发率较低，约为 6.7%，并发症的发生率约为 26.7%，而传统显微镜下病变全切率为 18%～80%，复发率最高达 31%，并发症发生率为 33%～62%。联合显微镜和内镜的手术，可以充分发挥两种技术的优势，更符合现代侧颅底外科的要求。对于复发患者，若出现新的神经功能损伤或原有神经功能下降加重，可再次手术，但再次手术的风险较初次手术明显增加。

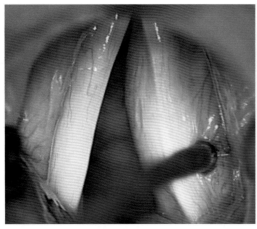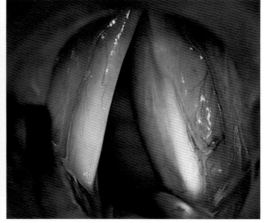

图8-8-8　声带脂肪注射手术示意图
用于治疗迷走神经损伤引起的声带麻痹，以改善发音和吞咽功能。注射后为防止脂肪溢出，显微缝合针孔处

（十二）总结

桥小脑角表皮样囊肿是一种颅内良性病变，进展缓慢，早期不易发现，无特异性临床表现，根据累及神经的情况，可出现三叉神经痛、耳聋、耳鸣、眩晕等症状，其中三叉神经痛最为常见。影像学检查尤其是MRI具有鉴别诊断价值。手术切除是唯一治疗方法，经乙状窦后入路，联合显微镜和耳内镜手术切除桥小脑角表皮样囊肿，可减少显微镜盲区，更好地显露深部或隐匿区域病变，最大限度地减少病变残留，降低复发概率，并可减少对脑组织的牵拉，降低并发症的发生率。

（十三）要点及误区

1. 正确摆放侧卧位体位非常重要，头高足低，头部下垂15°，以降低颅内压，方便脑脊液释放，显露术区。

2. 骨窗周围如有气房开放，要用骨蜡仔细封闭。

3. 骨窗位置要显露横窦和乙状窦，切开脑膜要尽量贴近横窦，以更好地显露小脑幕。

4. 释放脑脊液要缓慢进行，防止快速释放，引起脑组织退缩过快，导致小脑组织和硬膜间的交通血管撕裂出血。

5. 小脑表面可放置薄层明胶海绵保护，减轻器械、脑压板等对脑组织的损伤。

6. 桥小脑角区蛛网膜建议锐性切开。

7. 小心谨慎处理岩静脉，防止过度牵拉，撕裂可导致严重出血。特殊情况需牺牲岩静脉者，应先电凝小脑表面回流静脉分支，然后处理总干，确切电凝闭合血管后，再予以剪断。

8. 如病变侵犯内听道，需使用电钻磨除内听道后唇骨质，需取出术区所有脑棉，用明胶海绵保护周围结构。因为一旦操作不慎，电钻缠绕脑棉，将导致严重损伤。

9. 面听神经束周围操作时，尽量不要过度触碰听神经，否则会导致术后听力下降和眩晕。

10. 虽然手术治疗桥小脑角表皮样囊肿的目的是完全切除肿瘤，但是囊肿的包囊与周围重要血管、神经的紧密粘连使完全切除病变难以实现时，不必强求全切，以免造成严重并发症。

11. 病变切除完成后，应仔细检查，反复冲洗，防止上皮碎屑残留于蛛网膜下腔，降低无菌性脑膜炎的发生率。

12. 结束手术前，告知麻醉师恢复正常血压，以观察有无活动性出血。

（十四）所需器械

（1）手术显微镜：要有足够的景深，角度灵活可调，有稳定的光源，配有图像采集和录像设备及工作站。

（2）硬质内镜：直径为1.9mm、2.7mm、3mm等，0°、30°、70° 3种角度，并有配套的冷光源、监视系统、摄像头及连线，内镜固定支架。

（3）神经监测设备：包括面神经检测仪，术中ABR监测仪等。

（4）神经外科固定设备：头架及蛇形拉钩等。

（5）神经外科吸引器管：桥小脑角区空间小，进行操作的所有器械均应纤细，以避免不必要的损伤。吸引器管的直径在2～3mm，一般不影响手术操作。

（6）神经显微外科器械：显微剪刀，主要用于桥小脑角区蛛网膜的分离；不同角度和类型的神经剥离子，分离神经时，能够减少神经的损伤；取瘤镊，刮匙等。

（7）双极电凝。

（8）高频电刀。

（9）电钻动力系统，或铣刀。

（10）咬骨钳。

（11）颅后窝牵开器。

（王海波　韩月臣）

第九节 其他侧颅底肿瘤——颞下颌关节肿瘤

由于影像技术的飞速发展，颞下颌关节（temporomandibular joint，TMJ）肿瘤和类肿瘤病变更加易于被检出，参考WHO肿瘤分类和骨科关节肿瘤分类，可将TMJ肿瘤和类肿瘤分为滑膜病变、软骨病变、成骨病变、巨细胞病变、纤维/肌纤维/纤维骨性病变、血管病变、神经源性肿瘤、免疫造血系统肿瘤、上皮性肿瘤和分化不确定的肿瘤，共十大类（表8-9-1）。但由于TMJ位置特殊，上接颅底、后连耳道、内邻颞下窝，与颈内、上颌动静脉，下颌神经和面神经等关系密切，其疾病常涉及上述多个区域，为此笔者提出了TMJ周围共同体的概念（TMJ-颅底-颞下窝-耳）。肿瘤及类肿瘤病变发生在TMJ周围共同体的病例日益受到重视，多学科团队治疗将发挥更大作用。其治疗需更加注重保存性外科和重建外科，以期达到肿瘤彻底切除和面容、器官功能保存并重的目的。由于篇幅所限，不能逐一介绍，本节只以发生颅底穿孔最常见肿瘤——腱鞘巨细胞瘤和滑膜软骨瘤病为例。

一、腱鞘巨细胞瘤

腱鞘巨细胞瘤（tenosynovial giant cell tumour，TGCT）好发于指关节（60%）和膝关节（30%），发生于TMJ少见，1973年至今大概报道100余例。依据影像侵犯范围又细分为局限型和弥散型，是一类有生物侵袭性行为，而病理上以反应性病变为特征的类肿瘤性疾病，也有报道出现恶变和远处转移。由于进程比较隐匿，往往发现时已发生颅底或耳道的破坏，在治疗上可能分别就诊于神经外科、耳鼻喉科或颌面外科，因此手术入路和修复方法各有不同。

（一）病理

肿瘤主要由单核细胞和不规则分布的多核巨细胞组成。多数单核细胞为上皮样细胞，胞质嗜酸性，细胞核偏心，含铁血黄素沉积在膜下，呈环状或新月形。少数病例可见泡沫状组织细胞和散在的炎性细胞。软骨化生较常见，嗜碱性软骨样基质包裹单核细胞丛。局部可见斑片状出血灶（图8-9-1）。

表8-9-1 颞下颌关节肿瘤及类肿瘤病变的分类

1.滑膜病变	5.纤维/肌纤维/纤维骨性病变
滑膜软骨瘤病	结节性筋膜炎
滑膜/腱鞘囊肿	腱鞘纤维瘤
增生性滑膜炎	纤维瘤病
滑膜软骨肉瘤	侵袭性纤维瘤病
2.软骨病变	孤立性纤维瘤
骨软骨瘤	炎性肌纤维母细胞瘤
内生软骨瘤	骨纤维发育不良
软骨母细胞瘤	骨化性纤维瘤
软骨黏液样纤维瘤	6.血管病变
软骨肉瘤	血管畸形
3.成骨病变	血肿机化
骨瘤	血管平滑肌瘤
骨样骨瘤	血管外皮细胞瘤
髁突增生	7.神经源性肿瘤
髁突肥大	神经鞘瘤
骨肉瘤	8.免疫造血系统肿瘤
4.巨细胞病变	朗格汉斯细胞组织细胞增生症
动脉瘤样骨囊肿	浆细胞骨髓瘤
色素沉着绒毛结节性滑膜炎	粒细胞肉瘤
弥漫性腱鞘巨细胞瘤	9.上皮性肿瘤
骨巨细胞瘤	成釉细胞瘤
巨颌症	牙源性角化囊肿
巨细胞修复性肉芽肿	转移性肿瘤
	10.分化不确定的肿瘤
	特发性骨腔
	关节囊内钙/焦磷酸盐沉积
	关节旁黏液瘤

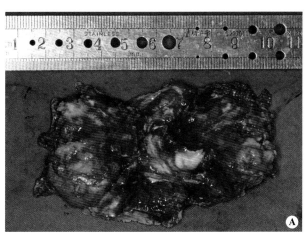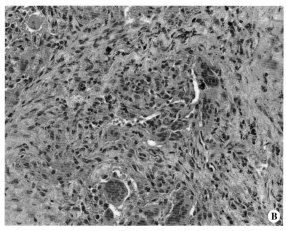

图8-9-1 TGCT的大体及镜下病理表现

A. 瘤体基本完整，有包膜，内部可见棕褐色的含铁血黄素沉积；B. 镜下见单核细胞和不规则分布的多核巨细胞，单核细胞胞质嗜酸性，含铁血黄素沉积在膜下，呈环状或新月形（HE，×400）

据报道，TGCT中存在1p11～13细胞遗传学异常，基因易位涉及1号和2号染色体（或14号染色体）、集落刺激因子1（CSF1）激活。并且弥散型TGCT常伴有骨破坏，有学者指出弥散型TGCT更像低度恶性、局部侵袭性的肿瘤，而不是反应性病变。

（二）临床表现

各年龄段均可发病，高峰年龄为30～50岁，平均年龄45岁，男女性别无差异。从临床表现看，早期仅以耳前区疼痛、张口受限就诊，易与TMJ内错乱病相混淆，产生误诊。瘤体向外生长时会出现耳前区的膨隆，向后侵袭入外耳道和颞骨岩部，可能导致耳道狭窄、听力下降、耳鸣、乳突区胀痛，但很少产生面神经症状。即使向内侧的颞下窝扩张也很少压迫下颌神经而出现下唇麻木。向颅内扩张有时引起颞区胀痛，但无神经系统阳性体征。

影像学检查十分重要，各种检查各有侧重。颌面部的增强CT对显示病变范围很敏感。局限型TGCT（图8-9-2）是位于关节囊的软组织占位，围绕TMJ髁突头，向外或向颞下窝膨隆。MRI，特别是TMJ MRI显示清晰，T_1加权像和T_2加权像均显示中等至低强度混杂影像。部分病例CT显示关节窝压迫性吸收或小穿孔。弥散型TGCT（图8-9-3）为以关节囊为中心且破坏邻近结构的占位，颌面增强CT对邻近骨的破坏显示清晰，如颞骨颅底和TMJ髁突、关节窝，可见分叶状和膨胀性骨质破坏，边缘有骨嵴或骨样隔膜和不完整的骨壳，内部中等强化的混杂影，部分区域有点状或条状的高信号钙化影。颞骨薄层CT可辅助显示耳道结构、面神经管的破坏范围和阻塞性乳突炎的范围。增强MRI边缘强化很小，根据脂质、含铁血黄素、纤维间质和细胞成分的相对比例，肿块的外观会有所不同。根据含铁血黄素的多少，肿块通常在T_1加权像产生中等至低强度信号，在T_2加权像产生低信号，这是病变的特征。TMJ MRI的另外一项优势是可显示关节盘的完整性。

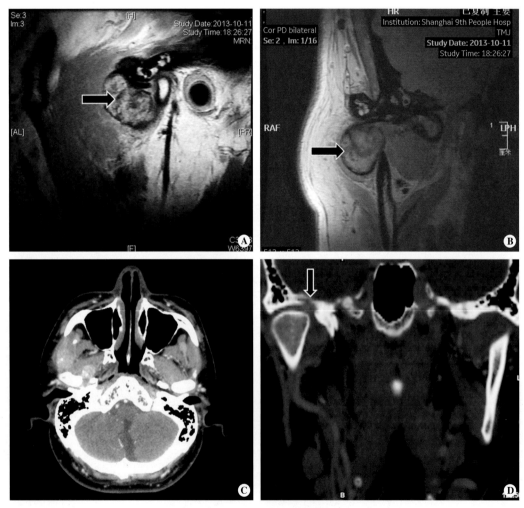

图8-9-2　局限型TGCT的影像表现

A. TMJ MRI矢状位T_2加权像见髁突前中等至低强度混杂影像；B. TMJ MRI冠状位质子像见髁突内侧囊中等至低强度混杂影像；C. 增强CT软组织窗见髁突前方及内侧内部中等强化的混杂影；D. CT骨窗见关节窝压迫性吸收

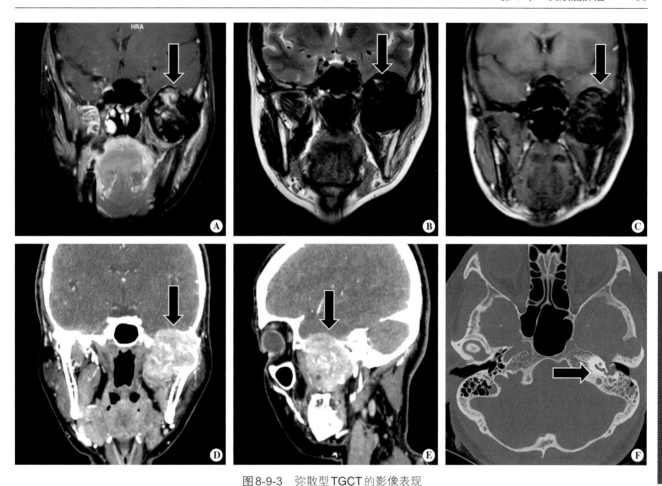

图 8-9-3　弥散型 TGCT 的影像表现

A. T_1 加权像呈现中等至低强度信号；B. T_2 加权像呈现低信号；C. 增强 MRI 边缘强化很小；D、E. 增强 CT 见颞骨颅底和髁突膨胀性骨质破坏，内部中等强化的混杂影，部分区域有点状或条状的高信号钙化影；F. 颞骨薄层 CT 见内耳结构破坏和乳突积液，未侵及面神经管

（三）术前准备

弥散型 TGCT 往往需要口腔颌面外科、耳鼻喉科、神经外科、影像科和病理科等多学科联合攻关；同时也需与数字医学、精准医学和三维（3D）打印等新技术、新理念相互结合。故对其需首先进行重建和设计；其次通过多学科会诊确定各学科手术方案；最后开始联合实施手术。

术前重建和设计是关节周围共同体疾病联合诊治的必要环节，是以 CT 或 MRI 数据为基础，通过软件规划肿瘤范围、规划肿瘤清除模拟手术方案、模拟修复重建手术方案及制作数字化手术导板（图 8-9-4）。

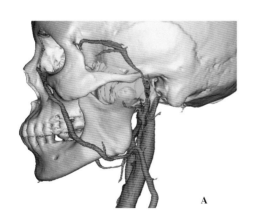
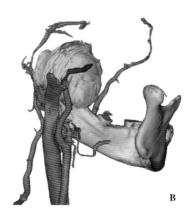
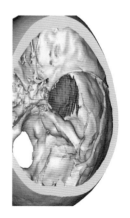

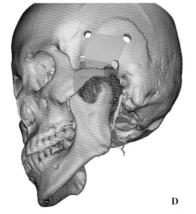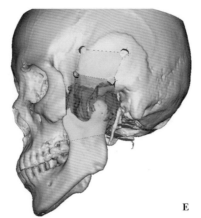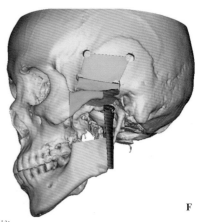

图 8-9-4 弥散型 TGCT 术前数字化设计与手术模拟

A～C. 影像的分割与重建可明确瘤体侵犯范围，与周围血管、耳道、颅内的关系；D～F. 手术模拟颞骨开窗、颧弓暂时截断、下颌支截骨线，以及颅底的髂骨修复和胸锁关节修复

多学科联合协商诊治将打破各专科的局限。根据多学科会诊意见，共同明确诊断、是否需要增加辅助检查以完善诊断、制订治疗方案；明确做什么（几种手术、切除区域等）、如何做（切口与入路）、谁先做、保存什么器官或组织、清除什么器官或组织、修复与否、如何修复等；评估手术中可能遇到的风险（如血管、神经、关节、耳、颅内等损伤风险）。

（四）手术要点

手术的方法选择与瘤体侵及的范围相关，步骤可能各有不同。但主要关注的是以下几个问题。

1. 手术入路如何选择 神经外科多采用经侧颅开窗，由颅内开始，经颅底延伸到颞下窝清除肿瘤的路径，这种方法有时会残留颅外部分的瘤体；而耳鼻喉科习惯采用乳突后-颈后入路，对于关节周围的结构显露不清，常切除髁突方能显露颞下窝占位。笔者所在科室依据多年经验推荐耳前或耳后+颞部的联合切口入路，对于颞下窝的占位可选择髁突颈部暂时截断和（或）颧弓暂时截断显露瘤体（图 8-9-5），累及颅底穿孔的病例还可以辅助颞骨开窗，以达到颅内、颅外瘤体完整切除的目的（图 8-9-6）。

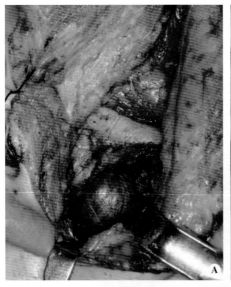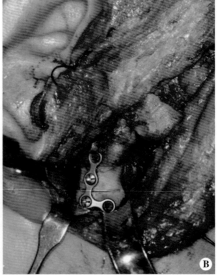

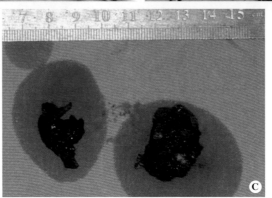

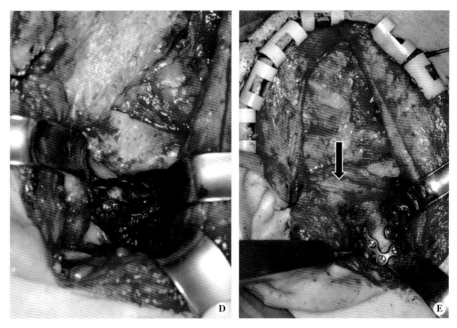

图 8-9-5 局限型 TGCT 术中

A. 采用耳缘-颞部角形切口，充分显露前外侧的瘤体，并予以切除；B. 髁颈部预置钛板，截断髁颈，保留内侧的翼外肌附着以保持血供；C. 前外侧瘤体与内侧瘤体分块取出；D. 下降髁突后充分显露内侧及关节窝内瘤体并切除；E. 带蒂颞中筋膜脂肪瓣（箭头）间隔，复位固定髁突

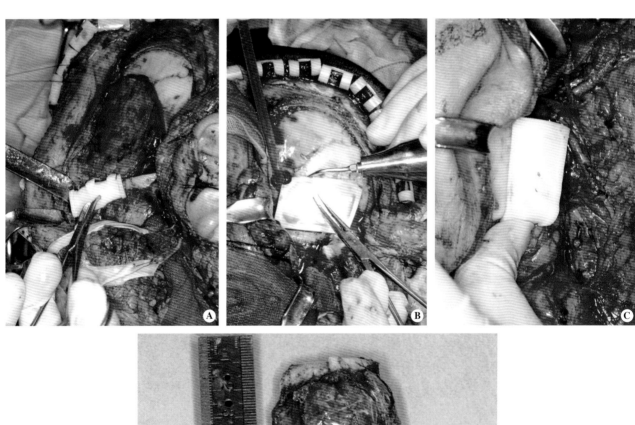

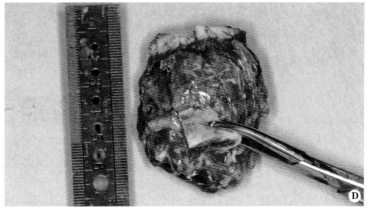

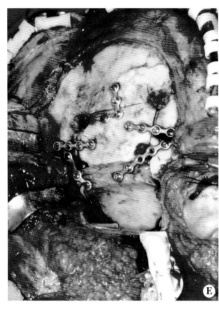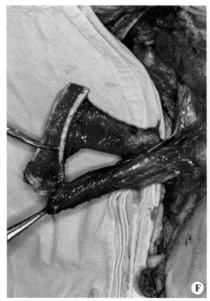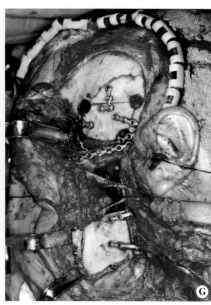

图8-9-6　弥散型TGCT术中

A. 颞部-耳前-颌下C形切口显露瘤体，颧弓导板暂时截断颧弓，保留咬肌附着；B. 颞骨导板颞骨开窗；C. 下颌支导板截除下颌孔以上髁突，下颌支后缘植骨床制备；D. 完整切除颅内外瘤体；E. 颞骨瓣复位，颅底以游离髂骨修复；F. 带蒂半胸锁关节制备；G. 颧弓复位，半胸锁关节固定于下颌支后缘，面神经保留，内侧无效腔以腹部游离脂肪填塞

2. **髁突保留与否**　颞下颌关节是颅颌面唯一可动关节，在维系正常牙颌面结构和面部外形及咀嚼、言语功能中具有重要的功能。遗憾的是，一些涉及颅底的手术常因关节阻挡术区视野造成显露不足，切除健康关节（髁突）以获得良好的显露术区，且错误地认为关节切除无须修复。对此笔者的观点是，对于TGCT这类以良性病变为主的占位，只要髁突未破坏就应予以保留，即便其阻挡了手术入路，也应采用暂时截断髁颈且保留翼外肌附着的方法（图8-9-5），待瘤体清除后再予以复位固定，这对于维持面形的对称性和关节功能极其重要。

3. **瘤体是否完整切除**　有些TGCT可能渗透至肌肉间隙和骨髓腔内，很难做到瘤体的完整切除，且TGCT非恶性病变，多数的弥散型TGCT将会被分块切除，如颅内和颅外部分分别取出、肌肉内和间隙内分别取出、骨内动力磨除等。笔者所在科室病例随访并未发现因分块切除而导致复发者，但是应该尽量避免残留。

4. **如何修复**　关于修复的问题可能涉及髁突、颅底和神经，以往对于这一区域的骨及软组织缺损常采用大块的颞肌瓣填塞修复，造成明显的面部畸形和关节功能障碍。笔者一贯主张对于TGCT应同期修复软硬组织的缺损。对于颅底骨缺损，依据穿孔大小选择间隔方法，如游离脂肪、带蒂颞中筋膜脂肪瓣、钛网、自体骨（颞骨瓣或髂骨）或人工假体（图8-9-6G）；对于髁突的缺损，可以选择自体骨（肋骨软骨瓣、半胸锁关节、带蒂腓骨）或人工假体；对于软组织的缺损，依据缺损量可以选择带蒂颞中筋膜脂肪瓣、带蒂胸锁乳突肌（图8-9-6G）或腹部游离脂肪；对于硬脑膜的缺损应及时修补和软组织覆盖，防止发生脑脊液漏；侵及中耳、内耳的瘤体清除后往往需要封闭外耳道。

少数病例因瘤体过大受面神经阻挡，建议在手术早期暂时切断面神经总干，避免长时间牵拉面神经，瘤体清除后应予以对位吻合，如手术造成面神经缺损应尽量同期移植神经。对于下颌神经的缺损很少给予修复。

（五）术后管理

涉及颅内外交通的手术，术后应于ICU观察1~2天，严密监控患者的生命体征等，特别是神志、瞳孔、肢体肌张力等神经系统反射。有颅底和（或）髁突重建的患者，应予颌间弹响牵引1个月，减轻修复组织的即刻负荷，同时术后抗感染治疗2周。术后流质—软食—普食逐步过渡，给予面神经营养支持和早期张口训练。

术后1周应复查CT（图8-9-7）或MRI，与术前规划相比较。术后随访肿瘤的复发与否，以及面部外形和关节功能的稳定性（图8-9-8）。

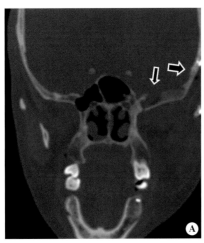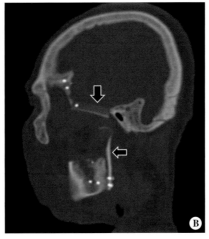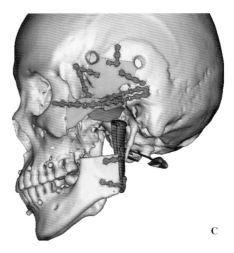

图8-9-7　弥散型TGCT术后CT

A. 冠状位见颅底髂骨封闭颅内外交通，形态良好；B. 矢状位CT见髂骨和胸锁关节位置良好；C. 三维CT分割重建与术前设计相一致

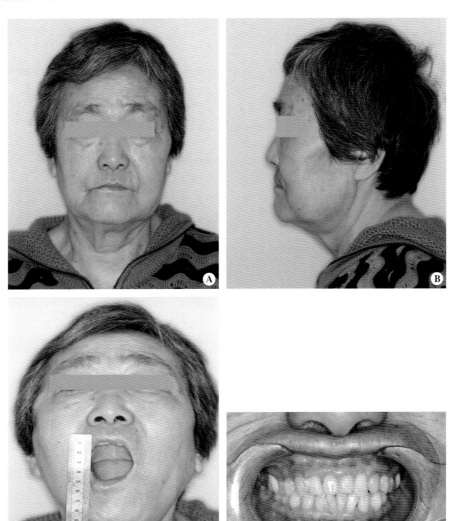

图8-9-8　弥散型TGCT术后1年面形及咬合随访

A. 正面像；B. 侧面像；C. 张口度50mm；D. 咬合关系稳定

（六）并发症

1. 颅内出血　由于颅骨开窗及清除瘤体时对脑组织的牵拉和挤压，可能造成术后的脑实质内血肿，小者可自行吸收，大者影响生命体征需二次手术清除。

2. 周围重要结构损伤　如海绵窦、颈内动脉、面神经、内耳结构等损伤，应予以相应的处理。

3. 面部畸形　主要是由于未进行硬组织重建造成的面部塌陷，其次是取用颞肌瓣造成的颞区凹陷，术中应尽量减少组织缺损，能修复重建的结构应予以重建。

4. 张口受限　主要原因是软组织修复量不足，造成瘢痕挛缩，笔者认为术中脂肪的充填可以大大减少该并发症的发生。

5. 咬合关系紊乱　继发于术后硬组织的缺损，患侧下颌支高度不足，造成患侧牙早接触和磨耗。或由于硬组织修复不良，建议修复之前予以颌间结扎，以利于下颌支高度的确定。术后的弹性牵引可缓解此并发症。

6. 术后听力下降　由于内耳结构受累而予以清除或术后外耳道的狭窄。

7. 术后面神经损伤　尽可能术中同期修复，如无法实现，可能需要二期与咬肌神经或舌下神经吻合。

8. 术后面部麻木　由于损伤位于颞下窝或卵圆孔的下颌神经，一般很少能予以修复。

（七）预后

有文献报道TMJ区TGCT的术后复发率较高，可达15%～29%，多数为不彻底切除导致，故有学者主张此类患者需术后补充放射治疗，仅有1例恶变及肺转移的报道。但据笔者所在科室2007～2020年手术治疗TMJ区TGCT共计36例的随访，无复发、恶变及远处转移病例，手术的彻底性依然是关键。

（八）总结

因瘤体常侵及颞骨等骨结构，且病理学上可能存在类似骨巨细胞瘤和软骨母细胞瘤的区域，故对TGCT的诊断有时存在争议，与颞骨来源的骨巨细胞瘤或修复性肉芽肿相混淆。笔者认为，TGCT的诊断标准应为：①范围侵及TMJ或紧邻TMJ；②影像特点为中等强化的混杂影，部分区域有斑片状或条状的高信号影，分叶状和膨胀性骨质破坏；③典型病理表现：富含巨细胞，大量上皮细胞，嗜酸性胞质，胞质边缘含铁血黄素沉积。

TGCT往往侵及TMJ、颞下窝、耳和颅底（内），应提倡多学科团队治疗的诊治模式。手术切除是TMJ区TGCT的首选方法，充分显露才能保证肿瘤切除的彻底性，而对颅底及髁突的保存或重建是术后面形与功能恢复的基础。

（九）要点及误区

因有报道复发率较高，故以往大多数医师以彻底切除为原则，牺牲了TMJ的髁突头，且不予修复，为患者今后的偏颌、咀嚼力下降埋下隐患。对颅底骨的缺损缺乏精确的术前评估，在修复重建上仅进行简单的软组织充填，无法恢复颅颌面力学传导硬组织结构。因此，是否能综合各科的优势，互相取长补短，结合数字化技术，整合形成更科学的诊治和评价方案，是该复杂区域疾病诊治所面临的挑战和寻求最佳诊治方案的有效途径。

二、滑膜软骨瘤病

滑膜软骨瘤病（synovial chondromatosis，SC）是一种关节滑膜组织中间叶细胞残余物的软骨化生性疾病，其特征表现为初期滑膜下结缔组织内软骨小体形成，随后发生小体分离、钙化，最终关节间隙内游离体形成。与其他关节相比，发生在TMJ的滑膜软骨瘤病并不常见。但是在TMJ中，其却是最常见的类肿瘤性疾病。虽然SC是一种良性类肿瘤疾病，但同样具有潜在侵袭性，可以破坏关节窝骨质，甚至造成颅底骨质的严重破坏。病因不明，多数学者认为其是滑膜化生形成的一种瘤样病变，也有学者认为与感染和外伤有关。

（一）病理

单个或成群的游离体（图8-9-9），成群的游离体

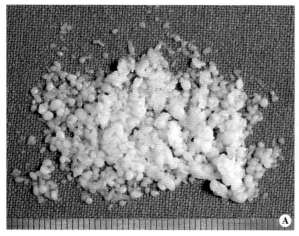
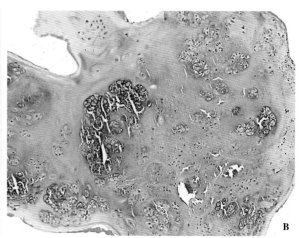

图8-9-9　滑膜软骨瘤病的大体与镜下表现
A. 成熟软骨样游离体；B. 镜下见透明软骨细胞，部分细胞不典型增生

由许多游离体通过纤维组织连接而成。由于有双核等现象，故有时会被认为是低度恶性的软骨肉瘤。滑膜增生表现形式多样，可有滑膜的软骨化生现象。

以病理为依据，Milgram 将 SC 分为 3 个阶段：第 1 阶段，无游离体的活跃的滑膜内疾病；第 2 阶段，出现游离体及活跃的滑膜增生；第 3 阶段，仅有游离体而无滑膜疾病。

（二）临床表现

各年龄段均可发生，症状与常见的关节紊乱相似，多有长期不适，运动逐渐受限。局部可有疼痛和肿胀，有时关节运动时可有明显的摩擦音、破裂声或绞锁。

影像学表现：当游离体钙化时，易被 X 线或 CT 检查检出；但在 TMJ 中，MRI 更有价值，可检出软骨化的游离体。病程早期，游离体多为非钙化性，有时可表现为肿块型，给诊断带来一定难度。有时伴有骨关节病。据首都医科大学附属北京天坛医院神经外科资料，86.4% 原发于关节上腔，6.2% 原发于关节下腔，1.2% 独立发生于关节上、下腔，6.2% 位于关节上、下腔伴关节盘穿孔（图 8-9-10）；40.94% 病例关节窝顶部有不同程度的吸收（图 8-9-11）。

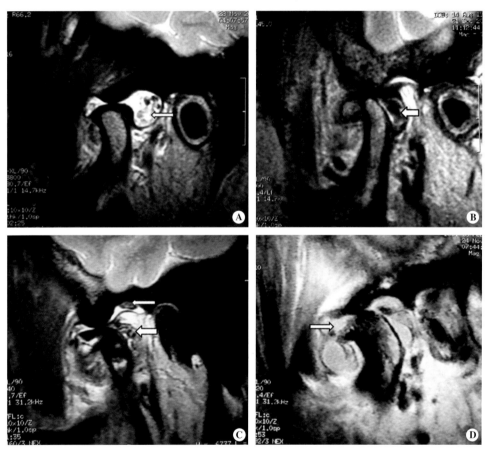

图 8-9-10　不同来源的 SC
A. 原发于关节上腔；B. 原发于关节下腔；C. 独立原发于关节上、下腔，关节盘无穿孔；D. 发生于关节上、下腔，伴关节盘穿孔

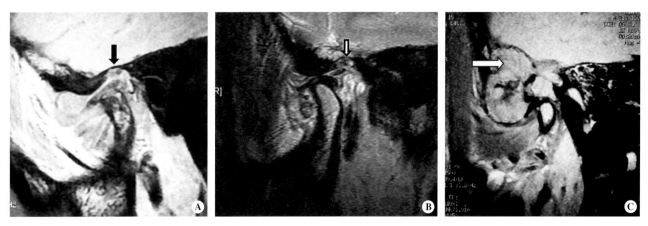

图 8-9-11　关节窝顶不同程度的吸收
A. 关节窝单皮质压迫性吸收；B. 关节窝小穿孔；C. 关节窝及颅底大面积穿洞

（三）术前准备

伴发颅底穿孔的 SC 术前准备同腱鞘巨细胞瘤。发生于囊内的 SC 与一般关节手术相同，常规耳周三指皮肤备皮，常规 TMJ 手术器械。

（四）手术要点

伴发颅底穿孔的 SC 手术方式同腱鞘巨细胞瘤。发生于囊内的 SC 可选择关节镜手术（见口腔颌面内镜技术）或开放性手术，以下介绍一例原发于关节上腔伴关节窝压迫性吸收（图 8-9-12）的开放性手术。

1. 常规鼻插管全身麻醉。

2. 采用颞部 - 耳前切口入路显露关节结节、颧弓及关节囊外侧面。打开关节上腔，在直视下完整显露上腔内游离体（图 8-9-13A）。

3. 彻底清除关节腔内的游离体，对于关节窝顶的小穿孔以动力磨头清除部分骨质（图 8-9-13B、C），切除增生的滑膜组织，以内镜检查内侧沟及前隐窝，以免残留。

4. 耳前皮下取游离脂肪 2cm×3cm，填入关节上腔，以免发生囊内粘连（图 8-9-13D、E）。

5. 逐层关创缝合。

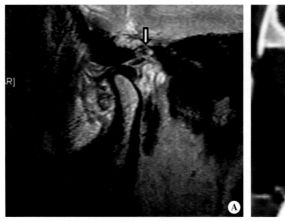
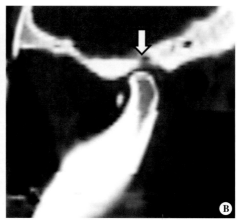

图 8-9-12　TMJ 关节上腔 SC
A. TMJ MRI 示上腔团块状游离体，关节窝顶端小穿孔；B. CT 见髁突前缘钙化游离体，关节窝顶小穿孔

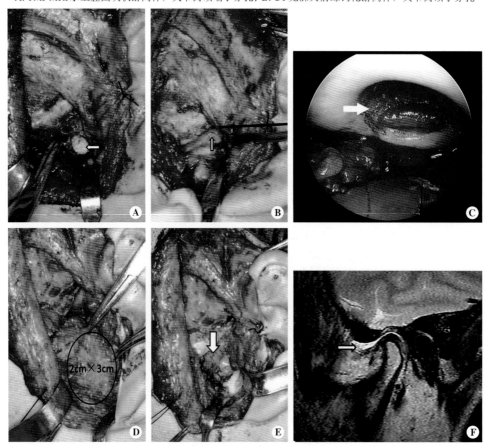

图 8-9-13　开放性手术步骤
A. 常规颞部 - 耳前切口入路，逐层显露关节上腔及游离体；B. 清除游离体；C. 清理关节窝吸收区；D. 耳前皮下取游离脂肪 2cm×3cm；E. 游离脂肪填入关节上腔；F. 术后复查 MRI 可见脂肪间隔，游离体无复发

（五）术后管理

术后流质—软食—普食逐步过渡、面神经营养支持和早期张口训练。

术后影像随访见图8-9-13F。

（六）并发症

（1）面神经损伤：面神经位于耳垂中点附近横跨颞浅静脉，易损伤。仔细解剖、周围组织的充分松解和拉钩的保护可以避免永久性的面神经损伤。但由于术中牵拉的关系，患者可能出现术后暂时性的面神经损伤，主要以抬眉障碍和闭眼障碍为主，一般持续2～3个月，可自行恢复。

（2）术后暂时性错殆：由于关节腔内填入脂肪或原有瘤体清除，下颌支高度发生变化，可能出现暂时性错殆，一般能自行调整恢复。

（3）面部耳前凹陷：制备颞筋膜瓣或耳前游离脂肪瓣，可能导致软组织凹陷。

（4）张口受限：主要原因是囊内粘连，笔者认为术中脂肪的充填可以大大减少该并发症的发生。

（七）预后

几乎没有文献报道SC的复发，首都医科大学附属北京天坛医院神经外科随访200余例，有2例复发，主要是骨吸收区域内的病损未清理彻底所致（图8-9-14）。也有零星报道SC中的滑膜成分和软骨成分都可能发生恶变，形成肉瘤。

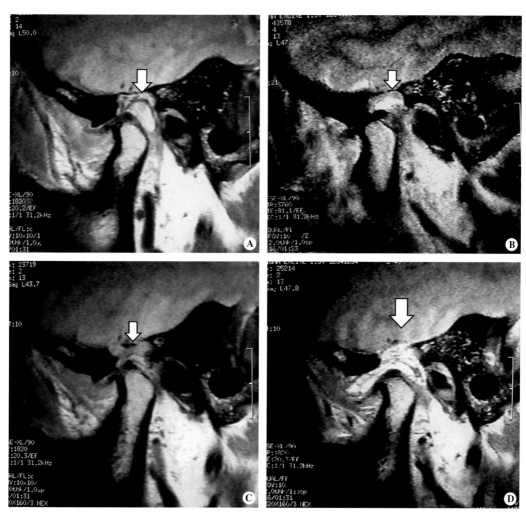

图8-9-14 SC复发病例

A. 第一次术前发现关节窝压迫性吸收；B. 第一次术后游离体清理；C. 第二次术前发现颅底继续破坏，怀疑复发；D. 第二次手术广泛切除病变骨，以带蒂颞中筋膜脂肪瓣充填

（八）总结

SC是源于滑膜化生的瘤样病变，通常被认为是一种组织化生疾病，无恶变倾向，但具有局部侵袭性，可破坏颅底骨质，甚至进入颅内。虽然CT同样可作为一种术前影像学检查，用以展示钙化的游离团块及骨破坏范围，但是，某些未成熟的游离体型瘤体和均质型瘤体在CT影像上可能被忽略，故MRI是该病诊断的最基本及最常用的方法。

SC以手术治疗为主，瘤体的清除是关键，特别是内侧沟、前隐窝与内侧沟的交界处，以及骨吸收陷窝内。即便是开放性手术，关创之前进行内镜检查仍是一种防止遗留的好方法。一般情况下，SC很少复发和恶变。

（九）要点及误区

早期SC易与滑膜炎（均匀的关节囊扩张及液体信号是滑膜炎的影像学特点）混淆。

对于骨破坏区过于保守的清理是复发的主要原因，术前应仔细研究影像学资料，确定骨破坏的范围，术中有的放矢地清理，并且磨除骨病变周围2mm的骨质。

（杨　驰　陈敏洁　郑吉驷）

第9章 颅底骨性肿瘤

第一节 颅底软骨肉瘤

一、引言

软骨肉瘤（chondrosarcoma）是一种起源于软骨组织的恶性肿瘤。软骨肉瘤的发生可能与先天软骨残留异常增殖、软骨样组织异常骨化或慢性炎症刺激有关。颅内软骨肉瘤多发生于颅底，即颅底软骨肉瘤（skull-base chondrosarcoma）。目前认为，颅底软骨肉瘤起源于蝶岩软骨结合、蝶枕（蝶斜）软骨结合及岩枕（岩斜）软骨结合。颅底软骨肉瘤多为惰性生长的低度恶性肿瘤，但可进行性进展，破坏邻近骨质，压迫周围脑神经、血管甚至脑干，引起一系列症状。目前治疗以外科手术为主，术后辅助放射治疗。

本节将系统性阐述颅底软骨肉瘤的临床特征与治疗方式的选择，以增进读者对这类疾病的理解。

二、发病率

软骨肉瘤在原发性骨源恶性肿瘤的发病率仅次于骨肉瘤（osteosarcoma）和骨髓瘤（myeloma）。在原发性恶性骨肿瘤中，软骨肉瘤占20%～27%，以累及骨盆、肱骨、肋骨及肩胛骨等为主；累及颅底部位的软骨肉瘤少见，仅占全身软骨肉瘤的5%～7%。在颅内肿瘤中，颅内软骨肉瘤的占比少于0.15%，属于罕见病，且87.7%的颅内软骨肉瘤累及颅底。颅外软骨肉瘤发病年龄为80～84岁，颅底软骨肉瘤患者发病时的年龄相对年轻，为30～40岁。颅底软骨肉瘤的发病率无明显性别差异。

三、临床表现

累及颅底的软骨肉瘤患者，常因"头痛""头晕"及"视物重影"等不适就诊，症状持续时间多为1～2年。74.5%患者行体格检查可发现脑神经功能障碍：以外展神经功能障碍最为常见（累及Dorello管），也可依次查出视神经、动眼神经与面神经等功能障碍。当肿瘤累及颅后窝时，患者可表现出后组（舌咽神经、迷走神经、副神经及舌下神经）脑神经功能麻痹。肿瘤持续生长，从前方压迫脑干，患者可出现肌力下降、肢体麻木等脑干症状。但颅底软骨肉瘤患者的临床表现无特异性，与其他颅底肿瘤类似，多与具体累及部位有关。

需要特别注意的是，当患者发病年龄小、有多发部位软骨肉瘤或合并其他软骨病变时，颅底软骨肉瘤可继发于内生软骨瘤病，如奥利尔病（Ollier disease）和马富奇综合征（Maffucci syndrome）。

四、影像学特征

发现就诊患者有临床表现后，下一步需要考虑借助影像学手段，进一步评估肿瘤情况。颅脑平片可发现占位比较明显的颅底软骨肉瘤，但因受颅底骨质结构排列限制，提供的信息比较有限。CT和MRI是评估颅底软骨肉瘤的常用影像学手段（图9-1-1）。CT平扫中，肿瘤的软组织部分表现为等或略低密度；CT扫描中无钙化的肿瘤仅占29.2%，散在点状钙化占26.4%，团块状钙化则可见于44.4%的肿瘤；肿瘤附近骨质破坏可见于74.5%的患者。CT增强扫描，可见肿瘤软组织内不均匀强化。CT平扫肿瘤组织表现为颅底等或略低密度的软组织肿块，伴斑块钙化或骨化；增强后无钙化区呈轻度不均匀强化。同时，可依据CT扫描上的骨质破坏、钙化形态、瘤内钙化分布、生长方式及坏死情况等特征，辅助判断肿瘤级别：肿瘤的低密度区代表肿瘤的坏死成分，倾向于恶性的诊断；钙化成分越多，尤其是出现环形或弧形钙化，说明肿瘤分化越成熟。MRI扫描中，多表现为T_1低或等信号、T_2高或等不均匀信号；增强扫描呈低度、不均匀强化，可表现为"桑葚样"或"蜂窝状"强化。MRI的压脂像，可协助评估肿瘤累及脑与颅外软组织的严重程度。MRA则可以协助评估肿瘤与颅内大血管的关系，为确定手术入路提供参考。因颅底软骨肉瘤多为低度恶性，极少发生转移，PET及其他部位影像学检查仅在有高度怀疑转移或有继发性软骨肉瘤证据时考虑实施。

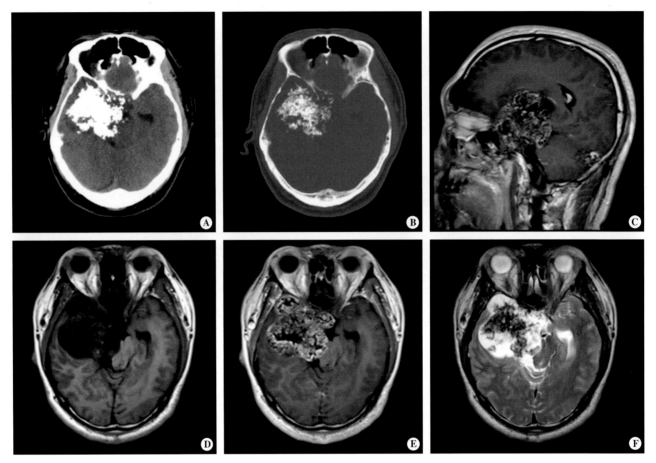

图9-1-1   术前CT及MRI扫描显示右蝶颞枕巨大占位

CT平扫（A）及骨窗（B）可见右侧蝶骨嵴骨质破坏且肿瘤内部有不均匀片状钙化。MRI扫描示肿瘤T_1低信号（D）、T_2不均匀信号（F），增强后轻度、不均匀强化（C和E）。同时，颞叶、脑干及基底动脉等肿瘤周围正常结构受压变形

五、病理学特征

软骨肉瘤通常有特征性的大体表现：在透明软骨分化区域，切面呈半透明分叶状；而当软骨基质广泛黏液变性和液化时，切面可呈半流动液态状；钙化区域可呈灰黄石灰样。镜下具有共同的组织学特征，即具有软骨样或软骨基质，但是肿瘤具有异质性。软骨肉瘤根据镜下形态分为两个主要亚型：普通型和变异型软骨肉瘤，变异型软骨肉瘤包括透明细胞软骨肉瘤、黏液样软骨肉瘤（又名脊索瘤样软骨肉瘤）、去分化型软骨肉瘤及间叶型软骨肉瘤。颅底病变中，普通型软骨肉瘤是最常见的类型，间叶型软骨肉瘤相对少见，其他变异型亚型罕见。光镜下见肿瘤细胞丰富，核大、深染，每个陷窝内有两个或多个细胞，每个细胞可有两个或三个细胞核，软骨细胞具有不同程度的非典型性，肿瘤显示有丰富的蓝灰色软骨样基质产生。

WHO依据细胞核大小、核染色（染色质浓染程度）、细胞密度及核分裂象等，将普通型软骨肉瘤进一步分为：1级（分化良好型），即细胞密度较软骨瘤更高、细胞核更具异型性（图9-1-2A），细胞学上非

常类似内生软骨瘤，两者常难以鉴别；2级（中等分化型），软骨肉瘤所含细胞比例比1级高，肿瘤组织呈分叶状生长，肿瘤细胞核大、不规则且染色质深染；3级（分化不良型），软骨肉瘤的细胞比例更高，除伴有增大、多型性、深染的细胞核外，易见核分裂象及坏死征象。颅底软骨肉瘤以WHO 1级多见，占比达72%；其次为WHO 2级，占比24%；WHO 3级罕见，仅占4%。

颅内间叶型软骨肉瘤光镜下见可见分化良好的透明软骨和高度未分化的小圆形或纺锤形的原始间质细胞，呈现出"双相"特性（图9-1-2B）。颅内间叶型软骨肉瘤恶性程度高，是最具侵袭性的亚型，易复发与转移。

六、诊断与鉴别诊断

颅底的软骨肉瘤需与软骨瘤（chondroma）、脊索瘤（chordoma）及其他颅底肿瘤相鉴别。

与软骨肉瘤相似，颅内软骨瘤好发于颅底。颅底的软骨瘤起源于颅底软骨组织，发病高峰为30～40岁。软骨瘤也可继发于奥利尔病和马富奇综合征，作为其颅底病变的一种表现。但颅底软骨肉瘤与软骨瘤的

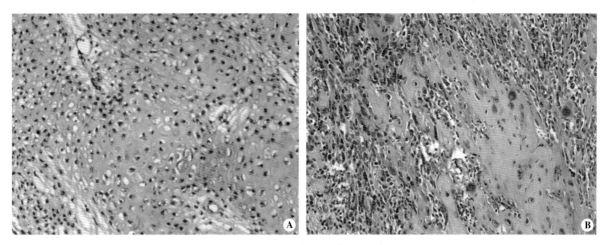

图9-1-2　颅底软骨肉瘤HE染色

A. 普通型软骨肉瘤，镜下呈分叶结构，软骨细胞较丰富，核深染，轻度不典型性，病理诊断为1级（高分化或分化良好型）软骨肉瘤（×200）；B. 间叶型软骨肉瘤，见特征性"双相"表现，即在肿瘤组织中，分化良好的透明软骨和高度丰富的幼稚小圆形或纺锤形的原始间质细胞同时出现（×200）

治疗手段和预后有差异，两者需要相互鉴别。X线在颅外是鉴别软骨良恶性肿瘤的重要手段之一，软骨瘤的表现为肿瘤生长速度缓慢、肿瘤体积小、边界清和肿瘤组织内钙化逐渐增多。颅底软骨肿瘤的良恶性鉴别依赖于CT和MRI，软骨瘤的表现为缺乏侵袭性证据，如形状近似椭圆形、边界相对清楚，骨皮质侵蚀不明显；反之为软骨肉瘤的表现。组织学上，软骨瘤形态与软骨肉瘤相似，都可见软骨样细胞及软骨样基质。软骨瘤中软骨细胞异型性小，形态学上更接近正常的软骨细胞，血管蒂是软骨瘤区别于正常软骨的重要特征之一。软骨基质中的黏液性变表现为不均一、黏稠拉丝样形态，这一重要的组织学特征，有助于鉴别软骨瘤和低级别软骨肉瘤；同时，有髓内浸润、皮质浸润和软组织浸润依据者均提示为恶性。确切的鉴别诊断，需要综合临床进展、影像学特征和病理学表现判断。

软骨肉瘤与脊索瘤在好发部位、影像学表现及组织病理形态特征方面相似，两者鉴别诊断困难。37%的软骨肉瘤患者被误诊为脊索瘤，特别是黏液样软骨肉瘤；软骨型脊索瘤也易被误诊为软骨肉瘤。然而，软骨肉瘤与脊索瘤的生物学特性有本质的差别，明确诊断有助于分析自然病史、选择治疗方式及判断预后。一般来说，脊索瘤的病情进展更快、肿瘤位置更为居中，CT上钙化较软骨肉瘤少见且多呈散在点状钙化。MRI增强扫描中，脊索瘤强化较软骨肉瘤明显，且MRI扫描中软骨肉瘤的表观弥散系数高于脊索瘤。病理学上，典型的"空泡细胞"，有利于脊索瘤的诊断。近年肿瘤标记分子的研究表明，在鉴别软骨肉瘤与脊索瘤时，IDH1/2基因突变的敏感度和特异度分别为74.1%和100%；Podoplanin蛋白也有一定的鉴别意义，

其敏感度和特异度分别为94%和100%。脊索瘤的诊断中，角蛋白是与软骨肉瘤鉴别的最佳分子标志物，在普通型与软骨型脊索瘤的诊断中敏感度分别达100%与94%；Brachyury蛋白次之，在普通型与软骨型脊索瘤的诊断中敏感度分别可达88%和91%；角蛋白与Brachyury蛋白在诊断脊索瘤时特异度均为100%，结合这两种蛋白，可使脊索瘤诊断的敏感度提高至98%。

七、治疗

手术切除肿瘤是颅底软骨肉瘤的主要治疗方式，术后依据手术切除程度和肿瘤的病理特征等决定是否需要辅助放射治疗。原则上，单纯手术切除对普通型WHO 1级的软骨肉瘤疗效确切；对于普通型WHO 2级以上与间叶型软骨肉瘤，如切除不完全，术后应给予辅助放射治疗；化疗可考虑作为晚期间叶型软骨肉瘤的治疗方式之一。

1. 手术　软骨肉瘤虽有侵袭性，但生长相对其他恶性肿瘤缓慢。研究表明，若手术能充分切除，颅内软骨肉瘤患者可获得良好预后，其5年生存率可达85%～95%，10年生存率可达71%～95%。此外，手术可明确病理、进一步指导术后辅助性治疗。手术入路的选择需考虑肿瘤的位置、生长方式及邻近的解剖结构。翼点入路适用于鞍旁和斜坡上段的颅底软骨肉瘤；肿瘤位于下段斜坡者可用乙状窦后入路；当病灶向颅底外侧生长，形成颅内外沟通性肿瘤时，建议跨学科合作、共同完成手术，可选择经额入路或经上颌的颅面入路。既往有手术史的患者术后更易出现复发、预后更差，因此首次手术应尽可能争取全切除。但颅底软骨肉瘤位置较深、周围毗邻重要的神经血管结构，常侵犯、破坏周围骨质，手术难度较大。在首

都医科大学附属北京天坛医院总结的106例以颅底软骨肉瘤为主的研究中，有43例的患者术中获得全切除（典型案例见图9-1-3）。既往文献报道中，全切率为5%～62%。但术后有25%～41%出现新的神经功能障碍，少数患者有肺栓塞、脑出血等较为严重的并发症，

甚至进展至死亡，故手术全切除颅底软骨肉瘤往往比较困难、并发症多。手术时需要在提高手术切除程度与控制并发症发生率之间权衡。尽管不同的手术切除程度是否影响颅内软骨肉瘤患者的预后有争议，但在安全情况下尽可能切除是大多数学者所认可的手术原则。

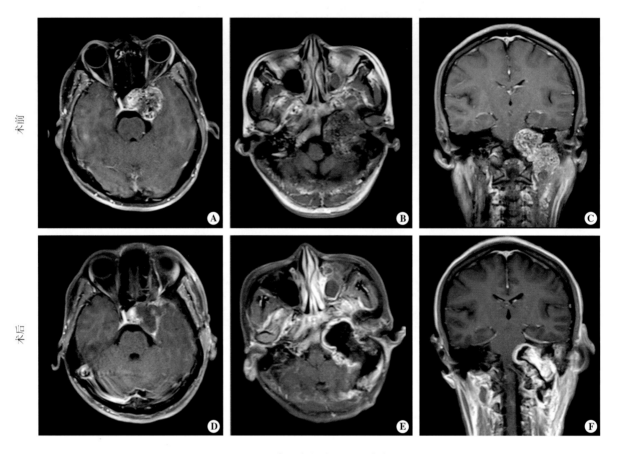

图9-1-3　手术治疗颅底软骨肉瘤案例

术前T₁对比增强可见颅底占位性病变（A.案例一；B和C.案例二），经颅底手术治疗，可实现镜下全切除（D.案例一）或近全切除（E和F.案例二）

2. 放射治疗　颅内软骨肉瘤单纯手术治疗的疗效不佳，特别是WHO高级别普通型与间叶型软骨肉瘤。在随访间期多于5年的研究中，颅内软骨肉瘤的复发率为10.5%～32%；颅内软骨肉瘤患者接受单纯手术治疗的5年病死率达26%，术后辅助放射治疗可降低病死率至4%。由此可见，部分患者可从放射治疗中获益，但并非所有的软骨肉瘤均需放射治疗。低级别软骨肉瘤（普通型WHO 1级）对放射治疗的反应性差，而且放射治疗可诱发脑坏死、失明、脱髓鞘和放射介导的肿瘤发生或肿瘤恶变等并发症。因此，对于普通型WHO 1级软骨肉瘤，如果能全切除或近全切除，可术后再观察；普通型WHO 2级以上与间叶型、肿瘤未能得到全切的软骨肉瘤患者，术后应尽早接受放射治疗。

软骨肉瘤的放射治疗方式包括分期光子放射治疗

（staged photon therapy）、离子放射治疗（ion radiotherapy，包括质子和碳离子），以及立体定向放射治疗，如伽马刀等。软骨肉瘤为低度恶性的肿瘤，对传统放射治疗不敏感，伽马刀、质子束等比较有效。伽马刀等不良反应小、局部有效剂量高、周边重要神经保护性好，而软骨肉瘤多为局部复发、较少发生远处转移，故伽马刀的应用最为广泛。在一项随访时间约63个月的研究中，200例软骨肉瘤患者（均为普通型、无间叶型）均接受手术治疗，且术后接受质子束放射治疗，其5年、10年生存率分别可达99%和99%。近年一项前瞻性研究表明，未全切除的颅内软骨肉瘤患者术后接受质子束放射治疗，其5年和8年局部控制率可达94.2%及89.7%。尽管在软骨肉瘤放射治疗方式的研究中取得一定的进展，由于各研究之间入组患者的异质性，无法直接比较伽马刀与质子束照射对提高患者

预后是否有差别。此外，也有报道称调强放射治疗（intensity-modulated radiation therapy，IMRT）、碳离子放射治疗等可有效控制颅内软骨肉瘤生长。

3. 化疗　软骨肉瘤对化疗不敏感，因此化疗不作为常规治疗的一部分，而仅作为间叶型软骨肉瘤患者行手术及放射治疗无效后晚期辅助治疗手段之一。根据颅外软骨肉瘤的化疗经验，间叶型软骨肉瘤治疗参照以蒽环类为基础的尤因肉瘤的化疗方案；去分化型软骨肉瘤的化疗药物则参照以异环磷酰胺类为基础的骨肉瘤化疗方案。近年有研究使用含长春新碱、多柔比星及异环磷酰胺的化疗方案治疗颅内间叶型和去分化型软骨肉瘤，并且观察到肿瘤对化疗药物反应的影像学证据。

（麻秀建　黄文先）

第二节　颅底骨巨细胞瘤

一、引言

骨巨细胞瘤（giant cell tumor of bone，GCT）是一种局部具有侵袭性的良性肿瘤，相对少见，占原发性骨肿瘤的3%～37%。有70%～90%的骨巨细胞瘤位于长骨末端，余下10%～30%的骨巨细胞瘤位于骶骨、髋骨、椎骨等。而原发于颅骨的骨巨细胞瘤则罕见，只占同期颅内肿瘤的0.1%。Leonard回顾了2404个骨巨细胞瘤病例，发现仅24例（1%）发生于颅骨。

颅底骨巨细胞瘤多位于颅中窝，蝶骨是最常见的发生部位，其次是颞骨的岩骨乳突部，这种部位选择性可能与骨巨细胞瘤多起源于软骨内成骨的骨骼（如长骨干骺端、蝶骨、颞骨的岩骨乳突部等）有关，而其他膜内成骨的颅骨（颞骨鳞部、额骨、顶骨、枕骨等）则较少累及。另有文献指出佩吉特病患者有发生颅面骨骨巨细胞瘤的倾向。颅底骨巨细胞瘤可发生于新生儿和老年人，青壮年好发，平均发病年龄32.6岁，女性发病率稍高于男性。

二、病理

颅底骨巨细胞瘤绝大多数位于硬膜外，大体观为灰、黄或红色，质软或质韧的肿块。组织学上，骨巨细胞瘤由三种细胞组成：多核巨细胞、类圆形的单个核细胞（单核细胞）和梭形的单个核细胞（基质细胞）。镜下多核巨细胞不表现分裂迹象，均匀分散在于单个核细胞之间，其细胞核数目可超过100个。除了胶原纤维以外，细胞间基质很少甚至缺如。实验研究指出基质细胞除了能分裂增殖外，还能分泌单核细胞化学刺激蛋白-1、转化生长因子-β_1等化学因子刺激单核细胞聚集、融合形成多核巨细胞。因此，多核巨细胞和单核细胞只是肿瘤组织中的反应细胞，而基质细胞才是导致肿瘤增殖的主要细胞。有学者提出"骨巨细胞瘤"这一名称并不反映肿瘤的本质，而用"基质细胞瘤"描述可能更准确（图9-2-1）。

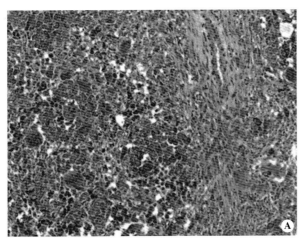
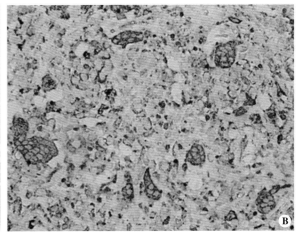

图9-2-1　颅底骨巨细胞瘤的病理表现
A. HE染色，显示多核巨细胞分散在单核细胞中；B. 免疫组织化学染色，单核细胞和多核巨细胞CD68呈弥漫性阳性

Jaffe等根据单核细胞的形态将骨巨细胞瘤分为3级：一级良性，二级潜在恶性，三级明显恶性。但这种分级系统，以及后来其他病理学家所使用的组织学分级系统，都不能准确地反映骨巨细胞瘤的生物学行为和预后，在临床工作中的作用十分有限。

恶性骨巨细胞瘤（malignant giant cell tumor of bone，MGCT）极其罕见，文献报道其只占所有骨巨细胞瘤的1.8%。目前WHO将MGCT分为原发和继发MGCT。原发MGCT是指肉瘤样改变的基质细胞和良性骨巨细胞瘤细胞并存，但恶变的基质细胞只在局部出现，因此原发MGCT有可能因所观察的病理切片未包含恶变区域而被漏诊。继发MGCT是指手术或者放射治疗之后在原来良性骨巨细胞瘤部位出现的MGCT。MGCT可发生肺转移，患者预后不良。

三、病史

头痛常是颅底骨巨细胞瘤的首发症状，脑神经受损则与肿瘤生长的部位有关。蝶骨巨细胞瘤可累及第Ⅱ、Ⅲ、Ⅳ、Ⅴ、Ⅵ对脑神经，位于蝶鞍区的骨巨细胞瘤向两侧可侵犯海绵窦、向上可侵犯垂体、向下可侵犯蝶窦、筛骨，甚至鼻腔。因此，蝶骨巨细胞瘤临床上表现为头痛、视力障碍、眼球运动障碍、面部感觉障碍、垂体功能异常，有时肿瘤生长较大，可累及筛骨、嗅神经甚至突入鼻腔导致嗅觉障碍及鼻塞。颞骨巨细胞瘤向颅外侵犯可出现颞部皮下肿块，有压痛，不随皮肤移动；向后内可侵犯岩斜，造成第Ⅶ、Ⅷ对脑神经功能障碍，出现面瘫、耳鸣、听力下降等；向下可累及颞下颌关节和颞下窝造成关节肿痛及活动障碍。额骨、顶骨、枕骨巨细胞瘤临床表现为头皮肿块、头痛、恶心、呕吐等。另外，有文献报道同时累及颞骨、蝶骨的颅底骨巨细胞瘤可造成加桑综合征（Garcin syndrome）。一般来说，以皮下肿块起病的骨巨细胞瘤病例病程较长，而以脑神经功能障碍起病的病程相对较短。

四、影像学检查

1. X线平片　颅底骨巨细胞瘤在X线上很少出现典型的"肥皂泡"样改变，一般表现为边缘锐利的骨破坏区域。

2. CT扫描　CT平扫大部分颅底骨巨细胞瘤表现为混杂密度肿块，呈膨胀性生长，其内可有高密度间隔及点片状骨质残留，还可见出血或囊变，肿块周围多存在骨性包壳；骨窗位上可见边缘清楚的骨破坏区域、高密度骨性间隔和外壳。"交界角"征被认为是颅底骨巨细胞瘤的典型CT征象，由国内学者首先提出，其特征是肿瘤和正常颅骨交界处表现为高密度角状区域，该区域边缘超过正常颅骨的边界，角度在180°以下；但位于蝶鞍区的GCT则可呈较均匀的较高密度团块影，"交界角"征也不明显。CT增强扫描软组织肿块多有不同程度的强化，也可明显强化。有研究指出颞骨巨细胞瘤在CT上可出现反应性骨改变，提示肿瘤生长较缓慢，而蝶骨巨细胞瘤则表现出完全的溶骨反应，这可能与蝶骨巨细胞瘤更具有侵袭性有关（图9-2-2）。

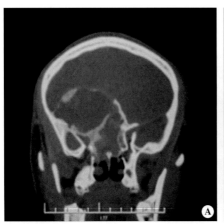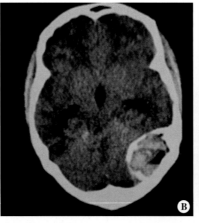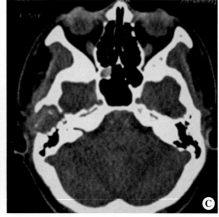

图9-2-2　颅底骨巨细胞瘤的影像学表现

A.CT骨窗位示肿瘤周围骨性包壳存在，局部骨质不规则增生；B.CT平扫示肿瘤呈混杂密度，注意图中的"交界角"征；C.右侧颞骨骨质破坏，合并软组织肿块

3. MRI　可以更清晰地显示肿瘤与周围软组织、血管、神经等解剖结构的关系。MRI上肿瘤表现为边界不规则，但清晰的异常信号区，与脑实质分界清楚，瘤周水肿不明显；T_1、T_2加权像上肿瘤多为低、等信号，T_2加权像信号多变，囊变在T_2加权像上为圆形、类圆形的高信号区。一些国内外学者指出肿瘤T_2加权像上出现明显低信号是颅底骨巨细胞瘤在MRI上的特征性表现，这种低信号多见于颞骨巨细胞瘤，与肿瘤出血后含铁血黄素局部沉积或骨痂形成有关。但是巨细胞修复性肉芽肿（giant cell reparative granuloma，GCRG）也会由于含铁血黄素沉积而在T_2加权像上出现明显低信号区域，甚至更为常见。因此，有时候颅底骨巨细胞瘤需要结合CT、MRI等多种影像学检查来帮助诊断（图9-2-3）。

4. 血管造影检查　在较大颅底骨巨细胞瘤，全脑DSA可见明显肿瘤染色，富含血管（图9-2-4）。

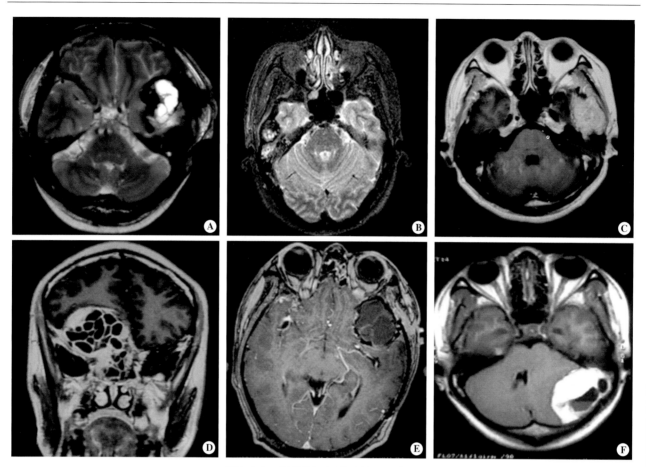

图 9-2-3 颅骨骨巨细胞瘤的 MRI 表现

A. MRI 平扫 T_2 加权像示左颞骨骨巨细胞瘤呈高低混杂信号，注意肿瘤外周的低信号区为颞骨骨巨细胞瘤的常见 T_2 加权像表现；B. MRI 平扫 T_2 加权像示右颞骨骨巨细胞瘤周围的低信号号区；C. MRI 增强扫描示肿瘤明显强化；D. MRI 增强扫描示肿瘤不均匀明显强化，呈"肥皂泡"样改变；E. MRI 增强扫描示肿瘤强化不明显，以上肿瘤均位于硬膜外；F. MRI 增强扫描示左枕肿瘤明显强化

第二部分 常见颅底外科疾病

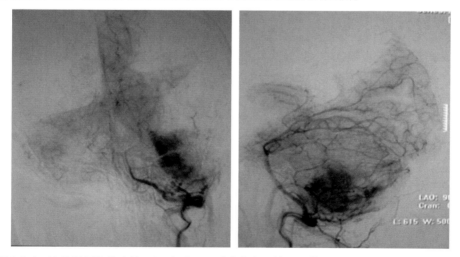

图 9-2-4 枕骨骨巨细胞瘤的 DSA 表现：示肿瘤富含血管，血供主要由椎-基底动脉系统供应

五、诊断和鉴别诊断

颅底骨巨细胞瘤缺乏典型的临床、影像学表现；不同部位的颅底骨巨细胞瘤影像学表现迥异，加之其相当罕见，使得术前诊断相当困难，需要收集各种影像学资料仔细分析和鉴别诊断，有时候最终还是需要病理学确诊。

鉴别诊断主要包括巨细胞修复性肉芽肿、动脉瘤样骨囊肿、骨纤维结构不良、甲状旁腺功能亢进性骨棕色瘤、软骨瘤和软骨肉瘤、成骨细胞瘤、成软骨细胞瘤、软骨发育不良、嗜酸性肉芽肿、垂体瘤、脊索瘤、脑膜瘤等。

1. **颅骨巨细胞修复性肉芽肿** 颅骨 GCRG 的临床表现、影像学表现、病理表现与颅底骨巨细胞瘤十分相似，少数 GCRG 甚至在组织学上无法与颅底骨巨细胞瘤区分，是与颅底骨巨细胞瘤鉴别的重点。综合临床特点和病理学特点是目前鉴别颅底骨巨细胞瘤和

GCRG最好的方法。GCRG可发生在外伤或拔牙后，好发于颌骨，镜下巨核细胞数目较少、形态较小，像肉芽肿样排列在出血灶周围，间质富含纤维。另外，有学者在研究骨巨细胞瘤标本中均发现p63基因及其同种型，而GCRG标本中却未发现p63基因，因此，利用免疫染色技术在肿瘤标本中寻找p63基因可能为鉴别骨巨细胞瘤和GCRG提供客观证据。GCRG是一种非肿瘤性病变，术后复发率低，单纯手术即可；而骨巨细胞瘤术后复发率较高，可能需要其他辅助治疗，因此应该重视骨巨细胞瘤和GCRG的鉴别诊断。

2. 动脉瘤样骨囊肿（aneurysmal bone cyst, ABC）和GCRG的病理改变相似，都是对骨内出血的非肿瘤性修复过程。但MRI上ABC可出现特征性的"液-液平面"，病理学检查ABC间质内富含纤维，可以与骨巨细胞瘤相鉴别。

3. 甲状旁腺功能亢进性骨棕色瘤　是因为激素水平失衡引起的合并骨内出血的溶骨性改变，通过检测血中钙、磷和甲状旁腺激素水平可以和骨巨细胞瘤相鉴别。

六、治疗

由于颅底骨巨细胞瘤相当罕见，相关文献绝大多数为病例报道，其治疗方法和患者预后的认识主要来源于长骨巨细胞瘤的文献。

1. 手术治疗　颅底骨巨细胞瘤最确切的治疗方法是手术切除，根据肿瘤部位采用相应的手术入路即可，但位于蝶鞍区的骨巨细胞瘤手术应高度谨慎，因其血供可能极其丰富而无法通过内镜微创手术。若肿瘤累及颅底，周围存在神经、血管等重要解剖结构，或肿瘤血供丰富，术中出血较多，都会使全切肿瘤变得十分困难，通过显微神经外科技术和术前栓塞肿瘤主要供血动脉等方法可以提高肿瘤的手术全切率。

2. 放射治疗　目前颅底骨巨细胞瘤最具有争议的问题是手术切除肿瘤后是否需要进行放射治疗。有学者认为骨巨细胞瘤对放射治疗不敏感，且有临床研究表明放射治疗后骨巨细胞瘤肉瘤样变的概率较高。但是，骨巨细胞瘤发生恶变不一定总是由放射治疗引起，因为单纯手术切除以后肿瘤也可能发生肉瘤样变。并且，随着放射治疗设备和技术的发展，特别是兆伏级放射治疗技术应用于术后辅助治疗以后，骨巨细胞瘤的局部控制率有所提高，术后并发症（包括肉瘤样变）罕见。近期有报道提出手术未能全切且术后行放射治疗的患者无一例复发，而未能全切但术后未行放射治疗的患者中有数例复发，而且所有行放射治疗的病例均未出现肿瘤恶变。因此，对于未能全切肿瘤的患者，应积极行术后放射治疗。但关于术后放射治疗是否有益的最终结论还需要对更多病例的研究和更长时间的临床随访。

3. 药物治疗　化疗对骨巨细胞瘤的治疗作用并不肯定，至今还没有一个统一的骨巨细胞瘤化疗方案。目前的化疗药物主要来源于针对肉瘤的化疗方案，如甲氨蝶呤、多柔比星、环磷酰胺等。对于某些无法再次手术和放射治疗难以控制的颅底骨巨细胞瘤，化疗可能会起到一定的治疗作用，但这方面也需要更多的基础和临床研究支持。

七、疗效与预后

颅底骨巨细胞瘤的预后主要与肿瘤切除程度有关，而与其影像学、组织学分级基本无关。以往文献报道若骨巨细胞瘤患者只给予瘤内刮除术，临床随访则有60%的病例会复发，而完全切除肿瘤的患者复发率只有7%，故目前手术全切仍是提高治疗效果的关键；对于无法全切的患者，术后需积极进行放射治疗，可以有效减少复发。

八、误区

1. 颅底骨巨细胞瘤缺乏典型的影像学表现，因此对于颅底骨性来源或与颅骨骨质关系密切的富血供病变，高度怀疑颅底骨巨细胞瘤，但鉴别诊断困难的，应完善CT、MRI平扫及增强扫描等，必要时可行DSA检查。

2. 蝶鞍区的类似骨性来源的病灶，尤其强化相当明显的，若高度怀疑为颅底骨巨细胞瘤，手术入路的选择应高度谨慎，因其血供可能异常丰富，颅底内镜手术将变得非常困难。

3. 若颅底骨巨细胞瘤累及颅底，周围存在神经、血管等重要解剖结构，或肿瘤血供丰富，术中出血较多，都将使全切肿瘤变得十分困难，术前栓塞肿瘤主要供血动脉等可以提高肿瘤的手术全切率。

4. 颅底骨巨细胞瘤完全切除后复发率相当低，故应争取全切，并适当充分磨除周边骨质。颅底骨巨细胞瘤未能全切的或病灶周边切除过于靠近肿瘤的患者，术后应行放射治疗控制，可以减少复发。

5. 鉴于颅底骨巨细胞瘤还是有复发或肉瘤样变的可能，全切甚至放射治疗巩固后的患者，仍应定期随访。

（钟　平）

第三节　颅底骨纤维结构不良

一、引言

骨纤维结构不良（fibrous dysplasia）是由于成骨细胞的分化缺陷，使骨成熟障碍，导致正常骨被异常纤维组织和未成熟骨所取代，引起局部骨增厚、变形。冯·雷克林豪森（1891）首先报道，利希滕斯坦（1938）进一步描述和命名。但是这种疾病可能早已经发生在人类身上，考古发现一具12万年前的尼安德特人骨骼上就有类似病变。骨纤维结构不良并非肿瘤，而是一种病因不明的骨纤维病变，多数认为是一种发生学上的障碍，没有遗传学的证据。它是最常见的良性骨骼疾病之一，可以影响身体的任何骨骼，一般仅影响一侧，但颅底骨纤维结构不良更多见，尤其是在额骨、蝶骨和筛骨。其发病率占所有骨肿瘤的2.5%，多见于儿童和青少年，女性多于男性。

有三种类型的纤维结构不良：单骨（最常见，占70%的病例）、多骨和麦丘恩-奥尔布赖特（McCune-Albright）综合征。单纯骨纤维结构不良没有性别差异，但McCune-Albright综合征在女性中更为常见。

二、病理

组织学上，病变的特征是骨成熟停止，病变由幼稚骨的薄小梁和纤维间质混合而成，形成编织骨。它开始于突变的多能胚胎细胞，骨骼干细胞从中发育。当骨松质被纤维、细胞组织所取代，当胶原沉积在未成熟的编织骨中时，就形成了损伤性骨。患骨富含抗粘连分子和骨粘连蛋白，缺乏促进粘连分子骨桥蛋白和骨涎蛋白。受影响的骨骼可以是单骨（涉及一个骨骼）或多骨（影响多个骨骼）。在非常活跃的病变中，可以看到有丝分裂。

纤维异常增生的基因突变位于GNAS位点的20q13号染色体上。该异常基因编码G蛋白α亚单位（Gsα）的组成性活性突变体，该突变体将细胞内环磷酸腺苷的产生与激素的产生耦合起来。结果，使G蛋白失活所需的正常鸟苷三磷酸酶活性降低。异常等位基因存在于镶嵌图案中。有意思的是，这种突变也在高分泌性甲状腺肿瘤、间质细胞肿瘤和高达40%的生长激素分泌性垂体腺瘤中发现。亲本印记（一种涉及转录后DNA甲胺和组蛋白处理，以及早期胚胎突变的表观遗传现象）可能解释了表型变异和镶嵌现象。McCune-Albright综合征也是Gsα激活的结果，其特征是多发性纤维发育不良、内分泌疾病（尤其是性早熟）和咖啡斑。这三个指标中有两个就可以证实临床诊断。

三、病史

颅底骨纤维结构不良的症状主要由颅骨增厚引起，表现为头部外观畸形、突眼、视力下降、头痛及其他脑神经麻痹。80%为单发，没有全身骨质疏松和钙磷代谢紊乱。少数可同时影响多处骨骼，如脊椎骨、骨盆和股骨等；其中患有McCune-Albright综合征者多表现为女性患者伴有内分泌紊乱，如性早熟、甲状腺功能亢进、肢端肥大、Cushing病等。

眶尖受累相当常见，包括突眼等。经常可伴有视神经管狭窄，但完全失明少见。颅底骨纤维结构不良的病例中，累及颅底各部位的发生率大致如下：筛骨（71%），其次是蝶骨（43%）、额骨（33%）、上颌骨（29%）、颞骨（24%）、顶骨（14%）和枕骨（5%）等。

四、影像学检查

1. X线平片　X线检查可见局部骨质增厚、骨密度增高、骨膨胀、囊状骨质破坏、不规则骨化、骨结构模糊，骨小梁消失呈"磨玻璃样"改变。X线平片可以清楚地显示病变的范围和受累的骨骼。

2. CT扫描　头颅CT平扫可见额骨、蝶骨和筛骨等病灶区域局部骨质增厚，骨密度增高或高低混杂密度，板障增厚，骨皮质消失（图9-3-1，图9-3-2），增强后可见病灶明显强化，密度不均。部分病变骨在薄层CT上表现为放射状，呈典型的磨玻璃样外观。三维CT重建有助于制订手术计划。

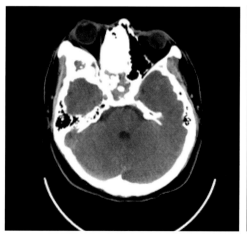
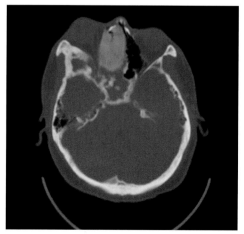

图9-3-1　颅底骨纤维结构不良的CT表现

CT平扫示右侧眶外侧壁及内侧壁显著增厚，右侧筛窦完全骨化，呈均匀的高密度，右眼眶明显缩小，右眼突出。CT骨窗位示局部骨质明显增生，骨皮质完整，密度均匀

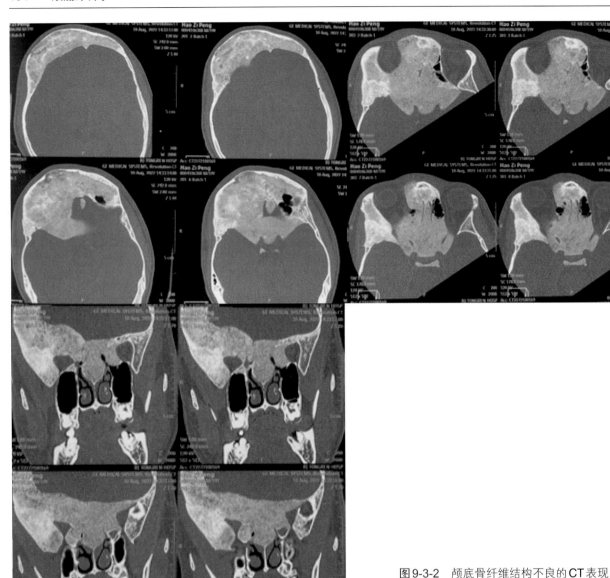

图9-3-2　颅底骨纤维结构不良的CT表现

CT平扫骨窗位示右额、右眶外侧壁及内侧壁显著增厚，双侧筛窦、蝶窦完全骨化，呈均匀的高密度，右眼眶缩小，右视神经管明显狭窄

3. MRI　颅底骨纤维结构不良在MRI上信号多样，无特异性。基本上所有序列上都显示混合信号，一般与脑实质分界清楚，为硬膜外病变，T_1和T_2为低信号或极低信号，增强后可以有不同程度的强化，但不同于骨性肿瘤和脑膜瘤等肿瘤性颅骨增生病变，周边硬膜不强化（图9-3-3）。

五、诊断和鉴别诊断

颅底骨纤维结构不良一般诊断并不困难，但需要和蝶骨嵴脑膜瘤伴随的颅底骨质增生鉴别。另外，要鉴别的是佩吉特病，颅底骨纤维结构不良的佩吉特样（混合型）亚型更常见于有长期症状的老年患者，呈磨玻璃样骨膨胀、放射密度和放射透射率交替区域，正是这种磨玻璃样外观可以和佩吉特病相鉴别。

六、治疗

考虑到颅底骨纤维结构不良有缓慢生长和最终自限性的病程，一般无特定神经功能障碍者，不建议手术治疗。有报道缓慢进展的平均持续时间为9.8年，进展停止的平均年龄为19.2岁，但个体差异相当大。眼眶受累导致视力丧失是最严重的问题，对于症状进行性加重或进展较快的患者，手术减压可能是必要的。

1. **手术治疗**　手术的目标包括任何神经结构的减压和美容。若累及颅面部造成畸形者，可将隆起的骨性部分切除，同时行颅骨修补术；前颅底病灶出现视力下降、眼球突出等症状者，则应手术将增厚的眶顶切除，打开视神经管，使视神经得到充分减压，以减轻或消除症状。无症状患者不推荐预防性视神经管减压术，因为打开视神经管也有可能导致视觉损害。同

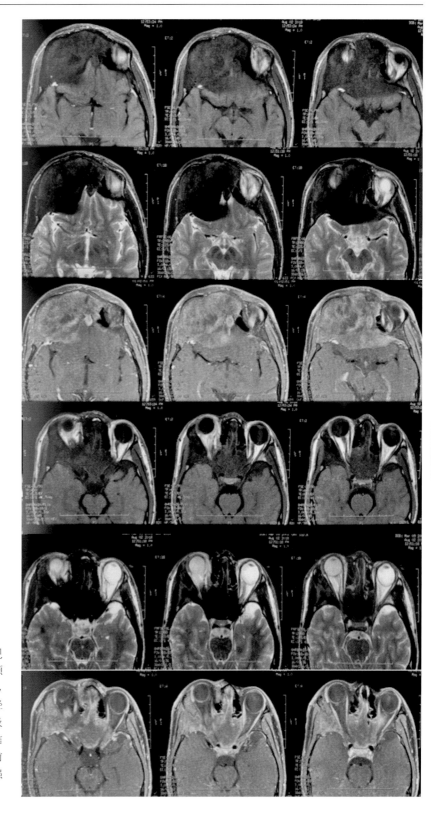

图9-3-3　颅底骨纤维结构不良的MRI表现
T_1加权像示右额、右眶外侧壁及内侧壁、前颅底、鞍区骨性病变，双侧筛窦、蝶窦完全消失，呈低信号，右眼眶缩小，右眼突出，右视神经管明显狭窄。T_2加权像示右额、右眶外侧壁及内侧壁、前颅底、鞍区骨性病变，呈明显低信号。T_1增强示右额、右眶外侧壁及内侧壁、前颅底、鞍区骨性病变，呈不同程度的不均匀强化，周边硬膜不强化

样不推荐广泛切除病灶，因为会引起较大的创伤或容貌的改变。

2. 放射治疗　在治疗颅底骨纤维结构不良中没有作用，可能会增加恶性变的风险。但放射治疗诱发恶性变的可能性存在争议。在一个大组的回顾性研究中，由骨纤维结构不良引起的肉瘤的发生率为2.5%，其中只有不到50%的患者有放射治疗史。

3. 药物治疗　有报道称可以用双膦酸盐进行药物治疗，从而减少骨转换和疼痛。另外，根据一项双盲、随机对照试验，阿仑膦酸钠治疗降低了骨吸收标志物N-端肽，改善了面骨密度，但对血清骨钙素水平、疼痛或功能参数没有显著影响。地诺单抗是一种核因子-κB配体抑制剂，在治疗多发性纤维发育不全方面似乎很有前景，但尚未被美国食品药品监督管理局批

准用于儿童。

七、疗效与预后

颅底骨纤维结构不良和其他部位的骨纤维结构不良一样，一般是自限性疾病，骨病通常在青春期可以稳定下来，如有神经功能障碍而行手术切除者，一般术后病情也相当稳定，总体预后较好。

恶性变发生在约4%的骨纤维结构不良中，以单骨型多见。骨纤维结构不良的诊断与肉瘤样变性之间的间隔较长，平均约15年。对于已知的骨纤维结构不良患者，连续CT和MRI的密切影像学随访是必要的。疼痛恶化、软组织肿块形成或碱性磷酸酶水平升高应引起对恶性变的关注。

八、误区

1. 颅底骨纤维结构不良诊断并不困难，CT平扫加骨窗位结合MRI平扫加增强一般均能诊断，但还是要和颅底的脊索瘤或脑膜瘤等肿瘤引起的骨质增生鉴别。

2. 颅底骨纤维结构不良有缓慢生长和最终自限性的病程，没有特定神经功能障碍者，不建议手术治疗。

3. 出现视力下降、眼球突出等症状者，可以采用眶-颧弓-翼点入路，手术将增厚的眶顶和眶外侧壁切除，打开视神经管，使视神经得到充分减压，以减轻或消除症状。无症状患者不推荐预防性视神经管减压术，因为打开视神经管也有可能导致视觉损害。

4. 不推荐广泛切除病灶，因为只要适度切除病变骨质，大部分患者将趋于稳定，病变不再进展。

5. 明确诊断为颅底骨纤维结构不良的患者，应定期复查CT或MRI检查。鉴于其自限性病程，中、老年患者发现颅底骨纤维结构不良后，应建议随访观察，不应匆忙或随意手术。

（钟　平）

第10章　颅底软组织恶性肿瘤

一、引言

软组织恶性肿瘤是指来源于非上皮性骨外组织的一组恶性肿瘤，但不包括网状内皮系统、脑胶质细胞和各个实质器官的支持组织的肿瘤。软组织恶性肿瘤主要来源于中胚层，部分来源于神经外胚层，主要包括肌肉、脂肪、纤维组织、血管和外周神经。软组织恶性肿瘤占人类所有恶性肿瘤的0.72%～1.05%，不同国家和地区的发病率不尽相同，美国年发病率约为3.5/10万人，我国年发病例约为2.91/10万人。我国男女发病患者数比例接近1∶1，美国男女发病患者数比例约为1.4∶1，另外随着年龄的增长，发病率明显提高。软组织恶性肿瘤最常见的发病部位是四肢，约占53%，其次为腹膜后（19%）、躯干（12%）和头颈颅底区域（11%）。目前软组织恶性肿瘤的发病机制及病因学仍不明确，遗传易感性、*NF1*、*RB1*及p53基因突变可能与软组织恶性肿瘤的发生有关，也有文献报道化学因子、感染、放射线等也可能与发病相关。总的

来说，软组织恶性肿瘤是一组高度异质性的肿瘤。

二、病理

根据WHO《软组织与骨肿瘤分类》（第5版），软组织肿瘤根据组织来源共分为12大类，再根据不同形态和生物学行为，其中命名为肉瘤或者非肉瘤的恶性软组织肿瘤高达60余种。常见的累及颅底的软组织恶性肿瘤如下。

1. **恶性纤维组织细胞瘤**（malignant fibrous histiocytoma，简称恶纤组）　是目前颅底部位常见的软组织恶性肿瘤之一。其特征是肿瘤细胞呈席纹状或车轮状排列，主要发生在四肢和腹膜后，属于未分化的高级别多形性肉瘤。恶纤组的组织病理学分类主要包括多形性恶性纤维组织细胞瘤/未分化高级别多形性肉瘤、巨细胞恶性纤维组织细胞瘤/伴有巨细胞的未分化多形性肉瘤、炎症性恶性纤维组织细胞瘤/伴有明显炎症反应的未分化多形性肉瘤（图10-0-1）。

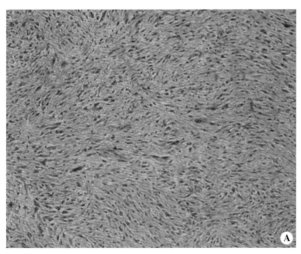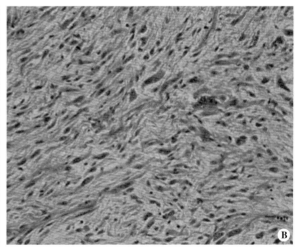

图10-0-1　左颞窝恶性纤维组织细胞瘤
A.梭形肿瘤细胞呈车轮状排列，大小、形状不等，异型性明显（HE，×100）；B.图中示瘤巨细胞及核分裂象（HE，×200）

2. **脂肪肉瘤**　占软组织肉瘤的17%～30%，2%～9%出现在头颈颅底位置，其他发病部位主要在四肢软组织和腹膜后。其特征是瘤细胞向脂肪母细胞分化，

瘤内存在不同分化阶段的非典型性脂肪母细胞。病理上包括高分化型、去分化型、黏液型、多形性和混合型脂肪肉瘤（图10-0-2）。

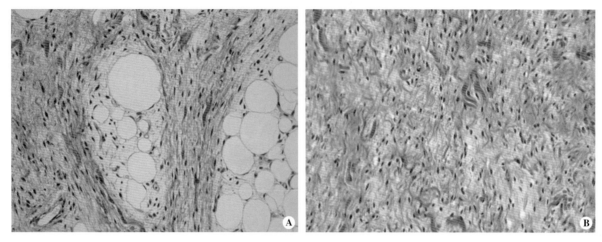

图 10-0-2　脂肪肉瘤

A. 肿瘤内部分区域可见梭形细胞成分，细胞轻度异型（HE，×200）；B. 肿瘤内部分可见纤细的血管网及黏液样基质，脂肪细胞大小不等，其中见散在分布的脂肪母细胞（HE，×200）

3. **横纹肌肉瘤**（rhabdomyosarcoma）　是小儿常见恶性肿瘤，占小儿实体瘤的8%～10%，超过50%的患者年龄小于10岁。肿瘤恶性程度较高，发展快，横纹肌肉瘤分为胚胎性横纹肌肉瘤、腺泡状横纹肌肉瘤和多形性横纹肌肉瘤，HE染色在光学显微镜下观察横

纹肌肉瘤细胞，有时可因细胞分化低及横纹未形成等原因而难以确诊，免疫组织化学染色方法是确诊横纹肌肉瘤的可靠方法。免疫组织化学检查中肌红蛋白呈阳性（图10-0-3）。

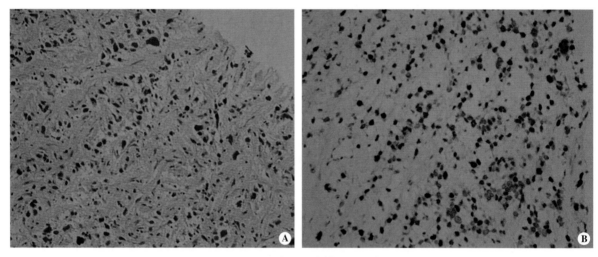

图 10-0-3　左颞下窝横纹肌肉瘤

A. 瘤细胞被不规则形纤维隔分隔成腺泡状，细胞大小不一，胞质少而边界不清（HE，×200）；B. Myo D1染色，呈细胞核强阳性着色（Ventana 一步法，×200）

4. **纤维肉瘤**　是由成纤维细胞和胶原纤维形成的恶性肿瘤，是较常见的软组织肉瘤。可发生在损伤、烧伤瘢痕、骨髓炎瘘管、窦道或放射治疗后，10%的患者有放射暴露史。纤维肉瘤发病年龄为40～60岁，肿瘤生长缓慢，纤维肉瘤显微镜下主要为束状排列的梭形细胞，大小形状较一致，胞质量少，胞膜界线不清，被平行排列的胶原纤维所分隔（图10-0-4）。

5. **血管肉瘤**　也称恶性血管内皮瘤，是由血管内

皮细胞或向血管内皮细胞方向分化的间叶细胞发生的高度恶性肿瘤，是头颈颅底部癌症治疗上最具挑战性的肿瘤之一，主要出现在老年患者（85%的患者大于60岁），男性为女性的两倍。血管肉瘤在显微镜下显示有大量不规则的肿瘤性血管组成，血管管腔大小不一，相互吻合成血管网络。与正常血管不同的是，这些血管形状不规则，通过血窦结构相互连通，并破坏浸润周围组织（图10-0-5）。

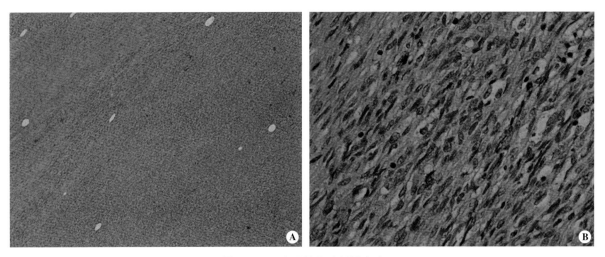

图 10-0-4 右颈静脉孔纤维肉瘤

A. 肿瘤细胞丰富，排列呈束状，并交叉排列成鲭鱼骨样结构（HE，×40）；B. 肿瘤细胞异型明显，核大深染，染色质粗糙（HE，×400）

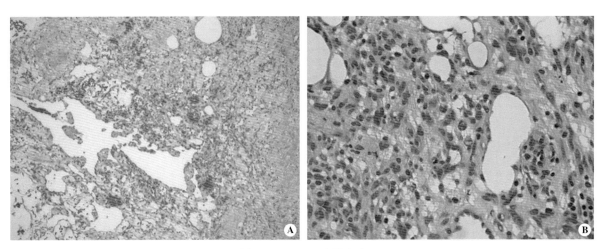

图 10-0-5 下咽血管肉瘤

A. 肿瘤性的血管形态不规则，浸润破坏周围组织，内皮细胞形成突起或乳头（HE，×100）；B. 肿瘤性内皮细胞增生，异型性明显，细胞较大，核深染，可见核分裂象（HE，×400）

三、临床表现

大多数颅底软组织恶性肿瘤缺乏明显特异性的症状和体征，主要表现为逐渐生长的无痛性肿块。肿瘤累及的颅底部位不同，患者的症状也不相同。肿瘤在鼻窦鼻道和前颅底可能会出现鼻塞、鼻出血、眼球突出、复视；肿瘤位于耳部和侧颅底时可表现为听力下降、眩晕、耳鸣或面瘫；肿瘤位于上颌骨可出现牙齿疼痛、牙齿松动等；累及颈静脉孔区颈部的肿瘤可引起吞咽困难、声音嘶哑、呼吸困难等。肿瘤向颅内扩展，可出现头痛、头晕、恶心、呕吐等症状；若发生肺部、颅内等处的转移，可产生相应症状。体格检查通常显示头颈部皮下或上呼吸道黏膜下的包块，可能导致相邻结构的变形或破坏。

大部分颅底软组织恶性肿瘤的影像学检查具有软组织肿瘤的一般影像学表现，但是缺乏特异性。CT/MRI（平扫+增强）是常用的检查方法（图 10-0-6～图 10-0-10），CT 能清楚、准确地展示肿瘤有无钙化及周围骨性结构的改变。MRI 对骨质和骨膜的显示远不如 CT，但 MRI 提供了更好的软组织的分辨率，显示神经周围侵犯情况，硬脑膜、脑组织受累等情况，MRI 也是监测肿瘤复发的重要影像检查方法，是软组织肿瘤最重要的检查手段。必要时行全脑血管造影或 MRA/MRV 等血管检查了解肿瘤血供及周围血管情况。PET-CT 检查不仅可以显示原发肿瘤部位的代谢情况，更重要的是可评价患者的区域和全身情况，已被用于临床肿瘤的分期、治疗监测和预后评估，并已被证实在评估较常见头颈部颅底肿瘤方面，如鳞状细胞癌、淋巴瘤和涎腺癌等要优于常规影像检查，PET-CT 检查对颅底复杂肿瘤如黑色素瘤、基底细胞癌、嗅神经母细胞瘤和肉瘤分级也可能优于常规检查。

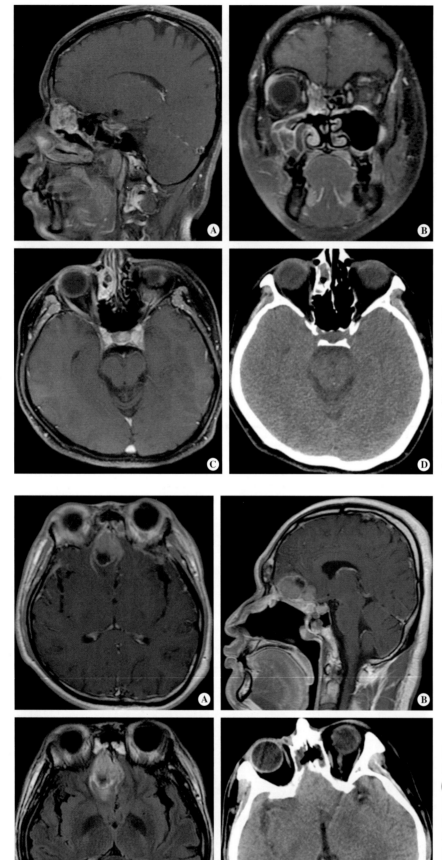

图 10-0-6　患者，女性，33 岁，复发双表型鼻窦肉瘤。增强 MRI（A～C）和平扫 CT（D）提示右侧鼻腔鼻窦术后改变。右侧前颅底肿瘤，主要位于右侧筛窦，累及颅底，形态不规则、边界不清，约 2.2cm×2cm×1.2cm，呈等 T_1、长 T_2 信号，增强扫描呈明显不均匀强化；右侧额窦阻塞性炎症改变，鼻中隔疑似受累；双侧上颌窦炎症改变，右侧上颌窦开口扩大，中鼻甲缺如

图 10-0-7　患者，男性，21 岁，前颅底复发胚胎性横纹肌肉瘤。增强 MRI（A～C）和平扫 CT（D）提示前颅底右侧额叶直回区见不规则肿块影，边界欠清晰，约 2.5cm×2.7cm×2.5cm，T_2 加权像/FLAIR 序列呈混杂高信号，见局限性低信号囊变影，DWI 稍高信号，增强扫描可见较明显强化，囊变区边缘呈环形强化，周围见少许片状水肿信号，向下与前颅底界线不清晰，向左侧局部压迫邻近大脑镰，邻近双侧额叶脑膜稍增厚伴强化

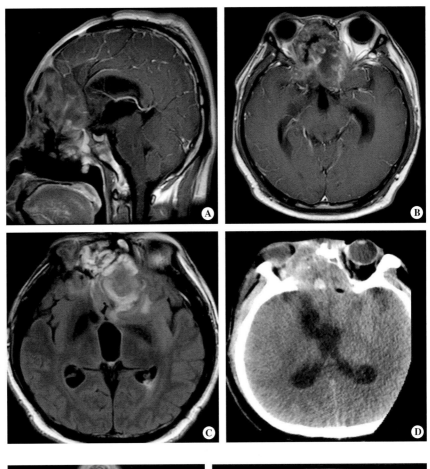

图10-0-8 患者，男性，27岁，颅底纤维肉瘤术后、放射治疗和靶向治疗后复发（纤维肉瘤复发，FNCLCC 分级：G2 级）。MRI[T_1 增强（A、B）；T_1 FLAIR 序列（C）]和平扫CT提示双侧额叶脑外及鼻腔内不规则肿物，边界欠清，约 6.9cm×4.4cm，其内可见液平面及气体密度影，双侧侧脑室前角受压，病变累及筛窦、右侧上颌窦、右侧眼眶，与右侧眼外肌及视神经关系密切。右侧额、颞部术后改变，额骨骨质不连续。双侧侧脑室及第三脑室扩张，脑实质弥漫肿胀

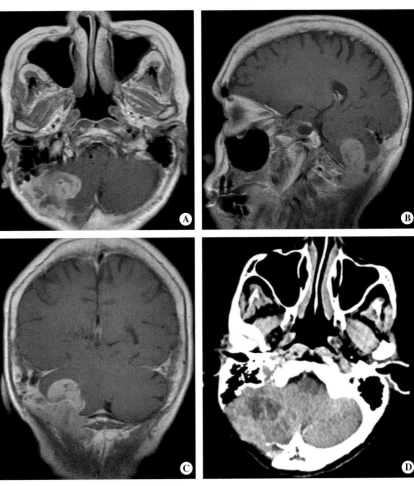

图10-0-9 患者，女性，75岁，右侧小脑半球-颅后窝-上颈段颅内外沟通肌纤维母细胞肉瘤（高级别恶性软组织肿瘤，FNCLCC 分级：G3）。增强MRI（A～C）和平扫CT（D）提示病变形态不规则、呈浸润性生长，边界欠清，静脉注入造影剂后明显强化；右侧颅后窝骨质破坏明显，肿瘤侵犯小脑组织及上颈部横纹肌组织

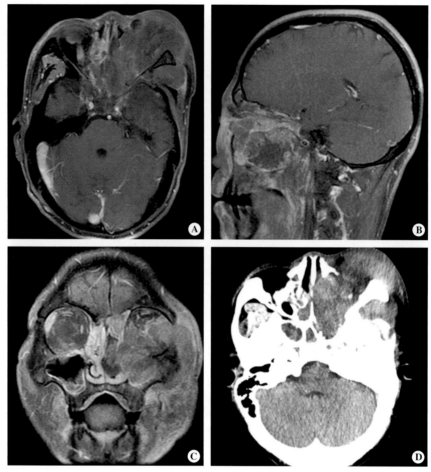

图10-0-10　患者，男性，41岁，左侧前颅底-颌面部尤因肉瘤。增强MRI（A～C）和平扫CT（D）提示病变累及范围广泛、形态不规则、边界欠清，约7.5cm×8cm×8cm，呈等T_1、等T_2信号，增强后轻度强化；肿瘤上方侵犯双侧鼻腔鼻窦、前颅底和颞窝，左侧眶内容物明显受压移位、眼球突出，颞窝内颞肌受侵；下方侵犯颞下窝、翼腭窝、上颌窦区、鼻中隔、双侧鼻甲受侵，肿瘤包裹下颌支，上颌骨破坏明显，前方侵犯上颌骨牙槽、前外侧区至皮下，左侧咽隐窝受累

四、术前准备

1. 术前活检　若条件许可，颅底软组织恶性肿瘤手术治疗前强烈建议应先活检（推荐穿刺活检）以明确诊断和分期，确诊需病理诊断。颅底软组织恶性肿瘤累及鼻窦、咽旁间隙等部位，可考虑经黏膜活检，或者使用内镜也可以从这些部位获得组织，需注意活检时不要污染周围区域的组织。颅底软组织恶性肿瘤确诊之后，应检查有无远处转移。其中高危患者为肿瘤高度恶性，位置深在，肿瘤较大，局部复发或病变切缘阳性。软组织恶性肿瘤如肉瘤，最常转移到肺部，高危患者应行胸部CT排除肺部转移。

2. 多学科评估　手术治疗虽然是颅底软组织恶性肿瘤的主要治疗手段，但手术可能涉及神经外科、耳鼻咽喉-头颈外科、眼科、口腔科等多个学科；同时，颅底软组织恶性肿瘤多需辅以放化疗等，因此颅底软组织恶性肿瘤应采取多学科综合治疗。主张在治疗前应行多学科评估，重点明确术前是否需放化疗和制订手术及术后综合治疗方案。当肿瘤较大、侵及关键部位（海绵窦、视交叉、颈内动脉等）或术后可能迅速复发，可考虑术前放化疗，以期缩小肿瘤体积再行手术。

3. 术前放化疗方案（新辅助放化疗）　高级别肉瘤患者，或仅能部分切除的患者，可以考虑术前放射治疗（新辅助放射治疗）。它的优点是可以缩小或控制肿瘤体积；在手术难以切除或达到的区域，特别是在颅底，放射治疗范围和剂量比术后放射治疗更小。另外可以减少对重要组织结构的损伤，如眼球、视神经、视交叉、脑干等。术前放射治疗也可使放射治疗科医师和外科医师合作讨论整体治疗方案，最大限度提高疗效。然而，术前放射治疗也可能破坏原有正常组织、结构的功能、性质，导致术中易出血、肿瘤粘连，术后切口不易愈合甚至颅底脑脊液漏等。因此，术前放射治疗应个体化、综合考虑。新辅助化疗近年来越来越得到重视，通过术前的化疗来减小或控制肿瘤体积，以利于手术，但也可能导致局部手术并发症的增多，甚至出现肿瘤进展而延误手术时机。

4. 手术原则和方案制订　颅底软组织恶性肿瘤，尤其是软组织肉瘤，分期主要采用 MSTS/Enneking 外科分期系统和 AJCC 分期系统，而外科边界评价多采用国际抗癌联盟（UICC）的 R0/R1/R2 切除标准和 MSTS/Enneking 外科边界评价系统，尤其是后者。

手术治疗应多学科合作力争一期根治性切除肿瘤，遵循无瘤原则（尽量完整游离、切除肿瘤，避免肿瘤显露及破裂，否则增加术后局部复发风险），尽量做到切缘阴性，并切除穿刺活检的隧道，但很少需要行淋巴结清扫术。手术一般需将肿瘤连同周围 1～2cm 正常组织完整切除并获得切缘阴性，而颅底的软组织恶性肿瘤，当涉及重要血管、神经，周围切除范围可适当减小。

五、手术过程

颅底软组织恶性肿瘤的手术，根据肿瘤累及的范围和术前制订的切除方案，可以选择常规的经口插管麻醉、经鼻插管或气管切开插管麻醉等多种方式。具体的病变切除方法：根据肿瘤的位置选择相应的手术入路，充分显露肿瘤。若肿瘤侵犯硬脑膜、颅内，要在肿瘤周围 0.3～0.5cm 处切除肿瘤，然后向外切除硬脑膜边缘（切缘），将切缘送术中冷冻病理检查，确保冷冻病理结果为无肿瘤细胞浸润后，再缝合硬脑膜，若某处冷冻结果提示有肿瘤细胞，则沿边缘扩大切除后，再取边缘硬脑膜送冷冻病理，直到切缘无肿瘤时再修补硬脑膜。用同样的方法处理鼻腔、面部切缘。颅底骨质无法行冷冻病理检查，因此应尽量扩大切除范围，可距肿瘤 0.5cm 磨开颅底骨质。肿瘤的广泛切除达到切缘阴性是软组织肉瘤的主要治疗手段，但颅底解剖结构复杂，涉及眼球、视神经、颈内动脉、海绵窦等重要组织结构，会影响手术全切。在肿瘤累及颈内动脉的情况下，可行颈内动脉的球囊阻塞试验，必要时进行术中脑神经电生理监测。这些重要结构如有损伤可能导致严重并发症甚至危及生命，故应尽量避免损伤此类结构。

涉及颅底的手术可能导致颅底缺损，应根据缺损的部位、大小等情况妥善修复颅底。经鼻腔或经面部入路切除肿瘤，颅底缺损一般较小，可用脂肪填塞、鼻中隔黏膜瓣覆盖外加碘仿纱条填塞支撑。开颅手术切除肿瘤颅底缺损往往较大，一般选取颞肌筋膜或腿部阔筋膜修补缺损的硬脑膜，做到脑脊液不能流出。外面用带蒂额部骨膜瓣覆盖，再经鼻腔填塞碘仿纱条支撑，妥善固定。当大型复杂颅底缺损，局部组织瓣缺失，邻近组织瓣不合适（如长度受限）时，或需三维重建口鼻腔及面部外观时，先修补硬脑膜，然后可用游离带蒂组织瓣修复面部缺损。

六、术后管理与常见并发症

1. 脑神经损伤　侵犯颅底颅内的肉瘤术后脑神经功能障碍较为常见，因此术中应该避免对可能损伤的神经、脑组织过度牵拉，对难以避免的损伤术后早期治疗。大部分神经功能障碍术后可自行缓慢恢复。面瘫、眼睑闭合不全者需将眼睑闭合固定，并适当滴眼药水。对于有严重吞咽功能障碍的患者，应该禁止经口饮食，置胃管鼻饲营养。如有明显的咳痰无力症状，考虑行气管切开术，这样有利于气道护理，减少肺部感染。

2. 脑脊液漏　如果出现脑脊液漏的症状，及时给予抗生素治疗，腰椎穿刺 - 腰大池置管引流是治疗脑脊液漏有效的手段，必要时需再次手术颅底重建修补脑脊液漏口。

3. 颅内感染　术后应常规使用抗生素预防颅内感染。如术后有发热、头痛及脑膜刺激征等颅内感染迹象，则需要化验脑脊液以明确，同时腰大池置管引流并鞘内注射庆大霉素，然后可根据细菌培养及药敏试验结果更换抗生素治疗。

4. 颜面部缺损　部分患者肿瘤累及眼眶、上颌骨行眶内容物剜除术或上颌骨切除术，术后根据需要安装义眼和腭托，尽可能改善患者生活质量。

七、后续治疗

术后需要根据病理、切除情况等决定是否辅助放化疗。局部复发仍然是颅底软组织恶性肿瘤面临的巨大问题，局部复发率为 14%～48%，如何进行综合治疗至关重要。

合理地应用放射治疗可减少肿瘤的局部复发。美国国立综合癌症网络（NCCN）指南推荐对高度恶性，或者低度恶性但肿瘤＞5cm，或切缘阳性者进行辅助放射治疗。初次手术不规范或术后出现复发者也应该进行辅助放射治疗。术后放射治疗可能出现迟发的并发症，如淋巴水肿、纤维化和瘢痕形成。

由于缺乏化疗能改善颅底软组织恶性肿瘤总生存率的一类证据，化疗在软组织恶性肿瘤中的作用一直存在争议。在已有转移或不可切除的软组织肉瘤患者中，化疗可使部分患者获益。横纹肌肉瘤、尤因肉瘤、滑膜肉瘤、血管肉瘤等，对化疗相对敏感。肿瘤恶性程度高且无法全切的患者预后最差，目前治疗上建议术后辅助单独放射治疗或联合化疗。当患者有转移的高风险及肿瘤切缘阳性时，也建议辅助化疗。另外，近年来，一些靶向治疗药物对特定组织学类型的晚期软组织恶性肿瘤显示出了较好前景，已有多种靶向药物应用于晚期或不可手术切除的软组织恶性肿瘤的治疗。基于免疫检查点抑制剂PD-1/PD-L1抗体的免疫治疗在多种肿瘤中表现出有效性，其在软组织恶性肿瘤，如尤因肉瘤中的疗效受到了特别的关注。

八、预后

以肉瘤为代表的软组织恶性肿瘤总的5年生存率为60%～80%。影响软组织恶性肿瘤生存预后的主要因素有年龄，肿瘤部位、大小、组织学分级、是否存在转移及转移部位等。影响软组织恶性肿瘤局部复发的因素主要有不充分的外科边界、多次复发、肿瘤体积大、组织学分级高等。软组织恶性肿瘤分期系统可以反映疾病生存预后，如软组织肉瘤的MSTS分期Ⅰ期、Ⅱ期、Ⅲ期的5年总生存率分别为90%、81%和56%，而AJCC分期ⅠA期、ⅠB期、Ⅱ期、ⅢA期、ⅢB期、Ⅳ期的5年总生存率分别为85.3%、83%、79%、62.4%、50.1%和13.9%。

九、总结

颅底软组织恶性肿瘤是一类高度异质性的恶性肿瘤，它的治疗是一个多学科协作综合治疗的过程。颅底外科、病理科、影像科、肿瘤内科、放射治疗科医师是颅底软组织恶性肿瘤多学科团队的核心。颅底软组织恶性肿瘤的治疗主要涉及3种方法：外科手术、全身治疗（包括细胞毒性药物治疗、靶向治疗、免疫治疗等）及放射治疗。外科手术是颅底软组织恶性肿瘤最主要的治疗方法，主要由颅底外科医师完成，必要时根据肿瘤部位和受累情况需要相应外科协作。药物治疗和放射治疗也是颅底软组织恶性肿瘤的重要治疗手段，在综合治疗中占有重要的地位。

十、要点与误区

1. 对影像学怀疑颅底恶性肿瘤者，在治疗前尽可能通过穿刺或者鼻内镜获取肿瘤组织，明确病理诊断，并结合影像学资料进行多学科评估，制订合理的治疗方案。部分对放化疗敏感的软组织恶性肿瘤可以行术前诱导放化疗，肿瘤缩小后再手术可以减少手术创伤，甚至可以使原来不能切除的肿瘤可以切除，或使原来需要手术的肿瘤免除手术。

2. 术前、术中、术后的多学科协作是提高颅底软组织恶性肿瘤疗效和延长患者生存期的关键措施。

3. 外科手术应力争一期根治性切除肿瘤，遵循无瘤原则，尽量做到切缘阴性。

4. 新的靶向或者免疫治疗药物或者联合治疗方案正在涌现，颅底软组织恶性肿瘤术后尽可能完善基因检测和分子病理诊断，寻找可能有效的治疗药物。

（王嘉炜　万经海）

第11章　颅底沟通肿瘤

第一节　颅眶沟通肿瘤

一、视路胶质瘤

视路胶质瘤（OPG）较为罕见，发病率为1/10万，占儿童颅内肿瘤的3%～5%，占眶内肿瘤的4%。其可发生于球后视神经、视交叉、下丘脑、视束至外侧膝状体通路上的任何部位，可原发于视神经，也可从第三脑室的侧壁从前、后或侧方侵入视路。根据其侵犯部位可分为眶内视神经型、视交叉型、颅内弥散型。

（一）病理学

视神经由神经轴索组成（95%为视网膜神经节细胞轴索，5%为星形胶质细胞），由内向外是富含毛细血管的软脑膜、蛛网膜，最外层较厚的是硬脑膜，具有保护视神经的作用。视神经是中枢神经的延伸，少突胶质细胞形成的髓鞘包绕视神经轴索。这一点与周围神经不同，后者由施万细胞包绕。中枢神经缺乏施万细胞包绕形成的神经膜，因此不具有再生能力。视神经胶质瘤起源自视神经内软脑膜中的星形胶质细胞。视路胶质瘤恶性程度较低，生长稳定，甚至部分呈自限性。90%的视路胶质瘤是低级别的星形胶质细胞瘤，病理多为毛细胞型星形细胞瘤，5%为高级别的星形胶质细胞瘤，2%为其他肿瘤，如少突胶质细胞瘤等，2%为诊断不明。肿瘤可发生在从视神经到视皮质的整个视路，瘤细胞呈浸润性生长，与正常视神经纤维无明显界限。50%的患者合并神经纤维瘤病Ⅰ型，另50%为孤立病灶。在神经纤维瘤病Ⅰ型的患者中，15%～20%合并视路胶质瘤。

（二）临床表现

视路胶质瘤的临床表现因累及的部位不同而异。其中视神经胶质瘤最常见，典型临床表现为儿童时期渐进性、无痛性单侧眼球突出（图11-1-1），伴视力下降和瞳孔传入障碍。眼球突出可呈轴性，也可因肿瘤体积过长，而向眶周推挤眼球使其呈非轴性突出。症状发展一般比较缓慢，如瘤内出血可致短期内快速发展。60%的患者就诊时视力低于0.1。患者早期即可出现视野中盲点，但由于儿童时期主诉不确切，常不引

起注意。其他表现还有视神经萎缩、视盘水肿和斜视等。少数患者肿瘤向前生长累及视盘，眼底镜下可见到灰白色肿瘤突入玻璃体腔。偶可见视睫状血管。

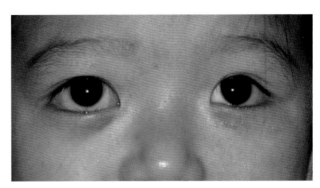

图11-1-1　右眼视神经胶质瘤
患儿外观像显示眼球突出并向上轻度移位

视交叉胶质瘤以双侧视力下降、视野改变多见，无单眼视力下降或视野改变；弥散型视路胶质瘤累及下丘脑则多伴有下丘脑损伤症状，表现为性早熟、精神淡漠、肥胖、多饮、多尿等，颅内压增高出现相对较早，视力、视野改变常出现在晚期。

高级别视路胶质瘤属恶性肿瘤，多见于中年人，生长迅速，常侵犯视交叉，并且双侧视神经常很快受侵犯，病死率极高。原发于视神经的高级别视路胶质瘤十分少见，截至2004年，仅有45例，常在短期内失明，1年内死亡。

（三）影像学表现

视路胶质瘤患者以儿童居多，不易配合详细眼科检查，但具有典型的影像学表现和临床特征，可作为确诊的主要依据。

CT和MRI显示视神经胶质瘤各具优势。CT可显示视神经呈梭形增粗（图11-1-2），肿瘤局部膨大明显时，可呈球形（图11-1-3）或"S"形在眶内弯曲（图11-1-4）。肿瘤与眼外肌呈等密度，如瘤内发生囊变坏死或有陈旧出血，则密度不均。肿瘤因有硬脑膜被覆，表面光滑，所以在影像学上肿瘤的边界清晰锐利，这是与视神经鞘脑膜瘤的鉴别点之一。CT还可显示视神经管增粗，提示肿瘤已蔓延至管内段视神经。肿瘤在MRI的T_1加权像呈中或低信号（图11-1-5），在T_2加

权像呈中或高信号（图11-1-6）。增强扫描肿瘤强化明显，能清晰显示肿瘤向管内段、颅内段的蔓延（图11-1-7，图11-1-8）。肿瘤内如有出血、液化等，则信号不均匀，增强扫描尤为明显。

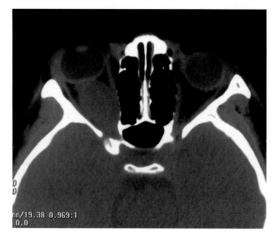

图11-1-2 右眶视神经胶质瘤，轴位CT显示肿瘤呈梭形，密度均匀，边界清晰，眼球后极受压变形，肿瘤蔓延至眶尖，视神经管轻度扩大

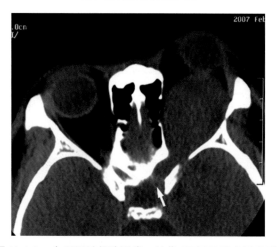

图11-1-3 左眶视神经胶质瘤，轴位CT显示肿瘤呈球形，密度均匀，边界清晰，眼球高度突出，眶腔及视神经管明显扩大（白箭头），说明肿瘤已蔓延至管内段或颅内视神经

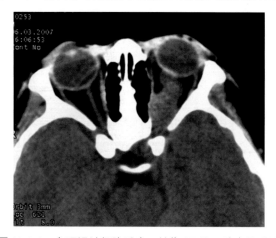

图11-1-4 左眶视神经胶质瘤，轴位CT显示肿瘤呈"S"形，密度均匀，边界清晰，眼球后极受压变形，视神经管骨质受压变形，可疑肿瘤蔓延至管内段视神经

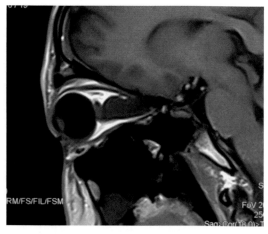

图11-1-5 视神经胶质瘤，矢状位MRI T_1加权像显示肿瘤呈均匀的中信号，梭形，边界清晰

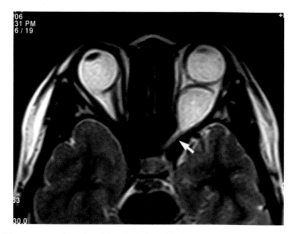

图11-1-6 左眶视神经胶质瘤，轴位MRI T_2加权像显示肿瘤呈均匀的高信号，球形，边界清晰，末端蔓延至管内段视神经（白箭头）

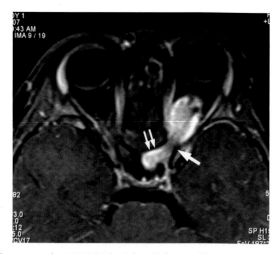

图11-1-7 左眶视神经胶质瘤，轴位MRI增强T_1加权像并压脂像，可见肿瘤呈球形，强化欠均匀，边界清，累及管内段（白箭头）、颅内段视神经和同侧视交叉（双白箭头）

颅内视路胶质瘤多表现为鞍区实性占位或以实性为主的梨形（前小后大）或分叶状肿块，体积常较大，常浸润性生长累及周围邻近结构。MRI的T_1加权像多呈均匀的略低信号或中低混杂信号，混杂信号主要是由肿

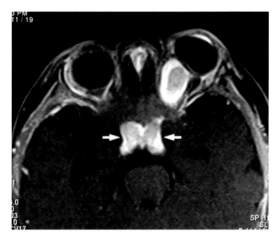

图 11-1-8　左眶视神经胶质瘤颅内蔓延，轴位 MRI 增强 T₁ 加权像并压脂像，可见肿瘤累及双侧视交叉和视束（白箭头），强化明显

瘤内发生囊变坏死所致；T_2 加权像呈高或中高混杂信号，多数边界较清楚，无瘤周水肿。

（四）治疗

1. **观察随诊**　很多学者支持视路胶质瘤属于良性肿瘤，生长缓慢或长期不发展，甚至可自发消退。局限于视神经的视路胶质瘤，病情稳定或视力障碍较轻者，可随访，此类患者有 50% 病情不再发展。当出现视力丧失、眼痛、眼球突眼时，则应手术切除病变，术后复发者再行放射治疗。

美国国立卫生研究院神经纤维瘤病 I 型和视路胶质瘤治疗协会认为年龄大于 6 岁的视路胶质瘤患者病情进展缓慢，6 岁以下者需每年行完整的眼科检查（包括视力、视野、眼底、色觉、裂隙灯检查），年龄大于 6 岁者可在 8 岁、10 岁、13 岁、16 岁、20 岁及 25 岁时行完整眼科检查，其余时间可行有选择性的检查。该协会还认为，对于孤立的眶内视路胶质瘤，有向后进展趋势而未明显侵犯视交叉者，有必要采取治疗措施，包括手术、放射治疗、化疗或联合应用。即便是已单眼失明，也可以手术治疗并防止肿瘤继续蔓延至视交叉。

2. **手术治疗**　发生于眶内的视神经胶质瘤，如果生长较快，为避免视交叉被侵犯，应行外侧开眶术切除肿瘤。如果病变已累及管内或颅内段视神经，经眼眶入路全切病变较为困难，应经额开颅行患侧视神经全切除。当肿瘤距视交叉仍有 2～3mm 时，全切病变并保护好视交叉是有可能实现的。

对于侵犯至颅内的视路胶质瘤，以下情况应积极手术：①临床上有渐进性视力障碍和进行性颅内压增高表现；②影像学检查肿瘤增长较快，其中黏液成分较多；③经规范的放射治疗后肿瘤继续增大者；④肿瘤堵塞 Monro 孔引起梗阻性脑积水。

胶质瘤与脑组织呈浸润生长，因此除局限、外生的肿瘤可全切除外，其余应以尽量缩小肿瘤体积，保

留残存视力和保护垂体、下丘脑功能为手术原则。手术切除过程中，若发现肿瘤已侵犯视交叉并超过 50%，而对侧视力尚保留者，则病灶侧尽量切除，而对侧切除应尽量保守。因为视路胶质瘤多为低级别胶质瘤，术后联合放射治疗可获得较好预后。高级别视路胶质瘤恶性程度高，预后差，致死率高，手术和放射治疗仅能延长生命。

3. **放射治疗**　对于视路胶质瘤的治疗作用已被广泛认可，对肿瘤的控制率可达 56%～90%。各医疗机构应用的放射治疗技术和剂量虽有一些区别，但多数都采用每天 1.5～1.8Gy，每周 5 次，总剂量 45～55Gy。放射治疗后的患者约 80% 保持稳定或肿瘤缩小，肿瘤缩小多见于放射治疗后 6 个月至 1 年。

放射治疗可适用于：①年龄大于 5 岁的患者（至少 3 岁）；②手术虽全切病变，但术后病理报告为 II 级或以上的星形细胞瘤，放射治疗应作为辅助治疗；③单纯接受化疗患者的辅助治疗；④肿瘤侵犯下丘脑、视交叉或视放射、视束而无法全切者。

4. **化学治疗**　尽管化疗对于视路胶质瘤的效果仍有争议，但由于化疗可避免放射治疗对儿童智力发育和垂体功能的影响，或者起到推迟应用放射治疗的作用，许多学者已将研究重点转向化疗。目前已证实放线菌素 D、长春新碱、卡铂、顺铂等多种化疗药物对视路胶质瘤有效。

（五）外科技术及注意事项

1. **眶内视神经胶质瘤的切除**　外眦部皮肤水平切口，切断外眦韧带上、下支后，显露眶外缘，切开眶缘骨膜，电锯截下眶外缘，上至泪腺窝水平，下至颧弓上缘水平。取下眶外缘后，将颞肌前缘从蝶骨大翼颞面剥离，推向后方。咬除部分蝶骨大翼骨质，可更加充分显露眶内术野。剪开眶骨膜，显露外直肌和球后脂肪。经外直肌下方钝性向球后分离，显露眼球后极部与视神经肿瘤的衔接部分，将脂肪向周围剥离，显露肿瘤边界（图 11-1-9）。由于视神经胶质瘤局限在视神经鞘膜内，而鞘膜与脂肪无粘连，易于分离。手术难点在于眶尖部术野非常狭小，视神经胶质瘤的近心端无法直视下分离，常需凭术者的经验掌握剪刀的深度和位置，尽可能做到眶尖部病变视神经断端的全部切除。剪刀不宜剪断过多眶尖组织，因为支配眼球运动的动眼神经和外展神经均在总腱环内穿行进入眶内。为增大剪刀在眶尖的操作空间，左手可用组织钳钳夹肿瘤远心端，提拉向前。但不应过度用力，有损伤视交叉的风险。眼动脉因紧贴视神经进入眶内，肿瘤切除后动脉的起始处常断裂出血，在狭小的操作空间内止血非常困难，需用 2～3 个脑压板拉开眶尖空间，显露动脉断端后确切电凝止血。盲目或粗暴止血会损伤

支配眼球运动的神经和肌肉组织，导致术后眼球偏斜和运动受限。术后如发生上睑下垂，致伤原因除了动眼神经上支损伤，也可能是上睑提肌被误伤。该肌肉位于眶尖上方，剪断视神经时剪刀开口方向应避免指向上方。

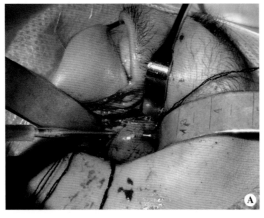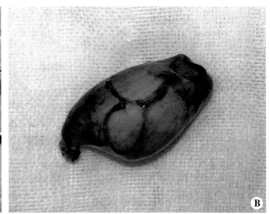

图 11-1-9　A. 外侧开眶术中显示视神经胶质瘤，斜视勾牵拉为肿瘤与眼球后极的连接部，肿瘤表面光滑；B. 视神经胶质瘤标本像

肿瘤切除后眶外缘骨瓣复位，钛钉钛板原位固定，逐层缝合骨膜、皮下组织，复位外眦韧带后缝合皮肤切口。术毕眼部加压包扎。

另外一种创伤较小的手术方法：显露视神经肿瘤后，沿长轴方向切开视神经鞘膜，肿瘤内的出血、液化、囊样变性等成分会被释放，也可用刮匙分块刮出部分肿瘤实质成分，使其体积缩小。当缩小到足够显露眶尖部视神经时，钳夹鞘膜，剪断病变视神经的远心端和近心端，完整取出鞘膜和内部残余肿瘤。其余操作同前。

手术并发症主要是上睑下垂和眼球偏斜，但由于患眼无视功能，纠正上睑下垂和眼球偏斜的主要目的为美观。术后应至少观察 6 个月以上，确认肿瘤无复发，同时患者有改善外观的主观愿望。矫正上睑下垂可采用额肌悬吊术，眼球偏斜则可通过斜视矫正术纠正。

术中发生眼球破裂很罕见，原因是过度用力挤压眼球或剪断视神经肿瘤远心端时距离眼球壁过近。因此，应避免在眶压高或显露不充分时粗暴操作。一旦发生，眼球摘除难以避免。

眼球萎缩一般发生在手术 2 年以后，罕见，与眶尖部过度烧灼止血导致眼球血供不足有关。术后如联合放射治疗，也会导致眼球和眶内组织萎缩。如需改善眼球萎缩造成的外观凹陷，可考虑后期眼球摘除联合义眼台植入术。

2. 经颅入路切除颅眶沟通视神经胶质瘤　蔓延至颅内段视神经和视交叉的胶质瘤可经颅入路，联合切除眶内段和颅内段肿瘤。该术式是额下入路与眉弓开眶术的联合改良，目的是将眶内神经胶质瘤与颅内的视神经胶质瘤一期切除。患者取仰卧位，常规冠状切口，电钻钻 3～4 孔，呈单侧额部骨瓣，"十"字形或 "U" 形剪开硬脑膜，显微镜下锐性分离前颅底蛛网膜，探查视交叉前池及颈内动脉-视神经间隙，充分显露患侧视神经。术中可见明显增粗的视神经，多呈浅黄色，部分可见结节样突起。累及视交叉的胶质瘤，视交叉多明显增粗，表面血管增多，双侧视神经夹角变小，患侧视神经变短粗，视交叉前间隙明显缩小。术中确认大脑动脉环后，将小块明胶海绵置入患侧颈内动脉-视神经间隙，沿视神经长轴划开视神经鞘，将其内肿瘤连同部分切除，此时视神经明显变细，于视神经管内口后 2.0～3.0mm 处，以低电流双极电凝反复烧灼视神经，促其进一步萎缩后，显微剪刀离断。再于视交叉中点患侧旁及视束区，同样离断患侧视路。视神经胶质瘤如未弥漫生长，于视神经内多可见相对清楚的肿瘤压迹或易辨认的肿瘤征象，如黄变、紫红色肿瘤结节等。颅内胶质瘤切除后，将眶上神经血管束从眶上孔分离出，再钝性分离硬脑膜-眶顶骨间隙，至神经管上壁后，以磨钻于眶顶骨横向磨出骨槽，以摆动锯或线锯离断眉弓及眶顶骨，取下骨板，即可显露眶内容物。以磨钻磨开视神经上壁，视神经管因胶质瘤多明显增粗，较易开放。线形或 "工" 字形划开视神经管内视神经鞘膜，可适当烧灼视神经使其缩小，然后将视神经颅内断端小心轻拉牵回视神经管内，分离至腱环处，作为眶内切除肿瘤的最终标记。视神经管内及视神经颅口以少量颞肌浆混合明胶海绵以医用胶封堵即可。剪开眶顶骨膜，可见额神经及其下方的上睑提肌肌腹部和腱膜，从肌腹部的内侧或外侧钝性向下分离，脑压板将眶脂肪拉开，进入眼球后方的肌锥内间隙。首先分离眼球后极部与视神经肿瘤的连接处，可以用斜视勾将视神经远心端勾出，直视下剪断视神经，钳夹远心端，钝性分离视神经肿瘤后极部与眶尖软组织、总腱环的粘连。尽量避免电凝，最大限度减少眼动脉和第 Ⅲ、Ⅳ、Ⅵ 对脑神经的损伤。分离至最末端后，剪开总腱环，可以将颅内、视神经管内及眶内段视神经肿瘤一起切除。眶顶骨复位以钛钉板固定，注意不要将眶内容物卡入骨缝内。缝合硬脑膜时，冲洗生理盐水，可检测视神经管内有无渗漏。复回颅骨瓣，留置引流管，常规关颅，缝合患侧眼睑1周。

注意事项：开颅时前缘尽量贴近眉弓，如开放额窦，小心推开窦内黏膜或电灼，以明胶海绵及帽状腱膜封闭开口即可。切除颅内视神经胶质瘤时，如肿瘤体积不大，可于神经内切除，不必扩大切除范围，尤其是对视交叉的干扰，减轻对健侧视神经的视野损伤。如肿瘤体积较大，已侵袭视交叉中间区或视交叉后累及下丘脑，则严格遵守中线原则，及时停止手术，以减小肿瘤体积为目的，其余残余肿瘤，留待术后放射治疗。分离硬脑膜-眶顶骨间隙时，操作需谨慎，尽量不要划破硬脑膜。因眼动脉在视神经管内位于视神经外下方，两者无直接交通，从颅内向管内提拉视神经断端时，一般只需缓慢轻柔，多可顺利提起。眶内段肿瘤切除后，可尝试缝合眶骨膜数针，避免眶内脂肪挤入骨缝间隙内。术中尽量应用低电流电凝，颅底局部可喷洒罂粟碱防止动脉痉挛。

二、视神经鞘脑膜瘤

脑膜瘤是中枢神经系统常见的良性肿瘤，其中0.4%~1.3%累及眼眶，占眼眶肿瘤的3%~9%。国外的统计显示，原发于视神经的肿瘤中，脑膜瘤占1/3，仅次于胶质瘤。视神经鞘脑膜瘤（optic nerve sheath meningioma，ONSM）发病的高峰是40~60岁，就诊的平均年龄为40.8岁，女性较男性好发，可占到总患者的61%~84%。儿童脑膜瘤患者中，发生在视神经鞘者比颅内更常见，而且没有性别倾向。

95%的视神经鞘脑膜瘤累及单侧眼眶，另外5%可累及双侧。双侧受累可能是由于肿瘤沿视神经管蔓延至视交叉，从而累及对侧视神经，也有少数情况是多发的脑膜瘤累及双侧视神经。双侧受累的视神经鞘脑膜瘤和神经纤维瘤病有一定关系。

（一）病理学

视神经鞘脑膜瘤起源于眶内段和颅内段视神经蛛网膜细胞。视神经鞘脑膜瘤如局限在硬脑膜内生长，表面光滑，呈淡红色。视神经切面见鞘膜灰白色增厚，神经纤维变细（图11-1-10）。如穿破硬脑膜浸润至眶内，表面粗糙，与眶脂肪粘连紧密，质地硬。镜下大致分五型：上皮型、砂粒型、成纤维型、血管型和肉瘤型。上皮型最为多见。瘤细胞呈巢状和漩涡状排列是其特点。砂粒型因小血管壁变性，钙质沉着，形成同心圆状的砂粒体而得名。这也是部分视神经鞘脑膜瘤在CT影像上出现钙化的病理学基础。肉瘤型为恶性脑膜瘤。

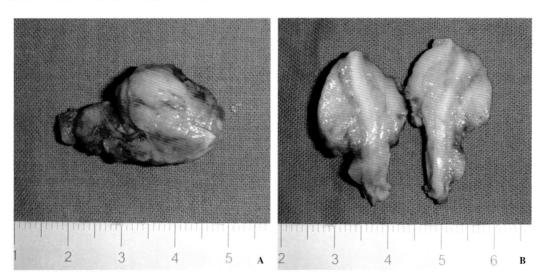

图11-1-10　A.视神经鞘脑膜瘤的大体标本；B.视神经鞘脑膜瘤纵向剖开后可见中央白色的视神经纤维

（二）临床表现

视神经鞘脑膜瘤的典型临床表现是渐进性的视力下降和眼球突出，其严重程度取决于肿瘤沿视神经生长的方式和位置。肿瘤偏心性生长，对神经纤维压力小，视力下降缓慢；反之则视力下降明显。肿瘤位于眶尖时，视力下降较严重而眼球突出不明显；而肿瘤位于视神经远端时，将导致更加严重的眼球突出，视力下降则不严重。无痛性缓慢进展的视力下降是该病的显著特征，约96%的患者出现视力下降。由注视诱发的一过性黑矇也是该病的征象之一，其机制可能是眼球转动使已变得狭窄的视神经滋养血管发生暂时关闭。发病早期即可有色觉和对比敏感度的下降。

98%的患者眼底检查可见视盘水肿或萎缩（图11-1-11）。视盘表面的视睫状血管是视神经鞘脑膜瘤重要的阳性体征，是受挤压的视网膜中央静脉与脉络膜和睫状静脉之间形成的侧支循环，起自视盘中央，至视盘边缘消失，可迂曲或笔直，粗细不均，数量不等，位置不定（图 11-1-12）。伴随着视力下降和视神经萎缩的加重，83%的患者可出现周边或中心区的视野缺失。尽管视力下降、视神经萎缩和视睫状血管长期以来被认为是视神经鞘脑膜瘤的特异征象，但同时具有这三种征象的患者只占25%。

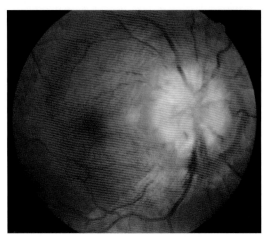

图 11-1-11　右眼视神经鞘脑膜瘤，眼底图可见视盘高度水肿，边界不清，色淡，静脉血管扩张迂曲

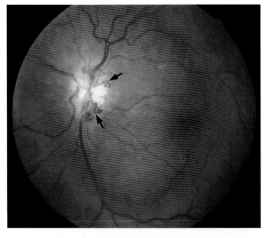

图 11-1-12　左眼视神经鞘脑膜瘤，眼底图可见视盘水肿，边界不清，苍白，在视盘上方和下方可见多支视睫状血管（黑箭头），呈迂曲状

（三）影像学表现

CT或MRI是视神经鞘脑膜瘤重要的影像学诊断方法，可显示视神经呈节段性或弥漫性增粗，可分为三种类型：管状（图 11-1-13）、球形（图 11-1-14）、梭形（图 11-1-15）。以管状增粗最为常见，约占所有病例的64%，后两种分别占到25%和10%。这三种类型至晚期，都可发展为充满眶腔或眶尖的团块状肿物。这几种增粗方式与肿瘤的形成过程密切相关。因为肿瘤起源于视神经鞘的蛛网膜细胞，最初肿瘤局限于蛛网膜下腔

生长并沿硬脑膜蔓延，其外有硬脑膜包裹。随着肿瘤体积的增大，超过硬脑膜所能承受的压力，肿瘤就会突破硬脑膜向外生长，视神经呈现管状或梭形增粗。球形增粗是由于早期即突破硬脑膜而呈外向生长。

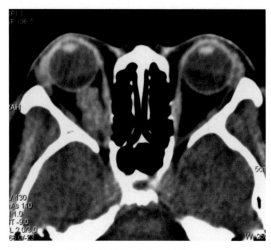

图 11-1-13　右眶视神经鞘脑膜瘤，轴位CT显示视神经呈管状增粗，边缘不光滑，密度尚均，蔓延至眶尖部

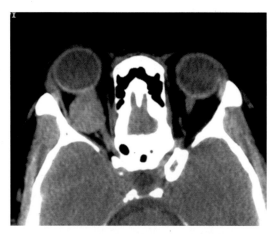

图 11-1-14　右眶视神经鞘脑膜瘤，轴位CT显示视神经偏心性增粗，呈球形，边界清，密度均匀。眶尖部视神经未见明显增粗

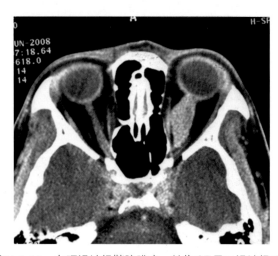

图 11-1-15　左眶视神经鞘脑膜瘤，轴位CT显示视神经明显增粗，呈梭形，边界清，密度均匀，累及眶尖部视神经

在静脉给予CT增强剂或MRI顺磁剂后，肿瘤与正常的视神经纤维相比，均可被对比增强，CT上肿瘤表现为密度增高（图11-1-16），MRI上表现为信号增高（图11-1-17），故名"车轨征"，是视神经鞘脑膜瘤较为特征性的影像学表现，但并非特异，视神经炎或视神经周围型的炎性假瘤都可呈现此征象。钙化是视神经鞘脑膜瘤在CT影像上的另一特征，较多见于管状增粗的视神经鞘脑膜瘤（图11-1-18）。

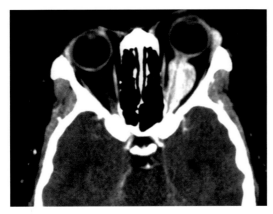

图11-1-16　左眶视神经鞘脑膜瘤，轴位增强CT显示肿瘤强化明显，密度升高，被肿瘤包裹的视神经实质密度相对较低，呈"车轨征"

在T_1或T_2加权像上，视神经鞘脑膜瘤一般呈中或低信号，缺乏诊断价值。肿瘤生长到一定程度，会限制视神经鞘内的脑脊液回流，潴留的脑脊液会在视神经周围形成T_1加权像低信号、T_2加权像高信号的泡状结构，一般出现在眼球后极和肿瘤前极之间，具有一定特异性（图11-1-19）。

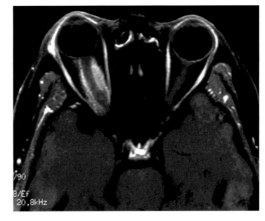

图11-1-17　右眶视神经鞘脑膜瘤，轴位MRI增强T_1加权像并压脂像，可见肿瘤明显强化，被肿瘤包裹的视神经实质为低信号，呈"车轨征"

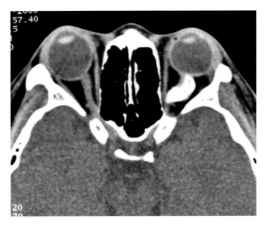

图11-1-18　左眶视神经鞘脑膜瘤，轴位CT显示扭曲的视神经呈管状增粗，前段视神经可见大片钙化斑

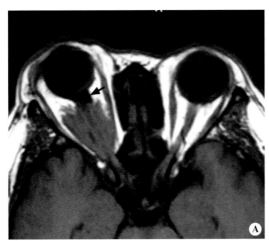
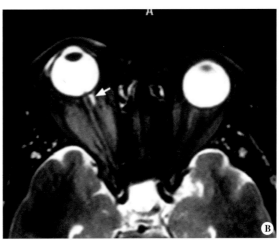

图11-1-19　A. 右眶视神经鞘脑膜瘤，轴位MRI T_1加权像显示肿瘤充满眶中部和眶尖，呈不均匀的中信号，边界不清，在肿瘤前极和眼球后极间的视神经可见低信号区（黑箭头），为视神经鞘内潴留的脑脊液；B. 右眶视神经鞘脑膜瘤，轴位MRI T_2加权像显示肿瘤充满眶中部和眶尖，呈不均匀的中信号，边界不清，在肿瘤前极和眼球后极间的视神经可见高信号区（白箭头），为视神经鞘内潴留的脑脊液

采用压脂T_1加权像增强扫描对于视神经鞘脑膜瘤具有重要的诊断和评价预后价值，该扫描方法使眶内脂肪信号被抑制，而肿瘤明显强化。因此，高信号的

肿瘤与低信号的脂肪、视神经实质形成鲜明对比，有利于显示肿瘤的形态、边界及与视神经实质的关系（图11-1-20）。该扫描方法的另外一个重要价值是能够

观察到微小的肿瘤向视神经管内、颅内及对侧视神经的蔓延（图11-1-21）。

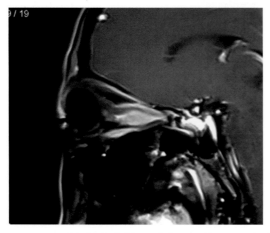

图11-1-20　视神经鞘脑膜瘤，矢状位MRI增强T₁加权像并压脂像，可见视神经呈管状增粗，包绕视神经实质的肿瘤明显强化，下方的肿瘤较多，上方较少，边界清晰

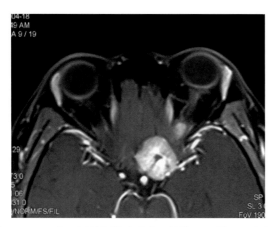

图11-1-21　右眶视神经鞘脑膜瘤，轴位MRI增强T₁加权像并压脂像，可见肿瘤蔓延至鞍上，呈球形

（四）治疗

1. **观察随诊**　对视神经鞘脑膜瘤自然病程的长期观察显示，很多患者可多年保持病情的平稳，常规放射治疗是不必要的，仅在观察过程中出现视力下降时才适用。但在随诊观察过程中，应每3个月复查视力、视野变化，并行MRI检查监测肿瘤的体积和蔓延趋势，如病情发展趋向稳定，可间隔6～12个月。如果证实病情加重或肿瘤体积增大，应给予干预，如放射治疗或手术切除。

2. **手术治疗**　尽管各种显微手术技巧在不断提高，手术切除视神经鞘脑膜瘤依然存在严重的并发症。例如，局部或整体切除肿瘤导致视网膜中央动脉供血中断，术后失明；肿瘤常浸润脂肪，手术无法切除彻底，术后复发率高。当肿瘤蔓延视交叉前和视交叉旁区域时，尤其是颅内肿瘤体积较大时，开颅手术切除肿瘤是必须的。对于老年患者，仅切除肿瘤的眶内部分，颅内部分行放射治疗即可。视力已经丧失且眼球突出严重损害面容时，手术也是合适之选。

3. **放射治疗**　保守治疗是目前比较公认的视神经鞘脑膜瘤治疗的发展趋势。传统大剂量的外放射治疗技术已逐渐被摒弃，取而代之的是分割剂量的照射方法，这样不但可提高肿瘤对放射线的敏感性，而且可减轻对正常组织的损伤。放射治疗正在成为视神经鞘脑膜瘤的首选治疗方法，可尽量保存残留视功能，控制肿瘤生长，甚至达到消减肿瘤体积的效果，对于偏心生长的视神经鞘脑膜瘤效果最好，因为可最大限度避让正常视神经纤维。分割剂量的立体定向放射治疗，总剂量不低于50Gy，能够较好地兼顾保护视力和控制肿瘤生长两方面需要。

放射治疗的常见副作用，包括放射性视网膜病变、干眼症、视神经炎、虹膜炎和白内障等。还有一些少见并发症，如脑神经功能障碍、垂体功能障碍、脑萎缩或坏死，甚至继发新的肿瘤。鉴于放射治疗的副作用，对于怀疑视神经鞘脑膜瘤的患者，如不具备十分典型的临床表现和影像学特征，应行手术活检，明确病理诊断后根据肿瘤的位置、视力及生长状况制订个体化治疗方案。

（五）外科技术及注意事项

1. **眶内视神经鞘脑膜瘤的活检**　临床及影像学表现不典型者，需要病理证实诊断。对于视功能尚存，且患者保留视力意愿强烈者，可行活检手术，明确病理诊断后行放射治疗。术前应通过冠状位MRI判断视神经被肿瘤包裹的具体位置，手术入路应避让视神经。一般采用球结膜切口，钝性分离球后脂肪组织，抵达肿瘤表面后用2～3个脑压板拉开手术空间。肿瘤与脂肪浸润生长，缺乏包膜和确切边界，质地脆烂，极易出血。切忌在肿瘤表面过多电灼。用剪刀或尖刀从肿瘤表面切取小块组织送病理。手术主要并发症是术后失明，与切取肿瘤组织块过深、损伤视神经或电灼止血有关。瞳孔散大也是常见并发症，难以避免，与包绕视神经的睫状后短神经损伤有关。

2. **眶内视神经鞘脑膜瘤的切除**　对于局限在眶内的视神经鞘脑膜瘤，如已丧失视力，且肿瘤巨大，严重影响外观或具有压迫症状者，可考虑切除眶内段病变视神经。虽有颅内蔓延，但患者不能接受开颅手术，可以手术切除眶内段肿瘤，颅内残余部分可行放射治疗。手术入路以经典外侧开眶为佳，显露肿瘤的过程同视神经胶质瘤，但切除过程要更加困难。视神经鞘脑膜瘤的视神经被包裹在瘤体内，肿瘤与眶脂肪浸润生长，边界不清，质地脆烂，尤其眶尖部的瘤体常牢牢固定在肌锥内。手术如不能整体完整切除，可分块切除。钝性分离与锐性分离相结合，破碎的肿瘤组织不要遗留于术野，尽量用吸引器吸净，术毕生理盐水反复冲洗。保护好眼外肌及支配神经，有助于减少术后上睑下垂和眼球偏斜的风险。

3. 经颅入路切除颅眶沟通视神经鞘脑膜瘤 通过视神经管沟通眶颅的视神经鞘脑膜瘤，因其独特的双向生长趋势和位置特点，可以选择单侧额下入路联合眉弓开眶术的改良术式全切眶内段和颅内部分肿瘤。患者取仰卧位，常规冠状切口，电钻钻 3～4 孔，呈单侧额部骨瓣，"十"字形或"U"形剪开硬脑膜，显微镜下锐性分离前颅底蛛网膜，探查视交叉前池及颈内动脉 - 视神经间隙。于视神经管颅口处术中常可见淡红色、红色肿瘤，多呈"团块样""喇叭口样"或"矮丘样"，包绕视神经，多数质地软、脆，附着于硬脑膜向周边蔓延，周边硬脑膜有明显增多的异常新生血管并可沿视神经向视交叉和视束方向生长。从健康视神经方向或颈内动脉处辨认视神经，然后分块切除视神经管周边肿瘤，双极电凝电灼颅底硬脑膜，于视交叉患侧旁离断视神经。牵拉视神经断端，将视神经下方及累及后床突、颈内动脉下方的残余肿瘤确切切除。颅内脑膜瘤切除后，将眶上神经血管束从眶上孔内分离出，再钝性分离硬脑膜 - 眶顶骨间隙，至神经管上壁后，以磨钻于眶顶骨横向磨出骨槽，以摆动锯或线锯离断眉弓及眶顶骨，取下骨板，即可显露眶内容物。视神经管因脑膜瘤长时间生长，管径多明显扩张、增粗，骨壁变薄，较易辨认，以磨钻磨开视神经上壁后开放视神经管。线形或"十"字形划开管内视神经鞘膜，多可见视神经明显变细或与鞘膜粘连结构不清，可选择管内段鞘膜连同管内段视神经一同切除，呈"光管"，也可以将管内段肿瘤连同视神经刮除，保留鞘膜壁层，以双极电凝电灼。腱环处鞘膜以显微剪刀锐性分离，不可过分深入，应留待眶内段肿瘤切除时一同切除。视神经管内及视神经颅口以少量颞肌浆混合明胶海绵以医用胶封堵即可。眶内段视神经鞘脑膜瘤切除同上文。眶顶骨复位以钛钉钛板固定，注意不要将眶内容物卡入骨缝内。缝合硬脑膜时，冲洗生理盐水，可检测视神经管内有无渗漏。复回颅骨瓣，留置引流管，常规关颅，缝合患侧眼睑 1 周。

注意事项：开颅时前缘尽量贴近眉弓，如开放额窦，小心推开窦内黏膜或电灼，以明胶海绵及帽状腱膜封闭开口即可。切除颅内脑膜瘤时，仔细辨认颅底蛛网膜，该类肿瘤常以颗粒样散在生长于蛛网膜上，应予以切除，避免术后复发。肿瘤基底位于管口周边硬脑膜，挤压周边结构或蔓延颅底，边界较清楚，建议先行肿瘤基底区硬脑膜处理，将患侧视神经孤立出来，便于离断。患侧视神经常变细，色苍白，离断后，下方肿瘤可轻松处理，周边血管、神经及垂体结构得到良好保护。分离硬脑膜 - 眶顶骨间隙时，操作需谨慎，尽量不要划破硬脑膜。磨除视神经管外侧壁、视柱、前床突时，注意局部洒水降温。管内段肿瘤切除应操作轻柔、准确，因神经鞘膜与视神经紧密粘连，从颅内向管内提拉视神经断端时，不易拉出，和视神经胶质瘤切除不一样。可将视神经断端尝试从颅内拉出，或分段剪除后取出，再以双极电凝电灼管口处鞘膜转折区。眼动脉位于视神经管鞘膜内，为颈内动脉向视神经管内发出的短径分支，切除病理性鞘膜时应避免粗暴分离、牵拉，撕破动脉，止血困难，出现严重后果。联合手术衔接尤为重要，视神经鞘膜与腱环交接处，眶内众多运动神经穿行，眼肌肌腱起始端发出，肿瘤残端处理时应加强沟通，熟悉术者操作习惯，减少副损伤。眶内段肿瘤切除后，可尝试缝合眶筋膜数针，避免眶内脂肪挤入骨缝间隙内。术中尽量应用低电流电凝，颅底局部可喷洒罂粟碱防止动脉痉挛。

4. 经蝶筛入路鼻内镜辅助下切除累及管内段视神经的视神经鞘脑膜瘤或视神经胶质瘤 以 1% 丁卡因（0.01% 肾上腺素）棉片收缩鼻黏膜。应用 0° 或 45° 4mm 直径的鼻窦内镜检查鼻腔，直视下按 Messerkinger 术式切除钩突、显露筛泡，切除筛泡与前组筛窦。在中鼻甲外侧开放筛窦，如需拓宽入口可切除部分中鼻甲后端。显露上鼻甲后切除上鼻甲下 1/3，在上鼻甲内侧显露并定位蝶窦自然口。蝶窦钳开放蝶窦前壁内下方，充分显露蝶窦顶壁、外侧壁、筛顶与眶纸板，仔细清除窦腔内碎骨片。根据窦壁隆起与凹陷的形态，结合眼眶 CT 图像，定位眶尖、蝶窦外侧壁、视神经管隆凸、颈内动脉隆凸，确定视神经管位置与走向。充分止血后内镜下仔细观察，进一步明确视神经管隆凸的解剖位置，特别注意视神经管与颈内动脉之间的距离及相对位置。用小镰状刀轻轻挑起、剥离视神经管隆凸表面黏膜，显露骨壁，在微动力刨削系统驱动下以金刚砂钻磨削视神经管的内侧骨壁，薄如纸样后用小镰状刀或剥离子轻轻去除骨壁，至少达 1/2 周径，充分显露管内段视神经，向前外至总腱环，后内至入颅口（图 11-1-22）。去除骨壁的视神经可见膨大，呈灰白色，在膨大的近心端用电刀切断视神经并反复电灼，阻断眼动脉出血。从前向后划开总腱环内、下直肌之间的纤维包裹，松解视神经管内段与总腱环的粘连。外眦皮肤水平切开，离断外眦韧带上、下支，显露眶外侧骨缘，电锯截取眶外缘，上至颧额缝以上，下至颧弓水平。取下眶外缘骨瓣后向眼球后方分离，在下、外直肌间进入球后肌锥内间隙，松解眶尖部视神经的粘连，将管内段视神经与眶内段视神经一同经眶部切口取出。术毕还纳眶外缘骨瓣，钛钉钛板固定复位。逐层关闭眼部切口，鼻窦内填塞止血海绵。眶尖区域的分离和止血要注意避免损伤总腱环内的动眼神经和外展神经。该入路与经颅入眶的方法相比创伤小，手术时间短，但需要熟练掌握鼻内镜的使用及鼻窦内解剖。该术式适合用于切除累及管内段的视神经肿瘤；或视神经肿瘤虽累及颅内，但颅内部分采用放射治疗或其他治疗，仅需切除眶内段及管内段视神经的患者。

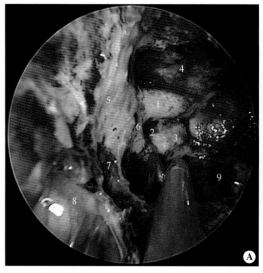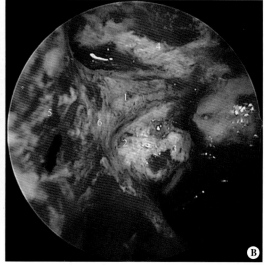

图11-1-22　A. 磨削右侧眶尖和视神经管骨质至薄如纸样；B. 去除眶尖和视神经管骨质。1. 视神经管；2. 外侧颈内动脉视神经隐窝；3. 颈内动脉；4. 蝶骨平台；5. 眶骨膜；6. 总腱环；7. 腭骨眶突；8. 上颌窦后壁；9. 蝶窦

三、眼眶神经鞘瘤

神经鞘瘤和神经纤维瘤均属于周围神经肿瘤，在成人时期眼眶神经鞘瘤比神经纤维瘤更常见，占眼眶肿瘤的1%～6%，罕见于儿童时期。发病年龄20～50岁，无性别差异。可合并神经纤维瘤病Ⅰ型（伴双侧或多发肿瘤），很少见于神经纤维瘤病Ⅱ型。

（一）病理学

神经鞘瘤（neurilemoma）是由周围神经的鞘膜细胞，又称施万细胞，形成的良性肿瘤，眶内分布有第Ⅲ、Ⅳ、Ⅵ对脑神经和第Ⅴ对脑神经的第一、二支，这些神经的轴突外被覆神经鞘细胞，均可发生神经鞘瘤。多数起源于三叉神经感觉分支，因此好发于眼眶外侧和上方，偶见肿瘤经眶上裂蔓延至颅内海绵窦。肿瘤有完整而透明的包膜，边界清晰，肉眼下呈灰白色或黄白色，肿瘤实质质地较脆，黄白色，稀烂，如含纤维成分多，则质地较硬（图11-1-23）。瘤内如有液化腔，可抽出清亮淡黄色液体（图11-1-24）。肿瘤细胞分Antoni A和Antoni B两型，前者细胞呈梭形，胞膜不清，核呈棒状，细胞紧密排列，呈栅栏状或阅兵式样，有时呈漩涡状。后者细胞如同，A型，但疏松散在于黏液基质中，细胞间有囊腔。特征性鉴别点是周围神经内Verocay小体（核呈栅栏状）和纤维囊性结构的并存。与神经纤维瘤相比黏多糖含量更少，S-100染色呈阳性。血管透明变性、出血、局灶坏死和钙化等退行性改变常出现在病程很长的肿瘤内。

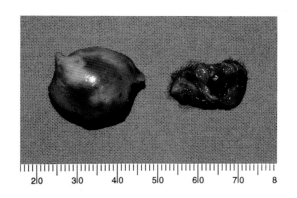

图11-1-23　神经鞘瘤大体标本像，左侧为完整取出的肿瘤实质，右侧为包膜

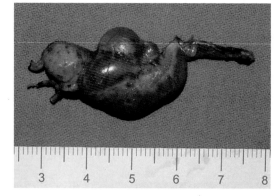

图11-1-24　神经鞘瘤大体标本像，肿瘤与多支神经相连，局部透明，内有淡黄色清亮液体

（二）临床表现

神经鞘瘤生长缓慢，慢性进展性眼球突出是主要

的就诊原因，眼球轴位突出或向下移位是常见外观表现。肿瘤表浅者，可在眶周扪及肿物，表面光滑，中等硬度，实性或囊性感，轻推动，无触痛。发生在眼球后方时，可因肿瘤压迫眼球后极部，眼轴缩短，引起远视和散光，并继发脉络膜皱褶或视盘水肿。肿瘤发生在眶尖，长期压迫视神经可致缓慢视力下降和继发性视神经萎缩。肿瘤过大，可致眼球机械性运动障碍。其他造成眼球运动障碍的原因：肿瘤起源于第Ⅲ、Ⅳ和Ⅵ对脑神经时，部分伴随眼球运动麻痹；肿瘤蔓延至颅内海绵窦压迫运动神经。肿瘤巨大时可伴压迫性疼痛。三叉神经第一分支起源的肿瘤有麻木或感觉异常。

（三）影像学表现

B 超显示为圆形、类圆形或不规则形状的占位病变，边界清晰，内回声较弱，分布欠均匀，肿瘤内可见片状无回声区，多少不等，为神经鞘瘤囊性变，较具特征性。CT扫描显示肿瘤多位于眶上部和眶后段，形状呈圆形（图11-1-25）、类圆形、圆锥形、串珠状、梭形、葫芦形、分叶状等，边界清晰、光滑。肿瘤如延伸至眶尖，应排除颅内蔓延的可能。内密度均匀，CT值在+35～+50Hu，瘤内如有囊样变性所形成的液

化腔，则显示为低密度区。眶上裂扩大、眶上裂骨质变薄并后翘提示肿瘤颅内蔓延。MRI扫描对于显示神经鞘瘤内部结构有重要价值。肿瘤内液化腔或黏液变性成分含水丰富，T_2加权像呈高信号；含纤维成分较多的肿瘤实性成分，T_2加权像呈中低信号。运用压脂和增强技术可使肿瘤的实性成分明显增强，液化腔则不被增强（图11-1-26）。MRI还可清晰显示肿瘤的颅内蔓延。

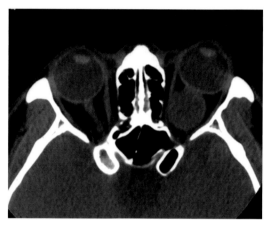

图11-1-25　CT扫描显示左眶圆形神经鞘瘤，边界清，均质

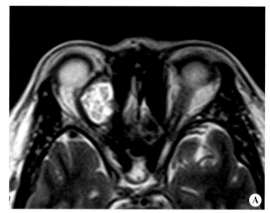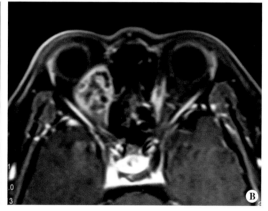

图11-1-26　A. MRI T_2加权像显示右眶肿瘤呈中、高信号混杂；B. MRI增强T_1加权像并压脂像显示肿瘤不均匀增强

（四）手术治疗及注意事项

1. 眶内神经鞘瘤的切除　肿瘤很小，无症状或手术难度很大的病例，可以临床定期观察，影像学随诊。当继发眼球突出、不适感或视功能受损时手术切除是最佳选择。手术切除是治疗神经鞘瘤最有效的方法。位置表浅，直径在1cm以下的肿瘤，与周围脂肪组织粘连不会紧密，适当分离可经球结膜入路完整取出。位置深，体积大的肿瘤与周围组织粘连紧密，术中应注意保护视神经、眼外肌等重要结构。如肿瘤位于视神经颞侧，可选择外侧开眶术。肿瘤位于眼球后方外上象限可行改良外上开眶术（图11-1-27），位于外下象限可行改良外下开眶术（图11-1-28）。位于视神经鼻侧的肿瘤，可采用内、外联合开眶术，即在完

成外侧开眶术后，联合泪阜结膜切口，钝性向球后分离，脑压板拉开脂肪后显露肿瘤前极。鼻侧间隙狭小，毗邻视神经，操作难度大。必要时，可暂时切断内直肌附着点，以扩大术野，肿瘤切除后复位缝合。肿瘤较大时，难以显露肿瘤后方的操作空间，无法完整切除，可采用囊内切除法：切开肿瘤包膜，镊子夹住包膜，刮匙刮出肿瘤实质，使瘤体缩小后，血管钳夹住并关闭包膜的切口，避免肿瘤内容物继续外溢，用吸引器头或脑棉钝性分离包膜与眶尖组织的粘连，最后将包膜完整取出。肿瘤表面重要的感觉或运动神经需剥离，肿瘤常起源于感觉神经的细小分支，偶有运动神经起源，手术应将感觉缺失和神经损伤降低到最小限度。切除彻底预后良好。肿瘤实质的不完全切除可

复发。如包膜与视神经粘连紧密，为保护视功能可保留少许包膜，不影响预后。

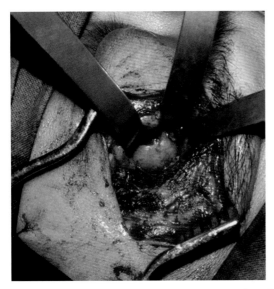

图11-1-27　眉下皮肤切口行改良外上开眶术显露左眼球后方外上象限神经鞘瘤

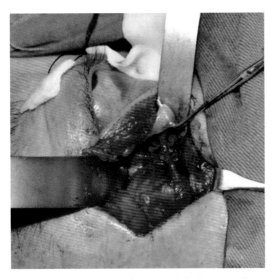

图11-1-28　下睑睫毛下皮肤切口行改良外下开眶术显露右眼球后方外下象限神经鞘瘤，肿瘤远心端有神经条索进入下斜肌（斜视勾牵拉），证实该肿瘤起源于支配下斜肌的动眼神经分支

位于内直肌鼻侧的眶尖肿瘤，采用鼻内镜辅助下经筛窦入路具有快捷、微创和并发症少的优点，近年得到了业内公认。在中鼻道前端切除部分钩突，依次打开筛泡和前、后组筛窦气房，清理黏膜和气房间隔，显露筛骨纸板。打开邻近肿瘤的筛骨纸板显露肿瘤，用剥离子小心分离肿瘤周边的粘连，可用刮匙分块或整体刮出肿瘤。在鼻内镜下从筛窦取出肿瘤困难时，可结合泪阜结膜切口，从眶内将肿瘤推向窦腔。

2. 经颅入路切除颅眶沟通神经鞘瘤　部分眶内神经鞘瘤体积较大，不局限于眶内生长，通过眶上裂向

颅内蔓延，呈"棒球棒样"或"哑铃形"，对于此类肿瘤，单纯行开眶手术，很难全切肿瘤，为此采取眶-翼点经颅入路是必要的。

患者取仰卧位，头偏向健侧，患侧肩下垫肩垫，头顶后仰，颧突位于最高点。改良翼点切口，起点位于耳屏前1.0cm、颧弓水平，终点位于发际与中线交点，弧形切口，颞肌筋膜下分离皮瓣，于额骨颧突处划开颞肌筋膜及骨膜，同时于颞肌附着线患侧0.5cm处划开颞肌，骨膜下分离至颧弓上缘，牵拉固定颞肌，钻四孔，呈额颞骨瓣。咬除部分颞底骨，扩大磨除蝶骨嵴及部分前床突，于外侧裂内侧线形划开硬脑膜，显微镜下开放外侧裂池，缓慢释放脑脊液，颞极张力下降后，继续硬脑膜外分离颅底-硬脑膜间隙，直至充分显露眶上裂。以磨钻于眶上裂上口小心磨除蝶骨大翼，以椎板钳扩大眶上裂，外侧直至显露圆孔，显露眶内容物及颅底硬脑膜-眶筋膜转折系带。置入线锯或摆动锯离断眶外侧壁至眶上裂区，充分显露眶内容物。如眶内神经鞘瘤巨大，此时小心划开硬脑膜-眶筋膜转折系带和海绵窦外侧壁，可见膨隆的神经鞘瘤包膜隆起，辨认颅底神经走行，平行划开肿瘤包膜，分块切除肿瘤，待肿瘤张力明显下降后，从海绵窦壁方向压入棉片，牵拉肿瘤包膜，逐步将肿瘤向眶底方向抬入，全切颅内肿瘤，再配合眼眶科医师切除眶内部分肿瘤后，于颅底全切肿瘤包膜。复回眶外侧壁以钛条钉固定。如肿瘤体积挤压海绵窦部分较小，可直接于眶内分离，追踪包膜至海绵窦外侧壁，完整切除肿瘤。缝合硬脑膜，常规关颅，缝合眼睑一周。

注意事项：首先术前充分准备，了解肿瘤生长方向和沟通眶颅的路径，尤其对颅底的眶上裂和视神经管解剖结构及变化要熟悉。充分显露，减少对周围组织过度损伤，该类肿瘤的手术一般不需要离断颧弓。重点是对眶上裂及周边蝶骨大小翼的处理。眶上裂开放后，分离颅底硬脑膜-眶筋膜转折系带时，操作轻柔，尽量先向外侧分离，空间相对开阔，易辨认脑神经走行。此类肿瘤大多数为三叉神经周围支起源，划开包膜时，平行神经切开，减少机械性牵拉。肿瘤位于硬脑膜外，压迫、粘连海绵窦前、外侧壁，极少侵入硬脑膜内，划开硬脑膜仅为释放脑脊液，减少脑组织张力，一般不建议行硬脑膜下手术，从内划开颅底硬脑膜切除肿瘤，从而扩大手术范围，增加副损伤和手术时间。肿瘤为良性，颈内动脉鞘多完整，包膜内切除肿瘤减容后，应寻找肿瘤包膜与海绵窦外侧壁的间隙，填入明胶海绵可将肿瘤逐步分离。动眼神经和外展神经通常位于肿瘤深面，填塞明胶海绵时，不要盲填，避免副损伤。肿瘤起源的神经一般为三叉神经

感觉支，非主干，易于辨别，可直接离断。从眶内向颅内方向分离时，肿瘤包膜尽量保持完整，便于从海绵窦壁上直接分离，并减少出血。减少对眼肌的牵拉，尽量缝合眶筋膜，恢复正常解剖结构。颅底骨质尽量少切除，一般不需要颅底缺损异体重建。

四、泪腺肿瘤

泪腺窝可发生上皮性和非上皮性病变，占所有眼眶肿瘤与假性肿瘤的9%～35%。根据丹麦的报道，泪腺的占位性病变发生率为1.3人/（百万·年），其中肿瘤占0.7人/（百万·年）。泪腺上皮性肿瘤占泪腺占位性病变的34%～54%，其中泪腺多形性腺瘤为最常见，占泪腺上皮性肿瘤的48%～71%，其次是泪腺腺样囊性癌（adenoid cystic carcinoma，ACC），占12%～32%，其他恶性肿瘤占9%～20%。泪腺恶性上皮性肿瘤中，腺样囊性癌最为常见，占51%～76%，平均61.9%；恶性混合瘤位列第二，占8%～35%，平均18.9%；其次是腺癌，占5%～15%，平均8.6%；第四位是黏液表皮样癌，占1.4%～8%，平均2.4%。本节仅介绍最常见的泪腺良、恶性上皮性肿瘤，即多形性腺瘤和腺样囊性癌。各种泪腺恶性上皮性肿瘤发展到晚期均可侵犯至颅内，临床表现和治疗原则具有相似性，不一一赘述。

（一）多形性腺瘤

1. 病理　肿瘤呈灰白色，圆形或类圆形，质硬，表面光滑（图11-1-29），表面常有芽状突起，显微镜下肿瘤的芽状突起可穿出假包膜。组织学特征是瘤体内不同区域表现各不相同，"多形性"因此而得名。常见形态包括分化的上皮细胞构成的双层管状结构及片状、条索状或乳头状细胞巢，间质可见星形、梭形细胞和透明样、黏液样、假性软骨、钙化及骨组织结构。

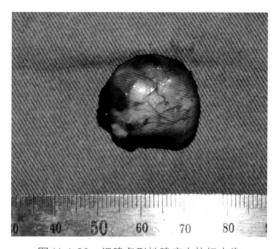

图 11-1-29　泪腺多形性腺瘤大体标本像

2. 临床表现　青壮年好发。无性别倾向。表现为单侧眼球缓慢进行性突出和内下方移位（图11-1-30），部分患者上睑肿胀，外侧下垂，呈"S"形。查体可发现眶外上方质硬肿物，表面光滑，边界清，不能推动，无触痛，少数患者可有压痛或自发痛。肿瘤表面如有正常泪腺组织，可触及颗粒感。肿瘤过大可继发眼球运动障碍、视力减退和眼底改变等。

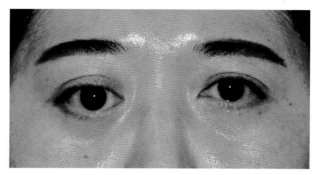

图 11-1-30　右眶多形性腺瘤外观像，可见眼球突出伴下移位

3. 影像学表现　B超检查肿瘤边界清晰，内回声呈中高反射，均匀丰富。CT扫描显示肿瘤呈圆形、类圆形或椭圆形，边界清，光滑，位于泪腺窝，软组织密度，均质，少数有液化腔可呈片状低密度区。泪腺窝骨质因长期压迫吸收而出现骨凹陷（图11-1-31）。MRI检查T_1加权像呈中信号，T_2加权像呈中、高信号，明显强化。肿瘤内有骨化生或液化腔者，可显示点片状不强化区。

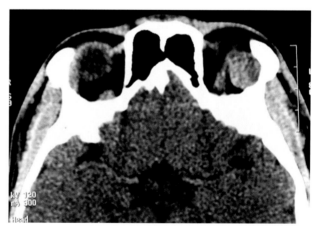

图 11-1-31　CT扫描显示左眶泪腺多形性腺瘤，肿瘤类圆形，均质，边界清，泪腺窝骨质凹陷

4. 手术治疗及注意事项　目前没有该病的保守治疗方法，完整手术切除是最佳的治疗方法。术前正确的定性、定位诊断对于手术成功至关重要。术中肿瘤破碎几乎100%复发，复发次数与恶变概率成正比。手术可采用双重睑切口或眉下弧形切口。分离眶外上

缘皮下组织，显露骨缘，肿瘤巨大、位置较深或压陷形成的骨窝较深者，应行改良外上开眶术，方法如下：切开眶缘骨膜并向后剥离，显露骨缘后使用电锯截取外上缘骨瓣，截骨的上、下界需包含肿瘤直径，上界向内侧可至眶上孔，下界可根据需要与外侧开眶联合。因肿瘤的瘤芽常侵及假包膜，且假包膜和眶壁骨膜融合紧密，术中应从眶缘处分离至骨膜下，连同肿瘤和骨膜一并切除。肿瘤质脆，分离肿瘤后极部时切忌组织钳钳夹肿瘤，可钳夹瘤周骨膜或用粗线环扎并牵引肿瘤（图11-1-32）。肿瘤一旦破碎，应立即用盐水反复冲洗术区并仔细清除播散的肿瘤组织。

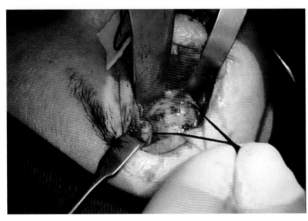

图 11-1-32　右眶改良外上开眶术切除泪腺多形性腺瘤，术中使用粗线牵引肿瘤

复发和上睑下垂是最常见并发症。复发与术中肿瘤破碎、瘤细胞散落有关，术野显露要足够充分，尽量与肿瘤非接触操作。广泛复发应按恶性肿瘤处治，行眶内容剜除术。复发范围较小，就诊较早者可行扩大的局部切除联合术后放射治疗。骨质破坏严重者应连同骨质一并切除。上睑提肌腱膜的外侧部分常覆盖在肿瘤的前表面，损伤后可致上睑下垂。在分离肿瘤前部时应将所有正常软组织充分保护并剥离，切忌在分辨不清时盲目锐性剪断。

（二）腺样囊性癌

1. **病理**　肿瘤呈灰白色或灰红色，质硬，质地欠均，无明显包膜，浸润生长，可呈团块状或结节状（图11-1-33）。切面可伴钙化、坏死和出血。镜下肿瘤由群集成巢或条索状、核深染而胞质较少的小圆细胞构成。根据分布形态不同，分3型：筛状型、管状型和实性型。实性型的预后较差。神经侵犯是腺样囊性癌的较常见的病理学特征，与局部复发和骨侵蚀存在明确相关性。

2. **临床表现**　发病年龄偏年轻化，30岁以下发病

的比例远高于其他泪腺恶性上皮性肿瘤。

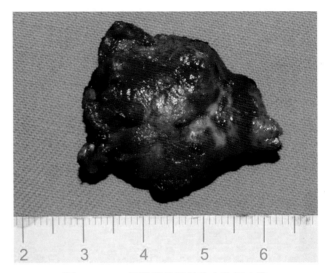

图 11-1-33　泪腺腺样囊性癌大体标本像

眼球突出伴移位，肿瘤生长到一定程度可影响眼球运动及视力，并继发上睑下垂。肿瘤体积较大导致眶内静脉回流不畅时眼睑肿胀，呈暗红色（图11-1-34）。肿瘤位于眶外上方，侵犯范围大于良性肿瘤，向内侧可超过中线，向外侧可超出眶缘，甚至可侵犯至皮下组织，触诊肿瘤呈团块状，质硬，不活动，边界欠清。自发痛和触痛是该病的特征表现，与肿瘤嗜神经特性有关。该现象较少见于其他泪腺恶性上皮性肿瘤。

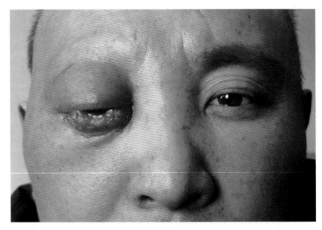

图 11-1-34　右眶复发性泪腺腺样囊性癌外观像，上睑下垂，眼睑水肿，球结膜水肿，脱垂于睑裂外

3. **影像学表现**　腺样囊性癌与其他泪腺恶性上皮性肿瘤难以通过影像学鉴别。CT扫描显示早期肿瘤呈扁平形或梭形，沿眶外壁向眶尖生长，无骨破坏（图11-1-35）；晚期肿瘤呈不规则形状，骨破坏呈虫蚀样（图11-1-36），可沿眶上裂或骨壁向颅内侵犯（图11-1-37）。部分肿瘤内可见钙斑。MRI检查肿瘤信号无特异

性，但MRI可显示肿瘤内部结构是否均一，如液化坏死腔在强化显像时呈片状低信号区。MRI还有利于发现肿瘤颅内侵犯，腺样囊性癌可侵蚀蝶骨大翼或额骨骨质侵入颅内（图11-1-38，图11-1-39），也可沿眶上裂的孔隙蔓延至海绵窦（图11-1-40）。

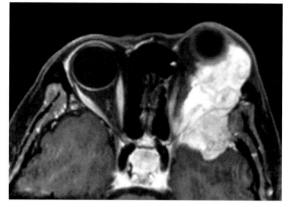

图11-1-38　MRI增强T₁加权像并压脂像显示左眶泪腺腺样囊性癌，肿瘤巨大，形状不规则，侵蚀蝶骨大翼进入颅中窝

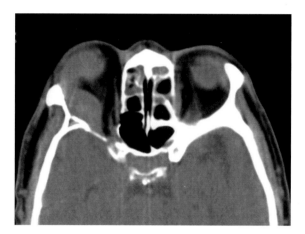

图11-1-35　CT扫描显示右眶泪腺腺样囊性癌，肿瘤呈梭形，边界清，向眶尖浸润生长

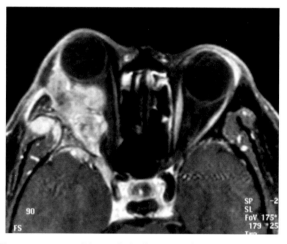

图11-1-39　MRI增强T₁加权像并压脂像显示右眶泪腺腺样囊性癌，肿瘤结节状，侵蚀蝶骨大翼进入颅中窝

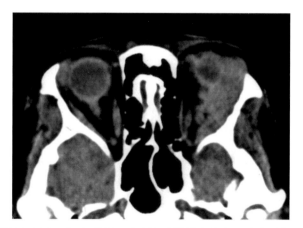

图11-1-36　CT扫描显示左眶泪腺腺样囊性癌，肿瘤形状不规则，边界不清，邻近骨质有破坏

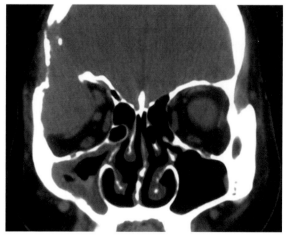

图11-1-37　CT扫描显示右眶腺样囊性癌，肿瘤侵蚀眶顶壁侵入颅底，骨质破坏严重

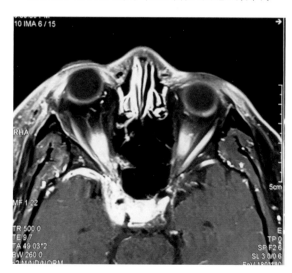

图11-1-40　MRI增强T₁加权像并压脂像显示肿瘤通过眶上裂蔓延至右侧海绵窦

4. 治疗　腺样囊性癌具有缓慢生长，对各种治疗不敏感，易局部复发和远处转移的特点。怀疑腺样囊性癌者术中可行冷冻病理检查，证实诊断后行扩大的

局部切除。侵蚀神经和骨壁是肿瘤复发的重要因素。肿瘤侵蚀骨壁者应连同骨膜一并切除，磨除受累骨质。复发性腺样囊性癌应行眶内容物剜除术，但由于肿瘤缺乏包膜，浸润生长，切缘易残留，即使眶内容物剜除也很难避免复发和颅内蔓延，术后应常规辅助60～65Gy剂量的放射治疗，终身密切随访。年轻患者的预后好于老年人。初诊时肿瘤直径超过2.5cm者预后更差，发生局部复发、淋巴结转移、远处转移的概率更高，总体生存率更低。如果泪腺动脉保留完好，骨壁屏障完好，超选泪腺动脉的介入化疗能够得到更高的治愈率。靶向药物的研发和初步临床试验结果给治疗腺样囊性癌带来了新的希望。

5. 外科技术及注意事项

（1）眶内泪腺腺样囊性癌切除术：适合肿瘤早期阶段，形状呈长梭形或椭圆形，边界尚清晰，未侵犯眼外肌等正常结构，手术方式与泪腺多形性腺瘤相同，尽量避免接触或使肿瘤破碎，将肿瘤连同周边骨膜一并切除（图11-1-41）。如有邻近骨壁侵蚀，应尽量用磨钻磨除，反复冲洗术野。保留正常骨壁，具有屏蔽肿瘤向颅内蔓延的作用。

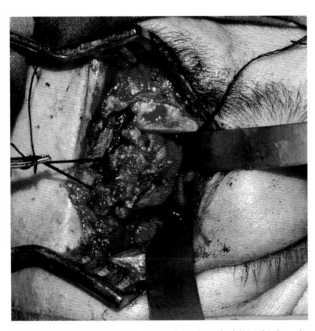

图11-1-41　右眶改良外侧开眶术切除泪腺腺样囊性癌，术中使用粗线牵引肿瘤

（2）眶内泪腺腺样囊性癌的扩大切除术：肿瘤发展至晚期，呈团块状、结节状或不规则形状，边界不清，为了减少复发概率，手术应以彻底切除肿瘤为目的，必要时舍弃眼部功能，可疑被肿瘤侵蚀的眼外肌或神经组织应尽可能切除。被侵蚀的眶缘或骨壁应尽可能咬除或磨除。一期手术不考虑置入人工材料修复外观问题。

（3）眶内容剜除术：复发性腺样囊性癌常眶内广泛蔓延，无法分离肿瘤与正常组织，为减少复发概率，应行眶内容物剜除术。具体步骤：在上、下睑缘外2mm处环形切开皮肤，沿切口下眼轮匝肌层次向眶周潜行分离，显露眶骨缘后用电刀切开骨膜，分离至骨膜下间隙，眼眶360°骨膜下间隙全部分离后，钳夹眼眶内软组织，用组织剪剪断眶尖软组织，完整取出眶内容物。眶尖眼动脉喷射状出血需使用双极电凝反复烧灼，确切止血。被肿瘤侵蚀的骨壁需用磨钻磨除。电刀切除泪囊黏膜。反复冲洗眶腔后3-0丝线褥式减张缝合上、下睑皮肤，6-0丝线间断缝合皮肤切口。切忌眶内容剜除术与经颅肿瘤切除术联合，后者形成的脑脊液渗漏会潴留在眶内，并形成眼部切口漏，继发颅内感染，危及生命。

（4）经颅切除颅内蔓延的泪腺腺样囊性癌：某些泪腺区恶性肿瘤，如腺样囊性癌、恶性泪腺混合瘤、肌上皮癌等通过破坏局部颅眶组织结构侵袭颅内，需要单独经颅入路和（或）联合开眶术切除肿瘤。

全身麻醉满意后，患者取仰卧位，头偏向健侧，患侧肩下垫肩垫，头顶后仰，颧突位于最高点。改良翼点切口，起点位于耳屏前1.0cm、颧弓水平，终点位于发际与中线交点，弧形切口，颞肌筋膜下分离皮瓣，于额骨颧突处划开颞肌筋膜及骨膜，同时于颞肌附着线患侧0.5cm处划开颞肌，骨膜下分离至颧弓上缘，牵拉固定颞肌，钻四孔，形成额颞骨瓣。扩大磨除蝶骨嵴、部分前床突及局部病变骨质。硬脑膜外分离颅底-硬脑膜间隙，直至充分显露眶上裂。置入线锯或摆动锯离断眶外侧壁至眶上裂区，充分显露眶内容物，确认肿瘤部位及累及范围。重点探查眶外侧及泪腺区，肿瘤多质地软脆，血供丰富，与正常组织有边界，显微镜下可沿肿瘤边缘分离与正常组织间隙，适当扩大切除范围后，将肿瘤连同已侵犯的组织予以全部切除。如肿瘤侵犯硬脑膜，绕其边缘划开，探查硬脑膜下，将异常硬脑膜连同附着的肿瘤予以全切（图11-1-42）。缝合硬脑膜，手工或3D打印钛合金异体修补眶外侧缘及蝶骨大翼骨缺损，常规关颅，留置引流管，缝合眼睑一周。

注意事项：术前充分准备，仔细阅片，重点了解肿瘤的位置、侵犯周边骨质的情况、与眼球和眼肌的关系，尤其是局部皮肤和睑板、睑结膜的关系。肿瘤主要侵袭额眶骨、颞肌，并可向侧颅底方向生长累及翼腭窝，熟悉颅底解剖结构和鼻旁窦开放后的处理，十分必要。以磨钻磨除病理骨，要有足够耐心，这是预防术后肿瘤复发的重要环节；泪腺区恶性肿瘤与睑板、睑结膜通常紧密粘连，界线欠清楚，分离时尽量不用单极电刀，以针状电极或显微剪刀逐渐处理，极

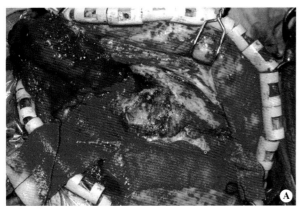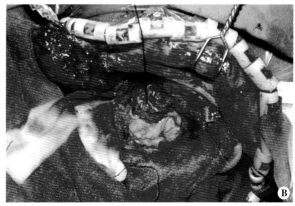

图 11-1-42　A. 改良翼点入路显露左眶颅沟通泪腺腺样囊性癌，肿瘤侵蚀眶顶；B. 肿瘤侵犯前颅底脑膜，一并切除

力避免睑板或睑结膜破损，致术后出现难以治愈的眼睑漏。术中分离时已发现结膜破损，可及时予以 4-0 可吸收线缝合，术区留置引流管 5～7 天，确认无引流液后，再拔出。如缝合困难，则不勉强缝合，予以无张力缝合后，行睑缘永久缝合术，局部轻度加压包扎，待后期视病情再给予二期睑缘成形术。泪腺恶性肿瘤主要侵犯局部骨质、肌肉，早、中期较少侵犯硬脑膜，多位于硬脑膜外，尽量予以硬膜外切除，局部累及区双极电凝确切电灼，可达到满意疗效。如后期侵犯至硬脑膜下，手术需切除病变硬脑膜，因眶周组织的扩大切除，正常组织结构被破坏，易出现脑脊液漏和皮下积液，因此必须确切修补硬脑膜。术中尽量重建膜结构、骨结构等正常解剖结构。如切除病变颅眶骨面积过大，重建费用过高或不易重建，可不予骨性重建，但硬脑膜重建为必须，同时转带蒂颞肌瓣加固、填充术区。

（王　毅）

第二节　颅鼻沟通肿瘤

一、总论

（一）引言

颅鼻沟通肿瘤虽然较为少见，但其累及颅内、鼻腔，周围解剖结构复杂，毗邻重要血管、神经，手术难度大，对神经外科医师一直是个巨大的挑战。常需要神经外科、耳鼻喉科协作来共同处理。

手术切除肿瘤时，如何能够更好地显露肿瘤是关键。早至 1913 年，Frazier 等开始使用双额开颅颅底入路切除前颅底腹侧病变。随后双额颅底入路逐渐发展深入，可去除更多的颅底骨质，包括眶上缘、眶顶壁、眶外侧嵴、鼻骨和鼻旁窦等。使用双额颅底入路，可以到达筛板、蝶窦以至于颅颈交界区。肿瘤范围较大

时，还需要联合使用经面入路来显露累及眶下及上颌窦外侧的肿瘤。但经面入路的创伤较大，并可严重影响患者的外观面容。

近年来，随着经鼻内镜技术的不断发展，由于其创伤小、显露视野好等优点，越来越多的专家开始采用经鼻内镜切除各类颅鼻沟通肿瘤，并逐渐替代了经面入路。目前对于范围较大的颅鼻沟通肿瘤，根据病变位置不同，选择双额颅底入路、经鼻内镜手术或两者联合的术式。

（二）病理

颅鼻沟通肿瘤的病变种类复杂多样，因其发生率较低，患者群较少，尚缺乏较为准确的病理类型分布数据。目前报道的病理类型包括嗅神经母细胞瘤、内翻性乳头状瘤、青少年鼻咽纤维血管瘤、鼻咽癌、脑膜瘤、神经鞘瘤、鼻旁窦畸胎瘤、鼻旁窦肉瘤、黑色素瘤、鳞状细胞癌、成骨细胞瘤、炎性假瘤、上皮样血管内皮细胞瘤等。多数病变起源于鼻腔而侵入颅内，颅内起源者偏少。如颅鼻沟通神经鞘瘤主要起源于颅底、嗅沟处脑膜中的三叉神经或舌咽神经的分支。下面主要介绍几种常见病变的病理特点。

嗅神经母细胞瘤是一种起源于嗅上皮的前颅底恶性肿瘤。约占鼻腔肿瘤的 2%，发病率约为 0.4/ 百万。多起源于筛板、鼻中隔上部或上鼻甲的嗅区。常侵入颅内，部分患者可出现淋巴结转移。根据其病变累及范围采用 Kadish 分期，侵入颅内者为最高的 C 期。

内翻性乳头状瘤最早发现于 1854 年，是一种罕见的良性鼻旁窦上皮肿瘤，占鼻腔肿瘤的 0.4%～7%。男女比例为（2～5）：1，中位发病年龄 55 岁。该肿瘤具有 3 个主要特点：①侵袭破坏性强；②易复发；③恶性癌变倾向。质地比炎性息肉硬，较脆，触碰易出血。可同时合并炎性息肉，如取材不完全常可误诊。易侵蚀周围骨质，约 20% 有微小钙化灶，可帮助诊断。根据其病变累及范围采用 Krouse 分期，侵入颅内者为最高的 T4 期。病变可同时合并癌变，合并癌变

率为7.1%，迟发癌变率为3.6%，总体恶变率为4.9%。癌变后主要为鳞状上皮癌、移行细胞癌、腺癌、黏液表皮样癌和疣状癌等。

青少年鼻咽纤维血管瘤是鼻咽部一种良性的高度血管化肿瘤，多发生于男性。发病率低，占全部头颈肿瘤的0.5%～1%。侵入颅内者较少，占到10%～20%。具有侵袭性生长特性，术中出血汹涌，手术治疗具有较大的挑战性。病变常侵入翼腭窝，该部位常有肿瘤残留，是肿瘤复发的常见部位。侵入颅内者，分期较高，复发风险也较高。年龄小于14岁的患者，因其机体生长因子水平较高，肿瘤复发风险较高。肿瘤高度血管化，严禁活检。

鼻咽癌是一种起源于鼻咽上皮细胞的鳞状细胞癌。好发于中国南方，年发病率为30/100 000。男性多发，男女比例约为2.5∶1。EB病毒感染、基因易感性和环境因素是其发病危险因素。侵入颅内者分级较高，TNM分期为T4期。

（三）临床表现

颅鼻沟通肿瘤缺乏特异性临床表现，部分患者可无明显症状而偶然发现。常见的症状主要包括鼻腔阻塞、鼻腔流血、失嗅、脑脊液漏等鼻腔症状；侵入颅内体积较大者可出现颅内高压症状，如头痛、恶心、呕吐等；侵入眶内者可出现突眼；累及三叉神经者可出现面部疼痛等症状。

（四）术前准备

常规术前准备，包括血常规、尿常规、肝肾功能、电解质、凝血、胸片、心电图、心功能、肺功能等，评估患者身体情况，是否可耐受手术。肿瘤累及鞍区或鞍上时，还可行激素水平检查，评估垂体功能。若肿瘤累及视神经或眶内，还应评估患者术前视力、视野情况等。颅鼻沟通肿瘤常血供丰富，术中出血可较多，术前备血应充足。

术前影像学检查：MRI评估肿瘤范围，了解颅内侵入情况；CTA评估颅底血管与肿瘤的解剖关系，动脉有无肿瘤包绕，了解周围海绵窦、岩窦和大的引流静脉情况，CTA比MRA能更好地了解颅底骨质破坏情况；对于颅底血管结构复杂者可行DSA检查，对于动脉明显被肿瘤包绕者可同时行球囊阻塞试验评估血管情况；对于怀疑恶性肿瘤者，可行术前PET/CT了解有无转移。

术前介入栓塞：对于青少年鼻咽纤维血管瘤，术中出血可较汹涌，可考虑行术前介入栓塞其供血动脉以减少术中出血。但介入栓塞存在一定风险，如脑血管梗死和视力丧失等。有学者认为，介入栓塞并不是必需的。Pamuk等报道对于体积巨大累及范围广的肿瘤，术前介入栓塞并不能减少术中出血量。

（五）手术过程

选择恰当的手术入路是十分重要的，需要考虑肿瘤的解剖部位、在矢冠状面上的累及范围、颅内侵入的程度、周围血管神经受累及包绕情况、脑干是否受压、肿瘤质地、既往手术治疗史和手术医师的经验水平等多种因素。术前应特别注意肿瘤与周围重要结构的关系，如眼眶、视神经、颈内动脉、海绵窦、额叶等，要避免手术过程中对这些重要结构的损伤。患者的既往治疗史十分重要，因为前次手术可改变正常的解剖结构关系，造成解剖标志点的缺失，周围组织的水肿和纤维化等都会对二次手术造成困难。

目前常采用的手术入路主要包括经鼻内镜入路、颅面联合入路、双额颅底入路和双额颅底联合经鼻内镜入路等。

经鼻内镜入路可大大减少术中对周围骨质结构的破坏，内镜可提供颅底腹侧较好的显露视野，已经逐渐替代了传统的经面入路。但是若肿瘤累及皮肤、皮下组织、鼻泪囊、额窦前壁、颈内动脉，破坏颅底，侵入颅内肿瘤体积较大时，则无法单纯使用经鼻内镜手术，此时多需要联合开颅来切除。

双额开颅颅底入路可在最小牵拉额底叶的同时获得较好的第三脑室到颅底斜坡的显露。但鼻腔前部和上颌窦上外侧是视野的盲区。经鼻内镜可很好地显露这些开颅盲区。使用双额开颅联合经鼻内镜入路，可以从上方控制切除颅内部分肿瘤，经鼻腔从下方切除鼻腔部分肿瘤。另外，经鼻内镜还可同时制备带蒂鼻中隔黏膜瓣来进行颅底重建。若肿瘤侵蚀破坏了鼻中隔黏膜，联合开颅同样也可使用带蒂双额骨膜瓣修补颅底缺损。

手术时患者取仰卧位，头稍后仰，促使额叶自然脱离前颅底，减少术中脑组织的牵拉。可使用电生理监测体感诱发电位，根据肿瘤病变累及部位决定是否行其余电生理监测。术前可使用抗生素、甘露醇、激素和抗癫痫药物。

切除肿瘤后前颅底的缺损需要进行稳固的颅底重建。如采用单纯经鼻内镜手术，颅底缺损较小时，可直接通过经鼻内镜使用自体筋膜、带蒂黏膜瓣进行修补重建。缺损范围较大时，缺损范围矢状面上可前至额窦后壁，后至鞍结节，冠状面上可从一侧眶内侧壁到另一眶内侧壁。此时内镜修补是比较困难的，可采用"三层修补法"，即自体筋膜瓣、人工硬脑膜和带蒂鼻中隔黏膜瓣。肿瘤全切、充分止血后，清除颅底骨缺损边缘外约1cm范围的鼻腔黏膜，显露颅底骨质，以避免黏膜囊肿的形成。修补第一层采用自筋膜瓣，可取自大腿外侧的阔筋膜张肌筋膜，筋膜尺寸应大于颅底缺损的范围，以使多余的筋膜可以于硬膜下嵌顿，这一层的修补使高通量脑脊液漏转变为低通量脑脊液漏。第二层采用人工硬脑膜，一般其尺寸约为缺损部位的2倍大小，部分嵌入硬膜下，溢出骨缘的部分于颅外充分覆盖骨缘，使其充分嵌顿于缺损处，术中仔细观察，第二层修补过后应再无脑脊液漏的发生。第三层为鼻中隔带蒂黏膜瓣，黏膜瓣尺寸尽量大，以覆盖整个颅底缺损。最后鼻腔填塞明胶海绵和膨胀海绵，以支撑固定鼻中隔黏膜瓣。

如联合双额颅底入路，可同步使用带蒂双额骨膜瓣来进行颅底重建。制备骨膜瓣时，皮瓣、帽状腱膜翻向前方，保留骨膜、颞肌筋膜和肌肉。颞肌筋膜行筋膜间分离，以保护脂肪垫和其中走行的面神经。游离眶上缘时，应注意保护眶上动脉和眶上神经，它们是骨膜瓣的供血动脉、神经。骨膜瓣的范围后至切口缘，两侧至颞上线，完整从颅骨剥离抬起，保留鼻根、眶上缘蒂部，保护血供。颅底重建时，将骨膜瓣翻转铺至颅底，缝合至周围硬膜缘。联合经鼻内镜手术时，可同时制备带蒂鼻中隔黏膜瓣从下方铺至颅底缺损处。经鼻内镜还可在直视下检测颅底重建的效果，并对薄弱处进行加固处理。带蒂骨膜瓣在邻近额窦处最为坚固，而鼻中隔黏膜瓣在斜坡处最为坚固。两者可为互补，在高风险脑脊液漏的患者中联合使用这两层材料可进行最佳的颅底重建。

内镜下制备的鼻中隔黏膜瓣不能有肿瘤组织浸润，必要时可行边缘组织活检确认。若肿瘤已经累及鼻中隔，制备带蒂鼻黏膜瓣时，可扩大至鼻底、鼻腔外侧壁黏膜以扩大黏膜瓣面积。在某些复发病例中，带蒂骨膜瓣和鼻腔黏膜瓣均不可用时，可考虑使用颞顶筋膜瓣、帽状腱膜瓣、带蒂颊黏膜瓣或自体游离筋膜瓣。

（六）术后管理

术后注意监测患者生命体征，注意有无脑脊液漏发生。控制血压至正常水平。术后常规抽血化验血常规、凝血、电解质和血气等。若肿瘤病变累及鞍区，术后可出现尿崩症，应严格监测患者出入量。应用光谱抗生素，预防控制感染。术后早期应同时注意颅内高压和低压情况的发生，其临床表现相似，较难鉴别。如病情变化，需随时复查头颅CT，以排除颅内血肿、张力性积气或颅内低压的情况。建议术后24小时内行头颅增强MRI，以评估有无肿瘤残留，因为此时肉芽肿组织还未形成，只有肿瘤组织可出现强化效应。

术后可给予通便药，以避免患者排便用力、颅内压升高，避免用力、擤鼻等动作。有学者认为，脑组织自然重量的压迫有利于重建组织的贴合、愈合，更能避免脑脊液漏的发生。因此不需要行腰大池置管引流。Gabriel 等报道称腰大池置管引流并不能降低术后脑脊液漏发生率。不行腰大池置管引流，患者可早期活动，术后恢复快，住院时间缩短，并降低了静脉栓塞的风险。术后1个半月，患者仍应避免用力或提举重物。术后患者应在门诊定期行鼻内镜检查，必要时可行清创术，促进重建组织的愈合。多不需要行鼻腔冲洗。

如进行经鼻内镜黏膜瓣颅底重建术，鼻腔填塞的膨胀海绵一般术后10～12天可拔除，以使黏膜瓣与颅底骨质完全贴合。膨胀海绵拔除前可口服抗生素预防感染。注意不要挤压或旋转带蒂骨膜瓣，以免影响其血供导致重建失败（图11-2-1，图11-2-2）。

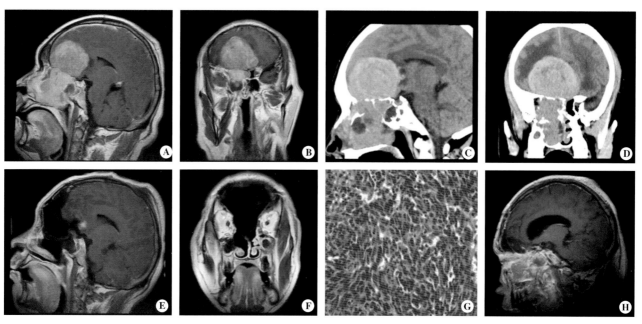

图11-2-1　颅鼻沟通占位病例展示

A、B.术前增强MRI示颅鼻沟通占位，颅内、鼻腔部分体积巨大；C、D.术前CT示前颅底骨质侵蚀破坏明显；E、F.采用双额颅底入路切除肿瘤，术后1周MRI示肿瘤全切无残留；G.术后病理结果示恶性黑色素瘤；H.术后3个月MRI示肿瘤全切无复发，颅底重建所用的双额带蒂骨膜瓣愈合良好

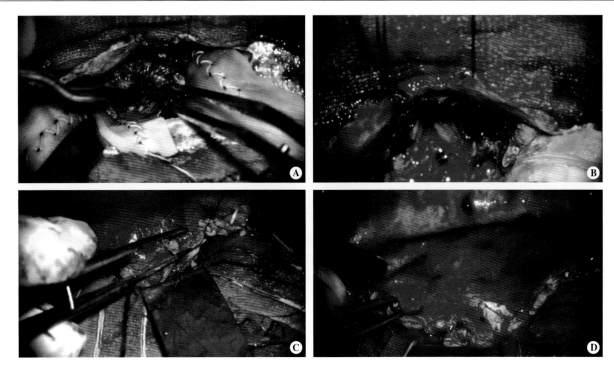

图 11-2-2　颅鼻沟通占位病例手术展示
A、B.术中切除肿瘤，切除后颅前窝与鼻腔沟通；C、D.给予双额骨膜连续缝合重建

（七）并发症

由于术中需要切除整个筛板和嗅沟，术后患者出现嗅觉丧失。部分患者可有术后癫痫发作情况，可给予抗癫痫药物预防。脑脊液漏可于术后马上发生，也可延迟发生。尽管低流量脑脊液漏有时可通过腰大池置管引流治愈，大多数较明显的漏液需要二次手术加固漏口。一般可使用经鼻内镜，调整带蒂黏膜瓣位置，寻找漏口，使用自体组织封堵。

（八）后续治疗

恶性或未能全切的颅鼻沟通肿瘤术后多需要接受放化疗。如鼻咽癌对放射治疗高度敏感，对于无转移的患者放射治疗是主要治疗手段，对一些病程进展较为严重的患者可联合使用化疗。

嗅神经母细胞瘤术后常需要行放化疗。Yuen 等认为 Kadish A、B 期的患者，若肿瘤切除较为彻底，可不用术后放射治疗。对 Kadish C 期或肿瘤未全切的患者，术后可给予辅助放射治疗。嗅神经母细胞瘤可术后多年才出现复发，需要长时间定期随访。

（九）预后

不同肿瘤病理类型、不同切除程度的患者预后存在显著差异，一般偏良性肿瘤全切者预后较好，恶性肿瘤未能全切者预后欠佳。鼻咽癌对放射治疗敏感，5年总生存率可达80%。

青少年鼻咽纤维血管瘤的总体复发率为20.8%。术中常由于出血过于汹涌，Vidian 管磨除不恰当，肿瘤侵入翼腭窝、海绵窦等原因，导致肿瘤切除不彻底，而增加肿瘤复发的风险。

嗅神经母细胞瘤的复发时间可长至10年，术后需要较长时间的定期随访。据报道，10年生存率可达80%，5年和10年无瘤生存率为62%和46%。如肿瘤未全切，切除后边缘还有肿瘤细胞的话，患者的无进展生存期将明显缩短。

由于内翻性乳头状瘤存在恶性变倾向，多数专家建议最少随访3～5年，甚至终身随访。有研究称其约8.5%在3年内复发，26.1%的病例在3年以上复发。肿瘤癌变率据报道为2.3%～11%。癌变的患者1年生存率约为80%，2年生存率为71%，3年生存率为63%。

（十）总结

颅鼻沟通肿瘤因其累及颅内和鼻腔多个结构，显露困难，周围解剖结构复杂，手术难度大，常需要神经外科、耳鼻喉科协作共同处理。过去常需要采用经颅面联合入路来切除，但该入路创伤大，术后并发症多，患者死亡率较高。随着经鼻内镜技术的不断发展，凭借其微创、显露视野好等特点，逐渐替代了经面入路。对一些累及范围较小的肿瘤可直接采用经鼻内镜切除，而对于体积巨大、侵袭破坏范围较广的肿瘤可联合采用双额颅底入路，获得比较满意的切除。

切除恶性肿瘤时，应全切肿瘤至正常组织边缘。对绝大多数颅底恶性肿瘤，手术是主要的治疗手段，术后联合使用放射治疗有时可显著改善患者预后。联合使用开颅和经鼻内镜手术，可更好地进行颅底重建。双层重建法，可使重建更稳固，对于需要术后放射治疗的患者能更好地避免组织坏死和脑脊液漏的发生。

（十一）要点及误区

颅鼻沟通肿瘤手术难度较大，风险较高，仔细的术前准备是十分重要的。术前应对肿瘤累及颅底的范围、与周围重要血管神经结构的关系有清楚的认识。术中应十分注意对这些重要结构的保护。术后颅底缺损的重建是至关重要的，甚至决定着整个手术的成败，手术医师应具备十分扎实的颅底重建功底。

二、鼻腔鼻窦内翻性乳头状瘤

（一）引言

鼻腔鼻窦内翻性乳头状瘤（sinonasal inverted papilloma，SIP）属上皮源性良性肿瘤。发病率占鼻和鼻窦肿瘤的 0.4%～4.7%。Ward 于 1854 年首先报道此病，Ringertz 等描述了本病的组织学和临床特点：即上皮内翻性生长侵入间质，基底膜完整；可呈多中心性生长，并有局部软组织或骨结构侵犯。术后易复发且与鼻腔-鼻窦鳞癌有相关性。鼻腔鼻窦乳头状瘤分为 3 种：外翻性（everted）乳头状瘤、柱状细胞型或嗜酸细胞型（cylindrical or oncocytic）乳头状瘤、内翻性（inverted）乳头状瘤。其中，内翻性乳头状瘤约占乳头状瘤总数的 70%，发病年龄一般为 40～70 岁，平均年龄 54 岁，儿童罕见。男女比例为（3～5）∶1，男性多见，具有易复发和易于恶变的临床特性，临床上被认为是一种良恶交界性肿瘤。

手术切除是主要治疗手段。经典手术方式以鼻外入路为主，包括面中部唇下掀翻术、Caldwell-Luc 手术、鼻侧切开手术等。1981 年，Stammberger 首先报道经鼻内镜下切除 SIP，之后类似的治疗经验报道逐渐增多，随访复发率在 0～33.3%。1996 年许庚在国内首先撰文报道经鼻内镜治疗 SIP。近 20 余年来，在影像学诊断技术、鼻内镜外科技术的推动下，早期发现、早期诊断、早期治疗水平大幅度提升，SIP 治疗已全面进入以鼻内镜技术为主导的微创外科时代。Hwang 等的荟萃分析表明内镜入路切除的复发率（12.8%）显著低于鼻外入路（16.8%）（P=0.003，RR=0.61）；对初发早期病例，优选鼻内镜外科技术。对于 SIP 侵袭范围较大、治疗后反复复发的病例，或颅鼻眶沟通的病例，仍然需要鼻科和头颈科及神经外科合作，通过鼻外入路或颅鼻联合入路切除病灶，手术后常补充放射治疗。

（二）病史

患者常慢性起病，以单侧渐进性鼻塞症状为主，

可持续数年。如果一侧肿瘤较大，或压迫鼻中隔，或脱垂入鼻咽部，可有双侧鼻塞症状。其他症状包括鼻出血或涕中带血、脓涕、溢泪及嗅觉下降等。如果累及筛窦或额窦继发黏液囊肿，或累及眼眶，可有突眼、复视等症状。

病史中常有"鼻窦炎"反复发作和药物治疗及反复经鼻手术经历，既往组织病理学检查报告为鼻息肉。由于鼻息肉和 SIP 可以合并，早期鼻息肉的组织病理结果是正确的，但随着疾病发展，可以最终表现为 SIP。

SIP 尽管有侵袭性生长，包括恶变，但较少早期出现脑神经症状。形成颅鼻沟通的病变最多见于原发额窦和鼻腔外侧侧壁，尤其是伴有恶变的情况。首发症状以突眼、眼球运动障碍、嗅觉下降或丧失等为主；累及眶尖区的可以出现上睑下垂和视力下降等症状。

（三）检查

1. 鼻内镜检查　SIP 可以源自中鼻道、上鼻道（嗅裂区），或蝶筛隐窝。瘤体较大时，常难分辨来源。瘤体呈分叶状，表面光滑，有明显血管纹，常伴有黏白或有脓性分泌物。瘤体触之略韧，不易出血，可以和半透明息肉共存（图 11-2-3）。内镜下也常见单侧鼻腔新生物，需要探其根蒂，以明确诊断。若肿瘤组织脆，易出血，或呈菜花状，并伴有脓血样分泌物，应考虑中重度不典型增生或恶变。

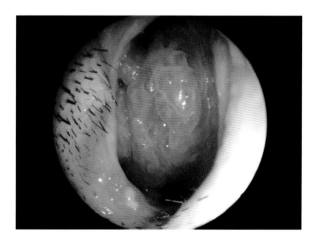

图 11-2-3　鼻内镜检查，右侧鼻腔 SIP。右侧鼻腔被粉红色分叶状新生物占据

2. 影像学检查

（1）鼻窦 CT 扫描：鼻窦高分辨率 CT 扫描骨窗，观察鼻腔或鼻窦有软组织密度增高的一侧鼻腔鼻窦骨质是否有局限骨炎样增生，骨质吸收或破坏。如果有局部新骨形成或局灶增生，常提示为 SIP 起源或附着的位置（图 11-2-4）。

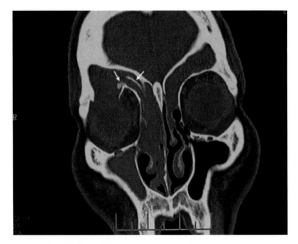

图 11-2-4　鼻窦冠状位 CT 扫描，骨窗，层厚 2mm，SIP。右侧鼻腔、筛窦、上颌窦及额窦软组织密度影。眶纸板及额骨眶板骨质增生（箭头），额骨眶板外侧骨质不连续，额窦内软组织密度影突入眼眶。额窦内侧软组织中有条状骨密度影（箭头）。两个箭头均提示肿瘤起源处

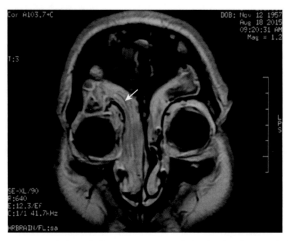

图 11-2-5　鼻窦冠状位 MRI，SIP T$_1$ 加权像增强扫描。右侧鼻腔鼻窦可见中等强化软组织信号，呈明显"脑回征"指向眶纸板内侧额窦底（箭头），提示为肿瘤起源位置

（2）鼻窦 MRI：在 T$_1$ 加权像增强扫描或 T$_2$ 加权像像，可以观察到"脑回征"（convoluted cerebriform pattern，CCP），为典型 SIP 所具有的 MRI 影像特点（图 11-2-5），对判断肿瘤附着位置和诊断有很好的帮助作用。无法完成鼻窦 MRI 的患者可以考虑增强鼻窦 CT 扫描。

研究表明，术前鼻窦 CT 和 MRI 在预测肿瘤附着的位置上，敏感度和特异度分别为 54.6% 与 69.2% 和 93.1% 与 76.9%；但如果 CT 结合 MRI，敏感度和特异度则分别为 94.6% 和 92.3%。但针对原发与复发 SIP，以及不同解剖部位的敏感度和特异度差异较大。颅鼻沟通的病变，多呈较强侵袭性生长，或与恶变有关，上述影像特征常不典型，主要关注病灶累及范围及其与相关症状及毗邻

的重要解剖结构关系，便于制订手术策略。

影像学检查完成后，需要根据影像学提示的病变范围和可能的肿瘤附着位点，完成病变分期。分期的目的是制订手术策略和进行预后分析。文献中引用较多的是 Krouse SIP 分期系统，近些年来，随着内镜技术的成熟和认识的不断深入，常以肿瘤占据范围以及附着点的侵袭程度，作为主要依据指导分期，引导制订手术策略。

（四）适应证

在鼻内镜技术日臻成熟的今天，已由初期手术适应证仅限于治疗局限性早期病变，拓展到全筛窦、蝶窦、上颌窦及额窦。即便在 SIP 首先经鼻内镜手术的时代，鼻外入路依然有临床应用价值，手术适应证包括以下两方面。手术方式见表 11-2-1。

表 11-2-1　鼻腔鼻窦内翻性乳头状瘤手术方法

鼻外入路手术	经鼻内镜手术	联合入路
鼻侧切开手术	鼻内镜鼻腔鼻窦手术	经鼻内镜下 Draf Ⅱ a/b，Ⅲ 型额窦手术＋额窦钻孔手术
鼻外 Lynch 入路手术	经鼻泪前隐窝入路手术	经鼻内镜下 Draf Ⅱ a/b，Ⅲ 型额窦手术＋骨成形瓣手术
Caldwell-Luc 手术	经鼻内镜上颌窦内壁切除手术	经鼻内镜下经鼻＋犬齿窝穿刺上颌窦手术
面中掀翻手术	经鼻内镜翼突入路手术	颅鼻联合入路手术
Denker 手术	经鼻内镜下改良 Denker 手术	—
骨成形瓣手术	经鼻内镜下 Draf Ⅱ a/b，Ⅲ 型额窦手术	—
双冠入路手术	—	—

1. **经鼻内镜手术**　肿瘤位于鼻窦，包括前、后筛窦，上颌窦，蝶窦，以及额窦均可经鼻内镜手术切除；部分累及眼眶、翼腭窝和颞下窝的病变，亦可经鼻内

镜下手术切除。

2. **鼻外入路手术**　肿瘤累及窦外，或侵犯至鼻外，且恶变，包括广泛侵犯颅底、颅内的肿瘤，应考

虑采用鼻外入路或联合入路手术。

（五）禁忌证

无手术直接相关禁忌证。全身情况差，伴有严重心血管疾病，且未得到有效控制，或合并出血性疾病、营养不良等，不能耐受麻醉和手术刺激，可列为手术禁忌。

（六）术前计划

1. 明确诊断及病变范围及性质

（1）SIP 的诊断依据包括以下内容：初发病例病史特征为渐进或持续单侧鼻塞，或涕中带血等。多数患者有前期手术经历，部分患者有明确前期手术后的组织病理学检查的结果，为诊断提供重要参考。部分患者可能持有鼻息肉或黏膜慢性炎症的病例诊断，需结合其他因素做出诊断。

（2）鼻内镜检查：鼻腔单侧或双侧分叶状鼻腔新生物（图 11-2-3）。

（3）影像学检查：分别参考鼻窦 CT 和 MRI（图 11-2-4，图 11-2-5）。

（4）组织病理学检查：通常要求在手术前完成组织病理学检查。但手术后的再次病理检查不可或缺。即便内镜下考虑鼻息肉的可能性大，亦将所有组织，尤其是根蒂部，都做组织病理检查。

2. 术式选择　根据术前影像对肿瘤附着位置做基本判断后，设计针对不同解剖区域的手术入路，同时，需对术中所见可能影响的术式的变化，做相应的入路变化和手术器械的准备，如高速电钻或采用联合入路。

3. 必要的知情同意　针对上述准备，包括术中术式变化和术后可能存在的组织病理学的变化，要与患者及家属做必要的交流和明示。

（七）手术技术

1. SIP 手术原则

（1）肿瘤附着点引导彻底切除肿瘤：通常 SIP 原发病例可以发现肿瘤有蒂附着起源部位（attachment or origin of the tumor），可以是单蒂，也可以多中心或广基。Landsberger 等首次提出根据 SIP 附着位置选择手术入路，确定磨除附着骨质的范围。为控制术后复发率，术中以附着点为中心，并沿肿瘤边界，由黏膜下剥离并切除肿瘤。但最终决定术式或切除方式，应以术中所见为依据。提倡通过切缘冷冻活检确定切除效果。

（2）骨切除：肿瘤附着的骨质，通常表现为嵴状增生，或呈编织骨样。梁娜等研究提示肿瘤附着的骨质有 30% 存在骨侵袭，在复发病例中则为 50%，提示 SIP 骨侵袭是导致复发的主要原因，也为 SIP 切除提供了组织病理学依据。对较薄骨质可以采用剥离子剥除，骨质较厚者，可采用高速电钻磨削至硬质骨。完整切除 SIP 附着的骨组织是避免复发的关键。

2. 手术方法

（1）筛窦：SIP 最多起源于鼻腔外侧壁，累及筛窦最多。筛窦手术方式与常规的鼻内镜由前向后开放筛窦的方式一样。需要注意的是，根据影像及术中所见，肿瘤附着眶纸板或气房间隔，局部增生的骨质应该切除。

（2）上颌窦：侵犯上颌窦或原发于上颌窦的 SIP 术后复发率占整个复发情况的第一位，主要原因是上颌窦解剖上存在的泪前隐窝、前后齿槽隐窝和颧隐窝易被忽视，常规手术方式常无法充分显露和切除上述死角内病灶。Hosemann 等经中鼻道上颌窦开窗，或辅助下鼻道上颌窦开窗后，尝试发掘把常规用于上颌窦的手术器械的"能力"，从 30°～ 70° 镜下观察泪前隐窝、前齿槽隐窝，包括上颌窦内壁前下及底壁前部，尤其在气化比较好的情况下，其效果满意。下鼻道开窗后的作用甚微。

针对起源或侵犯上颌窦内的肿瘤，主要手术方式如下。

1）中鼻道上颌窦开窗：适用于切除上颌窦后区域肿瘤。

2）联合开窗：中鼻道和下鼻道联合开窗，或结合犬齿窝开窗，可以解决绝大部分位于上颌窦内的病灶。

3）上颌窦内侧壁部分切除：包括额窦开放、下鼻甲及鼻泪管的切除。适用于广泛侵犯上颌窦或恶变的肿瘤切除。

4）泪前隐窝入路上颌窦手术：针对上颌窦存在的"死角"，同时考虑维护鼻腔结构和功能，采用经下鼻甲头端的鼻腔外侧壁切开，解剖鼻泪管后开放泪前隐窝，形成进入上颌窦入路（图 11-2-6）。周兵等首先介绍了该便捷的手术方式，对切除侵犯上颌窦，特别是侵犯泪前隐窝和前齿槽隐窝的肿瘤，很方便。术后复位下鼻甲和鼻泪管黏膜瓣后，完整恢复和维护鼻腔外侧壁，包括下鼻甲和鼻泪管的结构和功能，此方法被国内外广泛应用。

（3）蝶窦：原发于蝶窦的 SIP 很少，但由于蝶窦毗邻颅中窝、颈内动脉和视神经，手术有一定风险。累及蝶窦中线或底壁的肿瘤，可以采用常规方法充分开放蝶窦，切除病灶后，磨削瘤体附着的骨质。如果肿瘤源自蝶窦气化较好的蝶窦外侧隐窝，则可以采用翼突入路，充分显露蝶窦外侧隐窝；如累及两侧蝶窦，则需要部分切除鼻中隔后端和蝶窦间隔，形成蝶窦中线开放引流的方式，获得非常好的观察和切除肿瘤的视野，有利于减少和处理手术并发症，同时，也便于术后随访观察。

（4）额窦：侵犯额隐窝的 SIP 并不少见，原发于额窦者罕见。通常根据影像学提示肿瘤范围和附着位点及术中所见肿瘤累及范围，可以个性化设计手术方式。

1）肿瘤附着额隐窝中线至眶纸板之间，需要采用 Draf Ⅱa 或 Ⅱb 型额窦开放手术，清除肿瘤后磨削肿瘤附着的骨质。

2）肿瘤附着或起源于瞳孔中线以内，或累及眶上气房，可以采用 Draf Ⅱb 或扩大 Draf Ⅱb 手术（图 11-2-7），对病变和骨质处理同上。

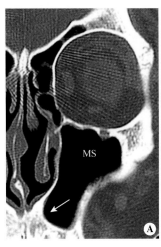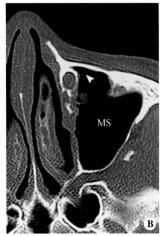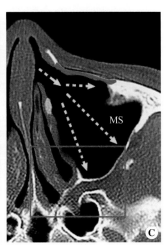

图 11-2-6　泪前隐窝入路示意图

A. 冠状位。MS. 上颌窦；↑. 前齿槽隐窝；B. 轴位。MS. 上颌窦；△. 泪前隐窝；C. 经下鼻甲前端切开鼻腔外侧壁后，解剖出鼻泪管，与下鼻甲一起内移，形成进入上颌窦（MS）的入路（虚线箭头）。必要时可以切除上颌窦前壁（蓝色）

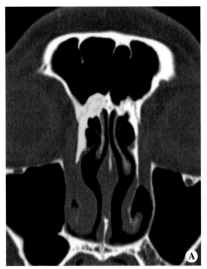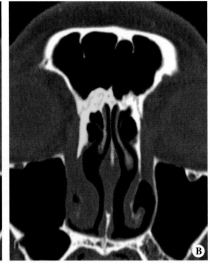

图 11-2-7　A. 经典 Draf Ⅱb；B. 扩大 Draf Ⅱb 切除范围模式图。黄色代表切除范围。扩大 Draf Ⅱb 较经典术式切除鼻中隔上端及对应额窦底和窦间隔，获得更宽大的观察和操作视野

3）双侧额窦受累，或经一侧额窦开放不能实现肿瘤切除目的，可以采用经鼻内镜改良 Lothrop 手术，即切除包括中鼻甲前端、两侧额隐窝气房、两侧上颌骨额突、额鼻嵴、鼻中隔上部及其对应额窦间隔，形成两侧额窦融合的中线引流通道。

4）额窦钻孔手术：目前鼻外额窦钻孔（mini-trephination）手术是在辅助切除额窦 SIP 及其他通过常规额窦手术无法达到外科目的时采用的方法。额窦解剖结构和病变位置复杂，在眉弓内侧的小切口下做出的额窦前壁或底壁切除后形成的进入额窦的窗口，导入器械或电钻清除肿瘤或切除局部骨质，鼻外切口小，

美容效果好。如果病灶广泛累及眶上，甚至眶尖区，可以延长眉弓切口，形成上睑缘切口，形成眶上入路，可以处理侵及眶上及眶外侧及眶尖区肿瘤。

（5）鼻腔外侧壁切除：针对上颌窦 SIP 恶变，包括下鼻甲、翼腭窝或颞下窝受侵，可以考虑采用鼻腔外侧壁切除的方式，包括下鼻甲、筛窦、中鼻甲及上鼻甲，以及鼻泪管等切除，亦可包括上颌窦后外侧壁及翼突切除，继而切除翼腭窝及颞下窝肿瘤。

（6）改良经鼻 Denker 手术：对于前壁，尤其是眶下孔以内上颌窦前壁手术累及者，可以在采用经鼻内镜下切除鼻腔外侧壁的同时，切除梨状嵴及上颌窦前

壁，有助于处理受累上颌窦前壁。

（7）颅鼻联合入路：针对肿瘤恶变或累及额窦前壁、后壁或硬脑膜的肿瘤，主要是原发于额窦或筛窦以及侵入颅内的肿瘤，需要采用双冠入路，颅鼻联合，同期切除鼻腔及受累硬脑膜及侵入颅内的肿瘤（图11-2-8）。

（8）其他：针对恶变或累及硬腭、眶内等情况，参考头颈肿瘤相关手术方式。

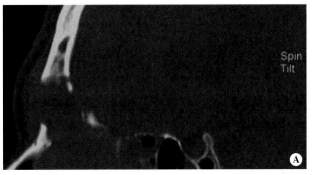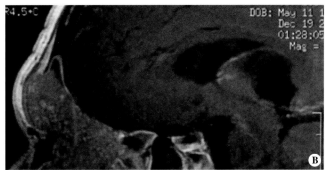

图 11-2-8　额筛窦内翻性乳头状瘤恶变

A. 矢状位鼻窦CT，骨窗。鼻腔、筛窦及额窦软组织低密度影，额窦前壁骨质破坏，窦内软组织突出至前额皮下软组织。B. 矢状位鼻窦MRI，T_1加权像，增强扫描。鼻腔筛窦及额窦病变呈较均匀斑点状混杂信号，并突破额窦前壁累及前额软组织，界线尚清楚。采用双冠切口切除额窦及颅底肿瘤，前额软组织和硬脑膜受累；经鼻切除鼻腔肿瘤。术后放射治疗60Gy。随访6年无复发

（八）术后处置

SIP手术后需要定期在内镜下观察下至少5年，以及比较长时间的密切随访。随访处理应在内镜下进行，重点观察肿瘤原附着区域黏膜的变化。针对上颌窦、额窦及蝶窦，可以借助角度镜进行观察，必要时也可以使用纤维内镜观察。如果是涉及比较多的骨切除，如Draf Ⅱb或Draf Ⅲ型额窦手术，提倡术后一周内复查鼻窦CT扫描；如果有非典型增生或恶变，应术后一周内复查MRI，作为随访观察基线。此后应每年复查一次鼻窦CT，随访中发现早期复发病灶，可在门诊或入院进行处理，如果考虑复发并需要手术，则应行MRI检查。

中重度非典型增生或恶变的病例，应按照恶性肿瘤的术后随访处理原则进行终身随访观察。

（九）手术并发症

SIP经鼻内镜下手术并发症与常规内镜手术相同。由于要求彻底清除病灶和切除肿瘤附着骨质，由此引起严重并发症主要是脑脊液鼻漏、眶内血肿、气肿或切除蝶窦病灶过程中损伤视神经和颈内动脉。轻微并发症主要包括继发黏液囊肿、窦口闭锁或鼻腔粘连、鼻泪管狭窄，以及鼻出血等。颅鼻联合入路手术相关的并发症是额窦感染和额窦瘘，常在术后5～10天发生。主要原因是在额窦切除或充填时，未彻底清除窦内黏膜，继发感染和局部骨质炎症，甚至坏死，常合并局部脓肿，前额皮肤破溃后可形成额窦瘘（图11-2-9），迁延不愈。文献报道并发症发生率为3.3%～16.7%。

（十）术后结果

SIP手术后面临的主要问题是肿瘤原发部位复发，可能原因主要有①肿瘤切除不彻底；②多中心起源的肿瘤具有复发倾向；③肿瘤边缘有化生改变，手术中未彻底切除；④组织病理学表现细胞不典型增生。周兵等报道9例复发性额隐窝内翻性乳头状瘤，分别接受Draf Ⅱ型和Draf Ⅲ型手术（经鼻改良Lothrop手术）。平均随访23.1个月，术后6个月局灶性复发1例，随访中做清除处理并用平阳霉素湿敷，12周后随访至今未见复发。Ferrari等报道210例鼻腔鼻窦SIP平均随访77.8个月，5年局部控制水平可以达到90.5%。发现癌前病变和上颌窦受累与术后复发相关。

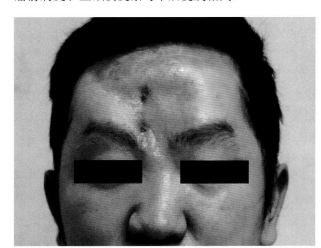

图 11-2-9　继发双冠入路手术后额窦瘘

影响治疗结果和预后的关联因素还可以包括经治医师的临床经验和手术技巧，包括准确认定与彻底切除病灶的能力；术中活检提示有中重度不典型增生（癌前病变）或恶变，对于后者，原则上应按照恶性肿瘤原则处理，手术后补充放射治疗。局限或未明确彻底切除者，应密切随访观察。

SIP原发病灶切除不彻底是术后复发的主要原因已经成为共识；完全彻底地切除肿瘤则是手术成功的关键。

（刘丕楠　周　兵）

第三节　颅颌面沟通肿瘤：颅底外科多学科观点

颅颌面沟通肿瘤可以来源于颅底骨下面、颅底骨本身和颅底骨上面（硬脑膜内、外，脑底）。这些部位的肿瘤可以向头端侵犯，累及颅内；也可以向尾端发展侵及眼眶、鼻窦、鼻腔、颞下、咽旁等区域，形成颅颌面沟通肿瘤。颅颌面沟通肿瘤常发生于颅前窝、颅中窝。

一、总论

（一）病理

根据组织病理学分类，Morita等依据颅底肿瘤的生物学特性提出了如下分类方法：① 良性肿瘤，如脑膜瘤、垂体腺瘤、神经鞘瘤、副神经节细胞瘤（嗜铬细胞瘤）、海绵状血管瘤、表皮样囊肿；② 慢性生长的低度恶性肿瘤，如颅咽管瘤、软骨肉瘤等；③ 快速生长的高度恶性肿瘤，如癌肿（鳞癌、腺癌、移行上皮癌与未分化癌）、肉瘤（横纹肌肉瘤、尤因肉瘤、纤维肉瘤）、淋巴瘤、骨髓瘤及转移癌等。

（二）临床表现

临床上伴有三叉神经第二、三支分布区域的剧痛或麻木、张口受限，提示肿瘤已侵及颅底结构。患者可出现多种症状，如面痛、肩痛、颈痛、耳鸣、听力减退或丧失、声音嘶哑、味觉改变、面部麻木、眩晕、站立不稳、面肌无力和肩下垂等。体检时可发现肿瘤累及的相应部位，以及脑神经支配和血管分布区域的阳性体征。

（三）诊断

颅底肿瘤的临床表现多缺乏典型的疾病过程，一般来说，临床医师对该类肿瘤的诊断主要是依据患者的病史、体征和各种检查结果进行分析与判断而做出的，但对一些隐匿型病例，有时尚需多学科（包括耳科、口腔颌面外科、肿瘤科、神经内科和神经放射科等）会诊来完成。

放射学的检查能证实肿瘤的大小、所累及的范围，以及与瘤周重要结构（如脑干、神经和血管、颅底骨）等的毗邻关系。放射学检查常采用MRI、CT及DSA。CT及MRI是较常用的对颅底肿瘤很有价值的检查手段，尤其是MRI，其T_1及T_2加权像，以及注射二乙三胺五乙酸钆（Gd-DTPA）后的增强成像，可较为清晰地显示肿瘤的质地和血供情况，是确定肿瘤位置和对病变进行鉴别诊断的重要方法。MRA及三维CT血管成像在显示较大的动脉解剖结构方面优于脑血管造影，并有取代后者的趋势，但血管造影在显示肿瘤静脉期征象方面仍具有较大的优势，两者可互为补充。

（四）术前准备

1. 一般检查同头颈部大手术及开颅术的术前准备。

2. 根据脑神经功能障碍（如眼球运动、三叉神经分布区感觉丧失或减退、面瘫、张口开大程度和呛咳等）情况，估计病变的范围。

3. 特殊检查

（1）CT和MRI检查：可清楚了解肿瘤之全貌，以及与周围结构的关系，对估计切除范围、确定术式有重要的参考价值。

（2）DSA：了解肿瘤的供血情况、静脉引流情况和与颅内血管的关系。如血供丰富，可考虑术前先行辅助性颈外动脉栓塞术。

（3）PET-CT：晚期恶性肿瘤，特别是多次复发的病例，需要在术前充分评估有无远处转移，明确手术适应证。

4. 应用抗生素　对原发于鼻腔、鼻窦和耳部的肿瘤，或经鼻腔、鼻窦和口腔入路的手术，以及肿瘤破溃者，都应在术前应用抗生素2～3天。局部做口腔清洁护理，必要时术前连续3天，每天早晨进行1次咽拭子细菌培养加药敏试验。

5. 备皮　术前一日剃去头发。拟行立即整复者，要包括供皮区的皮肤准备。

6. 按气管内全身麻醉术前护理要求准备。

7. 涉及鼻咽、口咽部的大范围手术或者有张口困难，估计术后会发生呼吸道梗阻者，应在术前行气管切开术。

（五）手术要点

1. 肿瘤切除原则

（1）整块切除：切除操作不进入肿瘤组织内，应在解剖结构之间，或在肿瘤之外整块切除。如腮腺及耳部肿瘤，切除范围应包括受累皮肤、腮腺、面神经、下颌支、翼腭窝、颞骨、颈大块、受累的颅底骨及硬脑膜。鼻窦肿瘤侵犯颅骨，应包括受累的上颌骨、筛骨、筛板、眼眶及硬脑膜。

（2）手术顺序：应该按先颅内，后颅外；先无菌，后有菌；先侵入灶，后原发灶的处理原则。

（3）硬脑膜的处理：硬脑膜的破坏区一般和肿瘤灶相对，而且关系密切，手术时应将其一并切除。对于侵入灶，如未累及硬脑膜，则硬脑膜作为一道屏障，覆于肿瘤表面，手术操作应在硬脑膜外进行。

（4）脑内侵入灶的处理：颅外肿瘤破坏了脑的解剖屏障（骨和硬脑膜）后，会逐渐向脑内生长，使脑组织受压移位。一般情况下，如果在术前经查体及CT、MRI等特殊检查明确诊断脑实质已受到侵犯，应放弃进行颅颌联合手术。假如是在术中发现脑实质受侵，应根据受侵部位的脑实质结构情况酌情处理；最好能将受累脑实质一并切除。

（5）肿瘤侵犯重要结构的处理：譬如在术前怀疑颈内动脉已受肿瘤侵犯，应进行颈动脉造影，充分了解肿瘤与颈动脉的密切关系及颅内大脑动脉环交通及其患侧大脑血供状况，必要时术前行颈动脉DSA+球囊阻断试验以明确结扎颈动脉后大脑血供的变化、是否可能危及生命，以确保术中安全切除受肿瘤侵犯的颈动脉或者行颈动脉切除后的重建术。

2. 手术方式

（1）颅前窝入路：主要为切除鼻腔、上颌骨、筛窦和眶内肿瘤及其所波及的颅前窝底骨板所采用的手术途径。手术采用蒂在同侧的额部皮瓣或冠状头皮皮瓣切口。开窗由额侧进颅，前颅底骨切开线循健侧筛板外缘向后，通过鞍结节前缘及前床突，在患侧与眶上裂相交于颅中窝凿骨线（图11-3-1，图11-3-2）。

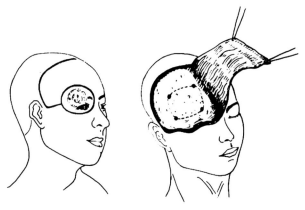

图 11-3-1　颅前窝手术切口

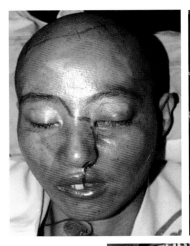
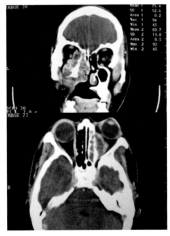
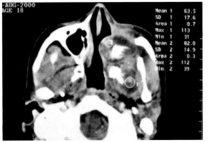
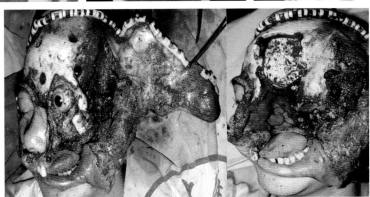
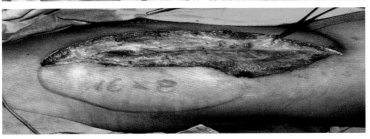

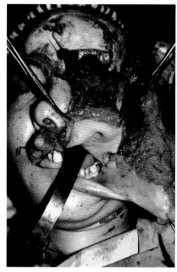
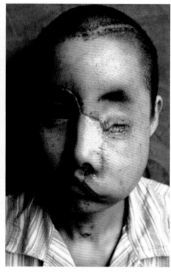
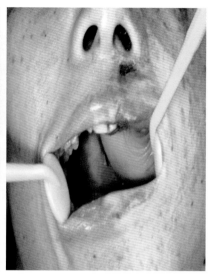

图 11-3-2　左上颌窦鳞癌侵及前颅底及眼眶，行颅颌面联合根治 + 股前外侧皮瓣修复

（2）颅中窝入路：主要为切除鼻旁窦、上颌骨、颞下窝、翼腭窝部位恶性肿瘤侵及颅中窝底骨板所采用的手术途径。手术采用蒂在同侧的额头皮瓣联合颌面部 Weber-Fergusson 切口、Morre 切口或加用其他辅助切口。开窗由颞侧进颅，骨切开线循棘孔—卵圆孔—眶上裂—颞颌关节顶连线（图 11-3-3，图 11-3-4）。

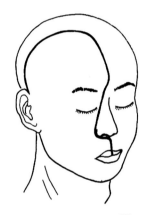
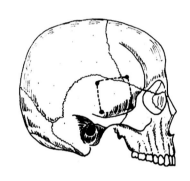

图 11-3-3　颅中窝手术入路

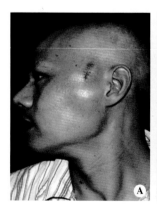
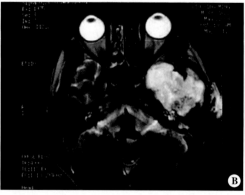
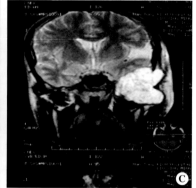

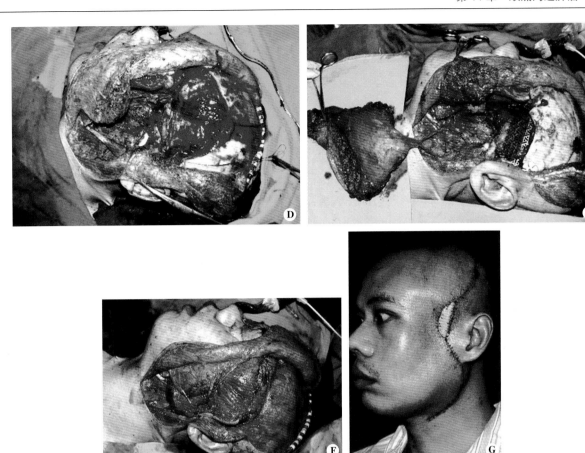

图 11-3-4　颅中窝软骨肉瘤颅颌联合根治游离胸大肌皮瓣修复（A～G）

（3）颅前和颅中窝入路：主要为切除肿瘤已侵及颅前和颅中窝底骨板所采用的手术途径。切口设计也是采用蒂在同侧的额头皮瓣联合颌面部切口。开窗由额、颞联合骨瓣进颅。骨切开线将上述两者连在一起（图 11-3-5）。

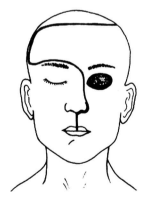

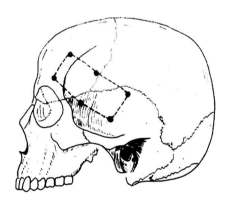

图 11-3-5　颅前窝、颅中窝联合手术入路

（4）颅后窝入路：主要为切除耳道、颞颌关节、腮腺区等部位已侵犯颅后窝的晚期恶性肿瘤所采用的手术途径。手术采用耳后枕部迂回皮肤切口，于乳突部位切断胸锁乳突肌，解剖至枕骨基部，把头侧弯，以便显露位于 C1。横突和颞后窝之间的空隙，显露面神经管和乙状窦后可以切除乳突，直至枕骨髁；经枕骨开窗进颅后窝（图 11-3-6）。

3. 切口设计及手术范围

（1）按肿瘤外科的要求，能保证切除所有肿瘤组织，且有一定的安全缘。

（2）要准备好颅底骨质切除后保护脑组织的整复措施。

（3）还要考虑到颅外组织缺损的整复方法。

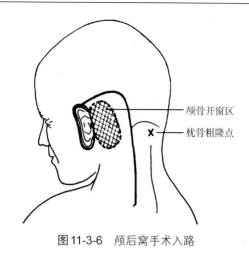

颅骨开窗区

枕骨粗隆点

图 11-3-6　颅后窝手术入路

（4）颅面联合入路切除术：通常由头部切口和面部切口两部分组成。两部分切口可以分开或联合进行。对于颅前窝切除术，Ketchan 等采用发际内冠状切口；Guggenhem 等用额部纵行切口；Bridger 则采用眉弓处横行切口，翻开皮瓣如蝴蝶形。发际内冠状切口虽然创伤大些，但切口隐蔽被普遍采用。面部切口通常采用 Weber-Fergusson 切口。面侧方入路通常采用颞部、耳前、腮腺区、颈部联合切口。总之，头部切口相对恒定。面部切口应视原发肿瘤范围、浸润皮肤等情况而灵活掌握。

（5）颅外手术：颅外切除术视原发肿瘤波及范围而定。由于病例多属晚期，故一般包括上颌骨、颧骨、下颌支及眶内容物的切除。如欲保存眶内容物时，则颅内手术分离至眶上裂处不应切断通过眶上裂的脑神经，否则将影响眼球的运动功能。

（6）颅内手术：按照神经外科要求进行。

4. 组织缺损修复　颅颌面沟通肿瘤切除后，创面修复是决定术后效果的关键因素。有关的缺损修复如下。

（1）脑膜缺损：通常由掀颅骨瓣造成硬脑膜撕裂，只要用 5-0 可吸收线直接严密缝合即可。因肿瘤侵犯，切除后所致的脑膜缺损，多数学者采用颞肌筋膜或帽状腱膜颅骨膜修复，能达到良好的修复效果，均可在术后 1～2 天停止脑脊液漏。

（2）颅底骨缺损的修复：颅底骨缺损的脑膜显露区，早期以 Ketchan 为代表采用硬脑膜上游离植皮的方法。其成活率差，尤其在颅前、颅中窝联合切除者，颅底骨缺损面积大，断层皮片移植后更易失败。严重者可导致脑膜炎。因此，颅底骨缺损修复主要着眼于覆盖和保护硬脑膜，以减少脑膜及颅内感染的机会。首都医科大学附属北京口腔医院最早在 20 世纪 70 年代采用全额皮瓣重建颅底缺损 13 例，结果颅底缺损区都获得了良好的修复。但是，由于额部皮瓣转移至颅底缺损区，导致额部遗留新的创面。早期采用游离植皮

或头皮皮瓣修复这一创面，曾有多例因皮片或部分皮瓣坏死并发颅骨骨髓炎。并且，额部皮瓣重建颅中窝底缺损效果不佳，难以完全覆盖颅中窝底缺损区。至 1989 年 7 月笔者所在科室首次采用显微外科技术行血管吻合血液循环重建的游离胸大肌皮瓣移植立即封闭式修复颅中窝及上颌骨切除后的缺损，既能完全覆盖颅底保护脑膜，又能将额颞瓣回复原位，获得了满意的外形效果且可有效地减少继发额骨骨髓炎等并发症的发生。

1）颅前窝缺损的修复：对该区的颅底骨和软组织缺损，有学者报道骨缺损 <4cm² 者，可采用肌浆、皮片填塞或衬垫修复，或用人鼻中隔移位修复获得良好疗效；>4cm² 的骨缺损，采用游离颅骨、髂骨，取下的骨块做成楔形，嵌在缺损处，用粗丝线或栓结丝固定，在骨固定好后，将预先准备好的中厚皮片初衬在颅底鼻腔面，大于骨缺损区 1～2cm²，填塞碘仿纱条以防滑脱或贴合不紧。此三层材料形成"三明治"式人工颅底，获得良好疗效。上述修复方法优点是简便，但仅适用于原发于筛窦、部分上颌骨（额鼻窦）的切除，大部分上颌骨存在能起到良好的支撑修复组织的作用。如果颅颌面联合切除术大面积缺损采用游离骨和游离皮片移植，就易坏死、脱落而失败。Tokiyosi 用冻干硬脑膜修复一例双侧前颅底骨折伴双侧额叶损伤的病例，因脱落后失败，后采用吻合血管大网膜修复前颅底缺损，随访 5 年未复发，所用的大网膜组织瓣的供氧血管为颞浅动脉。肿瘤切除后残留的前颅底、眼窝及颌面缺损，有学者采用吻合血管的游离腹直肌皮瓣连带第 6、8 肋软骨行眼眶下缘及颧弓重建，以维持术后颜面外形完整。另外，眼球摘除后利用游离腹直肌肌皮瓣充填眼窝及患侧颌面部残腔，利用其皮瓣制成小皮岛与上、下结合膜缝合，一期制作假眼床，以使术后在短时间内安装假眼球。血液循环重建的腹直肌肌皮瓣是将腹壁下动、静脉与患侧的颈外动脉分支面动脉或甲状腺上动、静脉进行血管吻合。

2）颅中窝缺损的修复：近年来，由于显微外科技术的迅速发展和广泛应用，多数学者主张采用吻合血管的游离组织移植修复颅中窝缺损。如腹直肌肌皮瓣、背阔肌瓣、胸大肌瓣、前臂皮瓣、髂骨和肩胛骨瓣等，用哪一种组织瓣移植，应根据缺损面积大小、组织多少来确定。如仅仅是颅中窝底缺损，尚有部分上颌骨作支撑，就可设计用组织量少、结构简单、操作方便的前臂皮瓣或肩胛皮瓣携带部分肩胛骨。假如颅前、颅中联合上颌骨、颧骨切除术后遗留颅及面中 1/3 组织洞穿型大面积缺损，需要进行颅底、口腔内及颜面部皮肤缺损的三维重建，此时必须要移植大量组织。据临床经验，选择吻合血管的由单根供氧主干

动脉携带 2～3 块组织瓣（被称为单蒂双叶瓣或单蒂 3 叶瓣）移植或选择由 2 块独立的游离组织瓣通过血管吻合后连接起来成为 1 块（串联皮瓣）修复缺损。最常用的单蒂多叶瓣是肩胛下动脉携带肩胛皮瓣（或肩胛骨瓣）、前锯肌瓣和背阔肌皮瓣。最常用的串联皮瓣是游离胸大肌肌皮瓣连接前臂皮瓣。笔者所在科室 1978～1997 年行颅颌面手术 46 例，其中 21 例采用血管化游离肌皮瓣立即封闭式修复颅底缺损，其中 2 例为单蒂双叶瓣，5 例采用串联皮瓣。成功率 95.2%（20/21），均获得满意的结果。

（3）颅外组织缺损的修复：早期对颅颌面肿瘤手术后所致的颅外组织缺损不主张修复。原因之一是鉴于晚期肿瘤术后的复发率较高，封闭式立即修复不利于早期发现局部复发灶，有可能延误进一步治疗；原因之二是显微外科技术尚未成熟。随着颅颌面手术的病例增多，由颅外缺损不修复所造成面部外形的丑陋，以及口鼻腔相通带来的语音、吞咽等功能障碍，越来越受到人们的重视。曾有患者因术后丑陋、生活质量太差而自杀，更有患者因此而拒绝接受颅颌面手术，影响了肿瘤的手术治疗。有鉴于此，对颅颌面手术来说，可以认为是患者接受最后一次扩大的根治手术，即使术后出现肿瘤局部复发，一般是难以再进一步手术的，故目前大多数学者主张立即修复。对于口腔颌面外科来说，颅外组织缺损主要是指面中、下 2/3 硬、软组织的缺损。所谓功能性重建是指除了软组织修复，恢复面部外形以外，重点是颌骨修复，牙列重建后恢复咀嚼功能。主要有非手术和手术重建两类修复方法。

1）赝复体修复：仍然是常用的传统上颌骨、颧骨、眼耳等面中下 2/3 组织缺损的非手术修复方法。主要由口腔修复科医师采用人工义眼、义颌、义齿联合赝复体修复，一般采用中空式阻塞器和义齿粘接一体式修复体。它便于肿瘤术后检查，观察肿瘤是否复发，同时修复体不合适可重新制作，对机体损伤小，简单方便。但是长期以来，设计上存在着以下缺点：①修复体体积大，牙槽突区相对较重，摘戴困难；②阻塞器部分和义齿部分间粘连性差；③义颌边缘封闭性差，固位不良，难以反映肌肉动态的正常外形。之后，Wood、TaNaka 和刘新民等分别介绍了利用窝凸嵌合形式、磁性连接形式和负压吸合形式设计制作的组合式修复体，将义颌、义齿分成两部分分装组合戴入，具有一定优点。但是，赝复体的固位、支持和稳定仍然存在一些问题，尤其是颅颌面手术后巨大面积缺损，赝复体缺乏良好的固位和支撑组织与结构，更难以重建其咀嚼功能。

2）种植体修复：随着人工种植牙系统的发展，

Tidernen 于 1992 年率先开展采用预制的钛网托槽。在微型钛钉固定下，将自体髂骨碎骨片及骨髓移植储存于托槽内，经压缩塑形而恢复上颌骨形态并延期人工种植牙的植入。同时，为确保移植骨的成活，采用同侧带蒂的颞肌筋膜瓣作为支架的内外层覆盖组织包裹钛网托槽移植复合骨。该手术为恢复上颌骨缺损患者的解剖结构和生理功能开辟了新领域。手术主要缺点：骨移植修复种植义齿重建需分二期进行；牙种植重建，必须建立在移植骨成活良好和钛网支架稳固的基础上。由于钛网硬度较大，弯制成形比较困难，特别是术前不能精确估计颌骨切除的实际体积，因而影响到术前支架弯制的准确性，难以达到与健侧上颌骨外形一致的异体支架。尤其是颅颌面切除后大面积缺损，该方法难以达到恢复外形与咀嚼功能的目的。

近年来，随着以 Bronemark 种植系统为代表的骨内种植体的迅速发展，又随着新型材料、生物力学、生物技术、信息技术和计算机辅助设计（CAD）、计算机辅助制造（CAM）等技术的发展，以骨内种植体为固位基础的颅颌面种植修复重建获得了重大进展。颅颌面种植赝复体是利用骨内种植为颌骨缺损后赝复体提供固位和支持的装置，可提供足够强度和长期稳定性。颅颌面种植体的部件分为牙种植体、赝复体固位支持种植体。植入固位种植体的常见部位是额骨、颧骨、残余上颌骨及上颌结节。至于骨移植后采用种植赝复体修复，由于主要由移植骨承受合力，一般只需两个骨内种植体。

对于双侧上颌骨切除术所造成的缺损，由于剩余量不足，可采用种植体和磁性固位体相结合的上颌种植赝复体修复全上颌骨缺失。在残余颌骨上植入种植体，并以其固定带有磁性固位体的树脂支架，利用支架上的磁性固位体使上颌赝复体获得固位与稳定。

对于颅面部贯通式缺损，可利用带有磁性附着体的杆状夹板，将口内、外多个种植赝复体通过磁性附着固位和杆卡式附着固位形成一整体，来重建面部外形和功能。

种植赝复体存在的主要问题是承受垂直合力与水平固位种植体（以颧骨为植入部位）生物力学不一致，加之种植体基台过长，植骨区骨量不足所造成的种植失败。因此，血管化的骨移植重建，不仅可减轻赝复体重量，而且移植骨与颌面平行，仅咀嚼力呈轴向传导，有利于咀嚼功能恢复。

（4）组织移植修复：颅颌面联合切除术后遗留大面积组织缺损，通常会造成患者面部外形丑陋及功能障碍。大多数患者希望立即修复改善外形与功能，然而前两种修复方法主要不足之处是要分多期、延期修复。近年来，随着显微外科技术的迅速发展，颅颌面联合切除术后采用血管化组织行移植封闭式立即修复成功病例日趋增多。Matsui 1995年介绍用吻合血管的游离腹直肌肌皮瓣修复上颌骨缺损，重建语言功能。Schmelzeisei等介绍采用吻合血管的游离肩胛骨骨肌皮瓣进行修复，肩胛缘处的厚骨部分是修复眶下缘、颧上颌支柱或牙槽嵴的理想材料，肩胛骨的薄骨板则可用于腭或眶底重建。对同时伴有大面积软组织缺损者，采用单蒂双叶复合组织瓣（如肩胛下动脉携带游离肩胛骨骨肌皮瓣和背阔肌肌瓣或肌瓣）提供足够的骨组织进行上颌骨重建，软组织充填缺损区空腔和被覆上皮修复口、鼻、颊面部黏膜、皮肤缺损，还可采用串联皮瓣修复缺损，最常用的串联皮瓣是游离胸大肌皮瓣或背阔肌皮瓣连接前臂皮瓣。该手术主要优点：保持移植组织原有的血液供应，颌骨重建后能即刻行人工牙根种植，有利于牙列重建恢复咀嚼功能。主要缺点：具有较高的手术操作要求，一旦血管吻合失败将会带来较大的手术创伤。

（六）术后管理

1. 术后应密切观察生命体征，预防颅内出血。

2. 进行游离皮瓣修复者，常规严密观察皮瓣血供。

3. 术后注意加强抗生素的应用，注意选用可以通过血脑屏障的抗生素，若有感染应延长抗生素的使用。术区置负压引流管，引流量低于20ml/d，可以拔除。

4. 加强口腔护理，注意加强营养支持，以肠内营养为主，注意维持电解质平衡。

5. 注意术后气道维护，一般不需要气管切开，术后可以保留气管插管1～2天。但如果对口咽部机械性损伤较大者，考虑到口咽部肿胀可能引起呼吸困难者，可进行预防性的气管切开。

（七）并发症

颅颌面联合切除术最严重的并发症是术中意外，如脑干受压引起的呼吸、心搏骤停和不易控制的大出血致死。其次是术后继发感染及脑脊液漏。

1. 减少脑组织损伤　脑组织损伤主要发生在涉及颅中窝切除的病例，由于颅中窝距脑干很近，显露颅底术区常需采用脑压板剥离和推移脑组织，若操作不当可造成脑干受压或脑组织不同程度挫裂伤。避免这些并发症发生的关键是尽可能缩小脑容积，操作应小心轻柔。术中均采用低温麻醉，术前进行腰椎穿刺置入塑料管，并连接测脑压装置。手术开始进行颅骨钻孔时，即静脉注入地塞米松及脱水剂（20%甘露醇）。掀起骨瓣时，脑容积已有明显缩小，允许在无张力的情况下分离硬脑膜显露颅底。部分病例脑容积缩小不够满意可再滴入第二剂脱水剂，必要时，可由腰椎穿刺塑料管抽出少量脑脊液。颅前窝联合切除术常在鸡冠处有硬脑膜撕裂，而脑脊液外溢也是降低脑压，易

于显露颅底的因素之一。为防止术后脑水肿的出现，继续留置监测脑压装置2～3天，并使用地塞米松及脱水剂。

2. 减少出血　设计入颅部位及入颅方式，应尽可能避开容易出血的硬脑膜静脉窦。颅骨钻孔，剥离硬脑膜，线锯锯骨，均应仔细。硬脑膜与颅骨板障静脉穿通支断裂出血，可用电刀烧灼凝固。知名血管如经棘孔穿入的脑膜中动脉，筛前、筛后动脉支应予缝扎。部分病例硬脑膜撕破，在牵拉不当引起脑组织局部的挫裂伤后，应分别用银夹、电凝固止血，清除硬膜下血块后，将能缝合硬脑膜裂口。关闭创口前常规进行骨缺损周围硬脑膜与颅骨下悬吊，并于硬膜外腔留置引流，以避免硬膜外腔术后形成血肿。

3. 预防术后感染　颅内伤口是无菌伤口，而颅外尤其是口腔内伤口是污染伤口。颅颌面联合切除术通常是颅内外交通，极易造成术后感染，引起化脓性脑膜炎或脑膜脑炎，其中最严重的是铜绿假单胞菌感染，死亡率很高。为此，术前均常规在口咽、鼻咽或结合膜囊、肿瘤创面分别进行细菌培养及药敏试验，术中创腔亦进行细菌培养，以备一旦感染发生能迅速有效地选择敏感药物。上海交通大学医学院附属第九人民医院46例患者常规术前连续3天进行咽拭采样，进行细菌培养和药敏试验，其中2/3病例有致病菌如金黄色葡萄球菌、链球菌、大肠埃希菌等生长。术后参照药敏试验，预防用药，仅2例发生感染，经加大抗生素用量，有效地控制了感染，未发生严重的颅内并发症。

此外，手术程序严格采用先颅内、后颅外的顺序，颅外手术时尽量保护脑膜不受污染。肿瘤切除后，反复使用生理盐水/1%过氧化氢、抗生素液冲洗伤口。术后硬脑膜外留置负压引流管3～5天；参照细菌药敏试验应用抗生素5～7天等综合预防措施，可获得良好疗效。

（八）预后

颅颌面联合切除术的成功，为颅颌面沟通肿瘤，特别是晚期恶性肿瘤提供了手术治疗机会，扩大了手术适应证。Catalano等总结了颅颌面联合切除术胜于以往手术的三大优点：①整块切除肿瘤；②直视颅底，有效地保护颅内组织，估计侵犯程度；③充分显露颅底结构，有利于肿块切除和切除后修复。Ketchan报道54例以颅前窝为主的联合手术，中位生存期为8年，实际3年、5年生存率分别为51%和49%。上海交通大学医学院附属第九人民医院口腔颌面头颈肿瘤科资料共46例，其中原发于上颌恶性肿瘤25例（其余21例为原发于颌面部其他部位），3年、5年生存率分别为48.8%和35.1%，其中有1例上颌窦鳞癌患者曾先后2次手术后翼突部位复发，行颅中窝联合颅外手术，术后

随访时间近16年，无瘤生存。因此笔者认为：颅颌面联合切除术为涉及颅底的晚期颌面部恶性肿瘤提供可能根治的机会。

（九）总结

对于颅颌面沟通肿瘤采用颅颌面联合切除术及术后缺损的修复，是一个复杂而又风险巨大的手术，手术医师应该严格掌握适应证，注重功能和外形、生存率和生活质量、供区和受区、重要功能和次要功能之间的平衡。

二、腺样囊性癌

（一）引言

侵及颅底的头颈部腺样囊性癌发生率较低，常见于多次复发的头颈部腺样囊性癌及原发于鼻腔鼻旁窦、眶内的腺样囊性癌，沿神经侵犯或直接侵犯颅底，也曾见于头颈部涎腺腺样囊性癌晚期时转移至颅底。早期症状常不明显，临床确诊时往往病史较长，肿瘤体积较大且侵犯周围组织甚至远处转移。

（二）病理

腺样囊性癌是闰管储备细胞或闰管、排泄管基底细胞来源的恶性肿瘤。肿瘤由导管上皮（腺上皮）和肌上皮构成，大体上讲，非空腔的、基底细胞样的嗜苏木精细胞，这些细胞的细胞质呈少量至中量，这些嗜苏木精细胞与那些几乎没有分叶、呈短立方形的嗜酸性细胞共同组成了腺样囊性癌。肿瘤具有3种基本的组织学类型：筛状型、管状型、实性型。多数肿瘤主要由形态较为一致的肿瘤性肌上皮细胞构成，细胞较小，呈立方形、多角形，细胞核呈角状，嗜碱性深染，染色质均质分布，胞质很少，核分裂罕见。导管上皮细胞见于管状型、筛状型中，细胞呈立方形，类似于正常涎腺中的闰管上皮。

1.筛状型　也称腺样型，又称瑞士饼样，是腺样囊性癌最具有特征的组织学类型，瘤细胞单层或双层排列，呈线样或筛网状（图11-3-7），基底样细胞构成的细胞巢中存在很多圆柱瘤形囊样腔隙，囊腔内充满透明或嗜碱性黏液样物质、玻璃样嗜酸性物质或混合的黏液玻璃样物质，这些腔隙并非真正的囊腔，围绕囊腔的不是腺上皮细胞，而是肿瘤性肌上皮细胞，有纤维间隔形成小叶。这些物质是硫酸黏液多糖（sulfated mucopolysaccharide），这些黏液样、玻璃样物质在超微结构上为糖胺多糖（glycoaminoglycan）、多层基底膜样物质，特殊染色显示这些物质PAS、阿辛蓝染色阳性。有时这种玻璃样物质也围绕整个含筛孔的上皮巢，或包绕小的肿瘤细胞条索。筛状型肿瘤中的部分区域有由导管上皮围绕的真性腺腔，此时的腺腔较小，管腔中可见嗜伊红分泌物。

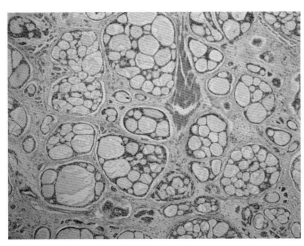
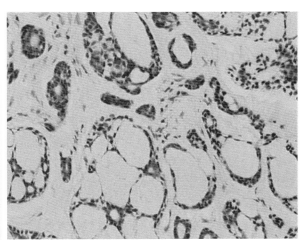

筛状型（×100）　　　　　　　　筛状型（×400）

图11-3-7　筛状型腺样囊性癌病理切片

2.管状型　是由空泡样的细胞排成的两层微管，而空泡样的细胞又被有着"透明"细胞质的非空泡样细胞所环绕（图11-3-8）。其特征为肿瘤由细长的小管、小的实性条索或巢、腺腔样结构组成，有时肿瘤细胞周围可见玻璃样物质背景，小导管结构中央为立方、柱状腺上皮构成的导管，外周围以肌上皮，管腔中可见嗜伊红均质分泌物。肿瘤细胞巢可侵犯腺体、软组织、骨、神经、血管。

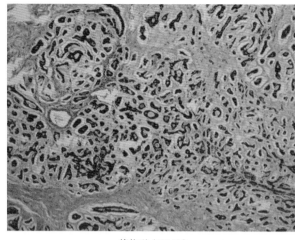

管状型（×100）

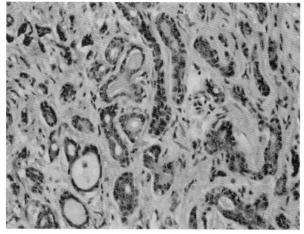

管状型（×400）

图11-3-8　管状型腺样囊性癌病理切片

3. 实性型　由肿瘤细胞构成大小不一的上皮巢或成片状排列，肿瘤主要由肿瘤性肌上皮细胞/基底样细胞构成，细胞小至中等大小，细胞核小，染色深，少见情况下细胞可呈梭形（图11-3-9）。排列紧密，呈片状或实体状，其间有纤维组织间隔。有时由于细胞间有少量糖胺多糖的形成，细胞被分隔。很少形成内衬立方上皮的真性导管结构，或由肌上皮围绕的假囊性结构，两者均可表现为小的筛孔状结构。实性型较筛状型、管状型更易出现细胞多形性、核分裂，预后较差。上皮巢可伴有中央坏死，伴有坏死者预后更差。

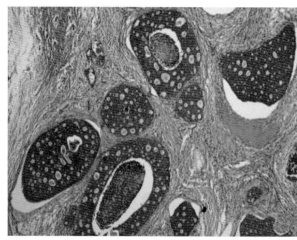

实性型（×100）

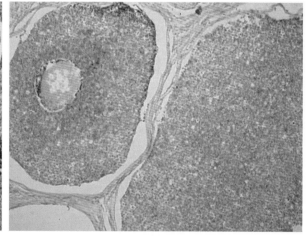

实性型（×200）

图11-3-9　实性型腺样囊性癌病理切片

3种不同的组织学类型共有的特征包括侵袭性生长、囊腔形成、3种基本组织学类型同时存在、肿瘤细胞巢中央灶性的玻璃样物质融合导致大片玻璃样基质的形成，部分区域的细胞分化较差，细胞增大，出现多形性、泡状核、核分裂增加，出现坏死。常见3种不同的组织学亚型在同一肿瘤中混合存在，最常见筛状型（腺样型）和管状型的混合，称腺样-管状型。筛状型、管状型中少见坏死，但可灶性出现，实性型中较常见坏死。

腺样囊性癌鉴别诊断如下。

（1）基底细胞癌：与腺样囊性癌实体型形态学相似，免疫组化不表达腺上皮细胞标志物。

（2）嗅神经母细胞瘤：起源于神经外胚层，肿瘤细胞小，呈圆形或梭形，胞质少，可见Homer-Wright型假菊形团或Flexner-Wintersteiner型真菊形团，呈分叶状。NSE、Syn均阳性，CK、vimentin均阴性，支持细胞S-100蛋白阳性。

（3）鼻腔小细胞神经内分泌肿瘤：核分裂象多伴坏死，S-100蛋白阴性。

（4）上皮-肌上皮癌：结构为典型的双层细胞管样，CD117和BCL-2对鉴别没有帮助。

另外，鉴别诊断还应考虑到WHO（2017年）头颈部（鼻腔鼻窦颅底）肿瘤分类提出一类"具有腺样囊性特征的人乳头瘤病毒相关癌"及腺样囊性癌伴高级别转化出现分化差的腺癌或未分化癌。

（三）临床表现

腺样囊性癌的临床特征取决于其发生部位，早期常无症状，生长缓慢，为无痛性肿块，少数病例在早期即有间断性或持续性疼痛；病程较长，可持续数月或数年；肿瘤一般不大，多在1～3cm；肿瘤的形状和特点可类似混合瘤，呈圆形或结节状，多数肿块边界不清，活动度差，随肿瘤增大或侵犯神经引起相应症状。该肿瘤最好发部位为腮腺，活动度较差伴压痛，早期无特殊症状，随病情持续进展可因侵犯面神经引起局部面瘫症状，肿瘤中晚期时，因其嗜血管神经生长的特征，肿瘤沿面神经向颅内进展，经茎乳孔入颅，影像学表现为茎乳孔扩大。进入颅内后因侵犯面神经

颅内段产生相应症状。当肿瘤发生于上颌窦时，随肿瘤体积扩大破坏上颌窦壁并向眶筛扩展，侵犯三叉神经第二支，出现疼痛、麻木、针刺感等症状，当肿瘤随三叉神经第二支转移，走行至颅内时，侵犯半月神经节及海绵窦，或经上颌窦后部进入翼腭间隙，晚期时突破骨质进入颅底。肿瘤发生于鼻腔上部时，主要向眼眶及筛窦扩展，沿眶下神经、上颌神经、腭大神经和蝶窦孔广泛侵犯，也可通过嗅神经侵犯至颅内。

颅脑CT（图11-3-10）中可见肿物呈不规则高密度影，颅底骨质破坏；颅脑MRI可见肿瘤在T_1加权像上呈等或低信号，T_2加权像呈稍高或等信号，增强扫描后病变呈明显均匀强化，边界较清。

淋巴结转移除实性型外极罕见，头颈腺样囊性癌颈部淋巴结转移率为5.0%～18.4%。其远处转移更为常见，如肺、脑、骨及肝转移。

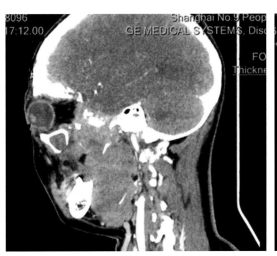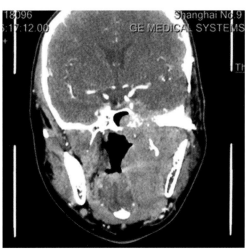

图11-3-10　颅中窝内外沟通性腺样囊性癌（矢状面与冠状面）

（四）术前准备

发生于上颌窦或颅底的腺样囊性癌，头颈部增强CT是其主要术前诊断手段，表现为肿瘤生长不规则，无明显的边界，邻近的骨常同时出现压迫性及侵蚀性破坏。腮腺内腺样囊性癌可通过彩超检查明确其位置。辅助细针吸取活检可用于腺样囊性癌的诊断。所得组织显微镜下显示为部分基底样细胞和细胞外基质，即可诊断为腺样囊性癌。但是，细针吸取活检组织只是肿物的某一点，获取组织很少，少量组织病理特征难以概括肿瘤全貌，这是出现误诊的原因；另外，位置深在的小肿块增加了穿刺取材的难度，这是出现漏诊的原因。因此对于肿瘤发生位置表浅如腮腺浅叶或位置深在如筛窦内的肿瘤不建议术前进行细针穿吸活检。但是，组织病理学诊断仍然是诊断的"金标准"。

（五）手术要点

对于不同位置的腺样囊性癌手术入路有不同选择。当肿瘤发生于鼻窦或鼻腔且病变范围较小时可采用经鼻内镜切除肿瘤。但由于腺样囊性癌的生物学特性，大部分患者就诊时肿瘤范围较大，肿瘤接近或侵犯颞下凹、眼眶、中颅底或前颅底，内镜下不能完全切除，此时需要采用开放式手术，即颅面联合切除术，有时由于肿瘤巨大或重要解剖结构显露，术中还需要皮瓣修复。常见的颅面联合切除术手术入路有以下两种。发生于腮腺并向颅底浸润发展的腺样囊性癌，或发生于上颌窦、外耳道耵聍腺的腺样囊性癌肿瘤侵及颞下凹、侧颅底时，手术入路宜采用冠面联合切口，即将眶颧入路而且切口部分设计于耳屏前并向下延伸绕耳垂向后经乳突向下绕下颌角后转至颌下，耳垂下部分可适当向后延续即可完全显露乳突尖部，通过该入路可完全显露颅前窝、颅中窝、海绵窦、基底动脉尖、岩尖、腮腺、颈静脉孔区，翻开颞肌并去经翼点开颅，去除眶颧复合体后，可充分显露颅前窝及侧颅

窝，将腮腺切除后即可清晰显露面神经颅外段，沿面神经向后追溯即可到达茎乳孔，切除二腹肌及茎突舌骨肌后即可显露颈静脉孔。通过此切口可充分显露前颅底及侧颅底颅内外绝大部分重要解剖结构，此入路还较适合因肿瘤切除后遗留巨大组织缺损，或硬膜缺损导致脑脊液漏需要进行皮瓣修复的病例。当肿瘤主要侵及鼻腔、筛窦上颌窦内侧及颅前窝时，可采用Webber切口（联合）上颌骨外旋入路，此切口特点是可充分显露上颌骨、鼻腔、筛窦、眶下、眶内侧、蝶鞍、额窦等组织，可对肿瘤进行直视下切除。

侵及颅底的腺样囊性癌应选择手术为主的综合治疗方案。腺样囊性癌沿神经生长，侵袭周围骨质甚至硬脑膜的特性给内镜手术带来困难，切缘不净易致复发。因此，侵及颅底的腺样囊性癌选择开放手术或内镜手术时，应严格把握适应证。颈部淋巴结转移与预后负相关，因此，应对受侵淋巴结进行积极处理。但对影像学检查未提示颈部淋巴结转移，是否需行预防性淋巴结清扫目前尚无定论。预防性清扫与不做清扫相比，患者局部控制和远期生存无明显优势。因此，对术前影像学检查颈部淋巴结阴性者，可不做颈部淋巴结清扫。

（六）术后管理

单纯颅外手术，常规进行术后护理即可。对于颅内外沟通肿瘤患者，术中应用游离组织瓣进行颅底（硬膜）修整者，术后可放置腰大池引流防止脑脊液漏，皮瓣观察72小时，组织瓣成活后，无明显脑脊液漏患者即可转为常规护理。

（七）并发症

常见并发症主要为神经症状，如肿瘤侵犯面神经后引起的面瘫，三叉神经损伤引起的区域麻木等。颅内外沟通肿瘤术后脑脊液漏也是常见并发症。

（八）后续治疗

头颈部腺样囊性癌术后辅助放射治疗可降低局部复发率与远处转移率，提高患者生存期。有放射治疗史的复发患者，是否再次放射治疗及如何放射治疗，观点尚未统一。但可考虑对有放射治疗史的复发患者，采用质子束和碳离子束治疗，短期内局部控制效果较好，但长期效果仍需进一步观察。也有学者将^{125}I粒子植入治疗复发头颈部腺样囊性癌，可对血管和神经进行很好保护，但远期疗效仍需验证。

（九）预后

一般来说，头颈部腺样囊性癌因局部浸润性生长、早期神经侵袭及髓腔侵犯，预后并不乐观。患者易出现局部复发、血行转移。有时复发或转移可出现在治疗10年以后。总体而言，与其他肿瘤相比较，头颈部腺样囊性癌预后差，生存率低。

（十）总结

侵及颅底腺样囊性癌临床较少见，首次诊断后应选择手术联合辅助放射治疗的综合治疗，但复发病例常因既往治疗史复杂，导致治疗困难，局部复发及远处转移率高、预后差。

三、鼻咽纤维血管瘤

（一）引言

鼻咽纤维血管瘤也称鼻咽纤维瘤，包括男性青春期出血性纤维瘤或鼻咽血管纤维瘤等。常发生于10～25岁年轻男性。可原发于鼻咽顶、鼻腔后壁咽腱膜和蝶骨翼板骨外膜处。肿瘤由纤维组织及血管组成。瘤体血管丰富，血管壁薄、弹性较差，容易由损伤导致严重大出血。

（二）病理

鼻咽纤维血管瘤是由胶原纤维、成纤维细胞和各种口径的血管组成的网状基质，缺乏肌层、弹性纤维和感觉神经。肿瘤中央部分纤维成分较多，血管成分较少，组织活动性弱，肿瘤周围组织纤维成分少，血管成分多，窦状腔隙增殖过剩，组织活动性强。这种特征表明肿瘤的成熟过程是从中央到外周，随着肿瘤生长，组织逐渐成熟，纤维成分增多，血管结构减少。

（三）临床表现

鼻咽纤维血管瘤属于良性肿瘤，但是由于其生长能力强，常直接侵入周围组织器官，如鼻腔、鼻窦、翼腭窝、颞下窝等，甚至压迫导致颅底骨质破坏使肿瘤侵入颅内，引起症状。其主要临床表现为出血、鼻塞等。其中出血是最常见的临床主诉，患者常表现为反复出现的不易控制的大出血，严重时可出现重症贫血危及生命。鼻塞起初常为单侧，随肿瘤增大可导致双侧鼻塞，张口呼吸，鼾症，影响睡眠。若肿瘤如前述侵入周围解剖结构内则可出现其他症状，如复视、失明、耳鸣、听力下降等。

（四）术前准备

明确临床分期，目前较常用的分期方法为Onerci分期（2006年）：Ⅰ期，肿瘤位于鼻腔和（或）鼻咽部，筛窦和蝶窦及最小限度扩展到翼腭窝；Ⅱ期，肿瘤侵入上颌窦或颅前窝，占满翼腭窝，有限地扩展到颞下窝；Ⅲ期，肿瘤扩展到翼突底部的网状骨，蝶骨大翼和蝶骨体侧面侵入颞下窝或翼板的后面、眼眶或海绵窦；Ⅳ期，肿瘤扩展到颅内颈内动脉与垂体腺间、颅中窝、颈内动脉侧面及广泛颅内扩展。通过CT及MRI检查对肿瘤位置、大小及侵犯范围做出判断。辅以DSA或CTA准确显示肿瘤供血血管。如计划采用经鼻内镜手术，术前可在DSA基础上行术前栓塞。

（五）手术要点

针对不同分期可选择的手术入路包括经硬腭入路、上颌窦入路、经鼻入路、颞下入路、冠面联合入路、LefortⅠ型截骨入路、栓塞联合经鼻内镜手术等经鼻内镜手术，在肿瘤体积不大，累及范围局限于鼻腔、鼻咽、筛窦蝶窦时，有微创、无并发症等优点，可替代开放式手术，但如肿瘤体积较大，并累及翼腭窝、颅底等范围时，应采用开放式手术切除。

上颌骨外翻入路：能充分显露上颌窦、蝶窦、颞下窝、眼眶，显露侵犯至这些结构的肿瘤可通过此入路直视下完整切除，且术后无面部畸形。

冠面联合入路：对于肿瘤特别巨大累及范围到达颅内、颅中窝、颈内动脉的需采用此类入路。此入路对各个颅底解剖结构显露充分，可尽量完整切除肿瘤。

颞下入路：此入路适用于Ⅱ期、Ⅲ期型肿瘤。D型颞下窝入路可直达颞下窝，无听力损失，避免面部瘢痕。但对于肿瘤累及颅中窝及海绵窦时需采用C型颞下窝入路，在磨除岩骨时封闭中耳和咽鼓管，因此会造成传导性耳聋。

（六）术后管理

严密观察患者鼻腔、鼻咽部的出血和患者的呼吸情况。DSA栓塞术后，嘱患者平卧，穿刺部位用弹性绷带加压包扎24小时，术侧肢体伸直制动6～8小时，24小时后方能下床活动。进行口鼻腔护理。观察患者有无脑膜刺激征、有无颅内压增高症、有无体温变化、鼻腔渗出物的性状，观察患者的意识、瞳孔是否等大等圆、对光反射是否存在。眶及眶周并发症包括视神经损伤、中央眼动脉痉挛、内直肌损伤、眶纸板或眶骨膜损伤及泪道损伤等，应注意观察患者有无视力下降、视野缺损、眼球运动障碍、"熊猫眼"、眼睑肿胀、溢泪明显等症状。

（七）并发症

术后腭瘘和鼻内结痂、永久性传导性耳聋、下唇麻木及由于颞肌填补颅底缺损引起的颞侧凹陷。

（八）后续治疗

术后需应用CT、MRI和鼻内镜对患者进行随访复查，如发现小的残留物可以在鼻内镜下摘除。

（九）预后

鼻咽纤维血管瘤的复发与肿瘤分期有关，与患者年龄、病程、是否进行DSA栓塞、手术方式及次数无关，复发的主要原因取决于是否彻底切除肿瘤。肿瘤复发多见于6～12月。

（十）总结

对于鼻咽纤维血管瘤的手术治疗，特别是较小的肿瘤（Ⅰ～Ⅱ期），鼻内镜下经前鼻孔入路具有安全、有效的优点，有逐步取代传统鼻外入路的趋势；对于较大的肿瘤（Ⅱ～Ⅲ期），鼻内镜及鼻内镜加外部入路（如颊龈沟进路）是一种可选择的手术入路；对于波及范围非常广的肿瘤（Ⅲ～Ⅳ期），应采用鼻内外联合入路，甚至颅内外联合入路进行手术。

（季 彤 韩正学 屈 延 阮 敏 苏 明 衡立君 李 刚 王举磊 马 劼 赵天智）

第四节 颅颌面沟通肿瘤：神经外科观点

一、引言

颅颌面沟通肿瘤指源于颅内或颅外，经颅底正常的腔隙、孔道或破坏颅底骨质和（或）硬膜造成颅颌面区域沟通的肿瘤，可累及颅内神经血管结构及面、眶、鼻腔、鼻窦等部位。病变区域涉及神经外科、耳鼻咽喉-头颈外科、口腔颌面外科、眼科等的主要工作范围。该类肿瘤类型多样，涉及范围广，常毗邻、包绕、侵袭重要神经血管结构，手术难度大，风险高，常需要手术治疗为主的多学科联合诊疗以使患者获得最佳的治疗效果。常见的颅颌面沟通肿瘤有腺样囊性癌、青少年鼻咽纤维血管瘤（juvenile nasopharyngeal angiofibroma，JNA）、神经鞘瘤等。

腺样囊性癌是起源于涎腺的少见恶性肿瘤，占头颈部肿瘤的1%～5%，占涎腺恶性肿瘤的10%～15%。颅内腺样囊性癌少见，发生率为4%～22%。最常见的颅内好发部位是视交叉、半月神经节和三叉神经根。其生长缓慢，但侵袭性强，且容易复发。该肿瘤容易浸润神经结构并向周围扩展。该肿瘤易侵及血管，造成血行转移，远处的迟发转移并不少见，转移率高达40%，转移部位以肺部多见。

鼻咽纤维血管瘤为鼻咽部常见的良性肿瘤，占头颈部新生物的0.05%～0.5%，常发生于青春期男性患者。肿瘤多起源于鼻咽部，包括枕骨底部、蝶骨体及翼突内侧的骨膜。肿瘤富含血管，组织学表现为良性病变，但通常局部侵袭性生长，表现为骨破坏和通过颅底自然孔隙蔓延：局部侵犯鼻甲、鼻中隔和翼突内侧板，或延伸到鼻腔、鼻咽部和翼腭窝，较大的病变可延伸至蝶骨、上颌窦和筛窦，甚至侵及颞下窝，或通过眶下裂侵入眼眶。

神经鞘瘤是起源于外胚层的良性肿瘤，由周围神经的神经鞘生长形成。颅颌面沟通神经鞘瘤和前、中颅底关系密切，常起源于嗅神经、三叉神经等。患者多为30～50岁，总体发病率不高，生长缓慢，多为孤立性生长，少数患者伴发神经纤维瘤病。

二、病理

腺样囊性癌是闰管储备细胞或闰管、排泄管基底细胞来源的恶性肿瘤。大体检查显示，肿瘤无包膜，切面灰白色，镜下见筛孔状、腺样囊性腔隙，囊内有黏液分泌，瘤细胞可呈索状，细胞密度升高呈实性巢团或弥漫散在，间质常呈黏液变性和玻璃样变性，常见神经和血管侵犯。

腺样囊性癌是呈分叶状的或有侵袭性的非对称肿瘤，由腺上皮、肌上皮细胞组成（图11-4-1）。大体上讲，非空腔的、基底细胞样的嗜苏木精细胞的细胞质呈少量至中量，这些嗜苏木精细胞与那些几乎没有分叶、呈短立方形的嗜酸性细胞共同组成了腺样囊性癌。这些细胞核的核仁比较小并且非常显著。这些空泡样的细胞看上去很特别，然而，免疫组织化学标志物最终提示，它们的起源是一致的。肿瘤可按截然不同的结构形式分为以下3种。管状型，它是由空泡样的细胞排成的2层微管，而空泡样的细胞又被有着"透明"细胞质的非空泡样细胞所环绕；筛状型，又称瑞士饼样，瘤细胞单层或双层排列，呈线样或筛网状，腔内含嗜碱性黏液，有纤维间隔形成小叶；实性型，又称基底样性瘤细胞，排列紧密，呈片状或实体状，其间有纤维组织间隔。

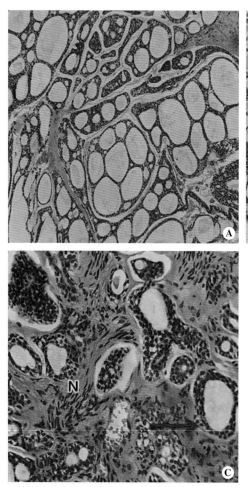

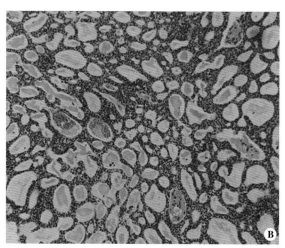

图11-4-1　涎腺腺样囊性癌光镜下图片
A、B. 典型筛状型腺样囊性癌（×100）；C. 典型筛状与实性混合性腺样囊性癌（×200），肿瘤组织（红色箭头）侵犯神经（N）

电镜下，腺样囊性癌细胞有突起，胞核圆形，胞质内有丰富的线粒体和粗面内质网，并可见发达的高尔基氏器，典型的肌上皮细胞较少，只占到整个肿瘤细胞的3%。用特殊的染色或免疫组织化学标记物进行进一步细致观察是必要的（图11-4-2）。其中，免疫组织化学腺上皮细胞表达CK、CK7、CK8/18、CEA、EMA和CD117，肌上皮细胞表达SMA、Calponin和CK5/6。

鼻咽纤维血管瘤是由血管和纤维结缔组织组成的无包膜、边界清楚的血窦样肿块。镜下可见血窦大小不等，呈裂隙状或泡沫状，由丰富的胶原纤维和多核成纤维细胞围绕着衬有内皮的血管通道组成，外观类似血管平滑肌层，但无真正的肌层或弹性薄层，故轻微创伤或操作即可引发出血。纤维结缔组织为胶原成分，由成纤维细胞组成，具有多种细胞形状，包括纺锤形、星状或角形，通常只含单个小细胞核，偶见多核细胞存在，罕见有丝分裂等不典型性改变。尽管没有包囊，但肿块被覆盖的上皮层（通常是呼吸道上皮）所包围。电镜下表现更接近血管畸形，肿瘤血窦的单层内皮细胞表达多种血管内皮细胞的标志物，如

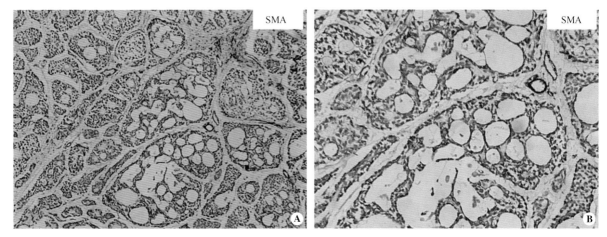

图 11-4-2　腺样囊性癌部分外周的肌上皮细胞SMA呈阳性反应

A. ×100；B. ×200

CD34、CD31、内皮因子等。最新研究表明肿瘤中央与外周部位组织构成不同：中央部分纤维成分较多，血管成分较少，组织活动性弱；肿瘤周围部纤维成分较少，血管成分多，窦状隙增殖过盛，组织活动性强。这模式表明肿瘤的成熟过程是从中央到外周，随着肿瘤的生长，组织逐渐成熟，纤维成分增多，血管构造减少。

神经鞘瘤大体标本质地软且光滑，一般都有完整包膜，切面呈淡红色、黄色或灰白色，少数伴有坏死。镜下肿瘤由结缔组织和施万细胞组成，不含正常的神经细胞。细胞间的纤维细而长，平行排列，呈束状、轮环状或栅栏状。

三、临床表现

颅颌面沟通肿瘤主要临床表现包括头痛、面部疼痛及感觉异常、面部肿胀、鼻塞、鼻出血、视力下降、复视、眼睑下垂、眼球突出、脑干尾侧脑神经麻痹、淋巴结肿大等颅颌面鼻眶受累症状。不同肿瘤因生物学行为不同，症状累及范围和进展速度各不相同。

（一）腺样囊性癌主要临床表现

腺样囊性癌属恶性肿瘤，但由于肿瘤细胞分化较为成熟，故生长速度一般缓慢，特别是初期阶段。最常见的症状是缓慢增大的包块，伴发肿瘤侵犯外周神经所带来的局部疼痛及面部神经功能异常。出现的症状因肿瘤所发生的位置不同而不同，肿瘤如果发生在喉，呼吸困难可能是首发症状。如果肿瘤发生在鼻及鼻旁窦，鼻塞、面部的深层疼痛、鼻出血及眼部症状则为首发症状。其侵袭性很强，它可通过黏膜下和纤维组织向肿瘤周围逐渐而广泛地播散，沿神经生长是腺样囊性癌的一个特征，常提示肿瘤侵袭性很强，难以完整切除。腺样囊性癌沿神经侵犯在所有的脑神经都可以出现，其中三叉神经上颌支和下颌支最易被侵

犯，与两者在头颈部有广泛分支有关，产生神经分支支配区的感觉运动障碍，以面部麻木和疼痛最为常见，若肿瘤侵犯到海绵窦可产生海绵窦综合征，肿瘤侵犯神经常提示预后不良。文献报道，98%的患者出现包块，48%的患者有疼痛，30%的患者有溃疡，其余的患者有面神经麻痹。这些症状发生的时间跨度为1个月至4年。

（二）青少年鼻咽纤维血管瘤主要临床表现

青少年鼻咽纤维血管瘤主要临床表现可因肿瘤原发部位、大小、生长速度、扩展方向及有无并发症而异。

1. **反复鼻出血**　为临床最常见症状，小的肿瘤仅局限在鼻咽者，出血量并不多，有时仅涕中带血。待瘤体长大，则易反复鼻出血，或由口中吐出，有时出血量可达数百毫升，往往不易止住，即使填塞也难以控制。由于大量或长期出血，患者多伴有不同程度的贫血表现。

2. **进行性鼻阻塞**　肿瘤向前伸展，堵塞后鼻孔，可引起一侧或两侧鼻阻塞，鼻塞重时用口腔呼吸，睡眠发出鼾声，说话呈闭塞性鼻音，咽部常有干燥感。

3. **邻近器官及神经的压迫症状**　肿瘤压迫咽鼓管咽口，可发生耳鸣、耳闷及听力下降。肿瘤侵及眼眶引起眼球外突、运动受限、视力减退或视野受损。肿瘤侵及翼腭窝或颞下窝，可导致颊部或颞颥部隆起及三叉神经痛。肿瘤向下突入口咽部，可致软腭膨隆、饮食困难。肿瘤侵入翼腭窝、上颌窦后壁和其外方可引起面颊部隆起。肿瘤侵入翼管引起干眼症。

（三）神经鞘瘤主要临床表现

神经鞘瘤因累及不同神经而产生不同症状。它可造成眼球变位，如肿瘤向对侧挤压眼球，造成眼球突出；若肿瘤位于眼球后方或者肌锥内侧，眼球向前突出；眶部泪腺处肿瘤，眼球可向内下方偏位。部分患

者出现眼球运动及感觉障碍，如视神经受累，则出现视物障碍；动眼神经受累，出现瞳孔散大，眼睑下垂；累及三叉神经，可致三叉神经痛、前额及角膜感觉迟钝；累及外展神经等，可致复视。肿瘤压迫可造成组织血供障碍形成眼睑及球结膜肿胀。肿瘤沟通颅鼻，造成进行性单侧或者双侧鼻阻塞、嗅觉障碍。如果涉及鞍区，可致内分泌功能障碍。面颊麻木，上臼齿疼痛亦常见。面神经鞘瘤早期肿瘤较小时，可没有面神经麻痹和面肌痉挛。典型表现为渐进性面瘫，常伴面肌抽搐。鼓室段肿瘤发生传导性聋可先于面神经麻痹；肿瘤累及内听道可先有感音神经性聋，继而产生面神经痉挛、麻痹。其他临床表现包括眩晕、耳鸣、耳面部疼痛（合并感染）和扪及耳下肿块（累及或发生于腮腺的肿瘤）。

四、术前准备

（一）多学科联合术前评估

在颅底外科手术操作中，对术者综合能力要求较高，其应具备丰富的手术经验和解剖知识，应在熟悉各种不同入路和器械操作后，方可进行手术操作。通常颅颌面沟通肿瘤的治疗需要一个综合且成熟的团队，包括颅底外科医师、放射科医师、耳鼻咽喉-头颈外科医师、颌面外科医师、病理科医师等专家团队。术前应对患者全身状况进行全面评估，着重了解神经功能缺失情况和其他症状。神经功能缺失情况和其他症状对于手术决策和手术效果评价意义重大。例如，累及面神经，需了解患者有无面瘫、面肌痉挛、面部疼痛等；累及海绵窦、视神经等，应注意患者视力变化、内分泌情况等。对于合并其他严重全身情况的患者，应提前向患者和其家属告知可能出现的风险。部分患者术前综合情况较差，可考虑手术减瘤联合放射治疗或者单独放射治疗等姑息疗法。同时，术前应对术中可能出现的特殊情况如大出血等有充分的预案。

（二）术前准备要点

1. 颅颌面神经鞘瘤既可以向颅内生长，也可向颌面部扩张生长，位置深，解剖复杂。因此，术者除了具备丰富的解剖及影像学知识，对结构辨识明确以外，良好的显微手术技术和内镜操作技术必不可少。术前应对手术入路和并发症有充分的准备，做好显微手术与内镜联合切除的准备。

2. 必要时可行DSA检查，明确肿瘤供血情况，血供丰富的肿瘤，可考虑术前栓塞。

3. 少数有垂体功能低下者，术前可给予激素治疗。

4. 眼球突出者，可行眼科会诊，注意保护眼球，必要时可行视觉诱发电位监测。

5. 如手术牵涉鼻腔，则需注意术前的鼻道准备，如术前剃胡须，剪鼻毛，术前鼻腔内给予氯霉素眼药水消毒。

6. 有时为了利于结构显露，术前可行腰大池置管，释放脑脊液，术后拔除。

7. 有时肿瘤性质难以确定，应提前穿刺活检，以确定治疗方案。

8. 准备足量血源，做好输血准备，必要时准备自体血回输装置。

9. 做好皮肤准备，以备颅底重建。

五、手术要点

颅底、颌面部肿瘤，如果没有手术禁忌，应同期进行手术治疗。如无法一期切除，可选择分期手术，主要优点是缩短手术时间，减少颅内感染发生率。

（一）手术入路选择

颅颌面沟通肿瘤手术入路选择应综合考虑起源部位、颅内外沟通通道、侵及范围、重建所需组织等因素，往往需要采用联合入路。肿瘤的颅内部分累及视神经、嗅神经、鞍旁及海绵窦、前中颅底区域，可选择额底、额颞、颞下入路等相应传统神经外科手术入路处理。颅颌面沟通肿瘤颅外涉及眶、鼻部分手术入路的描述可参考本章第一、二节。除以上两种沟通方式之外，肿瘤常经蝶骨翼突发生颅-上颌窦及相关面颅沟通，圆孔及卵圆孔是常见沟通通道。颅颌面沟通肿瘤侵及的颅外部分范围常包括翼腭窝、颞下窝、咽鼓管、咽旁间隙、上颌窦及相应面颅区域。对于主体位于上颌窦内、翼腭窝、蝶骨翼突外板内侧区域的颅外部分肿瘤，联合经鼻入路即可处理，部分情况下单纯经鼻入路可以完全处理颅外和颅内的全部肿瘤。对于主体位于颞下窝、蝶骨翼突外板外侧区域的颅外部分肿瘤，额颞开颅辅助去除颧弓的眶颧入路是神经外科最常采用的手术入路。通过去除颧弓，可以直接显露眶下裂、翼腭窝、颞下窝及上颌窦后部区域的肿瘤。如肿瘤进一步向下生长，可将眶颧入路的切口下缘进一步沿耳前向颈部延伸，以增加下方显露，此时应特别注意对面神经主干及分支的识别和保护。

（二）经鼻手术要点

通常患者取仰卧位，常规消毒鼻腔后，根据显露需要切除单侧或双侧中鼻甲，制作带蒂鼻中隔黏膜瓣，磨除鼻中隔后部，使双侧鼻腔相通，充分打开蝶窦前壁。用磨钻磨除腭骨蝶突，找到蝶腭孔，电凝离断鼻后外侧动脉及鼻后中隔动脉。为彻底切除肿瘤根部，应对肿瘤附着处上、后、内、下方黏膜进行充分电灼。向上磨除骨质，可见前组筛窦和后组筛窦，切除侵袭前筛和后筛的肿瘤，继续向外侧及外下扩大，可见上颌窦后壁。如肿瘤突入翼腭窝，可用细长柄、磨砂钻头由内向外磨除上颌窦后壁，显露翼腭窝骨膜及肿瘤向外侧的扩张部分。如鼻咽部肿瘤过大，可切开软腭切除鼻咽部肿瘤。如肿瘤侵及海绵窦，则需打开海绵窦壁，小心分离海绵窦内及包绕颈内动脉的肿瘤组织，术中推荐使用多模态导航监测技术，因其有利于最大安全切除。术毕妥善止血，颅底多重加固严密重建。

（三）颅底重建要点

无论开颅或经鼻、经面手术，颅底重建是防止发生术后脑脊液漏的关键。严密修复硬脑膜至关重要，带血管蒂的颅骨骨膜或颞肌筋膜瓣可靠实用，适合经颅入路修补，带蒂鼻中隔黏膜瓣、大腿外侧阔筋膜等自体修复材料对经鼻入路颅底缺损修补有很大帮助。一般而言，颅底缺损小于 3cm 无须进行骨性颅底重建。如果缺损面积超过 3cm，则应用自体骨瓣、钛板或者其他人工合成材料修复。

六、术后管理

1. 此类患者因手术常涉及口、鼻、咽及喉等气道相关结构，术后建议入住 ICU。

2. 麻醉拔管时应充分评估气管拔管指征，拔管后需严密监测气道通畅情况，以避免因创面渗血导致误吸甚至气道梗阻发生。必要时可考虑延迟拔除气管插管。

3. 经颅手术患者，按照颅脑手术后常规管理；经鼻手术患者，应术后 7～10 天行鼻腔清理。

4. 观察术后突眼，以及三叉神经眼支和面神经受损情况，注意眼部保护，避免发生角膜炎和角膜溃疡，必要时包扎甚至短期眼睑缝合。

5. 如有脑脊液漏，可通过调整体位、使用脱水药、置管引流进行治疗。无法自愈者，应行手术修补。禁止堵塞鼻腔、擤鼻。

6. 如有颅内感染，应给予广谱抗生素覆盖治疗，并根据药敏试验结果采用降阶梯治疗。

7. 如有内分泌紊乱症状，给予严密监测出入量并化验相关激素，必要时给予激素替代治疗，维持生命体征和内环境稳定。

8. 若手术切开颞颌关节囊、牵开髁突、切除髁突和下颌支后缘、暂时离断下颌骨的患者，常规术后 1 个月左右给予软食。

9. 部分生长活跃或者未行肿瘤全切的患者，可辅助术后综合治疗。

七、并发症

颅颌面沟通肿瘤并发症取决于肿瘤与血管和神经的关系，以及与手术操作密切相关。在颅底手术中，手术入路、器械和手术方式的选择非常重要，与术后恢复密切相关。其中术后并发症主要包括以下几个方面：脑脊液漏和感染；肿瘤相关的神经损伤，如视神经损伤致视力下降，支配眼球和眼外肌运动的神经损伤致眼球运动障碍和眼睑下垂，眶内脂肪萎缩致眼球内陷，额叶损伤致精神变化，三叉神经和面神经损伤致眼球闭合障碍；与肿瘤相关的动脉损伤和静脉回流障碍、颅内高压；垂体柄损伤导致尿崩；颈外动脉结扎或者电凝导致皮瓣坏死；术后张口和咀嚼困难；偏瘫、失语、癫痫、脑梗死、颅内出血、气颅等常见并发症，甚至植物状态、昏迷和死亡。

八、后续治疗

颅颌面沟通恶性肿瘤，如腺样囊性癌，主要采用以手术治疗为主，辅以术后放射治疗的综合治疗方案，但该方法对肿瘤远处转移的控制效果尚不理想。腺样囊性癌伴远处转移的患者尚无有效的治疗方式。

（一）放射治疗

目前对于腺样囊性癌的放射治疗主要集中在原发灶切除后局部病灶的控制。腺样囊性癌伴肺转移的放射治疗效果报道罕见，目前尚无定论。鉴于常规放射治疗对周围组织有较明显的损伤，且风险较高，较为普遍的认识是，姑息性化疗和放射治疗适用于症状性或渐进性疾病而无法控制的患者。因此，质子束和碳离子放射治疗正在稳步发展，这种治疗方法的主要优点在于其非常高的精准度。与传统放射治疗相比，这种治疗方法的优势在于最大治疗剂量出现在约 30cm 的深度，可以让患者皮肤暴露在外。这种质子束和碳离子放射治疗可能有效地破坏位于颅底的肿瘤，同时避免周围正常组织的损伤。相关研究报道了 36 例行碳离子放射治疗的腺样囊性癌患者，5 年局部控制率为 62%，5 年总生存率为 65%，取得了很好的疗效。

（二）化学治疗

化学治疗（化疗）作为一种姑息性疗法，通常用于不能进行手术或者放射治疗的远处转移患者。目前针对腺样囊性癌伴肺转移的化疗价值仍存在较大争论。少数研究显示有较高的疗效，但更多的研究表明化疗有效率低下；且有荟萃分析显示联合化疗效果并不优于单药化疗。一项小样本的研究显示，31 例腺样囊性癌伴肺转移的患者接受化疗后，不能改善其预后。另外一项研究则显示，对 99 例腺样囊性癌伴肺转移患者随访，发现辅助放射治疗和化疗对其生存率的影响无统计学意义。一些学者还认为，腺样囊性癌伴肺转移的无症状患者并不是进一步治疗的指征，放化疗对腺样囊性癌伴复发及转移患者疗效微弱。

也有学者提出赞同观点。Laurie 等回顾性分析了

441例腺样囊性癌伴局部复发或远处转移的患者后指出：①若肿瘤位于进展期或伴有明显的临床症状，在考虑其他治疗方法效果不佳时（转移灶切除、放射治疗等），可将化疗作为姑息性治疗方法；②使用合理的一线化疗药物，如单米托蒽醌或长春瑞滨、蒽环霉素类药物（如表柔比星等），组合型药物如顺铂和蒽环霉素。Spiro等研究了242例腺样囊性癌伴肺转移患者后发现，患者的常见死因是广泛的原发灶肿瘤浸润，而不是远距离传播；同时提出，顺铂、多柔比星和氟尿嘧啶是可行的化疗药物组合。部分学者则认为，腺样囊性癌伴远处转移患者的最佳治疗选择是支持性护理和姑息化疗。

目前有关腺样囊性癌伴远处转移的放射治疗和化疗的前瞻性试验研究有限，最优方案尚不明确。临床治疗中，应强调有效治疗的必要性。由于部分患者可长期带瘤生存，应仔细权衡姑息治疗的不良反应。

（三）生物治疗

腺样囊性癌生物治疗主要包括免疫治疗（细胞因子治疗、肿瘤疫苗治疗、抗体治疗及过继性免疫治疗）、基因治疗、干细胞治疗和抗血管生成治疗。生物治疗逐渐成为肿瘤治疗的重要辅助手段，在提高宿主的免疫应答能力、抑制癌细胞的生长方面表现出非常重要的作用。

上皮-间充质转化（epithelial-mesenchymal transition，EMT）在多种肿瘤的侵袭和转移中起着重要作用。*txn*基因可能是腺样囊性癌的潜在治疗靶点。细胞中表皮生长因子受体（epidermal growth factor receptor，EGFR）及其配体上皮调节蛋白（epiregulin，EREG）表达量明显增加；而在非转移性腺样囊性癌细胞中，细胞通过分泌EREG中和抗体，阻断了EREG诱导的EGFR磷酸化过程，从而抑制腺样囊性癌细胞的侵袭和转移能力。以EREG-EGFR-Snail/Slug轴为靶点设计靶向药物，可能成为治疗转移性腺样囊性癌的新策略。Notch信号通路对细胞之间的通信至关重要。在高转移性腺样囊性癌-M细胞中，Notch-1、Notch-2和Notch-4表达水平均被上调。通过设计小干扰RNA（small interfering RNA，siRNA）干扰Notch基因的表达，能够有效地抑制腺样囊性癌-M细胞的侵袭。在转移和复发的临床样本中，Notch-4表达水平明显高于未转移和复发组。这些结果提示Notch-4可能在腺样囊性癌转移调控机制中起重要作用。

九、预后

颅底颌面沟通肿瘤预后与肿瘤的病理类型密切相关。

腺样囊性癌生长缓慢，但侵袭性强，局部侵袭性很强且容易复发。一旦腺样囊性癌患者发生了远处转移，其中位生存期仅在3年左右，接近1/3的患者于2年内死亡。研究表明，只伴肺部转移的腺样囊性癌患者中位生存时间为44个月，其1、3、5年的生存率分别为90.0%、55.1%和28.2%，其预后要好于转移至肝、脑等部位的腺样囊性癌。该研究包含了25例接受治疗的腺样囊性癌伴远处转移患者。治疗方式包括手术、碘-125粒子植入、放射治疗、化学治疗等，其生存率与未接受治疗的患者间差异没有统计学意义。相关研究还对14例腺样囊性癌患者进行了为期10年的随访，其中5例患者同期发生远处转移，9例患者远期发生转移（7例发生于肺部），这些患者的中位生存期仅为15个月。然而有研究表明，部分伴肺转移的腺样囊性癌患者可带瘤生存很长时间，这为腺样囊性癌伴肺转移患者治疗方式的选择带来难点。

鼻咽纤维血管瘤组织学为良性肿瘤，但因其具有局部侵袭性生长、骨破坏和通过颅底自然孔隙蔓延的特点，加之血供异常丰富，所以临床全切较为困难，复发率较高。目前在文献报道中复发率不尽相同，可达10%～55%。肿瘤复发多与生长部位、供血情况、手术方式及术中出血造成术野不清、瘤体残留等因素有关。鼻内镜入路可以减少术后复发率。另外，极少数肿瘤或术后复发肿瘤可自然消退，原因不明。

神经鞘瘤预后较好，手术完全切除可治愈本病，复发少见。放射治疗很难根治本病，但能达到良好的局部控制，如放射治疗三叉神经鞘瘤的肿瘤控制率为78%～100%。

十、总结

颅颌面沟通肿瘤多位置深在，周边解剖结构复杂，常累及重要神经血管，一直是颅底疾病诊疗的难点。手术的精细化操作和术中监测的应用，降低了肿瘤切除后的致残率和致死率。伴随多学科联合诊疗的推广，手术技术、放化疗、生物治疗方法的进步，其综合治疗水平已经大为提高。

十一、要点

1. 腺样囊性癌

（1）腺样囊性癌生长缓慢，但侵袭性强，局部侵袭性很强且有嗜神经性，容易复发。

（2）术前栓塞有助于减少术中出血。为防止侧支循环形成，肿瘤切除手术应在栓塞后的24小时内进行。

（3）注意视交叉、半月神经节与三叉神经根等，因为它们是复发的常见部位。

（4）随访应该包括CT及MRI增强扫描。

2. 青少年鼻咽纤维血管瘤

（1）青春期男性如果出现严重和（或）反复鼻出

血应该考虑鼻咽部纤维血管瘤的可能。

（2）术前栓塞有助于减少术中出血。为防止侧支循环形成，肿瘤切除手术应在栓塞后的24小时内进行。

（3）内镜经鼻手术切除时，不要切开颞下窝内的肿瘤，因为一旦切开将使牵拉和解剖更加困难。

（4）注意肿瘤起源位置（翼内板）和翼管，因为它们是复发的常见部位神经鞘瘤。

（5）颅颌面神经鞘瘤因治疗难度较高，术后并发症较多，需要多学科综合诊疗。

（6）治疗主要以手术为主，放射治疗为辅。

（7）手术选择合适的路径和策略非常重要，需要根据肿瘤起源和毗邻，决定手术先后顺序。

（8）术中应注意神经和血管功能的监测和保护，力争全切肿瘤。

十二、误区

肿瘤活检可能导致严重出血。

术前血管栓塞可能导致相关的严重并发症。

起源部位的肿瘤切除不彻底常导致复发。

所有手术入路都可能影响面部发育。

鼻腔上皮的破坏将导致鼻腔结痂和随后的瘢痕形成。

血管损伤：延至鞍旁或者鞍上的肿瘤，需要注意海绵窦、大脑前动脉的保护。

神经损伤：注意视神经、三叉神经等的保护。

脑脊液漏和脑膜脑膨出：根据颅底缺损情况严密重建，防止脑脊液漏。

术后内分泌紊乱：酌情给予激素补充治疗。

（屈　延　衡立君　李　刚　王举磊
马　劼　赵天智）

第五节　颅中窝沟通肿瘤

颅中窝沟通肿瘤是一类特殊的颅底肿瘤，可以起源于颅外，也可起源于颅内，可通过颅底的孔洞或直接破坏颅底骨质形成颅内、外沟通性肿瘤。此类肿瘤不多见，常见为神经鞘瘤、脑膜瘤、表皮样囊肿及间叶恶性肿瘤。来源于鼻咽、上颌窦和咀嚼肌间隙等部位的恶性肿瘤也可侵犯该部位。手术切除困难，术中风险高，单一学科难以完成，常需要多学科医师协作。本节以颅中窝沟通肿瘤中较常见的神经鞘瘤、表皮样囊肿和间叶组织恶性肿瘤进行介绍。

一、颅中窝沟通性三叉神经鞘瘤

（一）引言

三叉神经鞘瘤（trigeminal nerve schwannoma）起源于三叉神经根、半月节或周围支，多为良性肿瘤，占颅内神经鞘瘤的0.8%～8%。2008年Ramina等将其分为6型，A型，肿瘤大部分位于颅外，小部分向颅内颅中窝发展；B型，肿瘤大部分位于颅内颅中窝，小部分向颅外发展；C型，颅中窝型；D型，颅后窝型；E型为颅中、后窝扩展；F型，颅外向颅中、后窝扩展型，其中A、B两型跨颅中窝底内外沟通性生长，在此称为颅中窝内外沟通性三叉神经鞘瘤，其生长位置深在，侵及范围广泛，周围解剖关系复杂，毗邻重要的神经血管结构，处于神经外科、颌面外科、头颈外科治疗交界区，故手术难度大，风险高，单一学科常难以做到肿瘤一期完整切除。

（二）病理

神经鞘瘤多呈圆形或分叶状，界限清晰，包膜完整，与其所发生的神经粘连在一起。切面灰白色或灰黄色，有时可见出血、囊性变（图11-5-1）。

镜下观：一般可见两种组织构象：①束状型（Antoni A型），细胞呈梭形，边界不清，核呈梭形或卵圆形，相互紧密平行排列呈栅栏状或不完全的旋涡状，后者称Verocay小体；②网状型（Antoni B型），细胞稀少，排列成稀疏的网状结构，细胞间有较多的液体，常有小囊腔形成。以上两种结构往往同时存在于同一种肿瘤中，其间有过渡形式，但多数以其中一型为主。一般颅内的神经鞘瘤较多出现Antoni B型结构，椎管内的神经鞘瘤多以Antoni A型结构为主。神经鞘瘤富于血管，易发生退变，这些变性的特点有时会造成肿瘤的异质性，从而将肿瘤误判为恶性。而恶性神经鞘瘤较为罕见，必须谨慎评估。

神经鞘瘤S-100蛋白和SOX10的免疫组织化学染色呈强阳性，这有助于诊断神经鞘瘤。

（三）临床表现

患者以中年居多，男女发病率差别不大，病程较长。其发病隐匿，常为偶然发现，故当出现头痛头晕、面部疼痛、麻木、视力减退或听力下降时，肿瘤体积往往已经比较大。CT与MRI是最常用的影像学检查手段，CT表现为等密度或高密度，边界清晰，跨越颅中窝底内外沟通性生长，颅底骨质出现吸收、推挤改变。增强CT显示为不均匀强化。MRI表现为不规则肿物影，边界清晰，T_1加权像呈等信号或低信号，T_2加权像呈等信号或高信号，常见肿瘤囊性变。肿物可向颅外达颞下窝和（或）翼腭窝，向内达颅中窝。

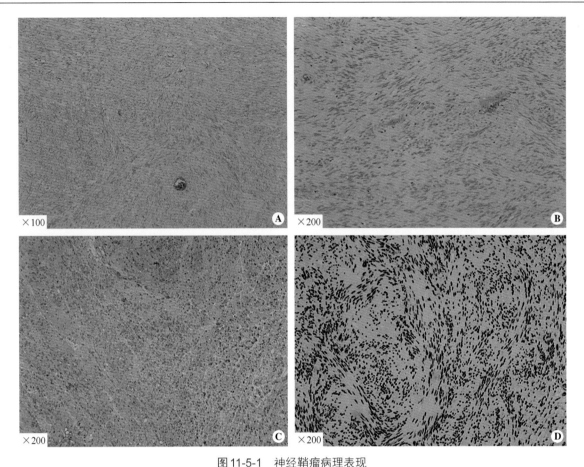

图 11-5-1　神经鞘瘤病理表现
A、B. 神经鞘瘤 HE 染色，细胞呈梭形；C. S-100 免疫组织化学染色呈阳性；D. SOX10 免疫组织化学染色呈阳性

（四）术前准备

一般外科术前准备，并完善 CT 及 MRI 等影像学检查。CT 有助于了解肿瘤侵犯颅底骨质情况，而 MRI 检查可显示肿物的位置、形态、大小、与周边重要组织结构的关系等。CT 及 MRI 数据还可以经影像融合后进行三维重建，分别显示肿瘤、颅骨及血管结构，这些信息是诊断此类疾病、判断肿瘤分型、选择手术入路的重要依据。同时还可利用影像数据进行术中导航，引导肿瘤切除，降低手术风险（图 11-5-2～图 11-5-4）。

颅中窝沟通性三叉神经鞘瘤经常需要多学科合作进行手术，术前应组织各学科医师进行病例讨论。由各科医师共同查看患者、询问病史，评估脑神经功能，阅读影像学资料，讨论手术目的、手术入路、各学科可能会遇到的问题、意外及预防处理措施、术后可能出现并发症的处理等。

（五）手术要点

Ramina A 型肿瘤可以采用半冠状 - 耳前 - 颌下入路、下颌骨外旋入路、上颌 - 额 - 颞入路，术中辅以导航技术进行肿瘤切除。Ramina B 型肿瘤可采用中颅底硬膜外入路切除。手术原则为首先切除肿瘤的主体部分，从而可释放出充分的手术操作空间，再通过中颅底的孔洞或者扩大的颅底骨窗来切除突入颅内或颅外部分的肿瘤。

1. Ramina A 型肿瘤　患者全身麻醉，鼻腔内插管，仰卧位，消毒、铺巾。

（1）半冠状 - 耳前 - 颌下入路

1）适应证：腮腺深叶、颞下窝、下颌升支肿瘤侵及颅中窝，以恶性肿瘤为主，同时需切除面神经和下颌升支。

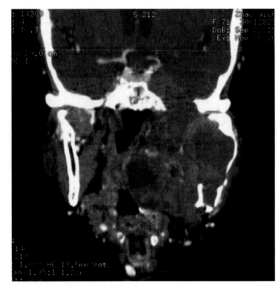

图 11-5-2　增强 CT 显示左侧颅中窝内外沟通肿瘤。左侧颅底骨质不完整，左侧下颌升支骨骼变形

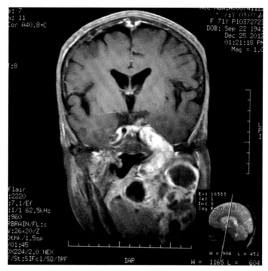

图 11-5-3　MRI显示左侧颅中窝内外沟通肿瘤。肿瘤形态不规则，边界清晰，部分高信号、部分等信号

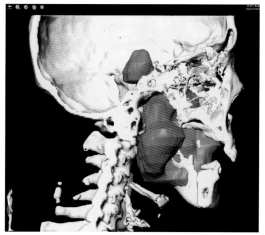

图 11-5-4　CT与MRI融合后三维重建影像。黄色区域：颅骨/颌骨；紫色区域：左侧颅内外沟通肿瘤；红色区域：颈内动脉

2）切口及方法：患侧颞部做半冠状切口，然后沿耳面沟垂直向下，绕过耳垂下，在乳突尖前方，经下颌升支后缘后方至下颌角下缘1～2cm处转向前，平行于下颌骨下缘往前1～2cm做切口。切开皮肤、皮下组织及颈阔肌。在颞浅筋膜及腮腺咬肌筋膜表面翻瓣直至腮腺咬肌前缘显露颞区、颧弓及腮腺。从面神经分支或总干解剖面神经，同时切除腮腺浅叶腺体组织。用神经拉钩或橡皮条牵开并保护面神经。如果肿瘤累及范围广泛，也可采用面神经总干暂时离断吻合的方法，以获得更好的显露。根据肿瘤的具体部位，进一步切断颧弓及下颌升支，咬除颞骨鳞部，术野即得开阔，肿瘤得以显露、切除（图11-5-5）。

侧方入路切口比较长，扩展达半侧头颈部，术野开阔，显露范围大，有利于肿瘤显露及切除。但因肿瘤位于下颌骨及颧弓内侧，需同时摘除患侧腮腺组织，才能得以显露肿瘤，术中易造成面神经某支或多支的损伤，手术操作复杂，手术时间长，手术创伤较大、术中出血量较多。此外，保留面神经时使软组织前移受限，鼻腔、鼻窦受累时需补充唇部切口。故对于位于以咽旁颞下窝为中心的范围广泛的颅底肿瘤，尤其是良性肿瘤多采用下颌外旋入路解决，必要时附加颞部半冠状切口，这样可以避免解剖腮腺损伤面神经。但对于病变范围广泛，尤其是侵犯颅底、颅内、下颌升支及面神经的恶性肿瘤，需同时切除面神经及下颌升支，进行颅内外联合手术者，半冠状-耳前-颌下入路因其显露更为直观，仍为首选。

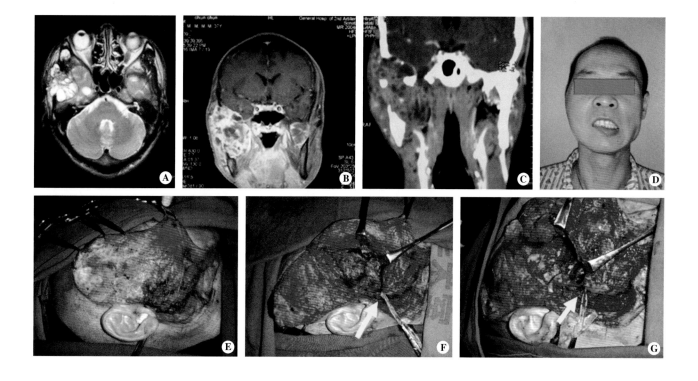

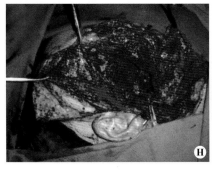
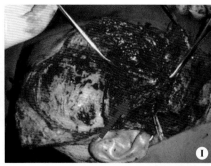
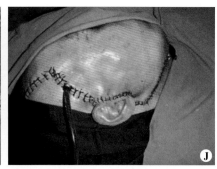

图 11-5-5　半冠状 - 耳前 - 颌下入路显露侧颅底、中颅底和颞下窝

A、B. 轴位及冠状位 MRI 显示右侧侧颅底、中颅底沟通性肿瘤；C. 冠状位 CT 显示右侧侧颅底、中颅底骨质部分破坏，肿瘤内部密度不均；D. 患者正面像显示面神经功能受损，右侧口角及鼻唇沟较左侧功能减弱；E～G. 右侧半冠状 - 耳前 - 颌下入路显露肿瘤，分离面神经并以橡皮条保护（F 和 G 中黄色箭头），切除肿瘤及受累侧颅底骨质；H、I. 制备右侧颞肌瓣（H 中蓝色箭头），充填右侧颞下窝手术死腔（I 中蓝色箭头），以衬垫硬脑膜、保护脑组织；J. 手术创腔放置负压引流管，分层关闭伤口

（2）下颌骨外旋入路（图 11-5-6）

1）适应证：咽旁颞下区肿瘤，同样适用于该区扩展至咽鼓管区及颅底的良恶性肿瘤，尤其适应于良性或有一定边界的恶性肿瘤。

2）切口及方法：以颌下切口 - 下唇正中 - 下颌骨颏孔前劈开最为典型，应用最多。切口自乳突尖斜向前下至舌骨平面，转向前上至颏部正中，下唇正中切开。在唇颊沟处做切口至下颌尖牙附近，掀起黏骨膜

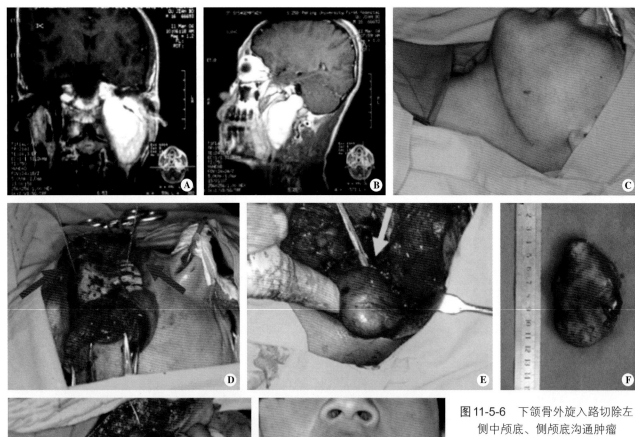

图 11-5-6　下颌骨外旋入路切除左侧中颅底、侧颅底沟通肿瘤

A、B. 冠状位及矢状位 MRI 显示颅底沟通肿瘤，肿瘤主体在颅外，为 Ramina A 型肿瘤；C. 下颌外旋入路颈部皮肤切口线；D. 利用线锯行下颌骨劈开，位置为侧切牙与尖牙之间（蓝色箭头）；E. 分离肿瘤过程中，以橡皮条牵拉、保护舌神经（黄色箭头）；F. 肿瘤标本；G. 利用小钛板沿截骨线预固定位置进行下颌骨固定；H. 术后 3 个月下唇正中及颈部切口

瓣显露唇侧骨面。在下颌侧切牙及尖牙间的预计截骨线上预固定两块钛板,取下钛板和钛钉,并做好标记,确保肿瘤摘除后钛板原位复位及断离下颌骨的咬合关系的正确恢复。用薄锯片或线锯离断下颌骨。断开下颌骨后,可沿牙龈缘剥离舌侧龈瓣到磨牙后区,也可切至口底黏膜,在口底黏膜颌舌沟处向后切开至磨牙后区。前者的优点是缝合后牙龈的复位较好,而后者可以保留下颌骨舌侧黏骨膜的附着。在磨牙后继续向后上切开,注意保留舌神经。根据肿瘤范围,切口还可向上延伸切口至上颌结节而后转向硬腭,于腭黏骨膜深面翻向对侧,咬除硬腭后部骨质,显露鼻腔后部及鼻咽部;或延伸至软腭切除涉及软腭的肿瘤。将下颌拉向外侧,切断影响下颌骨外翻的茎突下颌韧带和翼内肌后,鼻咽、颅底及咽旁间隙等内容得以充分显露。

仔细辨认和保护肿瘤周围重要解剖结构,结扎颌内动脉止血,使用剥离子沿肿瘤包膜最内层游离肿瘤边界,同时电凝阻断肿瘤供血血管;至颅中窝底骨质破坏处,沿肿瘤周围适当扩大骨缺损成一颅底骨窗,以达到满意显露颅内肿瘤部分,仔细辨认周围解剖位置、保护重要血管神经,继续分离肿瘤包膜至完全剥离后,肉眼下整块切除肿瘤。

该入路能较充分显露咽、咽旁间隙、颞下间隙、蝶骨体、斜坡、寰椎至6、7颈椎,能自下而上地分离出行经咽旁间隙内的颈内动静脉及脑神经至颅底孔隙处,并以颈内动脉为标志,将颈内动脉内侧组织包括肿瘤及咽后淋巴结整块切除。手术较安全,术后畸形轻微,克服了以往手术肿瘤显露切除不彻底且术后极易复发和并发症多(如面神经损伤)的缺点。该入路主要的缺点是需切开下唇,对外观有一定影响,但只要准确对位,仔细缝合一般术后瘢痕并不明显。另外,对于进入颅内的恶性肿瘤,显露还欠充分,常需补充颞部半冠状切口,否则切除不易彻底。

(3)上颌-额-颞入路

1)适应证:侧颅底肿瘤侵犯邻近上颌骨、颧骨、眶底甚至进入颅内的患者。

2)切口及方法:从上唇红唇缘开始切开上唇,绕鼻翼及鼻外侧向上达内眦,由内眦水平向外达外眦,沿眶外侧缘向上,弧形向上向后至发际内。切开后由正中向侧方翻瓣,显露至颧弓根部。该瓣包含上唇的1/2、整个颊部、眶下区、颞部的软组织。从中线显露颅面部骨骼,包括鼻根、上颌骨鼻突,眶上、外侧和下缘,上颌骨及颧骨颧弓。根据肿瘤侵犯的情况而定,可以保留或不保留眶下和眶外侧缘及眶底。截断颧颌缝,截除颧骨颧弓,显露位于颞下窝的肿瘤。因为视野良好,肿瘤切除较为容易。肿瘤切除后,可见到眶底、眶下裂、蝶骨大翼、上颌窦后壁、翼外板及其肌肉和颞下窝(图11-5-7)。如有脑膜缺损,可使用颞肌瓣行即刻修复,或用颞肌瓣填塞空腔。颊脂垫如未受侵,可将其用于填塞无效腔。眶底缺损也可用颅骨外板修复。如果组织缺损较大,可以采用血管化游离皮瓣修补组织无效腔。

发生在侧颅底肿瘤侵犯邻近上颌骨、颧骨、眶底甚至进入颅内的患者,手术的进路归纳起来有前方入路及侧方入路两大类。前方入路手术中,最常用的是Weber-Ferguson及Barbosa切口。其优点是手术切口隐蔽,术后瘢痕小,可以完全显露面中份的结构,但对侧颅底的结构无法得到满意的显露。侧方入路以半冠状-耳前-颌下切口最具代表性,通过大翻瓣,去除颧弓可以较充分地显露侧颅底肿瘤。但该切口存在着如下缺点:①摘除患侧腮腺组织后带来患侧腮腺颌后区凹陷畸形;②老年患者可能会出现口干症状;③在行腮腺切除分离面神经时造成面神经某支或多支的损害,出现术后面神经的永久性麻痹症状;④手术操作复杂,延长手术时间,增加手术创伤。把前方入路与侧方入路结合起来,设计了该手术入路术式。本式是经面侧部到达侧颅底及相关结构的联合入路,为同侧翼腭窝及颞下窝、眶底、咽侧壁的外科边界提供了一个直接的入路,使肿瘤切除范围可包括蝶窦的前壁、咽侧及后壁、翼腭窝、翼板和肌肉及相邻的颅底骨,还包括眶上裂及翼静脉丛,全部眶内容及硬腭,必要时还可增大其切除范围。本入路的优点是能提供良好的视

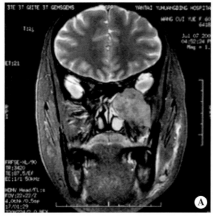
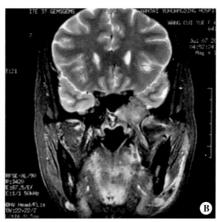
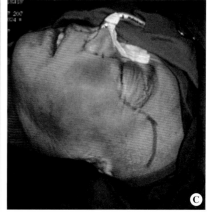

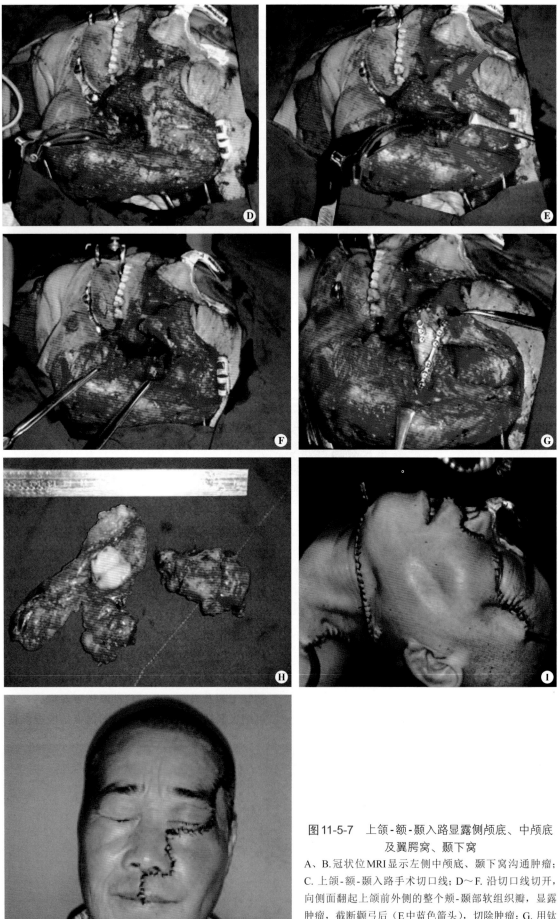

图11-5-7 上颌-额-颞入路显露侧颅底、中颅底及翼腭窝、颞下窝

A、B.冠状位MRI显示左侧中颅底、颞下窝沟通肿瘤；C. 上颌-额-颞入路手术切口线；D～F. 沿切口线切开，向侧面翻起上颌前外侧的整个颊-颞部软组织瓣，显露肿瘤，截断颧弓后（E中蓝色箭头），切除肿瘤；G.用钛板将颧弓复位、固定；H.肿瘤标本；I.手术创腔放置负压引流管，分层关闭伤口；J.术后1周，双眼闭合功能对称

野，并对该区域的重要解剖结构如颈动脉、视神经、面神经等提供最大的保护；颞肌完全向下移位可用于修复颅底，填塞手术后遗留的空腔，还可以改善术后颞部塌陷畸形。有学者担心此入路会因外眦处切口而影响闭眼功能，经过长时间随访观察（＞3 年）发现，7 例采用此入路的恶性复发性颞下窝肿瘤的患者近期及远期没有出现下睑退缩/外翻、角膜暴露等并发症。简言之，该入路视野好，损伤小，操作容易，并发症少，切口在天然皱纹及发际内，符合美观要求。

（4）导航技术辅助肿瘤切除：术前患者行增强CT扫描，用导航设计软件将肿瘤、颅骨、颈内动脉、颈内静脉三维重建，观察三者之间的空间位置关系，根据肿瘤位置设计手术入路。

术中患者头偏患侧，避开颅骨顶端矢状缝/冠状缝，偏向患侧于颅骨骨板安装、固定头架。据术前设计下颌骨外旋手术入路，切开显露肿瘤，导航探针引导下判断肿瘤的范围、与颈内动脉和周围颅骨的关系，在确定手术安全的情况下切除肿瘤（图 11-5-8，图 11-5-9）。

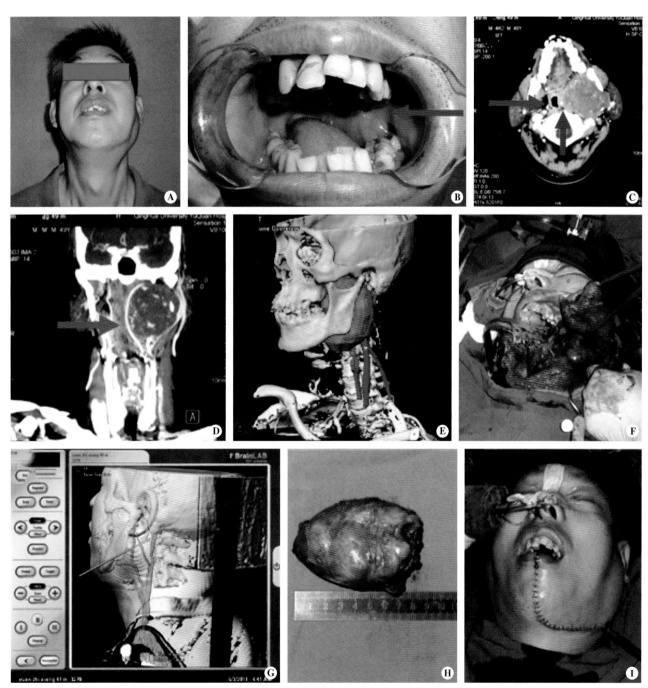

图 11-5-8　导航技术辅助左侧咽旁、颞下窝神经鞘瘤切除

A. 患者术前面像，可见左侧颈部明显膨隆；B. 术前口内像，可见左侧咽侧壁膨隆，舌体被压迫向下移位（蓝色箭头）；C、D. 轴位及冠状位增强CT显示咽腔变窄（蓝色箭头），左侧颈内动脉被压、向咽侧移位（C 中红色箭头），呈"C"形（D 中红色箭头）；E. 导航工作站中三维重建肿瘤（紫色）、颅骨/颌骨（黄色）、颈内动脉/静脉（红色和蓝色）；F、G. 采用下颌外旋入路，在导航引导下确定肿瘤与颈内动脉，完整切除肿瘤；H. 肿瘤标本；I. 手术创腔放置负压引流管，分层关闭伤口

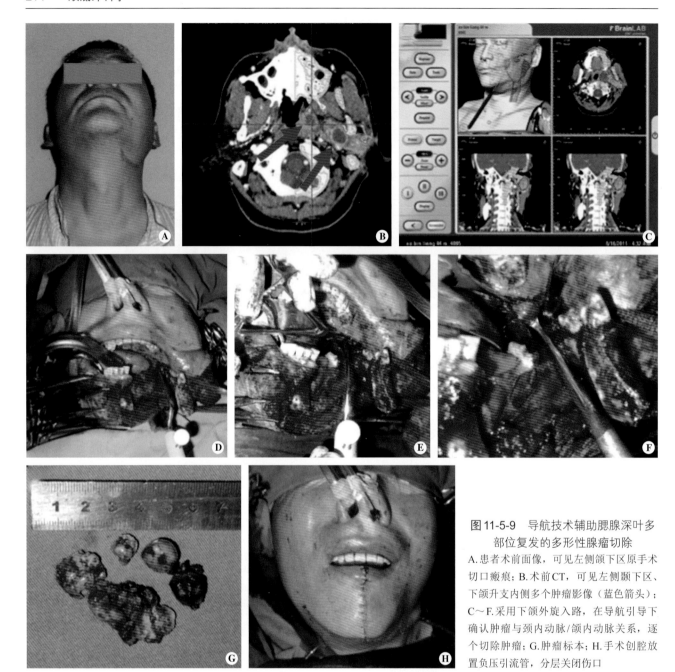

图 11-5-9　导航技术辅助腮腺深叶多
部位复发的多形性腺瘤切除
A.患者术前面像,可见左侧颌下区原手术
切口瘢痕;B.术前CT,可见左侧颞下区、
下颌升支内侧多个肿瘤影像(蓝色箭头);
C~F.采用下颌外旋入路,在导航引导下
确认肿瘤与颈内动脉/颌内动脉关系,逐
个切除肿瘤;G.肿瘤标本;H.手术创腔放
置负压引流管,分层关闭伤口

再次以导航探针判断肿瘤是否完全切除,并确定无重
要血管损伤,完成手术(视频11-5-1)。

▶ 视频11-5-1　颅底肿瘤导航手术

2. Ramina B型肿瘤　此类肿瘤主要采用中颅底
硬膜外入路。

患者首先行腰大池穿刺置管,引流脑脊液降低颅
内压后,更改患者体位呈仰卧位,全身麻醉,气管内

插管,头偏向健侧60°,消毒、铺巾。取额颞部弧形切
口常规开颅,翻起皮瓣后用铣刀形成骨窗,磨钻磨除
颞下部骨质及蝶骨嵴达颅中窝底。分离颅中窝底硬脑
膜夹层抬起硬脑膜,电凝切断脑膜中动脉,继续向中
线方向探查可见肿瘤。

仔细辨认和保护肿瘤周围重要血管、神经,沿肿
瘤包膜最内层游离肿瘤,电凝阻断肿瘤供血血管的同
时行瘤内减压、分块切除肿瘤;分离至颅中窝底破孔
处,沿肿瘤周围适当扩大颅底骨质形成骨窗,以显露
肿瘤颅外部分,仔细辨认周围重要组织结构,继续边
游离阻断供血、边行瘤内减压分块切除肿瘤,将颅外
肿瘤完全切除后取出包膜,达到显微镜下肿瘤全切除。

肿瘤切除后,术区充分止血,应用大量盐水冲

洗；颅底的硬脑膜缺损可用自体筋膜或人工硬脑膜严密修补，颅底骨缺损一般不用修补。显露的颈内动脉和瘤床创面采用颞肌筋膜瓣或额部帽状腱膜瓣填补覆盖，使之与鼻咽腔隔开。复位上颌骨/下颌骨后，钛板、钛钉固定。鼻腔内填塞凡士林碘仿纱条，经鼻腔外留置，缝合腭部黏膜，间断分层缝合面部切口，无菌敷料适当加压包扎。

（六）术后管理

1. 术后应密切观察生命体征，严防继发性大出血。

2. 术中凡硬脑膜修复不够严密者，应给予术后腰穿置管，保留2～3天，以持续引流脑脊液。

3. 术后注意加强抗生素的应用，直至引流管拔除，若有感染应延长抗生素的使用。术区置引流管，3～5天内去除。

4. 加强口腔护理，如术区与口咽部沟通者，早期经胃管进食。

5. 术后一般不需要气管切开，但如果对口咽部机械性损伤较大者，考虑到口咽部肿胀可能引起呼吸困难，可行预防性气管切开术，术后尽早拔管。

（七）并发症

1. 脑神经功能障碍　术前评估患者的脑神经功能，术中谨慎操作。当脑神经受到肿瘤侵犯，功能已丧失时，可将其离断；而未受到肿瘤侵犯，功能尚好的脑神经则应该保留。

2. 脑脊液漏　因肿瘤常侵犯硬脑膜，故颅中窝底内外沟通性三叉神经鞘瘤术后脑脊液漏是较为多见的并发症。术中分离与硬脑膜粘连的肿瘤时应谨慎、轻柔，避免破坏硬脑膜的完整性，如出现硬脑膜破损时应采用自体筋膜或人工硬脑膜紧密缝合，以降低脑脊液漏的发生率。如术后有脑脊液漏发生，可予患者头抬高30°安静卧床、静脉输入脱水药物、腰大池置管引流等控制颅内压治疗，如保守治疗无效且持续脑脊液漏1个月以上，可以考虑行手术修补硬脑膜漏。

3. 颅内感染　颅中窝底内外沟通性三叉神经鞘瘤的手术术野常涉及上颌窦、口腔、鼻腔等，在切除肿瘤后，遗留的肿瘤残腔应用大量生理盐水反复冲洗，术后应常规使用抗生素预防颅内感染。因引起此类颅内感染最重要的原因为脑脊液漏，故预防术后脑脊液漏是防治术后颅内感染最重要的环节。

（八）后续治疗

术后病理为良性肿瘤者，术后以恢复脑神经功能为主，不用其他辅助治疗；术后病理为恶性肿瘤者，需要转至放射治疗科或肿瘤内科进行辅助放射治疗或化疗。

（九）预后

由于显微外科技术的应用和手术入路的不断改进，三叉神经鞘瘤的手术全切率有了明显提高。崔勇等报道了一组156例的三叉神经鞘瘤，全切除145例（92.9%），近全切除11例，无手术死亡病例。术后神经功能损害15例。获得长期随访的患者中，肿瘤复发8例，其中6例为近全切除的患者。Lu Yang等报道了利用内镜技术切除39例三叉神经鞘瘤，其中全切除27例，近全切除10例。近全切除的原因为术中需要保护重要的血管和神经。4例复发的病例中，有3例为近全切除的病例。此手术全切除仍是提高治疗效果的关键。

（十）总结

中颅底内外沟通性三叉神经鞘瘤大多数为良性肿瘤，少数可发生恶变。患者多因非典型症状在无意中发现，而当患者出现明显的临床症状，如面部感觉减退、头痛、复视等时肿瘤多已经体积较大。CT与MRI是最常用的两种影像学检查手段。此类肿瘤常沿三叉神经的上颌支和下颌支生长，可分为颅内、颅外两部分，因此常需要神经外科医师与耳鼻咽喉-头颈外科或颌面外科联合手术。主体位于颅内者选择中颅底硬膜外入路切除，主体位于颅外者选择上颌骨/下颌骨外旋或颅底内镜手术切除。颅底的硬脑膜缺损可用自体筋膜或人工硬脑膜严密修补，颅底骨缺损一般不用修补。对于良性三叉神经鞘瘤来说，全切肿瘤可以达到治愈效果，而恶性三叉神经鞘瘤对放化疗均不敏感，可以采用手术切除肿瘤，术后辅以放化疗巩固治疗效果。

（十一）要点及误区

1. 神经鞘瘤因有包膜，一般不难剥出，操作中要尽可能保留其来源神经的完整性。

2. 对于Ramina A型肿瘤常从面部入路，一般要经过翼静脉丛所在区域，该区手术最多见的出血是静脉丛出血，一般缝扎可止血。可用明胶海绵或可吸收的止血纱布填塞。为加强止血效果，可在填塞物表面和周围涂抹有助于止血的生物胶。

3. 由于手术视野相对较狭小，术中还较易损伤颈内动脉。术前可以依据影像学资料，判断颈内动脉与肿瘤的关系，术中采用影像导航及超声多普勒有助于判断发生移位的颈内动脉位置。

二、表皮样囊肿及间叶组织恶性肿瘤

（一）引言

颅中窝是头颅与面颅重要的交界区。此处骨质较薄弱，且有许多内外沟通的神经、血管通道。原发于颅中窝的肿瘤可以穿过颅底侵入颞下窝、翼腭窝、咽旁间隙。下方肿瘤亦可侵入颅中窝及鞍旁结构。虽然现代影像技术如MRI、CTA、CT、三维重建等为准确掌握肿瘤的大小、血供、侵犯范围等手术资料提供了良好的条件，但该部位结构复杂，涉及多个学科。如何以最小的组织损害和最少的功能障碍达到最完善的肿瘤切除，仍然是治疗的难点。

（二）病理

颅中窝沟通肿瘤的病理学类型有表皮样囊肿、腺样囊性癌、恶性纤维组织细胞增生症、低分化鳞状细胞癌、骨肉瘤、软骨肉瘤、软组织肉瘤等17种之多，腺样囊性癌已在其他章节介绍，本节重点介绍表皮样囊肿和骨肉瘤。

1.表皮样囊肿　边界清楚，呈圆形、结节状或椭圆形，包膜完整，表面光滑。多为囊性，少数为实质性，质软，蜡样。肉眼观：其囊壁菲薄、有白色光泽、半透明，类似珍珠，边界清楚，血供不丰富，大小不等。囊内为易脆、叶片状干酪样物质，由脱落细胞堆积而成，呈洋葱样排列。由于鳞状上皮在囊肿内持续性地脱屑，并和鳞状上皮角蛋白的分解产物一起形成白色物质充满囊内，囊内白色物质质地柔软，内含丰富的胆固醇结晶和不成熟的脂肪组织，外形呈颗粒状，似有珠光，因此又称"珍珠瘤"。镜下观：肿瘤壁由完整胶原组织包裹纤维囊及内层层状鳞状复层上皮构成。表面的角化细胞不断向囊内脱落形成囊内容物，并导致囊肿不断增大，囊内容物成分复杂，可含脱落上皮碎屑、角质蛋白、胆固醇结晶、类脂质成分等，因其具有组织毒性，溢入蛛网膜下腔可引起无菌性脑膜炎。

2.骨肉瘤　头颈部骨肉瘤的病理学亚型丰富，普通型骨肉瘤（conventional osteosarcoma）、继发性骨肉瘤（secondary osteosarcoma）为最常见亚型，肿瘤性成骨、破骨是此类疾病镜下的主要病理学表现。其中原发于颅底或侵及颅底者（颅底骨肉瘤）罕见，多数仅见于个案报道。颅底骨肉瘤病理显示，肿瘤细胞呈梭形、三角形、圆形、多边形等，异型性明显，易见病理性核分裂象。骨肉瘤特征性病理诊断为镜下可见灶状肿瘤性骨样基质（图11-5-10）。

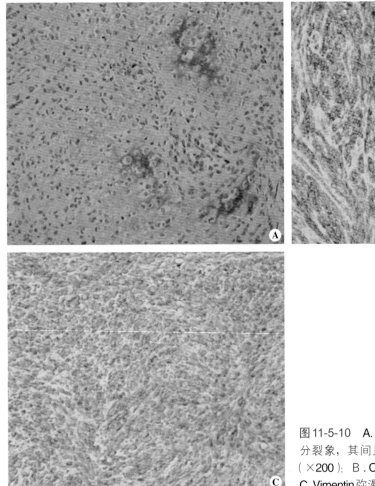

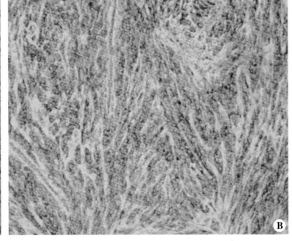

图11-5-10　A. 肿瘤细胞异型性明显，可见较多核分裂象，其间见骨样基质形成，局部伴钙化HE染色（×200）；B. CD99弥漫强阳性免疫组化染色（×100）；C. Vimentin弥漫强阳性免疫组化染色（×200）

（三）临床表现

颅中窝底内外沟通性肿瘤因位置深在、生长空间相对较大且隐匿，故早期常无明显的临床症状和体征。当肿瘤逐渐侵蚀颅中窝底，并通过扩大的中颅底孔洞或被破坏的颅底骨质向颅内、外沟通性生长并出现临床症状而发现肿瘤时，其体积往往已经巨大。其临床表现主要取决于肿瘤主体部分所在位置及扩展的方向。肿瘤主体部分位于颅中窝者，侵及三叉神经时，可出现患侧面部麻木或疼痛等；肿瘤侵及海绵窦、视神经、动眼神经、滑车神经及外展神经时，可出现视力视野异常、眼球活动异常等；肿瘤体积巨大时，可出现头痛、头晕等颅内高压症状；肿瘤侵犯颞叶时，可出现癫痫；肿瘤压迫耳咽管时，可出现患侧听力下降等。肿瘤主体位于颞下窝、翼腭窝者，可出现面部肿物、胀痛，眼眶部症状，咀嚼困难等；而肿瘤颅内外体积均较大者，则上述所有症状都可能出现。

颅中窝沟通性表皮样囊肿为良性病变，常为胚胎发育时期遗留于组织中的上皮发展而成的囊肿，亦可因手术或外伤使上皮细胞植入而形成。临床表现无明显特异性，符合颅中窝底内外沟通性病变的一般特征。颅脑 CT 平扫可见圆形或卵圆形等或低密度肿物影，边缘光滑，中颅底骨质破坏，增强扫描后肿物无强化表现；颅脑 MRI 可见肿瘤呈圆形或卵圆形，T_1 加权像呈低信号，T_2 加权像呈高信号，增强扫描后无强化。此类肿瘤虽然在影像学中表现较特异，但当囊肿内伴有陈旧性出血时，信号将变得极其复杂，故当出现此类病变时，最终仍需病理学检查确诊。

颅中窝沟通性梭形细胞肿瘤多为恶性病变，包括软组织肉瘤、骨肉瘤、软骨肉瘤等。颅中窝骨肉瘤，由于位置深在，早期体表没有明显肿块，可以仅表现为头痛、头晕，向前上累及眶部者可有复视、眼球突出等。影像学上，颅底骨肉瘤主要表现为成骨或破骨现象，有时两者并存，肿瘤的边界常不规则。肿瘤骨（钙化）为颅底骨肉瘤最特异的影像学表现，CT 能清楚显示肿瘤骨的位置、形态及数量，肿瘤的钙化程度及对其骨质的破坏；MRI 通常能较好地显示肿瘤与周围神经、血管、软组织的关系。肿物在 T_1 加权像上呈混杂低信号，在 T_2 加权像上颅底骨肿块可呈不均匀高信号，边缘模糊，MRI 增强扫描示肿物呈不均匀强化，其内肿瘤骨呈多发点片状低信号无强化区（图 11-5-11，图 11-5-12）。由于骨肉瘤缺乏特征性表现，可通过患者年龄或病变发展速度初步鉴别，术前可行 CT 引导下的粗针穿吸活检或者全身麻醉活检，最后确诊仍需术后病理结果。

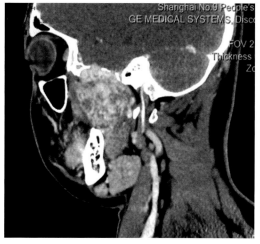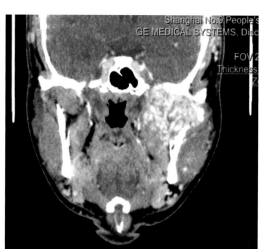

图 11-5-11　颅中窝侧颅底内外沟通性骨肉瘤（1）（矢状面与冠状面）

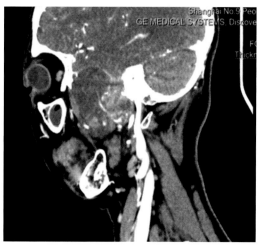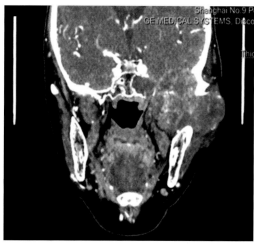

图 11-5-12　颅中窝侧颅底内外沟通性骨肉瘤（2）（矢状面与冠状面）

（四）术前准备

颅中窝底内外沟通性肿瘤切除前，除一般外科术前准备外，还应完善各项影像学检查。颅脑 CT：常规平扫可以显示肿瘤形状、部位及生长方向，薄层颅底CT 可以很好地显示瘤内有无钙化及中颅底骨质的改变情况，增强扫描可根据不同类型肿瘤显示不同的强化程度；MRI 可较清晰地显示肿瘤的性质、位置、形态、大小、质地、与周边重要组织结构的关系等，是诊断此类疾病、判断肿瘤分型、选择手术入路的重要依据，增强扫描不同的强化程度可初步判断肿瘤的类型；CTA和三维图像重建，可以立体清晰地观察肿瘤血供情况；血供丰富的肿瘤可以考虑术前行DSA检查，并栓塞部分供血动脉，以减少术中出血；对与血管、神经关系密切的肿瘤，术前行多模态影像融合，如3D FIESTA序列，可以较好地显示肿瘤与神经的关系，同时术中电生理技术、术中TCD技术可以提高手术安全性。如需多学科合作手术时，术前还应各科共同查房、询问病史、评估脑神经功能，阅读影像片，讨论手术目的、手术入路、各学科可能会遇到的问题、意外及预防处理措施、术后可能出现并发症的处理等，这样可破除学科间的界限，扩大手术范围，精准确定手术安全切除边界，降低术后并发症的发生率。

（五）手术要点

1. **手术入路选择**　颅中窝底内外沟通性肿瘤的手术治疗已经开展多年，但手术全切率不高，术后并发症多，分期手术会由于术区粘连、伤口瘢痕而增加手术难度，从而加重对脑神经的损伤，因此选择合适的手术入路达到尽可能一期全切肿瘤就显得尤为重要。颅中窝底内外沟通性肿瘤的手术入路选择应根据肿瘤主体所在位置、大小和生长方向综合考虑，一般可以分成3种：颅外入路、颅内入路和颅内外联合入路。颅外入路包括神经内镜下经上颌窦入路、上颌骨掀翻入路；颅内入路有中颅底硬膜外入路、额颞-耳前颞下窝入路、额颞颥硬膜下入路；颅内外联合入路多用于颅内外肿瘤均较大的患者，根据患者的实际情况采用不同组合手术入路。

2. **肿瘤切除技巧**　颅中窝底内外沟通性肿瘤多为良性，但也包括恶性肿瘤。由于其生物学行为不同，所以其外科治疗策略也有所差异。良性肿瘤的手术目的在于在最大限度保护神经功能的前提下尽可能全切除肿瘤，对于部分和周围结构粘连紧密不易分离的良性肿瘤，为避免出现严重的术后并发症可以考虑次全切除，少许残留部分可以进一步行立体定向放射治疗。恶性肿瘤由于具有一定的侵袭性，容易复发和转移，因此手术目的在于尽可能根治性切除。

当肿瘤位于硬膜外，一般呈推挤硬脑膜生长，硬脑膜一般完整，在处理肿瘤与硬脑膜粘连处时应谨慎操作，避免切开硬脑膜，以减少脑脊液漏发生概率；当颅内部分较大或肿瘤生长在硬膜下者，则须切开硬脑膜或切除受累硬脑膜来切除颅内肿瘤。对位于硬膜下的肿瘤来说，寻找蛛网膜界面是安全切除肿瘤的重要步骤，先行瘤内分块切除，待瘤壁塌陷后，分离解剖瘤壁上的神经和血管，全切肿瘤，这样可以避免血管神经损伤。

3. **颅底缺损修复**　颅底修复是预防脑脊液漏和颅内感染的关键措施，也是颅底内外沟通瘤切除术成败的重要因素之一，尤其当术野涉及鼻窦、口腔时更应注意。颅中窝底缺损小于2cm时可不予修复，大于2cm、小于4cm的缺损，可以用转移颞肌瓣、纤维蛋白海绵、腹壁脂肪等填充死腔，更大的缺损和无效腔，当局部邻近瓣不能满足修复时，则需要进行游离肌瓣或肌皮瓣的修复。

（六）术后管理

1. **体位管理**　麻醉未清醒前平卧，头转向健侧，清醒后取头高位，躁动不安者行保护性约束。

2. **呼吸道管理**　保持呼吸通畅，放置通气导管者应待患者吞咽反射恢复后拔除，气管切开患者应该给予常规气管切开护理。

3. **病情观察**　严密观察患者的意识、瞳孔、生命体征和肢体运动情况，行游离皮瓣修复患者还应严密观察皮瓣情况，预防或早期发现血管危象。

4. **饮食管理**　术后1～2天给予流食，逐渐过渡到半流食、普食；昏迷及吞咽困难者，术后第2天开始鼻饲饮食。

5. **引流管理**　密切观察伤口有无渗血、渗液，引流管妥善固定，保持引流通畅并记录引流液的颜色、性状、量。

6. **药物管理**　按时按量快速输入脱水剂，合理应用抗生素。

（七）并发症

1. **脑神经功能障碍**　术中分离肿瘤时应注意辨认和保护周围的重要神经、血管，患者清醒后应评估脑神经功能，术后早起大剂量激素冲击治疗有助于减轻脑水肿，必要时可加用20%甘露醇等脱水药物，应用神经营养药物可以促进脑神经功能的恢复。

2. **脑脊液漏**　术中严密缝合破损硬脑膜，以降低脑脊液漏的发生率，如已发生须嘱患者安静卧床，同时静脉输入20%甘露醇脱水、行腰大池置管引流脑脊液等降颅内压治疗，并应用抗生素预防颅内感染，如保守治疗无效且持续脑脊液漏1个月以上可以考虑行手术修补。

3. **颅内感染**　术后应常规使用抗生素预防颅内感染。如术后有发热、头痛及脑膜刺激征等颅内感染迹象，则需要化验脑脊液以明确，同时腰大池置管引流并鞘内注射庆大霉素后，可根据细菌培养及药敏试验结果更换抗生素治疗。

4. **肺感染**　手术结束后需等待患者完全清醒后再拔除气管插管，以防止误吸，确定存在感染后，予化痰排痰，静脉输抗炎药物治疗，并根据细菌培养及药敏试验结果更换抗生素治疗。

（八）后续治疗

不同病理类型的肿瘤和术中不同的手术方式决定了颅中窝底内外沟通性肿瘤患者术后需要采取不同的综合治疗方式。对于良性肿瘤，且手术中全切除的患者，术后可以不需要进一步治疗，仅需要进行必要的神经功能恢复训练，定期随访复查。手术中次全切除的良性肿瘤患者，术后可以辅助进行立体定向放射治疗。对于恶性颅中窝底内外沟通性肿瘤，如横纹肌肉瘤，无论是全切还是未能全切，均应尽早转至相关科室行放化疗等综合性治疗。

（九）预后

经手术全切的良性颅中窝底内外沟通性肿瘤患者预后好，随访多年，未出现复发。恶性者则需要术后行综合性治疗，即便如此其易出现复发和远处转移，需要缩短复查间隔，必要时再次行手术治疗，预后差。

（十）总结

颅中窝内外沟通性肿瘤常生长隐匿、瘤体巨大且病理种类多样。根据肿瘤大小、位置和扩展方向与手术入路的相关性可分为3型。不同分型应该采取个性化的手术入路。A型肿瘤应由颅外入路切除，如上颌骨掀翻入路或内镜下上颌窦入路；B型肿瘤应由颅内入路切除，如中颅底硬膜外入路；C型肿瘤应由颅内、颅外联合入路切除。良性肿瘤患者的预后好，全切肿瘤后基本不会复发，恶性者应尽量行根治性切除，术后行综合性治疗，以减少复发，延长生存时间。

（十一）要点及误区

1. **充分做好术前检查**　除全身系统检查外，应通过CT、MRI等影像学检查，明确肿瘤的具体部位和侵犯的范围，特别注意肿瘤与重要组织的关系，以便确定可行的手术方案。

2. **认真设计手术入路**　手术入路的设计主要根据肿瘤的部位和侵犯范围而定。要求尽可能地充分显露病变，使手术操作能在直视下进行，避免盲目地损伤重要组织。手术入路的种类虽报道较多，但在实际应用方面还是依据病情而定，采用一种方法或加以改良，或采取联合入路，目的在于提高治疗效果，避免手术发生意外。此外，在设计手术切口时要注意组织瓣的血供，防止掀翻的组织和充填术腔的组织坏死。

3. **术中谨慎操作，注意防止损伤重要组织**　颅中、后窝接近颅脑生命中枢，对侵入颅内的肿瘤，应在硬脑膜外小心分离，避免损伤脑组织。侧颅底颈静脉孔区域是颈内动静脉和后组脑神经的出入处，侵入该部的肿瘤只能采用钝性分离或用吸引器吸出，不宜搔刮、牵拉，若有少量肿瘤组织残留，可待术后补充放射治疗。

4. **术后严密观察生命体征，防止意外情况发生**　部分患者会因术中止血不完善，返病房后发生咽部大血肿堵塞喉入口而导致窒息，一定要严密观察生命体征，避免术后窒息死亡。术后还应加强抗感染措施，防止术腔及颅内感染。

（郭传瑸　蔡志刚　郭玉兴　季彤　阮敏）

第六节　颅颈交界区肿瘤

一、引言

颅颈交界区（craniovertebral junction，CVJ）是指围绕枕骨大孔的枕骨、寰椎（第1颈椎）、枢椎（第2颈椎）及其周围韧带、血管、神经等组织共同构成的解剖功能复合体。颅颈交界区肿瘤是位于该区域肿瘤的统称。如果临床上出现该区域相应的神经或血管等功能障碍应该考虑到有颅颈交界区肿瘤的发生。颅颈交界区肿瘤由于所处部位解剖复杂，手术难度大，风险高，但随着显微外科手术和术中电生理监护技术的推广和应用，临床对颅颈交界区肿瘤也主张采取积极手术治疗。

该区域常见的肿瘤类型主要包括神经鞘瘤等神经源性肿瘤、副神经节瘤（颈动脉体瘤、颈静脉球体瘤）等血管源性肿瘤及骨组织肿瘤等（图11-6-1）。本节重点介绍颈动脉体瘤。

二、病理

颈动脉体瘤（carotid body tumor，CBT）是化学感受器肿瘤，为副神经节瘤的一个类型。颈动脉体多位于颈总动脉分叉处，大小不定，富有血管和神经。供血由颈总动脉小支供给，神经来自颈交感神经节、舌咽神经、迷走神经和舌下神经。颈动脉体瘤肉眼观察肿瘤为红棕色，圆形或卵圆形，有分叶，外有包膜。细胞主要为多边形，胞质嗜伊红染色，内含很多空泡和微粒体。有恶变可能性，但概率较小。

三、临床表现

颈动脉体瘤是一种起源于颈动脉鞘上化学感受器细胞（常位于颈动脉分叉处）的神经血管肿瘤。这类肿瘤血供丰富、组织学上多为良性；肿瘤生长缓慢，患者可有很长的病史。肿瘤典型的位置是上颈部或咽旁间隙，将咽侧壁推向口咽腔。肿瘤不论在上述哪个位置，常可触及搏动。如临床上怀疑为颈动脉体瘤，术前必须进行一些必要的影像学检查。尽管颈动脉造影可以提供最好的图像，但因这项检查有一定风险，除非计划实施栓塞术时，一般不推荐使用。另外，CT增强扫描为该肿瘤的诊断和手术计划制订提供充足的

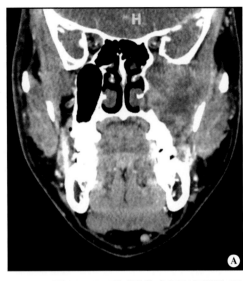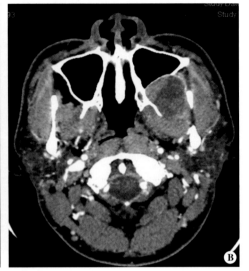

图 11-6-1　颈动脉体瘤颌面部增强CT影像学表现（扫描范围锁骨上至颅底）

左侧翼腭窝、颞下窝见软组织肿块影（颅颈交界区），边界清楚，范围约 3.5cm×3.8cm×5.4cm，C-：26、53Hu，C+：32、57Hu，延时 C+：29、78Hu，增强后明显不均匀强化。病灶累及左侧眶下裂及圆孔区，鼻腔内局部受累。余颅底结构未见明显异常。A. 冠状位；B. 横断位

影像学信息；MRI对肿瘤位置、范围及与颈动脉的关系显示十分准确。如还需血管造影，建议使用MRI动脉造影或静脉穿刺数字化动脉造影术代替传统直接动脉造影术，可获得手术所必需的信息。

Shamblin根据颈动脉及附近神经与肿瘤的关系，将颈动脉体瘤分为3种类型。Ⅰ型：颈动脉单纯移位，位于肿瘤的表面。Ⅱ型：肿瘤被颈内、外动脉压迫形成深沟，舌下神经和喉上神经位于肿瘤的表面。Ⅲ型：颈动脉和神经被肿瘤包绕。

除上述特定疾病临床表现外，颅颈交界区肿瘤还可累及颅颈交界区的不同解剖结构，因此引起不同的临床表现，包括以下的一项或多项。

1. 脑（脊）神经症状　该区域肿瘤的脑（脊）神经症状主要包括疼痛和感觉障碍、脑神经损害、吞咽功能障碍、骨骼肌萎缩、反射亢进、共济失调及括约肌障碍等，其中疼痛是该区域最常见的症状，其次为感觉障碍。疼痛多在夜间加重，运动时疼痛加剧，可能是由骨损伤所致。局部疼痛可能与特定神经根的压迫或周围脊椎结构病理学改变有关。病变扩展至颈静脉窝通常会导致单侧后组脑神经功能障碍。巨大肿瘤还能够压迫到第Ⅶ、Ⅷ、Ⅻ对脑神经，因此是否具有搏动性耳鸣可作为区分血管球瘤和颈静脉孔神经鞘瘤的一个征象。

2. 小脑症状　肿瘤压迫小脑可以出现共济失调、步态异常、眼球震颤、平衡问题等小脑症状。

3. 脑干和颈髓症状　延髓部位肿瘤除了压迫延髓还通常压迫周围组织结构，导致脑神经功能障碍、脊髓病、反射亢进、肢体肌肉萎缩、脑积水及疼痛等。病变首次被发现往往是由于患者自诉呼吸困难，以及

疼痛和感觉障碍等。当延髓发生病变时，呼吸困难、恶心和呕吐频繁为最常见症状。

4. 其他症状　颈静脉窝病变的症状还包括耳部出血、乳突部疼痛的表现。由于颅颈交界区症状表现多样，有时可能被考虑为其他器官或系统问题，导致该部位的病变诊断不够及时。因此对于颅颈交界区的病变及其临床表现必须要做到全面考虑和重点评估。

当患者出现上述症状和体征时应该考虑颅颈交界区肿瘤可能，但该区域肿瘤的病理类型众多，术前很难做出准确的定性诊断。

四、术前准备

所有患者在准备接受手术前必须对手术情况清楚了解，包括手术风险和术后可能出现的神经功能丧失。如果肿瘤巨大、血供丰富，应考虑术前行肿瘤血管栓塞术。术前24小时行栓塞术比较理想。尽管输血的机会很少，为防止意外，术中需备血。对较大病变患者，如果术中需要结扎颈总动脉，应先试测颅内两侧血管交通的通畅性。将同侧颈总动脉压闭，观察对侧颈动脉和椎动脉交叉灌注情况，以估计万一需要结扎颈动脉时对神经功能的影响。手术时血管外科医师必须随时可以应召，以备切除动脉置换血管。

五、手术过程与要点

（一）解剖特点

1. 骨与软组织关系　颅颈交界区的骨性结构包括头骨的枕骨部分、脊柱骨的寰椎骨和枢椎骨。这三部分所组成的骨性结构保护着脑干、上颈椎脊髓、脑和脊髓神经、椎动脉等组织结构。脊髓通过枕骨区的枕

骨大孔区连通上下，其中枕骨由斜坡和鳞状部分骨质组成，枕骨嵴位于鳞状部分骨质区域，并且与小脑镰相连；枕骨大孔的两侧边界由连接颅骨和寰椎的枕骨髁突围成。在椎间孔上部，小前结节是齿突翼状韧带的附着点，内含舌下神经的舌下神经管位于椎间孔上小前结节的外侧。寰椎是高等脊椎动物的第一颈椎，其形状呈环形，没有椎体、棘突及关节突，其结构由前弓、后弓和两个侧块构成，其中前弓及后弓连接左右两个侧块。前弓较短，其后（内）面中部有关节面与第二颈椎的齿状突构成寰枢关节；前面中部有前结节，是两侧颈长肌的附着处。后弓较长，其后方有一结节而无棘突；此后结节突向上、后方，是两侧头小直肌的附着处。后弓上面两侧近侧块部各有一沟，称椎动脉沟；椎动脉上行出横突孔，绕过侧块，跨过此沟，再穿通寰枕后膜，经枕骨大孔而进入颅腔。侧块上方有椭圆形凹陷的关节面，朝向内前、上方，与枕骨髁构成寰枕关节；侧块下方有较平坦的关节面，朝向前下、稍内方，与第二颈椎的上关节面构成寰枢关节。侧块的外方有横突，能作为寰椎旋转运动的支点，比其他颈椎的横突长且大。寰椎的外观不同于其他椎骨，但椎间孔下部具有与其他椎骨类似的齿突，齿突向上与寰椎相连，滑膜关节存在于枕骨、寰椎及枢椎的连接面，齿突也具有相应的滑膜关节，以此向前连接寰椎，向后连接寰椎横韧带，寰椎和枢椎由前纵韧带、后纵韧带、寰椎十字韧带及相应的关节囊等连接，其中后纵韧带部分包括了十字韧带及齿突，向上延伸可至斜坡，覆膜从枕骨斜坡下降，覆盖于上述韧带的后面。寰椎十字韧带分为垂直和横向两部分，这两部分与齿突形成十字交叉状。寰椎横韧带依附于寰椎结节并与齿突相连接，黄韧带则将寰椎后弓及枢椎薄层连接起来，枕骨后部向前与寰椎相连，向后与寰枕关节滑膜相连，后膜的外侧边缘通过后方的椎动脉和第一颈神经根，这一区域存在骨化的可能，覆膜、翼状韧带及齿突顶韧带对连接枕骨后部和枢椎起辅助作用。

2. **神经关系** 颅颈交界区包括上段颈髓、脑干尾部、小脑、颅骨下端及上段脊神经，脊髓向上融合到脑干髓质部分，并在其腹侧的根部延伸形成第一颈神经，其背侧的神经有时难以辨识，第一颈神经的感觉支也可能不在这个区域，因此脑干髓质几乎占据了整个枕骨大孔。由于齿状韧带位于上颈椎，上颈椎部位极为重要，齿状韧带为脊髓和硬脊膜之间的纤维连接，硬脊膜是在脑干腹侧和背侧颈神经根中间部位的延伸，副神经的颈段形成了从脊髓前部到背侧颈神经的根部。后组四对脑神经也位于枕骨大孔区域内。舌咽神经、迷走神经、副神经穿过颈静脉孔，其分支穿过硬脑膜进入颈静脉窝，通常很容易辨认。副神经的脊髓部分

是唯一通过枕骨大孔的神经，由颈神经的分支发出。副神经的脊髓根和脑干根在穿过颈静脉孔后发生汇合。舌下神经穿过舌下神经孔至枕骨大孔外侧结节，经常走行在椎动脉后方，可能与小脑动脉后下方密切相关。

3. **血管关系** 椎动脉及其分支是颅颈交界区的主要血管结构。脊髓后动脉从椎动脉发出，通常其硬膜外部分与来源动脉可贯穿硬脑膜。典型的小脑后下动脉由椎动脉发出，在硬膜内走行，但也可能在硬膜外走行。脊髓动脉可由椎动脉发出，合并后形成脊髓前动脉，延伸至枕骨大孔，为枕骨大孔硬脑膜提供血供的是椎动脉的脑膜分支，这些分支位于硬膜外并通过舌下神经管。它们也可通过咽升动脉来自颈内动脉循环，该区域的静脉解剖也非常重要。基底神经丛和枕骨边缘窦围绕着枕骨大孔。硬膜外静脉丛位于颅颈交界区外侧，并组成椎动脉的内侧部分。

（二）手术入路

1. **经口入路** 该手术入路的适应证是病变部位位于腹侧颅底硬脑膜外。经口入路能够到达位置更低的斜坡和寰枢椎。术前需要进行 MRI 和 CT 冠状和矢状重建，同时最好能够通过 CTA 冠状和矢状重建术明确和了解相关区域血管和脊椎解剖结构的关系，术前和术后 24 小时需要给予广谱抗生素防止患者感染。

2. **经面部入路** 包括经鼻入路、经上颌入路及经腭入路，可以向下显露颅颈交界区，通常需要经验丰富的颅面外科医师协助完成。经面部入路的角度取决于病变的大小、部位，以及它与斜坡、颈 1、颈 2 位置的关系。经鼻入路主要根据眶上窝病变的延伸范围而改变，保留眼眶的内侧和鼻的中线结构有助于术中显露斜坡下部，同时保留眼眶两侧完整性可增加横向的显露程度。术中筛骨切开可以减少嗅神经的损伤从而保护嗅觉并防止脑脊液漏，经上颌入路和经腭入路需要分别以 LeFort Ⅱ 型骨切术做 Weber-Ferguson 切口。扩大斜坡的显露范围使术者能够切除鞍背及上段颈椎的肿瘤。经鼻入路适应证为颅前窝、鼻咽部及斜坡的病变，尤其适用于向斜坡前方生长的病变。若斜坡病变较大且向后、向下等多个方向扩展，则一般采用经上颌入路。经腭入路的特点在于可以在不破坏鼻窦的情况下显露整个斜坡周围，适用于切除枕骨大孔区前方的较小病变。

3. **乙状窦后入路和远外侧入路** 枕下入路适用于枕骨大孔区的病变，通过取下枕骨后方骨瓣来显露后方颅颈交界区。经枕下外侧开颅即乙状窦后入路可以显露颅后窝外侧、桥小脑角。乙状窦后入路向枕骨大孔后扩大可以显露出后外侧颅颈交界区。

4. **经颈部、颌下入路** 该手术入路与常规颌下手术相近。沿胸锁乳突肌前缘或平行于下颌骨下缘 3～4cm 做弧形切口，向前至舌骨，向后至乳突。颈动

脉体瘤手术大多采用这个入路。

（三）手术过程

沿切口线切开皮肤、皮下及颈阔肌，以显露胸锁乳突肌前缘。肌肉前缘锐性分离，在血管旁寻找肿瘤。一般肿瘤常附着于颈总动脉分叉处。通常瘤体上有较多滋养血管，剥离时较易出血，可用双极电凝仔细止血。打开颈鞘，游离颈总动脉至分叉处。然后寻找颈外动脉，根据需要可以结扎远心端。最后寻找颈内动脉近颅端。手术过程中动作轻柔，避免血管内斑块脱落，仔细解剖保护周围的迷走神经、舌下神经等。如球囊阻断试验（TBO）检查没有通过，但仍需手术患者，可在术前血管内放置覆膜血管支架（图11-6-2）。

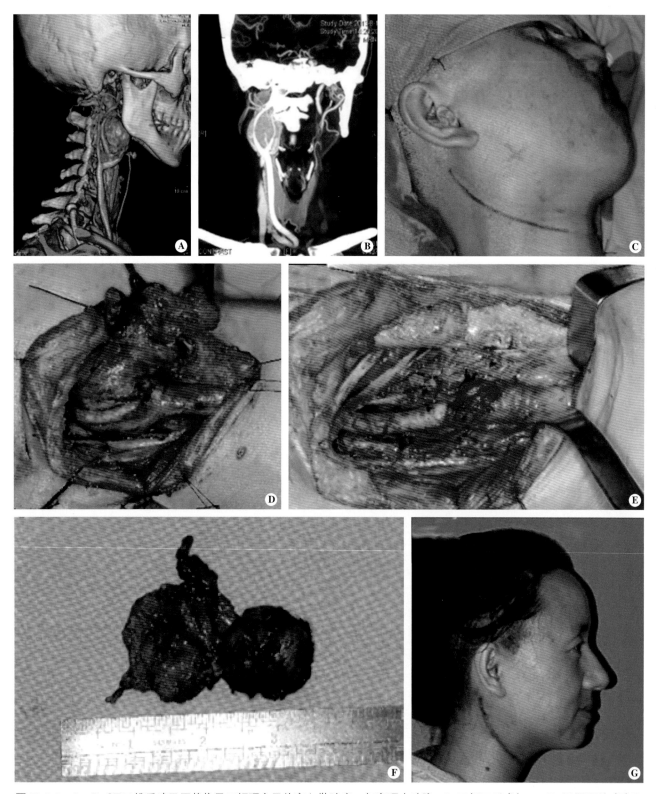

图11-6-2　A、B. CT三维重建及冠状位显示颅颈交界处富血供肿瘤，包裹颈内动脉；C. 下颌下手术切口；D. 显露颈总动脉和颈内动脉；E. 完整切除肿瘤后颈总动脉和颈内动脉完整保留，颈外动脉结扎；F. 肿瘤标本；G. 术后一周患者切口愈合良好

六、术后管理

颈动脉体瘤通常紧密贴附或者包裹同侧迷走神经或舌下神经，导致饮水呛咳、吞咽困难等迷走神经、舌下神经损伤表现。除了肿瘤与神经位置关系紧密外，神经损伤也与肿瘤的大小、分型及手术方式有关，瘤体越大神经损伤概率越高。且 Shamblin Ⅲ 型行手术治疗神经损伤概率大于 Shamblin Ⅰ 型、Ⅱ 型。另外，重建或结扎颈部动脉会对神经系统造成潜在损害。颈动脉体瘤术后应密切观察患者的意识、肢体活动，有无饮水呛咳、声音嘶哑、伸舌偏斜等症状来判断有无脑神经损伤，对出现声音嘶哑者行喉镜检查明确诊断，必要时做进一步处理。

七、并发症

颅底肿瘤常侵犯并压迫许多重要的结构，因此颅底肿瘤很难彻底切除，各种并发症可能包括脑脊液泄漏、后组脑神经麻痹、脊椎和脊椎动脉损伤、脑干损伤、脑积水和感染。颅底肿瘤患者的术后并发症发病率也很高，因为这些患者多在术前已有严重的疾病。脊柱的稳定性对于手术的预后也很关键，扭曲的脊柱可能会导致神经和血管损伤从而影响预后。根据颅颈交界区肿瘤切除的范围，采用合适的固定技术也是非常必要的。

颈动脉体瘤并发症：少数病例出现颈动脉窦综合征，因体位改变，肿瘤压迫颈动脉窦引起患者出现直立性眩晕、上腹不适、一过性神志消失等。少数病例为恶性颈动脉体瘤，肿瘤压迫浸润周围神经，可出现声音嘶哑、喝水呛咳（迷走神经受侵犯）及舌下神经受侵引起舌下神经麻痹所致的舌肌萎缩、舌运动受限。

八、预后

总体来讲，患者预后主要与肿瘤病理类型、发生部位及累及的相应重要解剖结构相关。

颈动脉体瘤发生部位特殊，病变部位解剖结构复杂，瘤体血供丰富。因此，行颈动脉体瘤切除有时困难较大。手术可能损伤神经，并且有时为控制大量出血而进行的颈动脉阻断或颈动脉切除重建还可造成脑供血不足，由此导致的偏瘫或死亡并不少见。

九、总结

总之，颅颈交界区肿瘤病变复杂，发病位置多变，病理类型各有不同，治疗范围也从组织活检结合辅助治疗到广泛切除结合辅助治疗。根据病变的大小和位置采取不同的治疗方法，如颈动脉体瘤是以手术切除为主，肿瘤切除不全者，虽然可辅助放射治疗，但疗效不确切。术中还要根据具体情况进行调整。术中操作必须精细，尽可能减少或减轻相应并发症。患者预后主要与肿瘤病理类型、发生部位及累及的相应重要解剖结构相关。

十、要点及误区

颈动脉体瘤：对本病应有充分的认识，在明确诊断、有充分的术前准备和心理准备后方可手术，否则往往中途终止手术，给进一步的治疗造成困难。手术操作应轻柔，避免挤捏瘤体，因为部分肿瘤有内分泌功能。结扎为肿瘤供血的动脉分支时应耐心仔细，减少出血和避免损伤颈动脉壁。应准备动脉转流管，以便在行动脉重建时防止大脑缺血。

（季　彤　曹　巍　任振虎）

第12章 颅底创伤

颅底创伤（skull base injury）是指任何发生在颅底本身及其附近组织结构的损伤，包括颅底骨折、创伤性脑脊液漏、脑神经损伤、颅底血管损伤、颅颈交界区损伤等。它不仅是颅脑损伤的重要组成部分，也是颅底外科的重要组成部分，任何致颅脑损伤的因素都可致颅底创伤。颅底创伤由于伤势大多危重、手术难度大，一直是影响颅脑损伤整体救治水平的关键因素。

本章将就颅底骨折、脑神经损伤、颅底血管损伤、颅颈交界区损伤等加以分别阐述。

第一节 颅底骨折

骨性颅底由双侧额骨、双侧颞骨，以及蝶骨、筛骨和枕骨共同组成。从内面看，分颅前窝、颅中窝和颅后窝；从底面看，仅能看到颅中窝和颅后窝底，颅前窝与额骨、碟骨、筛骨"共结构"，从冠状剖面和矢状剖面显示（图12-1-1）便于理解。颅底骨折多数发生在颅前窝和颅中窝，颅后窝骨质厚而坚硬，很少发生骨折，因此，通常所说的颅底骨折主要指颅前窝和颅中窝骨折。

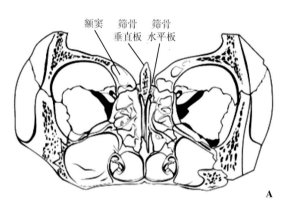
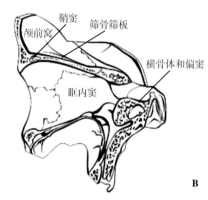

图12-1-1 从解剖冠状和矢状剖面显示颅前窝结构
A.冠状剖面；B.矢状剖面

颅前窝由额骨眶部、筛骨筛板、蝶骨小翼构成，前外侧区为额骨眶板和额窦后壁，中央底区为筛骨顶和筛骨水平板（筛板），与颅中窝分界于蝶骨小翼后缘，额骨眶板、额窦后壁和筛板是相对容易骨折的部位；颅中窝主要由蝶骨体、蝶骨大翼和颞骨岩部构成，中央区为蝶骨体和蝶窦，外侧区为蝶骨大翼，后区为颞骨岩部，与颅后窝分界于颞骨岩部上缘及鞍背，颞骨岩部是相对容易骨折的部位。

颅底内面间隔硬脑膜、蛛网膜毗邻脑组织结构，骨折致硬脑膜和蛛网膜撕裂便会造成脑脊液漏。颅前窝底面邻界眼眶、额窦、筛窦，有第Ⅰ、Ⅱ、Ⅲ、Ⅵ对脑神经穿行，颅中窝底面邻界蝶窦、中耳、内耳、乳突气房，颞下颌关节窝，有第Ⅶ、Ⅷ对脑神经，以及颈内动脉（经破裂孔）、脑膜中动脉（经棘孔）穿行。颅底一旦发生骨折，很容易造成失功能损害，个别情况可以直接或间接危及生命。

颅底骨折较少独立发生，多随颅骨及颌面部骨折伴发。据美国外科学院2013年国家创伤数据库资料，805家医院833 311成人创伤住院患者中，约36%单纯或伴发头（颅脑）面部创伤，其中，7%为非穿通性颅底骨折。Dariush对其所在医院2004～2010年1287例住院接受治疗的颅颌面骨折患者做了回顾性分析，其中，52.9%有上颌骨和颧骨骨折，23.5%有鼻骨骨折，41.1%有眼眶骨折，11.7%有下颌骨骨折，23.5%有额骨骨折，41.1%有两处或两处以上骨折，13.2%伴发颅底骨折。发生颅底骨折的患者都出现了脑脊液（cerebrospinal fluid，CSF）漏，其中，58.8%为脑脊液鼻漏（rhinorrhea），41.2%为脑脊液耳漏（otorrhea）。

关于颅底骨折，特别是闭合性颅底骨折的治疗，并不像其他部位骨折，需要复位、固定或修复重建。

临床治疗主要针对继发性损伤，如致命性鼻出血、脑脊液漏、颅脑压迫性损伤、眶内容移位损伤、面神经损伤、视功能损伤、听功能损伤等，同时也应防止严重的并发症的发生，如脑膨出、颅内逆行性感染、颅底假性动脉瘤或动静脉瘘等。

本节将着重于对临床需要外科处理的额窦骨折、前颅底骨折与脑脊液鼻漏、侧颅底及颞骨岩部骨折、颅底复杂骨折的修复重建四个方面进行分述。

一、额窦骨折

额窦分前壁、后壁和窦底三部分，单纯前壁骨折占43%～61%，前后壁联合骨折占19%～51%，后壁骨折只占0.6%～6%。额窦骨折（frontal fracture）的脑脊液漏发生率约为10%，多见于波及窦后壁的骨折。临床上，2/3以上的额窦骨折伴发于颌面部骨折，如鼻眶筛骨折、LeFort Ⅱ型或 Ⅲ型骨折、非单纯性眼眶骨折及全面部骨折等。

1. 分类　Manolidis分类：前壁骨折，无移位，未波及鼻眶筛或眶缘；前壁骨折，粉碎，波及鼻眶筛或眶缘；前后壁联合骨折，无移位，未伤及硬脑膜；前后壁联合骨折，移位或粉碎，伤及硬脑膜出现脑脊液漏；前后壁联合骨折，伤及硬脑膜出现脑脊液漏，软

硬组织有缺损。这一分类涵盖类别不全，体征描述过细，不便应用。分类表述简洁、临床更多使用的是Tiwari提出的分类：单纯前壁骨折；前后壁联合骨折；鼻额管损伤的骨折；合并硬脑膜损伤的骨折。

2. 诊断

（1）临床表现：波及额窦前壁的骨折可表现为眉间和眶上缘软组织肿胀、皮下淤血、前额部凹陷、眶周瘀斑、结膜下出血、眶上神经和滑车上神经分布区域感觉异常等；如果额窦后壁（颅前窝）骨折并撕裂硬脑膜，可能出现脑脊液鼻漏。

（2）影像学检查：额窦骨折常规拍摄螺旋CT，最好是高分辨率CT。在轴位CT上，重点观察额窦前、后壁的损伤情况（图12-1-2），前壁骨折可以是线型的，也可以是粉碎型或凹陷型的，后壁骨折通常突向颅腔内移位，可造成后壁缺损；在冠状位CT上，重点观察窦底和筛板的损伤情况（图12-1-3），特别要注意发现筛板骨折移位和骨折裂隙，通过CT判断鼻额管堵塞与否是不可靠的。如果前额区出现较大范围凹陷畸形，应做三维CT观察，直观判断骨折范围、骨折线分布、骨折片移位等，这将有助于制订手术路径、骨折复位、缺损重建方案。

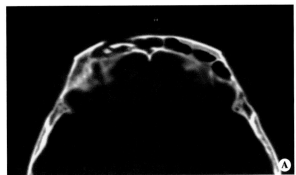
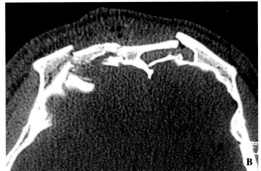

图12-1-2　轴位CT观察额窦骨折

A. 额窦前壁骨折，骨折片内陷移位；B. 额窦前后壁联合骨折，前壁大范围骨折片内陷移位，后壁粉碎片，骨折片向颅腔方向移位

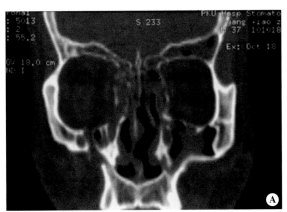
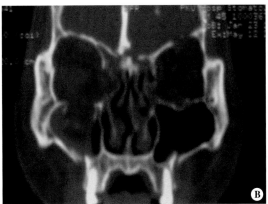

图12-1-3　冠状位CT观察额窦骨折

A. 右侧眶内壁（筛骨纸样板）骨折，额底壁、筛顶和筛骨水平板未发生明显骨折；B. 筛骨垂直板（鸡冠）基底骨折并移位。筛骨水平板骨折，形成骨折裂隙，预示着脑脊液鼻漏的发生

3. 治疗

（1）治疗原则：复位或重建窦外壁，恢复额面外形；保存窦黏膜和引流系统，保留额窦功能；填塞窦腔，做额窦无害化处理；在颅内、外之间建立永久性屏障，预防感染。

（2）治疗方法

1）前壁骨折：无明显移位者，采用非手术治疗。

2）骨折塌陷、鼻额管通畅者，行骨折复位固定。

3）窦底骨折：鼻额管阻塞者，刮除额窦黏膜，填塞窦腔，封闭鼻额管。

4）后壁骨折：无明显移位、无脑脊液漏者，无须特别处理；骨折粉碎、明显移位、硬脑膜撕裂者，封闭鼻额管阻塞、去除后壁使额窦颅腔化。

4. 外科手术

（1）窦前壁凹陷性骨折的复位固定：经头皮冠状切口或通过原伤口入路，在骨膜下翻瓣显露骨折，仔细撬动骨折使之复位，复位时尽量保存骨折片内面的窦黏膜附着，这样有利于保存额窦功能，然后用1.3mm钛板固定（图12-1-4）。对于粉碎性骨折形成骨缺损者，可以用钛网或自体骨修补。如骨折波及窦底，应探查额鼻管开口，确认其通畅，并放置硅胶管支撑、引流。如果窦腔黏膜严重撕脱或有炎症，为避免继发黏液囊肿或脓肿，需填塞窦腔。方法是暴露额窦，刮除窦腔黏膜，用电钻磨除额窦内壁的骨间隔，进一步彻底清除额窦隐窝的黏膜，然后封闭鼻额管，最后用自体组织或生物材料填塞额窦窦腔。用于填塞的材料有羟基磷灰石、可吸收性明胶海绵、腹部脂肪、髂骨骨松质、软骨、颅骨骨膜瓣等。

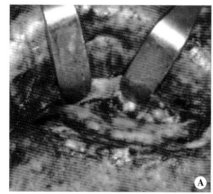 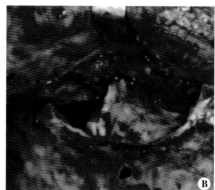 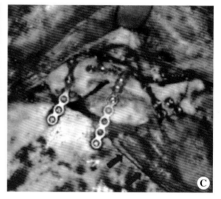

图12-1-4　窦前壁骨折复位、固定

A. 显露骨折；B. 刮除窦黏膜，磨除窦间隔；C. 用颅骨骨膜瓣（箭头所示）填塞窦腔，用1.3mm钛板固定骨折片

（2）窦后壁骨折的颅腔化（图12-1-5）：窦后壁很少单独骨折，多与窦前壁联合发生骨折。这种手术适用于窦后壁粉碎性骨折，硬脑膜损伤并产生脑脊液漏的情况。手术路径同前壁骨折手术，掀开窦前壁骨折片，显露窦腔，彻底清除窦黏膜，用肌肉组织严密封闭鼻额管。然后仔细去除窦后壁骨折片（操作至矢状窦区域时需注意止血），探查并发现硬脑膜撕裂口，予以严密缝合。如硬脑膜有缺损，视缺损大小选择性地采用筋膜、帽状腱膜瓣或颅骨骨膜瓣等，通过缝合和生物胶粘接进行修补，为此在翻开头皮冠状瓣时，要提前制备适当大小腱膜瓣或骨膜瓣备用，多余的瓣组织也可用于填塞窦腔或覆盖保护大脑额叶。大脑额叶受重力和压力作用会自动移入额窦，实现颅腔化额窦。

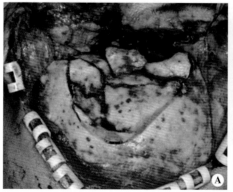 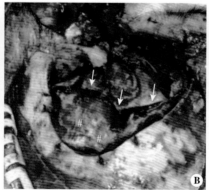 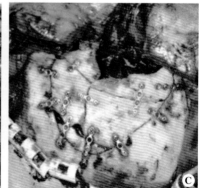

图12-1-5　窦后壁粉碎性骨折颅腔化处理

A. 沿原伤口切开显露骨折；B. 显露窦后壁残余骨折端面和硬脑膜，将硬脑膜选调于前壁骨折端面的边缘；C. 复位固定前壁

（3）鼻额管损伤的处理：额窦前后壁联合骨折，特别是眶内壁和鼻筛区受到波及时，很容易导致鼻额管因损伤而阻塞，后期可能继发额窦炎、脑膜炎或骨髓炎。鼻额管阻塞部位多发生在开口处，处理的方法有两种：一种是通过手术扩大额窦引流口和隐窝，放置硅胶管支撑两周，维持引流畅通，这种方法适用于窦后壁无明显移位或缺损、窦黏膜完好的情况，术后约30%的病例会出现再阻塞，需行内镜辅助再通术；另一种是用骨膜、筋膜、肌肉等自体组织填塞封闭鼻额管，封闭前应彻底刮除窦腔黏膜，这种方法适用于窦后壁损伤严重、窦黏膜有炎症或损伤撕脱的情况。

（4）内镜辅助技术：有学者成功使用内镜技术治疗额窦骨折，主要用于处理鼻额管损伤，重建鼻额管的引流，以取代较为复杂的额窦填塞术。

二、前颅底骨折与脑脊液鼻漏

1. **临床** 约80%的脑脊液漏系颅骨或面部骨折波及前颅底或中颅底所致，而10%～40%的前颅底骨折因损伤筛骨水平板和额窦眶板，造成颅底硬脑膜撕裂导致脑脊液鼻漏，部分脑脊液鼻漏也可产生于颞骨岩部骨折，因撕裂硬脑膜，但中耳鼓膜未破裂，致使脑脊液经咽鼓管流入鼻咽部。

伤后脑脊液漏的主要风险在于因逆行性感染继发脑膜炎。据Eljamel和Foy研究报道，伤后前两周内感染风险率约每天递增1.3%，一个月内累计达7.4%。作者还对160例患者做了长期追踪，149例进行修补脑膜手术，第一次手术的术后复发率是17%，术后脑膜炎风险率30.6%降低到4%，10年累计脑感染风险约为7%。

2. **分类** 1998年，Sakas曾提出4型分类方案：Ⅰ型为筛板骨折，骨折线仅穿过筛骨水平板，不波及筛窦和额窦；Ⅱ型为额筛骨折，骨折线穿过筛窦和（或）内侧额窦；Ⅲ型为外侧额窦骨折，骨折线穿过眼眶上内壁，波及外侧额窦上下壁；Ⅳ型为上述三种类型中的任何两种或三种混合。他还提出了相应的手术治疗适应证。

3. **诊断**

（1）临床表现：伤及中央区的前颅底骨折通常会出现"熊猫眼征"（图12-1-6），表现为环绕眶周的紫红色瘀斑和球结膜水肿；伤及筛骨水平板的骨折可出现嗅觉丧失；伤及眶上裂的骨折可出现眼球运动障碍和视功能降低。如果出现鼻出血伴鼻腔清亮液，提示脑脊液鼻漏的可能，将带血鼻腔液滴在纱布或面纸巾上，在血迹周围出现环形水印，即可做出初步诊断，进一步确诊需做生化检查。

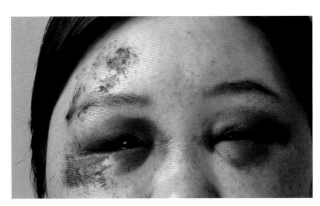

图12-1-6 熊猫眼征

（2）脑脊液生化检查：β_2-转铁蛋白存在于脑脊液、外淋巴液和房水中，β_2-转铁蛋白检查是目前广泛认可的诊断脑脊液漏的常用且比较可靠的方法，其敏感度达99%，特异度达97%。

（3）影像学诊断：常规拍摄高分辨率CT，必要时增加MRI。冠状位和矢状位CT相结合可以很好地判断骨折及缺损的部位和范围，以及骨折移位造成的脑组织或眶组织受压（图12-1-7），其诊断准确率接近90%。脑脊液在MRI T_2加权像上呈高密度信号，采用MRI诊断脑脊液漏的准确率约为75%。如为延迟性手术，术前可以选择性地做血管造影，以排除创伤造成的假性动脉瘤或动静脉瘘。

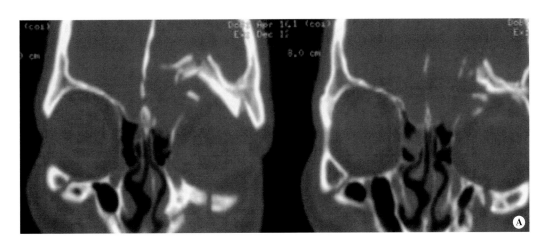

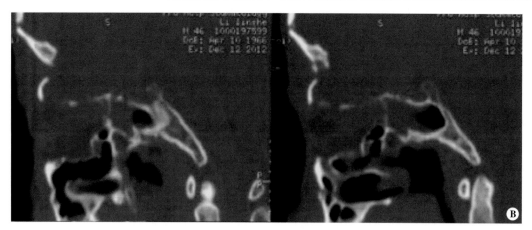

图12-1-7 从CT冠状位和矢状位显示前颅底骨折

A. 冠状位CT显示，构成前颅底的左侧筛骨水平板和额骨眶板（眶上壁）粉碎性骨折，眶板向颅内移位；B. 矢状位CT显示，构成前颅底的眶板（眶上壁）骨折塌陷，压迫眶内容，蝶窦前壁骨折，蝶窦内积液

4. 治疗

（1）保守治疗：脑脊液鼻漏多出现在伤后48小时内，一般持续3～7天便自行封闭，也有持续两周以上，甚至数月不愈需要手术修复的。临床上，约85%以上的脑脊液漏可以自动愈合，硬脑膜本身没有增生修复能力，脑脊液漏的自动封闭主要靠鼻腔黏膜及周围纤维组织的增生修复。能否自动闭合取决于骨折部位和骨折缺损的大小，靠近中线的筛骨水平板菲薄，缺少支撑，如果缺损超过一定范围，很难自动愈合。

保守治疗的原则性方法包括卧床休息，头抬高30°，禁忌鼓气、吸吮，限制液体入量，适度脱水治疗，必要时腰穿进行脑脊液分流。是否预防性使用抗生素是有争议的，但目前临床为谨慎起见还是常规使用7天。持续脑脊液漏的允许观察期一般为1～6周，观察的重点是颅内感染。

（2）手术治疗：脑脊液漏修补最早见于1926年Dandy博士的描述，他用筋膜缝合修补额窦后壁的硬脑膜，成功治疗了脑脊液鼻漏。1948年，Dohlman首先发展了经鼻眶切口路径修复自发性脑脊液鼻漏的颅外方法。继1981年Wigand率先使用内镜技术修补脑脊液漏之后，Mattox和Kennedy于1990年，详细报道了采用内镜经鼻路径、诊断和修补由颅面骨折导致脑脊液鼻漏的方法和经验，在此之后的30年间，该方法逐渐成为常规，其成功率达到90%。

1）早期手术指征：按照Sakas的分类，Ⅰ型、Ⅱ型和Ⅳ型，即接近中线的骨折，如果骨折大小超过1cm²，脑脊液漏持续8天以上，认为感染的风险较高，容易继发伤后脑膜炎，推荐早期手术治疗。此外，开放性颅骨或颅面骨折、较大范围的粉碎性骨折或颅底骨折缺损、额鼻眶广泛性压缩性骨折需要解除骨折压迫的，也应视为早期手术指征。

2）手术方法：按手术路径通常分颅内、颅外两种方法。颅内方法主要适用于开放性骨折，主要采用血管化筋膜瓣，或自体游离组织片生物胶粘接，缺点是术后并发症较多，有一定的复发率；颅外方法主要体现在内镜的使用，特别适合于修复蝶骨骨折、筛板骨折、筛窦顶壁骨折等，其成功率可达94%～100%。

三、侧颅底及颞骨岩部骨折

绝大部分颅中窝骨折发生在颞骨岩部，颞骨岩部前有圆孔、卵圆孔，后有颈静脉孔，尖端有破裂孔，内含气房、迷路（内耳），其弓状隆起的下方为前半规管，向外有鼓室和鼓窦盖（图12-1-8）。颞骨岩部一旦发生骨折，常合并第Ⅶ、Ⅷ对脑神经损伤，导致周围性面瘫和听功能丧失。颅中窝前份为蝶骨大翼，质地坚实不易骨折，偶有发生也多伴发于颅眶面粉碎性骨折。颅中窝靠外为颞骨鳞部，偶见髁突穿破颞下颌关节窝发生骨折。

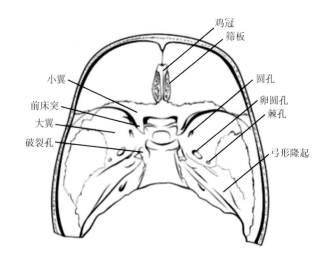

图12-1-8 颅中窝骨性结构（内面观）

1. 颞骨岩部骨折分类

（1）纵行骨折：约占岩部骨折的70%，骨折线与岩锥长轴平行、稍斜行，自颞骨鳞部经外耳道后上、中耳顶，沿迷路和颈内动脉管前方至颅中窝棘孔。

横行骨折：占岩部骨折的20%以上，骨折线与岩锥长轴垂直，一般自枕骨大孔经颈静脉孔，贯穿岩锥骨迷路、内耳，至破裂孔或棘孔周围。

混合性骨折：很少发生，见于侧颅严重的挤压伤，一般伤情较重。

（2）临床表现：颞骨岩部骨折常常损伤面神经和听神经，导致周围性面瘫和听力丧失。如果骨折伤及迷路，可能产生眩晕和平衡障碍。骨折造成硬脑膜和蛛网膜破裂，若鼓膜完好，脑脊液经咽鼓管流入鼻咽部形成脑脊液鼻漏，若鼓膜破裂，脑脊液经中耳流出形成脑脊液耳漏。当骨折波及蝶骨时，可能损伤颈内动脉，产生颈内动脉-海绵窦瘘，表现为眶内连续性杂音、搏动性眼球突出、眼球运动受限和视力减退，也可能形成假性动脉瘤，存在突然破裂造成致死性大出血的风险。

纵行骨折多损伤中耳，造成听骨链移位致听力下降和传导性耳聋。约20%的骨折会伤及面神经迷路段造成面瘫。约10%的骨折会伤及内耳致使听力下降、感音神经性聋、眩晕或前庭功能低下。横行骨折多会出现听力下降、感音神经性聋。约50%损伤面神经出现面瘫，其程度较纵行骨折更严重。

高分辨率CT因作为常规检查手段，必要时拍摄MRI。专科评估是必需的诊断程序，在病情允许的前提下应尽早检查。有听力障碍者，应做纯音测听，声导抗、耳声发射等检查。主诉眩晕的患者应做平衡功能障碍评估。出现面瘫应做面神经兴奋性检测、阈值测定、功能评价等。

2. 治疗　一般情况下，颅中窝骨折不需要开放式外科干预。眩晕多是一过性的，2~3周逐渐恢复。听力障碍也可以自行恢复，但有时恢复不完全，如果鼓膜穿孔、破裂经久不愈，可行鼓膜修补，部分患者需要重建听骨链。需要进行手术治疗的情况因面神经探查与减压所需，减压的部位通常在膝状神经节茎乳孔段，但术后效果不确切。

在颌面外科，发生颅中窝骨折主要见于髁突受外力作用冲击关节窝顶骨折，并上移位入颅内，造成偏颌畸形、张口受限。遇此情况，需经颞骨鳞部开窗行颅内外联合入路复位髁突，用颅骨或人工材料（钛网）重建关节窝（图12-1-9）。

第二部分　常见颅底外科疾病

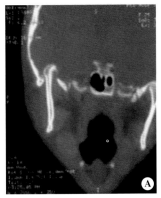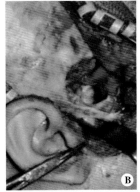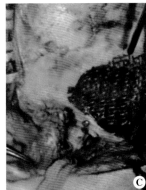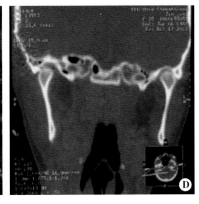

图12-1-9　颅中窝骨折髁突穿入颅内经颅内外联合入路手术整复
A. 髁突穿入颅内；B. 经颞骨开窗复位髁突；C. 用钛网修补颅骨缺损；D. 术后CT显示髁突复位

四、颅底复杂骨折的修复重建

颅底复杂骨折多因颅眶面高能量损伤、严重挤压伤和火器伤所致，常累及多个解剖区域和功能器官，可能伴发骨与软组织缺损和器官缺失。对这类损伤的处理需要多学科联合，急救以抢救生命和处理颅脑损伤为主，早期外科处理以止血、清创、保存器官、修补硬脑膜、消灭创面为原则，后期遗漏的畸形、缺损和功能障碍再择期修复重建。

包含颅底在内的颅颌面广泛性粉碎骨折的救治及其继发缺损和畸形的修复重建是非常复杂的，骨与软组织缺损并存、组织与器官缺失并存、畸形与功能障碍并存的多维度难点叠加给外科治疗带来了巨大的挑战；损伤严重度、颅面畸形变化、功能障碍程度存在着显著的个体间差异，治疗规划需要个性化，规划实施需要分期实施。多学科协作是保障，多种技术集成是必须，数字外科技术的应用为治疗规划的精确实现提供平台和辅助（图12-1-10）。

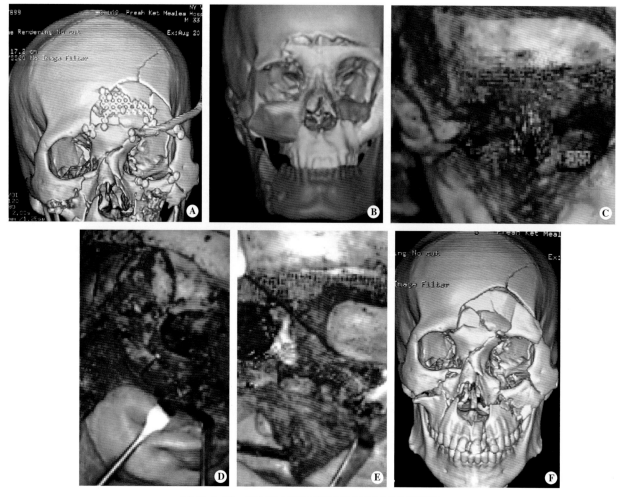

图12-1-10　广泛性颅底及颌面粉碎骨折骨缺损重建

A. 三维CT显示颅底及颌面粉碎性骨折伴大面积骨缺损；B. 术前虚拟设计 I 期手术方案，拟采用预成形钛网和血管化髂骨肌皮瓣修复；C. 修补硬脑膜、复位面部骨折后，用钛网修复额鼻眶筛区缺损；D. 用髂骨瓣修复右侧颧骨上颌骨缺损；E. 用髂骨瓣肌肉及皮岛修复左侧眼眶及钛网下方的颅底缺损；F. 术后CT显示的近期效果

（侯立军　张　益）

第二节　脑神经损伤

脑神经损伤包括嗅神经损伤、视神经损伤、面听神经损伤、后组脑神经损伤、创伤性眶上裂综合征、创伤性眶尖综合征等。有些脑神经损伤在受伤初始就表现明显，但很多隐匿性的损伤往往在生命体征稳定或者患者能配合体格检查后才能被发现。累及颅前窝外伤常见的并发症为嗅神经损伤。颅中窝和颅后窝的创伤与脑神经损伤关系密切。累及颅中窝（或中央颅底）的骨折，包括眶上裂、眶尖、鞍或斜坡，可表现为眼肌麻痹、三叉神经感觉异常（Ⅴ1和Ⅴ2）、霍纳综合征（Horner综合征）等，这些可能在受伤急性阶段就被发现。颞骨的横向和纵向骨折分别与内耳道、迷路段和膝状神经节的面神经损伤有关。舌咽神经、迷走神经、副神经和舌下神经损伤也可能与穿过颈静脉或舌下孔处的骨折有关。

一般来说，薄层、高分辨率CT扫描是评估颅底创伤的主要手段，也有助于评估颅内损伤。CT三维重建可以较为清晰地了解颅底的形态结构，如显示视神经管的解剖结构，并可对其行任意角度、任意位置的多平面重建。如果怀疑存在脑神经损伤，MRI可以在评估脑神经完整性中发挥作用。在MRI T_2加权序列上可以较为容易地找到较大的脑神经。稳态自由进动序列（SSFP）是一种能够捕获高对比度和高分辨率图像的MRI序列，可以用来观察脑脊液和软组织，可以更好地显示进入颅底孔之前穿过脑脊液池的脑神经，对于评估桥小脑角和内耳损伤是非常有价值的，同时也为内耳内淋巴和外淋巴液的检查提供了一个有效方法。如怀疑有血管损伤，可以行CTA、MRA或者DSA检查。

1. 嗅神经（CN Ⅰ）损伤　位于嗅球远端的嗅神经元本身就是嗅觉系统的受体细胞，它们的纤维通过许多筛板上的孔穿过颅底。通常较小的剪切力即可以破坏此处结构，出现嗅觉障碍。除了CT扫描外，通常需要做嗅觉诱发脑电图和脑电地形图。嗅觉一旦丧失，就有10%～30%出现不良的预后。大多数嗅神经损伤可以通过保守治疗恢复，有研究报道类固醇皮质激素在创伤性嗅神经损伤中的作用，显示出较好的疗效。

2. 视神经（CN Ⅱ）损伤　通常可以由眶尖部视神经管的骨折引起。颅底骨折累及蝶体，并延伸至蝶鞍和岩部，可损害视交叉，导致失明或双颞侧偏盲。视神经是中枢神经系统的一部分，轴突很难再生。因此，视神经损伤后预后一般较差。一旦确诊后，首先进行药物治疗，包括大剂量皮质类激素、高渗脱水

剂、神经营养药物及血管扩张药物。目前关于视神经损伤手术指征存在争议，一般认为如果患者有进行性视力下降、激素冲击治疗无效并且CT扫描显示有明显的视神经管骨折（图12-2-1），则应尽早进行手术治疗。术前常规行视力、视野检查，视神经管薄层CT扫描、眼眶CT扫描和头颅CT扫描，判定视神经管、眶壁骨折情况及颅内损伤情况，如有颅面骨折，特别是蝶窦外侧壁骨折严重者需行CTA或DSA检查，以排除创伤性动脉瘤及颈内动脉海绵窦瘘。术前可以用影像导航系统辅助，可选择术前CT或MRI进行融合（图12-2-2）。根据不同病情选择手术入路，如可以选择眶上锁孔入路行视神经管减压术等。近年来，经鼻内镜视神经管减压术广泛应用于视神经损伤（图12-2-3）。手术时机对视力恢复比较重要，伤后应尽早行减压手术。

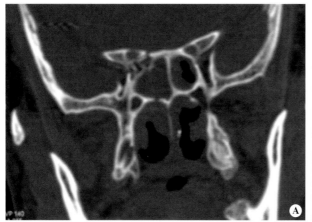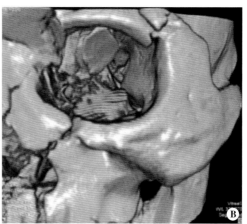

图12-2-1　视神经损伤的CT影像表现
A. CT显示视神经管骨折；B. CT重建显示颅眶广泛骨折

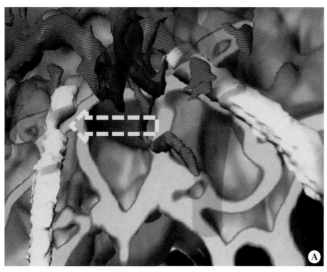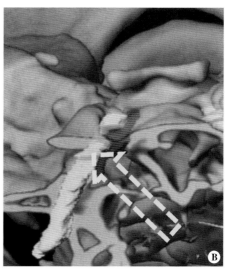

图12-2-2　视神经损伤的术前影像融合表现
A. 视神经受压明显；B. 骨折片来源于内下方

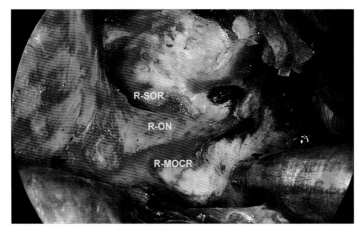

图 12-2-3　神经内镜下见视神经管全程减压
R-ON. 右侧视神经；R-MOCR. 右侧视神经颈内动脉内侧隐窝；R-SOR. 右侧视神经上隐窝

3. 眶上裂综合征　创伤性眶上裂综合征是由外伤引起眶上裂骨折压迫眶上裂内血管和神经所致的一组临床疾病，主要表现为眼球固定、眼睑下垂、眼球突出、神经麻痹性角膜炎、角膜反射迟钝或消失、瞳孔散大，以及瞳孔对光反射迟钝或消失，严重影响患者视觉功能。对眶上裂进行 CT 三维重建可以明确显示眶上裂变形移位情况和游离的碎骨片（图 12-2-4）。而 MRI 扫描则可以显示神经受损及水肿等情况，同时 MRI 三维重建在区分与辨认碎骨片方面的作用也越来越明显。

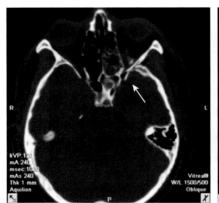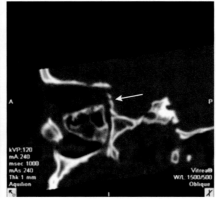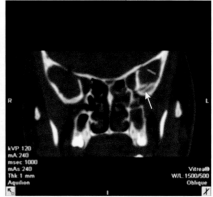

图 12-2-4　CT及三维重建显示眶上裂区骨折线及形态改变

治疗手段包括保守治疗和手术治疗。无明确骨折压迫的患者可行保守治疗，并且如果患者无激素使用禁忌，可以根据情况适当给予一定量的激素进行冲击治疗。手术适应证主要根据临床症状和 CT 表现来确定：出现眼球固定、眼睑下垂、眼球突出、角膜反射迟钝或消失、瞳孔散大，以及瞳孔对光反射迟钝或消失等临床症状中 2 项以上；或者出现 1 项临床症状，但同时 CT 三维重建显示眶上裂区有骨折线、骨折片压迫或眶上裂出现变形。手术入路的选择根据不同的病情和影像表现决定，包括扩大颞弓入路眶上裂减压术（图 12-2-5）、翼点入路眶上裂减压术、经 MacCarty 孔入路眶上裂减压术（图 12-2-6）、颞下锁孔入路眶上裂减压术和经口腔 - 上颌窦 -Müller 肌眶上裂减压术等。手术主要通过对骨性眶上裂狭窄部位的磨除，达到恢复眶上裂正常解剖结构、解除物理压迫的目的，能保障手术的效果。患者受伤后，原则上是越早手术，对神经功能的恢复越有利，3 天以内及时手术者其手术效果最佳，7 天以上手术者其有效率有所下降。总之，对于创伤性眶上裂综合征患者，在排除神经完全断裂的情况下，应尽可能行减压手术，即使受伤时间较长，也不应轻易放弃。

4. 眶尖综合征　创伤性眶尖综合征其主要特点是同时有眶上裂综合征和视神经损伤的表现。其临床症状多样，一般有眼肌麻痹、上睑下垂、瞳孔散大、视力减退等。眼眶及视神经管水平 + 冠状位 CT 扫描是辅助诊断的重要依据，可以明确眶尖部骨折情况。诊断主要依靠临床表现和颅底 CT 及三维重建等影像学检查（图 12-2-7）。

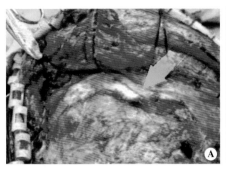
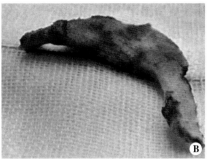
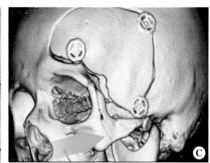

图12-2-5 扩大颧弓入路眶上裂减压术
A.充分显露颧弓；B.T形切除颧弓；C.颧弓回置后准确复位

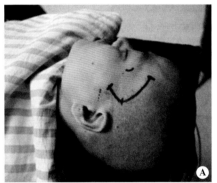
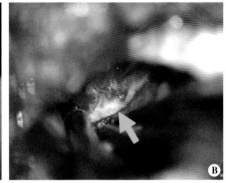
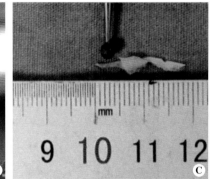

图12-2-6 经MacCarty孔入路眶上裂减压术

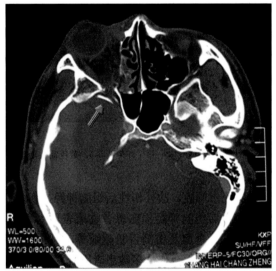
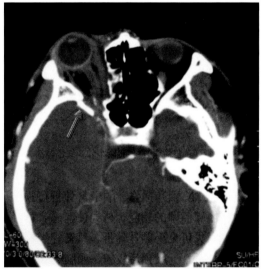

图12-2-7 创伤性眶尖综合征的CT影像表现

既往对眶尖综合征多采取保守疗法，包括降低眶内压、给予血管扩张剂及大量维生素及激素冲击治疗，对大部分轻度患者有效，对有明显骨折压迫者作用不明显。创伤性眶尖综合征的手术方式一般为同时行眶上裂减压和视神经管减压（图12-2-8）。手术式式有经颅入路和经鼻入路两种。开颅减压包括冠切额部开颅和经翼点开颅两种入路。术式的选择根据患者的眶尖部骨折部位及有无伴随其他颅脑损伤情况等来决定。研究认为，经鼻内镜手术治疗眶尖区内侧和下侧病变

比传统开颅手术有明显的优势。

5. 面神经（CN Ⅶ）损伤 是颞骨骨折的一个并发症，面神经麻痹患者治疗后预后较好，功能恢复率高。术前通常采用高分辨率CT检查确定面神经损伤部位（图12-2-9），根据面神经损伤的部位合理选择手术入路。神经电图可以用来比较受伤侧和未受伤侧的运动反应幅度，能提供较为客观的数据，但需要在受伤后3～14天做检查。当决定行手术减压面神经时，经常与肌电图（EMG）一起使用来检测面神经损伤。面

瘫时如果肌电图显示无再生潜能，神经电图显示预后差（与未受伤侧相比，受伤侧运动反应幅度降低90%），或高分辨率CT显示面神经管严重不连续，则建议手术治疗。

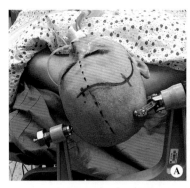 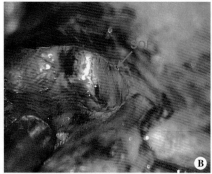 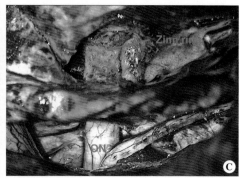

图12-2-8　扩大翼点入路眶上裂减压＋视神经管减压术治疗眶尖综合征

A.术中体位；B.眶上裂充分减压；C.视神经管充分减压＋嗅神经移植。SOF.眶上裂；ON.视神经；OC.视神经管；OT.嗅束；ICA.颈内动脉

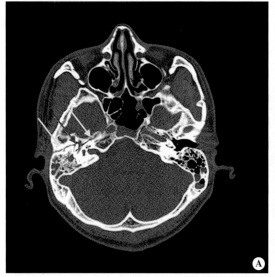 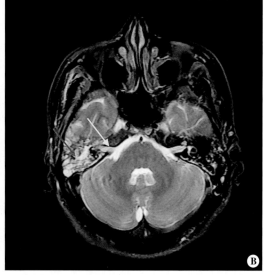

图12-2-9　面神经损伤的影像学表现

A.CT轴位示中颅窝骨（黄色箭头），累犯听小骨（红色箭头）；B.MRI T$_2$加权像示乳突气房水肿（红色箭头），黄色箭头所指为面听神经

6. 前庭神经（CN Ⅷ）损伤　颅中窝骨折可损害穿过颞骨的脑神经Ⅶ和Ⅷ的功能。传导性、感音神经性和混合性听力损失可见于颞骨骨折。感音神经性聋最常见于横断性骨折，一般预后较差。颅脑外伤患者应进行基本神经学评估，包括检测听力和前庭功能。眼震电图可用于评估迷路功能。听力测试和脑干诱发电位用于评估听力情况。导致传导性耳聋的骨折可能表明鼓膜穿孔、鼓膜出血或听骨链不连续，这些骨折可以自行愈合，也可以在以后选择性治疗。双侧颞骨外伤导致双侧听力损失的患者，可以安装人工耳蜗来恢复听力。以前感音神经性聋的预后较差，现在人工耳蜗植入的应用使84%的患者在经过强化康复治疗后恢复了语言理解能力。

7. 后组脑神经损伤　后组脑神经位于颅后窝，均起自延髓，紧密相邻的舌咽、迷走、蜗神经一起经颈静脉孔出颅腔，故外伤性后组脑神经损伤多为合并伤。外伤性后组脑神经损伤患者临床表现为吞咽困难、声音嘶哑、垂肩及伤侧舌肌萎缩等，且住院时患者意识障碍，查体不合作，多数患者因合并严重脑外伤昏迷。因患者不能进食，可导致营养不良，常因误咽或误吸造成肺部感染。

目前临床上利用颅底CT进行三维重建，可清晰见到穿越颅底的裂孔管道的骨折线及游离碎骨片、出血灶，也可根据骨折部位和程度对脑神经受损的程度作出判断，为早期诊断及治疗提供可能（图12-2-10）。早期插鼻饲管或经皮胃造瘘管进行营养支持很有必要，长期的禁食很容易出现胃肠功能紊乱和应激性溃疡，而且仅仅依靠静脉通路进行液体补充很难满足患者机体的需要。吞咽功能障碍及肺部感染者可考虑行气管切开等治疗。

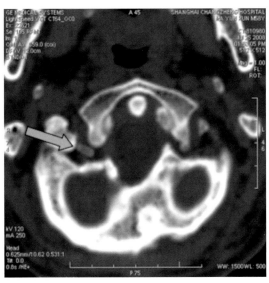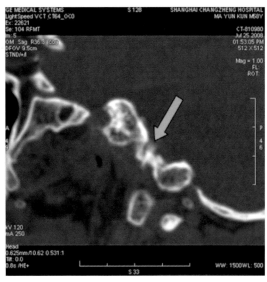

图 12-2-10　后组脑神经损伤 CT 表现：颈静脉孔区可见明显骨折线

（侯立军　张　益）

第三节　颅底血管损伤

颅底血管损伤可由钝性和穿透性损伤引起。据报道，有 8.5% 的颅底骨折与血管损伤有关，尤其是斜坡骨折和蝶鞍蝶窦复合体骨折与血管损伤密切相关。钝性脑血管损伤（blunt cerebrovascular injury，BCI）根据 BCI 分级表（也称为 Denver 分级标准）进行分类（表 12-3-1）。

表 12-3-1　钝性脑血管损伤的 Denver 分级

Ⅰ 级	轻度血管内膜损伤或血管内膜不规则
Ⅱ 级	内膜瓣剥离 / 壁内血肿 / 腔内血栓形成，管腔狭窄 > 25%
Ⅲ 级	假性动脉瘤
Ⅳ 级	血管阻塞 / 血栓形成
Ⅴ 级	血管离断

Biffl 等认为 Ⅱ ～ Ⅳ 级患者，推荐颈动脉血管内治疗。他们发现，使用肝素治疗后，大多数 Ⅱ 级损伤仍能加重，只有 8% Ⅲ 级假性动脉瘤能够恢复，所有的 Ⅳ 级血管阻塞在伤后早期并不能够再通。另外，有研究在伤后 7 ～ 10 天用颈动脉支架治疗创伤性假性动脉瘤，并发症发生率为 21%。然而单纯使用抗血栓药物的患者却没有一例出现卒中。随后，他们也没发现单纯使用抗血栓药物会出现假性动脉瘤破裂。因此，他们认为钝性颈动脉损伤的患者首选抗血栓治疗，并不推荐血管内支架治疗。Foreman 等推荐 Ⅲ 级创伤性假性动脉瘤患者每天口服 325mg 阿司匹林和动态的影像学观察来处理。后续影像学发现，囊状动脉瘤比梭形

动脉瘤更易扩大，但是破裂是少见的。

钝性椎动脉损伤患者的治疗仍然存在争议。Scott 等在一项回顾性研究中发现，在 Ⅰ 级和 Ⅱ 级钝性椎动脉损伤中，后循环卒中的发生率较低（1.7%）。由于所有观察到的后循环卒中都发生在 4 天之内，所以他们也质疑长期抗血栓治疗的必要性。在 Biffl Ⅳ 级椎动脉损伤中，Morton 等发现栓塞治疗和抗血小板药物治疗都不会影响卒中发生率。

鉴于以上研究结果存在差异，颅底血管损伤的治疗未来仍有待于随机对照研究来明确方案。如果没有相关禁忌证，对于 Ⅰ 级和 Ⅱ 级损伤的患者通常推荐每天口服 81mg 阿司匹林治疗。Ⅲ 级和 Ⅳ 级损伤，可以用线圈或者支架进行血管内治疗假性动脉瘤。在严重创伤和存在未知损伤的情况下，可以先用肝素治疗 Ⅱ ～ Ⅳ 级损伤。

1. **颅内创伤性假性动脉瘤**（traumatic intracranial aneurysm，TICA）　与真性动脉瘤不一样，不出现在通常动脉瘤好发的动脉分叉部位，少见清晰的动脉瘤颈，瘤体形态也不规则，瘤腔内可能存在血栓而无法真实反映出瘤体情况，造影过程有充盈和排空延迟，MRI 检查是明确瘤腔、瘤壁情况的有效方法。DSA 显示动脉瘤部位非真性动脉瘤好发部位，形态上往往呈类圆形。

手术方法包括假性动脉瘤孤立并血流重建、手术夹闭和介入栓塞。血管内介入方法已成为处理颅内创伤性假性动脉瘤的有效手段。介入治疗的方法主要如下。

（1）支架辅助弹簧圈栓塞：由于假性动脉瘤缺乏真正的瘤壁限制，单纯弹簧圈填塞可能突破瘤腔或使

瘤腔越来越大，支架辅助可以防止弹簧圈突入载瘤动脉内而提高动脉瘤的栓塞程度，并且能改变动脉瘤局部的血流动力学，促进瘤颈处内膜覆盖及愈合，降低动脉瘤复发（图12-3-1，图12-3-2）。

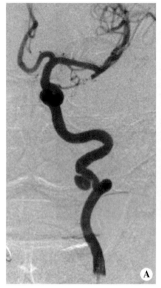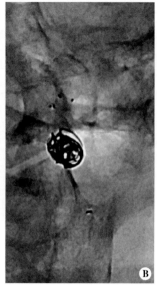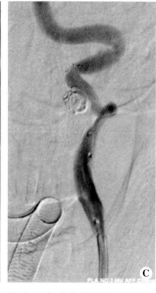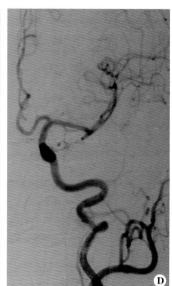

图12-3-1　支架辅助弹簧圈栓塞颈内动脉创伤性动脉瘤
A. 术前造影；B. 术前造影；C. 术前造影；D. 1年后随访

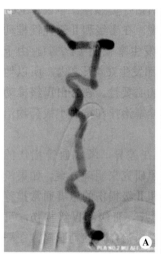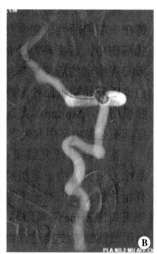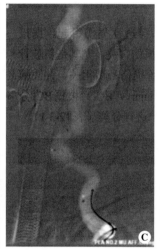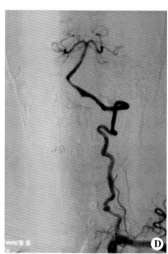

图12-3-2　支架辅助弹簧圈栓塞椎动脉创伤性动脉瘤
A. 术前造影；B. 术前造影；C. 术前造影；E. 1年后随访

（2）载瘤动脉血管内闭塞术：对于困难的假性动脉瘤，可以采取载瘤动脉闭塞术，但要注意术前须行球囊闭塞试验，以确认患者能否耐受急性闭塞。

（3）覆膜支架：作为一种腔内隔绝物，隔绝血流对动脉瘤壁的冲击，使瘤内血栓形成而治愈动脉瘤，理论上是最为理想的治疗材料。单覆膜支架输送的难度较大，存在一定的技术操作难度。

（4）低孔率支架（血流导向装置）：由于颅内血管伴有丰富的重要穿支，对覆膜支架的应用有一定的限制，有学者采用低孔率支架治疗颅内假性动脉瘤，通过支架置入后降低假性动脉瘤内壁面剪切力和最高流速使假性动脉瘤闭塞，在此基础上，又进一步研发

出了低孔率（70%）的血流导向装置管道。Kallmes等的研究显示，该装置可使动脉瘤完全闭塞或接近闭塞，并且所有被支架网丝覆盖的侧支血管均保持通畅，证实低孔率支架治疗颅内动脉瘤是一个安全、有效的方法。

2. 创伤性颈动脉海绵窦瘘（tramatic carotid cavernous fistula，TCCF）　颅底钝性或穿透性损伤可能会引发创伤性颈动脉海绵窦瘘。颈动脉海绵窦瘘通常表现为搏动性突眼、颅内血管杂音、眼结膜充血和水肿、眼球运动障碍和复视等，外伤的患者有时出现鼻出血。

据报道，创伤性颈动脉海绵窦瘘如果不治疗，视

力下降的发生率为73%～89%。因此，创伤性颈动脉海绵窦瘘应该尽早治疗。通常使用血管内治疗联合肝素治疗，但使用肝素还要考虑到是否存在颅内血肿等因素。血管内栓塞一般是其治疗的首选（图12-3-3），如果能发现动脉裂口，可直接经动脉进行栓塞。除了

线圈外，还可以用可拆卸球囊、n-BCA胶、Onyx胶等栓塞方法。如果动脉存在裂缝，微导管无法穿过导致直接经动脉栓塞瘘口不可行，或经动脉途径失败，可选择经静脉栓塞。静脉栓塞可以选择应用经股静脉-岩下窦入路和经眼上静脉途径插管治疗。

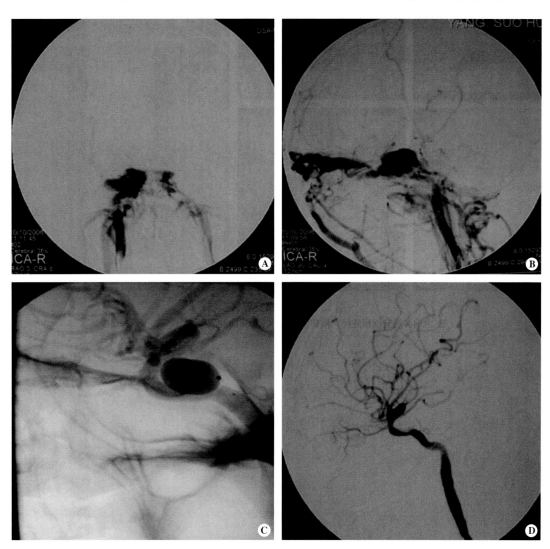

图12-3-3 创伤性颈内动脉海绵窦瘘球囊栓塞
A. 术前造影（1）；B. 术前造影（2）；C. 术后造影（1）；D. 术后造影（2）

（侯立军 张 益）

第四节 颅颈交界区损伤

颅颈交界区损伤可以分为骨性结构损伤、韧带损伤和盖膜损伤。其中，骨性结构损伤包括枕骨基底部骨折、寰椎骨折和枢椎骨折；韧带损伤包括十字韧带损伤、翼状韧带损伤、齿突尖韧带损伤、关节囊损伤；盖膜损伤包括后纵向韧带损伤和前纵向韧带损伤。

传统的X线摄影可以初步评估颅颈交界区损伤（图12-4-1），多层螺旋CT重建则可准确地评估该区域

的损伤，如寰枕关节脱位、椎动脉损伤及舌下神经管骨折等。但CT对软组织的分辨能力较差，不能充分显示椎管内外软组织损伤，对韧带结构的显示存在一定限度。在CT的基础上，MRI可进一步发现损伤的范围，尤其是椎间盘突出、韧带和脊髓损伤。近些年来，内镜技术在颅颈交界区损伤的治疗上应用越来越广泛，它在最大限度减少脑组织的牵拉和神经血管损伤的同时，大大提高了术野的可视化程度，在颅颈交界区手术等操作空间小、手术入路曲折、血管神经丰富的手术操作中优势明显。

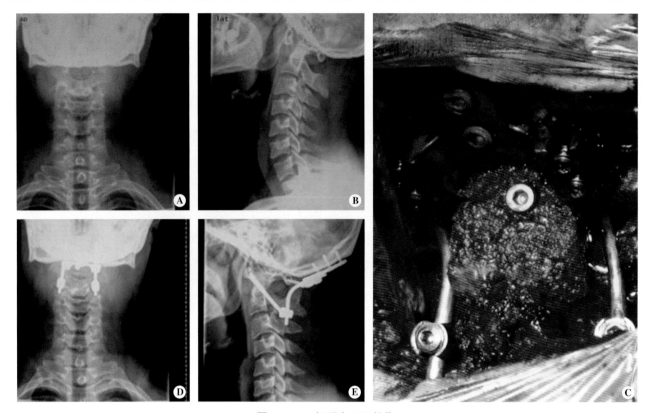

图12-4-1　颅颈交界区损伤

A、B.术前X线寰枢椎脱位，横韧带断裂；C.行后路枕颈固定；D、E.术后X线表现

（侯立军　张　益）

第13章 颅底血管性病变

第一节 烟雾病

一、概述

烟雾病是颅内颈内动脉及其大的血管分支包括大脑前动脉、大脑中动脉的进行性狭窄乃至闭塞，同时以颅底异常增生的血管网形成为特征的颅底脑血管病变，典型的烟雾病在血管造影上表现为颅底广泛的烟雾状血管，因而命名为烟雾病，该疾病1957年首先由Takeuchi和Shimizu描述，1967年Suzuki和Takaku将其正式命名为烟雾病，Moyamoya日文指的便是烟雾升腾的样子。临床上常见的表现为单侧或双侧颈内动脉远端、大脑前动脉、大脑中动脉近段的狭窄或闭塞合并颅底或软脑膜烟雾状血管的形成（图13-1-1）。目前烟雾病已被全世界广泛认识，所有人种皆可罹患。对于疾病病因学的研究尚无法确认明确的发病机制。数据学分析表明，烟雾病可能与以下因素相关。①地域：烟雾病主要在东亚地区多发，日本发病率最高，韩国其次，约7/10万，我国尚缺乏相应统计学数据，黄种人烟雾病8%～15%有家族史，西方国家发病率最低。②遗传与免疫因素：可导致血管内膜的异常增生，同时相关血管生长因子的分泌促使新生血管的形成，这些血管多为一些病理性血管，缺乏完整的血管壁结构。③年龄与性别因素：烟雾病的好发年龄存在两个高峰，5岁左右儿童及30～40岁成人，儿童、成人比为5∶2；其中女性好发，女男比为1.8∶1。

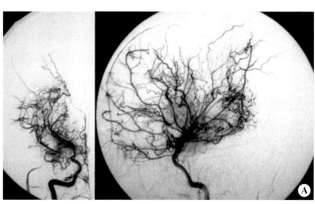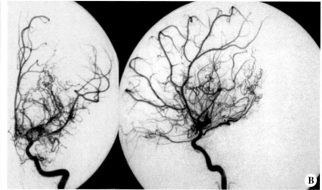

图13-1-1 烟雾病典型DSA表现，图为8岁男性患者
A. 右侧颈内动脉；B. 左侧颈内动脉

儿童烟雾病以缺血性为主，成人以出血性为主，其中女性多见，出血部位多出现在脑室或基底核附近。出血原因与新生血管结构及血流动力学有关，脑室出血是由脉络膜前动脉与髓动脉异常吻合的血管扩张破裂导致，主要集中在侧脑室三角区周围。基底核丘脑的出血是由异常增生的后交通动脉穿支扩张破裂导致。同时临床上也发现部分烟雾病出血可以由末梢端血管血流相关微小动脉瘤破裂导致。

双侧颈内动脉狭窄或闭塞后的病理改变称为烟雾病，单侧的称为烟雾样综合征。有资料表明颅内烟雾状血管形成常合并其他系统性疾病，如唐氏综合征、镰状细胞贫血、神经纤维瘤病Ⅰ型、结构性心脏病等，

一旦合并这些疾病，无论存在单侧还是双侧的颈内动脉异常，均可诊断为烟雾样综合征。

烟雾病的疾病进程和预后存在不可预知性，同样情况下，有些患者可以在数周内出现情况恶化，而有些可数年仍维持稳定状态。临床上大部分患者表现为脑缺血症状、短暂性脑缺血发作（TIA）或脑梗死、头痛、癫痫及脑出血。

二、临床表现

成人和儿童的烟雾病临床特征存在显著差异。绝大多数儿童烟雾病患者会发展成短暂性脑缺血发作或脑梗死，而约50%的成人患者会出现颅内出血，另外

50%则发展成短暂性脑缺血发作、脑梗死或两者同时存在。虽然脑出血好发于成年人，但无论儿童期还是成年期烟雾病的临床表现都以缺血症状为主尤其是短暂性脑缺血发作。

短暂性脑缺血发作和局部缺血性脑卒中：烟雾病通常可引起额叶为主的颈内动脉供血范围的脑缺血。因此大多数烟雾病患者会出现局灶性神经系统定位体征，如构音障碍、失语或轻偏瘫等。然而烟雾病也可能出现一些非典型症状，如晕厥、截瘫、视力障碍和不随意运动，这种临床表现尤其可见于儿童患者。一些患儿由于额叶缺血和（或）梗死而导致智能障碍。在少数病例中成年患者可发展为认知功能障碍，如短期的记忆紊乱、易怒或焦虑。这样的患者易被误诊为精神疾病，如精神分裂症、抑郁症或人格障碍。在儿童患者中由于号啕大哭或吹奏管乐器时的过度换气可引发局部缺血性发作。脑电图检查有助于鉴别。健康儿童过度换气后出现高振幅慢波，过度换气结束后即可消失；然而烟雾病患儿会再现慢波，可进一步发展成短暂性脑缺血发作。"慢波再现"是烟雾病患儿的特异性表现，这是由于过度通气后的缺氧合并脑血流量减少所造成的，并且始发于脑灌注储备严重破坏后的深部脑沟。

颅内出血：约50%的成人烟雾病患者可进展发生颅内出血。引起颅内出血主要有三大因素：扩张增生且脆性的烟雾状血管破裂、大脑动脉环上囊状动脉瘤破裂，以及大脑表质扩张的侧支动脉破裂。对于第一种情况，破裂出血系由烟雾状血管长期承受异常血流动力学压力所致，常发生于基底神经节、丘脑或脑室周围，并常合并脑室内血肿。通过脑血管造影可以在侧支血管或烟雾状血管上发现周围性微动脉瘤。第二种情况，位于大脑动脉环周围的囊状动脉瘤的破裂，常见于基底动脉分叉处或基底动脉与小脑上动脉的交汇处。椎-基底动脉系统对烟雾病患者的侧支循环起着极其重要的作用。因此，异常增高的血流动力学压力很可能引起椎-基底动脉系统囊状动脉瘤的形成，而囊状动脉瘤的破裂可引起蛛网膜下腔出血。第三个引发成人烟雾病患者颅内出血的原因是大脑表层扩张的侧支动脉破裂，这很罕见。值得一提的是即使接受了药物或手术治疗，妊娠或分娩期间的女性患者发生缺血或出血性脑卒中事件的危险性仍会大幅增加。此类患者一旦发生颅内出血通常将导致极差的功能预后，目前日本有研究正致力于制订先前接受过外科血流重建干预的此类患者更合适的治疗策略。

其他神经学症状：头痛是与烟雾病有关的常见神经学症状之一。特别是儿童患者。典型的临床表现为额区疼痛或偏头痛。Seol等在对204名儿童患者的研究发现，有25%的患者有头痛主诉，其中有超过50%的患者即使在接受间接血流重建术后的几个月或更长的时间之后仍有头痛。然而，在术前没有头痛主诉的一些患儿也有可能会出现术后头痛。另外，癫痫和不随意运动也是烟雾病的重要临床表现。

三、分型与分期

1. 1969年Suzuki和Takaku根据脑血管造影的影像学表现对烟雾病进行分期以指导临床治疗（图13-1-2）

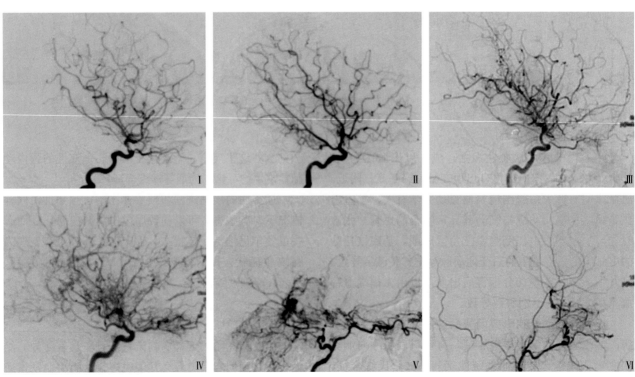

图13-1-2　烟雾病Suzuki分期

Ⅰ期：颈内动脉末端狭窄，通常累及双侧。

Ⅱ期：脑内主要动脉扩张，颅底产生异常血管网（烟雾状血管）。

Ⅲ期：颈内动脉进一步狭窄和闭塞，大脑前动脉、大脑中动脉受累及，烟雾状血管增大（多数病例在此期发现）。

Ⅳ期：大脑动脉环甚至大脑后动脉闭塞，颈外动脉侧支循环形成，烟雾状血管开始减少。

Ⅴ期：Ⅳ期的进一步发展。

Ⅵ期：颈内动脉及其分支完全闭塞，烟雾状血管消失，脑的血供完全依赖于颈外动脉及椎-基底动脉的侧支循环。

2. 临床分型常采用1990年Matsushima等提出的分型标准

Ⅰ型（短暂性脑缺血发作型）：短暂性脑缺血发作或可逆性缺血性脑疾病（RIND）发作每月≤2次，无神经功能障碍，头颅CT无阳性发现。

Ⅱ型（频发短暂性脑缺血发作型）：短暂性脑缺血发作或RIND发作每月＞2次，无神经功能障碍，头颅CT无阳性发现。

Ⅲ型（短暂性脑缺血发作-脑梗死型）：脑缺血频繁发作，后遗神经功能障碍，头颅CT发现低密度脑梗死灶。

Ⅳ型（脑梗死-短暂性脑缺血发作型）：脑梗死起病，以后发作短暂性脑缺血发作或RIND，偶然可再次出现脑梗死。

Ⅴ型（脑梗死型）：脑梗死起病，以后可反复发生脑梗死，但无短暂性脑缺血发作及RIND发作。

Ⅵ型（脑出血或其他型）：侧支烟雾状血管破裂出血或微小动脉瘤破裂出血，以及无法归纳为上述各型者。

四、患者选择

在进行适合血管搭桥的患者选择时，首先患者必须明确烟雾的诊断。大多数患者在出现缺血症状（短暂性脑缺血发作或脑卒中）后才进行评估，而其他患者则是在筛查后发现（通常在需行常规头颅影像检查的患者中，包括镰状细胞贫血、神经纤维瘤病Ⅰ型或颅脑肿瘤放射治疗后）。罕见情况下，可能会在偶然情况下患者因其他系统疾病进行头颅影像检查时发现该疾病。

根据日本卫生部门指南，烟雾疾病的诊断需要具有血管检查三要素：①必须有颅内远端颈内动脉（累及分叉部及大脑前动脉及大脑中动脉）的狭窄；②必须出现同侧颅底侧支循环血管的扩张（不同分期扩张程度不同）；③病变必须为双侧，但是在很多情况下烟雾病的诊断都是似是而非的，因为这些严格的诊断要点并未完全满足，从而诊断为烟雾样综合征。考虑到这种疾病的罕见性，与具有诊断和治疗经验的医师的交流非常有帮助。

一旦怀疑烟雾病的诊断，应该进行一系列的评估。在出现急性神经功能症状或头痛的脑出血患者中CT或CTA应作为首选。脑出血患者应立刻进行经动脉血管造影以排除动脉瘤破裂的可能性；一小部分烟雾病患者会表现为脑内或脑室内出血。烟雾病患者在轴位CT扫描可能没有阳性发现或出现梗死伴肿胀及灰白质分界不清（急性）或脑组织萎缩（慢性）。

大多数烟雾病患者需要进行常规MRI检查及MRA检查。MRA可以显示受影响的动脉分支及其狭窄的程度（需要注意某些特定疾病可能在MRI上出现假阳性结果，如贫血，从而掩盖血管狭窄程度）。轴位MRI则有助于确诊脑卒中（脑卒中急性期：DWI序列；慢性期：FLAIR或T_2序列）。另外，特定的MRI序列可以用来发现慢血流区域，如FLAIR序列中脑沟高信号（ivy征），基于动脉自旋标记技术（ASL）的弥散灌注成形序列和SWI序列中的髓质周围明显静脉影像（图13-1-3）。

第二部分 常见颅底外科疾病

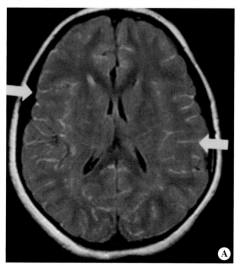
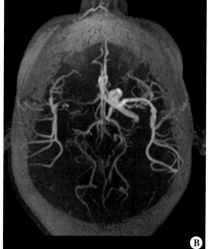

图13-1-3 ivy征〔常春藤征〕
A. FLAIR序列Ivy征（绿色箭头）；B. MRA序列

DSA是诊断烟雾病的金标准，检查应包括双侧颈内动脉、颈外动脉和椎动脉在内的六根血管。动脉的病变程度应使用Suzuki分级标准。需要注意的要点包括跨硬膜的侧支血管的自发形成情况，尤其是手术区域内的，如颞浅动脉和脑膜中动脉。

其他的功能评估试验包括灌注检查（如乙酰唑胺负荷试验SPECT脑灌注显像）、TCD和EEG。在不同的区域可以根据实际情况选择不同的检查方法来进行评估。实验室检查手段也可能有所帮助，如基因检查（如亚裔人群中RNF213或系统性血管疾病中ACTA2基因）、炎性指标检查（排除血管炎患者）和阿司匹林抵抗评估（如口服合适剂量阿司匹林后仍有持续脑卒中发作）。

总体来说，如已明确烟雾病诊断，总体治疗策略应关注如何减少脑卒中风险。预防的方法包括口服阿司匹林（儿童患者每日81mg，成人患者每日325mg，根据体重做相应调整），避免脱水及其他可能引起血管收缩的状态。将患者转诊至烟雾病专科，最好是患者量较大的多学科诊疗中心。在大多数美国医院，多学科诊疗中心至少包括一名神经外科医师和一名神经内科医师。而国内对于烟雾病的诊疗大多由神经外科独立完成。

五、适应证和禁忌证

手术的首要任务是提供脑组织新的血流灌注以改善由烟雾病引起的缺血。在美国大多数经验丰富的中心都会采用积极的方式对烟雾病患者进行血管再通。日本卫生部门最近制定的指南对烟雾病的外科治疗指征指出：①反复出现明显脑缺血症状；②脑循环或代谢研究中局部脑血流或灌注储备减少的患者应进行手术治疗。但是，在该指南中除明确了出现急性症状性脑出血患者需进行急诊减压术或脑脊液分流术外，其他类型患者手术时机并未明确。

2019年《烟雾病治疗中国专家共识》提出的外科手术指征包括①出现过与疾病相关的脑缺血症状，包括TIA/RIND，脑梗死，认知功能下降，肢体不自主运动，头痛或癫痫发作等；②有证据提示存在脑血流储备能力下降，包括局部脑血流量、脑血流储备能力降低等；③存在与疾病相关的脑出血，并且排除其他原因；④排除其他手术禁忌证。

烟雾病一旦确诊，应尽早手术。某些情况下，对于有急性缺血或出血事件的烟雾病患者手术时机的选择，2019年《烟雾病治疗中国专家共识》中建议在急性脑缺血事件患者病情稳定后1～3个月进行手术治疗，对于脑出血及脑室出血患者根据患者临床情况清除血肿或脑室外引流，病情稳定1～3个月后手术。

这些指南均明确支持在症状性烟雾病患者中进行外科搭桥手术。困难的是如何确定在偶然发现的患者中是否进行搭桥手术。但是，最新数据表明大多数无症状烟雾病患者（尤其是年幼儿童）在5年内会出现影像或临床进展。需特别注意的是慢血流征象（MRI FLAIR序列中的ivy征）是高风险患者的特殊征象。在大多数中心，手术的适应证包括①烟雾病影像学证据；②任意Sukuzi分期的症状性患者；③Sukuzi Ⅱ～Ⅵ期或存在缺血影像进展（如FLAIR改变或在ASL上灌注变差）的无症状性患者。

手术禁忌证包括①诊断不明确者；②无缺血症状的低分级（Ⅰ～Ⅱ级）患者；③不适宜进行手术的其他情况（如严重心肺疾病患者）。存在争议的是在术前4～6小时脑卒中发作的患者，在该类患者中，术者必须评估搭桥手术的紧迫性及梗死后脑肿胀并发症增加之间的风险。

六、手术方式的选择

外科搭桥手术最常使用未被烟雾病影响的颈外动脉分支作为供体血管，罕见情况下也可以使用其他供体，如网膜。这种罕见的情况主要见于头皮失血管情况下，如有多次头部手术史或颅脑放射后广泛损伤的患者。大多数情况下使用颞浅动脉作为供体血管。直接通路指截取供体血管并吻合至皮层血管，最典型的是颞浅动脉-大脑中动脉搭桥（之前这被称为低流量搭桥，与使用管径较大的桡动脉或静脉进行高流量搭桥相对应）。间接搭桥主要依靠移植物的新生血管，主要是颞浅动脉，虽然任何带血管的移植物（如肌肉、骨膜或脑膜）都有可能存在一定作用。这些统称为间接搭桥，包括脑硬膜颞浅动脉血管融通术、软脑膜血管成形术、脑-颞肌贴敷术、脑膜翻转术和多点钻孔术。

如何选择搭桥方式仍然具有争议，通常取决于区域或医师的偏好。至今仍没有大数据支持手术方式的选择。总体来说，儿童通常选择非直接搭桥（75%非直接，25%直接），来自美国心脏协会的数据亦支持在儿童患者使用非直接搭桥。另外，成人大多进行颞浅动脉-大脑中脉搭桥。这种选择部分缘于在儿童患者进行直接搭桥的技术要求更高（虽然有儿童成功进行血管搭桥的病例报道）并且普遍认为成人进行非直接搭桥后侧支循环生长的能力更差（虽然很多中心研究已表明在老年人能够成功进行软膜血管成形术）。

任何技术均有优缺点。间接搭桥能够在任何年龄患者中进行，技术较为简单，并且能够在较大区域内提供血管供血。最大的缺点则是需要几周甚至数月才能达到供血或提供保护的目的。相反的是，直接搭桥能够在即刻增加血流。但是，在直接搭桥手术中存在技术限制，尤其是在儿童患者中，并且手术所能提供的供血增加区域有限。通过直接吻合所达到的血流增加可能会增加再灌注损伤及出血的风险，而这种风险在间接搭桥中少见。更加有争议的是根据最近的研究，直接搭桥常闭塞，其长期效果主要依赖于非直接血管的生成。直接搭桥的倡导者认为直接搭桥给间接侧支循环的生成提供了时间窗，而间接搭桥的支持者则认为其导致的出血风险抵消了该优点。该争议需要更为确定的试验结果，但现有的指南支持在幼儿患者进行间接搭桥而在年龄较大的儿童或成人进行直接搭桥。

七、术前检查

术前检查主要是指用来明确诊断的，确定脑软化或萎缩范围（MRI 或 CT）并且能够辨别可能的手术操作区域内已有的侧支循环（主要是指 DSA 中的颈外动脉造影）而进行的合理影像学检查。实验室检查应当包括出凝血检查。麻醉科及神经外科联合术前评估对避免术中意外非常重要。一些中心已有明确的除影像学及实验室检查外的护理措施要求，包括术前一天静脉补液以减少术中因容量不足导致的低血压事件，术前口服阿司匹林减少血栓事件及手术前的 EEG 监测。

八、手术步骤

任一个烟雾病手术都要十分注重细节。虽然每一个手术医师的入路各不相同，但总体遵循的原则仍适用于大多数患者。下面将通过最常用的两个手术方式：软脑膜血管成形术（间接）和颞浅动脉-大脑中动脉搭桥（直接）来介绍烟雾病手术的原则。至关重要的是，除了软脑膜血管成形及吻合步骤外，从患者体位摆放到关颅，很多步骤均有重叠。下面是这些手术的概要，包括共有步骤并突出了软脑膜血管成形或搭桥术的独有步骤（值得注意的是很多有经验的中心往往采用单次麻醉，双侧手术的方式；这种方式减少了麻醉诱导-复苏的次数，从而减少术中脑卒中的风险，并且能够在早期提供双侧脑保护）。

1. 术前1天　确定影像学表现与诊断一致；确定手术侧并进行术前麻醉评估。术前一天收入院后给予静脉补液（通常为生理需要量的 1～1.5 倍）。术前一天服用阿司匹林，并询问是否有新发症状出现（缺血或其他症状）。

2. 术前（手术当天）　EEG 监测，如果患者耐受导联的话可以预先放置电极阵列（注意保证电极不在手术区域内）。手术医师应与麻醉科讨论手术计划，继续静脉补液，强调麻醉诱导时避免低血压。使用抗生素。

3. 设备要求　手术显微镜（如进行直接搭桥，理想状态下最好进行吲哚菁绿荧光造影），多普勒超声（如计划进行直接搭桥，应配备微探头），双极电凝，开颅器械及显微分离设备，包括钻石颞、显微剪刀、打结器、蛛网膜刀、肝素生理盐水、橡胶膜、10-0 尼龙线等。

体位：患者麻醉后，按矢状面安装 Mayfield 头架（一枚头钉位于前额，两枚靠近枕外隆凸）。患者取仰卧位，头偏向手术对侧，同时旋转肩部减少对颈部的牵拉。头部抬高，确保手术区域与地面平行。

4. 定位颞浅动脉　一般情况下取颞浅动脉顶支进行搭桥。切口通常起自颧弓根部向上向后延伸 10～15cm（取决于患者的年龄和头围大小）。使用多普勒定位并使用记号笔标记颞浅动脉走行。确保标记的是动脉而不是静脉（静脉通常使用多普勒探头轻轻按压即会丧失信号并且缺乏动脉脉冲式信号）。不要使用局部麻醉药物进行局部麻醉以减少血管损伤的可能。

5. 皮肤及手术区域的准备　确保血管周围没有头皮夹。

6. 分离颞浅动脉　第一步是分离颞浅动脉全长。可以首先由靠近头顶部的动脉远端开始，按适合手术医师操作的方向由远及近进行分离。通常使用显微镜进行操作，使用 15 号刀片锐性打开真皮层开始。完整显露后可以将伤口关闭后由助手按颞浅动脉全程走行切皮。两人重复进行上述动作至颞浅动脉全程显露完毕，后使用双极电烫分支后锐性切断。最后颞浅动脉下置入血管套环，使用电刀将血管由颞肌上分离下来。血管周围保留部分软组织袖套样结构以便于后续血管操作（间接搭桥时一部分软组织袖套样结构或被切除。）这些步骤完成后，血管被完全游离但仍保持完整性及血流通畅。即使进行直接搭桥，保留血管越长，开颅后进行移植的选择越多，并且切断血管时间越迟，发生血栓事件的风险越小。

7. 开颅　移除显微镜后，确认帽状腱膜和颞肌平面，由颞浅动脉层面向前后延伸。将颞肌按象限进行分割，一条线沿颞浅动脉走行，另一条线则垂直于此线。这样能够最大范围地进行开颅，置入牵开器后进行开颅。术中必须注意保护血管。通常打孔两枚，一枚位于最高点，一枚位于血管根部。使用神经剥离子将硬膜由颅骨内面剥离后，使用铣刀将骨瓣成形。对硬膜中动脉特别在蝶骨嵴方向尤其需要注意，该血管可能走行在骨内，同时可能与颅内皮层血管已形成沟通吻合，骨瓣形成过程中极易损伤，可以采用多骨瓣开颅方式避开这些吻合位置。冲洗碎屑后骨蜡涂抹并进行止血。

8. **打开硬膜** 不管使用哪种搭桥方法，硬膜都是血供的重要来源，因此，尽量减少电烫硬膜（尤其是已知存在侧支循环的部位）。虽然可能出现活动性出血，过度电灼可能会损伤侧支循环的主要来源。扇形（类似比萨片样）剪开硬膜并将硬膜翻转后，用明胶海绵压迫应该能够减少对侧支循环的损伤。硬膜上存在较大的硬膜动脉时，硬膜的切开应该平行于这些血管进行，血管两侧预留少许硬膜，保留这些血管，用丝线将两侧硬膜缝合包裹硬膜血管。

9. **打开蛛网膜** 在每种入路中，打开蛛网膜都能够减少新生血管进入脑内的机械屏障并有利于血管生成因子进入脑内。此阶段最好使用显微镜并使用蛛网膜刀并使用显微剪刀广泛打开蛛网膜，必须尽量保证不损伤脑组织及血管，如出血可使用轻按压方式进行止血而不能使用电灼。

10. **软脑膜血管吻合** 此阶段目标是将颞浅动脉固定于软脑膜表面从而将供体血管与脑表面的接触最大化，由此促进新生血管的生成。此过程可通过将血管周围软组织袖套吻合至软脑膜来实现。通常使用10-0尼龙线及BV 75缝合针进行此操作，小心保证进针要浅以免产生深部血肿，进针及出针避免撕裂扩张的皮层血管。如可能的话至少缝合4针。

11. **直接搭桥** 如果计划进行直接搭桥，第一步应确认合适的受体血管。通常位于颞部，为侧裂周围分支，最好能够与供体血管直径吻合。血管周围蛛网膜必须游离并将橡胶膜置入其下方。此时，一些医师会要求使用神经保护药物及在短暂夹闭大脑中动脉分支时轻度升高血压。在这之前，应当测量供体颞浅动脉（应注意除必须长度外应多留部分血管，这样能够减少搭桥血管的张力）。在保证血管完整的前提下血管外膜周围的袖套结构可以部分切除；在切开远端血管之前可以暂时在顶端及近端夹闭血管。检测血流之后，将颞浅动脉远端的套袖样结构切除后在显微镜下将顶端切成鞋面并修整成鱼嘴状。在血管顶端进行血管标记能够使血管壁显影更为明显。然后在皮层血管近端及远端夹闭血管，沿长轴切开血管约1cm。血管使用肝素盐水进行冲洗，打开的两端使用记号笔进行标记。最后进行吻合，吻合过程中注意保持缝合部位外翻。首先缝合血管底面，通常使用10-0线进行间断缝合，也可以小心使用连续缝合。然后翻转血管，同样方式缝合前面，最后一针待松开颞浅动脉后冲出碎片或血栓后再行缝合，然后逐步松开血管夹（远端皮层血管、颞浅动脉、近端皮层血管）。可能会有部分血液渗出，可以使用小块明胶海绵或棉片来控制渗出。可以使用术中荧光造影来评估血管通畅性（也可以使用术中多普勒，但不如荧光造影确切）。确认血管通畅并确切止

血后，可以开始关颅。术中必须注意观察脑肿胀或过度灌注情况。如果预知过度灌注情况出现，有必要重新评估手术策略或调整血压。

12. **关颅** 软膜血管成形术或搭桥完成后，移除显微镜，硬膜松散置于硬膜表面（不进行缝合，排除出血）并在硬膜外放置明胶海绵。小心还纳骨瓣，避免压迫颞浅动脉。由上到下缝合颞肌，后缝合帽状腱膜（避开颞浅动脉，减少对头皮边缘的电灼）。

术中问题：术中技术问题前面已述，在烟雾病治疗过程中有一些随时可能发生的共性问题。脑电图节律变慢提示脑血流减慢（可能是由血管痉挛或血压改变引起）。使用丙泊酚可能降低脑代谢从而提供脑保护作用。术中出血比较难处理，如果术前使用阿司匹林此问题更甚。精细止血至关重要，虽然过度止血可能会减少大脑潜在的额外供血。与搭桥无关的脑肿胀可能会引起静脉流出量减少，从而引起脑肿胀加重。头位抬高，打开蛛网膜下腔引流脑脊液并且加强镇静都可能会有所帮助。应避免在烟雾病患者治疗中过度通气并降低二氧化碳分压，这样可能引起突发的血管收缩和脑卒中。

术中相关手术细节见表13-1-1。

表13-1-1 术中相关手术细节

主要手术步骤	可能的问题
体位：头高位，手术区域与地面平行	颈部过度旋转可能引起静脉回流障碍从而引起肿胀
颞浅动脉分离：精细操作是关键，充分显像（显微镜）	过度的双极电灼可能损伤血管
开颅：保护供体血管，最大范围显露	牵开器保护颞浅动脉并且钻孔时尽可能远离颞浅动脉
打开硬膜和蛛网膜：注意与扩张皮层血管之间粘连；仔细分离减小损伤	出血可能影响分离；考虑适度压迫而不是电灼
贴敷术：降低吻合血管间张力	软脑膜出血会影响缝合，预置针的缝合通道
吻合：标记血管吻合口，先缝合背侧并保证血管通畅	过多的缝合可能会引起血管腔的狭窄从而导致吻合失败
关颅：精细止血是关键，对血管操作要轻柔	如果关颅时不仔细可能会导致术后出血；还纳骨瓣时不仔细可能会引起颞浅动脉的损伤或闭塞

九、术后护理

术后患者应进ICU即刻监护，目标是避免出现低血压及低碳酸血症。一般来说，患者拔管后清醒，使用动脉监测进行血压管理，中心静脉压监测血容量状态。24小时内使用抗生素。术后第一天口服阿司匹

林。不常规使用抗癫痫药物。

术后给予1～1.5倍生理需要量的静脉补液，随患者口服剂量增多而减少静脉补液量。疼痛控制非常重要并需要经常进行神经系统体格检查。围术期患者经常出现脑卒中事件并且直接搭桥往往会出现过度灌注综合征表现，包括癫痫、头痛、与治疗侧相关的神经功能缺失症状。鼓励患者尽早活动，应尽量减少儿童疼痛及焦虑（因为哭喊会引起血管收缩并增加脑卒中风险）。

十、可能的并发症及预防策略

最大的风险包括脑卒中、出血，以及与伤口愈合相关的问题（感染、脑脊液漏等），这些问题可以通过与团队成员交流并严格遵守手术方案来达到最小化。术后经常神经系统查体至关重要，尤其是术后第一天。体检的变化应该上报并进行评估。直接搭桥患者应密切观察过度灌注综合征表现（有时需进行降压来治疗），而缺血症状则需要升高血压或使用神经保护药物来治疗（如丙泊酚）。

十一、结论

烟雾病是一种进展性动脉疾病，如不治疗会有极大的脑卒中风险。外科治疗能够极大地降低脑卒中风险，尤其是儿童患者。即使患者无临床症状，在影像学上存在进展的患者也应该进行外科治疗。虽然既往数据及美国心脏协会指南支持在儿童患者进行间接搭桥，直接或间接搭桥仍存在争议。术中的精细操作及术后严格遵守围术期方案能够减少手术风险。总体来说，烟雾病外科治疗能够给患者提供长期显著的保护来减少脑卒中风险。

十二、搭桥相关手术细节视频展示（视频13-1-1）

▶ 视频13-1-1 烟雾病搭桥手术视频

（张晓华）

第二节 硬脑膜动静脉瘘

一、简介

颅内动静脉瘘比较少见，只占颅内血管畸形的10%～15%。动静脉瘘形成的可能机制包括：颅脑外伤后血管损伤，静脉窦闭塞，颅脑血管生长发育过程中动静脉的异常沟通，体内激素变化，如妊娠、流产及更年期雌激素的变化，或其他偶发的原因如颅脑手术导致的动静脉沟通。颅内动静脉瘘可发生在颅内的任何区域，颈外系统与硬膜静脉窦的直接沟通比较常见，而静脉窦大多数位于颅底，这也是多数硬脑膜动静脉瘘发生在颅底的解剖学原因。尽管硬脑膜动静脉瘘（dural arteriovenous fistula，DAVF）是颅内的良性病变，但瘘的构型不同，特别是静脉引流的方式造成压力梯度，该类病变在自然病程中存在潜在增大的可能，从而导致颅内出血和相应神经功能缺失。

二、分型

根据血管构筑和静脉引流方式不同，目前存在两种比较公认的分型方法（表13-2-1）。

表13-2-1 Cognard和Borden分型	
Borden分型	Cognard分型
Ⅰ型：引流到硬脑膜静脉窦或硬脑膜静脉	Ⅰ型：顺行引流至静脉窦或硬脑膜静脉
	ⅡA型：逆行引流至静脉窦或硬脑膜静脉
Ⅱ型：引流到硬脑膜静脉窦+皮质静脉反流	ⅡB型：顺行引流到静脉窦、硬脑膜静脉+皮质静脉反流
	ⅡA+B型：逆行引流到静脉窦/硬脑膜静脉+皮质静脉反流
Ⅲ型：仅有皮质静脉反流	Ⅲ型：皮质静脉反流，无静脉扩张
	Ⅳ型：皮质静脉反流伴静脉扩张
	Ⅴ型：引流到脊髓髓周静脉

　　两种分型方式都是基于动静脉瘘血流动力学-硬脑膜动脉到静脉窦和（或）皮质静脉、颅内深部静脉，以及由此导致的神经功能缺失和出血的风险（图13-2-1，图13-2-2）。

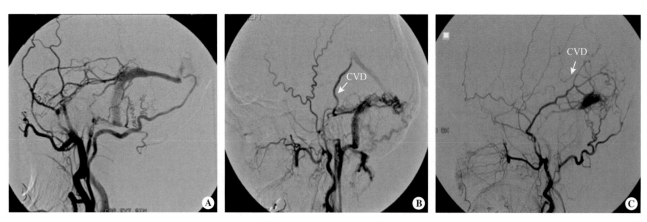

图13-2-1　Borden分型

A. Borden Ⅰ型；B. Borden Ⅱ型；C. Borden Ⅲ型

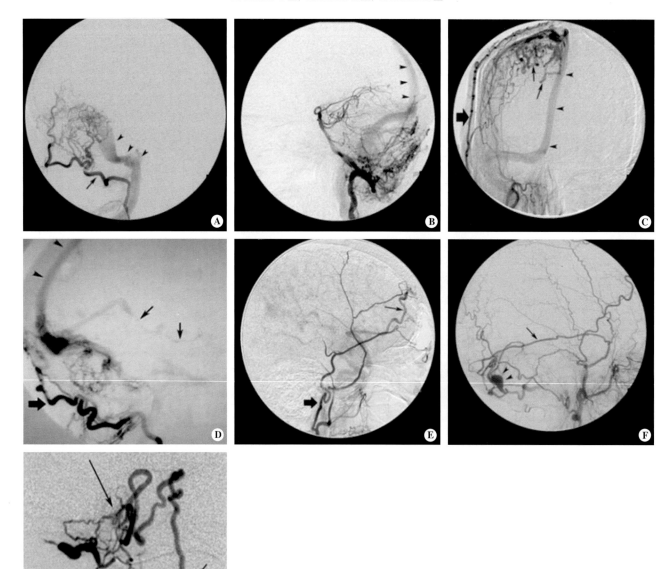

图13-2-2　Cognard分型

A. Cognard Ⅰ型；B. Cognard Ⅱ A型；C. Cognard Ⅱ B型；D. Cognard Ⅱ A+B型；E. Cognard Ⅲ型；F. Cognard Ⅳ型；G. Cognard Ⅴ型

三、自然史与临床表现

Cognard 和 Borden 分型都是基于对于出血风险的预测。事实上，静脉反流的程度和位置与出血密切相关。一般而言，静脉尤其是皮质静脉反流程度越高，硬脑膜动静脉瘘出血和出现神经功能缺失的概率越高。

研究表明，皮质静脉反流、男性、高龄、颅后窝部位及存在局部神经功能缺失都是颅内出血的独立危险因素。无皮质静脉反流的硬脑膜动静脉瘘出血风险和神经功能缺失概率较低。Gross 通过荟萃分析表明，Cognard 和 Borden Ⅰ 型低级别硬膜动静脉瘘出血的概率为零，高级别的为 1.4%。Davis 和 Van Dijk（病例中包括 6 例经部分治疗的患者）报道的 Ⅱ 型和 Ⅲ 型硬脑膜动静脉瘘患者年出血风险分别为 19% 和 8.1%。尽管对于硬脑膜动静脉瘘自然病程的研究，多数情况下 Borden Ⅱ/Ⅲ 型是作为一类进行统计分析，但 Borden Ⅲ 型硬脑膜动静脉瘘的自然病程中总体出血和进展性神经功能缺失风险更高。

主要临床表现为头痛、搏动性耳鸣（与动脉搏动一致）、出血及神经功能缺失。

四、患者选择

对于硬脑膜动静脉瘘的治疗必须综合考虑以下因素：病史、瘘的类型和位置、年龄、症状和并存疾病。对于不同分型的硬脑膜动静脉瘘的自然病史的了解应该作为选择治疗的重要考量，要权衡治疗对于个体化患者的风险和受益。年轻患者，健康且预期寿命长，存在皮质静脉引流和异常扩张、动脉搏动性耳鸣，综合分析其生命周期中出现出血和进展性神经功能缺失的风险较高，应该积极选择治疗和干预。相反对于合并心功能差、糖尿病等并存疾病的 Ⅰ 型患者，临床上仅仅表现为动脉搏动性耳鸣，建议观察随访。

一般而言，对于无症状或可耐受症状的 Borden Ⅰ 型或 Cognard Ⅰ/Ⅱ 型硬脑膜动静脉瘘的患者推荐定期随访观察，一旦随访过程中血管成像检查时出现皮质静脉引流建议治疗和干预。

五、术前检查

多模态的术前影像学检查对于全面了解硬脑膜动静脉瘘非常必要。CT 平扫可了解出血部位、出血量大小和出血是否进展，从而决定是否需要急诊手术清除血肿和减压。CTA 可确定瘘的位置和了解瘘的基本构筑、是否存在静脉变异等高风险征象。MRI 及 MRA 可提供瘘的位置、基本构筑，以及周围脑组织是否存在缺血、出血或水肿等信息。DSA 是诊断硬脑膜动静脉瘘的金标准，可明确供应血管、瘘口位置、静脉引流形式。选择性的微导管造影可更加精确了解局部血管解剖关系和瘘口的确切位置。

其他术前检查包括患者整体状态的评估，是否能够安全完成相关检查，进行麻醉和手术干预。

六、治疗方式的选择

目前对于硬脑膜动静脉瘘的治疗管理：定期观察随访，血管内治疗，显微手术治疗，放射治疗及这些治疗方式的联合。

1. **定期观察随访** DSA 显示患者无皮质静脉引流，可以采取保守治疗。一般 3~6 个月进行临床及影像学检查随访观察，如果疾病稳定，可以每年进行临床和非侵袭性影像学随访。如果患者的硬脑膜动静脉瘘与海绵窦有关，需要在就诊及随访过程中检查眼底、视野、眼压、以监测疾病有无进展。一旦出现新发的临床症状，推荐立即进行影像学评估。

对无症状或症状轻微的硬脑膜动静脉瘘，引流入海绵窦、乙状窦、横窦而无皮质静脉，可以间断性压迫颈外动脉或其供血分支。据报道，30% 海绵窦相关硬脑膜动静脉瘘可以通过该方法完全闭塞。机制可能是压迫颈外动脉或其供血分支后，使瘘口附近血栓形成，或提供颈静脉球内的压力，借以升高海绵窦内的压力。但这种方法没有确切的科学依据，仅作为硬脑膜动静脉瘘治疗的辅助措施。另外，如果患者存在皮质静脉引流，不应该进行颈外动脉按压。首次 DSA 未见皮质静脉引流的患者，随访中，DSA 不作为首选方法，但是临床症状发生变化，如球结膜充血、搏动性耳鸣加重，或普通影像学检查发现新的变化，应该进行 DSA 评估。

2. **血管内治疗** 血管内介入治疗是颅内硬脑膜动静脉瘘治疗的首选治疗方法。掌握硬脑膜动静脉瘘的解剖、血管构筑特征及位置，制订导管进入的路径，是血管内介入治疗的术前准备。

（1）栓塞材料包括 PVA 颗粒、NBCA、弹簧圈及 Onyx，采用 PVA 颗粒相对安全性，对瘘口封堵的精确性和操作可控性略差，NBCA 有较高的瘘口封堵率但同时复发率也较高，目前主要使用的材料是 Onyx，对于流速较快的硬脑膜动静脉瘘有时结合弹簧圈促使瘘口血栓化形成。

（2）血管内治疗的途径包括经动脉、经静脉及直接穿刺。

1）经动脉入路是皮质静脉反流相关进展性硬脑膜动静脉瘘最常用的方法，需要对供血动脉进行超选，使栓塞剂能经过瘘口流入静脉内。部分患者，单独经动脉治疗可以治愈，大部分患者需要联合经静脉入路、显微外科手术和放射治疗等方法才能缓解或治愈。

2）经静脉入路治疗硬脑膜动静脉瘘安全有效，

如海绵窦区动静脉瘘，常选择经岩下窦或眼上静脉入路作为首选入路。同样的，经静脉入路还可以用于治疗许多颅底部瘘，如枕髁静脉、蝶顶窦、乙状窦、横窦和岩上窦。选择经静脉入路时，需要评估所选的静脉能否栓塞，大脑的回流静脉有无参与。

（3）血管内治疗手术步骤：到达硬脑膜动静脉瘘的血管内通路依赖于瘘管的解剖和定位。大部分时候，瘘管起始于颈外动脉的一个或者多个分支，续于一个瘘管袋（fistulous pouch），然后直接引流入静脉系统。脑膜中动脉、枕动脉或者来源于颈外动脉的颞浅动脉和眼动脉的筛动脉都是常见的供应动脉。正如前所述，静脉血流的方向，在不同的瘘管中变化很大，有流入主要的硬脑膜静脉窦（上矢状、直、横和乙状窦）的顺行性血流，也有通向静脉窦的逆行性血流或者简单汇入皮质静脉，也有全部都引流入皮质静脉的逆行性血流。大部分的治疗方式都是基于主要供应动脉的微导管介入和接受引流动脉的瘘管袋的栓塞，这种栓塞通常都是使用一种液体栓塞试剂。Onyx 是目前应用最为广泛的栓塞剂。尽管经动脉途径是最常用的栓塞方法，少数情况下硬脑膜动静脉瘘独特的解剖结构也会使得经静脉介入更为方便。并且血管内治疗医师必须通过影像学分析决断对于某一特定的瘘口哪一种治疗途径和方式才是最好的。

3. 显微手术治疗　尽管大多数的硬脑膜动静脉瘘可以经血管内介入治疗，但显微手术仍占重要的地位。显微手术治疗硬脑膜动静脉瘘的指征包括需急诊清除颅内血肿的患者、多支供血动脉、其他技术不能到达供血动脉或供血动脉参与或与重要的脑神经比邻。颅前窝内的硬脑膜动静脉瘘首选手术治疗，手术治疗硬脑膜动静脉瘘的目的并不是切除瘘，而是将引流静脉分离出来，在瘘口或接近瘘口外予以阻断。严格选择手术患者，预后比较满意。

（1）适应证和禁忌证：手术治疗硬脑膜动静脉瘘的决定应该基于它的分型，这与它的自然史有关。皮质静脉回流的高分型硬脑膜动静脉瘘更容易出现出血

或神经功能缺损，应积极治疗降低这种风险。当血管内治疗不成功、操作技术上不可行（例如，缺乏通道、极端弯曲）或存在明显危险（例如，栓塞材料反流的风险）时，手术在处理皮质静脉回流的硬脑膜动静脉瘘中起着重要作用。如果患者的症状（耳鸣、疼痛、眼部不适）不能耐受，则在没有皮质静脉回流的低级别病变中也有手术治疗指征。手术禁忌证通常是患者高龄或伴有其他系统严重疾病。血管内治疗可行时不建议开放手术。

（2）术前检查：常规CT主要用于了解硬脑膜动静脉瘘是否存在并发症，如出血或窦阻塞。同样，常规MRI可以检测到这些发现。CTA和CT静脉成像或MRA和MRV更有助于进一步显示瘘口。DSA仍然是识别硬脑膜动静脉瘘存在、确定其等级和分辨血管结构构筑细节的金标准。DSA可以区分供血动脉、引流静脉和受累的窦。它还具有良好的时间分辨率，并可实现瘘口中血液对流的可视化。平板CTA，如 Dyna CTA，也被用来仔细定义瘘口解剖，并提供良好的血管解剖相对于骨的分辨率。

（3）手术入路的选择：对于硬脑膜动静脉瘘的外科治疗方式的选择取决于瘘口是直接的（非窦）还是间接的（窦受累）。硬脑膜动静脉瘘的大小、复杂性、供血动脉的数量，以及所涉及的静脉结构进一步决定了手术的范围。对于直接瘘管，手术的目标是阻断动脉化的红色静脉。对于间接瘘管，手术的目的是隔离或阻断动脉化窦。在这两种情况下，治疗都涉及防止动脉压力传递到脑静脉系统。

经动脉的供血动脉栓塞可作为术前辅助技术，减少和降低硬脑膜动静脉瘘的供血和血流速度。约50%的手术患者可采用该技术。同时，术前栓塞可以降低手术中出血的风险，并有助于简化病变的血管结构。

手术入路的选择是根据瘘口的位置而设计。原则是针对显露瘘口的静脉流出区域。

表13-2-2列出了各种硬脑膜动静脉瘘患者的体位和常见的手术入路。

表13-2-2　患者体位和手术入路			
瘘口的类型	常见的主要供血动脉	患者体位	常见入路
筛窦	筛窦或眼动脉	仰卧位	双侧额下入路，眶颧入路，前纵裂入路
横窦/乙状窦	枕动脉，软脑膜动脉	侧卧位	乳突后入路，枕下旁正中入路
海绵窦	颈内动脉或颈外动脉的软脑膜分支	仰卧位	翼点入路
上矢状窦	脑膜中动脉，颞浅动脉	仰卧位	双额 ± 双顶入路
天幕	来自颈内动脉、颈外动脉、椎动脉和大脑后动脉的幕硬膜支（来自颈内动脉的脑膜垂体干或大脑后动脉的硬脑膜支）	俯卧位，侧卧位	枕下入路，颞下入路，乳突后入路
颅颈交界，枕骨大孔	椎动脉、节段/神经根、颈外动脉分支	俯卧位，侧卧位	颈后入路，枕下入路

4. 手术过程

（1）体位：手术体位的摆放要考虑到颅内静脉引流的通畅性。头部高于心脏水平，颈部不应过度旋转、弯曲或伸展影响颈静脉的回流。对于静脉窦瘘的病例，需要骨窗及窦的扩大显露，静脉窦损伤出现破口的概率增大，此时要采取特殊的预防措施来识别和预防静脉空气栓塞。胸前多普勒记录可以识别空气栓塞。一般避免取坐位，因为有很高的发生空气栓塞的风险。

（2）切口和皮瓣：根据开颅手术的位置和大小来设计手术切口，但瘘的血管构筑是否涉及头皮及皮下软组织结构也必须考虑。如果切口波及部分过度血管化的头皮时，就会出现汹涌的出血。因此设计皮肤切口时，彻底理解瘘解剖至关重要，尤其是存在大的动脉供血网络时。

（3）开颅：根据特定硬脑膜动静脉瘘的血管构筑以红色引流静脉的硬脑膜起源处（瘘口）为中心设计个体化的开颅方案。对于一个间接的窦型硬脑膜动静脉瘘，部分正常及累及的窦和周围的硬脑膜必须显露，需要扩大的开颅手术，以充分显露所有涉及的窦。CT或MRI引导的立体定向神经导航有助于规划所需要的开颅大小。

应该采用切割钻头磨除颅骨外板，而后用金刚石钻头去除板障和内板，显露静脉窦，并在窦壁上方留意薄如蛋壳的骨质。在翻开骨瓣之前，麻醉师和手术室工作人员应做好迅速应对大量失血的准备，及时扩容和输血。对于复杂的、高度血管化的硬脑膜动静脉瘘在翻开骨瓣前可进行预防性输血。

骨瓣掀起过程中，双极凝血、可吸收止血纱布和明胶海绵结合手指压迫可用于控制出血。硬脑膜悬吊线应尽量靠近骨窗边缘，防止硬膜外出血扩散和集聚。由于硬脑膜和颅骨存在严重的血管化，硬膜外出血在硬脑膜动静脉瘘手术中比在标准颅手术中更常见。

（4）窦的轮廓化：动脉化窦的轮廓化包括将硬膜供应动脉从受累的静脉窦断开。轮廓化的程度取决于瘘口的位置和复杂性。硬膜切口平行于窦的长轴和窦的双侧。一边切开，一边采用双极电凝进行电凝和分离上行进入瘘口的供应动脉。必要时使用止血夹。直视情况下打开硬脑膜很重要，以避免不小心撕裂或扯断皮层桥静脉，特别是动脉化静脉。

仔细确认动脉化的静脉（红色的，经常扩张、扭曲和存在搏动）。术中吲哚菁绿（ICG）荧光血管造影可帮助确定动脉期出现的异常充盈的静脉瘘。将红色静脉在尽可能接近硬膜处进行电凝阻断和分离，也可应用动脉瘤夹夹闭，以避免损伤下游正常静脉。动脉化静脉近端闭塞后，远端静脉可恢复到蓝色，下一个

静脉分支处可能出现血栓形成。

为了彻底窦轮廓化，所有的确认存在供应瘘口动脉的硬脑膜必须被电凝分离。

（5）窦的结扎、包裹和（或）切除：窦结扎术、包裹术和切除术是间接型硬脑膜动静脉瘘治疗选择。窦结扎的方法是将受累节段孤立，应用止血夹或缝合结扎闭塞受累窦的近心端和远心端。然后，窦内填充氧化纤维素、肌肉，甚至微弹簧圈来促使血栓形成。

（6）复合选择：对于不易接触的瘘管，手术可作为硬脑膜动静脉瘘血管内治疗-静脉微导管栓塞术的辅助和桥接技术。包括眼上静脉的外科显露或岩静脉建立导管进入海绵状或岩上窦通道。开放手术建立通道进入静脉系统便于微导管和微导丝向靶区推送，通过额外的蛛网膜松解，血管存在相对的游离度，使血管内治疗更加便捷。

（7）术后管理：术后即刻CT了解颅内情况，是否存在梗死或血肿形成，如果患者麻醉复苏后出现非预期和无法解释的神经功能缺失，MRI及DWI了解是否存在新出现的梗死。对于血管内治疗的患者，延迟（一般20分钟左右）的最终血管造影成像很有帮助。3～6个月后复查血管造影了解有无新出现的瘘口和随访评估部分栓塞的硬脑膜动静脉瘘患者。

血压的控制也很重要，尤其对于高流量硬脑膜动静脉瘘的患者，术后24小时控制收缩压不超过120mmHg，一般采用桡动脉置管检查血压，也可用股动脉鞘进行血压的监测。据报道地塞米松可用来治疗硬脑膜动静脉瘘术后导致的脑水肿和头痛。对于存在静脉内血栓事件的高风险患者，推荐术后24小时持续应用肝素，每4～6小时监测出凝血时间。

5. 放射治疗 立体定向放射治疗使瘘口闭合需要两年左右的时间，因此，对于存在皮质静脉反流的患者，为防止颅内出血的发生，不应将放射治疗作为首选。对部分患者，可以立体定向放射联合血管内介入治疗，通过早期血管内介入治疗可以缓解症状，而放射治疗可以使瘘口发生迟发型的闭塞。放射治疗还可以作为备选治疗用于手术或血管内介入治疗风险较大的患者，或作为前两种治疗后仍残留瘘的患者的治疗辅助和补充。研究表明，放射治疗可以使硬脑膜动静脉瘘达到满意的闭塞，单独使用放射治疗可以使硬脑膜动静脉瘘完全闭塞率达68%，联合血管内介入治疗可以使闭塞率达83%。放射治疗硬脑膜动静脉瘘的并发症很少，颅内出血、神经功能缺失和死亡率的发生分别为1.2%、1.3%、0.3%。因此，对于预期颅内出血发生率很低的患者，可以选择放射治疗为治疗方法。

七、并发症及其预防

硬脑膜动静脉瘘的血管内治疗可能发生与其相关的并发症，包括血管损伤、夹层形成、局部血肿等。不恰当的栓塞是最常见的手术并发症，这类病例尽管即刻的治疗效果显示瘘口得以栓塞，但随访过程中又可发现新的瘘口，更多的供应动脉出现，形成更加复杂的瘘，尤其对于某些Borden I 型的瘘，动静脉的沟通血管细小，顺行血流迅速，难以做到充分而彻底的栓塞。开放性手术对于这些病例更加合适。

开放性手术术中的并发症主要集中在两个时期：显露过程和窦的结扎阶段。显露过程中引流静脉或静脉窦的损伤可以导致大量失血，骨瓣翻开和硬膜打开的细节如前述。引流静脉或静脉窦的处理尽量靠近瘘口处，如果术中对于静脉的判断有疑问，建议行ICG试验进一步确认，避免正常静脉的损伤。

八、结论

硬脑膜动静脉瘘是临床表现多样和解剖变异较大的颅底脑血管病。选择合适的患者，全面评估硬脑膜动静脉瘘的构筑是治疗成功的关键因素。血管内治疗是硬脑膜动静脉瘘的首选治疗方式，开放性手术仍是治疗硬脑膜动静脉瘘的重要技术和血管内治疗的有效补充。

（张晓华）

第三节　颈动脉海绵窦瘘

颈动脉海绵窦瘘（CCF）是一种特殊类型的颅底动静脉瘘。本节对该疾病进行单独描述。

一、分类

1. 按病因　分为外伤性（75%以上）和自发性（不足25%）。

2. 按流量的大小　分为高流量瘘（多见于外伤性）和低流量瘘（多见于自发性）。

3. Barrow分型（1985年）　根据解剖和造影中颈动脉及分支与靶点的关系分为4型：A型颈内动脉直接与海绵窦相交通，占75%～84%，多见于外伤、海绵窦内动脉瘤破裂等；B型颈内动脉分支与海绵窦相交通，占7%；C型颈外动脉分支与海绵窦相交通，占3%～10%，常见于年轻患者，常见的供血动脉为脑膜中动脉在棘孔上方的分支向海绵窦供血；D型，B+C，颈内和颈外动脉都通过其脑膜支与海绵窦相通，常有双侧同时供血，占9%～21%。

4. 按病理和治疗的需要分型　分为直接型（A型）、硬膜型（B、C或D型）和混合型（同时存在直接型和硬膜型）。

二、病因

1. 外伤性CCF

（1）多发生于交通事故所造成的头部损伤或头部挤压伤所引起的颅底骨折，尤其是颞骨和蝶骨的骨折波及颈动脉管时，骨折碎片刺破海绵窦段颈内动脉壁；或眼眶部刺伤或弹片伤所致，常为单个较大的破口。

（2）外伤所致的颈内动脉壁挫伤和点状出血而形成的假性动脉瘤破裂。

（3）动脉壁有先天性、炎性或动脉粥样硬化性病变，因轻微损伤而发生。

（4）海绵窦段颈内动脉的分支（特别是脑膜垂体干）破裂造成低流量CCF。

（5）射频治疗三叉神经痛、慢性鼻窦炎蝶窦切开术、经蝶窦行垂体瘤切除术、经导管颈内动脉血栓摘除术、经颞行三叉神经后根切断术等也可造成医源性损伤。

2. 自发性CCF　约60%的自发性直接型CCF有颈内动脉壁中层病变，包括海绵窦段颈内动脉瘤、纤维肌肉发育不良、埃勒斯-当洛综合征IV型、马方综合征、神经纤维瘤病、迟发性成骨不良、假黄色瘤病、病毒性动脉炎和原始三叉动脉残留等。

外伤所致海绵窦段颈内动脉破裂、海绵窦段颈内动脉瘤破裂、医源性颈内动脉损伤等造成高流量CCF，海绵窦段颈内动脉的分支破裂多造成低流量CCF。

三、临床表现

1. 搏动性突眼，触摸眼球可感到搏动和"猫喘"样震颤，多发生于CCF的同侧，有时为双侧，少数无眼球突出，极少数仅见于对侧。

2. 颅内血管杂音为最常见且首发的症状，常为突然头痛后闻及连续的机器轰鸣样杂音，有与脉搏一致的增强，听诊时可于眼眶、乳突、颞部、额部、颈部甚至整个头部听到连续的吹风样血管杂音，压迫同侧颈动脉可使杂音消失或减弱。

3. 眼结膜充血和水肿。

4. 眼球运动障碍。

5. 进行性视力障碍。

6. 头痛。

7. 颅内出血和鼻出血。

8. 神经功能障碍。

四、影像学检查

1. 头部或眶部平扫CT　可见眼球突出、眼上静脉增粗、眶内肌群弥漫性增厚、眼球边缘模糊、眼睑肿胀、球结膜水肿。

2. 头部增强CT　可见海绵窦区和扩张的眼静脉明显增强，外侧裂和额顶区有高密度影伴周围脑组织相对缺血的低密度水肿，还可发现颅底骨折压迫颈内动脉和视神经管。

3. MRI、MRA　可见明显扩张的海绵窦，眼上静脉和其他引流静脉，MRI也可发现"盗血"造成的脑缺血。

4. 脑血管造影　可明确：①瘘口的部位、大小和数目；②了解脑供血状况；③交叉循环试验了解闭塞颈内动脉造成大脑半球缺血的风险；④颈外动脉供血情况，硬膜型CCF多由颈外动脉供血，主要来自脑膜中动脉、脑膜副动脉和咽升动脉等；⑤静脉引流途径等。

五、治疗

1. 治疗目的　消除海绵窦高压导致的临床表现。保护视力、消除杂音、使突眼回缩、防止脑出血和脑缺血。

2. 治疗原则　闭塞瘘口、争取一次手术达到最佳的治疗效果和保护颈内动脉通畅。大部分眼部症状包括眼球突出、球结膜水肿、脑神经症状及颅内杂音治疗后迅速得到缓解。但对于视力已丧失的患者，视力复原的可能性不大。部分视力缺失的患者治疗后视力可恢复，因而对于视力下降的患者应该积极早期治疗。

非直接型的颈内动脉海绵窦瘘如果症状轻微，眼压正常可以建议和训练患者自我进行颈动脉压迫。具体方法：坐位或平卧位，对侧手部压迫同侧颈动脉和颈静脉至颈动脉搏动变弱或消失，每次10秒，每天2～3次，每次间隔10～15分钟，持续4～6周。采用该方法30%的非直接型的颈内动脉海绵窦瘘可获得治愈。但对于颈部动脉存在病变的患者禁用。

历史上，曾采用颈动脉结扎及手术结扎瘘口治疗直接型颈内动脉海绵窦瘘。可脱球囊的发展使血管内治疗成为CCF的标准治疗方式。弹簧圈结合液体胶的栓塞技术目前成为治疗的主流方式。患者采用全身麻醉，全身肝素化，左侧股静脉插管，右侧股动脉建立治疗通道。

3. 治疗方法

（1）直接型CCF以动脉途径应用可脱球囊（治愈率89%～98%）或电解可脱弹簧圈栓塞治疗效果最好；一般球囊到位后颅内杂音立即消失，数小时后结膜充血和水肿明显好转，一周左右突眼可恢复正常。B型和C型存在较大的供应动脉，微导管容易通过时，首选动脉途径。

（2）埃勒斯-当洛综合征Ⅳ型应慎重或避免采用动脉插管的造影或治疗，可采用MRA诊断并通过眼静脉插管栓塞治疗。经动脉插管球囊栓塞CCF的并发症可有脑梗死、假性动脉瘤和症状加重（外伤性CCF不宜早期处理）等。

（3）经动脉途径弹簧圈栓塞：由颈内动脉海绵窦段动脉瘤或原始三叉动脉破裂造成的CCF，其瘘口可能较小或球囊难以进入，可用导丝和导管送入瘘口，以GDC栓塞。首先采用6F的导引导管放置到岩骨段或海绵窦段颈内动脉，0.014in（1in=2.54cm）的微导管在微导丝的导引下通过颈内动脉的破口进入海绵窦，有时窦口血流量过大不容易确认瘘口时，可压迫同侧颈动脉降低血流量后确认瘘口位置，球囊辅助下海绵窦内填塞弹簧圈。同时血管造影确认瘘口封堵情况，对于颈内动脉破口略大，单纯弹簧圈填塞无法治愈的患者可采用支架重建血流的方式，也可以单纯采用覆膜支架隔绝颈内动脉破口。

如果弹簧圈治疗后CCF仍少量存在，也可采用结合液体胶的方法，通过微导管将NBCA或Onyx注入海绵窦残留区域。

（4）经静脉途径

1）经眼上静脉途径：经眼上静脉治疗CCF的适应证为以眼上静脉为主要引流静脉，眼上静脉有明显的扩张。各型CCF经动脉途径治疗有困难、有危险、治疗失败或颈内动脉闭塞而CCF复发者。颈动脉-海绵窦瘘，动脉供应复杂，供应动脉细，采用动脉入路治愈海绵窦瘘概率较小者，可考虑采用经眼上静脉途径。

2）经股静脉途径：瘘口复杂的CCF，经眼上静脉途径和经动脉途径困难时，可以考虑采用经股静脉途径。

经静脉途径大多采用弹簧圈或结合液体胶形式进行治疗。

无论是经动脉还是静脉途径，治疗的靶区是海绵窦。解剖学上海绵窦存在相对独立的不同分隔，因而单纯闭塞非瘘直接沟通的分隔很难达到治愈的目标。

（5）替代治疗策略：头颈部静脉系统变异较大，尤其是经静脉通路上存在静脉狭窄或闭塞时。可考虑采用海绵窦直接穿刺或外科切开方式建立血管内治疗通道。

当所有的治疗途径都无法闭塞瘘口时，要考虑颈内动脉闭塞的选项。通过严格的球囊闭塞试验，闭塞颈内动脉岩骨段直到海绵窦段。闭塞后存在缺血表现时可考虑 STA-MCA（颞浅动脉 - 大脑中动脉）血流重建方式。

（6）放射治疗：多主张用立体定向伽马刀治疗硬膜型 CCF，放射剂量为 30～40Gy，术后 2～20 个月瘘口可闭合，治愈率为 90%，无不良反应。治疗显效的时间长短与术前病程的长短有关。一般对颈内动脉脑膜支供血的 CCF 较颈外动脉供血者效果好，对 D 型 CCF 常先行动脉途径颈外动脉供血支栓塞后再进行放射治疗。放射治疗对直接型 CCF 的效果差。

六、并发症及其预防

与动脉血管内治疗相关的并发症包括脑梗死、局部血肿形成、股动脉假性动脉瘤、颈动脉夹层形成。栓塞材料占位效应导致的脑神经麻痹，液体材料要低于单纯弹簧圈填塞。

与静脉血管内治疗相关的并发症包括穿刺部位血肿、颈内静脉阻塞和较为少见的静脉性梗死。D 型和 C 型 CCF，脑膜副动脉经常供应瘘口，同时该动脉也是外展神经的供血动脉，一旦治疗过程中被栓塞，可能导致临时性或永久性的外展神经麻痹。

直接经眼上静脉穿刺可以导致眶部或球后血肿形成及动眼神经损伤。直接经海绵窦穿刺可损伤颈内动脉及眼动脉，以及海绵窦内相关脑神经。

七、结论

CCF 是颈动脉及其分支与海绵窦异常沟通形成的复杂颅底血管性病变。可根据血管成像、病因学及临床表现进行分型。及时的诊断和治疗对于直接型、高流量 CCF 非常必要，可阻止和逆转进展的临床神经功能缺失和由此导致失明。经静脉或动脉途径的血管内治疗是目前的最佳治疗方法。

（张晓华）

第三部分　颅底外科手术入路

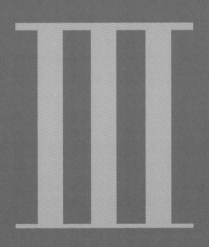

第14章 前颅底区、鞍区及鞍旁区

第一节 额外侧入路

一、引言

额外侧入路（frontolateral approach）是非常简便且高效的颅底入路，通过此入路能处理绝大多数前循环动脉瘤、前颅底和鞍区的占位性病变。相比于经典的翼点入路，额外侧入路手术视角更偏向内侧，减少了对颞肌和蝶骨嵴的处理，从而简化了开关颅程序，骨瓣和切口更小，缩短了手术时间。

二、入路发展史

额外侧入路最早由 Brock 于 1978 年报道。2005 年芬兰赫尔辛基的 Hernesniemi 推崇的眶上外侧入路（lateral supraorbital approach）与其有类似的显露范围，且切口更小和操作更为精简，由于眶上外侧入路的名称容易与经眉弓眶上锁孔入路相混淆，故本文按额外侧入路表述。

三、病史

对于需要采用额外侧入路手术的患者，其病史差异很大。最常见的是视力障碍，如前颅底或鞍区的脑膜瘤、床突旁动脉瘤、垂体瘤、颅咽管瘤和眶尖病变等。其次是嗅觉障碍，如嗅沟脑膜瘤。后交通动脉瘤可导致动眼神经麻痹。起源于垂体及其邻近结构的病变可导致内分泌功能障碍，需要评估患者的精神、饮食、睡眠状态。病变压迫导致额叶水肿可引起精神行为异常和性格改变。病变较大时导致颅内高压症状和体征。

四、体格检查

体格检查主要涉及对第Ⅰ、Ⅱ、Ⅲ对脑神经的检查。根据起源部位的不同，病变可引起不同程度的视力下降和视野缺损。嗅沟、蝶骨平台、前床突脑膜瘤均可压迫嗅神经、嗅束导致双侧或单侧嗅觉障碍。功能性垂体瘤患者还需要注意评估激素过量分泌所导致的异常体征。

五、适应证

额外侧入路适于处理各种前颅底和鞍区病变，包括各种前循环动脉瘤（除外大脑前动脉和大脑中动脉远端动脉瘤及部分巨大动脉瘤）、部分高位基底动脉顶端动脉瘤和小脑上动脉瘤；位于嗅沟、蝶骨平台、鞍结节和鞍膈的脑膜瘤，以及部分前床突脑膜瘤；位于鞍内或鞍上的垂体瘤、颅咽管瘤、表皮样囊肿、蛛网膜囊肿和 Rathke 囊肿；位于额叶底面、颞叶内侧等部位的脑内病变；位于视神经上方的部分眶内病变。

六、禁忌证

额外侧入路没有绝对禁忌证，配合神经内镜，其显露和应用范围得到进一步提升。值得特别注意的是，要避免因为额外侧入路的方便快捷而牺牲应有的显露。如果蝶骨嵴脑膜瘤的基底向中颅底延伸较多，单纯额外侧入路很难在直视下妥善处理肿瘤基底并保护侧裂静脉；巨大大脑中动脉分叉部动脉瘤、侧裂区动静脉畸形通常需要额颞部的多个操作视角，显露不充分可能导致肿瘤残留、复发率增加、出血难以控制甚至重要结构损伤。以上情况应采用翼点入路及其他扩展入路以获得充分显露。

七、术前计划

术前根据病变性质行相应的血管检查，如 CTA、MRA 和 DSA。颅脑轴位、冠状位、矢状位增强 MRI 或蝶鞍区 MRI 可以清晰地显示病变的位置及其与邻近结构的关系。颅底轴位、冠状位、矢状位薄层 CT 和三维重建可以提示额窦、视神经管顶壁和前床突的气化程度，以及周围变异的骨性连接。累及视路的病变需要行视力、视野检查。鞍区病变需要行垂体相关激素检查。

八、入路技术要点

（一）体位

患者取仰卧位，患侧肩部下方放置衬垫，减少颈部屈曲，妥善固定患者躯干（图14-1-1）。应用头架固定头部。抬高手术床床头和患者头部，使其高于患者心脏水平约15°。根据手术视角需要向对侧旋转头部10°～30°，为避免颈静脉扭曲，旋转尽量不超过45°，可通过倾斜手术床调整视角至最佳位置。头部下垂使颧骨隆突处于最高点，然后于冠状位平面向对侧稍倾斜头部,以增加手术侧的操作空间。术中根据不同的手术需要,应实时调整手术床的高度、倾斜程度及床头抬高程度。

(二)头皮切口

通常只需要对患侧额颞部发际线后2cm区域进行备皮。切口(图14-1-1)始于额骨颧突根部水平,为避免损伤面神经颞支,切口起点距离额骨颧突不应小于4cm。切口沿发际线向内侧止于中线旁1~2cm。切口应根据每名患者的具体情况进行调整:①发际线靠后或额部头皮较厚的患者,切口应适当延长,基本原则是要能充分显露额骨颧突的根部;②若需要经第一间隙操作,骨瓣应向中线扩展,切口也应向中线甚至对侧延长。

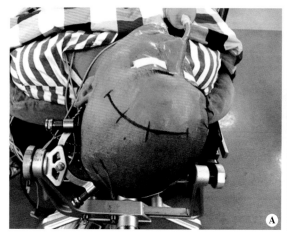
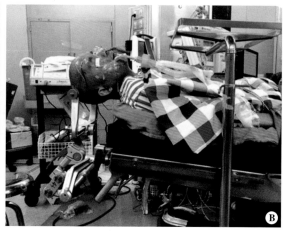

图14-1-1　切口和体位

(三)皮下软组织分离

通常可将颞深筋膜、颞肌和骨膜全层切开,剥离颞肌,随皮瓣一起向前翻。此处应尽量避免使用电刀剥离颞肌,推荐使用剥离子顺肌纤维方向进行骨膜下剥离,以减少术后颞肌萎缩,影响美观(图14-1-2)。此外也可进行筋膜间或筋膜下分离以避免颞肌切开,但需要注意缝合重建附着于额骨颧突上的颞深筋膜和颞肌,否则此处塌陷将影响美观。

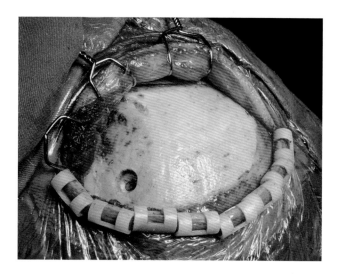

图14-1-3　颅骨钻孔

先用铣刀经骨孔向内侧形成骨瓣,然后转向颅底,紧贴前颅底由内向外铣开颅骨,若术中需要开放外侧裂,此时铣刀可继续向外向后紧贴蝶骨嵴额侧面铣开骨瓣,与骨孔会合(图14-1-4)。如果先向颞部铣开颅骨,可能出现对蝶骨嵴位置的误判,导致骨瓣铣开到蝶骨嵴的颞侧面,需要离断蝶骨嵴才能取下骨瓣,增加了不必要显露,降低了手术效率。

如果额部骨窗未到前颅底,颞部骨窗未到蝶骨嵴额侧面,可用磨钻磨除板障和内板骨质以获得满意的显露。根据手术需要,可剥离前颅底硬膜,磨除部分眶顶骨质以扩大显露,减少阻挡。

可根据实际显露需要和术前CT检查结果,评估

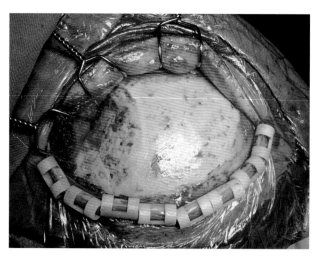

图14-1-2　翻起皮瓣

(四)骨瓣形成

笔者习惯在颞上线下方拟形成骨瓣的外后缘钻一个单孔,此处骨质较薄,同时有颞肌覆盖,术后重建更为美观(图14-1-3)。

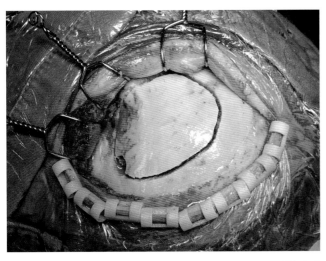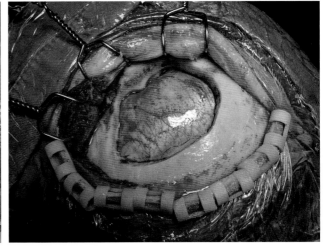

图 14-1-4　形成骨瓣

是否能够避开额窦。如果术中开放额窦，需要进行妥善处理。开放额窦后具体处理方法如下。

（1）骨性开放，黏膜完整：保留黏膜，额部用骨膜瓣覆盖。

（2）窦腔开放，黏膜破损：①将黏膜推至鼻额管，可咬除额窦后壁，使其"颅骨化"；②窦腔填塞（碘伏明胶海绵/脂肪/肌肉）；③生物蛋白胶封闭；④过氧化氢溶液和碘伏冲洗术区，更换污染器械；⑤关颅时用骨膜瓣覆盖窦腔。

（3）去除骨瓣上残留的额窦黏膜，消毒骨瓣。这一点很重要，但常被忽略。

（五）硬膜切开

将硬膜悬吊于骨窗缘，朝前外侧方向"U"形剪开硬膜并悬吊硬膜瓣。若颅内压较高，建议将硬膜切缘悬吊起来，减少对脑组织的卡压。记住与麻醉医师保持沟通，正确实施全身静脉麻醉，以获得松弛的脑组织，尤其是动脉瘤破裂患者或脑水肿明显的肿瘤患者。若需要广泛打开外侧裂，可将骨窗外侧的硬膜切缘悬吊起来以增加显露。硬膜切缘下方垫厚的明胶海绵，可进一步减少脑组织被卡压的概率，同时避免硬膜外的渗血流入硬膜下隙。

（六）硬膜下操作

第一步是释放各基底池的脑脊液。通常需要先切开视神经表面的蛛网膜，并向外侧打开颈动脉池，释放脑脊液。部分患者可能需要打开终板或切开Liliequist膜以进一步释放脑脊液。当颅内压稍微下降之后，应该及时进行嗅束松解，以避免嗅神经因为重力的原因而发生撕脱，如等到额叶脑组织已经完全松弛之后再实施此项操作，则可能为时已晚。

若需要打开外侧裂，则应根据病变的位置、体积和实际显露需求决定分离的程度。额外侧入路分离侧裂后份时，建议术者调整手术椅位置，使显微镜视角

与侧裂方向成较大的相交角度，以便于操作。

（七）关颅

注意调整患者头位，将额部硬膜切口置于最高点，连续水密缝合硬膜，并妥善排气。若术中开放额窦，可翻转额部骨膜瓣进一步封闭窦腔。确保骨瓣对位固定良好，分层缝合颞肌和颞深筋膜。局部伤口稍加压，避免皮下积液。

九、术后管理

术后管理参照神经外科常规处理。重点关注患者意识、瞳孔、肢体活动等状况。术后情况稳定后应早期拔除导尿管，撤除心电监护，开始经口进食，鼓励患者早期下床活动。

十、并发症

1. 额叶挫伤和术区出血　实施全身静脉麻醉，应保持良好的体位和头位摆放，骨窗大小合理，悬吊硬膜切缘，释放脑脊液，术中轻柔操作，重视静脉保护，关颅时妥善排气等，以尽量避免脑组织挫伤。

2. 面神经颞支损伤和颞肌萎缩　避免使用电刀剥离骨膜，于颞上线内侧可能造成面神经颞支损伤，于颞上线外侧可能造成颞肌萎缩。牵拉皮瓣拉钩需要用纱布进行衬垫，或采用缝合的方式牵拉皮瓣，避免拉钩对面神经造成直接卡压。

3. 嗅觉丧失　术中应该缓慢释放脑脊液，并尽早进行嗅束松解，避免嗅神经撕脱。

十一、总结

额外侧入路是非常简便、高效的手术入路。它适于处理绝大部分前循环动脉瘤及前颅底、鞍区占位性病变。神经外科医师应该理解并熟练掌握该入路，同时也要明白其局限性及其与翼点入路的区别，才能正确应用。

第三部分　颅底外科手术入路

十二、要点及误区

1. 要点

（1）切口始于额骨颧突根部水平，起点距离额骨颧突≥4cm，沿发际线向内侧止于中线旁1～2cm。

（2）皮瓣和颞肌全层向前翻开。

（3）额外侧入路的骨窗前方应该平前颅底，外侧平蝶骨嵴内侧缘。

（4）额外侧入路分离侧裂后份时，建议术者调整手术椅位置，使显微镜视角与侧裂方向成较大的相交角度，以便于操作。

2. 误区

（1）额外侧入路不能完全替代翼点入路，要确切掌握两者显露的异同。

（2）颅内压高时应考虑采用更大的骨窗和显露范围，以避免脑组织膨出而发生挫伤。

（3）避免使用电刀剥离骨膜。

（4）尽早松解并保护嗅束，减少手术副损伤。

十三、所需器械

此入路所需器械：标准开颅器械、各种长度双极电凝镊、各种尺寸吸引头、显微剥离子、显微弹簧剪、显微肿瘤镊。

十四、入路应用案例

患者，男，39岁，因"左眼渐进性视力障碍20余年，幻嗅1年余，肢体抽搐1月余"入院。阳性体征：左眼仅有光感，左眼瞳孔直接对光反射迟钝。术前头颅MRI：左侧前床突及左侧嗅沟多发占位（图14-1-5）。术前DSA：左侧下外侧干起始部膨大，左侧前床突富血供占位性病变，主要由左侧下外侧干向肿瘤供血；右侧颈内动脉海绵窦段动脉瘤，右侧脉络膜前动脉起始部膨大（图14-1-6）。先行肿瘤供血动脉栓塞术。

手术入路考量如下。

（1）脑膜瘤基底未向中颅底扩展，故不需要翼点入路显露蝶骨嵴外侧区域。

（2）肿瘤高度不高，未包裹前交通动脉和大脑前动脉A2段，未向鞍背和斜坡方向生长，故不需要眶颧入路增加显露。

（3）脑膜瘤对颈内动脉以推挤粘连为主，且术前MRI和CT显示前床突骨质、海绵窦未受侵犯，故不需要行翼点入路，从硬膜外磨除前床突以提前定位颈

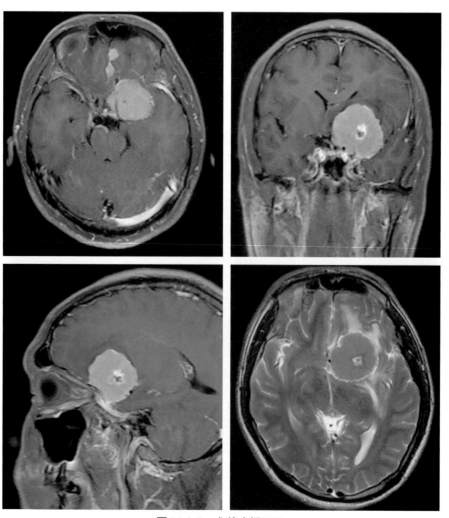

图14-1-5　术前头颅MRI

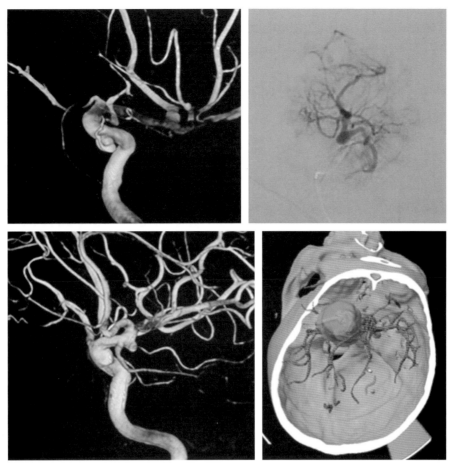

图 14-1-6　术前 DSA 和 CTA 重建

内动脉获得近端控制。若术中发现颈内动脉远环受侵犯，可行硬膜下前床突磨除术。

　　基于以上考量，采用额外侧入路行左侧前床突及嗅沟多发占位切除术。术中全切肿瘤（手术过程见视频 14-1-1）。术后患者恢复良好，无新发神经功能废损（图 14-1-7）。病理诊断为脑膜瘤（WHO 1 级）。

▶ 视频 14-1-1　额外侧入路行左侧前床突及嗅沟多发占位切除术

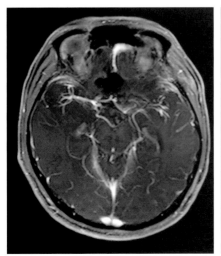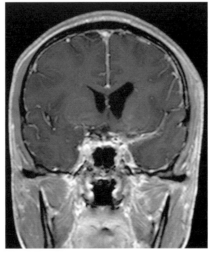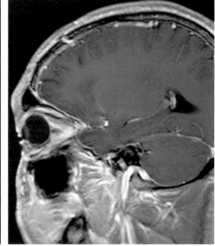

图 14-1-7　术后 1 年头颅 MRI

（徐建国　昝　昕）

第二节　经眉弓眶上锁孔入路

一、引言

随着对微侵袭手术理念认识的逐步深入，神经外科锁孔技术临床应用范围逐渐扩大。对于锁孔手术而言，保证有效显露的同时，避免无效显露是其基本思想。锁孔入路术前手术策略制订尤为重要，需要根据患者影像学检查所示的病变部位、性质和局部解剖学特点进行精确的个体化设计，从而选择到达病变所在区域的最佳手术通路，不同的病变采用不同的锁孔切口及手术入路。经眉弓眶上锁孔入路（transciliary supraorbital keyhole approach）是近20年发展起来的较为成熟的一种入路，它的安全性和有效性已经在之前很多文献中报道过，不管是成人还是儿童，都可以通过此入路完成诸多手术，如脑膜瘤（meningioma）、动脉瘤（aneurysm）、垂体瘤（pituitary tumor）手术及视神经管减压术（decompression of optic canal）、颅前窝底硬膜和鞍区病变活检（biopsy of lesions in the sellar region）等。经眉弓眶上锁孔入路可以有效避免传统手术入路中的无效开颅，将骨窗缩小到3cm左右，减小了开颅手术的创伤，缩短了开关颅时间，也减轻了对患者的心理创伤，此入路体现了微创的手术理念，通过精确的术前定位和"门镜效应"，充分应用有效的操作空间，以最小的创伤取得与传统手术相同甚至更好的手术疗效。

二、入路发展史

Wilson于1971年首先提出了神经外科锁孔手术的理念，他认为应在满足手术需求的前提下，减少手术创伤。随着对这种理念认识的逐步深入，锁孔手术已经不只可用于脑室系统及经鼻手术，还可用于传统手术创伤较大的颅底病变。Fukushima教授于1991年回顾性报道了10年内采用3cm孔径的经纵裂锁孔入路（unilateral interhemispheric keyhole approach）进行了138例颅内动脉瘤夹闭手术。Perneczky等于1999年将锁孔技术的概念和应用进行了较为系统的论述，这标志着锁孔技术逐步成熟并已成为微侵袭神经外科的重要技术。随着现代内镜技术的发展，可以更好地结合锁孔入路发挥其优势，目前已经大量报道通过锁孔入路完成前循环动脉瘤、前颅底肿瘤及丘脑肿瘤等疾病的治疗。经眉弓眶上锁孔入路是由双额冠状切口单侧额下入路（classic lateral subfrontal route）发展而来的，

在经历了经典翼点入路（pterion approach）、眶上外侧入路（lateral supraorbital approach）等一系列改进，经眉弓眶上锁孔入路保留了传统额下入路的关键显露区域，最大程度避免了无效开颅，达到减少显露和减轻损伤的微侵袭目的（图14-2-1）。经眉弓眶上锁孔入路最早由Fedor Krause在他的著作《脑与脊柱手术》中提及，后来经Perneczky等不断推广，目前已经被神经外科医师广泛应用。

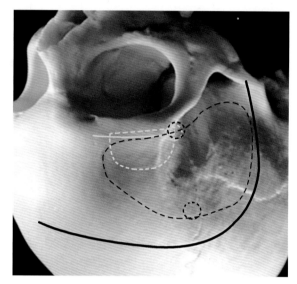

图14-2-1　翼点入路（黑线）及经眉弓眶上锁孔入路（黄线）的切口（实线）、钻孔位置（圆圈）及骨窗范围（虚线）

三、适应证（图14-2-2）

1. 颅前窝底肿瘤　颅前窝底脑膜瘤（meningioma of the anterior cranial fossa）及鞍结节脑膜瘤（tuberculum sellae meningioma）的血供丰富，质地较韧，周围重要结构较多，经眉弓眶上锁孔入路依靠额叶自身重力作用及解剖脑池释放脑脊液，配合正确的体位及头位摆放，可以使额叶离开颅底获得手术操作空间，减少术中对额叶的牵拉，通过第一间隙、第二间隙必要时辅以第三间隙切除肿瘤，先电灼肿瘤基底，然后行瘤内减压，分块切除肿瘤，术中要适时调整显微镜方向，充分利用"门镜效应"，观察清楚颈内动脉（internal carotid artery）及其分支、视神经（optic nerve）、垂体柄（pituitary stalk）及下丘脑（hypothalamus）等重要结构，减少损伤。肿瘤主体切除完成后，可以使用神经内镜电灼并进一步处理向鞍内及显微镜死角区域生长的肿瘤基底。经眉弓眶上锁孔入路可以达到与额下入路和翼点入路同样的显露效果，并且相对于传统的单侧额下入路，经眉弓眶上锁孔入路开颅更接近眶上壁（superior orbital wall），从而在减少脑组织显露的同时对额叶的牵拉程度更小。

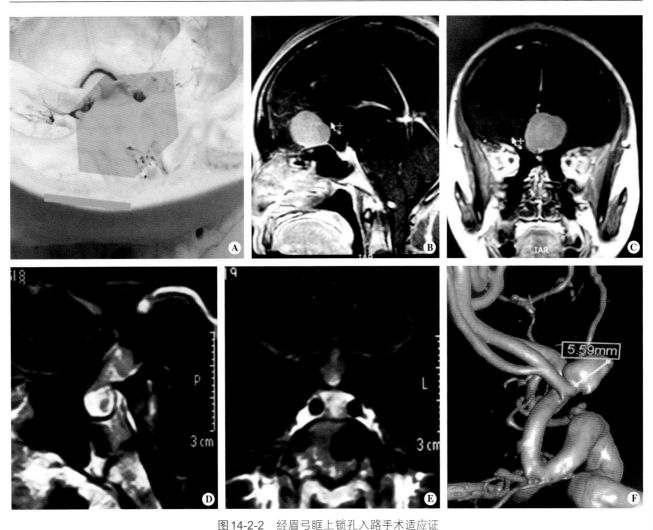

图 14-2-2 经眉弓眶上锁孔入路手术适应证

绿色为骨窗范围，红色显示可显露范围（A），颅前窝底脑膜瘤（B、C）鞍区病变活检及切除手术（D、E）和前循环动脉瘤（F）

2. 前循环动脉瘤 经眉弓眶上锁孔入路可以显露视神经及视交叉（optic chiasma），以及双侧大脑动脉环前部，包括颈内动脉、大脑中动脉（middle cerebral artery）M1 段、大脑前动脉（anterior cerebral artery）A1 段、后交通动脉（posterior communicating artery）、前交通动脉（anterior communicating artery）、基底动脉（basilar artery）等结构。经眉弓眶上锁孔入路适用于各种大脑前循环动脉瘤（anterior circulation aneurysm）的夹闭手术，包括前交通动脉瘤、后交通动脉瘤及大脑中动脉分叉处动脉瘤。

3. 鞍区病变 目前，多数垂体腺瘤均采用神经内镜下经鼻蝶入路（endonasal transsphenoidal approach）完成，但是经眉弓眶上锁孔入路在鞍区病变活检中有其独特优势。对于部分颅前窝底硬膜、垂体、垂体柄及下丘脑病变，影像学检查及实验室检查无法确诊，需要行病变活检术。相比经鼻蝶入路鞍区病变活检术，经眉弓眶上锁孔入路无须进行鞍底重建，可以较早对有适应证的患者进行放疗，不必担心出现脑脊液鼻漏，兼顾微创的同时，满足了治疗的需要，为鞍区病变活检的首选入路。经眉弓眶上锁孔入路显露范围十分广泛，同侧及部分对侧颅前窝底硬膜、海绵窦（cavernous sinus）内侧壁、垂体柄、鞍膈（diaphragma sellae）等均能良好显露。利用第一间隙和第二间隙可以完成病变的活检手术，具有足够的操作空间。

四、禁忌证

锁孔手术与传统手术相比，在显露过程中并不增加并发症的发生率，相反却因微创操作而减少肿瘤切除过程中产生的不良后果，但是经眉弓眶上锁孔入路由于术中操作空间有限导致止血困难，所以在一些手术时谨慎选择。经眉弓眶上锁孔入路的不足：保留同侧嗅神经较为困难；侧裂内部解剖结构不如翼点入路显露充分；局限于鞍内生长的垂体腺瘤被经鼻蝶入路取代；磨除鞍结节（tuberculum sella）、前床突（anterior clinoid process）、视神经管（optic canal）、蝶骨嵴（sphenoid ridge）时空间狭小；巨大肿瘤、动脉瘤已破裂、脑疝患者不适合应用锁孔入路。

五、术前设计

首先对患者进行心理护理及术后康复指导，患者在术前1天轻柔洗头，不要损伤头皮，无须剃头和剃眉。完善术前MRI、CT等影像学检查，了解肿瘤与视神经、颈内动脉及其分支、垂体柄等重要结构的毗邻关系。

六、入路技术要点

全身麻醉成功后行腰椎穿刺置管，以协助术中降低颅内压。协助患者取水平仰卧位，上半身抬高约20°，向对侧旋转20°～30°，后仰20°，用Mayfield头架固定。对于鞍区占位性病变，如患者出现视力下降，应尽可能以视力较差的一侧为手术侧，视力无明显差别时则以右侧为手术侧。切口在眉弓上缘起自眶上切迹（supraorbital notch），沿眶上缘（supraorbital margin）向外略呈弧形止于额骨颧突（zygomatic process），长约4cm（图14-2-3A）。切开皮肤，用头皮拉钩牵向后上方，分离皮下及额部筋膜并沿颞上线切开，筋膜向下翻转，颞肌向颞上线后部推开1～1.5cm。于额骨颧突颞上线后方打孔，铣刀沿该孔平眶顶向后铣出2cm×2.5cm骨瓣（图14-2-3B、C）。

若额窦（frontal sinus）开放，则应用骨蜡严密封闭。硬膜外磨除骨窗前缘内层骨板及前颅底骨嵴以免阻挡视野。显微镜下"D"形剪开硬脑膜，基底位于眶缘（图14-2-3D、E）。由于术前已经行腰椎穿刺置管释放脑脊液，打开硬膜后额叶均塌陷良好，抬起额叶并逐渐显露，并开放视交叉池（optic chiasm cistern）、颈动脉池（carotid cistern），锐性分离，进一步释放脑脊液，形成有效手术操作空间。

1. 动脉瘤夹闭术　自近心端向远心端分离蛛网膜，显露载瘤动脉（parental artery），对于粘连较严重、动脉瘤张力较高或预计容易破裂的动脉瘤，分离瘤颈前行载瘤动脉近端（或同时远端）临时阻断。夹闭动脉瘤后行吲哚菁绿血管造影（indocyanine green angiography，ICGA），判断夹闭效果。

2. 肿瘤切除　显微镜下切除肿瘤的操作与传统手术入路基本相同。先电灼肿瘤基底，后进行瘤内减压，分离肿瘤包膜使之与周围脑组织分离，分解神经及血管之间的蛛网膜粘连，分块切除肿瘤。术中应利用电动床调整患者体位及调节显微镜的角度以达到最佳显露，顺利完成肿瘤切除。

病变处理完成，止血彻底后，应尽可能以"不透水"的方式严密缝合硬脑膜（图14-2-3F），固定骨瓣，间断缝合骨膜及肌肉，用可吸收缝线缝合皮下组织，皮内缝合皮肤，加压包扎切口。

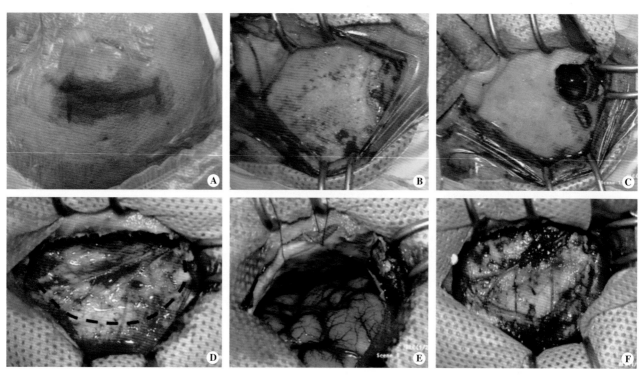

图14-2-3　经眉弓眶上入路切口设计及操作流程

标记眉弓上缘外侧2/3的切口（A），显露颅骨并于关键孔处钻孔，铣刀成形骨瓣（B、C），封闭额窦，"D"形切开硬膜，翻向面侧，显露额叶，进行颅内操作（D、E），术后严密缝合硬脑膜（F）

七、术后管理

常规预防性应用抗生素，观察生命体征，对于鞍区病变患者，注意水、电解质、酸碱平衡及激素替代治疗，防止水、电解质紊乱及尿崩症。

八、并发症

经眉弓眶上锁孔入路手术术后并发症主要有术区血肿、脑水肿、感染、切口愈合不良。由于该入路通常会开放额窦，术后脑脊液鼻漏发生率较高，需要重点关注。

九、总结

随着神经外科手术技术及设备的发展，手术治疗颅前窝底及鞍区病变时切口及骨窗逐步缩小，使术中对脑组织的不必要显露、干扰和牵拉减少成为可能。经眉弓眶上锁孔入路的优点如下：①不需要剃头及剃眉毛，术后患者能在较短时间内投入社会工作生活，患者心理负担较小；②开关颅时间相比翼点入路及单侧额下入路明显短，显著节省了整体手术时间，且出血少，住院时间短；③切口短，骨窗小，脑组织无效显露面积小，损伤小，切口愈合快，感染概率相对较小；④借助现代手术显微镜及神经内镜技术，术野有效显露满意，一般认为，直径5cm以下、术前影像学评估肿瘤质地较软、血供不丰富的实体病变进行锁孔手术更为适合。

十、要点及误区

术前行腰椎穿刺置管对顺利进入颅前窝底及鞍区至关重要。笔者认为经眉弓眶上锁孔入路的最佳适应证为颅前窝底脑膜瘤切除术及鞍区病变活检术，对于前循环动脉瘤，该手术入路不如传统手术入路显露充分，在一定程度上会影响手术的安全性。锁孔手术应在熟练掌握传统显微神经外科手术的前提下进行，盲目开展锁孔手术非但无法发挥微创的优越性，反而由于重要血管和神经损伤、颅内感染及颅内出血等严重并发症，给患者带来灾难性后果。因此，笔者建议神经外科医师在开展锁孔手术时应循序渐进。

十一、所需器械

此入路所需器械：Mayfiled头架、手术显微镜、神经内镜系统、开颅动力系统及常规和显微神经外科器械。

（李新钢　马翔宇）

第三节　经 眶 入 路

一、眼眶手术入路发展史

1888年Kronlein首先采用外侧开眶术治疗球后肿瘤，并取得成功。但能开展眼眶手术的眼科医师少之又少，绝大部分眼眶肿瘤手术均由神经外科医师经开颅开眶入路完成。直至20世纪50年代，Reese和Berke改良了传统的Kronlein的外侧开眶术式，并提出外侧入路是眼眶手术的最佳路径。到了20世纪70年代，Benedict提出于眉弓下切口进行前路开眶。Davis推荐经下眶缘皮肤切口摘除眼眶深部肿瘤。

随着成像技术、导航技术、内镜技术、手术显微镜技术、重建技术，以及辅助治疗如放化疗、免疫治疗和靶向治疗等方面的进步和发展，医师对眼肿瘤和眼眶手术的认识也在不断提高和完善，术式也不断被改进和简化，手术成功率逐步提高，术后并发症越来越少。过去的一些破坏性强的手术方法逐步被保眼、保功能和外观的综合疗法取代。

二、手术入路的选择

眼眶肿瘤摘除手术入路较多，一般需要根据肿瘤位置和组织学性质进行选择。同一位置的肿瘤，可经过不同的手术入路摘除，如视神经鼻侧上方的眼眶深部肿瘤除了内外联合开眶外，还可以采用经鼻内镜入路和经额入路。原则上要选择最安全、离肿瘤最近、显露最好、术后最美观的入路。经额外侧入路、眉弓入路、经鼻内镜入路等已在相应章节描述，在此不做赘述。本节重点介绍前路开眶术、外侧开眶术和内外侧联合开眶术。眼肿瘤手术有时是不可预知的，术式虽已选定，但术中要灵活机变，根据具体情况及时对术式进行相应调整。

（一）前路开眶术

1. 前路开眶　可分为经眼睑皮肤入路和经结膜入路。术者可以根据需要灵活掌握，切口位置可选在眼眶内外上下任意象限的皮肤或结膜（图14-3-1）。

经眶入路切除海绵状血管瘤等的效果主要取决于术者的经验、操作技巧和肿瘤的性质（图14-3-2）。

2. 入路技术要点　①经皮前路外上方、上方开眶，切口位置最好选在眉弓下或重睑，尽量不在眶缘；经皮前路下方、外下方开眶，切口位置可选在睫毛下。以上切口术后伤口隐蔽，不易被发现，同时可酌情切除多余皮肤。选择经重睑或睫毛下入路时应在眼轮匝肌下方分离，避免术后皮肤皱褶。②经结膜入路切口可选择在球结膜、穹窿部、半月皱襞、角巩膜缘，或选择放射状切口，必要时可外眦切开1～1.5cm，并断开外眦韧带下支和（或）上支，以便睑裂开得更大，肿瘤显露更好。但一般选择不经过上穹窿或颞上穹窿切口，以免损伤上睑提肌及泪腺排出管。③无论选择哪个入路，均应操作轻柔，保护好相应部位眼眶的重要结构如滑车、眶上神经、

第三部分　颅底外科手术入路

泪腺、泪囊、眶下神经、眼球、眼外肌和视神经等，以减少术后并发症发生。④如术中需要断开内外眦韧带，术毕需要仔细复位，避免影响眦角的位置和睑裂的长度。

（二）外侧开眶术

外侧开眶术是摘除眶内肿瘤的经典术式，1888年由Kronlein首先提出，后经不断改良，逐步演变为外眦角3cm左右水平皮肤切口、转向眶外上缘的"S"形皮肤切口、发际线（翼点）切口等。各种切口各有利弊，如"S"形切口更有利于切除颞上眶内大而深的肿瘤，翼点切口隐蔽，不会影响美观，但增加了手术的难度，不太常用（图14-3-3）。

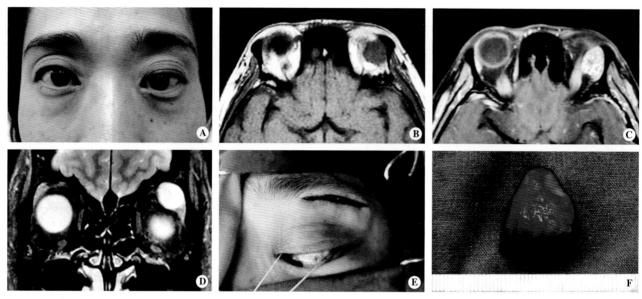

图14-3-1　泪腺多形性腺瘤

A. 外观像：患者，女，39岁，左眼上睑下垂1年，视力下降6个月，矫正视力0.8；B. 眼眶MRI水平位：左眶泪腺部类圆形肿瘤，边界清晰，T_1加权像呈等信号；C. 眼眶MRI水平位强化＋压脂像：左眶泪腺部肿瘤明显强化，信号稍欠均匀；D. 眼眶MRI冠状位强化＋压脂像T_2加权像：左眶泪腺部肿瘤明显强化；E. 外观像：经眉弓下皮肤入路开眶，肿瘤显露良好；F. 标本像：灰红色肿瘤，完整取出（病理为泪腺多形性腺瘤）

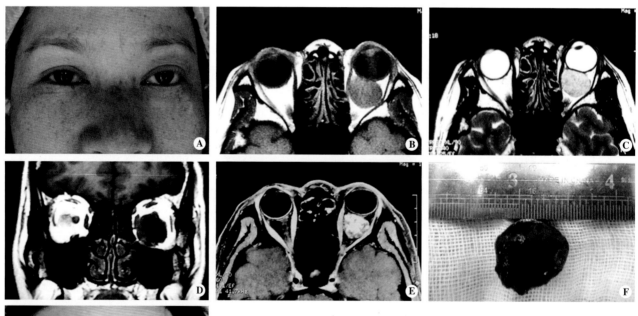

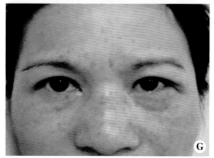

图14-3-2　海绵状血管瘤

A. 外观像：患者，女，54岁，左眼球突出3个月，矫正视力1.0；B. 眼眶MRI水平位：左眶内球后肌锥内类圆形肿瘤，边界清楚，均质，T_1加权像呈等信号；C. 眼眶MRI水平位：左眶内球后肌锥内类圆形肿瘤，边界清楚，均质，T_2加权像呈高信号；D. 眼眶MRI冠状位：左眶内球后肌锥内视神经下方类圆形肿瘤，边界清楚，均质，T_1加权像呈偏低信号；E. 眼眶MRI水平位强化＋压脂像：左眶内球后肌锥内类圆形肿瘤，明显强化，信号欠均匀；F. 标本像：外眦切开，颞下结膜入路，完整取出紫红色肿瘤（病理为海绵状血管瘤）；G. 外观像：术后半个月，视力1.0，外观和眼球运动正常

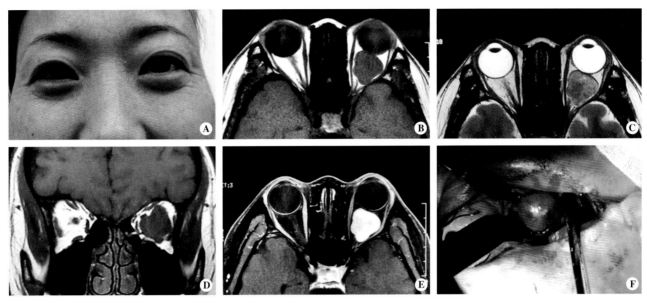

图 14-3-3　神经鞘瘤

A. 外观像：患者，女，31 岁，左眼突出，视力下降 3 个月，视力 0.8；B. 眼眶 MRI 水平位：左眶内球后肌锥内分叶状肿瘤，边界清楚，T_1 加权像呈等信号；C. 眼眶 MRI 水平位：左眶内球后肌锥内分叶状肿瘤，边界清楚，T_2 加权像呈不均匀等信号；D. 眼眶 MRI 冠状位：左眶内球后肌锥内视神经颞下方分叶状肿瘤，边界清楚，T_1 加权像呈等信号；E. 眼眶 MRI 水平位强化 + 压脂像：左眶内球后肌锥内分叶状肿瘤，边界清楚，明显强化；F. 外观像：外侧开眶肿瘤完整取出（病理为神经鞘瘤）

1. 适应证　①视神经肿瘤、视神经颞侧眶尖部肿瘤摘除术；②眶外壁和深眶外侧壁减压术。

2. 入路技术要点　①无论采用哪种切口，都要充分显露眶外侧骨壁和颞窝，彻底止血；②术中需用电锯平行于上下眶缘向后呈梯形锯开眶外侧骨壁，前宽后窄，前后距离不少于 2cm，以保证有充足的手术空间；③于颞下或颞上切开眶骨膜入眶，小心显露并摘除肿瘤；④术毕缝合眶骨膜，将眶外侧骨瓣解剖复位并用医用胶或钛板固定；⑤进行橡皮条引流或负压引流，逐层缝合骨膜、肌肉、皮下组织和皮肤。

（三）内外侧联合开眶术

1. 适应证　①视神经内侧的眶深部及眶尖部肿瘤，不适于单纯内侧开眶术者；②眶内病变弥漫，同时累及视神经内侧和外侧者；③在甲状腺相关眼病做平衡减压时即可采用内外联合开眶术。

2. 入路技术要点　请参考前路开眶术和外侧开眶术（图 14-3-4）。

三、开眶手术禁忌证

1. 如眶周有感染灶，则应先控制感染。

2. 瘢痕体质者禁忌经皮入路。

3. 过敏体质者。

4. 高龄、全身状况差或严重全身疾病未经控制，不能耐受手术者。

5. 严重出血性疾病或近期持续应用阿司匹林等抗血小板药物者。

6. 特殊时期如月经期、妊娠期、哺乳期女性。

四、术前计划

1. 完善常规术前实验室检查。

2. 完善各项临床和影像学检查，对眼眶肿瘤或眼眶病有全面深入的了解和认识。

3. 全身疾病控制满意。

4. 请内科及麻醉科会诊，评估全身情况，排除麻醉禁忌。

5. 制订合理的手术方案。

6. 与患者和家属进行充分沟通解释，并签订手术知情同意书。

7. 术前禁食、禁水，备皮，打止血针。

五、术后管理

1. 患者安返病房后每天查房巡视，了解患者的术后状态，进行必要的安慰和疏导。

2. 每天清洁换药，应用抗生素眼药膏，引流条一般在术后 24～48 小时拔除，视患者眼部情况包扎 1～3 天，防止出血。

3. 一般术后 7 天拆线，外眦角切口 7 天以上拆线，如有切口愈合不良或特殊情况，则延迟拆线。

4. 术后酌情使用止血药、镇痛药、糖皮质激素、扩张血管药和营养药等。清洁伤口术后不使用抗生素。

5. 术后如出现视力问题或眶内大出血等严重并发症，需要第一时间紧急处理。

第三部分　颅底外科手术入路

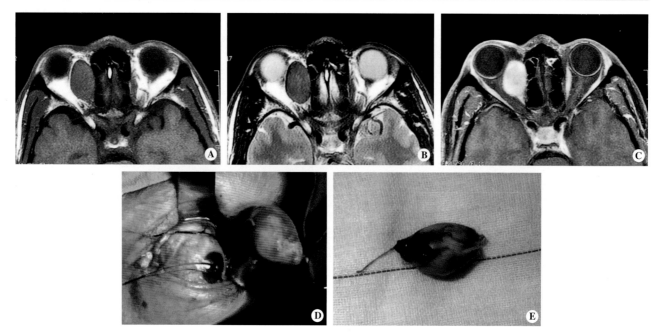

图14-3-4 神经鞘瘤

A. 眼眶MRI水平位：右眶内鼻上肌锥外间隙肿瘤，边界清晰光滑，后部延伸至眶尖，T_1加权像呈等信号；B. 眼眶MRI水平位：右眶内鼻上肌锥外间隙肿瘤，边界清晰光滑，后部延伸至眶尖，T_2加权像呈等信号；C. 眼眶MRI水平位强化+压脂像：右眶内鼻上肌锥外间隙"蝌蚪"状肿瘤，边界清晰光滑，后部延伸至眶尖，明显不均匀强化；D. 外观像：外侧开眶联合鼻上结膜入路，完整取出肿瘤；E. 标本像：淡黄色肿瘤，有神经与肿瘤相连（病理为神经鞘瘤）

6. 根据术后病理检查结果制订后续治疗方案。

7. 定期随访观察。

六、眼眶手术的并发症及处理

1. **眶内出血** 为术中未充分止血、术后再次出血或凝血功能障碍所致。术中要在直视下采用电凝、应用骨蜡等方式充分止血，或用可吸收材料填塞压迫止血。还可以通过应用止血药、降压药及抬高头位等方式处理出血。出血多的手术尤其是儿童需要备血。术毕加引流条引流、加压包扎并监控视力。术后24～48小时拔除引流条，渗血多时可以适当缓拔，并继续加压包扎。如术中或术后眶压很高、瞳孔散大或视力严重下降或丧失，需要紧急清理血肿、穿刺放血甚至行眶减压术，同时应用大剂量激素冲击联合使用甘露醇，并观察眶压变化。

2. **视力丧失** 术中牵拉或直接损伤视神经、视网膜中央动脉损伤及术中或术后眶压高是导致视力丧失的主要原因，其是眼眶手术最严重的并发症。术中需要谨慎操作，减少损伤。术中注意观察瞳孔变化，术后及时检测视力，并常规使用糖皮质激素减轻水肿。发现视力下降或丧失应立即查找原因，及时抢救，可应用糖皮质激素冲击或应用脱水剂、血管扩张药、营养药及给予持续低流量吸氧等。如药物治疗无效，则紧急手术探查，必要时行眼眶减压术。

3. **上睑下垂或眼球运动障碍** 分为暂时性和永久性损伤，为术中挤压或直接损伤肌肉及相关运动神经所致。术前需要做肌肉牵引线，术中小心操作，避免损伤肌肉。术后使用激素、营养药及血管扩张药。多数上睑下垂或眼球运动障碍在术后1个月内恢复，如术后6个月还不能恢复，则考虑手术解决。对于儿童术后上睑下垂，需要每天拉开眼睑，并适当提前手术，以免弱视发生。

4. **感觉异常** 术中损伤三叉神经眼支的分支，造成眼部或眶周皮肤相应支配区域感觉迟钝或缺失，多可自行恢复或被周围的感觉神经代偿。

5. **感染** 眼眶术后发生感染的概率很低，术后一般不使用抗生素。但某些情况如眶内异物取出后或术中眼眶与鼻旁窦沟通等，需要使用抗生素预防感染。一旦感染发生，要尽早做细菌培养及药敏试验，足量联合应用敏感抗生素，必要时进行手术探查，排除遗留异物可能，并彻底搔刮冲洗创面，每天持续冲洗引流。

6. **其他并发症** 如角膜损伤、脑脊液漏、瞳孔散大、眼球凹陷及眼睑畸形等。

七、总结

为了能成功地进行眼眶病和眼肿瘤手术，手术医师需要熟悉眼眶的解剖结构，熟知各种眼眶病和眼肿瘤的临床及影像学特征，弄清肿瘤与眼球、视神经和眼外肌等重要结构的位置关系和粘连程度，准确判断肿瘤的组织学性质，了解各种手术入路及其优缺点，同时要清楚患者的诉求、医师自身能力和本院的仪器设备等情况，做到知己知彼，百战不殆。术前要制订严密的手术及并发症防治计划，坚持个体化治疗原则，必要时可进行多学科讨论和协作。

（史季桐）

第四节　经额入路（额底、纵裂、终板）

一、引言

额底纵裂-终板入路是指经额部开颅通过前颅窝底分开前纵裂到达鞍区，显露由鞍结节至胼胝体膝部范围内的视交叉、终板池、前交通动脉复合体、终板、第三脑室前壁等重要结构，可切除鞍区病变。进一步可向后打开终板，切除侵入第三脑室内或第三脑室底的病变，也可通过向下磨除鞍结节获取鞍内视野，可切除鞍内生长的病变。额底纵裂-终板入路对主体位于视交叉后方、第三脑室及鞍内的病变有独特优势。

二、入路发展史

前纵裂入路被较早应用于鞍区病变切除，但是早期受到手术操作技术及器械限制，额叶损伤后的精神症状及静脉回流障碍导致的恶性脑肿胀等术后并发症发生率高。随着显微神经外科的开展，手术显微镜及手术设备的改善，该入路有了更广泛的应用，并且手术安全性有了极大的提高。Z. Ito最早报道了1974～1980年136例经纵裂入路治疗前交通动脉瘤的回顾性研究，发现经纵裂入路获得了较开阔的手术视野和明显低于其他入路的术后死亡率。之后Suzuki等率先报道了应用纵裂-终板入路切除第三脑室前部病变，双额开颅术中结扎上矢状窦前1/3，剪开大脑镰，扩大了手术视野，将重要结构充分显露并降低了损伤风险。之后额底纵裂-终板入路逐渐推广并广泛应用于向后生长的鞍区病变及第三脑室病变。

国内马振宇等将此入路进行改进，采用单额入路打开前纵裂，术中不结扎上矢状窦，无须切开大脑镰，也可达到全切病变的目的，术中避免额窦大面积开放，保留了上矢状窦、缩小了脑组织损伤范围，很大程度上减少了术后并发症的发生，同时对于部分病变，可联合额底及额外侧入路切除范围广泛的病变。随着此入路在国内推广，朱巍、毛颖等和吴斌、石祥恩等相继报道应用该入路切除视交叉前置或突入第三脑室前部的颅咽管瘤，在保留重要结构的同时可获得较高的

病变全切率。至此，额底纵裂-终板入路在国内各神经外科中心广泛开展并获得了较好的手术效果。

三、适应证

经额部纵裂入路对于切除鞍后、鞍上和第三脑室前部生长的病变是比较好的选择，可用于切除该部位颅咽管瘤、垂体腺瘤、视神经胶质瘤、星形细胞瘤等，病变主体位于第三脑室前部的畸胎瘤和生殖细胞瘤也可充分显露。对于大脑前动脉A1、A2段动脉瘤及前交通动脉瘤，也可应用此入路实施动脉瘤夹闭。此外对于主体位于视交叉后上方，部分向视交叉前方、颈内动脉及动眼神经间隙生长的病变，也可联合额底及额外侧入路进行病变切除。

四、禁忌证

虽然额底纵裂-终板入路适用于大部分鞍区病变，但是该入路对第三脑室后部、胼胝体的显露不及胼胝体-穹窿间入路，对第二间隙、第三间隙的显露不及额外侧/额颞入路，因此病变主体位于以上区域时，此入路不应作为首选。

五、术前计划

术前需要详细询问病史及进行查体，尤其检查是否存在内分泌功能异常、视力视野改变、第Ⅰ～Ⅳ对脑神经功能障碍及认知障碍等。对于鞍区病变，可术前给予糖皮质激素及术前注意预防性应用抗生素。

另外，术前需完善头部CT和MRI检查。MRI检查可明确病变部位、性质及其与周围正常结构的病理解剖关系，辅助设计手术方案，对术中病变及周围结构有指示作用，必要时可以完成MRA和MRV检查以评估前交通动脉复合体及上矢状窦、引流静脉情况。头部CT检查尤其是CT骨窗像检查同样重要，通过CT检查可明确病变性状、累及周围骨质的性状及变化，如病变钙化程度、入路相关区域骨质破坏或增生情况，以及窦腔（如额窦）的气化程度。

六、入路技术要点

1. 体位及切口设计　协助患者取仰卧位，头部正中矢状线与患者身体正中矢状面平行，可轻抬下颌使前额位于最高点，额部纵裂位于垂直方向，便于牵拉额叶及显露中线部位病变，术野可轻松到达鞍区、鞍上及终板区域。头架固定头部时，双钉置于骨瓣对侧，避开颞叶骨质薄弱区，单钉置于骨瓣同侧顶结节附近，头钉尽量避开发际外区域。

取冠状切口，依据病变具体位置取单额骨瓣（病变居中者多取右侧），标记中线及切口，骨瓣侧切口至

角突水平，骨瓣对侧切口可略高于左侧（达到显露中线部位颅底即可）。沿帽状腱膜与骨膜间分离皮瓣，注意保护面神经额支，接近眼眶时触摸中线部位眉心、骨瓣侧眉弓上缘及外侧额骨颧突外侧缘，满足颅前窝底充分显露，关键要确认帽状腱膜下层皮瓣游离，皮下浸润麻醉利于皮瓣分离。皮瓣分离过程中，切勿太浅，以免伤及毛囊甚至穿透皮肤，太深则骨膜过薄，失去分层游离的目的。接近切口两端，注意颞浅动脉的处理，可分层电凝后再切断血管以减少出血，颞肌表面脂肪层与皮瓣一同掀起，以保护面神经额支。接近眉弓上缘时，注意眶上神经的保护。皮瓣翻向额底，切口中部切开骨膜，外侧沿颞上线外侧缘切开，后缘至皮瓣边缘，骨膜前方分离至鼻额缝及眶上孔周围水平，翻向额底侧。

2. 硬膜外阶段　骨瓣成形术中，钻孔位置有中线前后及外侧缘（颞线）前后四个位置，可取中线后方骨孔确认上矢状窦位置，外侧缘前方骨孔确认到达颅前窝底。铣下骨瓣过程中注意颅前窝底显露不留骨缘、内侧缘显露上矢状窦右侧部分以显露充分，部分病例骨瓣与上矢状窦存在粘连，因此在去除骨瓣时注意仔细剥离，避免撕裂上矢状窦引起大出血。额窦开放者如额窦黏膜完整，可单纯骨蜡封闭额窦，黏膜不完整者需要充分消毒后将额窦黏膜尽量去除后整块骨蜡严密封闭额窦。

于骨窗边缘打孔，悬吊硬脑膜以防止硬膜外血肿形成，该入路应常规悬吊骨窗后缘及外侧缘硬脑膜，颅前窝底侧打孔位置避开额窦，酌情悬吊，上矢状窦侧悬吊时需要避免穿破窦壁以免造成难以控制的出血。

3. 硬膜下阶段　纵裂入路的硬脑膜一般沿矢状窦弧形切开，颅内压高或纵裂粘连明显者可在此基础上向外上及外下放射状剪开，必要时可行侧脑室穿刺释放脑脊液（如术前已有梗阻性脑积水），降低脑组织张力，便于进一步分离显露。硬膜切开过程中尽量避免损伤皮质及引流静脉，如果静脉阻挡，分离纵裂不能避免其损伤时，可以电凝后切断。但对于高龄、有高血压基础疾病的患者，特别是直径较粗的静脉，在切断时应慎重。矢状窦侧硬脑膜两端在避免窦损伤的前提下需要尽量靠近中线（图14-4-1）。

显微镜下从额底纵裂探入，对于颅内压高者，可先打开额底脑池释放脑脊液。脑压板牵拉额叶时应小心，避免过度牵拉造成额叶内侧面挫伤或损伤嗅神经及前交通动脉，分离过程中找到鸡冠，此处容易分离额叶，并可见到嗅神经，术中可以游离嗅神经以减少嗅神经受到的牵拉。继续沿嗅沟游离嗅束至嗅三角。打开纵裂池，沿纵裂前部纵向分离，首先找到鸡冠，

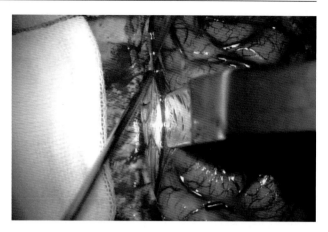

图14-4-1　经额底纵裂入路，牵开纵裂，显露大脑镰

然后再向后分离，依次显露蝶骨平台、鞍结节、鞍上池，剪开蛛网膜释放脑脊液，应用自动脑压板牵开额叶，分离显露视神经、视交叉、前交通动脉，同时可显露部分病变。

在病变显露的过程中，应注意对血管的保护，中小动脉要仔细辨别是否为病变的供血血管，如不明确，可分离并保留，静脉性出血可用低功率双极电灼或明胶海绵压迫止血。可先在视交叉与前交通动脉前切除部分病变，如病变偏后，则可在前交通动脉后经终板切除病变，若病变长入鞍内，必要时磨除鞍结节，显露后切除鞍内病变。在切除病变的过程中，病变采取分块切除的方法，首先行瘤内切除，或抽取囊液，待瘤内减压充分后再分离病变包膜与周围正常组织的粘连，最终切除病变。切除病变的过程中，要注意垂体柄的辨认及保护，垂体柄已被病变挤压移位，与病变的位置关系不固定，应在病变多个方向仔细寻找垂体柄并加以保护（图14-4-2）。

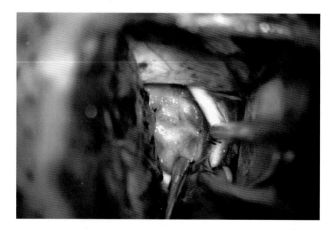

图14-4-2　经额底纵裂入路，于视交叉前间隙分离肿瘤与视神经边界

在视交叉后方间隙进行手术操作（图14-4-3），操作时应采取锐性分离的方式，同时双极电凝也应调至可以止血的最小功率，减轻局部损伤，降低术后并发

症的发生率；另外，应注意对前交通动脉复合体的保护，少部分病例术中显露需要切断前交通动脉，由于前交通动脉复合体发出的穿支主要分布于基底核、内囊、丘脑下部等重要部位，这些血管损伤可导致肢体偏瘫、记忆及精神障碍甚至死亡等严重后果，因此术中必须充分保留前交通动脉，在保护其穿通支完整前提下才可以考虑切断前交通动脉扩大手术视野。部分病例中当前交通动脉紧贴视交叉时，可以通过双侧的大脑前动脉 A2 段间隙切除病变，而不需要离断前交通动脉及其供应胼胝体和下丘脑的穿支。从第三脑室解剖病变囊壁有时很困难，但有时在显微镜下轻轻牵拉就能将囊壁切除。一般情况下，病变与周围神经组织之间有一胶质细胞层，便于分离。病变分离应以锐性分离为主，对于与视神经、颈内动脉等重要结构粘连严重的病变，可残留少量病变组织，避免造成严重并发症（图 14-4-4）。

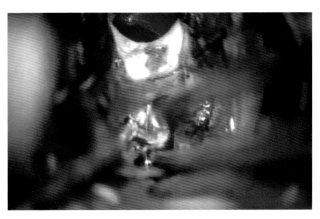

图 14-4-3 前交通动脉上方打开终板，终板间隙分离肿瘤上极

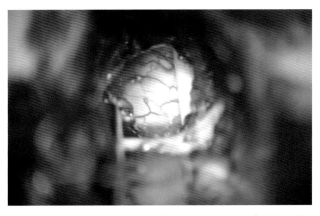

图 14-4-4 经额底纵裂入路切除肿瘤后，显露同侧动眼神经及脑干腹侧

4. 关颅阶段 病变切除后本入路的关颅顺序依次为创面止血、硬膜缝合、骨膜缝合、皮下和皮肤缝合。硬膜缝合做到无张力水密缝合，可行硬膜原位缝合，局部缺损时可应用颞肌筋膜、骨膜或人工硬膜行修补缝合，加压包扎。

脑室开放时术腔留置引流以防止积血流入脑室系统，硬膜缺损难以缝合者可留置硬膜外引流以减少皮下积液发生。

额窦发达者术中额窦开放面积较大，需要充分处理额窦黏膜，应用骨蜡严密封闭，必要时可应用开颅过程中分离的骨膜翻转向下，将适当面积的骨膜覆盖于额窦表面，并将骨膜一端缝合于硬脑膜以充分闭合额窦，减少术后额窦炎及继发硬膜外感染、皮肤组织感染等并发症。

七、术后管理

1. 术后监测患者生命体征及神志、瞳孔等变化。

2. 静脉补液：对于鞍区病变患者，术后早期尽量避免使用含钠液体，对于不能进食的患者，严格计算补足液体量。

3. 脱水：术后常规使用脱水药物 3～5 天以缓解术后脑水肿。

4. 抗癫痫：由于额底纵裂 - 终板入路术后存在脑损伤及脑水肿风险，需要常规给予抗癫痫药物预防癫痫发作。

5. 激素：术后给予类固醇激素可增加患者机体应激反应能力，有助于缓解脑水肿，尤其对于鞍区病变患者，术后需要补充足量类固醇激素，直至有足够的内源性激素产生。

6. 抑酸：开颅术后患者机体启动应激反应、术后应用激素等药物均可导致胃黏膜损伤甚至胃瘫出现，需要早期给予抑酸药物保护胃黏膜。

7. 抗生素：术中额窦开放概率大，围术期常规预防性应用抗生素，如术后发生感染，则应及早根据细菌培养及药敏试验结果应用抗生素治疗。

8. 对于鞍区病变患者，术后应记录 24 小时液体出入量，并监测尿比重，监测激素水平并及时补充，监测血清、电解质水平并及时调节。

八、并发症

1. 脑脊液漏 额底纵裂 - 终板入路需要将额骨铣至额底水平，额窦发达者可大面积开放，术中应严密封闭额窦，必要时采取脂肪填塞+骨蜡封闭+骨膜翻转缝合以减少术后脑脊液漏发生。

2. 额窦炎及皮肤感染 额窦黏膜术中受损伤后出现炎症反应，额窦开口阻塞等可形成慢性迁延不愈炎症反应导致额窦炎、额窦积脓、骨质破坏及皮肤感染。术中充分处理额窦黏膜，避免组织、异物阻塞额窦鼻腔开口，充分反复冲洗消毒，严密封闭额窦缺损可有效防止该并发症发生。一旦出现额窦炎，需积极手术处理，充分去除坏死组织，密闭额窦缺口，疏通额窦开口。

3. 尿崩症　术后尿量＞250ml/h，且尿比重＜1.005为判断尿崩症标准，与术中垂体柄受损相关，术中轻柔操作，减少垂体柄损伤可减少术后尿崩症发生，术后持续监测尿量及尿比重，必要时给予抗利尿激素治疗，维持液体出入量在合理水平。

4. 垂体功能低下　鞍区病变患者术后可分别或同时出现皮质醇、甲状腺激素等降低，鞍区术后患者常规补充泼尼松10mg/d，检测甲状腺功能及垂体性腺激素水平，甲状腺激素低下时需要及时进行药物替代治疗。

九、总结

额底纵裂-终板入路对前颅底、鞍区、第三脑室重要解剖结构有良好显露，术中利于对嗅神经、视神经、视交叉、前交通动脉及分支、大脑前动脉及分支、垂体柄、下丘脑等结构进行保护。该入路盲区小，避免了对额叶组织及静脉的过度牵拉，直视下操作有效降低正常结构损伤的概率，同时保证最大程度切除肿瘤，术后严重并发症少，是切除鞍区及第三脑室前部肿瘤的理想入路之一。

十、要点及误区

1. 开颅过程中注意面神经额支保护。

2. 骨窗范围要充分显露颅前窝底及上矢状窦一侧。

3. 对于颅内压过高者，要求先充分开放部分脑池或脱水降低颅内压，在脑组织张力明显下降的基础上，再行纵裂分离和病变切除。

4. 注意前交通动脉复合体及其分支血管的保护。

十一、所需器械

额底纵裂-终板入路开颅需要的常规神经外科手术器械包括双极电凝、吸引器、骨膜剥离子、脑膜剥离子、双关节咬骨钳、切皮刀、头皮夹、各种剪刀、镊子、拉钩，以及电钻、铣刀和磨钻等；需要的显微手术器械包括显微剥离子、显微剪刀等。完成手术通常还需要自动牵开器系统。

（田凯兵　王　亮）

第五节　Dolenc入路

一、引言

Dolenc入路，又称Dolenc技术（Dolenc technique），是一种显露海绵窦区域结构并进行相应手术的显微操作技术，其技术要点在于在硬膜外区域对前床突进行充分磨除。此技术的出现及成熟使神经外科医师能够从前方进入海绵窦，对海绵窦区域占位的处理和海绵窦内结构的保护均具有重要意义。

二、入路发展史

1985年，Dolenc教授发表论文提出一种结合硬膜外和硬膜下操作，开颅处理海绵窦内眼动脉动脉瘤的手术技术，即Dolenc技术。此入路关键之处在于利用显微操作手段彻底去除前床突、视神经管侧壁及相邻骨性结构，之后从硬膜下及硬膜外充分显露视神经管、颈内动脉床突段部分，进而进行手术操作。由于这一入路对海绵窦区域结构显露良好，Dolenc教授利用此入路陆续进行了海绵窦区域的侵袭性垂体瘤、神经鞘瘤等常见肿瘤的手术治疗，并撰写成文进行介绍。由于此入路解剖结构显露充分，手术效果良好，神经功能保护率高，因此得以在世界范围内得到广泛应用，逐渐成为海绵窦占位手术治疗的关键入路之一。

三、入路解剖与技术要点

Dolenc入路的手术重点在于前床突、视神经管侧壁及相邻骨性结构的处理。前床突是手术处理的核心环节，因此，充分熟悉前床突的解剖特点是掌握Dolenc入路的关键点。

前床突由外在的骨皮质和内部的骨松质构成，其内含有与海绵窦相沟通的静脉通路，并有桥静脉与视神经管顶相沟通。部分情况下前床突可气化，形成含气小房通过视柱与蝶窦相沟通。前床突起源于蝶骨小翼的后内侧缘，其基底部连于蝶骨体，外侧延续于蝶骨小翼内侧缘，内侧通过前、后脚连于视神经管顶及视柱。前床突下方紧邻海绵窦上壁硬膜，与视柱一同环绕颈内动脉床突段的外侧，其外侧硬膜皱襞下有动眼神经、滑车神经、眼神经通过，向前走行进入眶上裂，其中动眼神经与前床突关系最为密切，其紧邻前床突体部及基底部。手术过程中，在前床突基底部使用磨钻进行磨除，之后配合使用咬骨钳及磨钻，将前床突完整取出，这一步骤完成后即可显露颈内动脉床突段及海绵窦的前方。作为Dolenc技术的关键步骤，安全高效地去除前床突是充分显露术野的核心环节。在前床突去除过程中应联合应用咬骨钳和磨钻，磨除过程中应冲洗降温，避免损伤周围结构，咬除时应间断咬除。同时要注意此过程中仅处理骨性结构，不要对覆盖海绵窦的远端和中间部分及硬膜窦内的颈内动脉的硬脑膜进行分离，以免引起不必要的损伤。

视神经管位于眶尖，呈椭圆形，内侧壁为蝶骨嵴，外侧壁为蝶骨小翼，下外侧壁为视柱，呈管状包绕视神经。打开视神经管时，应先沿鞍结节处硬膜寻找视神经管内口，确定视神经位置及走向，从而安全磨除视神经管侧壁，保护视神经。同时为了不损伤眼动脉和视神经，应小心进行视神经管去顶操作。为了防止视神经热损伤，必须连续冲洗钻头。从近端将视神经管顶壁去除后，应格外小心地磨除内壁以免打开筛窦或损害其背侧气房。

四、适应证

1. 海绵窦区原发肿瘤或累及海绵窦区肿瘤，如侵袭性垂体瘤、神经鞘瘤、脑膜瘤、海绵状血管瘤、脊索瘤等。

2. 海绵窦区动脉瘤，海绵窦段颈内动脉动脉瘤、眼动脉动脉瘤等经评估需要开颅手术治疗者。目前海绵窦段颈内动脉动脉瘤多主张行介入治疗，较少行开颅手术。

五、禁忌证

1. 凝血功能异常，尤其是长期应用抗凝药物治疗的患者。

2. 患有严重慢性疾病，全身状况不耐受手术治疗者。

3. 颈内动脉情况差，或合并动脉瘤等高危情况的患者。

六、手术操作步骤

Dolenc 入路的标准操作步骤主要包括以下部分。

首先，根据病变部位及性质，选择眶颧入路进行开颅，术前通过计算得出患者头部的放置、固定及手术过程中手术台的倾斜度，常规约为向对侧旋转45°（图14-5-1）。

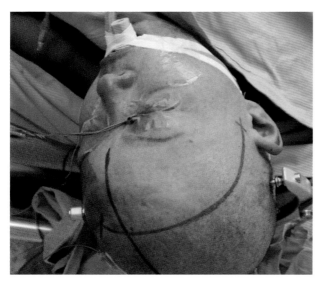

图 14-5-1　术前头位和切口

常规开颅后，将硬膜从眶顶向内外两侧分离至眶

上裂。将眶顶和蝶骨翼一起从眼眶边缘移出，向后去除至前床突，并显露视神经管入眶处。然后行眶上裂和圆孔之间的眼眶侧壁的部分切除。要格外小心，不要损坏眼眶骨膜，并将其安全地从骨骼上分离出来。硬脑膜的处理方法相同（图14-5-2）。

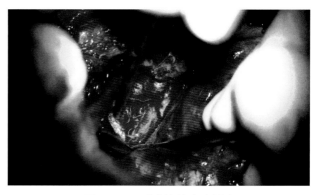

图 14-5-2　分离海绵窦外侧壁

之后，用金刚砂钻头在连续冲洗和抽吸下从内侧钻除一部分前床突，将其与视神经管的侧壁分开，最后磨除前床突的中央部分，并对硬膜薄壁进行钝性解剖，完成前床突的完全切除（图14-5-3，图14-5-4）。

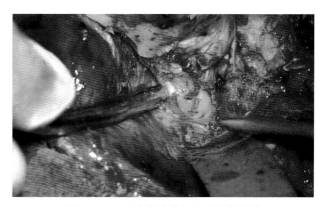

图 14-5-3　分离前床突与视神经管侧壁

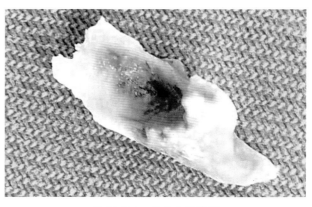

图 14-5-4　前床突切除后

前床突切除后可使颈内动脉床突段显露出来，该段沿前蝶鞍壁的横向边界垂直穿过并进入硬膜下，且发出眼动脉。需要注意，正常的前床突坚硬结实，几

乎没有空气。但当海绵窦内存在占位时，前床突可能非常薄甚至不存在。在这种情况下，切除蝶骨翼内侧部分需要非常谨慎。近端壁或至少视神经管侧壁的一部分应使用金刚石微钻磨除。从近端将视神经管顶壁去除后，应格外小心地磨除内壁，以免打开筛窦或损伤其背侧气房。

如果筛窦向侧方延伸得很远，那么通常很难避免打开筛窦。在这些情况下，笔者的策略是至少保留完好窦道的黏膜或用骨蜡封闭开口。

当完全去除前床突和视神经管顶壁后，整个视神经即清晰可见。此时，纵向切开外侧裂，并在内侧继续延伸至硬脑膜，穿过眶上裂，直至前床突原位（图14-5-5）。然后在颈内动脉和视神经上方横向和内侧继续切开硬脑膜切口，在底部留下2～3mm的边界。然后，沿着视神经的横向边界，将切口垂直于底部的先前横向切口线延伸，显露视神经及海绵窦内的颈内动脉远端部分。

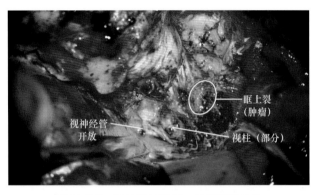

视神经管开放　眶上裂（肿瘤）　视柱（部分）

图14-5-5　开放视神经管，显露周围结构

完成前内侧三角形的骨质清除后，海绵窦侧壁的外层下走行的动眼神经、滑车神经、上颌神经、下颌神经、外展神经及半月神经节即可从内层上分离开，将海绵窦外侧壁的外层即硬脑膜层完全切除，确定海绵窦外侧各三角结构。

接下来，在颈内动脉的前环以后，后床突以前，动眼神经的内侧及硬脑膜环的外侧的膜上切开硬膜，切除动眼神经内侧肿瘤。此过程中应注意不要向对侧推进太远，以免损伤对侧颈内动脉。完成后调整视角，切除同侧动眼神经内侧及下方肿瘤。松解滑车神经，将滑车神经全长从海绵窦外侧壁的内层上松解至眶上裂入口处。轻柔移位滑车神经，通过帕金森三角切除肿瘤后，将外展神经和三叉神经节向后外侧方向提起，显露Dorello管直至眶上裂的肿瘤并切除。

七、注意事项

1. 切除海绵窦内肿瘤时可能会发生静脉出血，此时可通过使用可吸收止血纱布或流体明胶海绵填塞静

脉通路来止血。充分填塞可使出血完全停止，通常得到较好的止血效果。如果肿瘤涉及硬膜下区域，应当在海绵窦内肿瘤完全切除并实现完全止血后再行硬膜下肿瘤切除，以免出血进入硬膜下空间，引起术后并发症。

2. 治疗侵袭性垂体瘤时，为了去除侵犯蝶窦或筛窦的垂体瘤，还需要通过视神经两侧通路进行切除，此操作必须在鞍膈完好无损的患者中进行。如果鞍膈有缺损，应将蝶窦和（或）筛窦中剩余的肿瘤留在原处。在经颅手术后不少于3个月的时间后，应使用经蝶窦入路切除该部分肿瘤，以防止脑脊液漏。

3. 在一些病例中肿瘤可能会侵入视神经管，并通过此通路进入硬膜内。如果术中观察到此情况，应该沿着视神经切除硬膜内外的肿瘤后关闭此通路。然而，很难保证做到水密缝合，因此，在这种情况下蝶窦和（或）筛窦内的肿瘤不应进一步处理，以避免脑脊液漏。

4. 当蝶窦和鞍旁肿瘤切除后，应该于硬膜下空间充分填充止血材料后水密缝合硬膜，以避免可能的脑脊液漏。如果通过鞍膈或视神经管出现脑脊液漏的情况，应使用肌肉、脂肪组织和纤维胶水进行封闭。同时，应该在术后即刻进行腰大池置管引流并保留至少7天。

八、Dolenc入路优缺点

1. 优点

（1）硬膜外磨除蝶骨嵴、前床突、视神经管侧壁及相邻骨质结构，对视神经、动眼神经及颈内动脉等重要结构具有良好的保护作用，显著提高了手术的安全性。

（2）使手术视野变大，充分显露病变，周围重要组织位置明确，便于辨认及保护。

（3）颈内动脉显露充分，手术安全性得到进一步提高。

（4）良好的术野使不需要过分牵拉患者脑组织，减少术后并发症发生。

2. 缺点

（1）需要磨除前床突、视神经管等骨性结构，手术创伤相对较大。

（2）术中可能会打开蝶窦或筛窦，有增加感染及脑脊液漏的风险。

（3）对于后循环动脉瘤，手术路径相对于传统入路延长，增加手术难度。

九、典型病例

患者，男，31岁，主因"左眼突出伴视力下降半年"就诊，颅脑MRI平扫＋增强提示左侧蝶窦海绵窦

占位（图14-5-6），完善术前检查后行左眶颧入路肿瘤切除术，术前导航定位眶上裂，术中去除前床突，充

分显露海绵窦肿瘤并切除。术后复查MRI提示肿瘤完全切除（图14-5-7）。

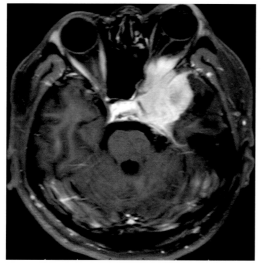
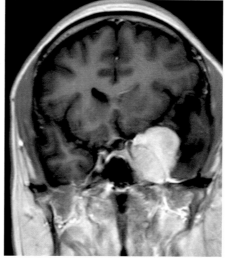

图14-5-6　术前MRI平扫＋增强

轴位图像及冠状位图像可见肿瘤位于左侧蝶骨嵴内侧，累及海绵窦及眶内

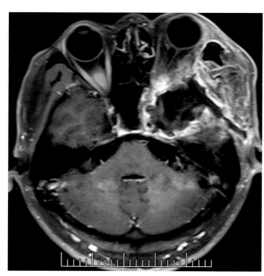
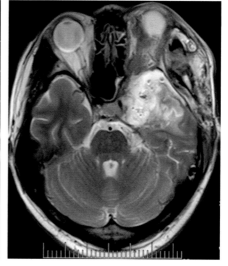

图14-5-7　术后MRI平扫＋增强

增强图像及 T_2 加权像可见肿瘤完全切除

（吴　震　陈雨佳）

第六节　经胼胝体-穹窿间入路

一、引言

　　许多鞍区病变可向鞍上及第三脑室内生长，如颅咽管瘤、下丘脑胶质瘤、生殖细胞肿瘤、下丘脑错构瘤等，其病灶位于颅腔中心，深在部位使其与下丘脑、双侧丘脑、中脑、大脑内静脉等脑部重要结构产生密切的关系，显露和切除病灶十分困难，术后易出现合并症，死亡率高，在国内外经胼胝体-穹窿间入路手术一向被认为是神经外科领域中难度大及危险性高的手术。相比其他经颅手术入路，经前纵裂-胼胝体-穹

窿间入路（interhemispheric transcallosal-interforniceal approach）对处理累及第三脑室前部、中部甚至后部的鞍上肿瘤具有独特的显露操作优势，可以避免损伤脑皮质、脑神经、视交叉和颅底血管，可以成为替代其他手术入路的安全有效的方法之一。

　　Dandy首先于1922年采用经胼胝体入路进入第三脑室。随着显微手术技术的发展，外科医师不断探索更多改进方法增加这种入路的显露范围，其中1944年Edward Busch最先提出了经穹窿间入路的方法。Apuzzo等则于1982年首次报道成功使用经胼胝体-穹窿间入路切除11例第三脑室前中部病变。马振宇首先在国内开展此入路手术，将其用于第三脑室前中部

肿瘤的切除，并将其扩大应用于治疗第三脑室后部的病变。

二、病史及体格检查

病史及体格检查同其他需要开颅的前颅底、鞍区及鞍旁区手术入路。

三、适应证

由于此入路通过生理间隙进入第三脑室，直视下显露第三脑室内结构，尤其对第三脑室底显露充分，使其能做到第三脑室内病灶全切除或近全切除，术后并发症少。因此，此入路适用于鞍区病灶累及第三脑室者，尤其后者为主的颅脑深部病灶，当合并梗阻性脑积水时，此入路对室间孔和导水管的梗阻解除尤其适合。但是，当病灶以鞍上或鞍内为主时，此入路存在显露困难，不推荐作为首选方案，但可作为分期手术治疗的组合方法之一。

此入路优势可总结如下。

1. 经纵裂-胼胝体-透明隔间腔生理间隙进入第三脑室，开颅出血少，无须阻断引流静脉即可进入颅内深部，无须切除脑组织或破坏脑皮质，降低了术后脑损伤癫痫的发生率，符合微创手术的理念。

2. 第三脑室内结构全景显示，通过调节显微镜和手术床的角度可以充分显露累及前中后各方向的肿瘤，利于病灶全切除或次全切除，术后并发症少。

3. 不干扰第三脑室顶部血管结构，对静脉回流系统无影响，术后偏瘫和意识障碍发生率低。

4. 此入路操作过程中可酌情调整为经脉络膜裂入路、经室间孔入路，具有较大灵活性。

5. 只要做到严格中线分离，充分利用生理间隙，可以保留前联合、胼胝体膝、海马联合、穹窿柱及丘脑，减少术后偏瘫、昏迷、记忆力障碍、缄默症的发生。

四、禁忌证

鞍区肿瘤未向上侵入第三脑室内，且向前、外侧生长过甚时，此入路并不适合。

五、术前计划

术前必须仔细回顾患者所有的相关影像学资料，包括术前MRI，尤其是矢状位和冠状位扫描。评估内容包括病变位置和生长方向、肿瘤性质及可能的周围神经血管结构受累和移位。这些重要的神经血管等结构包括大脑前动脉、视神经、垂体、垂体柄和第三脑室底结构。仔细评估正常的解剖标志。

MRI对中线结构的病变尤其重要，包括透明隔间腔的发育情况、肿瘤向侧方的生长程度等。对于累及鞍区的病变，术前需要进行全面的内分泌学、血液和脑脊液肿瘤标志物检查。同样，当病变压迫视神经时，即使没有明显的视觉障碍主诉，也有必要行正规的视野检查。术前应告知患者下丘脑功能失调、认知功能障碍的风险。

六、手术技术

手术技术参阅图14-6-1，患者取仰卧位，头抬高20°，通常采用右额发际内马蹄形、弧形切口或直切口，也可根据病情需要采用左额切口。如采用钩形切口，后界在冠状缝后1cm，内侧到中线。无论何种切口，骨瓣开颅原则如下：骨瓣后界在冠状缝，内侧在中线，此处绝对不要留骨檐，因此手术切口也可采用适当过中线1cm的方法；显微镜前倾20°，以冠状缝为后界，向前2cm之间，垂直沿纵裂向双外耳道连线分离，达胼胝体体部并找到双侧胼周动脉，中间白色的为胼胝体，以中央前沟为后界，向前纵行切开2cm，用剥离子分离透明隔达穹窿间，此处应严格掌握中线分离的方法，如前方分离方向无法确定，可打开一侧透明隔，找到室间孔后即可确定分离方向，在室间孔上前方纵行分离双侧穹窿间粘连2cm，于第三脑室顶部的脉络丛和大脑大静脉之前进入第三脑室。当肿瘤较大时进入第三脑室后即可看到第三脑室前中部的肿瘤，置宽为0.5cm脑压板牵开右侧穹窿及透明隔，充分显露肿瘤。根据需要可以离断中间块，首先可在瘤内切除，待减压后再分离病灶周边加以切除。关颅时严密缝合硬膜，个别患者可根据术中出血情况留置术野持续外引流。

七、术后管理

由于此入路对血管和脑神经影响较小，通常并发症的发生率低，但因涉及脑室内操作，术后需要注意有无颅内感染和脑积水发生，这些并发症可导致住院时间延长甚至需要进一步补充手术治疗，如脑室腹腔分流术。病变侵犯垂体或垂体柄时，术后必须评估垂体功能。对于术后携带脑室引流管的患者，应该做到：

1. 术后引流3～10天，需要每天更换引流袋或根据病情需要行脑室内抗生素冲洗。

2. 拔管前夹闭引流管24小时并严密观察，如出现头痛、呕吐，则随时开放引流管；如患者出现发热，则留取脑脊液标本，根据化验结果，可行脑室内抗生素灌洗（通常应用万古霉素），如果未见异常，复查CT后未发现脑积水，则可以拔除引流管。

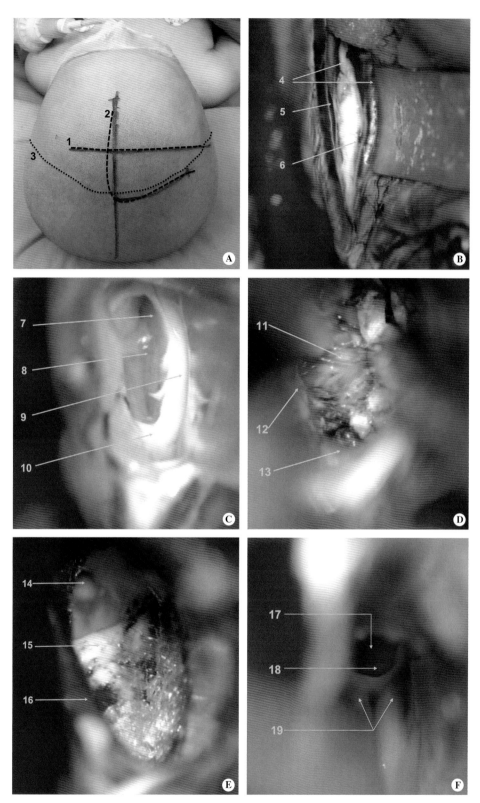

图 14-6-1　术中显微解剖情况

利用这一手术入路完成位于第三脑室内及其后部的肿瘤病灶全切及第三室底造瘘，包括头皮切口及手术体位（A）、经纵裂进入并显露胼胝体（B）、开放透明隔间腔并通过穹窿间开放第三脑室顶部（C）、显露位于第三脑室中后部的肿瘤病灶（D）、切除肿瘤后的瘤腔（E）及第三脑室底部造瘘（F）。1. 直切口；2. 弧形切口；3. 冠状缝；4. 双侧大脑前动脉；5. 下矢状窦；6. 胼胝体切开的部位；7. 右侧穹窿；8. 第三脑室顶部脉络丛；9. 右侧透明隔；10. 透明隔间腔；11. 肿瘤；12. 左侧丘脑及第三脑室壁；13. 左侧大脑内静脉；14. 导水管上口；15. 四叠体；16. 左侧大脑内静脉；17. 造瘘后开放的基底池；18. 基底动脉顶部；19. 双侧乳头体

八、并发症

此入路术后潜在并发症如下。

1. 误操作导致胼周动脉损伤,可造成额叶脑组织缺血甚至脑梗死形成。

2. 操作不当导致分离方向错误、胼胝体切开范围过大或穿窿后部甚至海马联合损伤,可造成记忆力下降、缄默、大脑失联络障碍或认知功能障碍。

3. 下丘脑-垂体柄损伤可导致多饮、多尿及电解质紊乱。

4. 严重感染可导致术后脑室炎。

5. 术后脑积水形成。

其中,由于穿窿损伤导致的短期记忆力障碍是此入路被质疑或诟病的主要问题,而且这一不良反应也可能是永久性的。目前笔者的体会是,一侧穿窿柱切开一般不影响记忆,但双侧受损可导致持久性记忆丧失。可逆性记忆力障碍通常在术后24～72小时最严重,其后可逐渐缓解,术后3个月大部分患者可恢复至术前水平,尤其儿童患者,并没有观察到严重健忘症的发生,患者认知功能也可逐渐恢复。另外,胼胝体入路可能导致脑脊液动力学变化,需要补充脑积水治疗。Dorfer等回顾分析发现经胼胝体入路切除脑室内肿瘤的患者中,17.6%(95% CI: 9.7%～28.2%)术后3个月内需要补充分流(包括硬膜下-腹腔分流术和脑室-腹腔分流术),并发现术后最大硬膜下积液程度、术后1周纵裂宽度和年龄是其独立危险因素。

九、结果

1997～2009年,笔者所在单位在国内首先采用胼胝体-穿窿间入路切除第三脑室肿瘤,取得十分满意的效果。其中第三脑室前部肿瘤全切及近全切除率为80.2%,而第三脑室后部肿瘤可达88.3%。手术死亡率为0.3%。

十、精要

1. 骨瓣开颅的中线侧务必显露矢状窦,防止"帽檐效应"对纵裂中线分离的遮挡。

2. 正常情况下冠状缝后部皮质脑表面引流静脉较多,因此骨窗及硬膜窗均在冠状缝前操作即可,减少对皮质静脉的损伤。

3. 利用此入路进入第三脑室时务必严格保持中线分离,尤其在双侧穿窿柱和穿窿体水平,以减少对穿窿结构的损伤,可避免术后永久性记忆力下降或认知功能异常。可充分利用室间孔、侧脑室脉络丛作为解剖标志,随时调整中线方向,必要时可在导航辅助下进行。

4. 注意对胼周动脉和深部大脑内静脉的保护。

5. 避免胼胝体切开过长,避免术后大脑失联络障碍发生,一般1.5～2cm即可满足此入路手术需要。

6. 肿瘤病灶切除过程中,注意防止对第三脑室壁(尤其双侧前下部及第三脑室底壁)的过度牵拉和损伤。

7. 此入路操作中可酌情调整为经脉络膜裂入路、经室间孔入路,具有较大灵活性。

8. 手术结束前注意同时配合进行双侧透明隔造瘘,防止术后室间孔阻塞引起的不对称脑积水发生。

十一、误区

1. 血管损伤　尽管发生率低,但术后有脑梗死和严重脑肿胀发生情况,前者与胼周动脉损伤有关,后者为深部引流静脉损伤后的并发症。随着操作水平提高,这一弊端临床工作中完全可以避免。

2. 不充分的视野显露　根据门镜效应,深部结构的显露依赖角度显示。释放脑脊液减压、避免脑挫伤引起脑肿胀、熟练调整显微镜和手术床角度均可达到第三脑室全景显示的最佳效果。

十二、所需器械

年长儿童和成人需要配备头架以便术中牵拉额叶脑组织,而对于颅骨较薄、无法使用头架固定的年幼儿童,推荐使用与手术床相固定的外挂式牵开器。

因手术路径较长,推荐配备加长的脑压板、双极电凝、显微器械及多种型号吸引器。建议配备可独立调节床头位置的手术床、便于术中调节照明角度的显微镜。因手术部位深在,推荐配备面积小的棉片。部分患者需要于手术结束时放置脑室内引流管,避免产生术后颅内积血、急性脑积水。

十三、入路应用案例

患者(图14-6-2),男,11岁,因多饮、多尿及头痛、斜视检查发现颅内松果体区肿瘤及梗阻性脑积水,因病情严重在当地医院先进行了脑室-腹腔分流术缓解颅内压增高,但后期因放化疗控制肿瘤无效转至笔者所在医院治疗。该患儿通过采取经纵裂-胼胝体-穿窿间入路进行了肿瘤病灶全切,并将原分流管拔除,而且利用这一手术入路同时在术中进行了第三脑室底造瘘,以降低术后脑积水的发生率。开颅手术后无明显神经功能障碍,病理证实为以未成熟畸胎瘤成分为主的混合性生殖细胞肿瘤,术后补充了化疗,随访3年未见复发。

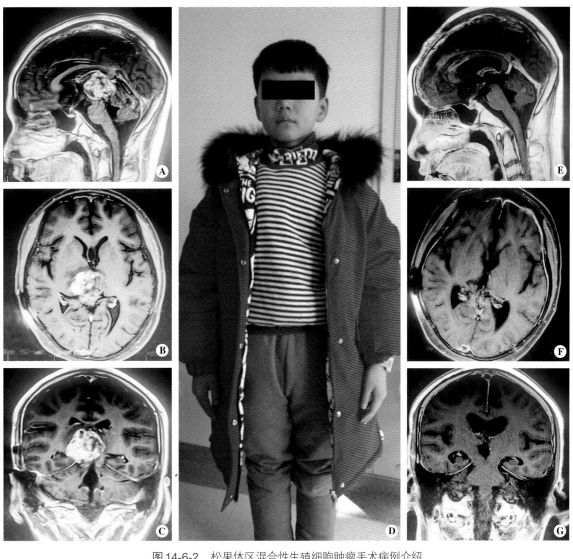

图14-6-2　松果体区混合性生殖细胞肿瘤手术病例介绍

术前（A～C）和术后（E～G）的MRI。术前影像显示肿瘤位于颅脑深部达颅腔中心部位，并和大脑内静脉及大脑大静脉密切相关。该患者采取了经前纵裂-胼胝体-穹窿间入路。术中显露充分，直视下分离肿瘤和大脑深部静脉及双侧丘脑的粘连。术后影像提示肿瘤病灶全切除无残留。图D为术后3个月随访患者人面像

（刘　巍）

第七节　内镜经鼻经蝶窦入路

一、引言

　　神经外科医师对手术入路、手术方式的探索贯穿整个神经外科的发展史。随着科学技术、影像学手段的发展，微创神经外科理念和锁孔技术的深入人心，内镜经鼻经蝶窦入路应运而生，不断完善。目前，神经内镜技术已在全国乃至全世界范围内广泛使用。内镜经鼻经蝶窦入路及其扩展入路已成为处理鞍区、鞍旁及斜坡病变重要入路。

　　神经内镜的应用还在进一步扩展。通过鼻腔和颅内的复杂沟通，内镜经鼻手术开始处理翼腭窝、颞下窝等复杂区域病变。内镜可处理的疾病范围不再仅限于肿瘤，在动脉瘤、脑出血等血管性疾病及视神经和眼眶病变方面，近年来也取得较快进展。但内镜经鼻经蝶窦入路无疑是最经典、最基础的神经内镜手术入路，需要所有神经内镜外科医师充分理解和掌握。

二、入路发展史

　　法国巴黎的Gerard Guiot医师被认为是在经鼻手术中使用神经内镜的开拓者。他在1960年前后在经蝶窦显微手术后使用神经内镜进行术野周边探查。由于视光系统及照明系统的缺陷，神经内镜在此后长时间内仅作为显微镜手术的辅助工具。但越来越多的神

经外科医师已认识到，神经内镜可使外科操作视野得到明显扩展，并能进一步探索显微镜手术的视野"盲区"。在20世纪90年代初期，神经内镜经鼻经蝶窦入路手术开始广泛开展，除了照明技术的优化，还要归功于多学科合作的理念。在欧美多国，耳鼻喉科及神经外科医师的合作模式已逐渐成型。

我国神经内镜的发展开始于20世纪90年代前后，国内部分神经外科医师开始对内镜治疗鞍区病变及脑积水进行初步尝试。1998年，在王忠诚院士的领导下，北京天坛医院成立了神经内镜专业组，由此神经内镜在我国的发展进入快车道。

三、适应证

原则上，位于鞍区或鞍旁的病变，无明显向侧方进展或包绕颈内动脉等重要血管时，都可使用内镜经鼻经蝶窦入路。从病理类型上看，内镜经鼻经蝶窦入路适用于大多数垂体瘤、Rathke囊肿，位于上斜坡的脊索瘤手术，以及颅咽管瘤、鞍结节脑膜瘤、鞍膈脑膜瘤、神经鞘瘤等，在全面评估肿瘤大小、质地与周围血管关系后，可选择内镜经鼻经蝶窦扩展入路。其他颅前窝底脑膜瘤，如嗅沟脑膜瘤等，使用神经内镜治疗目前仍有争议，需要评估颅底修补难度、术后脑脊液漏的风险及医师对相关解剖的熟悉程度，选择合适的入路。

另外，由鞍底骨质薄弱、缺损等原因导致的脑脊液鼻漏可采用神经内镜经鼻经蝶窦入路修补。

外伤性视神经管骨折、视神经管附近的肿瘤及甲状腺相关性眼病都可引起视力丧失，经保守治疗无效时，就要考虑行经蝶窦视神经管减压术，内镜下经鼻筛窦、蝶窦视神经管减压术由于创伤小，减压充分，已逐渐被广大临床医师所接受。

四、禁忌证

1. 全身情况差无法耐受手术、有凝血功能障碍或有麻醉禁忌的患者。

2. 患者及其家属拒绝相关手术。

3. 蝶窦气化不良如甲介型蝶窦，需要在影像学导航定位的情况下谨慎选择内镜经鼻经蝶窦手术（相对禁忌）。

4. 肿瘤向鞍旁、颅前窝底明显进展，应根据病变与血管的关系、肿瘤质地、手术经验等，谨慎选择内镜经鼻经蝶窦入路（相对禁忌）。对于包绕颈内动脉、影像学评估质地偏硬韧、钙化明显、有多次手术史的病变，内镜手术可能在预后及神经功能保护方面不优于开颅手术。

五、术前计划

（一）术前评估

1. 影像学评估

（1）脑部MRI增强检查：如为垂体微腺瘤，可采用脑部MRI动态增强检查。评估重点为肿瘤的大小、质地及海绵窦受累的程度、视神经和视交叉的受压程度、与下丘脑的对应关系，以及肿瘤与颈内动脉的关系等。

（2）鞍区CT检查及冠状位、矢状位重建：评估重点为蝶窦的气化程度、蝶窦内分隔的方位；肿瘤的钙化程度及范围。

（3）对于肿瘤与颈内动脉关系密切或包绕颈内动脉者，术前需要行CTA或MRA检查。术中可将CTA或MRA检查与导航MRI、CT检查融合，术中实时确定颈内动脉走行及鞍底位置，进一步确保手术安全。

2. 内分泌评估　目前常规评估内容为垂体性腺激素，包括催乳素、生长激素、促肾上腺皮质激素、皮质醇、促性腺激素（卵泡刺激素及黄体生成素）、雌二醇、睾酮。甲状腺相关激素包括促甲状腺激素（TSH），三碘甲腺原氨酸（T_3）、甲状腺素（T_4），游离T_3、T_4，胰岛素样生长因子-1（IGF-1）。如术前发现患者存在肾上腺皮质功能减退或甲状腺功能减退，应予以药物替代治疗。

特殊评价内容包括葡萄糖抑制生长激素试验（生长激素腺瘤）；大剂量及小剂量地塞米松抑制试验（库欣病及库欣综合征）；24小时尿量监测（评价垂体后叶激素功能）。

3. 视觉功能评估　所有鞍区及鞍旁病变患者，均应在术前进行神经眼科检查，包括检测双侧眼压、视力、视野，查看眼底（视神经盘水肿或视神经萎缩），进行光学相干断层扫描（OCT）检查。术前视力评估对术后视力恢复程度的判断有指导意义。

（二）术前准备

术前3天，可使用呋麻滴鼻液收缩鼻黏膜。术前1天，签署手术知情同意书。剪鼻毛，进行抗生素皮试。如肿瘤明显侵犯第三脑室底部，或术前评估出现术中脑脊液漏风险高，可提前进行大腿外侧及腹部局部备皮。可视情况准备生物蛋白胶备用。准备多角度内镜器械及显示装置、导航装置。

六、入路技术要点

1. 鼻腔处理

（1）单鼻孔或双鼻孔入路：目前可采用单鼻孔入路或双鼻孔入路。对于体积中等、向外侧浸润生长不明显的垂体腺瘤，单鼻孔入路可满足操作需要。对于体积较大、向外侧浸润生长明显的垂体瘤、颅咽管瘤及鞍结节脑膜瘤等，多采用双鼻孔入路。双鼻孔入路通常于鼻中隔接近犁骨位置弧形切开对侧鼻黏膜，去除鼻中隔骨质。通过单鼻孔或双鼻孔入路，可实现双人三手、双人四手操作。患者通常为仰卧位，头可轻度后伸。如术中使用框架导航，需要头架固定头部。

（2）鼻腔内操作：首先应用 1 : 2000 肾上腺素棉条收缩鼻黏膜，扩大操作空间及减少出血。通常内镜自右侧鼻孔进入，自下鼻道直达咽后壁，沿途尽量吸除鼻腔分泌物。将中鼻甲及上鼻甲向外侧移位，如需要扩大操作空间，可切除上鼻甲。在上鼻甲根部可见同侧蝶窦开口。将鼻中隔后部向对侧移位后显露对侧蝶窦开口及犁骨，止血，鼻腔内操作基本完成。

（3）鼻中隔黏膜瓣的制备：如判断术中脑脊液鼻漏可能性高，或者肿瘤位于硬膜下，可提前制备鼻中隔黏膜瓣。定位咽后壁后（图 14-7-1A），应注意保留鼻中隔动脉血供（图 14-7-1B）。鼻中隔黏膜瓣的范围上至鼻顶下方 1cm，下方可至鼻底，后方至蝶窦前壁，前方可至鼻前庭。可根据颅底缺损大小的术前评估，进行个体化制备。对于复发病变，同侧鼻中隔黏膜已

破损等情况下，可制备对侧鼻腔的鼻中隔黏膜瓣。

2. 蝶窦定位及处理　首先定位双侧蝶窦开口（图 14-7-1C），将蝶窦开口之间的蝶窦前壁通过咬骨钳咬除或高速磨钻磨除。根据所处理病变的大小决定蝶窦前壁的显露范围，原则上应广泛开放蝶窦前壁，以扩大操作空间。进入蝶窦后，根据术前 CT 所提示的蝶窦分隔位置，进行相应磨除或咬除。尽量将蝶窦内黏膜清理，以防止术后出现蝶窦积脓或积液等。对于蝶窦内的静脉性渗血，可应用凝胶海绵或流体凝胶止血。在颈内动脉隆凸部位，可使用术中多普勒超声。

3. 肿瘤切除　由于肿瘤的性质、质地、侵犯周围结构的程度不同，内镜经鼻经蝶窦入路并无统一的肿瘤切除流程（图 14-7-1D）。对于多数的垂体瘤、硬膜下肿瘤，一般采用分块切除的手术方式。超声吸引等可提高肿瘤切除的有效性和安全性。对于垂体腺瘤，周围包膜明显，瘤体质地硬，纤维化明显，也可采用整块切除或包膜外切除方式。

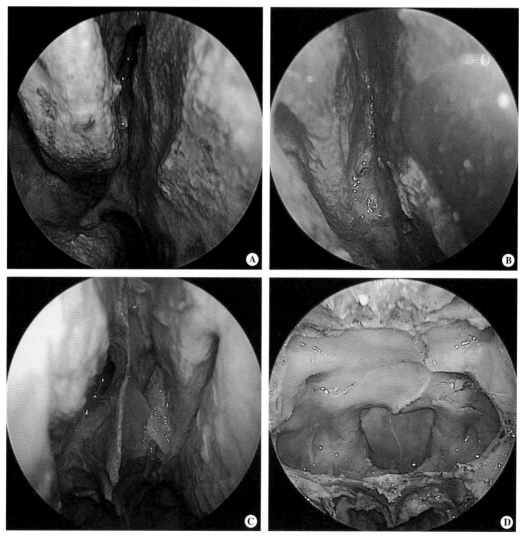

图 14-7-1　内镜经鼻经蝶窦入路技术要点

A. 定位咽后壁；B. 保留鼻中隔动脉血供；C. 定位双侧蝶窦开口；D. 肿瘤切除后

4. 术中脑脊液漏的处理　对于术中出现的脑脊液漏，应采取分级修补策略。对于术中无明显漏口，确定无脑脊液漏出者，可应用人工硬脑膜、凝胶海绵及生物蛋白胶加固鞍底。对于虽然无脑脊液漏出，但可见鞍底薄弱，或者切除后鞍底下陷比较明显并且蝶窦明显气化者，应用自体脂肪、凝胶海绵及生物蛋白胶加固鞍底，填充无效腔，可有效预防术后脑脊液漏发生。对于术中有明确脑脊液漏出，鞍膈有明显破损者，根据鞍膈的缺损程度、漏口的位置，选用个体化的修补策略。漏口小，硬膜厚度尚可时，可内镜下直接缝合漏口，或加入少量脂肪缝合固定。如漏口小或中等大小，硬膜菲薄无法缝合，则可以应用脂肪或少量肌肉填充漏口，再覆盖片状脂肪及生物蛋白胶固定，可再制备鼻中隔黏膜瓣起到支撑修补材料的作用。如硬膜缺损大，如颅咽管瘤或鞍结节脑膜瘤等硬膜下切除后的硬膜缺损，可采用自体筋膜连续缝合策略，加以片状脂肪、生物蛋白胶及鼻中隔黏膜瓣修补。

七、术后管理

1. 术后垂体功能评估　复查内分泌激素水平；24小时监测尿量及尿比重，如有尿崩症表现，可予以醋酸去氨加压素口服或垂体后叶素皮下注射。激素水平需要长期监测随访，根据各个轴系的相关激素水平，调整相关用药及剂量。

2. 术后电解质水平监测　常规垂体瘤患者可每2～3天评估电解质水平。颅咽管瘤等病变建议每天1～2次评估电解质水平。

3. 术后视觉功能评估　术后需要复查视觉功能及进行相关检查。

4. 术后肿瘤切除程度的影像学评估　目前建议术后3天内完成MRI强化扫描。

5. 脑脊液漏的早期发现及处理　每天需要询问患者是否有鼻腔溢液、咽部潮湿感等。如存在鼻腔溢液，可留取标本送检。如明确为脑脊液，且术中已行颅底重建，可采用腰大池置管引流。如术中无颅底重建，且鼻腔溢液持续超过3天，建议手术探查及修补漏口。对于术中较大的硬膜缺损，可视情况术后即刻置入腰大池引流3～5天，促进修补物与周围组织的愈合。术后3天内行MRI强化扫描，可提供黏膜瓣血运是否良好的依据。

八、并发症

（1）脑脊液漏/颅内感染。
（2）垂体功能低下。
（3）视力减退。
（4）颈内动脉损伤造成的脑梗死等后遗症。
（5）嗅觉减退或丧失。
（6）鼻窦炎或鼻窦积脓。

九、总结

内镜经鼻经蝶窦手术经过多年发展，已成为目前切除垂体瘤、脊索瘤的重要手术方式。其在颅咽管瘤、鞍结节脑膜瘤等肿瘤切除方面也显示出一定的优势。在微创理念快速发展的今天，如何提高肿瘤的全切率，同时保证手术安全，减少并发症特别是脑脊液漏，使患者得到快速康复，是内镜入路进一步发展的方向。相信随着手术器械、治疗理念的不断进步，内镜经鼻经蝶窦入路会获得更广阔的发展空间。

十、要点及误区

1. 要点

（1）手术器械应与内镜相匹配。常用的内镜包括0°镜及30°镜，可提供多数情况下清晰充分的视野。一般来说，0°镜适用于绝大多数常规肿瘤的切除。手术器械的角度和工作方式应符合内镜的观察角度，前端可略带弧度。在进行手术操作时，一个重要的原则是一定要将手术器械时刻置于镜头前方，尤其是在进行海绵窦部位的操作时。特别为内镜下使用而设计的多普勒超声可协助定位颈内动脉，对手术安全至关重要。近年来一些特殊器械的设计可方便内镜下缝合，显著提高手术安全性及减少术后并发症。

（2）手术时可能遇到海绵窦、海绵间窦、基底窦等汹涌静脉出血，通过调整手术体位（抬高床头）、填充凝胶海绵及应用流体凝胶，可取得良好的止血效果。

（3）重视鞍底骨质的处理：破碎的骨片可能含有尖锐的边缘，在进行海绵窦周围操作时，极可能因器械表面带有碎骨片而刺破颈内动脉，每次器械进入前应确保器械表面骨片清除完全。

（4）充分重视颅底重建：对于术中发现脑脊液漏的患者，应高度重视颅底重建，包括内镜下缝合技术、多层修补策略及生物蛋白胶、鼻中隔黏膜瓣的应用。颅底重建技术同样决定手术的成败。基本原则如下：多层修补优于单层修补；自体组织修补优于人工材料修补；带血供组织修补优于无血供组织修补；如肿瘤切除后残腔大，蝶窦过度气化等，即使术中未见脑脊液漏出，也应考虑于术腔或蝶窦内填充部分自体脂肪作为支撑，防止鞍膈过度塌陷引起撕裂，从而导致术后脑脊液漏发生；纤维蛋白胶可有效提高修补的成功率；如术中未进行充分颅底重建，术后出现脑脊液鼻漏（实验室检查证实），需要二次手术修补的可能性偏高，或者应该更积极进行二次手术探查。

2. 误区

（1）为扩大手术操作空间，常规切除鼻甲：鼻腔操作空间狭小，不利于双手操作。部分单位习惯于直接切除手术侧鼻腔的上鼻甲及中鼻甲，以扩大手术操作空间。鼻甲虽然无明显嗅觉功能，但作为鼻腔内的屏障，在鼻腔通气量、气流速度调控方面起到一定作用。切除鼻甲后，虽操作方便，但可造成术后空鼻症等并发症，严重影响患者生活质量。如确实单鼻孔操作困难，可采用双鼻孔入路。

（2）海绵窦内肿瘤无法切除，需要术后放射治疗：部分单位选择经鼻入路，仅切除鞍区部位肿瘤，对于侵犯海绵窦的肿瘤，则建议随诊观察或放射治疗。同前所述，肿瘤包绕颈内动脉等海绵窦结构可作为内镜经鼻手术的相对禁忌。术前可通过影像学检查评估肿瘤质地等，如肿瘤质地硬，钙化明显，又包绕颈内动脉，则建议开颅手术切除。如质地软，无钙化，T_2加权像为偏高信号，可采用内镜经鼻经蝶窦扩展入路。在超声辅助、导航定位等安全保障前提下，可切开海绵窦前壁，完全游离颈内动脉，切除颈内动脉周围间隙内的肿瘤。对海绵窦及颈内动脉周围空间的分区有多种方法，熟悉各个分区内的重要神经血管结构，对保证手术安全至关重要。

（3）术中出现脑脊液漏，术后常规腰大池置管引流：部分单位在术中出现脑脊液漏，进行修补后，常规进行腰大池置管引流。腰大池置管引流确实可以降低局部张力，促进修补物与周围组织愈合，但也存在一定风险，包括需要绝对卧床、感染等。尤其是在缝合修补及生物蛋白胶使用后，完善的修补策略可显著降低术后脑脊液漏的发生率。目前仅推荐在 III 级漏口，即颅咽管瘤或鞍结节脑膜瘤，广泛开放硬膜后，进行腰大池引流 3～5 天促进愈合。常规腰大池引流在垂体瘤切除术后并不能显著减少术后脑脊液漏的发生率。

十一、案例分析

案例分析如图 14-7-2、图 14-7-3 所示。

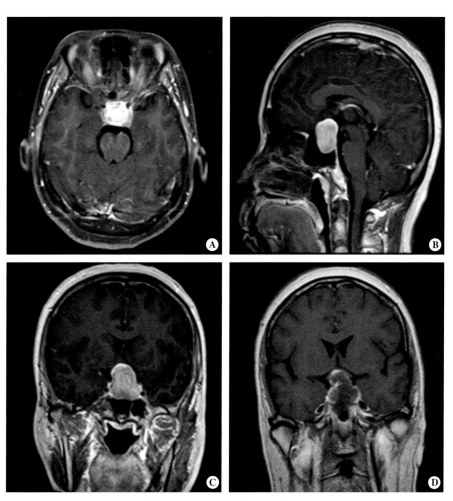

图 14-7-2　典型垂体瘤案例展示

患者，女，33 岁，双眼视物模糊 6 个月。术前激素检查提示催乳素轻度升高，其余激素水平正常。术前增强 MRI 可见肿瘤呈较均匀强化，未包绕双侧颈内动脉，蝶窦气化良好（A～C）；内镜经鼻经蝶窦术后 MRI 提示肿瘤切除效果满意（D）。术后视力较前改善

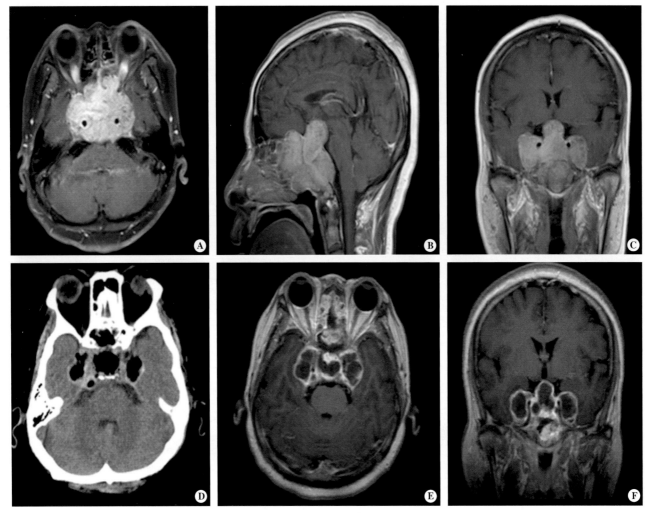

图 14-7-3　侵袭性垂体瘤内镜经鼻经蝶窦入路手术案例展示

患者，男，46岁，嗅觉减退3年，视野缺损3个月。术前激素检查提示为无功能垂体腺瘤。眼科检查提示双颞侧偏盲。MRI可见肿瘤侵犯蝶窦及鼻腔，完全包绕双侧颈内动脉（A～C）；肿瘤质地偏软，可通过切开海绵窦，游离颈内动脉，完整切除颈内动脉周围间隙的肿瘤，术后当日CT提示肿瘤切除满意（D）；术后MRI可见颈内动脉周围肿瘤全部切除（E、F）；随访视野缺损较前改善

（刘丕楠）

第八节　内镜经鼻经上颌窦入路

一、引言

上颌窦为颅底骨与颅面骨之间含气空腔，上颌窦内侧壁参与构成鼻腔侧壁结构，其后方紧邻翼腭窝及颞下窝，通过开放上颌窦后壁，进一步磨除翼突骨质，内镜可以经过翼腭窝或颞下窝到达海绵窦内侧壁、海绵窦前壁、蝶骨大翼腹侧、卵圆孔、咽鼓管区、咽旁间隙等多个旁中央颅底解剖区域。

二、入路发展史

内镜经上颌窦入路常被耳鼻喉科医师用于切除上颌窦内病变，为减少传统经颈部侧方入路或经下颌骨切开翻转等开放式手术入路进入颞下窝时带来的副损

伤，20世纪90年代开始有耳鼻喉科医师将内镜经上颌窦入路向颅底方向拓展，1994年Klossek等首次报道1例内镜下切除翼腭窝神经鞘瘤病例。2003年，Alfieri等发表了内镜经鼻经上颌窦到达翼腭窝的解剖学研究成果，从此奠定了内镜经上颌窦入路到达侧颅底区的解剖学研究基础。此后，内镜经上颌窦入路逐渐被颅底外科医师所关注，并兴起了内镜经上颌窦入路到达侧颅底的相关解剖学研究及临床探索。2005年，Amin B. Kassam等对内镜显露侧颅底区域进行了详细的模块化解剖分区及手术入路命名。2013年Ricardo L. Carrau等发表了内镜下经上颌窦后壁到达咽旁间隙与传统开放式手术解剖对比研究成果。目前，内镜经上颌窦入路逐渐被越来越多的国内外医师应用于切除颅底腹侧旁中央区肿瘤，如翼腭窝、颞下窝、咽鼓管区、咽旁间隙等区域肿瘤。

内镜经上颌窦入路到达颅底腹侧旁中央区域的

手术通路可分为上颌窦和翼突两个阶段，上颌窦阶段指经鼻腔或者颌面进入上颌窦腔内部的手术过程，根据开放上颌窦壁的部位不同大致又可分为3个方向进入上颌窦腔，即经上颌窦前壁进入上颌窦、经扩大的梨状孔侧缘（部分上颌窦前壁及部分上颌窦内侧壁）进入上颌窦、经上颌窦内侧壁进入上颌窦。1906年 Denker 首次提出经唇下扩大梨状孔侧缘进入上颌窦切除上颌窦内肿瘤，称为 Denker 入路。1997年 Caldwell 等发表经上颌窦入路解剖学研究成果，提出了显微镜经唇下 - 上颌窦前壁进入上颌窦到达侧颅底区域，称为 Caldwell-Luc 入路，随着内镜的广泛应用，内镜 Denker 入路和内镜 Caldwell-Luc 入路应运而生。内镜 Denker 入路及内镜 Caldwell-Luc 入路具有视野广、器械操作自由度大的优点，但是会不可避免损伤上牙槽前神经、造成上颌窦前壁骨质缺损，导致术后上牙槽麻木、鼻唇沟塌陷影响美容。为避免这些问题，近年内镜经鼻经上颌窦内侧壁进入上颌窦的手术入路被越来越多医师所采用。经上颌窦内侧壁进入上颌窦的手术入路又可分为经下鼻道进入上颌窦、经中鼻道进入上颌窦、经扩大上颌窦内侧壁切除进入上颌窦、经鼻泪管前方黏膜下进入上颌窦（泪前隐窝入路）、经对侧鼻腔 - 鼻中隔 - 上颌窦内侧壁切除进入上颌窦。可见，内镜进入上颌窦腔内有多种手术入路可以选择。同样，翼突阶段也有多种变化。根据翼突根部磨除范围及翼腭神经节移位方向不同，翼突阶段可以分别到达海绵窦、岩骨尖部、咽鼓管区、卵圆孔、咽旁间隙等多个目标区域（图14-8-1）。Amin B. Kassam 和 Ricardo L. Carrau 等将翼突阶段手术入路进一步划分为海绵窦入路、岩上入路（Meckel 囊入路）、岩下入路、咽旁间隙入路等，在后文的翼突阶段阐述中也使用此入路命名系统。总之，内镜经上颌窦入路到达颅底腹侧旁中

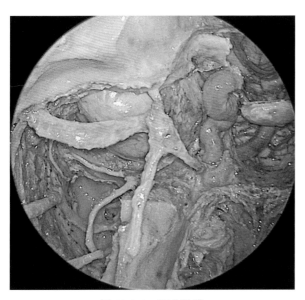

图14-8-1　翼突阶段

央区域可有多种手术入路选择，具体手术入路应根据肿瘤大小、位置、性质等综合因素个性化设计，对于累及多个解剖区域的恶性、侵袭性肿瘤，甚至需要选择多通路联合入路。

三、适应证

内镜经鼻经上颌窦入路可以到达海绵窦、岩骨尖部、翼腭窝、颞下窝、咽鼓管区及咽旁间隙，适用于处理颅底腹侧旁中央区域的颅外病变，包括鼻咽癌、鳞状细胞癌、腺样囊性癌、神经鞘瘤、表皮样囊肿、内翻性乳头状瘤、青少年血管纤维瘤等。其也适用于颅内或颅底来源但向颅外倾向生长的病变，包括海绵窦内神经鞘瘤，岩骨尖部骨源性肿瘤（如骨软骨瘤、软骨肉瘤）、胆固醇肉芽肿，蝶窦外侧隐窝脑膜脑膨出、脑脊液漏。

四、禁忌证

鼻旁窦炎为手术相对禁忌证，对于严重鼻旁窦炎患者，术前应先行鼻旁窦炎治疗。

颅内外沟通病变或累及颈内动脉并不是绝对手术禁忌证，但术前应充分做好手术计划及设计补救方案。

五、术前计划

术前增强 MRI 可以提供肿瘤位置、性质、毗邻关系、血供等诸多信息。

颅底骨及颌面骨 CT 冠状位、矢状位重建可以提供手术入路的必要参考信息，包括鼻腔、鼻旁窦解剖变异情况。

若肿瘤与颈内动脉关系密切，术前进行 CTA 检查是必要的，对于颈内动脉局部变形、狭窄或异常突起等情况，应警惕肿瘤侵袭动脉壁或存在动脉瘤等危险因素。

神经导航是手术重要辅助工具，可以提高颅底手术的精准性，但手术医师不能完全依赖神经导航完成手术过程，扎实的解剖基础及对手术入路的深刻理解是十分必要的。

六、入路技术要点

（一）上颌窦阶段

1. **经唇下 - 上颌窦前壁进入上颌窦**　牵开上唇，于唇龈沟上0.5cm 处做黏膜横切口，切口内侧起于尖牙根水平，长约1.5cm，骨膜层下牵开切口，显露尖牙窝上方的上颌窦前壁，磨钻开放上颌窦前壁，形成约2cm×2cm 大小骨窗，骨窗大小可根据肿瘤大小适当调整。内镜及手术器械经上颌窦前壁进入窦腔。采用经上颌窦前壁入路可以大角度显露上颌窦腔，器械自由度佳，对颞下窝的显露更为理想。但该手术通路

不可避免会损伤上牙槽前神经，导致术后上门齿麻木，并且术后因上颌窦前壁骨质缺损会遗留美容问题。

2. 经鼻-扩大梨状孔侧缘进入上颌窦　内镜经鼻于梨状孔缘做弧形黏膜切口，分离黏膜层及骨膜层，显露梨状孔缘、部分上颌窦前壁及部分上颌窦内侧壁，以梨状孔为中心磨除部分上颌窦前壁及内侧壁进入上颌窦，手术通路入口大小可根据需要适当调整。该入路进入上颌窦同样角度开阔，器械自由度与Caldwell-Luc入路接近，但术中可能损伤鼻泪管，导致术后溢泪及形成鼻泪管囊肿等，此外，由于梨状孔周围骨质缺损，造成术后鼻唇沟塌陷，影响面容。

3. 经鼻经上颌窦内侧壁进入上颌窦

（1）经中鼻道进入上颌窦：内镜经中鼻道序贯切除中鼻甲、钩突、筛泡、筛漏斗后开放上颌窦内侧壁可直达翼腭窝（图14-8-2A）。通过翼突阶段对翼腭神经节的适当移位及翼突骨质的磨除，该手术通路可以进一步到达翼突外侧的颞下窝或翼突内侧的海绵窦内侧壁。

（2）经下鼻道进入上颌窦：内镜经下鼻道开放部分上颌窦内侧壁也可以进入上颌窦（图14-8-2B），其优点是鼻腔结构破坏小，但手术角度受骨性结构限制

较多，适用于切除局限于颞下窝下部或上咽旁间隙内的肿瘤。

（3）经扩大上颌窦内侧壁切除进入上颌窦：对于广泛累及蝶窦、筛窦、上颌窦、颞下窝、翼腭窝的恶性肿瘤，如鼻咽癌、青少年鼻咽血管性纤维瘤等，或者需要移位翼腭神经节并磨除全部翼突到达咽旁间隙时，需要扩大切除上颌窦内侧壁并切除与其附着的鼻腔侧壁结构，包括上鼻甲、中鼻甲、下鼻甲、筛房、鼻泪管等结构（图14-8-2C）。

（4）经泪前隐窝进入上颌窦：经泪前隐窝入路为改良的经上颌窦内侧壁入路，最早由首都医科大学附属北京同仁医院耳鼻喉科周兵教授提出。该入路黏膜切口位于鼻泪管隆起及下鼻甲头端的前方，切开黏膜层及骨膜层后显露骨性鼻泪管隆起，应用磨钻及Kerrison咬骨钳去除骨性鼻泪管，膜性鼻泪管游离后连同鼻腔侧壁黏膜一起向中线方向掀起，于黏膜层下去除上颌窦内侧壁骨质进入上颌窦（图14-8-2D），肿瘤切除后黏膜切口复位缝合。该手术通路对翼腭窝及颞下窝方向显露良好，并且保留鼻腔侧壁黏膜的完整性，对术后鼻腔生理功能的保留意义重大。向上颌窦内膨隆生长的颞下窝或翼腭窝肿瘤尤为适用。

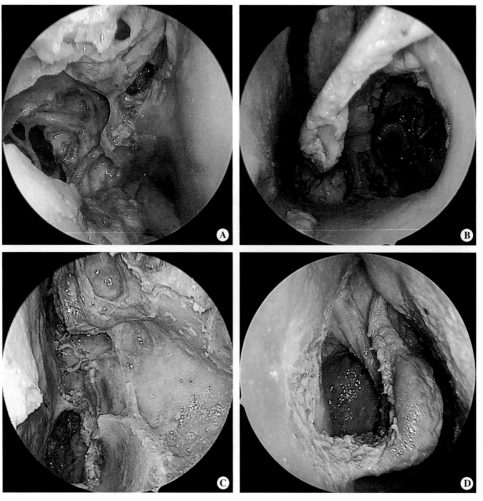

图14-8-2　经鼻经上颌窦内侧壁进入上颌窦

（5）经对侧鼻腔 - 鼻中隔 - 上颌窦内侧壁进入上颌窦：经同侧鼻腔进入上颌窦时以双人三手操作居多，经对侧鼻腔切开鼻中隔到达上颌窦内侧壁的主要优势是可以双人四手操作，显著提高手术操作的灵活性。该手术通路的建立较经同侧鼻腔入路增加了鼻中隔切开步骤。为了尽量保留鼻中隔黏膜的完整性，双侧鼻中隔黏膜可行错位切开，尽管如此，术后仍有鼻中隔穿孔可能。

（二）翼突阶段

1. 海绵窦入路　指内镜下经鼻开放海绵窦内侧壁进入海绵窦腔内的手术入路，通常使用中鼻道手术通路，可序贯切除中鼻甲、筛泡、后组筛房，开放同侧蝶窦前壁，显露翼腭窝前壁。翼腭窝前壁由腭骨垂直板蝶突及眶突组成，其中来自上颌动脉的蝶腭动脉经蝶腭孔进入鼻腔黏膜。当蝶窦腔气化良好时，蝶窦腔内形成蝶窦外侧隐窝，翼突根部可能会阻挡到达海绵窦内侧壁的手术通路，此时需要全部或部分开放翼腭窝，必要时结扎蝶腭动脉，使用剥离子将翼腭神经节适当向外侧方向移位，显露翼突根部的内侧缘，向翼突根部方向充分磨除蝶窦前壁及底壁，包括翼突根部的内侧，直至圆孔及翼管外口。翼管神经来自岩浅大神经与岩深神经，于破裂孔处进入翼管内口，蝶窦气化良好时，翼管可半裸露于蝶窦底壁，术中可利用翼管神经定位颈内动脉破裂孔段（图 14-8-3A）。必要时可切断翼管神经以增加翼腭神经节移位幅度，但术后会导致泪腺分泌障碍。海绵窦内肿瘤通常使海绵窦内侧壁膨隆，形成肿瘤通路，切除肿瘤时只需要沿膨隆的肿瘤通路开放海绵窦内侧壁显露肿瘤。通常笔者应用扩大经蝶窦入路切除侵袭海绵窦的垂体腺瘤，但经上颌窦 - 翼突入路对海绵窦内侧壁的前部显露更为充分（图14-8-3B），手术通路角度更直接，器械自由度更为理想。

2. 岩上入路　主要指经海绵窦内侧壁显露 Meckel 囊腔的手术入路，显露区域位于颈内动脉破裂孔段的外上方，显露范围为斜坡旁段颈内动脉与上颌神经之间的夹角区域。该区域显露后沿三叉神经半月节向后追踪可达 Meckel 囊腔（图 14-8-3C），该入路翼突阶段与海绵窦入路类似，主要应用于海绵窦内三叉神经鞘瘤的内镜手术切除。

3. 岩下入路　该入路的目标区域主要为颈内动脉岩骨水平段腹侧，该区域常见病变有软骨肉瘤、胆固醇肉芽肿、表皮样囊肿等。翼突阶段的骨质磨除与岩上入路类似。术中准确辨认翼管神经及颈内动脉斜坡旁段隆起尤为重要，术中需要使用高速磨钻磨除颈内动脉破裂孔段及岩骨段下方的骨质，显露岩骨段颈内动脉。

4. 颞下窝入路　主要向翼突外侧板的外侧显露颞下窝，使用经上颌窦前壁、经扩大梨状孔、经上颌窦内侧壁的手术通路均可以到达该区域，内镜进入上颌窦后需要进一步开放上颌窦后壁，上颌窦后壁开窗范围上可至眶下裂，下平上颌窦底壁，内侧可以根据手术需要部分或全部开放翼腭窝，必要时可电凝结扎蝶腭动脉，将翼腭神经节向内侧移位并部分磨除翼突根部的外侧缘以增加器械自由度，后壁骨窗外侧界显露时需要警惕上牙槽后神经损伤，该神经是眶下神经发出的第一个分支，紧贴上颌窦后壁进入上牙槽后部，其位置变异较大，有时在上颌窦后壁可见上牙槽神经各分支的隆起，可以帮助术中定位，上牙槽后神经损伤后会导致术后上牙槽后部麻木。颞下窝内容纳颞肌、翼内肌、翼外肌、上颌动脉及其分支、各肌间隙内的静脉丛及出卵圆孔的下颌神经各分支。该区域肿瘤以神经鞘瘤、表皮样囊肿等良性肿瘤居多，也有腮腺来源的恶性肿瘤。内镜经上颌窦入路尤其适用于切除下颌神经起源的神经鞘瘤、表皮样囊肿等良性肿瘤，通常这些膨胀性生长的良性肿瘤会向上颌窦腔内膨隆，形成天然肿瘤通路，易于内镜下切除。

5. 咽旁间隙入路　咽旁间隙位于翼突后方，是翼内肌、翼外肌、腮腺及咽侧壁之间的疏松脂肪间隙，呈倒立锥形，被茎突及茎突诸肌分为咽旁前间隙及咽旁后间隙。内镜下经上颌窦磨除翼突骨质后可到达咽旁前间隙（图 14-8-3D）。翼突阶段需要完全显露翼腭神经节，选择性切断蝶腭动脉、腭大小神经及腭降动脉后将翼腭神经节向内侧充分移位，或者切断翼管神经将翼腭神经节向外侧移位，充分磨除翼突骨质，包括翼突内、外侧板，向翼内肌深面探查进入咽旁前间隙。该入路操作较为复杂，入路应尽量选择向上颌窦或翼腭窝方向膨隆的病变，遵循肿瘤通路就近原则，避免手术通路穿经过多正常组织结构，增加操作复杂性。腭大神经、腭小神经切断会导致术后同侧上腭麻木。

七、术后管理

经上颌窦入路术后管理主要包括手术通路管理与颅内管理两部分。若颅外病变手术未涉及颅底重建，为保证鼻旁窦引流通畅，鼻腔填塞物一般在3～5天取出。取出填塞物后建议至少1个月应用海盐水进行鼻腔冲洗，以改善鼻腔黏膜炎症。如手术开放颅底硬脑膜，术后应严密观察有无脑脊液鼻漏以判断颅底重建是否确切，有时鼻腔黏膜渗出液与脑脊液肉眼难以鉴别，需要行脑脊液生化常规检查及颅脑CT检查，若糖含量大于1.7mmol/L，或CT提示颅内积气，则判定为脑脊液。对于低流量脑脊液漏，可以尝试短期腰大池引流，笔者建议若腰大池引流超过3天仍有脑脊液漏，或术后高流量脑脊液漏，应果断尽早二次内镜手术探查修补

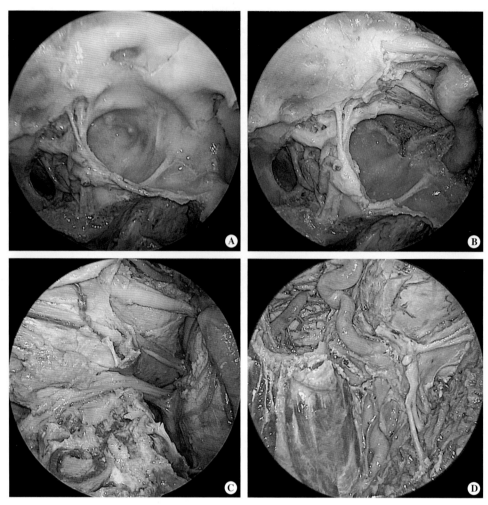

图14-8-3   海绵窦入路（A、B）及岩上入路（C、D）

A. 利用翼管神经定位颈内动脉破裂孔段；B. 经上颌窦-翼突入路显露海绵窦内侧壁；C. 显露三叉神经半月节至Meckel囊；D. 咽旁间隙入路显露咽旁前间隙

漏口。内镜经鼻到达颅底的手术为二类切口，术后应严密观察体温，术后出现体温升高、剧烈头痛、颈项强直都高度提示颅内感染，应尽早行腰椎穿刺明确脑脊液性质，脑脊液细菌学基因检测可以早期、准确提供颅内感染诊断依据，对于术后明确颅内感染患者，应早期、足量、足疗程给予抗生素治疗。经鼻上颌窦翼突入路有时需要牺牲翼管神经，导致术后术侧泪腺分泌障碍，对于术后干眼症状明显的患者，应给予滴眼液对症治疗。

八、并发症

经上颌窦翼突入路到达颅底腹侧区域手术常见并发症包括颈内动脉损伤、脑脊液鼻漏、颅内感染，上牙槽、面部、上腭麻木、翼腭神经痛、干眼症、鼻旁窦炎、萎缩性鼻炎、空鼻症。

九、总结

内镜经上颌窦入路可以到达颅底腹侧旁中央区的多个解剖区域，包括海绵窦、岩骨尖部、翼腭窝、颞

下窝、咽鼓管区、咽旁间隙等，对于颅底腹侧的颅外病变和向颅外生长的颅内病变，手术入路选择应遵循肿瘤通路就近原则，充分发挥内镜通过狭窄自然腔隙的优势，结合术前对肿瘤性质、质地、解剖位置的准确判断个性化制订手术方案。

十、要点及误区

颅底腹侧旁中央区域解剖对神经外科医师相对陌生，需要手术医师熟练掌握解剖学基础知识和具有丰富的内镜手术经验，因此，必要的解剖训练和遵循内镜手术学习曲线逐步开展复杂颅底手术对保证手术安全至关重要。

合适的内镜手术器械对内镜颅底手术必不可少，如内镜双极电凝、内镜血管超声等可以为手术安全进行提供有力保障。

术前对病变性质、质地、解剖位置、毗邻关系、血供、与颈内动脉关系的评估同样至关重要，合理的手术入路设计、术中可能突发情况的预案准备是开展内镜颅底手术的必要前提，尤其对于可能损伤颈内动脉的内镜颅底手术，血管内介入治疗团队的保障必不可少。

颅底重建是内镜颅底手术的重要步骤，可靠的颅底重建技术是开展内镜颅底手术的重要保障，如自体组织多重重建技术、带血管蒂鼻中隔黏膜瓣、鼻甲黏膜瓣、颞顶筋膜瓣转位技术，额骨膜转位技术甚至内镜颅底缝合技术。不可靠的颅底重建可能会导致灾难性后果，如致命性脑脊液漏和颅内感染。因此，要足够重视颅底重建。

十一、所需器械

内镜经鼻手术必备的手术器械主要包括常规的鼻腔手术器械，如黏膜钳、剥离子、鼻甲剪刀、咬切钳、标本钳、Kerrison咬骨钳、弧形高速磨钻、针状单极电刀、带角度的吸引器等。颅底操作器械包括弯头吸引器、内镜持瘤钳、内镜剪刀等。此外，内镜血管超声、内镜超吸刀、刨削钻、等离子刀等手术器械可以显著提高肿瘤切除效率，提高手术安全性。

十二、入路应用案例

入路应用案例如图 14-8-4 所示。

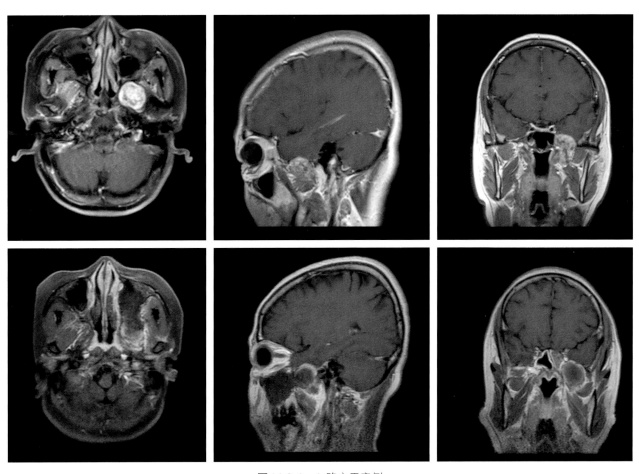

图 14-8-4　入路应用案例

患者，男，36 岁，左侧面部麻木 6 个月。诊断左侧颞下窝神经鞘瘤。经泪前隐窝入路到达左侧上颌窦后壁，应用磨钻开放上颌窦后壁显露肿瘤，内镜下囊内分块切除至肿瘤全切。术后 MRI 显示鼻腔侧壁结构保留完整，肿瘤切除彻底

（刘丕楠）

第九节　内镜经鼻经筛窦入路

一、引言

筛窦是 4 对鼻旁窦之一，可分为前、中、后 3 组，前组、中组筛窦开口于中鼻道，后组筛窦开口于上鼻道或以一个或多个开口与蝶窦沟通，但每组筛窦在每个筛骨侧块中的大小和数量因人而异。筛窦气室由位于筛窦迷路内的许多薄壁腔组成，由额骨、上颌骨、泪腺、蝶骨和腭骨共同组成，位于鼻腔上部和眼眶之间，并由薄的骨板与这些鼻腔隔开。筛窦的上述解剖结构和毗邻位置特点使经筛入路成为扩大经蝶窦入路的重要组成部分，特别在处理累及眶部、鞍旁、海绵窦区的病变时，对筛窦的处理尤为重要。

二、入路发展史

从冠状切面上我们可以辨识到筛窦（前组、后组筛窦）介于鼻甲和眶及上颌窦的内侧壁之间，基于这样的解剖位置关系，鼻外科医师通过将中鼻甲和上鼻甲向鼻腔外侧壁移位，并行筛窦切除术显露形成手术间隙，从而减少对鼻腔结构的破坏，进而降低了因鼻腔和鼻旁窦损伤而引起的相关术后并发症发生率。在此基础上，随着神经内镜中线入路手术技术的不断完善，神经外科医师结合上述操作，进一步探索了其在颅底病变中的运用，并逐渐形成扩大经鼻入路（extended endoscopic endonasal approach，EEEA），通过筛窦的显露和切除，使经鼻内镜的手术区域向邻近区域如鼻眼区域、前颅底和侧颅底等延伸，这一技术的灵活性让我们能够拓宽神经内镜在侵袭性颅底肿瘤的外科治疗范围，如应用内镜经蝶窦-筛窦-翼突入路切除累及斜坡并延伸至鞍旁区、岩尖或海绵窦内的病变。随着神经内镜及神经解剖研究在临床技术推广应用，经过筛窦的颅底显露进一步发挥了内镜视野宽敞、图像清晰的特点，经筛蝶入路在处理鞍旁海绵窦及眶区病变过程中，其手术通路短、操作简捷、创伤小和术后恢复快的优势得以发挥。

三、适应证

内镜经鼻经筛窦入路适用于累及范围扩展至眶部、海绵窦侧方乃至眶尖部的各类颅底病变，或起源于海绵窦和翼腭窝周围，并向外延伸至眶周的病变，包括脑膜瘤、神经鞘瘤、脊索瘤、软骨肉瘤，以及其他少见肿瘤，如黏液纤维肉瘤、内翻性乳头状瘤和腺泡细胞癌转移瘤等，也可以处理一些先天畸形，如脑膜脑膨出，还有累及眶部、鼻腔侧方的病变，如症状性鼻腔骨瘤、视神经管海绵状血管畸形、鼻窦及颅骨腺样囊性癌等。

四、禁忌证

内镜经鼻经筛窦入路的禁忌证与其他内镜经鼻手术一致，手术需要在全身麻醉下进行，主要禁忌证同全身麻醉禁忌证。鼻旁窦的活动性感染是相对禁忌证，对于严重鼻旁窦炎患者，亦可在应用抗生素的情况下进行。需要强调的是，虽然目前内镜手术能够覆盖的颅底病变范围越来越广，但对病情的详细评估、选择恰当的手术入路仍然尤为重要。对于内镜经鼻经筛窦入路，合适病例的选择、熟练的内镜手术操作、扎实的解剖培训、完备的手术团队、必要的手术辅助器械都是决定是否能够顺利开展该项治疗的要素。

五、术前计划

内镜经鼻经筛窦入路与经典经蝶窦中线入路一

样，在术前需要仔细研读病例的颅脑增强MRI影像学表现，特别是病变范围信息，病变与颈内动脉/视神经/鼻旁窦的关系，判断是否造成上述结构移位及受压，借助T$_2$加权像预估病变质地，并重视三维颅底-鼻窦骨性结构特点的研判，注意鼻中隔是否偏曲、蝶窦气化范围、筛窦气化范围等信息，特别是鼻旁窦气化形态及与鼻腔/颅底结构的关系、鼻窦分隔与颅底重要解剖结构的对应关系需要全面了解，为术中定位及操作提供参考。在结构复杂病变的处理中，要积极运用图像引导技术，神经导航技术、增强现实技术、机械臂等综合运用能够在确保定位准确的过程中发挥重要作用。

在完善常规术前影像学评估之外，对于术前判断血供丰富的病变或与颈内动脉关系密切的病变，建议完善DSA或CTA检查评估，明确有无合并其他血管性病变。对于合并动脉瘤的患者，需要慎重评估内镜手术对所合并血管疾病的风险，必要时在术前进行外科或血管内治疗；对于富血供病变，可于术前行供血动脉栓塞以便控制出血；对于包绕颈内动脉的复杂病变，可考虑采用复合手术，便于血管控制并降低手术风险。在涉及眶区病变的手术准备中，需要格外注意视力、视野、眼球运动等眼科情况评估，同时，依据病变是否累及鞍旁-海绵窦区域，推荐在术中结合应用术中多普勒超声探头、术中导航等工具，保证重要血管神经结构的辨认和保护。需要强调的是，对于外界辅助设备的运用，不能替代基本解剖知识及术前读片的重要作用。任何情况下，对鼻腔、鼻窦、颅底解剖的理解和辨识都是保证手术安全有效的基本要素。

六、入路技术要点

（一）鼻腔准备

手术的鼻腔阶段基本工作同常规经鼻中线入路。患者取仰卧位，依据是否需要术中导航及导航方式决定是否需要头架固定。常规应用0.05%碘伏进行鼻腔消毒，随后应用10%利多卡因、1∶2000肾上腺素棉条进行鼻腔黏膜收缩。填塞不宜过多，填塞物越粗糙、越多，对鼻腔黏膜损伤越大。黏膜收缩后，采用30°内镜进入鼻腔观察、辨识各鼻甲位置，并探查至鼻后孔。若需要联合应用经蝶窦入路，需要定位至蝶窦开口，按照中线入路要求开放显露蝶窦，以便后续操作的开展，若为单纯经筛窦入路显露眶区，则可以将中鼻甲向中线部位移位，显露钩突及筛泡。上述鼻腔操作中注意保护鼻腔黏膜，技术要求与一般鼻腔内镜的要求一致。

（二）筛窦的定位及显露

单纯经筛窦入路在上述操作完成后，需要将中鼻甲向鼻腔中线方向移位，显露中鼻道及鼻腔侧壁上的钩突和筛泡。钩突为中鼻道外侧壁上的隆起，其后上的隆起为筛泡，两者之间的半月形裂隙称半月裂孔（图14-9-1A）。半月裂孔向前下和外上逐渐扩大形成筛漏斗，额窦经鼻额管或额隐窝开口于筛漏斗的前上端（图14-9-1B），其后方是前组筛窦的开口。术中依据病变位置及大小，需要切除部分或全部钩突及筛泡，可采用咬切法去除表面黏膜，配合磨钻扩大骨窗范围后进入筛窦。在联合经蝶窦入路时，需要在充分开放蝶窦前壁（如前文所述）的过程后，进一步充分开放蝶窦前外侧壁，进行侧方显露，一般情况下需要切除上鼻甲，配合咬切钳、黏膜钳及磨钻，开放后组筛窦并去除其中分隔，将其内的黏膜进行彻底清理，从而达到筛窦区域的充分开放。

在单纯经筛窦入路手术过程中，确定筛泡前壁，经筛泡开放前组筛窦。借助30°或45°观察镜检查前颅底腹侧，辨认颅底结构，警惕筛泡上气房存在。在筛窦气房的开放过程中，筛泡的气化及分隔因人而异，需要结合术前影像学评估，重视筛上气房、眶上气房的存在，上述结构增加了筛窦与周边结构的叠合区域，增加了损伤筛窦前动脉的风险，需要仔细辨认。处理筛泡侧壁时，应保持与眶纸板平行的方向进行骨质磨除，避免误入眶内。

（三）视神经管减压

内镜经筛窦入路可提供相对安全简单的到达眶区的路径，眼球及眶内侧区域肿瘤也可通过此入路治疗。

视神经管减压是内镜经鼻经筛窦入路处理眶区病变的代表手术，以此作为基础可以采用类似的操作完成该区域病变的处理，下面以视神经管减压的操作步骤为例，介绍该入路的主要步骤。

视神经管为骨性空腔结构，任何导致此空腔内压力升高的改变，如水肿、肿瘤、出血等，均会造成视力快速下降及眼外肌运动障碍。完成筛窦内清理后，首先需要进行视神经管定位，最常采用的方法是依据视神经-颈内动脉外侧隐窝（OCR）的指导来进行。OCR顶点的上方为视神经管颅口，前方是视神经管下壁即视柱，后方是颈内动脉海绵窦段，前方与底边的交点相当于视神经管眶口，上述解剖结构之间关系恒定，因此借助OCR的判定，能够较为便捷地观察到视神经管的走行（图14-9-1C）。在观察并定位到视神经管位置后，便可以开始视神经管减压的操作，即沿视神经长轴磨除视神经管的部分骨质，从而达到开放管腔，减轻视神经管腔内压力的目的。视神经管为圆柱形骨性管状结构，为斜行通道，连接颅腔及眼眶，其最狭窄的部位位于眶尖，这个部位是硬膜与眼眶骨膜的移行区域，眼外肌肌腱在此处融合形成总腱环。依据上述解剖特点，我们在减压过程中遵循经典的减压三要素：横向上视神经管管壁去除达到周径的1/2；纵向上减压达到管壁的全长；解离切开视神经管鞘膜及其前端的总腱环。

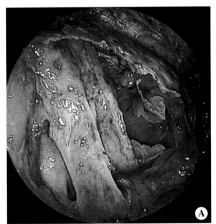
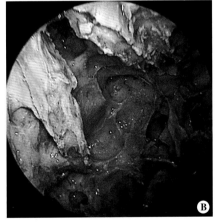
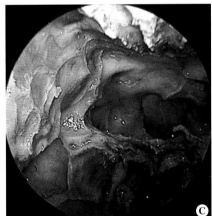

图14-9-1　筛窦的定位及显露

操作使用0°或30°内镜，可部分切除钩突，完成筛窦清理后，显露后筛、纸样板后部及蝶窦前侧外壁，通过磨除骨性分隔，使筛顶、蝶窦上壁近似于一个平面，随后全面观察辨识纸样板、蝶窦外侧壁和视神经管是否存在骨折线或骨破坏、骨折片卡压等情况，在外伤患者中，尤其注意后组筛窦外侧的视神经管部分，这是最易发生骨折的部位。随后使用微钻逐步磨薄视神经管内侧壁，使神经管蛋壳化后，可用小

剥离子剥离视神经管内侧壁全长的1/2管径，操作过程中注意并间断用生理盐水冲洗术腔，以防止电钻产热损伤视神经，不要将下方的视神经作为骨质去除时的支撑点，避免造成剪切力损伤。同时清理术腔及视神经周围的骨折碎片或血肿，完成骨窗显露后，切开视神经鞘膜及腱环，注意应避免损伤视神经下方的眼动脉。

（四）经筛窦-翼突-海绵窦入路

此入路是经鼻腔到达海绵窦前壁及内侧壁的一种

途径，通过充分开放后组筛窦，定位并行翼突根部部分磨除，是经筛窦-翼突-海绵窦入路的操作要点。

该入路主要步骤包括充分开放蝶窦、切除筛窦、切除部分上颌窦内侧壁骨质、磨除部分翼突根部、显露腭骨垂直板及上颌窦后壁，显露翼腭窝内蝶腭神经节及翼管神经。开放蝶窦、筛窦的技术要点已在其他章节进行了阐述，在经过中鼻道进入筛窦的过程中，需要注意识别中鼻甲基板，从而作为进入后筛的参考，同时需要定位上颌窦的后壁，其在冠状面上与翼腭窝前壁相对应，在开放并切除筛窦后，将中鼻甲、上鼻甲轻轻向侧方移位，显露出同侧蝶窦口，这样可以安全地扩大鼻腔，方便经鼻手术操作。在磨除翼突的过程中，首先应完成浅层及周边结构的显露，对于骨质的处理，应遵循逐层进入的原则，尽量将同一水平面的骨质进行磨除并清理周边黏膜后再逐层深入，避免显露面积过小、过深的进入，这样不仅造成对周边结构辨别的困难，并且由于器械进入和操作受限会导致严重后果。术中遇到出血时首先需要辨认出血的性质，若为静脉出血，可以采用双极电凝及流体明胶、纤维原胶、明胶海绵压迫等方式予以处理，特别对于静脉窦的出血，流体明胶压迫有很好的效果。对于动脉出血，需要进一步判定是颈内动脉主干还是分支出血，对于分支出血，双极电凝能有效控制。磨除和显露侧方骨质过程中，需要注意定位翼管神经，其位于翼管中。翼管嵌在蝶窦底部的骨质内，翼管内走行着翼管动静脉及神经，沿翼管可以抵达破裂孔前缘，因此对翼管的定位和显露是颅底定位和辨识颈内动脉破裂孔段的重要标志。通过逐步磨除翼突及蝶窦侧壁骨质，最终要完成一个四边形区域的显露，前界是眶尖与上颌柱连线，后界是海绵窦段颈内动脉隆起，上界是视神经-颈内动脉隐窝和眶尖，下界是上颌柱向破裂孔前缘的连线。

依据病变解剖范围，可以进一步沿着上颌神经向近端探及圆孔，随后沿该神经继续磨除蝶窦侧壁与上颌窦交界处，直到其穿出颅中窝硬脑膜处。同时沿眶上裂、下颌神经向侧方继续磨除骨质显露至斜坡旁动脉及颅中窝硬膜，可以进一步显露至 Meckel 囊的硬膜外部分。更大范围的颅中窝硬膜显露则需要从眶尖到上颌神经的自前上向前下的骨质磨除，并从视神经-颈内动脉隐窝到颈内动脉斜坡旁段自后上到后下的显露实现。一旦完成上述颅底显露，接下来需要确认硬脑膜的位置，可以借助神经导航或动脉多普勒定位海绵窦的位置。最后需要观察海绵窦侧壁上的重要血管和脑神经：动眼神经和上颌神经分别平行走行于海绵窦外侧壁的最上和最下，眼神经位于两者之间，外展神经的深面，自内下向外上斜行；外展神经则位于最内侧，自内下向外上走行。

综上，颅底骨切除取决于要处理病变的大小和位置，完成充分的骨质显露后，即可以进行病变组织的切除，操作要点与经典显微神经外科一致，依据病变质地，可以辅助超声外科吸引器、鼻腔切割钻头、深部电凝等设备以完成切除。病变去除后，可靠的颅腔封闭和颅底重建极其重要。如果术中出现脑脊液鼻漏，可应用自体脂肪、筋膜、人工硬膜及联合带血管蒂的鼻中隔黏膜瓣进行多层重建，其手术技术在其他章节将有专门介绍。

七、术后管理

内镜经鼻经筛窦入路的术后管理与经典经鼻中线入路基本一致。

1. 给予预防感染、补液等一般治疗及对症支持治疗，不要忽视视力、视野、眼球运动等眼科检查。

2. 鼻腔管理：术后需要严密观察鼻腔有无渗血、渗液情况，同时结合患者体温、脑膜刺激征等，警惕有无脑脊液漏及相关感染情况发生。对于鼻腔反复有液体渗出情况，需要完善脑脊液糖定量试验，明确漏出液性质。对于术侧鼻腔填塞物的去除，需要结合病变性质、创面大小、鼻腔情况、填塞物种类等综合考虑，时间为术后72小时至1周。非术侧鼻腔填塞原则上术后24小时即可拔除，避免阻碍鼻腔引流及自咽喉部倒吸食物残液影响术区愈合。

3. 对于采用鼻中隔黏膜瓣修补的硬膜下病变手术患者，建议术后尽早完善MRI检查，了解黏膜瓣位置及活性是否满意；对于发热患者，要及时完善腰椎穿刺等检查，警惕鼻腔细菌颅内定植导致的中枢神经系统感染。

八、并发症

与其他经鼻腔手术一样，内镜经鼻经筛窦入路由于经过鼻腔并要对鼻甲进行操作，如果在鼻腔阶段对鼻腔黏膜造成过大破坏，将会导致黏膜损伤后相关鼻腔症状及不适；对于经典中线入路经筛窦向侧方扩展的操作，由于开放范围较大，若病变范围较大，联合上鼻甲切除术时，会对嗅区黏膜造成影响，在术后引起嗅觉减退或消失；对于单纯经筛窦入路的中鼻道入路，由于前组、中组筛窦开口位置的操作，若筛窦黏膜清除不彻底，或开口处黏膜粘连等，易引起筛窦、额窦引流不畅导致鼻窦炎。此外，若眶区操作误伤眼内肌或影响眼动脉供血，在术后将导致视力异常及眼球运动障碍。

九、总结

经筛窦入路是处理包括眶区及海绵窦外侧、岩尖部位病变的重要通路，由于筛窦气化的高度个体化，对筛窦气化范围、形态及与毗邻结构关系的判断至关重要，进入筛窦后，对颅底解剖标志，如 OCR、视神经管等骨性结构的辨认和定位，是保证手术安全有效的关键。

十、要点及误区

1. 筛窦的气化形式较为多样，其在手术过程中容易误导颅底定位，因此需要仔细辨别，在术前影像学判读时加以区分。其中比较具有代表性、较为常见的变异主要有以下几个结构。蝶上筛房：为位于蝶窦腔上方的气房，其上壁由颅底形成，不延伸至额窦，在存在蝶上筛房的病例中，容易将这些筛窦的底壁误认为颅底，从而导致对蝶窦定位的偏差，造成经蝶手术时误入斜坡方向；眶上气房：为眼眶上方骨质气化构成的眶上筛窦气房，对于这种情况，有时会造成视神经管侧壁菲薄或缺如，引起视神经管内容物误伤，导致视力、视野及眼球运动障碍。

2. 在进行眶区病变处理时，不仅需要关注对视神经及眼肌的保护，眼动脉的保护也尤为重要。眼动脉于视神经近心端开始与视神经伴行，走行于视神经的下外侧。随着在视神经管内向远端走行，与视神经的位置关系逐渐变为其位于视神经的下内侧。这种位置关系在磨除视神经管管壁及切开视神经鞘时应特别注意，避免损伤此动脉。

十一、所需器械

所需器械：内镜及摄像系统（包括 0°、30°、45° 内镜），手术操作器械（小型 Blakesley 直钳、直咬切钳、45° 上翘钳、上翘咬切钳、小型旋转咬钳、球头探针、剥离子、内镜直/侧弯剪），动力系统（高速神经磨钻系统），止血装置（如电凝）和导航系统。

十二、入路应用案例

入路应用案例如图 14-9-2～图 14-9-5 所示。

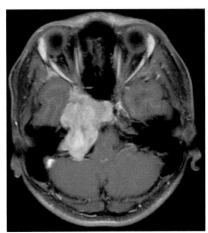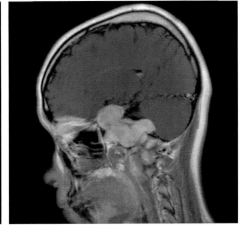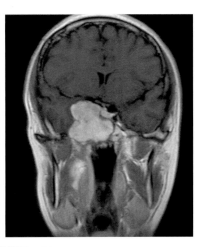

图 14-9-2　巨大自鞍旁向海绵窦及岩尖侵犯的神经鞘瘤术前增强 MRI

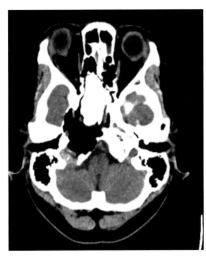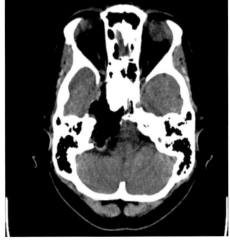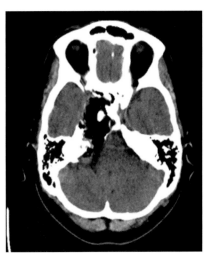

图 14-9-3　病变切除后显示手术切除范围头颅 CT 图像

术前显示可见肿瘤自海绵窦向侧方及后方延续。该例患者接受了扩大经鼻内镜手术切除，在常规的鼻腔显露基础上，通过显露筛窦，并向侧方磨除翼突，在导航及血管超声辅助下，精确定位病变在侧方颅底的位置后，进入海绵窦的外侧壁，肿瘤在 30° 内镜视野下切除。术后患者无新增神经功能障碍，颅底重建可靠

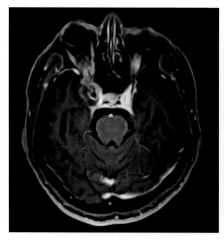
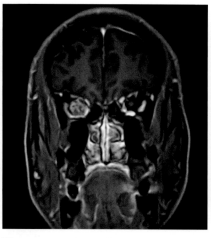
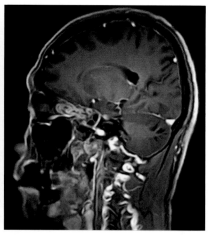

图14-9-4　眶内神经鞘瘤术前增强MRI

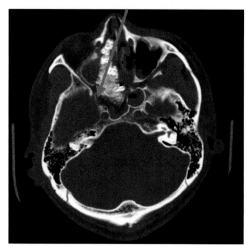

图14-9-5　病变切除后手术入路头颅CT图像

术前显示可见肿瘤位于右侧眶内。该例患者接受了经中鼻道内镜手术切除，将中鼻甲向中线移位，通过显露钩突、筛泡，进入筛窦，在导航辅助下定位神经管后磨除侧壁骨质，进入眶内，在30°内镜视野下切除病变。术后患者恢复顺利，红色箭头为手术入路方向示意

（刘丕楠）

第十节　面部翻转入路与面部脱套入路

一、引言

颅底解剖复杂，常涉及重要神经、血管结构，使颅底手术入路选择变得困难。前颅底由筛骨、蝶骨、额骨等骨性结构组成，分为颅前窝筛板区与颅前窝眶区，涉及嗅觉、视觉与面部感觉等功能。鞍区及鞍旁区主要由蝶骨与颞骨组成，涉及颈内动脉、海绵窦等重要解剖结构。

相较于内镜手术而言，颅面手术的优势在于术者能在保存重要功能的同时彻底显露手术区域，并尽可能将病灶整块切除。显露性保护与彻底切除是颅面手术入路的优势。值得强调的是，颅面手术常需要多学科协作，如口腔颌面外科、神经外科、耳鼻喉科、眼科等，从不同的角度分析颅底病变，制订联合手术计划，完成个性化协作诊治。

面部翻转入路与面部脱套入路适用于大范围的前颅底与颅底中心区域病变，具有术野显露充分、肿瘤切除彻底、便于颅底缺损修复的优点，特别是面部脱套入路，无面部遗留瘢痕，具有纵向操作空间的优势。经历数十年发展，面部翻转入路与面部脱套入路形成了多种改良方式，术者可根据病变的特点加以变通，其包括多切口/术式联合与多技术联合，如Weber-Fergusson切口联合额部/颞部/下颌切口，面部翻转联合上颌骨翻转，面部脱套联合Lefort Ⅰ型上颌骨截骨术，经颅面入路联合内镜或显微辅助技术等，使术者可以直接到达目标区域并减少不必要的损伤。

二、病史

前颅底、中颅底病变是否适合面部翻转入路或面部脱套入路，可从以下病史特点考量。

1. 肿瘤来源　前颅底肿瘤多来源于颅外或硬脑膜，需要结合颅内外肿瘤体积、肿瘤性质与影像学特征进行评估，选择恰当的颅底手术入路。若肿瘤颅外部分大，凸显于颜面部，面部翻转入路或面部脱套入路手术切除更为直接，同时也更易于完成颅底大型缺损的修复治疗。

2. 肿瘤性质　侵袭性良性肿瘤与恶性肿瘤需要尽可能地整块扩大切除，手术入路的选择应考虑肿瘤的充分显露和重要结构的保护，颅面开放手术有此优势。

3. 复发肿瘤　复发颅底肿瘤病例通常存在组织瘢痕挛缩、解剖不清晰等特点，增加了肿瘤切除的难度。因此颅底手术前应充分考虑原手术切口与放疗病史，并结合复发肿瘤的解剖部位，选择最优的手术入路，特别是多次复发或有放疗史的病例，宜考虑行颅面开放入路手术。

4. 特殊临床症状　前中颅底肿瘤患者常以头痛为主要症状，可伴眼部症状（视力减退、复视、突眼）、鼻部症状（鼻塞、鼻出血）、皮肤症状（面部麻木）等。患者特殊功能受损的症状通常体现出肿瘤累及的范围，其是颅底手术入路的重要考量因素。此外，牙痛、牙齿松动、张口受限等口腔症状容易被非口腔医师忽视。颅底肿瘤侵犯上颌骨、下颌骨、颞下窝或咀嚼肌时，患者常有牙痛、牙齿松动、张口受限等口腔症状，需要引起足够的重视。此时，手术应将受累颌骨与咀嚼肌群一并扩大切除，适合采用面部翻转入路或面部脱套入路。

三、体格检查

患者术前的脑神经症状与体征通常提示病变范围及术后可能的功能损害，结合影像学评估，术者应尽可能地做好彻底切除病灶的准备。对 12 对脑神经均应进行系统的临床功能检查，脑神经检查是判断肿瘤累及范围不可缺少的步骤。

鼻腔与鼻窦可借助鼻内镜检查，主要关注点在于是否存在鼻腔肿瘤，是否存在急性感染。若患者存在鼻腔或鼻窦急性炎症，术前需要有针对性地进行抗感染治疗。感染控制后，术前口鼻腔的细菌学检查是有必要的。口腔检查主要关注口腔结构与肿瘤的关系：如下界位于口腔的颅底肿瘤，即使肿瘤范围内或邻近牙齿松动，也不能贸然拔除，避免肿瘤破溃播散；口腔卫生较差者需要行术前洁牙，降低术后创口与肺部感染风险。口腔、鼻腔可及的肿瘤，还可为术前活检提供便捷的机会。

颈部淋巴结转移是颅颌面肿瘤的特征之一。颈部淋巴结的临床检查与评估是颈部淋巴结清扫与否的重要依据。

四、适应证

面部翻转入路和面部脱套入路可达颅颌面部诸骨的前份及上份、前颅底和颅底中心区域。相较于内镜手术，经面入路特别适合于需要大范围切除的恶性肿瘤，如鳞状细胞癌、骨肉瘤等。该入路具有手术瘢痕隐蔽、直视术野、可至显露双侧颅颌的优点。总体而言，面部翻转入路和面部脱套入路的颅底病变适应证如下。

1. 侵袭性、复发性或累及广泛的前中颅底良性肿瘤。
2. 需要尽可能整块切除的，或复发的前、中颅底恶性肿瘤。
3. 颅外沟通病变，特别是以口腔颌面为主的颅外沟通病变。
4. 伴有大型颅颌面软硬组织缺损，需要组织瓣修

复的颅底病变。
5. 颅面畸形或累及鼻眶筛的颅面骨折。

五、禁忌证

面部翻转入路与面部脱套入路涉及口腔、鼻腔等多腔隙，有颅内感染的风险，特别是病变累及脑膜或脑实质者，严重的口鼻腔急性感染是经面入路的相对禁忌证。

面部翻转入路与面部脱套入路主要到达的颅底区域包括前中颅底、鞍区和鞍旁区，包括额骨眶部、筛骨筛板、颞骨、蝶骨等，内有嗅球、垂体、视神经、海绵窦、颈内动脉和三叉神经、动眼神经、滑车神经、外展神经，涉及重要的血管与神经结构。对于广泛累及颅底的高度恶性肿瘤、侵犯双侧颈内动脉病变及多发转移性病变，手术治疗的价值与风险应详细评估及说明。

侵犯海绵窦、累及单侧颈内动脉而不能完整切除的恶性肿瘤是相对禁忌证，其手术风险高，具有严重术后功能损害的可能。但经过严格的术前综合评估并联合血管旁路移植等方法，仍有可能达到手术切除的目的。累及双侧视束或双侧眶内容物者视为相对禁忌证，需要与患者及其家属充分沟通，才能实施手术。

六、术前准备

术前需要采集患者完整的病史，完成全身与专科检查，特别是舌下神经与特殊临床症状的功能检查。术前进行颅颌 MRI 与 CT 检查以明确颅底病变范围与毗邻关系，同时排查口鼻腔病损。术前尽可能完善病理活检或穿刺活检，明确肿瘤性质，制订治疗计划，并充分告知患方预后与功能损害风险，包括颌面部畸形、面部瘢痕、颅内感染与神经损伤等风险，在取得充分的理解与同意后，才能开展手术。

面部翻转入路与面部脱套入路术前应行肿瘤或口鼻腔的细菌培养和药敏试验，以选择有针对性的抗生素预防感染。手术入路涉及口内切口者，术前需要行全口牙龈上洁治，或拆除松动义齿。口颌需要行赝复治疗的患者，术前应获得口内模型和颅颌面的三维影像，以制作术后佩戴的赝复体。

七、手术技术

广泛或复发的前中颅底肿瘤适宜开放手术根治。前颅底肿瘤多来源于颅外，特别是针对鳞状细胞癌等组织学类型，其累及上颌、鼻窦、眼眶等颅颌部分明显者，可由面部翻转入路或面部脱套入路彻底显露并整块切除。肿瘤累及硬脑膜或少量脑实质者，可联合额部入路，切除颅内部分并下推至颅底，实现整块切除。

面部翻转入路或面部脱套入路的优势在于充分显

露颅底重要结构与肿瘤的关系，尽可能实现颅底肿瘤的完整切除。对于颅内外沟通的肿瘤，术者应思考颅内外手术的顺序，侵犯颅内少而以颅外为主的肿瘤，可先从颅外开始，明确颅底的解剖结构再切除颅内部分；颅内部分多者，则可由颅内开始，避免长时间窦腔感染源的暴露，减少颅内感染的风险。颅内外手术顺序应综合考量后决定，尽可能达到联合手术，同期切除。

经面部手术入路中需要关注颅内外沟通的感染风险、眶内容物的保护与颅面外形的维护。在手术复位的过程中，注意鼻泪管的处理与内眦韧带的复位，避免出现泪溢、复视、内眦畸形等并发症。

（一）面部翻转入路

面部翻转入路以Weber-Ferguson切口为基础，可根据术者的要求加以变通（图14-10-1）。如需要显露面部鼻骨或筛骨，切口经由鼻旁上沿至眉间，甚至可弯至对侧的眉尖；需要显露腭部、上颌者，可切开上唇与

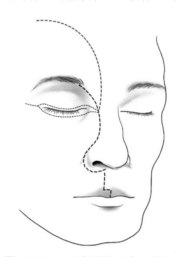

图14-10-1　面部翻转手术入路切口

面部翻转入路以Weber-Ferguson切口为基础，可由鼻旁弯至眉间，显露面部鼻骨或筛骨者，辅以睑上和（或）睑下切口，切除眶内容物，或联合额部切口，显露半侧颅面部

前庭，显露眶下及上颌区；肿瘤累及上颌与眶内容物者，可辅以睑下和（或）睑上延长切口完整显露半侧颅面部，眶内容物可连同肿瘤完整切除。

患者经口插管全身麻醉，取仰卧位，额部上抬15°～30°。应用头托或头架固定，注册导航系统，常规消毒铺巾。

沿上唇-鼻旁-眉间切开皮肤，于骨膜下剥离，显露上颌与眶下骨质。当肿瘤累及上颌窦前壁时，皮瓣于骨膜上肿瘤外翻起，避免切开肿瘤。眶内侧于骨膜下仔细剥离，注意先勿打开眶内脂肪，以免脂肪疝出，影响视野。剥离至泪囊处，注意保护泪道，并尽可能在术中保留鼻泪管鼻腔开口，以便重塑泪道引流。若不能保留鼻泪管开口，则尽可能地靠近泪囊切除鼻泪管，使眶内泪液可直接引流至鼻腔，避免造成术后泪溢。

清晰显露眶内眦韧带的附着并做好标记，在肿瘤外科允许的前提下保留韧带附着的骨质，切开骨质并连同内眦韧带附着一并外翻，以保存内眦韧带的附着并达到准确复位。暂时离断鼻骨、上颌骨额突、眶内侧骨质，可显露筛窦、眶颅底内侧、前颅底中份区域，累及上颌骨者，可连同上颌骨一并切除。当肿瘤累及眶内容物时，辅以睑上、睑下切口，可连同眶内容物一并切除。

面部翻转还可携带上颌骨一并翻转（图14-10-2），显露翼腭窝、蝶窦鞍区与颅底中心区域，又称上颌翻转入路。术中保留面部皮瓣与上颌骨骨膜的附着，保留上颌骨血供。于眶下、腭部、颧弓锯开上颌骨与鼻骨、对侧上颌骨、颧骨的连接，应用弯凿或咬骨钳打开翼上颌连接，撬开上颌骨连同面部皮瓣翻转至外侧，显露颅中窝与颅底中心区域。此入路适用于大型前颅底或位置深在的翼腭窝或蝶窦鞍区肿瘤。复位时注意保护皮瓣与颌骨的附着，按锯开位置复位固定，恢复面部外形。

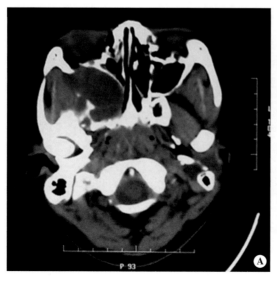
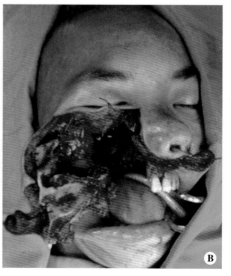

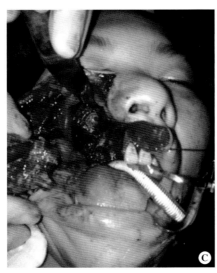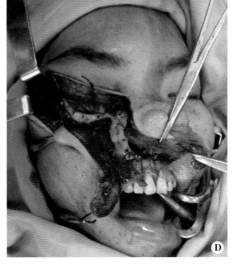

图14-10-2　面部联同上颌骨翻转入路

A. 右颞下窝、颌后肿物；B. Weber-Ferguson 切口连同上颌骨翻转；C. 病灶完整显露；D. 肿物切除后，解剖复位眶外侧骨质与上颌骨

（二）面部脱套入路

面部翻转入路于面部切开，遗留面部瘢痕，影响美观。面部脱套入路则于双侧上颌前庭沟切开，在不遗留颜面部瘢痕的前提下，显露上颌、眶底、鼻骨、额突等部位（图14-10-3）。根据不同的手术要求，可联合 Lefort Ⅰ型截骨术截开上颌骨，显露鞍区、斜坡下等颅前窝、颅中窝与颅底中心区域，为术者提供良好的纵向颌后空间。相较于面部翻转入路，面部脱套入路更局限于前中颅底的中份和两侧颈内动脉之间的位置，翼板与眶内容物常影响侧方的显露。

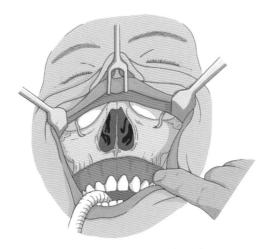

图14-10-3　面部脱套入路

于双侧鼻前庭切开，显露上颌、眶底、鼻骨、额突等部位。根据手术要求，可暂时离断鼻、眶与上颌额突，显露筛窦及前颅底中份区域，或联合 Lefort Ⅰ、Ⅱ型截骨术截开上颌骨，显露颌后纵向区域，为切除蝶窦鞍区、鞍旁等颅底中心区域的肿瘤提供操作空间

患者体位与消毒铺巾同面部翻转入路。于双侧鼻前庭黏膜做圆形切口，冠状切开鼻中隔与切口相连，骨膜下分离软骨与鼻背组织，打开鼻部骨质的连接。

上颌龈缘下 8mm 切开双侧上颌前庭沟黏膜，骨膜下分离面部组织与颌骨的附着，眼科剪松解并保护双侧眶下神经，翻转面部与鼻背软组织向上至眉间与眶下缘水平，显露鼻骨、额骨前份、上颌与眶内侧骨质。根据患者病变的部位，暂时离断鼻、眶与上颌额突，显露筛窦及前颅底中份区域。进一步可分离鼻腔黏膜，联合 Lefort Ⅰ型截骨术截开上颌骨，显露颌后方的纵向区域，可为切除蝶窦鞍区、鞍旁等颅底中心区域的肿瘤提供操作空间。如需要扩大侧方显露，还可切除中鼻甲和下鼻甲。值得注意的是，在 Lefort Ⅰ型截骨术截开上颌骨的过程中应保存双侧腭降动脉，确保颌骨血供。

面部脱套入路联合上颌 Lefort Ⅰ型截骨术截骨，可显露颅底中心区域，从额底至颈内动脉枢椎水平，能顺利切除颅底中线与两侧颈内动脉间的病变。进一步分离咽后壁黏膜，还可显露斜坡下与上颈椎区域，而不易损伤重要的神经和血管。关创复位时，应注意被截开的颌骨解剖复位，以及梨状孔处离断的鼻黏膜复位，避免咬合关系错乱与鼻畸形。

八、术后处置

术后患者转运至监护室，持续监测生命体征与神经系统体征。术后早期完成颅颌 CT 检查，监测可能的颅内并发症，如血肿、张力性气颅等。

术后 3～5 天常规使用二联或三联抗生素预防感染，特别注意覆盖厌氧菌。定期检查感染指标（如白细胞、中性粒细胞、C 反应蛋白、降钙素原等）与脑脊液生化，了解颅内外感染情况。术后可根据口颌情况，开始进食温凉无刺激性的半流食，1 周后进食高蛋白、高热量软食，避免进食坚硬食物。对于术中行鼻腔填塞的患者，术后第7～10天视情况拔除鼻腔填塞物。

九、并发症

经面部翻转入路及面部脱套入路切除颅底病灶存在如下潜在并发症。

1. **颅内并发症**　颅内感染、脑脊液漏、脑膜炎、气颅、颈内动脉损伤等。

2. **脑实质挫伤相关并发症**　如一过性认知障碍、精神情感障碍等。

3. **垂体相关并发症**　中枢性尿崩症、颅内压增高、垂体功能减退等。

4. **颅外并发症**　创口感染、皮瓣坏死、咬合紊乱、颜面畸形等。

5. **眼相关并发症**　眼睑外翻、眼球内陷、复视、视力下降甚至丧失等。

6. **鼻相关并发症**　鼻畸形、鼻出血、失嗅或嗅觉异常等。

7. **入路相关并发症**　内眦畸形，睑裂缩小，泪器解剖导致溢泪，鼻前庭狭窄，唇、齿、颌感觉异常等。

（廖贵清）

第15章 侧颅底区

第一节 额颞入路

一、引言

额颞入路即翼点入路，其核心理念是利用磨除蝶骨嵴和前床突骨质，获得鞍上、鞍旁诸脑池及相关神经、血管结构的显露。继而通过分离外侧裂进一步获得诸如后床突、海绵窦等颅底结构及大脑中动脉等血管的显露。在此基础上，可以打开视神经池、视交叉池、颈动脉池及额底蛛网膜，这样通过稍加牵拉额叶并配合观察角度的变化就可以直接显露从蝶骨平台到脚间池，从对侧前床突到同侧海绵窦外侧壁，从鞍内到鞍上的诸多颅底结构。熟练掌握额颞入路是从事神经外科特别是颅底外科的必备技能。

二、入路发展史

Dandy教授于20世纪40年代报道了额颞入路用于前交通动脉瘤夹闭手术。Yasargil教授于1973年首次将该入路正式命名为翼点入路，并报道了经翼点入路完成505例颅内动脉瘤夹闭的手术经验。之后，Yasargil教授和Habler教授等分别报道了利用该入路完成眶部及视神经管手术。随着额颞入路的推广和广泛应用，该入路普遍被认为是最经典的颅底手术入路之一。

为了更充分地显露颅底结构，不断有学者探讨去除相关骨质结构及开放脑组织自然间隙，从而逐渐扩大了该入路的适用范围。其中常见的改良额颞入路包括额颞眶入路、额颞断颧弓入路和额颞经终板入路等。这些入路在本书中其他章节有详细介绍，故不作为本节的重点内容。

三、适应证

鞍上和鞍旁颅底肿瘤均可采用此入路切除，包括垂体瘤、颅咽管瘤、鞍结节脑膜瘤、前床突脑膜瘤等。真性基底位于蝶骨平台的嗅沟脑膜瘤及真性基底位于海绵窦外侧壁而非广泛颅中窝底的蝶骨嵴脑膜瘤亦可采取此入路手术。在脑动脉瘤夹闭术中，额颞入路作为最常用的手术入路，广泛适用于前循环和基底动脉顶端的动脉瘤。

此外，对于眶部肿瘤，也可通过此入路及扩展入路额颞眶入路开展切除。对于真性基底位于颅中窝底的脑膜瘤及经颅中窝底颅内外沟通肿瘤，可以采取此入路的扩展入路额颞断颧弓入路予以切除。

四、禁忌证

尽管额颞入路主要适用于鞍区病变，但随着众多学者对该入路的拓展应用，通过变换显微镜观察角度、磨除遮挡骨质（前床突、后床突）、剪开小脑幕等操作，可以观察的范围明显扩大，包括嗅沟、颅中窝底、小脑幕下脑池甚至上斜坡。但需要指出的是，可以观察和便于操作是完全不同的概念，因此当病变位于上述区域，特别是起源于上述区域时，建议选择更加直接和便于操作的其他入路。

当病变位于中下斜坡、枕骨大孔、岩骨嵴、桥小脑角及颈静脉孔区等颅后窝颅底区域时，额颞入路无法显露，属于绝对禁忌证。

五、术前计划

术前需要完成包括头颅MRI及CT等的相关检查。头颅MRI检查可明确病变部位、性质及与周围正常结构的病理解剖关系，必要时可以完成MRA和MRV检查。笔者认为术前头颅CT检查特别是头颅CT骨窗像检查同样非常重要，通过仔细读片，可以从头颅CT检查中明确病变累及骨质的性状变化，如入路相关区域的骨质破坏或增生情况，以及窦腔（如额窦）的气化程度等。

对于蝶骨嵴内侧脑膜瘤，术前计划还包括确定术中是否行硬膜外磨除前床突，前床突的磨除有助于增加肿瘤基底的显露，提高全切除率。术前应通过头颅CT明确前床突骨质情况及蝶窦气化程度等，综合评估费效比后决定是否在硬膜外阶段磨除前床突。

六、入路技术要点

1. 体位及切口设计 术前体位和头位的摆放至关重要，基本原则是牢固、安全并兼顾患者的舒适性。患者取仰卧中凹位，手术同侧肩下可垫高15°，头后仰15°，向手术对侧旋转30°～45°，使额骨颧突作为术野的中线最高点，这样蝶骨嵴在术野内呈接近垂直的方向，术者术野可以通过蝶骨嵴直达鞍上和鞍旁。应用Mayfield头架固定头部时，可将双钉置于手术对侧，单钉置于手术侧。双钉两支的摆放尽量避免都位于额部发际以外以利于术后美观（图15-1-1A）。

切口的设计同样非常重要，需要兼具实用性和美观性。通常切口始于颧弓上缘，耳屏前0.5～1cm，先垂直颧弓向上达颞线，再转向前止于发际内中线旁1～2cm。根据手术显露要求，切口可做相应调整。对于额颞改良小切口，切口自颧弓发出，向上垂直2～3cm即弧形向前，贴发际止于颞线上2～3cm。对于额底显露要求较多的，切口可以在常规的基础上适当延长至过中线。而对于颞部显露要求较多的，可将切口自耳上向颞后及顶结节方向加大弧度，再转向前（图15-1-1A）。

2. 硬膜外阶段　由于颞浅筋膜的前1/4分为浅深两层，浅层含有脂肪、面神经颞支及一支较粗大的颞静脉。颞浅筋膜下还有一薄层的筋膜完整包裹颞肌，因此额颞入路开颅又有了经筋膜间入路和经筋膜下入路之分。

经筋膜间入路即在颞肌前1/4处切开颞浅筋膜的浅层，向下切至筋膜在颧弓的附着点，于其下层（颞浅筋膜深层）表面分离，将颞浅筋膜浅层内脂肪等结构连同皮瓣翻向前外侧，这样可以保护位于颞浅筋膜浅层脂肪内的面神经颞支。

经筋膜下入路即在颞肌前1/4处切开颞浅筋膜的全层，在颞浅筋膜深层与颞肌筋膜之间的间隙分离，将颞浅筋膜全层连同皮瓣翻向前外侧以期保护颞浅筋膜浅层内侧面神经颞支、颧支（图15-1-1B）。

在颞上线下方5mm处切断颞肌筋膜和颞肌，保留窄条的颞肌及其筋膜条在颞上线上备关颅时使用，颞肌向下方沿切口切开直达与颧弓平行的颅中窝底水平，将颞肌及其筋膜向下方翻开，尽量避免因与皮瓣叠加增加厚度而缩小对眶外侧壁的显露范围（图15-1-1C）。

骨瓣成形过程中，钻孔位置的选择要求较为统一，经典教科书描述的第一个骨孔打在额骨颧突后方、翼点的前方，也称Mactarty关键孔（图15-1-1D），要求该孔的上半部应显露硬膜，下半部应显露眶骨膜，之后再打2～3个骨孔。笔者体会该骨孔的要求更适合额眶颧入路，对于常规额颞入路，不需要显露、去除眶部时应避免显露眶骨膜，且单一骨孔后应用铣刀铣下骨瓣，可以尽可能减少多骨孔造成的骨质缺损。笔者在实践中也可将骨孔选择在切口后缘颞上线水平，其优势是骨质缺损部位术后容易被颞肌覆盖，不影响美观，之后用铣刀铣下颅骨骨瓣。对于铣刀从颞骨鳞部向上至关键孔一线的蝶骨大翼通过有困难时，可以应用磨钻先在骨质表面磨出一个骨槽，再铣开或机械性折断进而将游离骨瓣取下（图15-1-1E）。

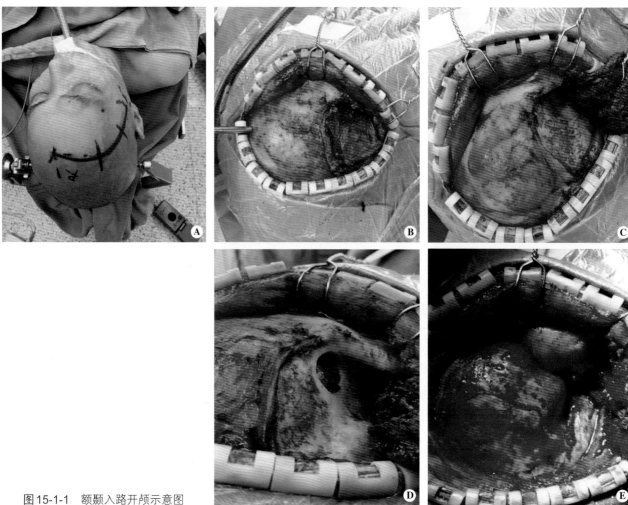

图15-1-1　额颞入路开颅示意图

悬吊骨窗周围硬膜后，可用咬骨钳咬除或磨钻磨除颞骨鳞部和蝶骨大翼直至颅中窝底。继续自蝶骨大翼向蝶骨小翼方向分离，充分显露蝶骨嵴时常有一小动脉出血，该动脉为眶脑膜动脉，其为眼动脉和脑膜中动脉的交通支，在磨除蝶骨嵴的过程中可将该血管预先电凝切断或采用骨蜡封闭的方法予以止血，进而磨除蝶骨嵴的中外1/2～2/3，达到眶上裂的外侧部。在此过程中，通常会有眶上裂外侧缘硬膜于眶骨膜返折的硬膜皱褶阻挡蝶骨小翼深部至前床突的显露，该硬膜皱褶为眶脑膜韧带，可以应用尖刀或显微尖刀锐性切断，该操作对前床突磨除至关重要。

前床突磨除需要注意以下两点：①前床突骨质磨除以蛋壳化方式进行，从骨质中心向周边磨除，同时应深方磨断视柱；②在游离前床突时应紧贴骨质与周围硬膜分离，尽量保持视神经、颈内动脉及海绵窦顶壁硬膜完整性，对于外下方近动眼神经的海绵窦顶壁前方硬膜破损造成的静脉性出血，适量填塞明胶海绵可止血，尽量避免双极电凝。

3.硬膜下阶段　围绕蝶骨嵴弧形切开硬膜，蒂朝向蝶骨嵴和眶部。将硬脑膜紧贴于蝶骨嵴上悬吊，以利于自蝶骨嵴垂直向下无视线遮挡。

分离侧裂通常是硬膜下显露的第一步。分离侧裂前，可用脑压板分别放置在额叶和颞叶近侧裂池方向，脑压板与脑组织之间垫明胶海绵保护，脑压板起到增加侧裂池蛛网膜张力的作用，避免使用脑压板过度牵拉脑组织造成挫伤。用蛛网膜刀在额下回盖部锐性切开侧裂池，辨认大脑中浅静脉，通常选择在其额侧打开侧裂池蛛网膜直至深方基底部颈动脉

池附近，可选择剪刀锐性剪开或应用两把显微镊子撕开。

进而可轻柔牵开额叶，调节显微镜焦距，辨认同侧视神经后剪开视神经与视交叉池的蛛网膜，释放鞍上池的脑脊液。再向外侧剪开颈动脉池蛛网膜，松解视神经与颈内动脉之间的蛛网膜粘连，通常情况下，完成这两步脑池的开放即可在第一间隙（即双侧视神经与鞍结节构成的视交叉前间隙）及第二间隙（即视神经与颈内动脉之间的视神经外侧间隙）内开始肿瘤的辨认与切除（图15-1-2A）。

对于鞍上病变突入第三脑室者，常需要开放终板池，即打开第四间隙，对应前文所述的额颞经终板入路。通常此种情况下，术者需要牵开额叶眶面，在颈动脉分叉处辨认大脑前动脉，循大脑前动脉A1段向中线方向寻找其下方、视交叉后方的终板并纵行切开终板池，此过程中需要辨认和保护大脑前动脉A1段发出的Heubner回返动脉及前交通动脉复合体发出的下丘脑穿支动脉。

如前所述，对应一些真性基底位于海绵窦外侧壁的脑膜瘤，通常需要进一步显露颈内动脉外侧与动眼神经之间的间隙，即第三间隙。通过将脑压板置于颞叶内侧，将颞极和钩回向后下牵开有助于此间隙的显露。在此间隙内操作，需要特别注意辨认和保护后交通动脉、脉络膜前动脉及动眼神经。经此间隙向下可观察到后床突及其深方的基底动脉顶端、双侧大脑后动脉及对侧动眼神经等结构，但单纯额颞入路对上述结构的操作空间有限，如有操作需要，建议选择额眶颧入路（图15-1-2B）。

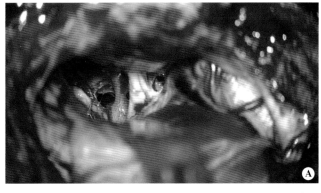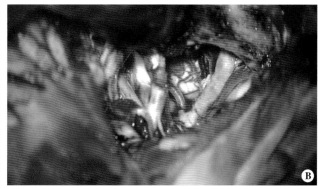

图15-1-2　额颞开颅镜下示意图

七、术后管理

病变切除后额颞入路的关颅应该按照硬膜、肌肉、筋膜、皮下和皮肤的顺序逐层依次完成。硬膜缝合应做到无张力水密缝合，可行硬膜原位缝合，局部缺损以颞肌筋膜或骨膜修补，也可以人工硬膜行修补缝合术。

颞肌缝合的要求：缝合完成后颞肌应平整并保持适当张力。如果开颅时骨瓣上保留颞肌筋膜条，则应使用肌肉缝线与颞肌瓣做全层对位缝合；如开颅时未保留颞肌肌条，可在骨瓣上原颞肌附着点使用电动微钻钻孔两排，使用适当缝线将颞肌瓣游离缘固定在靠上的一排骨孔处。切口处颞肌同样应进行全层对位缝合。

筋膜缝合：颞肌筋膜和额部骨膜应作为一个层次完成缝合，通常，额部骨膜和颞肌筋膜交汇处呈三角形，应先缝合三角形交汇点，再依次进行额部骨膜与颞肌筋膜、切口两侧颞肌筋膜之间的对位缝合。推荐在皮瓣的颞浅筋膜与颞肌表面的颞浅筋膜之间做对位缝合。最后完成皮下和皮肤缝合。

需要指出的是，骨瓣复位后，开始关颅缝合操作前，应充分、彻底止血，避免存在活动性出血的可能。

八、并发症

1. 面神经颞支损伤　面神经颞支损伤后可导致同侧额纹变浅或消失，影响患者术后面容，故应尽量避免。其保护需要注意3个方面。一是头皮切口在颧弓根部以上应尽量靠近耳屏，以距耳屏0.5cm为宜。二是分离皮瓣时应该严格按照筋膜间或筋膜下入路进行，避免对颞浅筋膜浅深层之间的脂肪做无谓操作。三是在额骨颧突附近分离时，应保持在骨膜下分离，避免使用单极过度电切及电凝。

2. 颞肌萎缩　是额颞开颅术后常出现的并发症，颞肌萎缩一方面影响患者术后外观，另一方面对患者咀嚼功能造成影响，甚至影响患者张口幅度。预防颞肌萎缩需要注意以下4点。一是开颅时颞肌从颅骨上分离下来时，应尽量保持颞肌底面的筋膜完整，这时可用骨膜剥离子从切缘侧颞肌置入并紧贴骨质由近及远将颞肌从骨面游离下来。二是在开颅过程中尽量保护颞浅动脉主干。三是关颅时颞肌游离缘与骨瓣上颞上线预留的肌筋膜条缝合或在颞肌附着点打孔固定，保持颞肌适度张力的同时，尽量保持颞肌及筋膜对位缝合后平整。四是鼓励患者在术后康复阶段用同侧牙齿咀嚼，预防失用性萎缩。

3. 颞浅动脉损伤　切皮前应尽量定位颞浅动脉走行，尽可能避开颞浅动脉主干。在切口下部不要一次性切开太深，可在达到颞浅筋膜层后，用止血钳、组织剪游离颞浅动脉，必要时离断额支或顶支中的一支，此后将其妥善保护。

4. 颅内血管损伤　额颞入路涉及的血管较多，其中最容易损伤的血管包括垂体上动脉、后交通动脉、脉络膜前动脉、侧裂静脉。对上述血管保护的前提是术者需要熟悉其生理解剖位置，对病理解剖位置变化有预判断，充分做到"应保尽保"。对侧裂静脉保护需要做到两点，一是充分游离侧裂静脉，特别是需要长时间牵拉时，更需要游离其走行过程中蛛网膜牵拉造成的张力点。二是使用脑压板牵开颞叶时，应尽可能避免平行于侧裂静脉走行方向的直接牵拉，脑压板此时应起到遮挡和保护作用，同时避免脑压板反复移动。

九、总结

额颞入路是通过开放外侧裂等自然解剖间隙达到对脑组织最小牵拉的同时对鞍区、鞍上及毗邻区最大程度显露。该入路到达鞍区解剖距离最短。额颞入路通过开放颅底脑池，可以造成多个解剖间隙，在病变切除过程中，通过几个解剖间隙的接续，可以最大程度切除病变，避免死角与残留。

十、要点及误区

开颅过程中注意面神经颞支保护。

1. 去除蝶骨嵴和前床突骨质时应采取恰当的方法。

2. 对于鞍区的巨大病变，要求在充分开放侧裂池、鞍上池、颈动脉池等脑池，以及脑组织张力明显下降的基础上，再行脑组织牵开和病变切除。

十一、所需器械

额颞入路开颅需要的手术器械除双极电凝、吸引器之外，所需的常规神经外科手术器械包括骨膜剥离子、脑膜剥离子、双关节咬骨钳、切皮刀、各种剪刀、镊子、拉钩及电钻和铣刀等。所需的显微手术器械包括显微剥离子、蛛网膜刀、显微剪刀、微钻等。完成手术通常还需要自动牵开器系统。

（王　亮）

第二节　眶颧入路

一、引言

显露贯穿颅底外科手术的始终，显露困难是颅底外科手术富于挑战性的重要原因，其蕴含了两个方面的困难——手术视角和器械自由度，也就是"看"和"做"的问题。过去通过明显牵拉脑组织获取空间的方法已经被取代，脑保护的观念进一步加强。有多个定性和定量研究显示，去掉眶缘、部分颧骨和颧弓能够不同程度增加手术视角和器械自由度，尤其是对前交通动脉、颈内动脉分叉部和基底动脉尖等区域的显露优势最为明显。颅底外科医师应该花更多的时间处理骨质，减少脑牵拉，以时间换空间，以时间换功能，以时间换疗效。

眶颧入路可以分为单骨瓣法、双骨瓣法和三骨瓣法，中间又蕴含诸多变化。三种术式在显露程度、效率和骨量损失方面各有优缺点，所需器械也有差别，颅底外科医师应结合临床实际情况灵活应用。

二、入路发展史

1982年Jane等报道了将眶上缘连同额骨作为整体去除的单骨瓣手术入路，将其称为眶上入路（supraorbital approach），后面陆续有不同学者对单骨瓣法眶颧入路进行了细化和改良。由于单骨瓣法存在对眶壁和颞部骨质牺牲较多，对中颅底显露较为局限，而且操作效率不高等不足，Hakuba等于1989年报道了双骨瓣法眶颧入路。1998年Zabramski等对双骨瓣法又进行了

进一步优化，使操作更为简便，且对眶壁骨质的牺牲大为减少。其间有不少学者提出可单独离断颧弓，以保护咬肌于颧弓上的附着点，减少咬肌萎缩的情况。2010年Campero等报道了三骨瓣法眶颧入路，在不影响入路显露范围的前提下，进一步简化了操作，且可以根据术中情况灵活调整手术步骤。眶颧入路经过30多年的发展和演变，总体入路在不断简化和微创化。笔者对常用的几种眶颧入路的特点进行了对比，具体可见表15-2-1。

项目		单骨瓣法		双骨瓣法	三骨瓣法
		改良单骨瓣法	经典单骨瓣法		
骨质去除	眼眶	眶上壁外侧和眶外侧壁上份	眶上壁外侧和眶外侧壁	眶上壁外侧和眶外侧壁	眶上壁外侧和眶外侧壁
	颧骨和颧弓	仅去除颧骨额突	去除颧弓和颧骨后份	去除颧弓和颧骨后份	离断颧弓，不去除颧骨体
	骨量损失	眶壁骨质牺牲较多 必须钻MacCarty孔	眶壁骨质牺牲较多 额颞骨瓣不易直达中颅底， 需要磨除少许骨质 必须钻MacCarty孔	眶壁骨质牺牲较少 额颞骨瓣不易直达中颅底， 需要磨除少许骨质 额部多一条骨缝	眶壁骨质牺牲较少 额颞骨瓣更接近中颅底，骨质牺牲较少 额部多一条骨缝
咬肌起点		不离断	通常需要离断	可以不离断	可以不离断
显露		中颅底显露受限	前中颅底均显露充分	前中颅底均显露充分	前中颅底均显露充分（保留颧骨体所带来的影响很小）
效率		中	低	较高	高
安全性		眶骨瓣形成，是需要使用传统骨凿方法建立的		所有骨质切开均在直视下、于原位完成	

表15-2-1　三种常见眶颧入路术式比较

三、病史

适于采用眶颧入路的患者，其临床表现和体征多种多样，需要重点关注的病史包括青光眼、视网膜脱落和外伤史等。如果合并上述病史，术者取下眶板和牵开眶内容物时应该更加轻柔，避免加重病情。部分患者可能有眼科手术史，此时需要仔细询问手术细节，阅读医疗文书，审阅术前颅底CT图像。既往眼眶骨质切口和内固定物可能会影响眶颧入路的实施。

四、体格检查

进行全面的神经系统体格检查，重点检查病变所在部位和邻近区域。常涉及的内容包括嗅觉障碍、视力视野障碍、眼外肌麻痹、三叉神经感觉障碍、咀嚼肌功能障碍等。合并突眼的患者需要关注是否存在角膜溃疡或结膜炎，并及时请眼科协助诊治。有外伤史的患者要关注是否有颅底骨折的表现。

五、适应证

眶颧入路的适应证非常广泛，包括以前床突脑膜瘤为代表的前中颅底脑膜瘤、以神经鞘瘤为代表的海绵窦区肿瘤、各种眼眶和颅眶沟通性肿瘤、中脑腹侧肿瘤、基底动脉尖动脉瘤等。但病种类型并非该入路适应证的唯一评价标准。

眶颧入路的核心是"显露"，哪些区域被病变累及，同时其显露经眶颧入路得以明显增加是最主要的判断依据。虽然均是获得额外的显露，但去除眶上壁、眶外侧壁、颧骨后份和颧弓对手术显露的改善并不相同。颅底外科医师应根据实际情况选择不同的眶颧入路术式，避免无效的骨质去除，如包裹并向上推挤前交通动脉复合体或颈内动脉分叉部的前颅底脑膜瘤去除眶上壁、眶外侧壁，需要顺肿瘤通路进行切除的哑铃形宽腰三叉神经鞘瘤去除眶外侧壁，高位基底动脉尖动脉瘤去除眶上壁等。

第三部分　颅底外科手术入路

对于囊性或质地较软的实性肿瘤，如果与上方结构粘连并不紧密，能通过向术区轻柔牵拉肿瘤而得以切除，此时翼点或额外侧入路就已经足够。对于肿瘤前界未超过眶缘的眶内或颅眶沟通性病变，通常可采用经翼点联合经眶板入路处理，从而避免了切开眶缘对面容的影响。处于内下象限的眶内病变可选择经鼻内镜入路。对于单纯的中颅底前份病变、仅需要经侧方入路的海绵窦病变，通常可采用翼点入路断颧弓或耳前颞下入路处理。

六、禁忌证

眶颧入路并无绝对的禁忌证。值得关注的是，如果患者存在视网膜脱落、青光眼、颅底骨折、眶板异常增厚等因素，采用单骨瓣法眶颧入路可能会出现原有病情加重，不可控的远隔部位骨折（视神经管骨折），出血或脑脊液漏，以及骨瓣形成困难等情况。

七、术前计划

头颅轴位、冠状位、矢状位增强MRI是颅底外科手术术前基本检查，部分因为植入物而无法行MRI检查的患者，可采用增强CT代替。另外，可根据肿瘤累及范围加做眼眶或蝶鞍区MRI检查，以获得清晰且薄层的图像。

颅底轴位、冠状位、矢状位薄层CT可以提供很多与入路相关的信息，包括额窦和前床突的气化程度，眶顶骨质的厚薄，骨质有无破坏，是否需要工程塑形钛网或三维打印高分子材料重建骨质等。颅底三维重建CT可提示前床突周围变异的骨性连接。

CTA、MRA或DSA可显示病变与颅内动脉的关系及是否合并脑血管疾病。上述检查的静脉期影像有利于评估静脉引流的模式。

累及视路的病变需要行视力、视野检查。

八、入路技术要点

3种常见眶颧入路术式各有优缺点，术者可根据病变的实际情况和自身熟悉程度拟定术式。下文未特别说明的部分均为共同步骤，不同之处将会在每一种术式中分别阐述。

（一）体位

患者麻醉后可根据手术需要，进行腰大池置管引流，待脑脊液充满管道后立即关闭引流管，术中需要时再开放，避免过度引流。患者取仰卧位，患侧肩部下方放置衬垫，减少颈部扭曲，妥善固定患者躯干。应用头架固定头部，根据手术需要向对侧旋转头部，尽量不超过45°，可通过倾斜手术床调整视角至最佳位置。头部下垂的角度根据肿瘤高度和中颅底显露需要而定。抬高手术床床头，使其高于患者心脏水平约15°。

（二）头皮切口

头皮切口始于耳屏前方，不超过颞浅动脉主干前方1cm，避开颞浅动脉主干，根据手术需要，选择保留颞浅动脉额支或顶支。切口沿发际内向对侧延伸，跨过中线止于对侧瞳孔矢状面水平（图15-2-1）。

1. 改良单骨瓣法　耳屏前切口始于颧弓水平。

2. 其余术式　为显露颧弓和颧骨，切口需要自颧弓上缘向下延伸，一般长度在2.5cm以内不易损伤面神经。

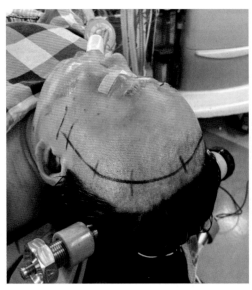
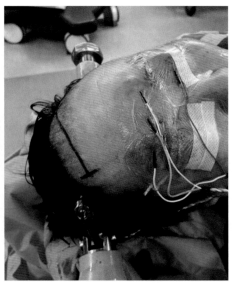

图 15-2-1　头皮切口

（三）皮下软组织分离

1. 皮瓣游离　选择筋膜间或筋膜下入路分离保护面神经颞支，翻起皮瓣。单独分离以眶上动脉为蒂的额部骨膜瓣，备重建颅底、封闭额窦用。

（1）改良单骨瓣法：需要至少显露额颧缝。

（2）其余术式：继续向下显露整个颧骨额突、颞骨后份和颧弓。

2. 眶上神经处理

（1）若为眶上切迹，可小心剪断束缚神经的横行韧带，将神经自眶上切迹游离。

（2）若为眶上孔，可用骨锯或不带足板的铣刀头切开骨质，形成包裹神经的骨性套管，将其从额骨上游离。若去除眶上神经内侧的眶上缘并非手术显露所必需，则可适度控制牵拉皮瓣的张力，省去处理眶上神经的步骤，直接在其外侧形成眶骨瓣。

3. 颞肌处理　顺着颞上线，于其下方约0.5cm切开颞肌，颞上线处保留一窄边肌肉条以备术毕缝合固定颞肌。视中颅底后方显露需求，决定切口后缘颞肌切开长度。剥离颞肌瓣，将其向下或后下牵开，此处应尽量避免使用电刀剥离颞肌，应使用剥离子顺肌纤维方向进行骨膜下剥离。

三骨瓣法：在切开颞肌之前，于颧弓前后附着处离断颧弓，将其向下方牵拉，保留咬肌附着点。这样可进一步向下牵拉颞肌瓣，增加中颅底显露。建议先单点固定好前后钛条，再离断颧弓，便于后期重建。

4. 分离眶骨膜　可应用 Penfield 1 号剥离子或类似器械，小心地游离眶骨膜。眶骨膜和眶壁粘连最紧密的地方位于额颧缝和额骨眶面的泪腺窝处，建议由内向外，由下向上游离，避免单点突进，最后汇合于粘连最紧密处。

（1）改良单骨瓣法：剥离眶骨膜至MacCarty孔水平即可。

（2）其余术式：继续剥离眶骨膜至眶下裂外侧缘。单个出现的颧面孔可作为定位眶下裂外缘的体表投影，若有多个颧面孔，其定位可靠性降低。眶下裂外侧被Müller肌所覆盖，可用显微剥离子紧贴眶下裂外侧缘，自眶内向后轻轻用力将其捅破，此时可于颧骨后方的颞窝内见到剥离子的头端，以确认眶下裂的位置。

（四）骨孔

1. 改良和经典单骨瓣法

（1）MacCarty孔（必做）：为翼点入路中的"关键孔"。该骨孔底部前半部分为眶骨膜，后半部分为额叶硬脑膜，两者由眶板所分隔。最佳定位方式为额颧缝、额蝶缝和蝶颧缝三缝交点起始，沿额蝶缝向后5～6mm。

（2）于颞上线下方，拟形成骨瓣的后界做第2个骨孔。可根据手术需要再加做1～2个骨孔，使其尽量处于有颞肌覆盖的位置。颧弓根上方的颞骨鳞部可做第3个骨孔。

2. 双骨瓣法和三骨瓣法　MacCarty孔并非必需，术者可参考翼点入路的常用骨孔。笔者更习惯于颞上线下方，拟形成骨瓣的后界做一单孔。

（五）骨瓣形成

1. 改良单骨瓣法（图15-2-2）

（1）首先用带足板的铣刀，从第2个骨孔，向上跨过颞上线铣开颅骨，然后转向前，朝眶上神经方向，止于前颅底。

（2）从MacCarty孔硬膜面向下铣开颅骨至蝶骨嵴。

（3）脑压板保护眶内容物，从MacCarty孔眶面向下铣开眶外侧壁。根据显露需要，决定去除眶外侧壁的长度，然后转向前铣开眶外侧壁下缘（建议用往复锯或摆动锯切开眶缘、眶壁、颧骨和颧弓等颅面骨，可减少骨量损失，重建时骨瓣复位美观，后续步骤和其他术式均参照此建议）。

（4）用铣刀依次连接余下的骨孔。从最靠中颅底的骨孔，紧贴中颅底方向，向前铣开颅骨，然后转向上至蝶骨嵴下方。

（5）用磨钻于蝶骨嵴外侧开槽，使其松动。

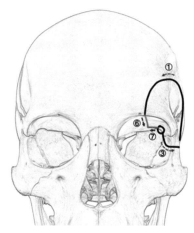
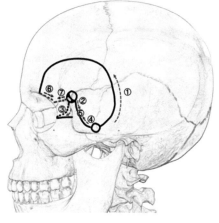

图15-2-2　改良单骨瓣法

（6）用不带足板的铣刀头或骨凿离断眶上缘，并纵行切开眶顶壁。注意用脑压板保护眶内容物，可从骨缝向前颅底填塞明胶海绵，保护硬膜。

（7）用骨凿从MacCarty孔向内侧横行离断眶顶壁，使骨折线与上一步骨折线相连。注意用棉片或明胶海绵保护硬脑膜和眶内容物。

（8）此时会发现眶颧骨瓣已松动，轻柔地将骨瓣翻开，切忌暴力造成骨折。如果骨瓣未松动，需要检查残余的骨性连接，最常见的是蝶骨嵴和眶顶壁。

（9）翻开骨瓣后可见眶内容物和额颞部硬膜。用咬骨钳去除余下的眶壁骨质，显露眶脑膜带。

（10）额窦的处理：在眶颧入路中额窦开放较为常见，会增加手术部位感染的风险。可根据实际显露需要和术前CT，评估是否能够避开额窦。开放额窦后具体处理方法如下。

1）骨性开放，黏膜完整：保留黏膜，额部骨膜瓣覆盖。

2）窦腔开放，黏膜破损：①将黏膜推至鼻额管，可咬除额窦后壁，使其"颅骨化"；②窦腔填塞（碘伏明胶海绵/脂肪/肌肉）；③生物蛋白胶封闭；④过氧化氢溶液和碘伏冲洗术区，更换污染器械；⑤关颅时用骨膜瓣覆盖窦腔。

3）去除骨瓣上残留的额窦黏膜，消毒骨瓣。这一点很重要，却常被忽略。

2. 经典单骨瓣法（图15-2-3）

（1）和（2）同"改良单骨瓣法"的（1）、（2）。

（3）应用脑压板保护眶内容物，用带足板的铣刀从颞窝方向，扣住眶下裂的最外缘，向上铣开眶外侧壁至MacCarty孔眶面。

（4）、（5）、（6）同"改良单骨瓣法"（4）、（5）、（6）。

（7）用带足板的铣刀（使用往复锯或摆动锯可减少骨量损失）从眶内扣住眶下裂的最外缘，斜形向下

切开颧骨后份。自颧骨下缘向前上方切开颧骨，连接上一切口。两条颧骨切口相交呈钝角，便于重建对位和确保骨瓣强度。

（8）离断颧弓根。建议自后外向前内斜形切开，便于重建对位，同时增加两端骨质接触面，利于骨切口愈合。游离咬肌于颧弓上的附着点。

（9）、（10）、（11）同"改良单骨瓣法"的（7）、（8）、（9）。

（12）去除骨瓣后颞肌瓣可进一步向下翻，磨除残余的颞部骨质以平齐中颅底。

3. 双骨瓣法（图15-2-4，视频15-2-1）

（1）参照翼点入路方法形成额颞骨瓣。额部和颞部尽量达前颅底和中颅底。不必过多磨除蝶骨嵴骨质，它会随着眶颧骨瓣一起被移除。

（2）离断颧弓根。建议自后外向前内斜形切开，便于重建对位。此处可选择游离咬肌于颧弓上的附着点以取下眶颧骨瓣，但笔者习惯不离断咬肌附着点，待眶颧骨瓣分离后，可作为肌骨瓣向下翻，从而保护咬肌的功能，而且实践证明不影响手术操作和显露。

（3）同"经典单骨瓣法"（7）。

（4）自眶壁上剥离额颞部硬膜，显露眶上壁和眶外侧壁。应用脑压板保护眶内容物和硬膜，自眶上神经外侧2～3mm向后切开眶顶壁，再转向外侧，止于眶上裂内缘。若需移除眶上神经内侧的眶顶壁，可按照上文所述方法游离眶上神经。

（5）自颞部骨窗的前下界起，向位于颞窝的眶下裂方向磨一骨槽，使铣刀或往复锯有足够的刃长以切开骨质。保护眶内容物，用带足板的铣刀扣住眶下裂的外侧缘向眶上裂外缘铣开眶外侧壁。此处笔者习惯将切口转向内侧与第4步的切口会合，避免带足板的铣刀或往复锯直接切开眶上裂，减少对神经可能造成的影响，若必要，再咬除眶上裂外侧的骨质以完成显露。

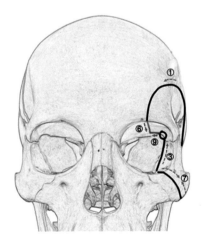
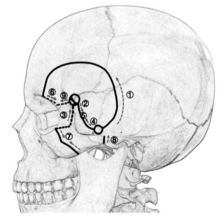
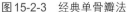

图15-2-3 经典单骨瓣法

▶ 视频15-2-1 解剖演示：
双骨瓣法额颞眶颧入路

（6）此时眶颧骨瓣已游离，轻柔地将骨瓣翻开。可选择取下第二块骨瓣，而笔者通常将其以咬肌附着点为蒂向下翻，从而保留咬肌的正常功能。注意用湿纱布包裹眶颧骨瓣以覆盖锐利的骨瓣边缘并避免干燥和污染。

（7）用咬骨钳去除余下的眶壁骨质，显露眶脑膜带。颞肌瓣可进一步向下翻，磨除残余的颞部骨质以平齐中颅底。

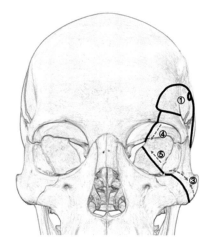
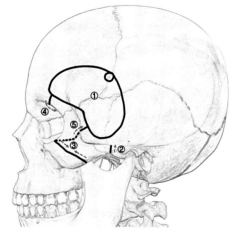

图 15-2-4　双骨瓣法

4. 三骨瓣法（图 15-2-5，视频 15-2-2）

（1）在切开颞肌之前，于颧弓前后附着处离断颧弓，将其向下方牵拉，保留咬肌附着点。笔者推荐两个技术细节：① 在离断颧弓之前先单点固定好前后钛条，便于关颅时重建；② 颧弓切口成 45° 斜面，便于重建对位，同时增加两端骨质接触面，利于骨切口愈合。

（2）同"双骨瓣法"（1）。

（3）同"双骨瓣法"（4）。

（4）同"双骨瓣法"（5）。

（5）用带足板的铣刀从颞窝方向扣住眶下裂的外侧缘，平行于颧弓水平向外侧切开颧骨额突。

（6）此时眶骨瓣已游离，轻柔地将骨瓣翻开。用咬骨钳去除余下的眶壁骨质，显露眶脑膜带。

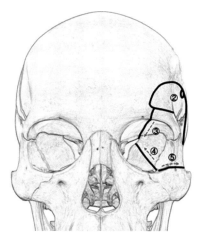
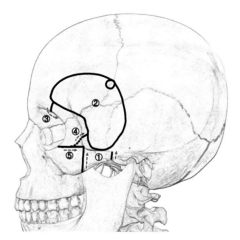

图 15-2-5　三骨瓣法

▶ 视频 15-2-2　解剖演示：三骨瓣法额颞眶颧入路

第三部分　颅底外科手术入路

经典单骨瓣法相比于改良单骨瓣法增加了对眶外侧壁下份、颧骨后份和颧弓的去除，从而使中颅底显露更加充分。骨瓣作为整体取下，使重建复位更加美观和简单。两种单骨瓣法在离断眶板的步骤中并非完全直视操作，需要使用骨凿等骨折手段，影响手术效率和安全性，对眶壁骨质的牺牲也较多。

双骨瓣法和三骨瓣法与经典单骨瓣法相比，额部增加一条骨缝，但获得了直视下切开眶壁的便利，从而能最大程度保留眶壁的骨质，同时增加了骨瓣的数量，但简化了操作，提高了手术效率和安全性。

三骨瓣法与双骨瓣法相比，减少了对颧骨体的去除，但并未明显影响显露程度。提前离断颧弓使颞肌瓣得以向下牵拉到最低，减少了颞部骨质的损失。另外也避免了从眶内切开眶下裂这一操作对眶内容物的明显牵拉。三骨瓣法赋予了眶颧入路很大的灵活性，术者可根据术中的实际情况，选择性去除眶骨瓣或离断颧弓以增加显露。

（六）硬膜外前床突磨除和视神经管减压

通常下述操作需要在较低的硬膜张力下进行。良好的全身静脉麻醉、通畅的颈静脉回流是基础条件。建议术前安置腰大池持续引流管，或术中切开少许硬膜释放侧裂池脑脊液，进一步降低颅内压，减少脑组织牵拉和挫伤的可能。

1. **硬膜间分离技术**　为了从硬膜外充分显露前床突，需要采用硬膜间分离技术。首先向眶尖方向剥离额颞部硬膜，在颞部硬膜前上份、蝶骨嵴下方可见一硬膜皱襞，为眶上裂的最外侧，称为眶脑膜带（meningo-orbital band，MOB），其由两层硬膜骨膜层折叠而成。锐性切开MOB，然后用剥离子向后方牵拉颞部的MOB切缘，将硬膜骨膜层从硬膜固有层上剥离，进行两层硬膜间分离。可继续向MOB两侧切开硬膜骨膜层，直至充分显露前床突。

2. **前床突磨除**　磨除骨质的过程中会产生大量的热量，可能对周围的神经血管结构造成热损伤。足量、持续和准确冲水非常重要。可使用带冲水管的显微磨头，也可让助手冲水。用显微金刚砂磨头磨除前床突骨质，将其空心化，逐步离断连接前床突的3个骨性结构，即蝶骨嵴、视神经管顶壁、视柱。过早离断上述结构会使前床突提前松动，给后续的骨质磨除带来困难。将前床突骨质充分"蛋壳化"之后，可用前端带角度的圆盘剥离子在直视下将其小心剥除。连接前床突的各个韧带可能骨化形成骨刺，即使术前三维CT也未必有足够的分辨率将其显示，故不建议整块切除前床突，应将其充分空心化，剥离周围粘连后分块去除。

3. **视神经管减压**　磨除前床突后，视神经管顶壁

的外侧缘已经游离，轻轻抬起额底硬膜，通过观察镰状韧带的内侧界定视神经管顶壁的内侧缘。用显微金刚砂磨头将其磨除，注意足量、持续和准确冲水。建议在低转速下采用"笔刷式"的磨除方法，避免开放窦腔。待视神经管顶壁游离后，用剥离子将其掀开去除。

（七）二级入路

眶颧入路的显露得以完成，在此基础上可以进一步拓展。继续进行硬膜间分离，完成海绵窦上方入路或侧方入路，经过前外侧三角进入颞下窝，结合Kawase入路进入颅后窝等。

（八）颅底重建

1. 额窦的处理方法见上文"骨瓣形成"中的"改良单骨瓣法（10）"。

2. 磨除前床突和视神经管减压时可能开放窦腔，要注意消毒后妥善封闭。部分颞骨气化良好的病例，可能在磨除中颅底骨质时开放气房，也要注意妥善封闭。笔者常取颞中间或颞深脂肪垫的脂肪组织填塞，辅以生物蛋白胶和可吸收人工硬膜予以封闭。

3. 骨瓣重建：先将额部骨膜瓣下翻，覆盖额窦。单骨瓣法通常需要2～3根钛条固定眶缘和颧弓的骨质。双骨瓣法或三骨瓣法先固定眶颧或眶骨瓣，再固定额颞骨瓣。注意避免眶内容物嵌顿于骨缝上。固定内侧眶缘时，笔者通常将钛条安置于骨质切口内，两端各用2颗钛钉固定（骨松质握钉力相对较低），使眉弓重建更加美观。如果眶壁骨质缺损不多，可不用重建。较大面积的缺损可用钛网或往复锯取额颞骨瓣内板予以重建。三骨瓣法中，建议在离断颧弓之前就先单点固定好前后钛条，再离断颧弓，便于重建。

九、术后管理

除神经外科术后常规处理之外，要注意观察眼球运动情况，眼外肌是否存在卡压，视力变化。如术后出现眼睑和球结膜水肿，可根据眼科意见加用滴眼液和眼膏，避免结膜暴露和溃疡形成。抬高床头促进静脉回流，保持皮下引流管通畅，减少局部肿胀。术中开放窦腔或乳突的患者术后要关注是否存在脑脊液漏，参照Ⅱ类切口的预防性抗生素使用规范进行术后用药。

十、并发症

1. **脑挫裂伤和硬膜下血肿**　眶颧入路中较多的硬膜外操作可能造成脑挫裂伤和硬膜下血肿，尤其是单骨瓣法，会采用一些非直视操作，而且处理单纯位于硬膜外或硬膜间的病变时，术者通常不能及时发现上述情况。所以术中操作应尽量轻柔，同时注意观察硬膜的张力和颜色，必要时切开硬膜探查。

2. 眶内容物嵌顿　复位眶骨瓣时要注意避免眶内容物尤其是眼外肌嵌顿于骨缝处，否则术后患者可能出现眼球运动受限，若术后眼眶薄层CT证实了嵌顿位置与症状相关，则需要再次手术矫正。

3. 面容影响　面神经颞支损伤可导致同侧额纹消失和眉毛下垂，影响美观。熟练掌握筋膜间或筋膜下入路的同时，要严格避免使用单极电凝显露颧弓，而应该轻柔地推起骨膜，保护其浅面的面神经颞支。翼点区域骨质缺损和术后颞肌萎缩导致颞部塌陷会影响患者面容，开颅时应该顺肌纤维方向进行骨膜下分离，避免采用单极电凝。术毕妥善固定颞肌于颞上线，维持其张力也是避免颞肌萎缩的重要措施，可采用预留的肌肉条或于颞上线上钻孔。眶颧骨瓣作为颅面骨的一部分，与神经外科手术通常所使用的扁平骨瓣不同，它更加不稳定，复位骨瓣时必须严格对位骨缝，并确保每一颗钛钉都已旋紧。使用往复锯或摆动锯可减少骨量损失，使骨瓣复位更加严密美观。

十一、总结

眶颧入路是处理前中颅底病变的常用入路，其核心理念是"脑保护"，实现方法为"骨切除"，实际效果体现在"手术视角和器械自由度"的改善。其术式经历了多年的改良和变化，除本节所介绍的三种常见眶颧入路之外，对术式的改进依然在不断进行中。如近年蓬勃发展的经颅内镜技术，使迷你眶上入路（迷你改良单骨瓣眶颧入路）有了较多应用。颅底外科医师应该准确地把握眶颧入路的适应证，熟练运用各种术式，不仅期望良好的神经功能恢复，也追求更加美观的术后效果。

十二、要点及误区

（一）要点

1. 采取筋膜间或筋膜下入路分离保护面神经颞

支，颧弓表面采用骨膜下分离。

2. 从眶内和颞窝两个方向定位眶下裂外侧缘。

3. 单骨瓣法需要做 MacCarty 孔。

4. 单骨瓣法需要使用骨凿和骨折等非直视手法形成骨瓣，主要涉及眶顶和蝶骨嵴的离断。

5. 妥善处理额窦的开放。磨除明显气化的前床突之后需要可靠的颅底重建，避免脑脊液漏。

6. 三骨瓣法简化了眶颧入路，可选择性去除眶骨瓣或离断颧弓以增加显露。

（二）误区

1. 存在视网膜脱落、青光眼、颅底骨折、眶板异常增厚等情况时不建议采用单骨瓣法。

2. 注意腰大池引流管的术中管理，避免过度引流。

3. 分离颧弓表面时不可使用单极电刀。

4. 翻开骨瓣时应该轻柔，避免粗暴的骨折手法。

5. 避免前床突磨除和视神经管减压中的热损伤，必须足量、持续和准确冲水。

十三、所需器械

1. 标准神经外科开颅器械。

2. 眶骨膜剥离：Penfield 1 号剥离子或类似器械。

3. 动力系统（骨瓣形成）：高速磨钻和带足板的铣刀、不带足板的铣刀或骨锯（往复锯或摆动锯）。

4. 动力系统（前床突磨除和视神经管减压）：显微磨钻。

5. 骨凿（单骨瓣法）。

十四、临床案例

（一）入路应用案例1

患者，女，37岁，因"左侧蝶骨嵴脑膜瘤术后12年，左侧眼球突出4年"入院。病变累及眶内、颞下窝和翼腭窝（图15-2-6）。入路选择的考量：为显露眶内肿瘤，需要去除眶顶壁和眶外侧壁，离断颧弓以显

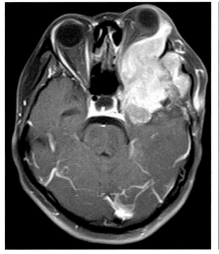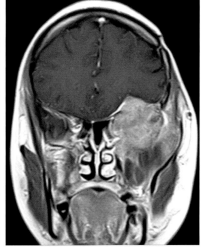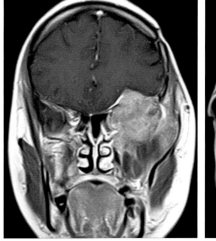

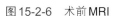

图 15-2-6　术前 MRI

露颞下窝肿瘤，去除颧骨后份以充分显露翼腭窝。患者既往手术为翼点入路，故最佳术式为双骨瓣法额颞眶颧入路，行硬膜外视神经管减压和前床突切除术。

术中近全切肿瘤（图15-2-7，手术过程见视频15-2-3）。术后患者恢复良好，病理为不典型脑膜瘤（WHO 2级），后续给予放疗。

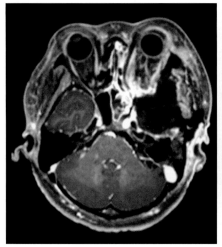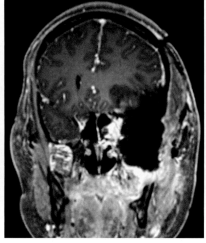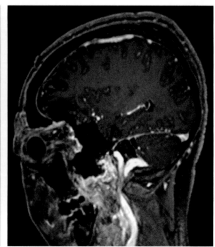

图15-2-7　术后MRI

▶ 视频15-2-3　案例1.颅眶沟通脑膜瘤切除术

（二）入路应用案例2

患者，女，62岁，因"左眼视力下降6个月"入院。病变累及左侧蝶岩斜区（图15-2-8，图15-2-9）。入路选择的考量：病变呈匍匐性生长，肿瘤通路较为狭窄，中颅底天幕区域的肿瘤基底向后方延伸较远，术中需要更为前倾的视角以直视这部分肿瘤基底。故

去除眶缘以增加显露，减少颞叶牵拉。采用三骨瓣法眶颧入路，术中未去除颧弓。行硬膜外视神经管减压和前床突磨除术。术中近全切肿瘤（图15-2-10，手术过程见视频15-2-4）。术后患者恢复良好，病理为不典型脑膜瘤（WHO 2级），安排后续放疗。

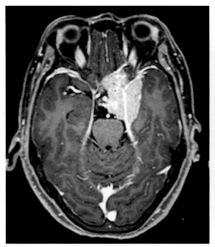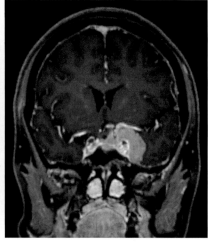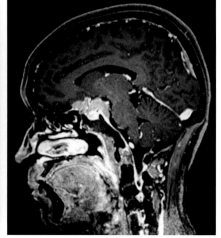

图15-2-8　术前MRI

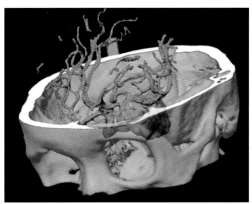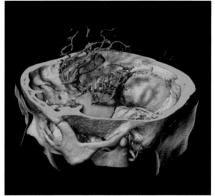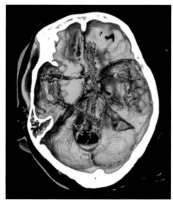

图 15-2-9　术前可视化三维重建

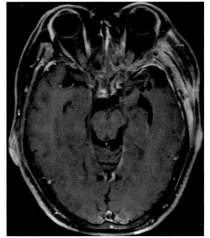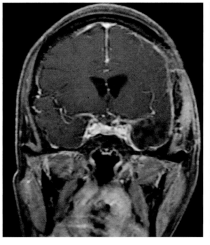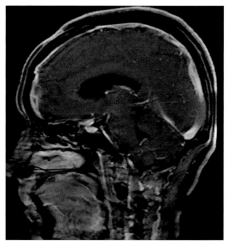

图 15-2-10　术后 3 个月 MRI

▶ 视频 15-2-4　案例 2. 前床突脑膜瘤切除术

（昝　昕）

第三节　改良颞下经岩前小脑幕入路

一、背景

改良颞下经岩前小脑幕入路部分学者也称为改良 Kawase 入路。1911 年 Krause 开创了颞下入路。在此基础上 Kawase 于 1985 年提出采用颞下经岩前入路处理基底动脉中下段动脉瘤，而后通过近 30 年的逐步完善系统化了经典的 Kawase 入路并运用于岩斜脑膜瘤的切除。Steiger 于 2006 年在结合 Knosp 颞下硬膜内外不同入路优缺点的基础上提出了颞下硬膜下岩前入路的雏形。而后在国内首都医科大学附属北京天坛医院颅底外科团队逐步规范化形成了目前的改良颞下经岩前小脑幕入路以处理岩斜区的一些病变。

二、引言

斜坡或脑桥前部位的手术有 4 种入路：枕下入路、颅中窝入路、经岩骨入路、经迷路入路。虽然经岩骨入路提供了广泛的视野，但是，岩锥的磨除会导致听力永久丧失。Trautman 三角切除的乙状窦前入路对下斜坡显露好，但是由于弓状隆起的存在，对上斜坡操作空间有限。而乙状窦前入路会带来显露乙状窦和 Labbe 静脉的手术并发症。因此，Kawase 教授提出了具有独特优势的颞下硬膜外经岩前入路，并运用于岩斜脑膜瘤的切除。颞下硬膜外经岩前入路是一种侵略性较小的颅底入路，可为岩斜区提供足够的显露，但同时也存在局限：①需要长时间的颅底外科训练；②脑膜与岩鳞缝粘连紧密，剥离易损伤岩浅大神经导致面瘫；③磨除范围较大，易损伤颈内动脉和该区域的脑神经；④岩锥内大的气房需要另行切口应用腹部脂肪填充；⑤硬脑膜外出血和脑脊液漏风险大。因此在颞下硬膜外经岩前入路基础上，首都医科大学附属北京天坛医院结合 Steiger 教授提出的颞下硬膜下岩前入路进行了改良术式的创新。

三、手术技术

（一）术前准备

术前腰大池引流术可控制性降低颅内压，减少手术时颞叶抬起时脑组织挫伤的可能。切皮前静脉快速滴注 20% 甘露醇 1g/kg 体重，以及应用 10mg 地塞米松，有利于颅内压下降，其他降低颅内压的方式包括短时间过度通气、颞角穿刺或抬起颞底开放环池。患者侧卧位并固定头部。常规监测第Ⅲ～Ⅻ对脑神经和脑干听觉诱发电位。

（二）手术过程

1. 切口及骨窗（图 15-3-1） 切开颧弓的皮肤，完整保留颞筋膜和骨膜。在下颌关节附近切开颧骨弓上的骨膜，并从后向前掀起。掀起动作被限制在骨膜下平面内，从而使在软组织瓣中的面神经额颞分支得到保护。显露颞骨和颧弓后部，颞下肌筋膜和肌肉从前上到后下沿颞肌纤维方向弯曲切开（图 15-3-2 黑色虚线）。然后切开颞筋膜（图 15-3-2 白色虚线）。用自固定牵开器双侧牵开颞肌筋膜和肌肉。于外耳道上方铣去 4cm×6cm 骨瓣。用咬骨钳和磨钻使显露达到颅中窝的底部（图 15-3-2）。

2. 硬脑膜切开（图 15-3-3） 用自固定牵开器将颞叶抬起。应特别注意保护 Labbe 静脉和颞叶基部的大引流静脉，以防止静脉阻塞导致术后脑出血。在适当的情况下，应通过控制气道压力（气道压力降至 16cmH$_2$O 以下）、渗透利尿（使用 250ml 20% 甘露醇）和脑脊液（CSF）引流减少颞叶挫伤可能。小脑幕切口于滑车神经入口后（图 15-3-3 黑色虚线 1）起始，然后沿岩上窦（图 15-3-3 黑色虚线 2）横切。沿着顶部的岩上窦（图 15-3-3 黑色虚线 3）电凝并切开硬脑膜。电灼岩上窦并沿白线切开（图 15-3-3 白色虚线 4）。去除部分小脑幕（图 15-3-3 黑色三角形）减少张力以增强颅后窝的显露。

3. 显露磨除岩尖（图 15-3-4） 从三叉神经压迹

开始显露出岩锥顶部骨质，并从内侧开始钻，通常侧向不超过 1.5cm（A 线），距岩骨嵴后缘不超过 6mm，距骨表面深度不超过 8mm。

去除岩锥尖部后，沿着下颌神经切开 Meckel 囊和中颅底硬脑膜（图 15-3-5）。

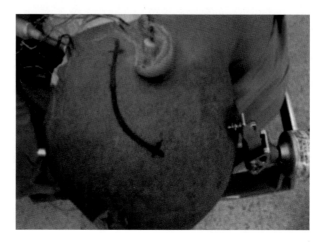

图 15-3-1 皮肤切口开始于颧弓下方 0.5cm，外耳前 2cm，并向后延伸 10～11cm

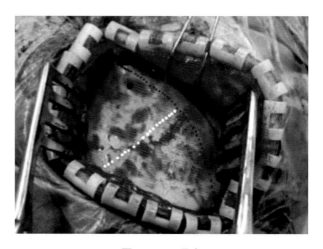

图 15-3-2 骨窗

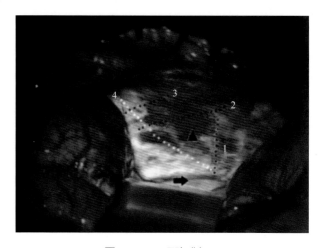

图 15-3-3 硬脑膜切开

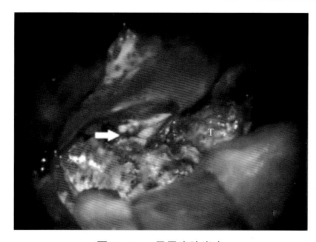

图 15-3-4　显露磨除岩尖

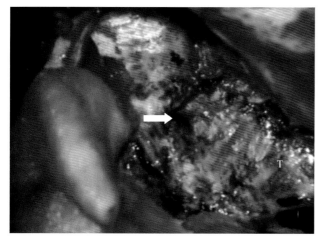

图 15-3-5　切开 Meckel 囊和中颅底硬脑膜
T. 肿瘤

4. 切除肿瘤　除经典的切除方式外还可用超声波吸引器将肿瘤清除。需要特别注意的是，避免滑车神经、动眼神经、三叉神经、外展神经及基底动脉及其分支损伤。如果肿瘤紧密附着于基底动脉或脑干上，则建议将其亚切除，因为彻底切除这些肿瘤将导致更严重的并发症，包括偏瘫和昏迷。

5. 关闭　去除肿瘤后 Meckel 囊和海绵窦的出血由明胶海绵填塞处理。用骨蜡密封钻除的骨质。硬脑膜水密封闭。用钛板将骨瓣固定到位。分层缝合切口。

四、并发症

肖新如教授报道的病例中有 1 例出现了听力受损，6 例早期术后面神经麻痹，其中 4 例随访结束时仍存在面神经麻痹。王科报道的 17 例病例中早期出现了 12 例（70.6%）复视，7 例（41.2%）面神经麻痹，3 例（17.6%）睑下垂；晚期仍有 6 例（35.3%）存在面神经麻痹，4 例（23.6%）复视，且出现了 5 例复发。

五、术式改良及不足

（一）术式改良

1. 与传统颞下硬膜外经岩前入路不同，在改良颞下硬膜外经岩前入路中使用了曲线切口（图 15-3-6）。Hitselberger 及其同事首先描述了颞下硬膜外经岩前入路中用于斜坡脑膜瘤手术的曲线切口。但是，Hitselberger 使用的切口开始于耳屏切迹，这限制了前方向海绵窦显露。肖新如教授使用的曲线皮肤切口更靠前，且位置更低。可以更好地观察前壁 - 颅中窝和海绵窦的一部分。

2. 传统颞下硬膜外经岩前入路中，颞肌通常被切割并反折得较差，这会阻碍颅中窝底部的显露（图 15-3-7）。沿着颞肌纤维的方向切开了颞肌，并向两侧牵开。结果，实现了颅中窝底部的更多显露和较少的颞肌损伤。

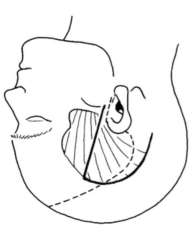
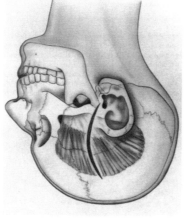
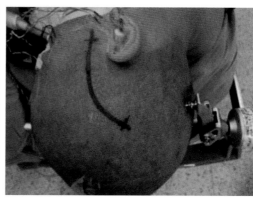

图 15-3-6　曲线切口

第三部分　颅底外科手术入路

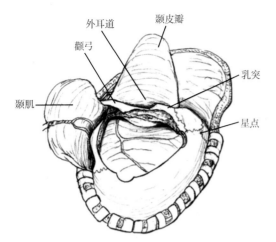
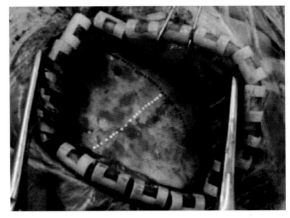

图15-3-7 颅中窝显露

3. 传统颞下硬膜外经岩前入路将颞叶抬起后在硬膜外显露岩锥尖部并进行骨质磨除，而后切断岩上窦并打开小脑幕，因无法看见肿瘤位置及大小，骨质磨除范围较大。改良颞下经岩前小脑幕入路在打开小脑幕后看见肿瘤及岩尖部后进行骨质磨除，可以随肿瘤附着及大小缩小骨质磨除的范围。另外，肖新如教授对骨质磨除明确标出磨钻去除岩尖骨质的界线和范围，从三叉神经压迹开始显露出岩锥顶部骨质，并从内侧

开始磨钻，通常侧向不超过1.5cm（A线），距岩骨嵴后缘不超过6mm，距骨表面深度不超过8mm。在这个范围能显露出斜坡脑膜瘤的基底。同时，颈内动脉和较大的浅表神经未显露，因此受到了保护，免受损伤。在传统颞下硬膜外经岩前入路中，若在硬膜外钻岩锥骨区域，颈内动脉的水平节段可能已经显露并受损（图15-3-8，图15-3-9）。

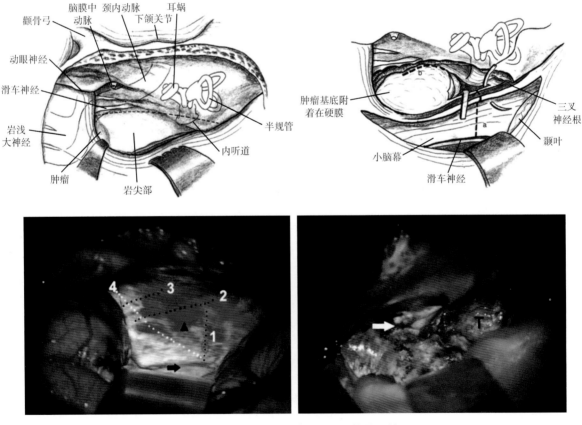

图15-3-8 硬膜外入路，显露岩锥骨区域

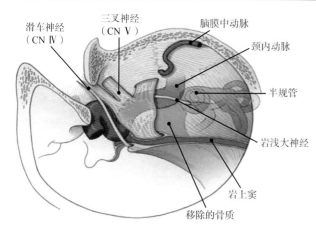

图 15-3-9　硬膜外显露岩骨锥体区域神经与血管关系（模式图）

图中标注：滑车神经（CN Ⅳ）、三叉神经（CN V）、脑膜中动脉、颈内动脉、半规管、岩浅大神经、岩上窦、移除的骨质

（二）不足

尽管此入路有许多优势，但仍存在一些担忧：首先，硬膜下操作可能会增加颞叶损伤的风险。其次，颞叶引流静脉可能具有更高的损伤风险。

在此过程中。为了减少对颞叶的损伤，重要的是在手术开始时降低颅内压。使用了多种方法，包括在手术过程中将气道压力降至16cmH$_2$O以下，以及使用250ml 20%甘露醇，并在手术过程中显著降低颅内压。患有巨大肿瘤的住院患者，术前使用脑脊液引流术降低颅内压。引流静脉损伤通常与术后出血和颞叶明显水肿的高风险有关。因此，应尽可能保护颞叶的所有引流静脉。

六、总结

肖新如教授提出的改良颞下经岩前小脑幕入路需要更少的颅底外科训练时间；实现了颅中窝底部的更多显露和较少的颞肌损伤；减小了骨质磨除的范围，保护了易损伤的颈内动脉和该区域的脑神经；且不需要另行切口找腹部脂肪填充骨质缺损。虽仍存在一些不足，但改善了传统术式的一些不足并对颞下经岩前小脑幕入路进行了规范，具有重要的创新意义。

（张晓华）

第四节　颞下窝入路

一、引言

颞下窝入路（infratemporal fossa approach）是处理岩骨及其周围如颈静脉孔、岩尖、斜坡、颞窝、颞下窝等区域，尤其涉及岩骨段颈内动脉或鼓室引流通路等相关病变的侧颅底系列入路，共分为A、B、C、D四型。其中，A、B、C型均在岩骨次全切除基础上实现目标区域尤其是颈内动脉不同节段的显露、控制及处理，强调去除中耳气房、岩骨及相邻骨质。D型主要是通过去除颞骨鳞部、颧弓、蝶骨大翼等骨质，显露颞窝、颞下窝、眶尖等区域病变，必要时需要磨除部分岩骨骨质，更好地显露岩骨前、下面，无须处理中耳气房及其引流通路。

颞下窝入路的单个或组合应用可用于累及上述区域的副神经节瘤、后组脑神经鞘瘤、岩尖胆脂瘤、骨巨细胞瘤、三叉神经鞘瘤、软骨肉瘤、脊索瘤、脑膜瘤等肿瘤的切除。

二、入路发展史

颞下窝入路最初由瑞士苏黎世大学医院Ugo Fisch教授于20世纪70年代创立并成功应用于侧颅底肿瘤的切除，由于其良好的安全性和可重复性，迅速被世界绝大多数颅底外科中心所采用，苏黎世大学医院一度成为世界耳神经颅底外科的中心。其基本原理是基于颞骨及其周围重要神经、血管的解剖和生理特点，围绕岩骨，正确处理中耳气房结构，在有效显露、保护和处理岩骨内的颈内动脉、面神经、咽鼓管等重要结构基础上，通过去除骨质，获得肿瘤切除的空间，处理与颞骨岩部结构相关的颈静脉孔、岩尖、岩斜区、海绵窦、颞窝、颞下窝、鼻咽部等区域肿瘤，强调术区充分显露、肿瘤彻底切除和患者安全。

为实现颈静脉球、后组脑神经、岩骨段颈内动脉的充分显露，在岩骨次全切除基础上，前移鼓室-乳突-腮腺段面神经，进一步去除鼓骨、茎突，打开颈静脉球外侧壁，充分暴露乙状窦-颈静脉球-颈内静脉系统及内侧的后组脑神经和岩骨段颈内动脉，并通过阻断乙状窦、颈内静脉、岩下窦、髁静脉的血流，实现更安全地控制和保护颈内动脉、更大程度保护后组脑神经、更彻底地切除病变，这就是A型颞下窝入路的主要理念。其可以很好地控制和处理岩骨垂直段颈内动脉，处理C1型、C2型及部分C3型副神经节瘤（表15-4-1，图15-4-1）。

表 15-4-1　颞骨副神经节瘤 Fisch 分型

分型	肿瘤界线
A	局限于中耳，可侵犯鼓岬
B	下鼓室病变，可侵犯中鼓室、乳突 颈内动脉管及颈静脉球顶壁完整
C1	侵及颈内动脉管外口
C2	侵及颈内动脉管垂直段
C3	侵及颈内动脉管水平段，但未到破裂孔
C4	侵及颈内动脉破裂孔段、海绵窦段
De1	肿瘤侵入颅内，但在脑膜外，体积<2cm
De2	肿瘤侵入颅内，但在脑膜外，体积≥2cm
Di1	肿瘤侵入脑膜内，体积<2cm
Di2	肿瘤侵入脑膜内，体积>2cm
Di3	肿瘤侵入脑膜内，无法手术切除

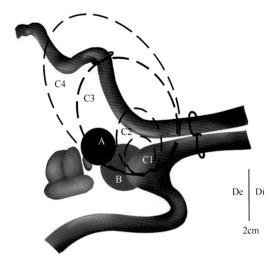

图 15-4-1　颞骨副神经节瘤 Fisch 分型
De. 脑膜外；Di. 脑膜内

临床上，部分肿瘤累及岩骨段颈内动脉向岩尖甚至海绵窦生长，如C3型和C4型副神经节瘤。为了更好地处理这类病变，需要离断颧弓、磨除颧弓根、牵开颞下颌关节，磨除部分蝶骨大翼，处理卵圆孔穿行的下颌神经及棘孔穿行的脑膜中动脉，依据病变大小调节具体的显露范围，顺颈内动脉走行方向显露岩骨水平段，内侧至翼突外侧板，必要时可以磨除颈内动脉内侧的岩骨，显露甚至移位岩骨段颈内动脉，充分显露岩尖甚至岩斜区，并处理该区域病变，这就是B型颞下窝入路的主要理念，其可以很好地控制岩骨水平段，处理C3型和部分C4型副神经节瘤及岩尖和岩斜区的肿瘤。

在岩骨次全切除基础上，通过处理颧弓、颞下颌关节，显露并保护岩骨段颈内动脉，顺咽鼓管走行方向磨除蝶骨翼突及内外侧板，切除鼻咽侧壁，处理咽鼓管周围病变；或顺颈内动脉走行磨除岩尖及蝶骨大翼，显露海绵窦外侧壁并处理该区域病变，这就是C型颞下窝入路的主要理念。其可以处理鼻咽部侵犯岩骨或中耳岩骨起源侵及鼻咽部的肿瘤和C4型副神经节瘤。

对于一些中心位于颞窝、颞下窝、蝶骨大翼颞下面，未侵犯或局限侵犯岩尖和岩骨水平段颈内动脉，尚未侵犯中耳或影响中耳引流通路的病变，可不处理中耳气房，采用耳前切口，通过离断颧弓，磨除部分颞骨鳞部、蝶骨大翼、岩骨等，实现肿瘤显露及切除，这就是D型颞下窝入路的主要理念。其可以切除主体位于颞窝、颞下窝、眶尖等区域但未累及中耳引流通路的肿瘤。

三、适应证

颞下窝入路是处理颞下窝及其周围尤其是涉及岩骨重要结构（主要是颈内动脉）或岩骨气房及引流通路（主要是咽鼓管）等病变的手术入路，主要针对主体位于颈静脉孔、岩尖、岩斜区、颞窝、颞下窝、鞍旁、鼻咽部等区域的良恶性肿瘤。除D型外，其均为以岩骨次全切除为基础的术式（表15-4-2）。

表 15-4-2　颞下窝入路适应证：手术区域及主要疾病

颞下窝入路	手术区域	主要疾病
A型	岩骨垂直段颈内动脉 颈静脉孔区 迷路下、岩骨下面 下颌后窝、颞下窝后缘	副神经节瘤（C2型） 后组脑神经肿瘤 迷路下、岩尖胆脂瘤 侵犯颈静脉孔区的其他颅底肿瘤
B型	岩骨水平段颈内动脉 岩尖、岩斜区	副神经节瘤（C3型） 岩尖胆脂瘤、软骨肉瘤等 岩斜区肿瘤
C型	破裂孔、鞍旁颈内动脉 咽鼓管周围间隙 翼腭窝、鼻咽部	副神经节瘤（C4型） 复发或残余鼻咽癌病灶 巨大鼻咽纤维血管瘤
D型	颞窝、颞下窝、眶外侧壁	骨巨细胞瘤 三叉神经鞘瘤 畸胎瘤

四、禁忌证

1. 颅内交通支不充分且肿瘤侵犯颈内动脉。

2. 对侧耳听力下降或耳聋，是岩骨次全切，即A、B、C型颞下窝入路的相对禁忌证。

3. 对侧迷走神经麻痹、乙状窦颈内静脉发育不良是A型颞下窝入路手术禁忌证。

4. 术前中耳腔严重感染。

5. 全身其他部位有不适宜手术的合并症。

五、术前计划

1. 确定手术范围及边界　颞下窝入路的肿瘤中心多位于岩骨及其周围，涉及骨质的磨除及其内穿行血管和神经的处理。术前根据影像学提供的肿瘤位置，确定手术切除的前、后、上、下、内、外界。

2. 确定重要结构术中可能的处理方案

（1）颈内动脉：确定需要显露的节段、是否需要360°显露、是否需要动脉暂时移位；术前需要进行球囊阻断试验评估颅内交通。

（2）面神经：确定是否移位，移位的节段，是否有可能牺牲，牺牲后是否一期重建及备选的重建方式。

（3）耳囊：确定是否需要牺牲耳囊或切除部分，如只切除半规管或只切除耳蜗。

（4）颞下颌关节：确定是否打开关节，是否需要切除髁突。

（5）静脉系统：确定是否需要封闭乙状窦、结扎颈内静脉，术前评估对侧静脉引流。

3. 术中是否有脑膜破损及破损后脑脊液漏的修补方案　耳囊切除后内听道口、颅后窝及颅中窝脑膜破损都可能造成脑脊液漏，影响术腔的重建、封闭等手术方式，需要术前做好预案。必要时颅外、颅内分期切除。

4. 术中电生理监测　如颈静脉孔区后组脑神经监测，鞍旁海绵窦手术时眼外肌及三叉神经监测。

5. 术中体位及消毒　颞下窝入路均采用平卧侧头位，A 型颞下窝入路需要垫肩；术中要备腹部脂肪供区消毒；必要时进行小腿外侧腓长神经供区消毒备用；若可能需要皮瓣修复，提前对相应供区进行备皮、消毒。

六、入路技术要点

岩骨次全切除术是 A、B、C 型颞下窝入路的基础术式。岩骨次全切除术的技术要点如下（图 15-4-2）。

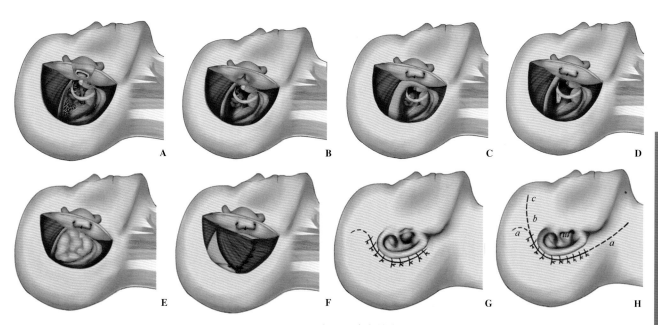

图 15-4-2　岩骨次全切除术技术要点

A. 乳突、鼓室及迷路下的岩骨气房：面后气房、迷路后气房、迷路上气房、咽鼓管上气房、迷路下气房、颈内动脉管周围气房；B. 彻底清理乳突、鼓室及迷路下的岩骨气房，轮廓化面神经骨管、耳蜗及半规管（保留耳囊），保持术腔、耳道开放，行耳甲腔成形术；C. 彻底清理乳突、鼓室及迷路下的岩骨气房，轮廓化面神经骨管、耳蜗及半规管（保留耳囊），封闭外耳道；D. 彻底清理乳突、鼓室及迷路下的岩骨气房，切除耳蜗、半规管（切除或部分切除耳囊），轮廓化面神经及内听道骨管，封闭外耳道；E. 应用腹部脂肪填塞术腔，封闭耳道；F. 颞肌转位与胸锁乳突肌缝合，修复术腔，封闭耳道；G. 缝合皮肤切口：术中根据需要，颞骨切口可以向上延长，以利于显露及颞肌转位；H. 缝合皮肤切口，虚线 a 为 A 型颞下窝入路皮肤切口，虚线 b 为 B 型颞下窝入路皮肤切口，虚线 c 为 C 型颞下窝入路皮肤切口

1. 耳后 - 颞皮肤切口。

2. 双层缝合外耳道，封闭术腔，或进行大的耳甲腔成形，开放术腔。

3. 去除耳道深方皮肤、鼓膜、锤骨、砧骨及镫骨板上结构。

4. 彻底清除乳突、鼓室及迷路周围的岩骨气房。

5. 封闭咽鼓管。

6. 应用腹部脂肪填塞术腔，颞肌转位修复封闭术腔，或保持术腔开放。

（一）A型颞下窝入路的手术要点及关键环节

A型颞下窝入路的手术要点及关键环节（图15-4-3）如下。

1. 耳后 - 颞 - 颈皮肤切口。

2. 封闭外耳道。

3. 定位腮腺内的面神经主干。

4. 定位颈段颈内静脉、颈内动脉、后组脑神经、颈外动脉及其分支（必要时可牺牲）。

5. 岩骨次全切除术。

6. 前移鼓室段、乳突段及腮腺段面神经主干。

7. 结扎颈内静脉、封闭乙状窦。

8. 前下方牵引颞下颌关节，充分显露颞下后窝、颞下窝。

9. 充分去除颞骨鼓部、茎突及其附属结构，打开颈静脉孔区外侧。

10. 定位（轮廓化或显露）并保护颈内动脉。

11. 游离并切除肿瘤，注意处理岩下窦、髁静脉出血，保护颈内动脉、后组脑神经（必要时可牺牲）、听囊（必要时可牺牲）等。

12. 封闭或缝扎咽鼓管。

13. 腹部脂肪填塞封闭、颞肌转位修复术腔，放置引流，缝合皮肤切口，加压包扎。

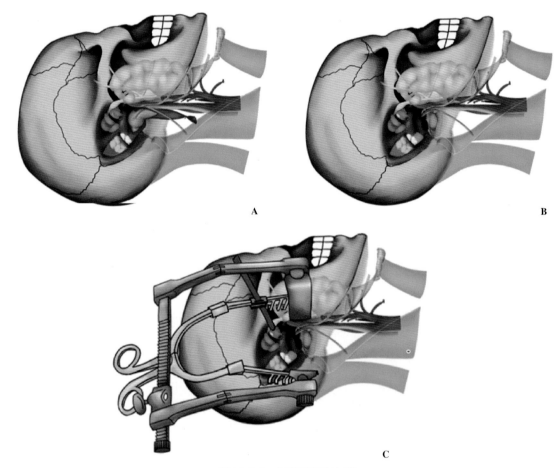

图 15-4-3　A型颞下窝入路

耳后 - 颞 - 颈皮肤切口，完成岩骨次全切除的基础上：A. 定位并保护颈部重要血管及神经（颈总动脉、颈内动脉、颈外动脉，后组脑神经），结扎舌动脉以上平面颈外动脉分支；去除乳突尖、鼓骨，前移面神经（鼓室 - 乳突 - 腮腺主干），结扎颈内静脉，封闭乙状窦。B. 保护并分离岩骨垂直段上粘连的肿瘤，处理颈静脉球内侧壁的岩下窦、髁静脉孔，尽量保护后组脑神经，彻底切除颈静脉孔区的病变。C. 术中借助挡板牵开器保护前移的面神经；借助颞下窝牵开器向前牵引下颌骨升支，显露颞下窝的后缘，必要时360°显露垂直段颈内动脉，此处为副神经节瘤易残留区域

（二）B型颞下窝入路的手术要点及关键环节

B型颞下窝入路的手术要点及关键环节（图15-4-4）如下。

1. 耳后 - 颞皮肤切口。

2. 分两层封闭外耳道。

3. 定位腮腺内的面神经主干。

4. 离断颧弓，并将颞肌及离断的颧弓向下翻转。

5. 岩骨次全切除。

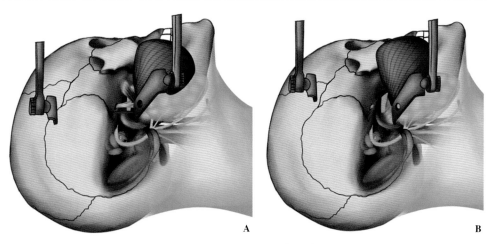

图 15-4-4　B 型颞下窝入路

耳后 - 颞皮肤切口，离断颧弓，并将颞肌及离断的颧弓向下翻转，在完成岩骨次全切除的基础上：A.切除颞下颌关节囊、关节盘，去除残余颞骨颧突，去除颞下颌关节窝骨质，打开颞下颌关节，沿颞骨鳞部显露至蝶骨棘孔、卵圆孔，定位其内穿行的脑膜中动脉、下颌神经，前内界为翼外肌附着的翼突外侧板：B.切断脑膜中动脉、下颌神经，去除咽鼓管骨部，根据需要磨除岩骨水平段颈内动脉骨管及其周围骨质，显露并切除岩尖、岩斜区、颞窝、颞下窝的肿物；术中需要颞下窝牵开器辅助牵引髁突，彻底打开手术所需间隙

6. 去除颧弓根，切除颞下颌关节囊，打开颞下颌关节，去除颞骨鳞部及蝶骨大翼部分骨质，切断脑膜中动脉及下颌神经，定位并轮廓化岩骨水平段颈内动脉，根据肿瘤大小，也可不切断下颌神经。

7. 向下牵引髁突，充分打开颞下、岩前间隙，进一步轮廓化岩骨水平段颈内动脉。

8. 封闭或缝扎咽鼓管。

9. 腹部脂肪填塞封闭、颞肌转位修复术腔，放置引流，缝合皮肤切口，加压包扎。

（三）C 型颞下窝入路的手术要点及关键环节

C 型颞下窝入路的手术要点及关键环节（图 15-4-5）如下。

1. 耳后 - 颞皮肤切口。

2. 封闭外耳道。

3. 定位腮腺内的面神经主干。

4. 离断颧弓，并将颞肌及离断的颧弓向下翻转。

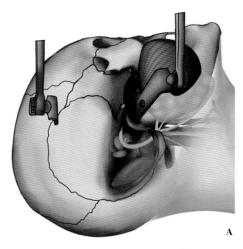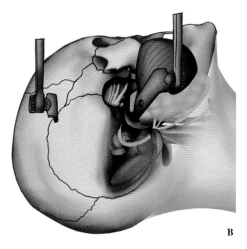

图 15-4-5　C 型颞下窝入路

耳后 - 颞皮肤切口，离断颧弓，并将颞肌及离断的颧弓向下翻转，在完成岩骨次全切除的基础上：A. C 型颞下窝入路是 B 型颞下窝入路向前向内侧的延续，切除翼突板，沿着咽鼓管，切除咽鼓管周围至鼻咽部，包括颞下窝鼻咽侧壁的肿瘤，主要是侵犯中耳的鼻咽肿物或咽鼓管旁、颞下窝肿物。B.也可以沿着颈内动脉走行的方向，继续磨除蝶骨大翼的骨质，显露卵圆孔及上颌神经，继续向上、内可以显露 Meckel 腔、海绵窦外侧壁，主要处理沿岩骨段颈内动脉生长侵犯至海绵窦区的病变，或者颅中窝、鞍旁等侵犯岩骨段颈内动脉或中耳 - 咽鼓管引流通路的病变

5. 岩骨次全切除。

6. 去除颧弓根，切除颞下颌关节囊，打开颞下颌关节，去除颞骨鳞部及蝶骨大翼部分骨质，切断脑膜中动

脉及下颌神经，定位并轮廓化岩骨水平段颈内动脉。

7. 去除翼突板及周围骨质。

8. 定位并切断上颌神经。

9. 轮廓化自颈内动脉管外口至破裂孔的整个岩骨段颈内动脉。

10. 根据需要显露并切除颞下窝、翼腭窝、鼻咽部、鞍旁区等区域病变。

11. 复位并固定颧弓。

12. 腹部脂肪填塞封闭、颞肌转位修复术腔，放置引流，缝合皮肤切口，加压包扎。

（四）D型颞下窝入路的手术要点及关键环节

D型颞下窝入路的手术要点及关键环节（图15-4-6）如下。

1. 耳前 - 颞皮肤切口。

2. 定位腮腺内的面神经主干。

3. 离断颧弓，并将颞肌及离断的颧弓向下翻转。

4. 去除颞骨鳞部及蝶骨大翼部分骨质，必要时切断脑膜中动脉及下颌神经，定位并轮廓化岩骨水平段颈内动脉。

5. 根据需要可以去除颧弓根，切除颞下颌关节囊，打开颞下颌关节（D1型入路）；或者去除部分颧骨并充分显露眶外侧壁（D2型入路），充分显露并完整切除颞窝、颞下窝及眶外侧壁肿物。

6. 复位并固定颧弓及颞肌，必要时应用颞肌填塞修复术腔。

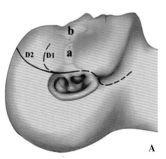 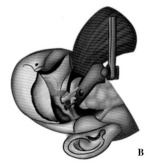 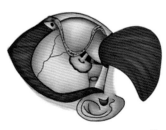 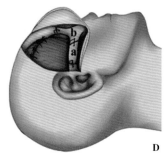

图 15-4-6　D型颞下窝入路

A. D型颞下窝入路又分D1型和D2型，虚线为D1型切口，主要是显露耳前颞窝、颞下窝；实线为D2型切口，主要显露颞窝、颞下窝前方尤其是眶外侧壁区域。D1型断颧弓为b节段，D2型相对靠前，断颧弓为a、b节段。B. D1型入路用于显露颞窝、颞下窝；术中磨除颧弓根周围颞骨鳞部、蝶骨大翼骨质，根据需要处理脑膜中动脉和下颌神经；一般情况下，保留咽鼓管，不显露颈内动脉；为了更好地显露，根据需要打开颞下颌关节、切除关节囊。C. D2型入路无须处理颧弓根，但需要去除部分颧骨，显露眶外侧壁，磨除蝶骨大翼，主要处理眶外侧壁和圆孔周围病变。D. 术后颧弓复位和颞肌复位缝合，a表示D1型入路颧弓复位后，若术中磨除了颧弓根，则颧弓复位后只固定前段；a+b表示D2型入路颧弓复位后；根据需要，颞肌也可以用于术腔修复

7. 缝合皮肤切口，引流及加压包扎。

七、术后管理

1. **敷料包扎与引流**　术后伤口加压包扎，若术中脑膜破损，存在脑脊液漏可能，术后加压包扎5～7天，伤口引流术后1天即拔除；若无脑脊液漏风险，加压包扎2天，伤口引流保留至引流液少于20ml/d。

2. **气道保护**　患者术后即刻入ICU观察至少1天，苏醒、呛咳反射灵敏后拔除气管插管；一般无须常规行气管切开。若术中颈部、咽旁间隙占位效应明显或术后呛咳反射弱、气道炎症严重等无法短期拔管，可分别于术中和术后根据情况行气管切开术。

3. **抗感染及抗血栓**　术后预防性应用抗生素，若术中脑膜破损，需要应用透过血脑屏障的抗生素，且根据体温、血常规等适当延长抗生素使用时间。术后给予口服或肌内注射抗凝药物至患者可以正常下床活动。

4. **肠内、肠外营养**　根据患者术后后组脑神经功能、颈部伤口肿胀程度，评估患者经口进食状况，顺次选择口服、胃管肠内营养、肠外营养。术后尽早鼓励患者经口进食，少量多次进食富含蛋白质的软流食；若因为疼痛等手术相关的原因，影响经口进食，需要短期辅助肠内营养。

5. **水、电解质平衡**　术后根据患者进食情况，监测水、电解质，监测患者液体出入量，对症处理，顺次选择口服、静脉补充钠、钾等成分。

6. **换药及拆线**　若无脑脊液漏风险，术后2天换药并去除加压包扎的敷料，保持皮肤切口清洁干燥，每天或每2天应用酒精或碘伏擦拭消毒；若术后出现脑脊液漏或存在脑脊液漏风险，术后2天换药后继续加压包扎至第5天再次换药，并根据伤口情况选择去除加压包扎或继续包扎至1周。

头部缝线术后8天左右拆除，腹部12天，下肢2周。

7. **脑脊液漏处理**　应卧床约2周，必要时腰大池引流；完善脑脊液生化检查，更换敏感抗生素；必要时进行降颅压治疗。

8. **鼓励患者尽早下床活动**　为了防止下肢深静脉血栓，促进患者身体功能恢复，鼓励患者早日下床活动，活动量应循序渐进，以不感觉到劳累为标准；如

果术中颅内外沟通，以防术后脑脊液漏，应嘱患者卧床，并给予降颅压等治疗。

9. **心理辅导**　颅底手术的康复不仅仅是躯体上的，心理上的恢复更加漫长，应该配合患者家属，帮助患者建立战胜病痛的信心。

八、后遗症及并发症

1. **后遗症**　需要封闭术腔的颞下窝入路，术后患者将永久丧失术侧的传导性听力。

2. **并发症**

（1）术中颈内动脉损伤、脑血管痉挛，造成脑组织缺血坏死，甚至造成术后偏瘫、失语等严重并发症。

（2）如脑神经损伤，则术后一过性或永久性面瘫（面神经），术后声音嘶哑、呛咳反射减弱、舌体萎缩、肩关节活动受限（滑车神经、三叉神经、外展神经、面神经）等，面部及舌体一过性麻木（三叉神经）。

（3）术后脑脊液漏、脑膜炎、颅内感染等。

（4）术后感觉神经性耳聋，部分侵犯耳囊或需要切除耳囊实现肿瘤显露的患者，术后永久丧失术侧听力。

（5）打开颞下颌关节可能造成术后一过性咬合障碍，多无长期的咬合困难，不影响患者术后进食。

（6）术腔及伤口感染，尤其是术前中耳腔有感染、肿瘤坏死或术前放疗史患者。

（7）全身其他重要器官的合并症，如心血管系统的心律失常、冠脉综合征等，肺循环系统的感染、栓塞等。

（8）容貌及外观：颞肌转位造成颞区软组织缺损凹陷，但此区域多被头发遮挡，对容貌影响不大。

九、总结

颞下窝入路通过去除颞骨，尤其是岩骨的骨质，在控制和处理岩骨内或其周围的重要血管、神经、听觉和平衡觉终器的前提下，获得岩骨、颞下窝及周围病变的充分显露和安全切除。其主要适用于颞骨内或颞骨周围，尤其是波及岩骨气房、咽鼓管等中耳引流通路及功能基础的占位性或炎症性病变。

对颞骨内各组气房功能及其引流通路和中耳气房-咽鼓管功能深刻理解是岩骨次全切除术的基础，岩骨次全切除术是颞下窝入路的基础。

A 型颞下窝入路是在岩骨次全切除的基础上，通过去除鼓骨、茎突、乳突尖，必要时包括枕骨的颈静脉结节，磨除岩骨下面的骨质，实现乙状窦-颈静脉球-颈内静脉及内侧后组脑神经和岩骨垂直段颈内动脉的处理。

B 型颞下窝入路是在岩骨次全切除的基础上，通过暂时离断并向下翻转颧弓，打开颞下颌关节，去除颞骨鳞部、颧弓根，磨除蝶骨大翼部分骨质及必要时

切断其内穿行脑膜中动脉和下颌神经，在妥善控制及保护岩骨水平段颈内动脉的基础上，实现岩骨前面、岩尖等部位病变的显露及切除。

C 型颞下窝入路是 B 型颞下窝入路向内侧的延续。向内下，通过切除翼突板，可以处理中耳、岩尖、翼腭窝、鼻咽部等咽鼓管全程病变；向内上，可以通过处理岩尖骨质、三叉神经眼支，打开海绵窦外侧壁的下部分，实现鞍旁、海绵窦、岩斜区病变的切除。

与 A、B、C 型颞下窝入路不同，D 型颞下窝入路切口在耳前，通过离断颧弓，显露颞下面的颞窝、颞下窝及眶外侧壁病变。不涉及鼓室-岩骨气房及中耳-咽鼓管引流，多不需要显露岩骨段颈内动脉。

侧颅底病变手术是人体最复杂的外科手术之一，颞下窝入路是解决侧颅底病变的外科技术体系之一，不应教条地理解和执行。具体实践过程中，需要根据肿瘤的性质和病变需要切除的具体范围，采取其中的一种入路或几种入路的组合，实现侧颅底手术保护生命、切除肿瘤、保护或重建功能、兼顾美观的目的。颞下窝入路是最早提出、久经考验的颅底外科成体系基础技术之一，随着社会进步、器械设备的进展，对于颅底病变，很多学者不断提出新的解决方案，但其通常都体现着颞下窝入路的基本理念和基本技术。

十、要点及误区

1. **面神经移位与术后面瘫**　A 型颞下窝入路处理颈静脉孔区肿瘤，尤其是血供丰富、边界不清楚的副神经节瘤，需要移位鼓室-乳突段面神经。如果病变范围局限，出血可控，在保证肿瘤安全彻底切除的基础上，有学者选择部分移位或面神经桥下技术。但是应该认识到，妥善的面神经移位并不会造成永久性面神经麻痹。

2. **颞下颌关节处理对术后咬合功能的影响**　B、C 型颞下窝入路手术和部分 D 型颞下窝入路手术术中需要打开颞下颌关节，去除关节囊及关节盘，甚至切除部分下颌骨髁突。临床病例表明，术中只要不切除髁突且不影响翼外肌的附着，仅仅打开颞下颌关节及切除关节盘、关节囊等，并不会影响患者术后的正常进食。

3. **离断颧弓对面部外观轮廓的影响**　B、C、D 型颞下窝入路需要离断颧弓，部分要彻底磨除颧弓根部。但术后颧弓会复位并固定于颧骨的颧突上，对患者术后面部外观轮廓的影响不明显。

4. **颞下窝入路与患者听力**　A、B、C 型颞下窝入路均在岩骨次全切除基础上完成，意味着患者均需要牺牲传导性听力。需要医师与患者及其家属良好沟通，对保护生命、切除肿瘤、保护或重建功能、美观的取舍达成一致。当然，由于内镜、导航等新设备新

器械的应用，鼓室重建技术（tympano-reconstruction technique）的发明，病变未累及气导听力基本要素（外耳道、听骨链、耳蜗、鼓室腔、咽鼓管）的患者，有越来越多的机会可以保护或重建气导听力。

　　5. 颞下窝入路的发展与改良　同其他技术一样，颞下窝入路技术体系也随着新设备、新材料的发展而发展，如近年来，利用内镜抵近观察和成角观察的特点，可以优化传统颞下窝入路的某些步骤，面神经桥下技术+内镜可以替代部分面神经前移位，迷路下间隙+内镜技术可以替代部分耳囊切除或颈内动脉移位。但是必须认识到，任何先进工具的应用，不应改变手术显露及安全切除的原则，不应改变颅底病变处理过程中保护生命、切除肿瘤、保护或重建功能、兼顾美

观的取舍顺序，都应该服务于病变的病理特点，对于颅底肿瘤来说，其外科特点主要是手术难度与肿瘤大小明显相关、无论良性和恶性都可以致死致残、二次手术难度明显增加，手术难度增加意味着患者可能面临着付出更大功能代价甚至生命。

十一、所需器械

　　颞下窝入路手术除了需要常规的刀、剪、钳等器械外，对显微镜、内镜等高清显示系统，高速电钻、超声刀等动力系统，单极及双极电凝等电外科止血装置要求较高。以上也是颅底外科必备的显示、动力及止血装置。本节主要列举颞下窝入路主要的显微外科器械（图15-4-7～图15-4-13）。

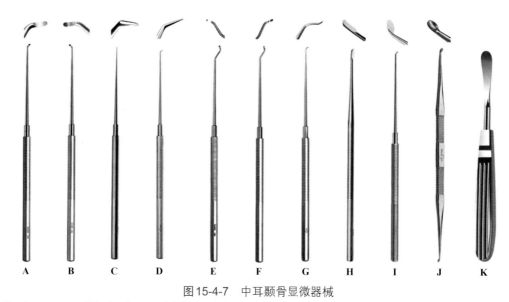

图15-4-7　中耳颞骨显微器械

A. Fisch剥离子（右）；B. Fisch剥离子（左）；C. 小弯钩；D. 大弯钩；E.脑膜剥离子（左）；F. 脑膜剥离子（右）；G. 鼓室弯钩；H. Key剥离子；I. 环切刀；J. 刮匙；K. 骨剥离子

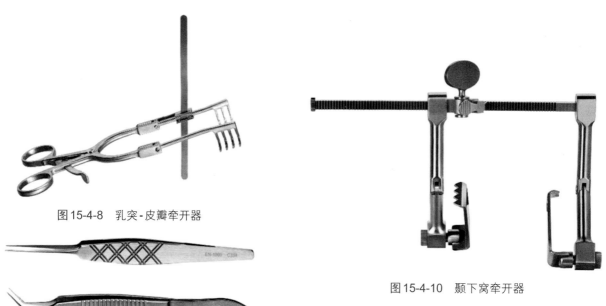

图15-4-8　乳突-皮瓣牵开器

图15-4-9　显微镊子

图15-4-10　颞下窝牵开器

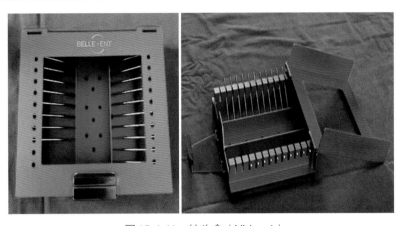

图 15-4-11　钻头盒（Video 1）

所有钻头按大小顺序摆放闭合时，钻头固定良好；打开后，钻头方便取用，双侧凹槽可以注水，保持术中电钻清洁

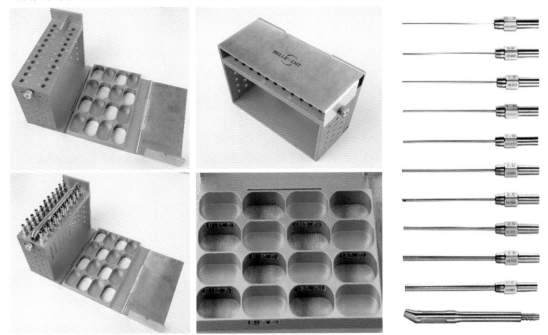

图 15-4-12　颞骨及侧颅底外科吸引器（Video 2）

颞骨及侧颅底手术专用吸引器手柄有很好的操控性，方便更换吸引器头，并适合长时间手持。不同直径的吸引器（0.7mm、0.9mm、1.2mm、1.5mm、1.8mm、2.8mm、2.5mm、3.5mm、4.5mm）顺次排列，为方便护士术中取放和更换吸引器，另外侧盖的凹槽可以用来浸泡棉片、明胶海绵等备术中用，并且可以根据术者习惯做好标记，便于术中辨识

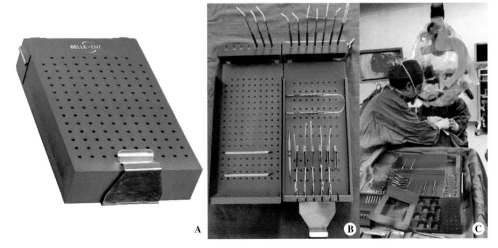

图 15-4-13　颞骨及侧颅底显微器械盒（Video 3、4）

A.关闭器械盒，所有器械均已得到良好的固定及保护；B.打开器械盒，所有器械已在指定位置，器械和位置已对应编号；C.术中应用时，所有器械的取放、更换均顺畅自如，并且护士可以根据器械序号取用

第三部分　颅底外科手术入路

十二、案例分析

患者，女，39岁，搏动性耳鸣8个月，发现耳肿物4个月。

术前诊断：颈静脉孔区副神经节瘤（左，C3型，图15-4-14）。

手术方式：A型颞下窝入路颈静脉孔副神经节瘤切除术（图15-4-15，图15-4-16）。

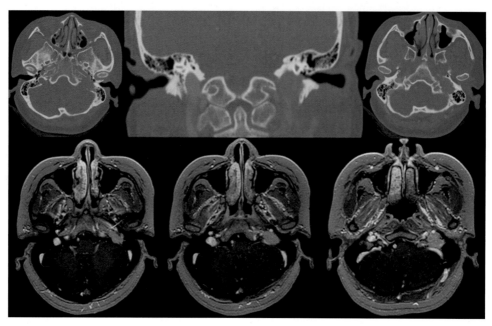

图15-4-14　术前影像学检查提示颈静脉孔区肿物，岩骨水平段颈内动脉受侵犯

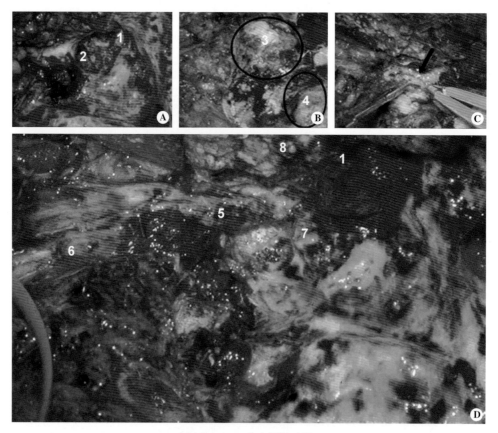

图15-4-15　术中关键步骤

A.定位并保护颈段颈内动脉及后组脑神经，结扎颈外动脉分支；完成岩骨次全切除，前移面神经，可见肿瘤自颈静脉球顶壁突入下鼓室。B.结扎颈内静脉，填塞乙状窦，并填塞残存的颈静脉球血管腔，进一步阻断瘤体血供。C.术中见肿瘤破坏岩骨颈内动脉管骨质，且与颈内动脉粘连紧密，术中磨除残余的颈内动脉管骨质，分离粘连的肿瘤并保护颈内动脉及后组脑神经。D.探查并填塞颈静脉球内侧壁的静脉引流孔，包括前方的岩下窦口及后方的髁静脉孔，彻底切除肿瘤。1.前移的面神经；2.突入鼓室腔的肿瘤；3.肿瘤主体位于颈静脉孔区；4.填塞的乙状窦；5.颈内动脉；6.后组脑神经；7.耳蜗；8.腮腺实质

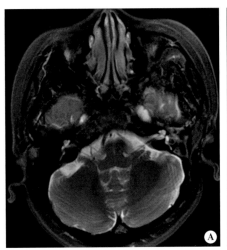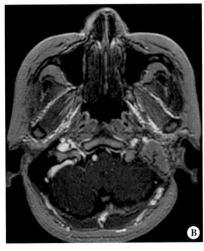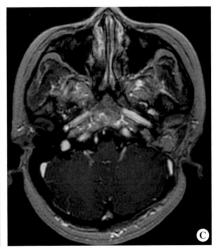

图 15-4-16 术后 1 年 MRI，术区脂肪填塞，未见肿瘤复发

（冯国栋）

第五节　经迷路入路与经耳囊入路

一、经迷路入路

1904 年 Rudolf Panse 首次提出可以通过乳突及凿除全部迷路切除听神经瘤。1911 年 Franciscus Hubertus Quix 完成第一例经迷路入路切除听神经瘤手术，他认为由 Panse 提出的经迷路入路特别适合于切除局限于内听道的听神经瘤，较大范围的肿瘤可能需要联合枕下入路扩大视野。由于早期经迷路入路并发症较多，其应用受到诸多限制。William House 率先将手术显微镜引入耳科、侧颅底手术，奠定了现代显微外科的基础，再辅以高速耳科电钻、冲洗 - 吸引器、神经监测等设备、器械、技术的应用，终于使经迷路入路重新得以广泛应用，目前此入路已成为耳神经外科医师的主要选择入路。1964 年 House 在专著中介绍治疗 50 例听神经瘤经验时提到通过乳突、迷路、内听道是到达脑桥小脑三角最直接的入路，取得了良好的手术效果。

（一）基本原理

通过磨除迷路、不进入中耳，显露颅后窝硬脑膜，经此到达内听道和脑桥小脑三角，以便切除内听道及脑桥小脑三角区的肿瘤。

（二）适应证

1. 切除无须保留听力的听神经瘤及其他脑桥小脑角三区的肿瘤。

2. 用于前庭神经切断术治疗眩晕。

（三）禁忌证

1. 唯一听力耳的听神经瘤，目前由于人工耳蜗植入的普及，其已成为相对禁忌证。

2. 同侧慢性化脓性中耳炎。

3. 颞骨气化不良可能影响脑桥小脑三角区肿瘤的显露，可采用经耳囊入路。

（四）外科技术

1. 耳后切口　切口起自耳轮上方 2cm，向后下延伸，距离耳后沟 4cm，继续向前下，切口呈弧形，终止于乳突尖下方 1cm。

2. 分离皮瓣　向前掀起耳后皮瓣，分离至耳后沟，显露乳突区骨膜。

3. 切制乳突骨膜瓣　切制蒂在前方的耳后骨膜瓣，利用乳突剥离子向前分离乳突骨膜瓣至外耳道口水平，显露乳突骨皮质。

4. 完壁式乳突切除　磨除乳突气房，轮廓化上至颅中窝底，下至乳突尖，前至外耳道后壁，后至乙状窦后，显露外半规管和二腹肌嵴，完成完壁式乳突切除。

5. 轮廓化面神经垂直段　利用切削钻及金刚钻开放上鼓室，显露锤砧关节；根据轮廓化的二腹肌嵴向前定位茎乳孔，即面神经垂直段的下级；轮廓化外半规管和后半规管，根据后半规管壶腹的前外侧 2mm 定位面神经垂直段的上极；沿两点之间轮廓化面神经垂直段。

6. 轮廓化半规管　利用金刚钻沿三个半规管走行方向依次轮廓化外半规管、后半规管和上半规管。

7. 切除迷路　利用切削钻及金刚钻依次磨除外半规管、后半规管和上半规管，在此过程中避免损伤面神经水平段。

8. 开放前庭　显露上半规管及外半规管壶腹，磨除前庭后方和上方骨质，开放前庭。

9. 轮廓化内听道　利用金刚钻依次轮廓化内听道后壁、顶壁和底壁。轮廓化内听道过程中避免损伤上方的岩上窦、下方的颈静脉球、前方的面神经和后方的乙状窦（图 15-5-1）。

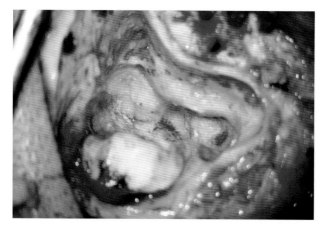

图 15-5-1　轮廓化内听道

10. 内听道底定位面神经　开放内听道前先定位面神经迷路段。

11. 开放内听道　利用显微剥离子去除内听道表面薄层骨壳，最大程度显露内听道。显露颅后窝、内听道处硬脑膜，自内耳门至后上方的窦脑膜角切开颅后窝硬脑膜，然后围绕内耳门向上、向下切开硬脑膜，开放内听道。打开内听道硬脑膜后，首先看到上方的前庭上神经、下方的前庭下神经及分隔两根神经的横嵴。前庭上神经的深面是垂直嵴，垂直嵴的深面是面神经，前庭下神经的深面是蜗神经。

12. 切除病变　听神经瘤多来自前庭神经，将面神经与肿瘤分离后再切除肿瘤，可显著降低面神经损伤的风险（图 15-5-2）。

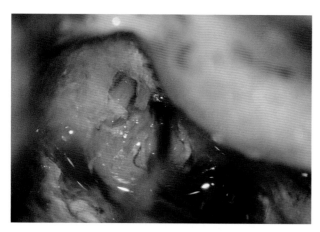

图 15-5-2　将面神经与肿瘤分离后，切除病变

13. 脂肪、筋膜和肌肉封闭鼓窦入口、前庭腔和乳突腔　一般不去除砧骨，以免镫骨松动，术后经前庭发生脑脊液漏；不要忘记在前庭和上鼓室填塞游离的肌瓣；缝合内听道处的脑膜，使用游离颞肌筋膜覆盖内听道；应用脂肪填塞术腔；将乳突骨膜瓣与周围组织紧密缝合对加压术腔填塞的脂肪很重要，可以避免术后发生脑脊液漏。

14. 加压缝合切口、不放置引流管引流　经迷路

入路的优势在于通过磨除颞骨创造手术空间，不必牵拉小脑；可提供极佳手术视野，完全显露内听道底、内听道、脑桥小脑三角区；切除肿瘤前先准确定位面神经，从而降低术后面神经麻痹的风险；一旦巨大肿瘤向上侵犯，可通过开放小脑幕进一步扩展此入路。

劣势在于不能保留患者听力；脑桥小脑三角下方及内耳门前方区域显露不足；后压乙状窦时可能导致其损伤出血；遇到乳突气化不良或颈静脉球高位时显露及处理病变较为困难。

二、经耳囊入路

经耳囊入路由瑞士 Ugo Fisch 提出，以区别于前述经迷路入路。一般认为经耳囊入路是在经迷路入路的基础上予以改进，扩大了手术范围，降低了面神经损伤等并发症风险。虽然经耳囊入路类似经迷路入路，适用于切除各种大小的听神经瘤，但 Fisch 认为此入路适用于肿瘤直径不大于 2.5cm 且无实用听力者。

（一）基本原理

通过磨除颞骨气房，显露上至颅中窝底、下至颈静脉球、前至颈内动脉、后至乙状窦后方的颞骨内侧壁；切除耳囊（包括迷路及耳蜗），轮廓化内听道，完全显露颅后窝硬脑膜以便进入脑桥小脑三角，处理该区域的病变。

（二）适应证

1. 切除无实用听力且直径小于 2.5cm 的听神经瘤。

2. 切除侵犯内听道或脑桥小脑三角的胆脂瘤。

（三）禁忌证

1. 唯一听力耳的听神经瘤，此术式需要磨除耳蜗结构，故后续无法行人工耳蜗植入。

2. 脑桥小脑三角区肿瘤与脑干粘连或瘤体直径太大导致第四脑室受压移位者，不适合经耳囊入路，建议选择乙状窦后入路。

3. 由于术中需要切开蛛网膜下腔，凡是颞骨内或中耳腔有感染病灶者为手术禁忌。

（四）外科技术

1. 颞区 - 耳后皮肤切口　切口起自耳轮上方 2cm，向后下延伸，距离耳后沟 4cm，继续向前下，切口呈弧形，终止于乳突尖下方 1cm。

2. 封闭外耳道　横断、缝合外耳道，将耳后骨膜瓣缝合于耳屏软骨上，加固缝合以防脑脊液漏。

3. 切除外耳道皮肤及鼓膜。

4. 完成开放式乳突根治　利用切削钻磨除外耳道后壁和顶壁骨质，完成开放式乳突根治。显露范围：轮廓化并保留上方的颅中窝底、下方的二腹肌嵴和颈静脉球、前方的外耳道前壁和颈内动脉、后方的乙

状窦。

5. 摘除锤骨、砧骨　分离砧镫关节，摘除锤骨和砧骨。

6. 轮廓化面神经　保留面神经鼓室段和乳突段于原位。轮廓化面神经骨管悬空形成骨桥：从茎乳孔、乳突段、鼓室段至膝状神经节。

7. 切除耳囊（包括迷路和耳蜗）　轮廓化内听道，完全显露颅后窝硬脑膜（脑桥小脑三角外侧壁），向前至鼓膜张肌半管、颈内动脉，在肿瘤前方可追踪面神经颅内段；在内听道和岩上窦之间尽可能多地显露颅后窝硬脑膜，以便有足够的空间在直视下分离肿瘤上极；在切开颅后窝硬脑膜之前，封闭所有的渗出；要注意小脑前下动脉可能在硬脑膜下形成襻（一般位于脑桥小脑三角下半部），在颅后窝硬脑膜中部切开比较安全（图 15-5-3）。

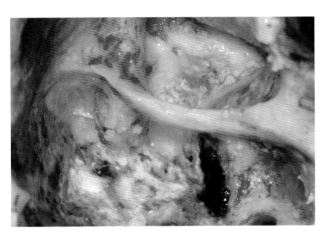

图 15-5-3　轮廓化面神经骨管悬空形成骨桥，磨除耳囊，轮廓化内听道

8. 显露内听道前壁以便定位面神经　面神经可以出现在任何位置，但多被肿瘤推向前上方；听神经瘤手术中面神经最纤细的部分是内听道底面神经孔处，此处面神经可呈扁平透明带状（尤其是实性肿瘤时），在脑桥小脑三角深部操作时要始终注意观察此处面神经；面神经一般位于听神经之前，贴近脑干分离听神经可以安全显露面神经；应从肿瘤表面分离面神经，而不是从面神经表面分离肿瘤；在取出肿瘤前应完全分离颅内段面神经，过多移动肿瘤可能损伤面神经；不要电凝面神经表面出血的血管，利用棉片压迫通常即可止血（图 15-5-4）。

9. 切除肿瘤等病变组织　每例听神经瘤都有其特性；软性肿瘤可能很容易发生体积缩小，硬性肿瘤可能容易损伤面神经（需要更多分离操作切除肿瘤）；但软性肿瘤无包囊，容易浸润周围结构，不易完全切除；保持囊内切除肿瘤，电凝肿瘤表面蛛网膜内血

管，不要触及脑脊液中游离血管；只要肿瘤还与内听道硬脑膜黏附，就必须在囊内切除肿瘤以免疏忽牵拉面神经。

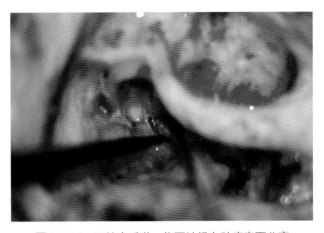

图 15-5-4　开放内听道，将面神经自肿瘤表面分离

10. 封闭咽鼓管　应用骨蜡、肌肉封闭咽鼓管，防止脑脊液从咽鼓管漏出。

11. 腹部脂肪填塞术腔、封闭硬脑膜缺损　修复颅后窝硬脑膜，面神经管骨桥下填塞脂肪，几乎可以消灭术后脑脊液漏；从前向后将脂肪块填塞于面神经管下也有利于脑膜修复。

12. 关闭切口　经耳囊入路通过显露上至颅中窝、下至颈静脉球、前至颈内动脉、后至乙状窦之间的颞骨内侧壁，最大程度显露脑桥小脑三角外侧壁；面神经鼓室段及乳突段骨管保留在原位，更容易保留面神经；不必牵拉小脑即可显露病变；完全封闭术腔、封闭外耳道可减少脑脊液漏。其缺点为牺牲听力和前庭功能。

（夏　寅　张文阳）

第六节　乙状窦后入路

一、引言

乙状窦后入路（retrosigmoid approach）在处理桥小脑角（cerebellopontine angle，CPA）及脑干腹外侧病变的手术入路中居主流地位，多用于处理上述区域中的听神经瘤（acoustic neuroma）、脑膜瘤（meningioma）、胆脂瘤（cholesteatoma）、部分三叉神经鞘瘤（trigeminal neuroma）等占位及三叉神经痛、面肌痉挛等。此入路的骨窗定位应尽量靠近乙状窦后缘和横窦下缘（视病变位置），以期在充分显露桥小脑角的同时，最大程度减小对小脑的牵拉。

二、入路发展史

乙状窦后入路是由传统的枕下开颅手术入路演变而来。

1894年，Charles Ballance首次成功利用枕下入路进入颅后窝外侧和桥小脑角区，切除附着于岩骨后面的脑膜纤维肉瘤。手术分两期进行，通过重要的神经血管间隙，用手指剥离肿瘤。术后患者虽生存，但遗留三叉神经和面神经损伤。受神经外科发展初期技术及条件的制约，颅后窝外侧占位的手术成功率极低，术后死亡率极高，故神经外科医师多不愿意开展相关手术。

20世纪初期，为切除良性听神经瘤，外科医师努力寻找一种安全的、低侵袭的可达桥小脑角的入路方式。1905年，受到诊断技术的限制，病变无法准确定位，术中肿瘤减压效果不满意。Harvey Cushing描述了采用"弓形切口"显露双侧小脑半球的方法，即双侧枕下入路，广泛切除双侧枕骨，肿瘤囊内切除，这样可避免术中脑干受压。同时，他提出了对桥小脑角区肿瘤进行瘤内次全切除的姑息性手术概念，可进一步减少对脑干和血管的影响，但由于仅实现了肿瘤的次全切除，40%的患者于术后5～10年死亡。

随着诊疗技术的提高，至1925年，Walter E. Dandy基于良性肿瘤的可治愈性提出了一个可更彻底切除肿瘤的手术方法：单侧枕下开颅，行脑室穿刺进行有效减压，开放枕大池，切除小脑外侧1/3，肿瘤内减压，然后全切除神经鞘瘤的瘤壁。1941年，Dandy教授报道了一项由46名听神经瘤患者入组的研究，5年死亡率下降至13%，但术后患者面瘫率达到了95%。1946年，Henry Schwartz首次经枕下开颅成功完成了椎动脉及其分支动脉瘤的手术，并于1948年进行了相关报道。1957年8月Kurze在观摩了耳科显微镜手术以后，利用耳科手术显微镜成功为一名5岁儿童切除了听神经瘤，这是世界上第一台显微神经外科手术。随着之后数十年显微神经外科的发展，神经电生理监测、内镜等新技术不断涌现并得到应用，患者术后神经功能保留及生活质量也不断得到提升。

三、适应证

乙状窦后入路主要用于处理脑桥腹外侧桥小脑角池周围的病变。

1. 神经鞘瘤（包括听神经瘤、向颅后窝发展的三叉神经鞘瘤及后组脑神经来源的神经鞘瘤）。

2. 脑膜瘤（岩骨背面脑膜瘤、小脑幕脑膜瘤）。

3. 桥小脑角胆脂瘤、蛛网膜囊肿（arachnoid cyst），

脑转移癌（brain metastase）和少数斜坡颅咽管瘤（craniopharyngioma）。

4. 向桥小脑角池发展的脑干及小脑胶质瘤。

5. 小脑半球外侧1/3处病变。

6. 小脑前下动脉瘤（aneurysm）、脑神经微血管减压。

四、禁忌证

1. 无法耐受手术的情况：存在严重的心、肺、肾、肝功能不全，年龄过大且全身情况较差。

2. 凝血功能障碍，有明显出血倾向尚未纠正者。

3. 拟手术切口表面存在感染者。

4. 采用半坐位手术时，患者存在卵圆孔未闭。

五、术前计划

1. 影像学评估

（1）MRI平扫及增强扫描（图15-6-1）：可判断肿瘤的大小、边界、基底、质地、与毗邻的神经血管结构的关系，以及是否存在肿瘤囊变、瘤周水肿、脑积水等情况。需要重视肿瘤与基底动脉、小脑后下动脉的关系；若术中使用超声吸引器进行肿瘤减压，则应仔细保护这些血管。对于部分向颈静脉孔延伸的较大和巨大肿瘤，仍可采用乙状窦后入路进行切除，关键在于这些肿瘤基底及与周围结构的毗邻关系。此外，需要注意瘤内血管流空影与肿瘤囊变的鉴别，明确有无接近内听道的高位颈静脉球等情况。

（2）头颅CT平扫及骨窗：①评估内听道有无扩大、扩大的程度及内听道后唇的气化程度，作为听神经瘤手术中内听道后唇磨除的依据；②评估颞骨乳突的气化程度及术中开放的风险，需要应用骨蜡及时封闭以降低术后发生脑脊液漏（cerebrospinal fluid leakage）及感染的风险；③评估是否存在颈静脉球高位（颈静脉球顶端超过耳蜗基底转下缘），有助于评判术中显露效果及颈静脉球轮廓化的可行性。

2. 神经功能评估

（1）三叉神经功能评估：患者术前出现耳痛、面部麻木，查体发现角膜反射异常、面部感觉减退时，可提示病变累及三叉神经。部分患者可表现为三叉神经痛。

（2）外展神经功能评估：患者术前出现复视，查体发现患侧眼球外展受限，可提示病变累及外展神经。

（3）面神经功能评估：面神经功能受损术前少见，面神经功能的临床分级常采用House-Brackmann面神经功能评估量表。

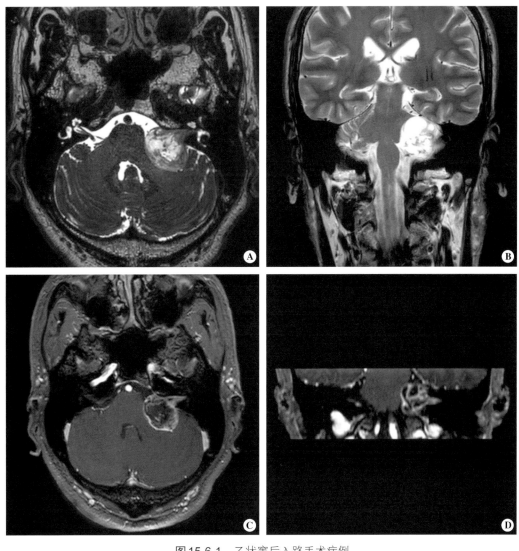

图 15-6-1 乙状窦后入路手术病例

患者，男，57岁，左耳耳鸣3年余，左耳听力下降2年余。术前MRI T$_2$加权像（图A为轴位；图B为冠状位）显示左桥小脑角-内听道区可见团块状混杂信号影，增强扫描（图C为轴位；图D为冠状位）显示病灶呈不均匀强化。手术病理诊断神经鞘瘤

（4）前庭窝神经功能评估：患者术前出现患侧听力减退或丧失、耳鸣、平衡障碍，可提示病变累及前庭窝神经。Weber试验和Rinne试验用于区分传导性耳聋和感觉神经性耳聋；听力检查包括纯音测听及语言识别检查，基于此两项检查结果通过改良Gardner-Robertson听力分级或美国耳鼻咽喉头颈外科学会（AAO-HNS）听力分级系统可评估患侧听力是否为有效听力，为手术时机的选择提供参考；眼震电图（ENG）、前庭诱发肌源性电位（VEMP）及听觉脑干反应（ABR）可分别评估前庭神经上支功能、前庭神经下支功能及提示听力保留的可能性。

（5）后组脑神经功能评估：患者术前出现饮水呛咳、声音嘶哑、吞咽困难等，查体发现咽反射消失、舌后1/3味觉障碍、舌肌萎缩等，可提示病变累及后组脑神经。

3. **患者一般情况及其他情况评估** 患者的全身状况能否耐受麻醉及手术；既往有无接受过手术或放疗、有无出血，这些情况病变与周围结构粘连较严重；对于血管病变，评估有无代偿血管形成及相应的代偿能力；若采用半坐位手术，术前应进行经食管超声心动图检查以监测患者有无卵圆孔未闭（PFO）（半坐位手术的禁忌证），同时也可发现微量气栓；病变巨大引起颅内压增高或存在小脑延髓池闭锁，可进行脑室持续引流。

六、入路技术要点

（一）切口设计

手术切口包括耳后直切口、C形切口、S形切口及钩形切口多种。

设计切口前，首先应进行解剖标志定位：①定位眉间及枕外隆凸，标出头颅的正中矢状线；②利用枕外隆凸、上项线和外耳道的上缘标记出水平线，用于

定位横窦位置；③标出乳突（包括乳突尖及乳突根部）及下颌角，经乳突根部做与水平线相垂直的乳突线，用于定位乙状窦位置。

1. **耳后直切口**　切口上缘起自横窦以上耳郭上缘水平，沿发际线内、乳突后缘内侧约1cm（约为耳后2cm）直行向下达下颌角水平（约为乳突尖水平下方1cm，切口下缘的水平可根据病变大小调整），切口下端略偏向内侧。

2. **耳后C形切口**　弧顶应位于骨窗后缘的位置（乳突后缘后方约4cm处）。

3. **耳后S形切口**　切口也可设计为耳后发际内的S形切口以增加显露范围：切口自上项线以上向外上方弯曲（3～4cm），切口的下端向中线方向弯曲（约3cm）。

4. **钩形切口**　起自上项线的中内1/3交界，行向外上至耳郭上缘后方约1cm，后弧形向下至发际边缘，有时甚至达下颌角水平。

既往普遍认为直切口更适于切除体积较小的肿瘤或行三叉神经减压术，钩形切口更适于切除颅后窝体积较大、脑干和小脑受压较严重的肿瘤，但具体的切口选择需要结合病变的属性及术者对不同切口的熟悉情况等因素综合考量。

（二）手术体位

乙状窦后入路手术时患者取半坐位和3/4侧俯卧位（公园长椅位）。

1. **半坐位**　头向病变对侧旋转30°，同时稍前屈，使耳后区、乳突后缘位于术野中心，同时注意保持下颌与胸壁的间距以避免气管和颈静脉受压；双下肢屈髋90°，屈膝30°，踝关节高于横窦；双上肢妥善安放。该手术体位有利于静脉回流、血液/脑脊液/冲洗液从术野中流出，受小脑重力的作用利于肿瘤显露，但同时提高了麻醉难度及增加了心肺功能不稳、气体栓塞等风险，术中需要心脏及血管超声的辅助监测。

2. **3/4侧俯卧位**　上半身向前，头位向对侧俯倾30°，术侧肩部下拉，床头抬高15°，头下垂10°，将乳突置于术野最高点，同时注意腋下垫枕以防止臂丛神经损伤，垫枕的高度以上臂三角肌处与床面间可塞进一指最佳。国内目前多采用该手术体位。

（三）切开皮肤和皮下组织

首先应掌握此部位的解剖层次，由浅及深共4层，依次如下：第一层为胸锁乳突肌和耳后肌；第二层为头夹肌（在头夹肌深面70%患者会出现迂曲的枕动脉，另外30%患者枕动脉穿行于头最长肌深面）；第三层为头最长肌和头半棘肌；第四层为头后上斜肌和二腹肌后腹，深面有头上斜肌、头下斜肌和头后大直肌及三者围成的枕下三角，该三角的深面有椎静脉丛和椎动脉。

实际手术过程中，上述各层多全层切开。其中，切开切口上缘时注意电凝处理枕动脉及枕静脉，向颈部分离时注意反复确认动脉搏动以避免损伤椎动脉（若切口靠近枕骨大孔且显露深处时，见淡黄色脂肪层，说明经寰椎动脉沟走行的椎动脉第3段位于附近，应停止继续向下分离）。

用骨膜剥离子推开骨膜及枕下肌肉，显露枕骨鳞部，用牵开器牵开两侧肌肉后，进一步扩大显露范围：外至二腹肌沟，内侧近枕外隆凸与"星点"连线的中点，上达上项线以上0.5～1.0cm，下至枕骨大孔上缘。显露并确认同侧乳突后缘、枕鳞、上项线和"星点"（人字缝、顶乳突缝和枕乳突缝的交点）。"星点"外下方、近乳突根部有乳突孔，此处乳突导静脉出血用骨蜡或电凝止血。

（四）选定关键孔

关键孔一般位于"星点"外侧1cm稍向下，其深面为乙状窦与横窦移行处。此处骨质厚度不均，使用自停钻时也需要反复确认钻孔深度。关键孔的准确定位可显露横窦与乙状窦交角，沿孔缘填以少许明胶海绵分离硬膜，应用咬骨钳咬除少许骨质以辨明横窦、乙状窦走向。

（五）游离骨瓣

自关键孔以铣刀游离骨瓣，乙状窦一般位于乳突导静脉深方，所以铣骨瓣时，可使路径位于乳突导静脉孔内侧，使上方显露横窦下缘，外侧显露乙状窦内侧缘，显露的重点为横窦与乙状窦交界，使用咬骨钳和磨钻修整骨缘，此时需要磨除乳突气房以充分显露乙状窦后缘和横窦下缘，气房开放后应用骨蜡或脂肪组织填塞封闭，以免术后发生脑脊液漏。使用磨钻时应注意保护横窦和乙状窦，以免静脉窦破裂发生出血和空气栓塞。如无禁忌，在剪开硬膜前可用过氧化氢溶液清洗术腔及游离骨瓣。术后严密缝合硬脑膜，以免术后发生脑脊液漏。

（六）硬脑膜瓣形成及释放脑脊液

硬脑膜切开前可给予20%甘露醇降低颅内压。硬脑膜切开多选择C形切口，先于拟定切口的弧顶以小型尖刀切开长约1cm的硬脑膜，后切开蛛网膜，待部分脑脊液流出、颅内压降低后，沿该切口的两端剪一基底朝向乳突的"C"形切口，必要时可行"Y"形切开或"十"字形切开。用脑压板分别探查小脑延髓池及桥小脑角池并释放脑脊液，现发现大部分桥小脑角区手术经脑池放液已能满意显露。

（七）镜下桥小脑角探查

打开桥小脑角池，由上及下依次可见岩静脉、三叉神经、内听道及面神经、听神经、小脑前下动脉、外展神经、舌咽神经、迷走神经和副神经。外展神经位于面神经、听神经、舌咽神经和迷走神经的内侧，基底动脉的外侧。面神经与前庭上神经、前庭下神经及前庭蜗神经共同由内听道内口进入内听道。小脑前下动脉和小脑后下动脉自脑干腹侧由内向外穿行于神经之间。其中，小脑前下动脉常围绕内听道及面神经、听神经并形成襻，并于襻的顶端发出内听动脉随行进入内听道内供应神经（图 15-6-2）。

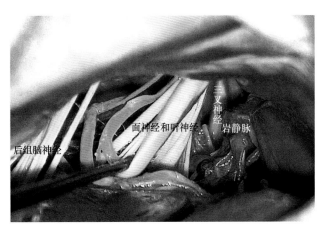

图 15-6-2 乙状窦后入路显露桥小脑角区

（八）内听道后唇磨除

对于部分听神经瘤的手术，还需要磨除内听道后唇以切除内听道内肿瘤组织。术前应充分评估半规管及颈静脉球的位置及内听道后唇的气化程度，评估此处磨除的可行性，以避免半规管和颈静脉球损伤及降低脑脊液漏发生的风险，磨除时，应撤去周围棉片，以免磨钻带动棉片造成周围组织挥鞭样损伤。

七、术后管理

1. 一般护理 术后注意气道管理，密切监测生命体征、意识、瞳孔变化。暂给予患者禁食水、肠外营养、护胃、基础病管理等对症支持治疗。通常在胃肠功能恢复后尽早开始经口进食。若患者存在饮水呛咳、吞咽障碍，则鼻饲饮食。尽早开始康复训练，避免深静脉血栓形成、坠积性肺炎等。

2. 神经功能受损后护理

（1）三叉神经功能受损：三叉神经术中受到激惹可激活潜伏于其内部的疱疹病毒，引起口周疱疹。应注意保持皮肤清洁，避免手抓等继发损害，可局部使用抗病毒软膏对症治疗。如已破损，亦可使用抗生素软膏抗感染。疼痛明显者可给予镇痛对症治疗。若出现视物模糊、眼痛，则应尽早请眼科会诊。

（2）面神经功能受损：术后出现眼睑闭合不全者，需要请眼科会诊。根据面瘫发生病程及严重程度，可尝试人工泪液、角膜绷带镜保护。如面神经完全瘫痪或面部感觉功能受损（三叉神经），则行眼睑缝合

术，待面神经功能恢复后再次手术开放以期避免暴露性角膜炎造成的角膜溃疡、失明。面神经功能超过 1 年仍未恢复或面神经离断者，可行面神经修复术。舌前 2/3 味觉减退可随病情好转逐渐恢复，无须特殊处理。

（3）前庭神经功能受损：术后出现眩晕为前庭神经受刺激的表现，可逐渐好转，其间注意防跌倒。对于症状明显者，可限制下床，同时给予倍他司汀治疗。

（4）后组脑神经功能受损：术后若出现咳嗽反射差或消失、呼吸道欠通畅、呼吸困难等情况，及时行气管切开，同时加用抗生素。根据病情拔管，拔管前需要试堵管以确定无呼吸困难；确切证实吞咽反射恢复良好后才可经口进食。

3. 术后换药 注意检查是否有皮下积液、脑脊液漏及切口愈合情况。

4. 脑脊液漏 部分患者经卧床可自愈，部分可经腰大池引流促进瘘口闭合，如经久不愈，则需要考虑手术补漏。

八、并发症

术后主要的并发症有出血、血栓形成、颅内感染、脑脊液漏、面神经麻痹、听力下降、复视、角膜溃疡等。

1. 出血 为最严重的并发症，约 2% 的患者发生，采用积极的治疗措施，可挽救多数患者。预防的最好方法就是术中彻底止血，关颅前用林格液冲洗，仔细观察是否有新鲜出血点，确认后双极电凝止血。术后复查 CT，确认有无血肿，若出现，则打开术区，及时清理血肿。

2. 血栓形成 术后血栓常发生于小脑后下动脉或小脑前下动脉。在小脑后下动脉出现时会出现延髓背外侧综合征（Wallenberg 综合征），表现如下。

（1）眩晕、恶心、呕吐伴眼球震颤（前庭神经核受损）。

（2）饮水呛咳、吞咽困难、声音嘶哑、患侧软腭麻痹及咽反射减退或消失（疑核及舌咽神经、迷走神经受损）。

（3）交叉性感觉障碍，即同侧面部及对侧躯体痛、温觉减退或消失（三叉神经脊髓核、三叉神经脊束核、脊髓丘脑束）。

（4）患侧霍纳综合征，即眼裂变小、瞳孔缩小、眼球内陷及患侧面部少汗或无汗（网状结构下行交感神经纤维受损）。

（5）患侧小脑性共济失调（脊髓小脑束和绳状体受损）。小脑前下动脉供应脑桥被盖侧区，如果发生血栓，影响控制血压、脉搏、呼吸的重要中枢，预后较差。

3. 颅内感染 术后发生颅内感染，可见于乳突气

房开放，患者鼻咽部细菌通过咽鼓管播散至术区。为防止该并发症，术中应用骨蜡严密封闭开放的乳突气房，并应用抗生素预防感染。如果术后患者表现出头痛、发热等症状，及时腰椎穿刺明确诊断治疗。

4. 脑脊液漏　术前充分评估乳突及内听道后唇的气化程度；术中用骨蜡或肌肉严密封闭开放的气房、严密缝合硬膜；若术后脑脊液漏持续存在，可行腰大池腰椎穿刺置管引流、手术修补，同时给予抗感染治疗。

5. 面神经麻痹　部分患者经康复训练面瘫可逐渐恢复，部分患者将遗留永久面瘫。如果面神经解剖学连续性中断，可考虑神经吻合。

6. 耳鸣、听力下降或丧失。

7. 复视　与操作过程中损伤滑车神经或外展神经有关，在岩尖部或小脑幕操作时应注意尽量避免。

8. 角膜溃疡　三叉神经损伤可导致角膜反射消失、瞬目动作减少，或面神经损伤导致眼睑闭合不全，易引起角膜溃疡。

九、总结

乙状窦后入路经过多年的实践已经逐渐成为神经外科医师常用的手术入路之一，此入路将提供一个良好的解剖显露，脑干、内听道、各神经与病变间的关系显示较为明确，十分适合于桥小脑角区手术。随着科学技术的提高，高速磨钻和内镜技术的发展，电生理对脑神经功能的监测，曾经一度死亡率居高不下的危险灰色地带目前死亡率已下降至2%，同时也在努力追求神经功能最小损伤，给予患者更高的生活质量。

十、要点及误区

1. 向颈部分离切口时注意椎动脉的辨识及保护。

2. 关键孔以显露横窦与乙状窦间夹角为佳，利用该孔铣开骨瓣可显露且保护横窦下缘及乙状窦内侧缘。

3. 小脑延髓池释放脑脊液可有效降低小脑局部张力。当小脑膨出高于骨窗时，以脑压板轻柔探查小脑延髓池，缓慢释放脑脊液，放液过快或过猛均会导致小脑水肿甚至坏死。

4. 当小脑扁桃体下疝明显或肿瘤较大时，需要打开枕骨大孔并适当扩大骨窗，以便术中显露及避免术后枕骨大孔疝发生。

5. 肿瘤向幕上侵袭时，可行小脑幕切开。切开前需要确认或游离滑车神经。单纯游离滑车神经即可造成滑车神经麻痹，通常为一过性的，离断滑车神经则会造成永久性损伤。尽量贴近岩嵴切开小脑幕，充分显露幕上肿瘤部分，注意避免损伤滑车神经、岩上窦及三叉神经根。

6. 小脑前下动脉分支迷路动脉是供应内耳迷路血供的主要动脉，经面神经、听神经腹侧进入内听道，营养内耳结构。在切除内耳道上嵴时应注意保护此动脉。

7. 术中及时止血及封闭开放气房。

十一、所需器械

所需器械：头架、常规开颅器械、手术显微镜/神经内镜、显微手术器械、高速铣刀、磨钻、多种显微磨钻头、双极电凝、神经电生理监测仪，有条件可以准备超声吸引器，如果为半坐位手术，需要心前区多普勒超声（PCD）。

（贾桂军　文　铮　何　珏　张　擎　马顺昌）

第16章 斜坡及颅后窝区

第一节 乙状窦前入路

一、引言

乙状窦前入路是一种经岩骨后方入路，其全称应为经岩骨后方幕上下联合乙状窦前入路。乙状窦前入路通过磨除部分乳突和岩骨后方骨质，去除岩骨后外侧对中上部斜坡和桥小脑角区的阻挡，剪开岩上窦及小脑幕，从而获得幕上下沟通的乙状窦前方空间，直接显露中上斜坡及岩斜区。此入路通过磨除岩骨、剪开小脑幕，从而获得幕上下联合的更为宽阔的手术空间，减少脑干及神经的牵拉，降低血管神经的损伤。

二、入路发展史

乙状窦前入路最早由Hakuba等于1977年提出，利用枕下开颅磨除岩骨、剪开小脑幕，切除2例岩斜区脑膜瘤。其后Hakuba将原有的"经天幕经岩入路"改名为"乙状窦前经岩入路"，这是乙状窦前入路最早的雏形。Osama Al-Mefty教授是在欧美推广乙状窦前入路的重要代表人物之一。在Hakuba提出"经天幕经岩入路"之后10年，由Al-Mefty（1988年）对之进行改良，通过颞部及枕部联合显露，磨除部分岩骨乳突，保留骨性迷路，从而保留了患者的听力。这形成了Al-Mefty岩后入路的固有标准，其初衷就是保留听力和面神经的"功能性"。Sekhar提出"经颞下入路"，其是针对中、下斜坡的耳后经乳突经岩骨、经颞下、经枕下和经高颈部的联合入路。

1992年Spetzlter提出了3个亚型：经迷路后入路、经迷路入路、经迷路耳蜗入路。Sekhar及Horgan等在经迷路后入路基础上，磨除上半规管及后半规管，磨除内听道顶壁岩尖骨质，从而达到岩斜区；并认为磨除部分岩尖较磨除部分迷路显露的范围更为有效。

根据岩骨乳突迷路骨质磨除的程度逐渐增加，依次有迷路后入路、经部分迷路入路、经迷路入路、经耳囊入路、经耳蜗入路、全岩骨切除入路等。以上各种入路对脑干腹侧的显露程度更大，但创伤也随之增加。后三种入路即牺牲患者听力换取显露空间。

迷路后入路操作简单，无听力或前庭功能障碍。然而，迷路的存在使乙状窦前方空间的显露受到限制，特别是当遇到优势乙状窦较为发达或者Labbe静脉前置时，这种限制就更为明显。保留的迷路及岩骨内侧面阻碍对深部结构（如面神经根部、三叉神经远端及基底动脉等结构）的显露及操作。因此迷路后入路有其局限性。

经迷路入路是在迷路后入路基础上磨除骨性迷路。通过牺牲部分骨质增加对岩骨内侧面、内听道后壁、颈静脉球上方等空间的显露。其代价就是感音性耳聋，而且其深部的空间仍然受到岩骨尖的阻挡，不能完全很好地显露。

更为激进的显露方式是全岩骨切除至岩尖水平。甚至是将颈内动脉移位。然而，这种方式换来的是患者听力完全丧失。手术操作时间长，常需要分期进行。术后常出现面瘫，且恢复的效果欠佳。面神经移位技术可部分程度改善这种症状。

部分迷路加岩尖磨除可比单纯经迷路入路显露更为充分，同时可保留患者听力。显露范围虽然不及全岩骨切除，但可处理岩斜区脑膜瘤大部分肿瘤供应血管。

三、适应证

该入路适用于局限于岩骨及斜坡中上2/3区域、中脑脚间池、脑桥腹侧、桥前池、鞍上池及海绵窦后部等区域的病灶，以及乳突及岩骨内肿瘤，尤其适用于基底位于中上斜坡向脑干腹侧及对侧发展的斜坡脑膜瘤、起源于斜坡广泛性生长的脊索瘤等其他入路难以处理的巨大肿瘤。

四、禁忌证

禁忌证：患侧有严重的乳突炎或乳突硬化症者、患侧乙状窦发达同时对侧乙状窦纤细或闭塞患者、对保留听力要求较高的患者。

五、术前计划

术前完善头颅常规平扫+增强MRI及颅底薄扫

CT+骨窗冠矢轴位重建。完善纯音测听检查，以及电生理检查。必要时可行导航CT及MRI扫描融合定位岩骨磨除范围。术前可行CTV检查评估双侧乙状窦情况，避免一侧窦栓塞产生严重后果。

六、入路技术要点

1. **体位** 患者取侧俯卧位，应用头架固定，头转向对侧，收下颌关节，头顶部略低，使乳突和岩骨根部位于术野最高点。

2. **切口** 标准切口为颞枕马蹄形切口，切口起自耳屏前颧弓中部，向上围绕耳廓上约2cm，弧形向后沿乳突后方1cm向下终止于下颌角附近。切口形状可根据肿瘤位于颅中窝、颅后窝的大小进行相应调整。如果肿瘤仅局限于斜坡和颅后窝，可采用围绕耳廓后缘的弧形切口。如果肿瘤向枕骨大孔方向生长，弧形切口下缘可相应向颈部延长，达下颌角水平；如果肿瘤在颅中窝底及鞍旁范围较大，则马蹄形切口前缘应向前调整，以便显露颅中窝颞下更靠前的骨窗范围。

3. **软组织分离阶段** 分离肌皮瓣阶段建议皮肤和颞肌分层切开，优势为有利于解剖复位和减少皮下积液形成。在开颅阶段分离颞肌时，可单独将颞肌筋膜分离备用，用以关颅时修补缝合颅后窝硬脑膜。肌皮瓣分离也有利于关颅时取带蒂颞肌瓣翻转封闭岩骨无效腔。

4. **双骨瓣开颅方式** 双骨瓣开颅第一个骨瓣为颞枕联合颅后窝骨瓣，第二个骨瓣为乳突外板成形骨瓣。这样操作的优势如下：①去除第一个骨瓣后可直视乙状窦沟，沿乙状窦沟剥离乙状窦降低了窦破损出血的风险，提高了手术效率；②术后无明显骨性结构缺失，基本达到解剖复位，且局部无明显无效腔，减少皮下积液产生。

首先于横窦乙状窦拐角前方颅骨钻1孔，显露横窦乙状窦上缘外侧拐点。应以明胶海绵充分分离横窦及乙状窦，剥离表面导静脉。第一块骨瓣用铣刀铣下，骨瓣包括颅中窝和颅后窝"刀把"形骨瓣，铣刀骨瓣跨越横窦时应缓慢小心，避免损伤走行于横窦沟内的横窦。第一个骨瓣去除后可显露横窦乙状窦拐角。获得直视乙状窦沟视角。从骨瓣下方沿乙状窦沟走行方向纵行剥离乙状窦，将乙状窦从乙状窦沟内分离，静脉窦表面覆以明胶海绵保护，注意乙状窦表面至岩骨内的引流导静脉。避免导静脉撕脱，导静脉如有出血，可以用明胶海绵压迫，避免沿导静脉破口将明胶海绵塞入乙状窦内以免静脉窦栓塞。充分显露乙状窦全程至颈静脉球上缘附近。第二个骨瓣为骑跨颅中窝、颅后窝底跨岩骨乳突骨瓣，可以用磨钻将乳突磨开，保留乳突及颅骨外板。获得完整成形骨瓣。其范围包括乳突、部分颞骨岩部和鳞部、部分枕骨。该步骤是双骨瓣乙状窦前入路手术的关键，完全在直视下操作，静脉窦剥离过程中窦损伤概率明显减小，使手术更为安全。第三步为充分磨除岩骨，根据岩骨磨除的程度可分为迷路后入路显露、经部分迷路入路显露、经迷路入路显露、经耳蜗入路显露。笔者通常采用经部分迷路入路，必要时磨除内听道上结节表面的岩尖骨质以增加显露。骨瓣卸除后，应在幕上及幕下骨窗边缘多点钻孔，悬吊硬膜避免硬膜剥离导致硬膜外出血。

5. **硬膜切开及结扎岩上窦** 乙状窦前入路的硬脑膜切开应兼顾颅底显露和关颅缝合时的便利，通常沿横窦上缘和乙状窦前缘切开。具体分为幕上部分、幕下部分切开及结扎岩上窦部分。幕上部分的硬膜切开采用颞枕马蹄形或弧形+放射剪开，顺延至横窦上缘和幕下乙状窦前缘。幕下部分的硬膜切开应保障乙状窦前方留有约2mm宽硬膜以备关颅缝合，沿着乙状窦走行方向纵行切开。岩上窦结扎是乙状窦前入路硬脑膜切开的重要步骤。首先将颞枕硬脑膜沿岩上窦上方切开，然后将乙状窦前硬脑膜沿岩上窦下方切开，切断岩上窦之前用不可吸收缝线分别在岩上窦切口的两侧缝扎两针；切断岩上窦并沿此切口向内切开小脑幕。岩上窦的两个断端缝线分别以止血钳牵拉至两侧。结扎岩上窦剪开小脑幕后，颞枕及颅后窝硬膜瓣可翻向岩骨侧并在贴岩骨根部处保持张力悬吊，尽量减少硬膜对术野显露造成影响。

6. **硬膜缝合** 肿瘤切除术毕由于硬膜挛缩，通常无法达到自体硬膜原位缝合。推荐首选自体筋膜修补（如颞肌筋膜或阔筋膜等）。开颅显露阶段可以在骨膜或颞肌表面筋膜注射生理盐水，将膜打厚，易于分离获取。如果自体筋膜获取困难，也可在关颅时选择可缝合人工硬膜修补。

以自体筋膜为例：按照减张缝合的标准，将自体筋膜按照颅底硬膜缺损范围裁剪成合适形状及大小。首先在几个关键点以不可吸收缝线悬吊缝合固定筋膜。对于菲薄处硬膜，应间断缝合以避免硬膜撕脱。

7. **颅底重建及软组织缝合** 乳突和岩骨磨除后形成的骨面需要用骨蜡严密封闭，以免术后发生脑脊液漏。乳突磨除缺损可用自体脂肪剪成细条形状充填塞。也可将颞肌内侧层修剪成具有血供的带蒂肌肉条充填缺损空间以消灭无效腔。两块骨瓣以连接片拼接固定，将双骨瓣复位固定。硬膜缝合完毕，推荐将幕上硬膜及幕下硬膜中份分别悬吊固定于骨瓣上，避免术后硬膜剥离出血。逐层缝合肌肉、肌肉筋膜、皮下组织及头皮。

七、术后管理

术后应补充足够液体联合应用血管活性药物以进行扩血管治疗。避免后循环小的血管痉挛缺血造成脑干梗死。应注意脱水药物应用，避免颞叶充血性水肿或梗死。术后应定期切口换药，如发现皮下积液，应该积极处理。

八、并发症

1. 切口皮下积液　磨除岩骨后因骨性结构缺损硬膜外存在空腔较大，加之乙状窦前方硬膜严密缝合困难，所以常出现皮下积液，表现为乳突根部区域波动性液性包块。可应用无菌注射器抽吸并加压包扎，同时行腰椎穿刺置管引流，促进软组织贴合。必要时需要行局部分流手术。

2. 急性静脉窦闭塞　乙状窦前入路关键核心技术为保留乙状窦完整。但有时老年人硬膜粘连，或患者乙状窦沟发达，不可避免会对乙状窦产生不同程度的损伤。如完全闭塞，可能术后出现患侧大面积静脉充血梗阻伴出血。需要紧急去骨瓣减压处理。术后需要大量脱水维持至脑水肿消退为止。

3. 脑神经损伤　在没有导航的情况下，磨除岩骨参考标志不明显时，可出现磨除过度，将内听道后壁打开，内听道的硬脑膜或面神经直接挫伤。出现此类情况时需要术中考虑能否一期面神经吻合。尽可能保留部分面神经功能。

九、总结

1. 乙状窦前入路优点

（1）显露充分：乙状窦前入路可显露小脑腹侧面、桥小脑角、脑桥、桥前池、内听道内侧岩骨后方及岩骨尖部、蝶枕融合至颈静脉孔斜坡。联合小脑幕切开显露幕上：脚间池、上斜坡、鞍上池及海绵窦后部。可直视肿瘤脑干界面进行操作。

（2）操作距离缩短且可操作空间多：明显缩短手术操作距离，可利用乙状窦后硬膜下间隙空间、颞下入路操作空间、鞍旁及鞍上间隙操作空间等。可在后组脑神经、面神经、听神经、三叉神经、动眼神经之间的神经血管间隙操作，也可在脚间池、大脑动脉环周围血管神经间隙进行操作。

（3）对脑组织损伤少：磨除岩骨后利用骨性空间操作，避免了对小脑颞叶及Labbe静脉的牵拉，避免了重要组织的损伤

（4）磨除岩骨后可直接处理位于岩骨基底的肿瘤，

早期阻断肿瘤血供，处理肿瘤效率更高，更为安全。

2. 乙状窦前入路的局限性

（1）创伤大：术中常出现横窦和乙状窦损伤、术后乳突大范围骨质缺损，手术操作复杂，术野显露时间长，术后感染的概率增加。乳突和岩骨部分切除后形成残腔，硬脑膜缝合困难，易发生脑脊液漏。常出现皮下积液甚至张力性积液，不得不行积液腔-腹腔分流术。

（2）显露局限于下斜坡中线区域，因颈静脉球的阻挡而使下斜坡、后组脑神经至枕骨大孔区域的显露受到限制。

十、要点与误区

1. 乙状窦前入路关键点在于将乙状窦从乙状窦沟中完整分离，尽量避免损伤。乙状窦损伤的原因基本上是导静脉粘连，分离乙状窦时应沿着乙状窦纵行方向分离，当遇到导静脉时由于是纵行方向分离，可以比较容易地将导静脉从颅骨内侧面完整分离出来。如果遇到导静脉破口出血，可用血管缝合线在局部"八"字形缝合，达到止血又不损伤乙状窦的作用。

2. 岩骨磨除程度：是乙状窦前显露的关键因素。按分类可将岩骨磨除的程度分为迷路后、经部分迷路、全迷路、经耳蜗等。其中较为常用的是迷路后和经部分迷路，即保留骨迷路或磨除外侧半规管，基本上可满足大部分的岩斜区肿瘤的显露。全迷路和经耳蜗入路势必牺牲患者听力，换取显露空间也十分有限，故一般较少应用。可以在CT及MRI融合导航下定位磨除范围，达到更为精准的显露。

十一、入路应用案例

患者，男，24岁，主诉间断性头痛10年，左耳听力丧失3年。

神经系统查体：神清语利，双侧瞳孔左：右=2.5mm：2.5mm。面纹对称，伸舌居中。四肢肌力、肌张力未见异常，共济试验阴性，病理征阴性。

既往史及家族史无异常。

入院后行术前检查，MRI显示斜坡偏左占位，脑膜瘤可能性大（图16-1-1，图16-1-2）。

患者体位如图16-1-3所示。

术中开颅照片如图16-1-4所示。

磨除岩骨范围如图16-1-5、图16-1-6所示。

结扎岩上窦（图16-1-7），剪开小脑幕（图16-1-8）。

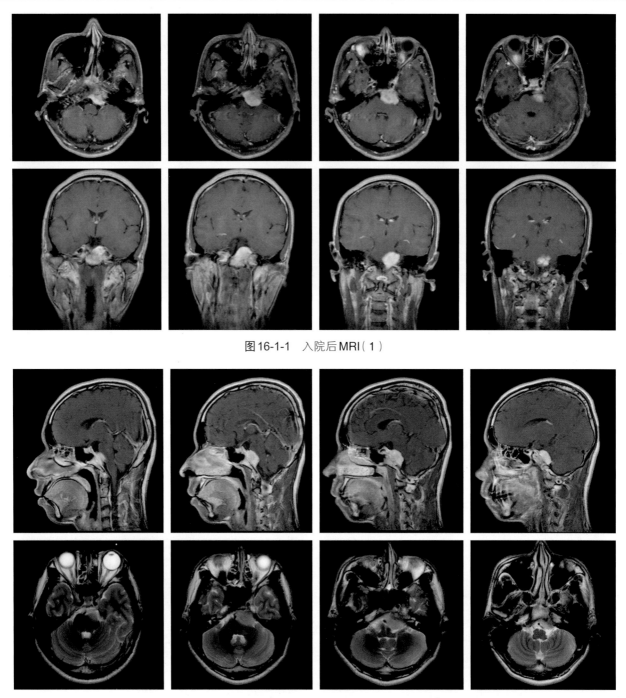

图16-1-1   入院后MRI（1）

图16-1-2   入院后MRI（2）

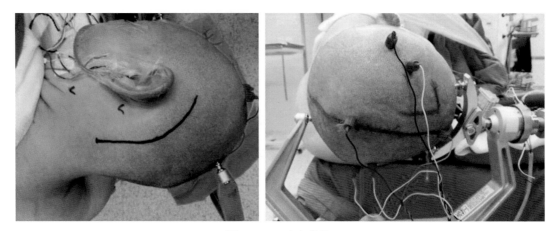

图16-1-3   患者体位

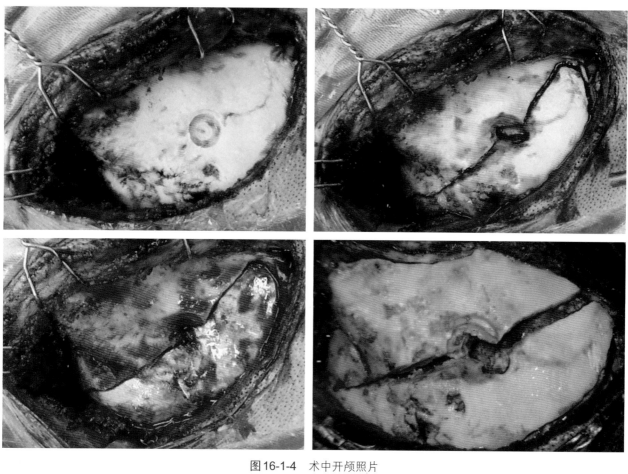

图 16-1-4　术中开颅照片

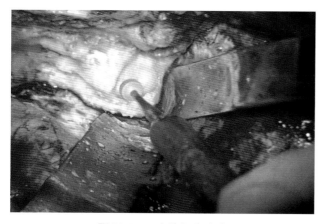

图 16-1-5　磨除部分迷路

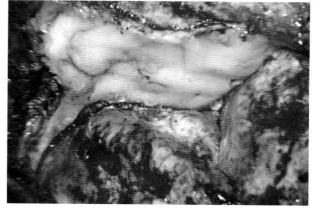

图 16-1-6　显露硬脑膜外空间

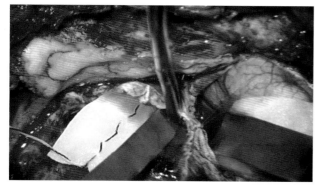

图 16-1-7　结扎岩上窦

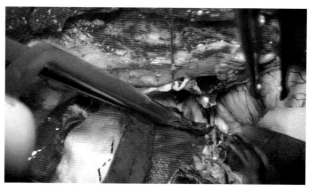

图 16-1-8　剪开小脑幕

肿瘤切除后各个神经血管展示如图16-1-9所示。

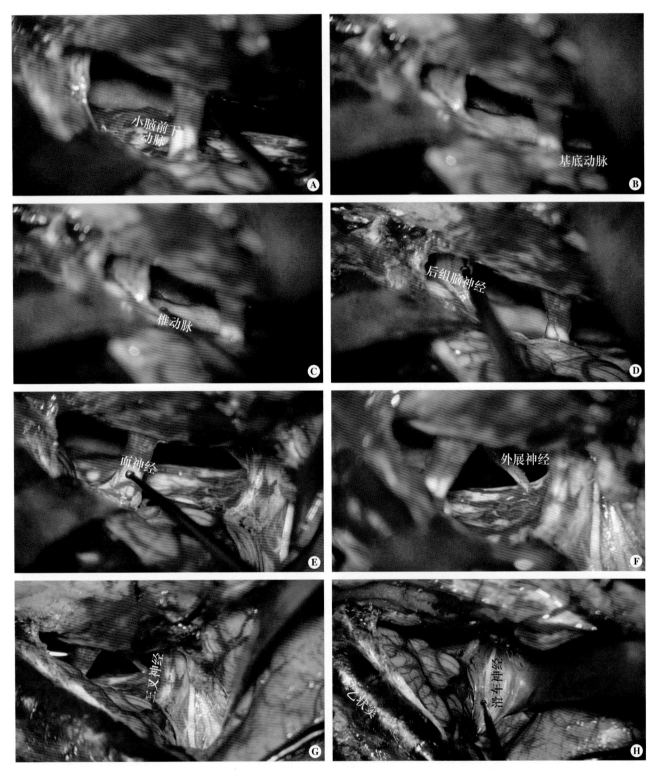

图16-1-9 肿瘤切除后

关颅过程如图16-1-10所示。

术后复查MRI如图16-1-11所示。

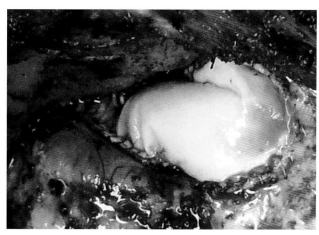
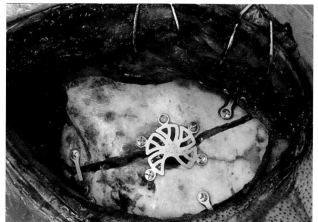
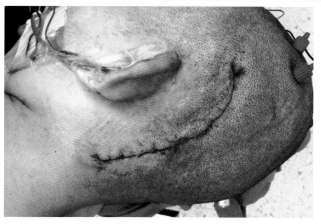

图 16-1-10　关颅过程

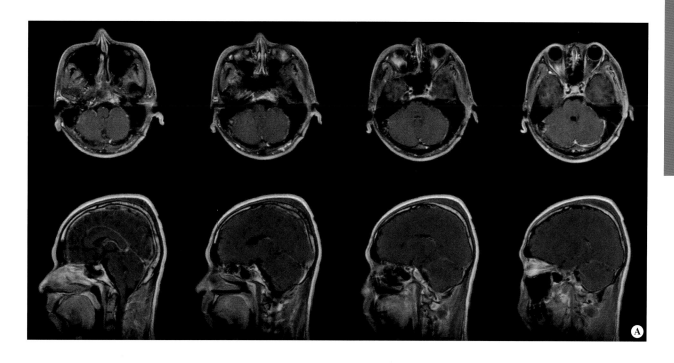

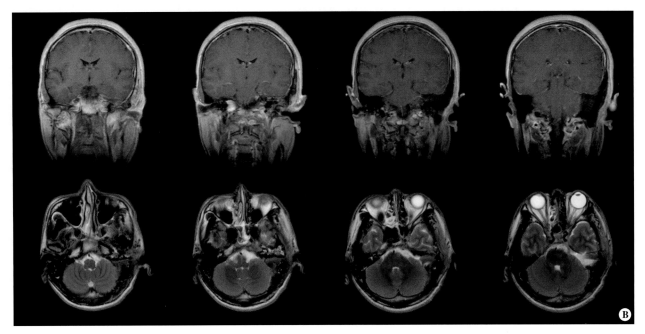

图 16-1-11　术后 MRI

（李　欢）

第二节　远外侧入路

一、引言

颅颈交界区许多病变需要外科治疗。此处解剖结构复杂，空间狭小，神经、血管功能重要，且被骨性结构限制，导致该区域手术更加困难，充满挑战。颅颈交界区由下斜坡、枕骨大孔、寰椎和枢椎组成，这些骨性结构内部包绕着延髓、高位颈髓、后组脑神经、椎动脉等重要解剖结构。远外侧入路核心理念是通过去除椎动脉进入硬脑膜处上方及后方的枕骨骨质，特别是枕髁，从颅底的背下外侧骨窗水平角度直视下斜坡及颅颈交界区腹侧面，缩短了操作距离、扩大了显露视野，并能在手术早期控制椎动脉，继而通过稍加牵拉小脑并配合观察角度的变化进一步扩大视野范围，获得下斜坡、枕骨大孔及上颈段腹侧、外侧的神经、血管等结构的显露。

二、入路发展史

1966 年，Thomas 应用外侧入路切除了上颈髓前方的病变。Seeger 在 1978 年介绍了枕下外侧入路的手术方法。Wen、Rhoton 等对远外侧入路进行显微解剖学研究，提出这一入路提供了以下 3 个入路的通路：经髁入路的方向经过枕髁或寰枕关节和邻近的髁部；髁上入路的方向经过枕髁上方的区域；髁旁入路的方向经过枕髁外侧的区域。每一种不同的亚型又有数个变异，到达不同的手术部位。2000 年 Rhoton 对枕下远外侧入路进行了详细描述及总结。他认为基础的远外侧入路并不包括磨除枕髁后侧，包括：①解剖颅颈交界处的肌肉，充分显露寰椎横突及枕下三角；②手术早期在寰椎的后弓处或在其上升段尽早显露及保护椎动脉；③枕下去除骨瓣或开骨窗，但应去除寰椎的后侧。随着远外侧入路的推广和临床应用，该入路普遍被认为是经典的颅底手术入路之一。

为了更充分地显露颅底结构，不断有学者探讨去除相关骨质结构及开放脑组织自然间隙，从而逐渐扩大该入路的适用范围。其中 Spektor 等分 6 个步骤对枕髁、乳突、寰椎、颈静脉结节等结构逐渐增大切除范围，并对它每一步所显露范围进行定量描述，将此入路称为"远外侧经髁经结节入路"或"完全远外侧入路"。Kawashima、Rhoton 等对远外侧入路和极外侧入路进行了比较研究，指出极外侧入路适用于切除枕骨大孔、下斜坡前方跨过中线生长至对侧的硬膜外病变，避免了传统经口咽入路的诸多并发症。本节主要介绍基础远外侧入路。

三、适应证

下斜坡、枕骨大孔及上颈段腹外侧硬膜内外肿瘤均可采用此入路进行切除。

1. 延髓及高颈髓腹侧硬膜内肿瘤，如脑膜瘤、脊膜瘤、神经鞘瘤、胆脂瘤等。

2. 中下斜坡、枕髁与颈静脉孔区硬膜外肿瘤，如脊索瘤、软骨肉瘤、骨软骨瘤、颈静脉球体瘤等。

3. 椎动脉、椎基底动脉、小脑后下动脉近端的动脉瘤。

4. 延髓、高位颈髓腹侧血管畸形及动静脉瘘等。

5. 颅颈交界区畸形。

四、禁忌证

尽管远外侧入路主要适用于下斜坡、枕骨大孔及上颈段腹外侧病变，但随着众多学者对该入路的拓展应用，通过变换显微镜观察角度，磨除遮挡骨质，如枕髁、颈静脉结节、寰椎侧块等，便可以观察的范围扩大至下斜坡至枢椎腹外侧。

当病变位于中上斜坡、枢椎以下等颅底区域时，远外侧入路无法显露，属于禁忌证。

五、术前计划

术前需要完成头颅 MRI 及 CT、颈椎 CT、头颅 CTA 或 MRA 等相关检查。头颅 MRI 检查可明确病变部位、性质及其与周围正常结构的病理解剖关系。头颅、颈椎 CT 检查特别是骨窗像检查可以明确病变累及骨质的性状变化，如入路相关区域的骨质破坏或增生及少量解剖变异情况，寰椎后弓寰枕韧带和骨膜鞘钙化情况。头颅 CTA 或 MRA 检查可以用于评估椎动脉的形态、走行、优势供血及小脑后下动脉的起始位置情况。以上检查可为术者制订手术方案提供较全面的信息。

对于一些与后组脑神经关系密切的病变，术前还需要评估后组脑神经功能。

六、入路技术要点

1. 体位及切口设计　术前体位和头位的摆放至关重要，基本原则是牢固、安全并兼顾患者的舒适性。患者取 3/4 侧俯卧位，上身抬高 20°～30°，将接触面垫起保护，在对侧腋下放置柔软的腋垫，避免臂丛神经损伤。对于体重较大者，可以将手臂突出于手术床，悬吊于床头，加以悬吊保护，此种体位可进一步增加对对侧臂丛神经的保护，并充分打开乳突与术侧肩部的空间。头顶略下垂，应用 Mayfield 头架固定，可将双钉置于手术对侧枕部，单钉置于手术侧额部。展开寰枕关节，且保持于乳突水平。屈颈至颌下二横指，需要避免屈颈过度，防止颈髓受压，颈静脉受压导致脑组织肿胀。使用束带将手术侧肩向外下轻轻牵拉，固定，增加操作空间，使显微镜最大程度发挥作用。同时用束带保护患者，使术中能够安全旋转手术床，扩大术野。

切口的设计同样非常重要，需要根据肿瘤生长部位、性质甚至患者的体型选择，兼具实用性和美观性，

不同术者会有相应的选择，如倒钩形、C 形、S 形及直切口等。目前在临床实践中较多应用倒钩形切口（基础远外侧入路），该切口入路操作较简单，通常切口始于乳突上缘，向上至上项线，并沿上项线向内侧走行至枕外隆凸，向下沿中线延伸至第 4 颈椎棘突水平（图 16-2-1）。

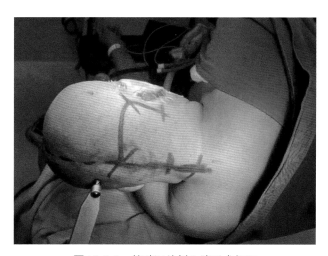

图 16-2-1　基础远外侧入路手术切口

2. 硬膜外阶段

（1）肌肉的处理

浅中层：自乳突上方向中线侧切开皮肤、皮下筋膜，用骨膜剥离子分离浅中层肌肉，显露筋膜及肌肉，离断浅中层肌肉，留取 1cm 肌肉筋膜套袖以便关颅时缝合能达到解剖对位。然后自中线逐层切开，切口远端达第 4 颈椎棘突水平，椎间分离肌肉，肌皮瓣向外侧翻开。显露出枕下肌肉深层及枕下三角。

深层：枕下三角上外侧界为上斜肌，上内侧界为头后大直肌，下外侧界为头下斜肌。该结构为术中寻找椎动脉最重要的解剖学标志。这部分操作可以在显微镜下进行，首先将上斜肌自寰椎横突止点处离断，翻向内侧，然后将下斜肌自寰椎横突附近附着处离断，翻向内侧，头后大直肌自枕部附着点处部分离断，整体向中线侧翻转。此时枕下三角已完全开放。

（2）椎动脉的辨认及保护：椎动脉位于枕下三角深部，其表面附着疏松结缔组织，并且被丰富的椎静脉丛包裹。椎动脉出寰椎横突孔后向内后下走行，进入寰椎后弓的椎动脉沟内，受寰枕关节的推挤，向后形成较大弧形的弯曲，该弯曲部椎动脉并非完全位于椎动脉沟内，常见明显后突，此后椎动脉离开寰椎后弓的椎动脉沟，向前内上方走行，绕过枕骨大孔后外侧下缘进入颅内。枕下三角肌肉深部与椎动脉之间有一层质地较密的纤维脂肪组织，其底壁由寰枕筋膜和寰椎后弓构成。在向中线翻转枕下三角肌肉时应在该纤维脂肪组织内部进行游离，保留薄层脂肪组织以保

护椎动脉。应用小刮匙从寰椎横突孔方向向中线方向严格骨膜下游离椎动脉，以避免其损伤。此时术区出血多为椎动脉静脉丛出血，应用明胶海绵压迫止血或小功率双极电凝止血，多可获得满意效果。有少量病例的小脑后下动脉起源于椎动脉硬膜外段，游离椎动脉时需要仔细观察，术前CTA检查明确小脑后下动脉起源对本部分操作尤为重要。

（3）骨瓣成形：远外侧入路骨质切除的范围包括一侧下外大部分枕鳞，打开枕骨大孔后外缘，切除一半寰椎后弓，骨质切除内侧达中线附近，外侧切除部分乳突显露乙状窦后内缘。必要时磨除枕髁后内1/3。应用高速磨钻进行枕骨下开颅，钻孔位置为乙状窦后方，向下至枕骨大孔及枕髁后缘形成骨瓣。应用咬骨钳自中线至侧块咬除寰椎后弓，此过程可于椎动脉及寰椎后弓之间置入薄片明胶海绵，以保护椎动脉。如需要进一步向下显露枕骨大孔及颅颈交界区前方，还需要应用高速磨钻磨除枕髁的后内1/3。磨除枕髁的方法为从后侧向前方，由枕髁内部向枕髁外部磨除，这种方法使周围结构外面形成了一个由骨皮质构成的保护层，然后应用小刮匙去除这个保护壳。磨除枕髁需要注意髁后的髁后管，其内有髁后导静脉通过，此静脉略向上前行，汇入乙状窦。术中如遇髁后导静脉出血，可用明胶海绵压迫止血或骨蜡封闭髁后管止血。磨钻向前磨除枕髁的范围以舌下神经管为标志，该管颅内端位于枕髁后内1/3交界处上方约5mm处，在磨除枕髁过程中当骨松质渐变为骨皮质时，舌下神经管即将到达，注意保护该管内的舌下神经及舌下神经管静脉丛。此外，在磨除枕髁时可由助手分别持一小剥离子和脑压板保护硬膜外椎动脉及椎动脉入硬脑膜部位。椎动脉于其后方走行，亦需要注意保护。笔者要求磨除枕髁1/3的患者术后佩戴颈托4周，以保持头颈

部稳定，对于磨除枕髁大于2/3的患者，需要进行枕颈部固定。

3. 硬膜下阶段　弧形剪开硬脑膜，翻向骨窗一侧，硬膜切口开始于乙状窦的后方，延伸至椎动脉入上段颈髓的后方，硬膜的上部切开程度取决于桥小脑角区需要显露的程度，打开硬膜显露小脑延髓池的蛛网膜。去除蛛网膜，轻抬小脑半球，即可看到颅颈交界区主要结构，显露椎动脉颅内段。当椎动脉穿过硬膜时，进入一个纤维通路，内含脊髓后动脉、齿状韧带、第1颈神经、副神经的脊髓根及椎动脉，排列紧密。椎动脉从硬膜纤维通路出来后，沿着舌下神经的前方上升，到达延髓的前端，在延髓和脑桥的交界处，与对侧椎动脉汇合成基底动脉，在合成基底动脉之前，平橄榄核下端附近发出小脑后下动脉。小脑后下动脉是椎动脉的最大分支，一般在第Ⅸ～Ⅺ对脑神经前方，向后上方行走。

在处理硬膜下病变时，首先要明确肿瘤的颅内血供，辨清椎动脉、脊髓前动脉、小脑后下动脉，再对肿瘤予以切除。切除肿瘤时尽早阻断肿瘤血供，辨清穿行肿瘤血管、神经，谨慎使用双极电凝，然后小块切除肿瘤，切忌操之过急，反复缩小肿瘤体积，在分离肿瘤囊壁时应严格在蛛网膜层面进行，尽量避免牵拉神经、血管结构。直视下分离肿瘤脑干界面，严格在蛛网膜层面进行，若粘连严重，则保留薄层肿瘤于脑干表面。

4. 临床案例　患者，男，15岁，2年前出现右侧视力下降，5个月前出现间断头痛及双侧耳鸣，检查发现斜坡偏右占位（图16-2-2），行右远外侧入路开颅肿瘤切除术，术中充分显露枕骨大孔、右侧颈静脉孔区、右侧桥小脑角区（图16-2-3），最终肿瘤全切（图16-2-4），病理诊断为脊索瘤，术后患者无明显并发症。

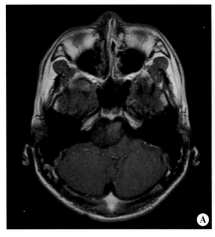
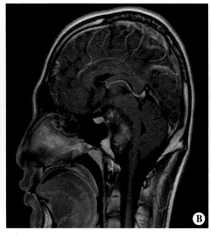
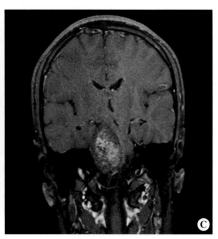

图16-2-2　患者术前MRI

图A～C分别为增强轴位、矢状位、冠状位图像，显示病变位于斜坡偏右，压迫脑干

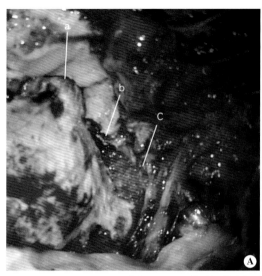
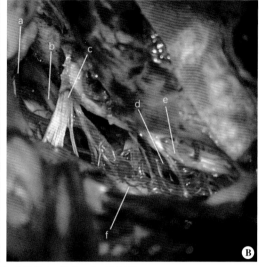

图 16-2-3　基础远外侧入路硬膜外和硬膜下显露范围
A. 硬膜外显露范围。a. 颈静脉球；b. 磨除后的枕髁；c. 椎动脉。B. 肿瘤切除后显露范围。a. 面神经及迷路动脉；b. 外展神经；c. 后组脑神经；
d. 椎动脉；e. 舌下神经；f. 延髓

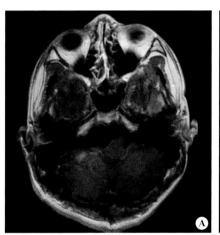
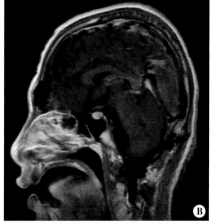
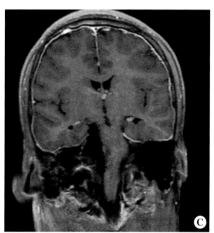

图 16-2-4　肿瘤切除后 MRI
图 A～C 分别为增强轴位、矢状位、冠状位图像，显示病变全切

七、术后管理

病变切除后远外侧入路关颅应该按照硬膜、筋膜、皮下和皮肤的顺序逐层依次完成。若硬脑膜被肿瘤侵犯，需要切除被侵犯硬脑膜，应用人工硬脑膜或自体筋膜进行修补。缝合应做到无张力水密缝合，局部缺损应用人工硬脑膜或自体筋膜修补。如术区遗留较大残腔，可用自体腹部脂肪填充。

骨瓣复位：确保骨蜡封闭乳突气房，枕部骨瓣复位，如局部骨质缺损较大，可用小型钛网修补。

关闭切口：枕后肌肉均应与开颅时留取的肌肉筋膜套袖全层对位缝合，缝合完成后枕部肌肉应平整并保持适当张力。最后完成皮下和皮肤的严密缝合。术后通常不留置引流管。

需要指出的是，骨瓣复位后，开始关颅缝合操作前，应充分、彻底止血，避免存在活动性出血的可能。硬脑膜及肌肉各层组织要严密对位缝合，以减少皮下积液、手术切口脑脊液漏等风险。

患者术后一般送入 ICU 监护，在拔除气管插管前需要进行后组脑神经功能评估，经口进食前需要进行吞咽功能评估。

八、并发症

1. 后组脑神经损伤　主要表现为饮水呛咳、声音嘶哑、伸舌偏斜、吞咽困难等。术中行肿瘤切除过程中，辨清穿行肿瘤的血管、神经，谨慎使用双极电凝，然后小块切除肿瘤，在分离肿瘤囊壁时应严格在蛛网膜层面进行，尽量避免牵拉神经、血管结构。同时术中应进行神经电生理监测，神经电生理监测主要用于预防神经结构在术中损伤，其中包括面神经电生理监测、躯体感觉诱发电位、脑干听觉诱发电位及环甲肌留置针（监测迷走神经）、斜方肌和胸锁乳突肌留置针（监测副神经）、舌肌留置针（监测舌下神经）对后组脑神经所支配的肌肉进行肌电图扫描监测。这些措施可减少后组脑神经损伤发生。术后早期行后组脑神经功能评估。对于咳嗽反射差、吞咽困难的患者，早期行气管切开，鼻饲流食，预防肺部感染发生，同时早期行康复功能训练。

2. 术区皮下积液　硬脑膜严密缝合，局部缺损应用人工硬脑膜或自体筋膜修补，骨瓣复位，肌肉全层对位缝合减少残腔，可降低术后皮下积液的发生率。如皮下积液已经出现，特别是出现脑脊液漏，早期行持续腰大池引流，辅以术区切口加压包扎，引流时间一般不超过14天。

3. 寰枕关节不稳定　术后早期行头颅CT检查及颅底薄扫三维重建，评估枕髁的切除范围。对于枕髁切除小于1/3的患者，要求术后佩戴颈托4周，限制活动；对于枕髁切除大于2/3或考虑寰枕关节不稳定的患者，通常要求在肿瘤切除后24～48小时行枕颈部固定或寰枕融合。

九、总结

远外侧入路对切除下斜坡、枕骨大孔及上颈段腹外侧硬膜内外肿瘤是一种有效方法。不同于传统的经口腔、鼻腔等前方入路，该入路提供了从侧方角度切除枕骨大孔周围腹侧病变的新视角。熟练掌握枕后肌肉及枕髁、舌下神经管、颈静脉结节等骨性结构解剖，对远外侧入路及其多种功能强大的改良入路至关重要。该入路操作空间狭小，重要神经、血管结构众多，通过增加术中去除骨质的范围，为肿瘤切除提供更加宽阔、表浅的工作角度，同时减少对脑干及颅内重要神经、血管的牵拉，减少了肿瘤切除的困难。

十、要点及误区

1. **体位**　侧俯卧位后，头顶部要略下垂，颈部屈曲至颌下二横指，同时头部转向对侧使同侧乳突位于术野最高点。上肩向远端牵拉固定，以最大程度打开后面的颈枕部空间，同时使手术显微镜在术野区获得更大范围的移动。

2. **枕髁磨除**　枕骨大孔前外侧病变不必切除枕髁；枕骨大孔以下及颅颈交界区前方的病变需要磨除部分枕髁。枕髁磨除可采取自内向外的方式，由枕髁内部向枕髁外部磨除，这种方法使周围结构外面形成了一个由骨皮质构成的保护层。

3. **椎动脉颅外段**　枕下三角及寰椎横突为术中定位椎动脉的解剖学标志。椎动脉颅外段位于寰椎后弓中点、枕骨大孔中点、椎动脉切迹、枕髁后缘围成的四边形内。枕下三角深方的纤维脂肪组织是术中分离枕下三角与椎动脉的重要界面。

4. **肿瘤切除**　行肿瘤切除时，应充分游离血管、神经等重要结构，分块切除肿瘤，在分离肿瘤囊壁过程中应严格在蛛网膜界面进行，以减少对周围重要结构的骚扰。

十一、所需器械

远外侧入路开颅需要的手术器械除双极电凝、吸引器之外，所需的常规神经外科手术器械包括骨膜剥离子、脑膜剥离子、小角度刮匙、双关节咬骨钳、切皮刀、各种剪刀、镊子、拉钩及高速磨钻和铣刀等。所需的显微手术器械包括显微剥离子、蛛网膜刀、显微剪刀、微钻等。完成手术还需要自动牵开器系统。

（张俊廷　杨海峰）

第三节　枕下后正中入路

一、引言

颅后窝占位性病变解剖位置深在、毗邻结构复杂，一直以来都是神经外科手术的难点之一。随着诊断技术的不断发展、显微手术设备的不断革新，手术方式经历了数次改良，手术经验得到了极大的丰富，手术目标也从曾经的试图降低居高不下的术后死亡率向现在的保留患者神经功能、减少术后并发症转变。

在颅后窝占位性病变的手术治疗中，沿背侧中线生长的病变多采用枕下后正中入路（suboccipital midline approach）治疗。此入路可为该区域的手术提供良好的视野，同时通过充分利用颅后窝自然解剖间隙可实现对神经功能的保护。因此，熟悉和掌握枕下后正中入路对颅后窝的解剖、颅后窝占位的发生发展及治疗等知识的有机融合具有重要意义。

二、入路发展史

在经典神经外科时期，受限于术前诊断技术及手术器械落后、手术经验不足、麻醉安全性较差，以及有效控制颅内感染、脑水肿及颅内高压措施缺乏等原因，颅后窝占位性病变的手术死亡率极高。1893年，Allen Starr总结其手术治疗的小脑部位肿瘤的预后情况，死亡率高达93.33%。鉴于此，Hermann Oppenheim于1902年提出将该部位肿瘤列为手术禁忌。而在同一年，Fedor Krause提出了用真空吸引器切除肿瘤的技术。随后，他又于1913年提出了将可广泛显露颅后窝的手术入路用于处理小脑部位的肿瘤，但术后死亡率仍高达67%～88%。

随着手术显微镜的引入及显微手术器械、双极电凝器等的应用，神经外科进入了显微神经外科时期。术野内病变及毗邻结构得以清晰显示，手术的精确度及准确度也得到显著提高。1966 年，Walter E. Dandy 首先报道了通过切开小脑蚓部治疗第四脑室肿瘤的方式，认为小脑蚓部切开不会导致严重的功能障碍。而随后数十年的临床实践表明，经小脑蚓部（vermis cerebelli）入路可导致"蚓部切开综合征"，包括小脑性共济失调、步态异常、眼球震颤、小脑性缄默等。随着显微解剖学研究的不断深入，小脑延髓裂这一自然间隙在第四脑室（fourth ventricle）手术中逐渐得到应用。M. Gazi Yasargil 采用中线枕下经扁桃体蚓垂沟入路，而经小脑延髓裂入路的相关描述及提出则最先由 Matsushima 于 1992 年实现。该入路方式兼具疗效良好和入路相关并发症低的优势，这些优势也逐渐被越来越多的学者认可。笔者所在中心通过多年的临床实践也证实：采用该入路方式切除第四脑室内及脑桥背侧占位性病变具有病变的显露及病变切除后其上方导水管口的显露均清楚、可避免对小脑组织的损伤、最大程度减少对血管及神经组织的牵拉、手术安全性高、术后患者不良反应小等特点。2003 年，为改善该入路中第四脑室侧孔及侧隐窝区域的显露，Walter C. Jean 又做了进一步改良且命名为小脑扁桃体下入路：取患侧朝下的侧卧位，向患侧扩大骨窗，磨除患侧枕髁，并上抬同侧小脑扁桃体。

三、适应证

枕下后正中入路主要应用于处理沿颅后窝及颅颈交界背侧中线生长的病变（图 16-3-1）。

1. 小脑蚓部病变。
2. 小脑半球近中线病变。
3. 第四脑室病变。
4. 脑干背侧病变。
5. 小脑延髓池病变。
6. 延颈交界区病变。

四、禁忌证

1. 全身状况差，无法耐受手术者。
2. 对于髓母细胞瘤（medulloblastoma）伴蛛网膜下腔弥散性播散者，应慎重考虑手术治疗。
3. 对于多发性血管母细胞瘤（hemangioblastoma）或脑转移瘤（brain metastases），如病灶体积较小、占位效应不显著，应慎重考虑手术治疗，可采取放疗。
4. 患者及其家属拒绝手术。

五、术前计划

1. 根据术前影像学资料（如 MRI、CT）确定病灶的部位、大小、累及范围、与周围结构的关系及有无脑水肿、有无脑积水和病变的可能性质。
2. 对于存在严重脑水肿者，术前可给予脱水治疗和激素治疗。
3. 对于存在脑积水者，术前可行脑室外引流。
4. 术前 30 分钟静脉给予抗生素。
5. 若采用坐位手术，应密切监测呼气末 CO_2 浓度，行心前区多普勒超声检查以诊断空气栓塞。同时从颈内静脉或锁骨下静脉留置中心静脉导管，以备空气栓塞发生时及时抽取右心房内气体。

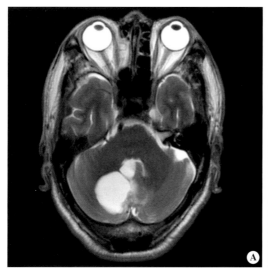
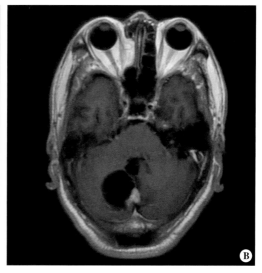

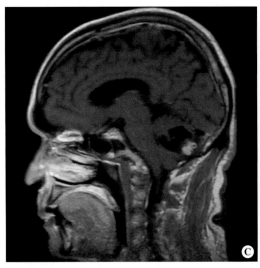
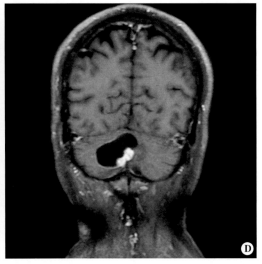

图 16-3-1　枕下后正中入路手术病例

患者,男,73岁,言语不利8月余,步态不稳1月余。术前MRI T₂加权像(图A为轴位)显示右侧小脑半球及蚓部团块状长T₂信号影,其内可见稍长T₂信号结节影,增强扫描(图B为轴位;图C为矢状位;图D为冠状位)显示病灶内结节明显强化。手术病理诊断血管母细胞瘤

六、入路技术要点

入路技术要点(图16-3-2)如下。

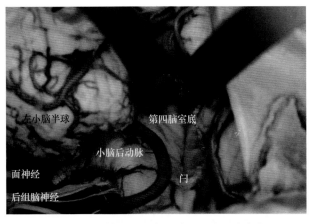

图 16-3-2　枕下后正中入路显露第四脑室底

1. 切口:位于枕下后正中的纵向直切口,上起枕外隆凸,下至枢椎棘突水平。

2. 手术体位:包括侧俯卧位、俯卧位及坐位。

(1)侧俯卧位:摆放侧俯卧位时,应注意患者肩部靠近手术台头端可缩短术者与术野间的距离;头部与肩同时侧俯可降低分离肌层时偏离中线的风险;收下颌以增大术者及助手的操作空间,同时有利于显露导水管下口。侧俯卧位的优点如下:通过调整患者头部位置即可使一侧小脑半球在重力的作用下偏离脑干表面,进而使髓帆下通路开放。同时,手术操作是在垂直方向上进行的,提供了良好的操作空间及手术视野。

(2)俯卧位:摆放俯卧位时,将身体抬高20°~30°,使头部高于心脏水平以利于静脉回流;使患者头部前屈45°,以使小脑幕呈垂直方向。此种“协和飞机头”式的体位有利于小脑下表面及第四脑室内的分离

操作,有利于术中导水管部位显露及疏通。然而,该手术体位也存在一些缺点:提高了气道管理的难度,故应避免压迫气管插管及喉部;可能造成静脉回流障碍,故应避免头部过度屈曲压迫颈静脉;增加了手术操作的距离。

(3)坐位:摆放坐位时,躯干上部和头向前下弯曲(头前倾30°以使小脑幕接近水平位)。坐位的优点为有利于颅后窝的静脉回流及血液、脑脊液、冲洗液从术野中流出。然而,该手术体位增加了麻醉风险,存在心肺功能不稳、气体栓塞等风险;脑脊液的过度流失可导致重度颅内积气及脑室塌陷;为显露第四脑室,需要牵开小脑半球以对抗重力影响,可造成小脑半球组织挫伤。综上,笔者所在中心多选取侧俯卧位。

3. 切开皮肤及皮下组织,牵开皮肤并辨认项韧带。项韧带是从颈椎棘突向后扩展而成的三角形板状弹性纤维膜,上缘附着于枕外隆凸和枕外嵴,下至第7颈椎棘突并延续为棘上韧带。

4. 用电刀严格于中线切开项韧带(为双层致密弹性纤维隔,血管少)至颅骨,以避免损伤血供丰富的肌肉组织。

5. 分离骨膜,牵开肌肉,显露双侧枕鳞及寰椎后弓。上下各用一弧形牵开器牵开。

6. 确认重要骨性标志:由上至下包括枕外隆凸、上项线、下项线、枕骨大孔后缘、寰枕关节、寰椎后弓、寰椎后结节、枢椎棘突等。同时,也要清楚重要标志点的提示意义:枕外隆凸对应颅内窦汇;上项线对应颅内横窦水平;枕骨大孔后缘与寰椎后弓上缘由寰枕后膜相连,向两侧延伸至寰枕关节囊;寰椎后弓两端的上表面有椎动脉沟,其中有椎动脉第3段通过,两侧椎动脉离开椎动脉沟后行于寰枕后膜内,上行穿

过寰枕后膜及硬脊膜后经枕骨大孔入颅。

7. 钻孔：于横窦水平下方、中线两侧旁开1cm处各钻一孔。用剥离子小心分离两骨孔下的硬脑膜及枕窦。用椎板咬骨钳咬除两骨孔间的骨桥及枕内嵴，注意避免损伤枕窦。

8. 游离骨瓣：用铣刀分别从两骨孔起始，经侧方弧形向枕骨大孔后缘方向铣开骨瓣；枕骨大孔后缘处骨质较厚，可用磨钻磨薄；寰枕后膜附着较紧密，可用组织剪剪断；去除骨瓣。

9. 剪开硬脑膜：在高倍显微镜下，常以"Y"形剪开硬脑膜，牵开并悬吊。同时注意硬脑膜交通静脉及环窦止血。

10. 释放脑脊液：打开硬脑膜后可显露蛛网膜及小脑延髓池。打开蛛网膜并释放脑脊液。

11. 镜下显露：轻柔推开小脑扁桃体可进入第四脑室。

七、术后管理

1. 注意体位、补液、营养及脱水剂和激素的应用。

2. 术后若出现咳嗽反射差或消失、呼吸道欠通畅、呼吸困难等情况，及时行气管切开，同时加用抗生素。根据病情拔管，拔管前需要试堵管以确定无呼吸困难的情况。

3. 术后常出现较严重的脑脊液炎性反应，应及早给予腰椎穿刺放脑脊液，减少术后发热及脑膜刺激征。

4. 术后复查MRI明确肿瘤切除情况，指导术后辅助性放疗、化疗的选择。

八、并发症

1. **脑脊液漏** 相较于幕上手术，颅后窝手术更易发生脑脊液漏。此处硬脑膜张力大，若缝合不严密，脑脊液则可顺肌肉间隙渗出，从而导致脑脊液漏发生。若发生脑脊液漏，应及早行清创缝合，行腰椎穿刺释放脑脊液，同时应用脱水剂，使颅内压维持在偏低状态，以促进脑脊液漏愈合。在预防脑脊液漏发生方面，除做到硬脑膜严密缝合外，颅后窝手术术中应做到彻底止血，避免放置引流管，进而显著减少脑脊液漏发生的可能。

2. **中枢性呼吸循环障碍** 鉴于手术操作可累及脑干及第四脑室，存在发生中枢性呼吸循环障碍的可能，此时应及时采取气管切开及辅助通气。气管切开后，患者长时间卧床易出现肺部感染，应加强护理，进行翻身、拍背，同时给予痰培养以便合理应用抗生素。

3. **空气栓塞** 主要见于坐位手术，其他体位手术中当头部术野高于心脏水平面时也可发生。发生空气栓塞时表现为呼气末CO_2分压突然下降，心前区多普勒超声监测出现机械样杂音，动脉血压骤降。其中，

呼气末CO_2分压突然下降是空气栓塞最重要的线索。出现空气栓塞时应采取如下措施。

（1）降低患者头部。

（2）及时处理出血点：肌肉出血点可电凝处理，骨窗边缘用骨蜡仔细封闭（颅骨内的静脉通路是空气栓塞的常见原因）；若出血点不明显，则用湿明胶海绵覆盖伤口边缘及肌肉，同时，用生理盐水冲洗术野深部。

（3）麻醉医师压迫双侧颈静脉增加静脉压力。

（4）降低患者左侧躯体，将气体局限于右心房。

（5）通过中心静脉导管抽取右心房内的气体。

（6）严密监测氧分压情况，若出现氧分压降低，则意味着严重的空气栓塞。

（7）如空气栓塞持续存在且无法确定部位，加用呼气末正压通气。

此外，患者还可出现脑挫伤、脑水肿、梗阻性脑积水、脑内血肿、硬脑膜外血肿、伤口及颅内感染等并发症。

九、总结

枕下后正中入路是颅底神经外科经典的手术入路之一，且随着神经解剖研究的深入、神经外科手术设备的革新而不断得到改良，对正常组织结构的损伤逐渐减轻，手术操作视角得到不断改善，手术效果也得到显著提高。同时，神经外科医师也应意识到，上述的革新与发展立足于对颅后窝解剖结构及不同疾病的深刻理解与反复实践，获得良好的手术预后首先需要准确把握枕下后正中入路的适应证与禁忌证、制订合理的术前计划、掌握过硬的手术基本功及实施完善的术后管理，这些都是有效预防术后并发症发生、改善患者预后的切实可行的方法。

十、要点及误区

1. 用电刀严格沿中线切开项韧带达枕骨，避免对肌肉组织造成损伤。

2. 在切开肌肉、显露枕骨接近枕骨大孔后缘时，要时刻注意确定枕骨大孔及寰椎棘突的位置，避免损伤寰椎椎动脉沟处的椎动脉。

3. 注意辨别重要骨性标志，避免对颅内静脉窦造成损伤。

4. 对于高龄、硬脑膜粘连较紧的患者，小心剥离硬脑膜及枕窦。

5. 咬除两骨孔间骨桥及枕内嵴时，注意避免损伤枕窦。

6. 处理枕骨大孔后缘、寰枕后膜时，注意避免损伤静脉丛。

7. 最好在显微镜下剪开硬脑膜、释放脑脊液。

8. 牵拉小脑组织时应轻柔。

9. 注意控制静脉窦及板障出血，防止并发空气栓塞，对于手术采用坐位者尤其重要。

10. 若开放第四脑室，注意避免血液流入、阻塞导水管，导致梗阻性脑积水。

11. 术前存在脑积水或肿瘤大部切除后脑脊液循环仍存在梗阻者，可行脑室外引流。

12. 延髓闩部为呼吸调节中枢，若病变粘连或需应用双极电凝，应格外注意。

13. 切除病变时应注意保护双侧小脑后下动脉及其分支。

14. 分离起源于第四脑室底部或与第四脑室底部紧密粘连的病变时，应注意避免损伤脑干。

15. 术后注意观察呼吸、心率及血压。

16. 坐位手术者，术后维持半坐位，24 小时后改平卧位。

十一、所需器械

所需器械：头架、手术显微镜、常规开颅器械、显微手术器械、高速铣刀、磨钻、多种显微磨钻头、神经电生理监测仪。

（贾桂军　张　擎　王崧权　马顺昌）

第四节　Poppen 入路

一、引言

Poppen 入路又称枕下经小脑幕入路（occipital transtentorial approach），该入路和幕下小脑上入路（Stein 入路）通常被用于松果体区肿瘤、中脑背侧肿瘤、丘脑后部肿瘤、第三脑室后部肿瘤、小脑上蚓部肿瘤及镰幕交接区肿瘤的手术切除。

受操作习惯影响，对于上述区域的病变，笔者更倾向选择 Poppen 入路而非幕下小脑上入路。本节中，笔者将就该入路的技术细节、优势结合典型病例做一介绍。严格地讲，枕部开颅经后纵裂入路未切开小脑幕不能称为 Poppen 入路，该技术不在本节讨论范围之内。

二、入路发展史

枕部开颅经小脑幕入路是 Dandy 教授于 1921 年首先报道的。Poppen 入路最早于 1966 年由 Poppen 教授首先报道用于松果体区肿瘤切除，后经 Jamieson 教授改良沿用至今。

20 世纪 90 年代 Sekhar 教授等在处理松果体区巨大肿瘤时提出 Poppen 入路和经幕下小脑上入路结合，尝试开展经幕上下联合-经横窦入路。由于离断横窦显著降低了小脑幕的张力，该入路可以充分显露松果体及其毗邻区的神经、血管结构。该入路最大的问题在于肿瘤切除前需要先离断非优势侧横窦，对于年轻患者，肿瘤切除后需要考虑横窦重建。笔者尝试过几例该入路手术后得出的经验：由于张力较大及硬膜皱缩等原因，横窦完全离断后的原位重建难度很大，常需要采取自体或异体血管移植。

2002 年有学者开展单侧枕部开颅经大脑镰及双侧小脑幕入路（occipital bitranstentorial/ falcine approach）手术的应用解剖学研究，通过比较，该学者提出该入路对双侧四叠体区及双侧深部引流静脉系统的显露范围明显优于 Poppen 入路，但由于操作较为复杂，目前鲜有临床应用的报道。

三、适应证

Poppen 入路适用于松果体区病变、中脑及脑桥上部背侧病变、第三脑室后部病变、小脑上蚓部病变及镰幕交接区肿瘤的手术切除，丘脑后部肿瘤、小脑幕后部脑膜瘤等也可以考虑经此入路进行切除。

四、禁忌证

主体不在前述区域内的病变切除不适用 Poppen 入路。术前合并梗阻性脑积水不是采用 Poppen 入路的禁忌证。

五、术前计划

患者术前需要完成双眼视力、视野及彩色眼底照相等检查，以明确术前视力状况和是否合并颅内压升高及其严重程度，为围术期视力、视野是否变化提供依据。

术前需要完成头颅 MRI（含增强）和 CT 检查。根据上述影像学检查结果可以明确病变部位，确定是脑内还是脑外病变，主体位于第三脑室还是松果体；可以明确病变性状，是实性还是囊性，有无强化及钙化；还可以了解病变与深部引流静脉系统的相对位置关系；了解病变是否已经造成梗阻性脑积水及幕上脑室扩大。

术前还应该酌情完成 MRV 和 CTV 检查，重点关注拟入路侧是否为横窦的优势侧，下矢状窦和直窦是否通畅及因病变而产生位移的方向，CTV 检查还可以协助判断拟入路侧枕叶表面是否存在粗大的静脉引流至横窦。这些对手术入路和侧别的选择及术中采取的策略都是至关重要的。

六、入路技术要点

1. 体位和头位的摆放　患者全身麻醉完成后取侧俯卧公园长椅位，入路侧置于上方，上半身略抬高，头部以 Mayfield 三钉头架固定，双钉和单钉分别妥善置于两侧颞部，头部略旋前内收固定，使枕外隆凸为术野最高点。

2. 切口设计　经典的 Poppen 入路皮肤切口为马蹄形，开口朝向上项线一侧，切口内侧起自枕外隆凸，沿中线向上6cm，拐向外平行上项线横行5cm，再朝向上项线垂直向下。对于病变体积不大、脑积水不严重而不准备行脑室穿刺者，笔者更倾向采用中线旁直切口，切口下端起自上项线下1.5cm，中线旁开2.5cm，平行于中线垂直向上，切口总长度为7～8cm。

3. 开颅　对于经典马蹄形切口开颅，采取帽状腱膜下分离，骨膜保留于骨瓣表面，皮瓣翻向下并牵开固定，借助矢状缝和枕肌附着的上项线分别定位矢状窦和横窦。笔者通常选择在上矢状窦投影最高点和横窦投影最外侧分别钻孔1枚，一方面验证对上矢状窦和横窦的定位是否准确，另一方面通过剥离硬膜与颅骨的粘连，降低开颅时硬膜特别是窦壁破损的风险。铣刀沿切缘铣下方形骨瓣，四周硬膜悬吊，静脉窦渗血以明胶海绵压迫通常即可止血。Poppen 入路对骨窗显露范围有严格的要求：中线侧显露上矢状窦，底边需要显露横窦。

4. 释放脑脊液　是避免术中脑挫裂伤及术后偏盲的关键步骤。对于术前影像学检查提示幕上明显脑室扩大伴室旁水肿，颅内高压症状明显，病变体积巨大，经输注甘露醇后硬膜张力仍极高者，笔者会选择开颅前先行经额脑室穿刺外引流术，或在剪开硬膜前应用脑穿针行术侧枕角脑室穿刺术，这也是对此类病变骨瓣应适度扩大以利于穿刺点和穿刺角度选择的原因。

对于不需要行脑室穿刺者，剪开硬膜后释放脑脊液可分为中线和外侧两个方向。中线侧 Poppen 入路系将枕叶自中线向外侧牵开，经后纵裂向四叠体池方向探查并释放该脑池脑脊液。外侧 Poppen 入路系将枕叶小脑幕面抬起，紧贴小脑幕向环池方向探查并释放环池脑脊液。笔者的经验是外侧 Poppen 入路较中线侧 Poppen 入路释放脑脊液更加直接、高效，术中需要根据病变的部位和生长方向灵活酌情选择。需要指出的是，在释放脑脊液的过程中，应该控制脑脊液的释放速度，避免短时间快速大量释放脑脊液造成颅内压剧烈波动，对于术前存在严重脑积水的患者，快速释放脑脊液的操作可以造成远隔部位硬膜外血肿，进而造成颅内压再次升高影响手术显露及操作。

5. 显露病变　释放脑脊液使脑组织张力下降后即可完成切开小脑幕的操作。笔者总结自身常用的小脑幕切开方法，其中采用"两步法"切开小脑幕更简洁，而"三步法"切开小脑幕更安全。所谓"两步法"即在辨认大脑镰和小脑幕结构后，首先在小脑幕靠外侧切开一小口后，第一步先向外侧深方切开，直至小脑幕缘完全离断。第二步向中线方向弧形切开小脑幕，在切开中线侧小脑幕时，应边辨认直窦和 Galen 静脉，边切开。"三

步法"第一步在辨认大脑镰和小脑幕后，在两者交角平分线上，通常也是小脑幕张力最高的点上电凝切开，再沿着该假想线分别向浅部和深部剪开，向浅部切开的长度根据对小脑显露的范围要求而定，向深部切至小脑幕缘。第二步提起小脑幕外侧断端，根据手术显露需要进一步向外侧切除小脑幕。第三步轻轻提起小脑幕中线侧断端，尽量贴近直窦向中线侧切除小脑幕。不管采用哪种方法，切开小脑幕，特别是中线一侧时，尽量避免用力牵拉小脑幕，以免深部静脉系统张力性出血。

切开小脑幕后，生理解剖状态下，通过变换显微镜观察角度，术者可以观察到除对侧基底静脉、大脑内静脉之外的第三脑室后部结构。病理状态下，Galen 静脉等深部静脉引流系统、松果体、四叠体等结构会发生相应的位移，位移方向取决于肿瘤的起源及生长方向。需要指出的是：①对于中脑脑桥交界区及小脑上蚓部的脑内病变，笔者的经验是使用自动牵开器将小脑牵开可以显著而持续增加对病变下极的显露；②手术中应尽可能保护中脑背侧由大脑后动脉和小脑上动脉发出的细小动脉，尽量避免电凝，必要时应充分松解蛛网膜后将阻挡操作的细小血管从手术通路上移开。

6. 病变切除　根据病变部位不同，采取的手术策略也不尽相同。在后续病案分析中，笔者将分别就2例第三脑室后脑膜瘤与深部引流静脉的病理解剖关系做一介绍。对于涉及中脑导水管及第三脑室后病变，在病变切除后应该确认脑脊液循环通路如中脑导水管呈开放状态。关颅时硬膜应遵循无张力水密缝合的要求。

七、并发症

1. 视野缺损　有报道该并发症的发生率为19%～100%，通常表现为双眼对侧同向性偏盲或视野缺损，这也是该入路多年来被更习惯采用幕下小脑上入路的学者所诟病之处。笔者的经验是对于枕叶引流至横窦的静脉无明显损伤者，即便术后出现视野缺损，也多由于机械性牵拉造成脑水肿，多可在术后1～2周自行恢复。因此保护枕叶的静脉引流与保护皮质避免挫伤对降低术后视觉功能异常具有同等重要的意义。

2. 硬膜外/下血肿　如前所述，第三脑室后部病变常合并术前脑积水，因此术中过快释放脑脊液导致颅内压急剧变化，特别是在这种情况下，术者使用自动脑压板反复移动及牵拉脑组织，容易造成远隔部位的硬膜外血肿或硬膜下血肿。因此，避免此类并发症出现的方法在于，一方面控制释放脑脊液速度，另一方面是尽量减少自动脑压板的移动次数，在充分释放脑脊液后，自动脑压板应该起到阻挡和保护而非牵拉的作用。

3. 脑积水　Poppen 入路术后脑积水并不少见。笔者分析其产生原因通常有两个：一是中脑导水管周围病

变，术中脑脊液循环通路未完全打通或术后脑水肿等原因再次梗阻，二是病变切除过程中主要深部静脉引流系统受到干扰，导致丘脑等深部结构静脉性肿胀，阻塞了脑脊液循环通路，常导致对侧幕上脑室扩大。对于术后机械性或静脉性水肿导致的脑积水，应该积极行脑室穿刺置管外引流术，而对于脑脊液循环通路未完全打通造成的术后脑积水，应考虑积极行脑室-腹腔分流术。

八、总结

Poppen入路即枕下经小脑幕入路，是神经外科常用的手术入路之一。熟练掌握该入路的开颅方法和病变显露技巧，加上合理选择手术入路的适应证，能够使我们在处理第三脑室后部肿瘤、松果体区肿瘤及镰幕交界区肿瘤时游刃有余。笔者认为，较之幕下小脑上入路，Poppen入路具有如下几点优势。

1. 该入路不受小脑幕倾斜角度的影响，特别是对于小脑幕倾斜角度过大者，Poppen入路更能体现其优势。

2. 该入路对体位要求相对简单，幕下小脑上入路常规需要采取半坐位，该体位对麻醉和护理要求较高，Poppen入路避免了采取半坐位的体位要求。

3. 该入路对小脑组织及其引流静脉影响小。

4. 由于从幕上切开小脑幕的范围更广，可以利用牵开器向各个方向牵开枕叶及小脑组织，因此该入路的显露范围更宽广，操作视野更直接。

九、要点及误区

1. 术者可根据个人经验选择马蹄形切口或直切口，开颅要点是需要分别显露上矢状窦和横窦。

2. 选择合理的方式释放脑脊液以降低脑组织张力是避免本入路术后视力、视野障碍的关键。

3. 切开小脑幕的方式可有多种，但要求中线侧尽量贴近直窦以减少遮挡。

4. 对于起源于镰幕交界区的第三脑室后脑膜瘤，切开镰幕前应该结合影像学及术中所见判断肿瘤的起源点，偏大脑镰起源的，术前头颅MRI提示深部引流静脉通常经肿瘤的下极汇入直窦，术中所见小脑幕通常无明显抬高；偏小脑幕起源的，术前头颅MRI提示深部引流静脉通常经肿瘤的上极汇入抬高的直窦，术中所见小脑幕通常呈抬高状态。

十、所需器械

Poppen入路开颅需要的手术器械除双极电凝器、吸引器之外，所需的常规神经外科手术器械包括骨膜剥离子、脑膜剥离子、双关节咬骨钳、切皮刀、各种剪刀、镊子、拉钩及电钻和铣刀等。所需的显微手术器械包括显微剥离子、显微剪刀、微钻等。此外，还需要自动牵开器系统。

十一、案例分析

对于起源于镰幕交界区的第三脑室后脑膜瘤，笔者通常会选择Poppen入路。该入路在处理此类肿瘤时最大的优势是能够在直视下便捷地处理肿瘤的基底。此类肿瘤通常起源于镰幕交界区偏大脑镰或偏小脑幕的两层硬膜之间。因此，此类肿瘤在离断基底时特别需要辨认和保护Galen静脉汇入直窦的位置及直窦的走行。在肿瘤切除过程中，需要指出的另一个要点是在分离肿瘤与大脑内静脉、基底静脉及Galen静脉，以及在分离肿瘤与中脑背侧上下丘等粘连时，尽量采用锐性分离的方式，尽量避免电凝正常结构，遇有静脉性出血，可应用明胶海绵压迫止血。

如前所述，不同起源点的脑膜瘤对应的Galen静脉及直窦走行有所不同。图16-4-1为1例起源于镰幕交界区偏大脑镰的脑膜瘤，术前头颅MRI提示深部静脉引流在肿瘤的尾端汇入直窦，术中所见（图16-4-2）

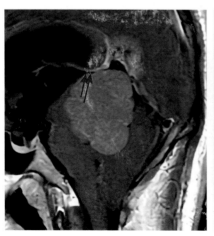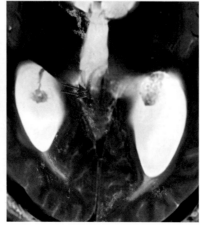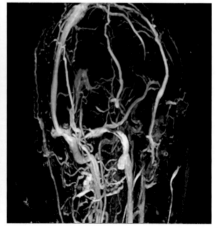

图16-4-1　1例第三脑室后镰幕交界区脑膜瘤术前头颅MRI

证实了术者的术前推测。图16-4-3为1例起源于镰幕交界区偏小脑幕的脑膜瘤，术前头颅MRI提示深部静脉引流在肿瘤的头端汇入直窦，直窦也上抬。图16-4-4为术中所见，证实了术者术前推测。

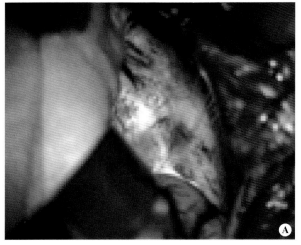
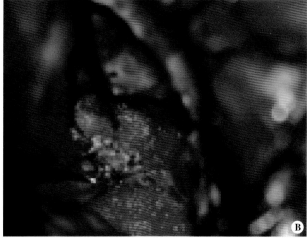

图16-4-2　术中所见

A. 大脑镰被肿瘤顶起；B. 肿瘤切除后底部的深部引流静脉

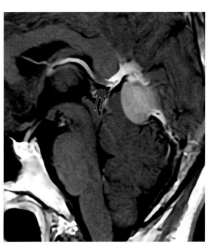
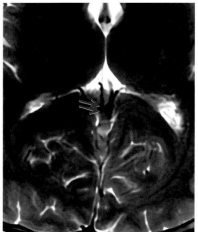
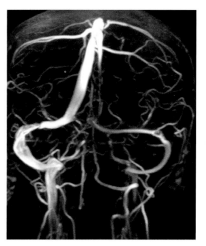

图16-4-3　1例第三脑室后镰幕交界区脑膜瘤术前头颅MRI，箭头所示为深部静脉引流

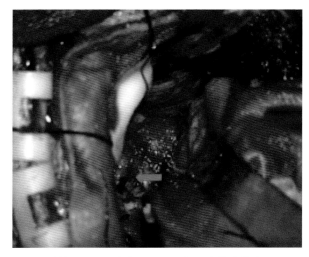

图16-4-4　术中所见，深部引流静脉抬高

（王　亮）

第五节　幕下小脑上入路

一、引言

　　幕下小脑上入路（infratentorial supracerebellar approach）是显露松果体区及中脑背侧病灶（图16-5-1）的常用入路之一。由于松果体区（pineal region）和中脑背侧（mesencephalicus dorsalis）肿瘤大多位于中线部位，经颅后窝（posterior cranial fossa）途径，肿瘤得到良好显露，肿瘤主要位于大脑大静脉系统的下方，该入路提供一个天然的通路，可以充分显露该区域，且能避免损伤这些静脉，另外不牵拉枕叶，从而避免发生视力、视野障碍。但当肿瘤扩延至小脑幕切迹以上时，或向第三脑室中前部扩延时，经此入路则存在困

难。该入路的改良术式是中线外入路，包括旁中线、外侧及远外侧幕下小脑上入路（far lateral infratentorial supracerebellar approach）亚型。

二、入路发展史

1921年，Walter Dandy描述了3例经胼胝体入路处理松果体区肿瘤的病例。1926年，Krause首先采用幕下小脑上入路处理松果体区肿瘤，3例患者均未出现手术相关死亡事件。后来有学者尝试，但成功率较低，保守性治疗占据上风。在显微手术出现后，Stein探索该手术方式治疗松果体区占位，6例患者均未出现手术相关死亡事件，只有很少的并发症。国内杨庆余于1981年、罗世祺于1983年和黄延林于2000年均采用此入路。

三、适应证

众所周知，松果体区和中脑背侧位于脑结构的深处，毗邻重要的神经、血管结构，病理的异质性和术前影像学检查难以确诊使这个区域手术极具挑战性。

幕下小脑上入路从开颅就一直在处理静脉系统，包括硬脑膜静脉窦的处理、小脑幕引流静脉的处理、松果体区周围Galen静脉和间脑静脉的处理。而静脉是脆弱的，在牺牲或保留方面要慎重选择。

这个区域常见病理类型：脑膜瘤、生殖细胞肿瘤、松果体细胞肿瘤、胶质细胞瘤和其他类型（如皮样囊肿等）。部分生殖细胞肿瘤对放化疗敏感，就不必接受开颅手术的损伤。非生殖细胞肿瘤的决定性治疗方案是手术，而全切是治疗目标，仅根据术前影像学检查和实验室检查并不足以明确诊断，术中进行组织病理取样以明确病理类型，其可以决定肿瘤的切除程度。

该区域大多数肿瘤位于深部双侧大脑内静脉及大脑大静脉的腹下侧，所以幕下小脑上入路能合理显露肿瘤而又不侵扰静脉。

目前对这个区域肿瘤的评估和治疗尚无统一的意见，部分外科医师建议先行立体定向活检术，明确病理后，如必要，则进行开颅肿瘤全切。如术中冷冻病理诊断结果不支持全切，则采用相对保守的手术策略。对于有症状的脑积水患者，推荐在内镜下行活检术和第三脑室底造瘘术。良性肿瘤和非生殖细胞肿瘤在全切后反应良好，对于粘连紧密的肿瘤，需要进行次全切，以保留深静脉结构和脑干软脑膜平面。

血管性病变如天幕的动静脉瘘或动静脉畸形同样可以采用该入路。其他中脑后外侧的脑实质内病变如海绵状血管瘤和毛细胞型星形细胞瘤及小脑上动脉远端动脉瘤等也可以采用此入路。

重要的是，该入路是在小脑幕下操作，患者术后极少发生癫痫。

总之，幕下小脑上入路的手术适应证如下：①松果体区非生殖细胞肿瘤；②第三脑室后部占位病变；③中脑背侧占位病变（图16-5-1，图16-5-2）。

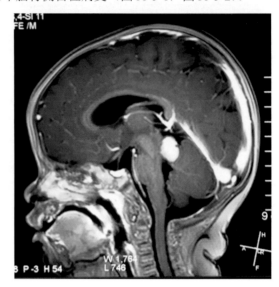

图16-5-1　中脑背侧占位

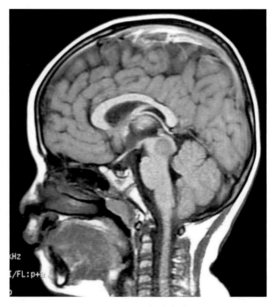

图16-5-2　中脑占位

四、禁忌证

1. 第三脑室内肿瘤，使用幕下小脑上入路很难显露。

2. 生殖细胞肿瘤，一般将大脑内静脉向后挤压，将大脑大静脉向下挤压，其是使用幕下小脑上入路的相对禁忌证。

五、术前计划

1. 如果患者出现急性意识改变，进行头颅CT检查评估脑室大小，如必要，先行脑室外引流。

2. 头颅MRI平扫和增强可以显示肿瘤范围，评估肿瘤的强化类型、占位效应、深静脉与肿瘤的位置关系，横窦和乙状窦有解剖变异，术前明确其解剖走行可以提高颅骨切开时的安全性。

3. MRI T$_2$加权像可以明确深静脉结构（Galen静脉、基底静脉、大脑内静脉和直窦）和手术途径及其与肿瘤之间的关系。另外，肿瘤对周围重要神经结构的浸润程度（如中脑、丘脑）必须在手术之前明确。

4. 绝大多数松果体区肿瘤可引起颅内静脉移位，推挤Galen静脉及其属支沿着肿瘤包膜向头端和背侧移位；而中间帆起源的脑膜瘤、胼胝体压部的皮样囊肿及顶盖部、丘脑部肿瘤倾向向尾端和腹侧推挤静脉结构。

5. 肿瘤大小、血供、与周围结构特别是第三脑室的关系及侧方和幕上生长程度、脑干受累程度都会影响手术入路和手术方法。

6. 如果血管解剖不清，CT和MRI血管成像或导管造影可以清晰显示血管位置，同时有机会可行栓塞。

7. 实验室检查包括β人绒毛膜促性腺激素（β-HCG）、胎盘碱性磷酸酶（PLAP）和甲胎蛋白（AFP）脑脊液化验有助于区分生殖细胞瘤。如果AFP升高，需要考虑内胚窦瘤和未成熟畸胎瘤，β-HCG升高则提示绒毛膜癌，或者少见情况下可提示胚胎细胞癌和胚生殖细胞瘤。AFP和β-HCG未升高并不能排除生殖细胞肿瘤的可能，术中进行组织病理学检查有助于明确病理类型。

8. 有些因素虽然不是幕下小脑上入路禁忌证，但是可以使操作的难度增加，如天幕斜度较大及肥胖患者的颈部太短等。在上述情况下，患者屈颈可以改善经幕下小脑上入路导致的手术视角困难，并且建议将患者放置在坐位。

9. 对于坐位手术风险，目前无统一认识，国外一般推荐使用坐位，因为坐位时重力在术中可以起到对小脑牵拉作用，并且减少静脉出血淤积，但容易引起空气栓塞；国内开展较多是俯卧位、侧俯卧位（公园长椅位）。

六、入路技术要点

（一）正中幕下小脑上入路（midline infratentorial supracerebellar approach）

1. 一般推荐采用坐位，重力使小脑下沉，显露更多的幕下小脑上空间。

2. 开颅：皮肤切口垂直方向由枕外隆凸上1～2cm向下延伸到第1～2颈椎水平，水平方向向外达横窦外侧。

3. 分离枕下肌肉群，用牵开器向两侧固定，在窦汇正上方和两侧横窦外侧进行钻孔，无须向下打开枕

骨大孔，取下骨瓣，显露窦汇、上矢状窦下部、枕窦及两侧横窦（图16-5-3）。

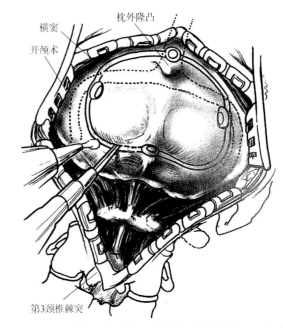

图16-5-3 正中幕下小脑上入路骨孔及骨瓣的位置，与窦汇及横窦的关系

4. "Y" 形切开硬脑膜，向上及两侧翻转硬脑膜（图16-5-4）。

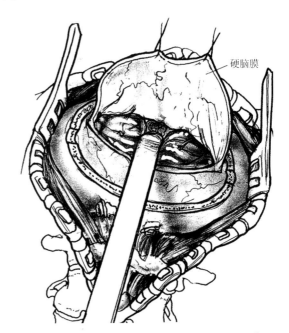

图16-5-4 硬膜向上翻转，牵拉幕下小脑上部分，进行手术入路的显露

5. 打开硬脑膜后，所有从小脑半球上面和小脑蚓部回流入横窦及窦汇的桥静脉均需要切断，以便接近四叠体区和小脑幕切迹。向下牵引小脑过程中，需要牺牲1～2根桥静脉，可能导致小脑静脉性充血，影响显露，应该尽量避免（图16-5-5）。

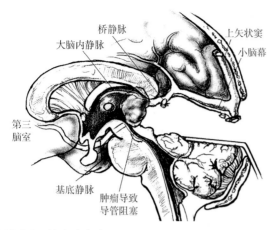

图 16-5-5 从小脑半球上面和小脑蚓部回流入横窦及窦汇的桥静脉均需要切断，以便接近四叠体区和小脑幕切迹。向下牵引小脑显露病灶部分

6. 一般用自动牵开器，一个向上抬起小脑幕，另一个向下牵开小脑。术者建议手持吸引器动态牵拉小脑山顶，松解肿瘤包膜后方的蛛网膜，深静脉通常受到肿瘤挤压，移位至背侧或侧方，偶尔 Galen 静脉位于包膜后方或包膜内，外科医师需要注意这种情况。

7. 解剖分离肿瘤遵循显微手术的基本原则，即在肿瘤减压和血液断流后进行肿瘤包膜外分离，电凝肿瘤包膜，多处取样送快速冷冻组织病理。肿瘤多由脉络膜后动脉的分支供血。

8. 对肿瘤进行充分减压后，分离肿瘤包膜，首先从顶盖向一侧分离，然后从小脑山顶前部向下分离，最后从 Galen 静脉及其属支向上分离，操作中应尽可能保留丘脑枕部的软脑膜（图 16-5-6）。如果肿瘤包裹静脉，应保守处理，残留少部分肿瘤组织，避免损伤静脉，切除肿瘤后可见第三脑室入口。在切除肿瘤过程中，顶盖区软脑膜损伤会导致术后一过性 Parinaud综合征，可缓慢恢复。

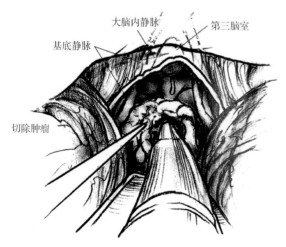

图 16-5-6 分离肿瘤包膜、脑内静脉和大脑内静脉之前进行肿瘤内减缩术

9. 关颅：术区彻底止血，并清除第三脑室的凝血块，建议进行硬脑膜水密缝合。

总之，中线两侧枕下小脑上入路传统设计用于显露松果体区的肿瘤。其局限性包括：其一，手术通路较窄，侧方或向下的视野分别受小脑幕角度和小脑山顶尖部的局限；其二，不可避免地会损伤中线部位几乎所有小脑蚓部桥静脉，小脑出现充血肿胀，手术通路和视野受限制。

另外，坐位手术借助重力使小脑下垂，术野扩大，但坐位手术有发生空气栓塞的可能。切断小脑前中央静脉是接近肿瘤的必需步骤，整个操作在大脑大静脉下方进行，并注意不要损伤四叠体和内侧、外侧膝状体。

（二）旁正中幕下小脑上入路

1. 采用侧卧位或公园长椅位，一般推荐采用改良的公园长椅位，颈部屈曲，头部轻度朝向地板弯曲15°～20°，患者一侧肩部向前远离手术区（图16-5-7）。

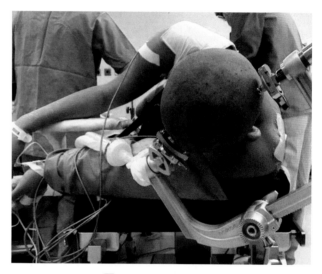

图 16-5-7 公园长椅位
头部轻度朝向地板弯曲15°～20°，患者一侧肩部向前远离手术区

2. 可选择左侧或右侧，考虑因素有避免横窦优势侧，肿瘤偏向，一般推荐选择左侧。

3. 皮肤切口：切口为旁正中垂直切口，位于枕状隆突和乳突连线中点。该切口向横窦上方扩展1/3，向下方扩展2/3，长7～8cm。

4. 开颅：在横窦下缘钻一个小孔，距离中线和窦汇大约2cm。在显露整个横窦时掀开一个小骨瓣为之后的操作留下空间。放置固定牵开器切开小脑幕，尽管可以抬起横窦，但是不能明显扩大手术视野，事实上，它可能还会影响手术的工作角度。小脑幕上缝线并牵拉，抬起小脑幕，并可以抬起横窦，扩大手术视角。

5. 中线旁的中线小脑蚓部桥静脉被牺牲，大的中线旁静脉保留完好。

6. 撕开覆盖中脑背外侧的蛛网膜颗粒能够将小脑向下移动并向中线方向打开脑池。滑车神经是外侧角显露的证据。通过吸引器让小脑动态回缩能够显露和切除肿瘤下部，而不需要固定牵拉。吸引器能够使扩展的视野可控性更强，同时牵拉还可能损伤深部结构。另外，小脑幕的牵拉、缝合可以抬起横窦，扩大小脑上手术通路。

7. 关颅：术区彻底止血，并清除第三脑室的凝血块，建议进行硬脑膜水密缝合。

总之，旁正中入路利用向下倾斜的小脑幕面上方的侧方路径，提供充分的手术通路，与正中入路相比，该入路可到达位置更低的肿瘤；在中线外侧，几乎不需要离断桥静脉，减少大幅度牵拉小脑。

在旁正中入路中，牵拉部位变为小脑蚓部外侧的半球上，该入路不像小脑蚓部入路那样陡峭向上，可以提供松果体区、胼胝体压部下区域的手术空间，获得更高的同侧半小脑中脑裂的空间。上下丘均可显露，还可以沿着动脉直到同侧环池。

两者比较，正中幕下小脑上入路具有最短路径，可直接显露松果体。旁正中幕下小脑上入路虽然到达松果体区路径较长，但可以减少对回流入小脑幕窦的小脑表面静脉及四叠体区的大脑大静脉分支的损伤，而且减少对小脑的牵拉。

与后正中枕下小脑上入路相比，旁正中小脑上入路更微创，并且为松果体区大型肿瘤切除提供足够的显露，同时对两侧硬膜静脉窦和小脑半球的损伤风险更低。

这种"斜线"入路是有好处的，因为小脑幕面沿着前内侧角和斜坡向下向外。所以，对于向下扩展的巨大松果体区肿瘤，一侧旁正中入路比中线入路提供更多中线后方和中脑后外侧的视野。另外，通过小脑幕的牵拉、缝合可以抬起横窦，扩大小脑上手术的通路。

旁正中小脑上入路中的经小脑幕扩展是在经典入路基础上的创新。经过小脑上的空间打开小脑幕，可以让我们切除延伸至小脑幕幕上的部分岩尖脑膜瘤，避免了经颞下入路的二次手术。海马后部的海绵状血管瘤、动静脉畸形、星形细胞瘤和脑转移瘤可以通过这种入路切除。

此入路无须采用颞下入路而牵拉颞叶，是切除中线处天幕脑膜瘤的理想入路。因此，幕下开颅术可以通过牵拉天幕从而完全地切除幕上肿瘤。

七、术后管理

1. 常规颅脑术后管理。

2. 患者术后应在ICU观察24～48小时，仔细而频繁进行神经系统查体。由于手术涉及对脑干的操作，因此术后短暂的嗜睡现象并不少见。

3. 部分患者会出现眼外肌运动障碍，尤其是上视或辐辏运动不良，然而这些症状通常是一过性的，会在术后早期几天到几周内得到恢复。这些并发症更多见于术前存在进展性症状、接受过前期放疗或侵袭性肿瘤患者。

4. 术后早期常规应用类固醇激素，随后逐渐减量。如果患者放置了脑室外引流，而未接受永久性脑脊液分流，术后持续引流48～72小时。如果夹闭引流管后患者出现梗阻性脑积水，则需要进行永久的脑脊液分流，第三脑室底造瘘术是优先选择。

5. 颅后窝手术可引起化学性脑膜炎，可能出现的症状包括难治性、逐渐恶化的头痛及严重恶心、呕吐、头晕、视物模糊和颈强直。化学性脑膜炎通常具有自限性，必要时可以给予类固醇激素治疗。

6. 患者应该在术后72小时内进行增强MRI检查以评估肿瘤切除情况。对于确诊为恶性生殖细胞瘤或室管膜瘤的患者，应行脊髓MRI检查以确认是否存在脊髓转移。有些外科医师会选择推迟进行该项检查，因为术后早期组织碎片和凝血块在MRI上类似脊髓转移。

八、并发症

1. 坐位手术时可发生空气栓塞，应注意预防。

2. 眼球活动障碍：常伴有上视和集合运动障碍及瞳孔调节功能障碍。

九、总结

1. 术前明确诊断，术中快速组织病理确诊。

2. 术中快速冷冻送检，明确病理再进行手术切除。

3. 术中保护深静脉。

4. 硬脑膜必须以水密缝合的方式关闭，因为脑脊液漏于颅后窝肿瘤术后发生风险大。

5. 术后注意脑积水发生。

十、要点及误区

1. 要点

（1）仔细研究以确认手术切除松果体病灶的必要性。

（2）旁正中入路提供灵活的工作角度切除病灶。

（3）需要明确静脉位置。

（4）肿瘤性质决定手术切除程度，如肿瘤与周围血管或脑干粘连紧密，可行近全切除。

（5）如静脉出血，使用轻中度压力压迫止血。

2. 误区

（1）过度牺牲静脉引起脑组织肿胀。

（2）损伤重要神经功能区，引起一过性眼肌麻痹，多可恢复。

（3）损伤脑干神经核。

十一、所需器械

此入路需要神经外科常见器械，此入路必须用手术显微镜、长的显微手术器械。

十二、入路应用案例

患儿，男，6岁11个月，因"间断头痛伴呕吐1月"入院。查体：神经系统未见明显阳性体征。头颅MRI（图16-5-8）提示松果体及四叠体区可见一不规则占位病变，T$_1$加权像信号复杂，以等低信号为主，T$_2$加权像以等高信号为主，其内可见小囊变，DWI像可见线状高信号影。增强后肿物内可见不规则环状线样强化，部分伸入第四脑室上部。俯卧位在全身麻醉下行Krause入路顶盖区肿瘤近全切除术。术中见肿瘤类圆形，呈红褐色，质软，供血丰富，与周围脑组织特别是中脑粘连紧密，大小约为2.5cm×2.5cm×2cm，分块将肿瘤近全切除。肿瘤切除后见第四脑室及导水管开口壁光滑。病理：（中脑顶盖区）胶质细胞源性肿瘤，符合弥漫性星形细胞瘤，NOS，WHO Ⅱ～Ⅲ级。术后患儿恢复良好。查体：神经系统未见明显阳性体征。术后复查头颅MRI见图16-5-9。

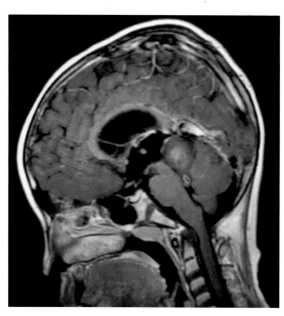

图16-5-8　术前增强MRI

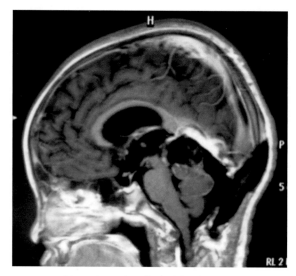

图16-5-9　术后复查头颅增强MRI

（葛　明　汪俊令）

第六节　经口入路

一、引言

随着颅底多学科协作的不断深入，数字化医学、影像诊断学、外科手术器械及显微外科技术的发展，颅底不再被视为外科手术的禁区。然而颅底区解剖结构复杂，尤其是颅底中线区位置深在，毗邻鼻咽、口咽部、脑干、多对后组脑神经、颈内动脉、椎基底动脉等重要结构，手术显露困难。常用的经枕后入路或颞侧入路手术路径长，牵拉脑组织易造成脑组织水肿或损伤。斜坡、脑干腹侧、枕骨大孔前缘、寰枢椎前部及其上颈髓腹侧肿瘤难以显露。而经口入路是显露此区肿瘤较为直接的方法。

二、入路发展史

经口入路切开引流咽后壁脓肿是挽救患者生命的重要措施。1896年Auffret首次经口前入路进入上颈椎进行手术。1917年，Kanakel报道1例经口前入路取出寰椎前弓上弹片的病例。1951年，Scoville和Sherman提出经此入路处理扁平颅底。1957年，Southwick和Robinsion报道1例经口前入路成功切除颈椎骨瘤的病例。1966年，Mullan等经口前入路成功切除脑干腹侧肿瘤。近年对此入路的研究与应用的报道逐步增多，使该方法的应用逐渐变得成熟。

三、适应证

1. 斜坡、脑干腹侧、枕骨大孔前缘、寰枢椎前部及其上颈髓腹侧肿瘤，向上发展累及蝶窦，向下发展累及下斜坡及颈椎，且位于中线，未向两侧发展者，如脊索瘤。

2. 影像学检查明确肿瘤位于硬脑膜外，硬脑膜未被破坏者。

3. 肿瘤已侵及咽后壁和咽顶黏膜下者。

四、禁忌证

1. 沿颅底中线生长的肿瘤，对偏向侧方生长的肿瘤显露不够充分，因此，应严格筛选病例。

2. 对明显侵及海绵窦而包绕颈内动脉的肿瘤，不宜采用此入路。

3. 该术式手术野较深，术后有发生脑脊液漏的可能，故该术式更适用于硬膜外肿瘤，但侵及硬膜并不是该入路的禁忌证。对于硬脑膜缺损及鼻咽部软组织缺损的患者，也可以采用此入路，并使用游离前臂皮瓣对缺损组织进行修复。

五、术前计划及入路技术要点

1. 术前治疗牙周病和龋齿，术前 3 天行口腔清洁，用抗生素液漱口、滴鼻。根据咽部细菌培养与药敏试验，术前预防性应用抗生素治疗。

2. 手术时患者取仰卧位，头后仰，可在局部麻醉下行气管切开插管，全身麻醉，也可以经口腔气管插管全身麻醉，但经口气管插管会影响手术操作视野，为保障术后呼吸道通畅，仍需要行术后气管切开。

3. 用碘伏消毒口腔及咽腔后，放置 Davis 开口器，显露咽后壁。枕骨大孔腹侧、高位颈椎或上颈椎腹侧肿瘤通常可不切开软腭，为增加显露，经两侧鼻孔置入细导尿管，将软腭后缘贯穿缝合一针，经鼻孔引出，软腭及悬雍垂拉向鼻咽部。对于斜坡区、脑干腹侧及鼻咽部的肿瘤，则需要切开软腭，并适当咬除部分硬腭后部骨质。

4. 软腭切口在悬雍垂旁，然后沿中线切到硬腭前方 1cm 处，向侧面翻起黏骨膜。将软腭向两侧牵开。

5. 于咽后壁找出寰椎前结节中线的标记，于咽后壁行纵切口，从鼻咽部到口咽部沿中线切开咽后壁各层，用粗丝线缝合向两侧牵引显露至斜坡骨质、寰椎前弓和枢椎椎体（图 16-6-1）。

6. 用高速磨钻开骨窗，将硬脑膜和枢椎十字韧带呈星形切开，根据肿瘤的部位、性质、范围等切除肿瘤，硬脑（脊）膜下操作应在手术显微镜下进行。同时用导航设备探查手术的界限和范围。

7. 肿瘤切除后，彻底止血，用生理盐水反复冲洗术腔。硬脑（脊）膜切开或缺损者，应严密缝合或修复，防止脑脊液漏及颅内感染发生。咽后壁缝合 3 层：椎前筋膜、咽筋膜及咽后壁黏膜。对于咽后壁缺损及

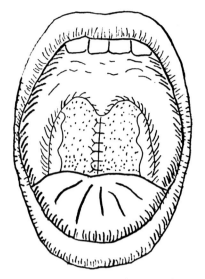

图 16-6-1 经口入路切口设计

硬脑膜缺损的患者，需要考虑采用游离组织瓣修复，由于缺损位置比较特殊及血管蒂长度等问题，首先考虑采用游离前臂皮瓣修复，受区血管首先考虑采用颌外动静脉。

8. 对于颅颈交界处不稳定者，选择合适的固定支架维持稳定。

六、术后管理

1. 术后保持气管切开的护理，1 周后评估患者的呼吸情况，考虑拔除气切套管。

2. 术后应用广谱抗生素预防感染，并给予鼻胃管流质饮食。

3. 对于有硬脑膜缺损进行修复的患者，应术后观察脑脊液漏的情况，必要时行腰大池引流。

4. 有游离组织瓣移植的患者，术后 72 小时内每 1～2 小时需要观察皮瓣的血供情况。

七、并发症

1. 术中可能损伤椎动脉，造成不易处理的出血。

2. 由于该入路切口为二类切口，硬脑膜损伤后有出现颅内感染的风险。

3. 发生脑脊液漏。

4. 如软腭切开，可出现腭咽闭合不全，引起发音不清，如果影响吞咽，可导致误吸性肺炎。

八、总结

经口入路，沿咽后壁中线进行操作，手术创伤小，对神经、血管干扰小。其对斜坡、脑干腹侧、枕骨大孔前缘、寰枢椎前部及其上颈髓腹侧肿瘤手术显露较好，术后不影响外观。但该手术入路属二类切口，特别是切除硬脑膜内的肿瘤，有可能引起颅内感染。

切开软腭后可能出现腭咽关闭不全，发音不清等。该入路为后颅底中线区肿瘤切除提供了一个较为直接、简单、实用的手段。

九、要点及误区

1. 该入路主要为斜坡、脑干腹侧、枕骨大孔前缘、寰枢椎前部及其上颈髓腹侧肿瘤的切除提供直接显露的手段。

2. 术前气管切开后插管麻醉有利于手术操作。

3. Davis 开口器、高速磨钻、光导纤维、深拉钩等器械设备对显露肿瘤十分有帮助。

4. 对明显侵及海绵窦而包绕颈内动脉的肿瘤，不宜采用此入路。

5. 对于术后脑膜缺损及咽后壁组织缺损的患者，应采用前臂皮瓣进行修复。

十、所需器械

1. Davis 开口器、高速磨钻、光导纤维、深拉钩。
2. 导航设备、手术显微镜等。

（韩正学　冯芝恩）

第四部分 颅底外科技术

IV

第17章　颅底外科疾病的诊断技术

第一节　立体定向活检术

一、立体定向脑组织活检术的意义

明确组织病理学诊断是判断颅内病灶是否需要手术及后继治疗（放疗或化疗）的先决条件。虽然先进影像学技术使脑内病灶的诊断正确率明显提高，但很多情况下脑内病灶的影像学特征并不典型，"同病异像""异病同像"现象广泛存在，特别是早期病变或神经变性病灶，由于病灶界线不清、影像学特征不典型，与正常脑组织或周围水肿带难以区分，单纯凭借影像学特征决定脑内病灶的病理性质和治疗方案通常有失偏颇，组织神经病理学检查仍然是脑内病灶诊断的金标准。

近十年来，随着脑肿瘤分子标志物的发现，基因检测逐渐迈入脑肿瘤诊疗舞台。从2014年至今，欧洲国家、美国和中国也陆续将基因检测纳入了脑肿瘤临床诊疗指南中，WHO更是在2016年首次推出了整合了组织学表型和基因表型的中枢神经系统肿瘤病理学分类，认为组织学和分子特征出现不一致时，基因型胜过组织学诊断。虽然分子病理学取得巨大进步，但是这些结果的获得仍旧需要通过临床医师手术取得病变检材来完成。脑深部病灶标本可以通过导航开颅手术切除、徒手钻孔穿刺、神经内镜钳取和立体定向穿刺4种外科技术获得，前三种方法由于手术创伤大、精准定位问题，并不适合颅内多发病变、脑深部中线及重要功能区病变的取材，对于以上区域病变，立体定向活检术是获取病变检材的最佳方式。

先进影像学技术引导的立体定向活检术较开颅手术在取材上有以下优点：对体积很小的脑内病灶（<5mm）能够做到精确定位取材；对脑组织深部、开颅手术难以达到的部位病灶能微创取材。立体定向脑组织活检术敏感性、精确性和安全性高，特别适合鞍区、松果体区及脑干中线和重要功能区病变活检，靶点误差可以控制在1.0mm以下，神经外科医师可以在微小创伤下准确获得深部病变的病变组织，从而完成对病灶性质和分子病理学的判断。

微创立体定向活检术取得的小块标本能够精准、安全地完成脑深部病灶的病理学诊断。Benabed等分析了3052例脑瘤活检病例，获得正确的组织学诊断率为84%，死亡率为0.6%，暂时性并发症为4.5%，永久性神经功能缺失为1%。Can等总结了512例CT引导的有框架立体定向活检结果，诊断阳性率为96.7%，出现并发症10例，死亡2例。Kickingerede等对38项研究中1480例脑干肿瘤活检的诊断阳性率和手术并发症进行Meta分析，诊断率为94.5%～97.6%，并发症发生率为5.6%～10.6%，死亡率为0.5%～1.4%。Hamisch等对735例儿童脑干肿瘤活检结果进行分析，其诊断阳性率为93.5%～98.1%，并发症发生率为4.2%～9.6%，死亡率为0.2%～1.3%。Regis等报道了370例松果体区肿瘤的立体定向活检，总病死率为1.3%，神经系统严重合并症为0.8%，认为松果体区病灶活检是明确肿瘤性质的重要手段，为后期治疗提供循证医学证据。Zacharia等对既往松果体区肿瘤活检的文献进行了总结，诊断阳性率为94%，致残率为1.3%，病死率为8.1%。

由此可见，脑内病变立体定向活检技术可以达到颅内任何部位，特别是脑干中线部位，而且操作安全、精准和微创，能提供个体化治疗依据，具有十分重要的临床意义，作为诊疗常规逐渐受到神经内科、神经外科医师的重视。脑内病变活检技术除了能帮助临床完成诊断，还能更深入地理解和描述肿瘤的生物学特征，大量的活检数据也有利于发现新的靶向治疗潜在的靶点。

目前多数神经外科医师也基本达成统一认识，即单纯依靠影像学诊断和医师个人经验，对颅内病灶采取开颅探查或无病理诊断就行外放射治疗是没有循证医学证据的，对于颅内诊断不明确的病灶（特别是多发或脑组织深部、功能区病灶），应当首选立体定向活检术确定诊断，再制订下一步治疗方案。对活检取得的病变检材应当进行系统、规范的组织和分子遗传学检测，这对探索病变的发病机制和个体化治疗都将具有重要意义。

二、立体定向脑组织活检术的历史沿革

自1947年由Spiegel和Wycis首先将立体定向技术应用于人脑内结构的定位以来，其后的10多年，主要的治疗对象是锥体外系疾病和精神病，直到20世纪50年代末期和60年代初，才由Mundinger等将其用于脑内病灶活检。在该技术发展的早期阶段，主要是应用普通X线摄片定位，但因颅内组织在X线片上不显影，对颅内病变靶点的定位仅能依据脑内的生理性钙化点、骨性结构及气脑造影或脑血管造影所见的脑室血管受压变形或移位情况，间接性推断其病变位置与大小，活检靶点定位误差很大，活检阳性率低，而且没有影像学引导的脑内病灶盲目性穿刺活检常会引起脑损伤、脑出血、活检区脑组织肿胀，并发症多且严重，这些制约了立体定向脑组织活检术的发展与临床应用。

自20世纪60年代以来，随着计算机技术的进步，神经影像学技术迅速兴起和发展，使颅内病变定位达到了可视性解剖学定位，从而推动了立体定向脑组织活检术的迅速发展。1972年Haunsfield设计制造了首台头颅CT（computed tomography）扫描机，CT图像可以将颅内结构和颅骨表面的定位点之间的空间位置关系以几何模型方式描述出来，这奠定了CT图像引导颅内病变定位的基础。1976年Bergstorm首先将CT应用于立体定向手术的影像学定位，随后有学者相继报道CT引导立体定向对各部位各类肿瘤的活检的经验与结果。20世纪80年代后期CT引导立体定向已成为颅内深部或一些疑难病例术前活检定性最重要的手段。Thomas报道了300例CT引导立体定向脑组织活检的经验，使颅内病变的诊断获得了显著提高，将神经系统疾病诊断学推向一个新台阶。同期各种立体定向框架和活检取材器械也得到显著改进，研发出各种各样新型的立体定向框架和闭合式活检针，在CT图像引导下活检针能

安全到达颅内任何部位，明显提高了活检的阳性率，减少了并发症。

继CT应用于引导脑组织活检后，20世纪80年代初，医学影像技术发展出现了无辐射、无骨伪迹和具有优良的软组织分辨率、可以多方位扫描的脑磁共振成像（magnetic resonance imaging，MRI）。MRI的高清晰成像特点使颅内脑组织解剖结构与病变组织特征得以精确、分层次、三维立体、无创显示，既可以准确定位靶点，又能识别病灶周围血管、神经等重要结构，进一步保证了手术的精准性和安全性。随着MRI成像方法的出现，在技术上很快就完成了立体定向仪和MRI扫描机的适配，促使了立体定向脑组织活检术进一步发展。1986年Themas在MRI引导下完成了脑干肿瘤的立体定向活检。1989年Abernathy进行了MRI引导的枕下入路脑桥肿瘤的活检。MRI引导立体定向活检较CT更具有优势：①影像对比明显，没有颅后窝伪影；②可发现CT检查不易显示的小病变；③同时显示病灶周围脑血管结构，可以多方位（冠状位、轴位、矢状位）三维显示病灶；④MRI定位框架形成的伪影较CT框架小。在均一性磁场、线性磁场梯度、没有金属异物干扰的情况下，MRI引导的立体定向活检相当准确。

20世纪90年代后期计算机图像后处理技术的不断发展，使脑内病灶立体定向活检方法学也日臻完善，既往的立体定向操作系统只能对靶点坐标进行精确计算，而入颅点和穿刺路径需要依靠手术医师个人经验确定，而且不具备可视性。计算机辅助立体定向手术（CPAN）计划系统的开发使定向活检靶点路径的设计完全自动化，对颅内病变的定位精确，图像显示清晰，反映病灶与周围脑结构受压变形、移位关系更真实、直观，可精确测算靶点、设计路径，使活检手术的方案更合理和科学（图17-1-1）。

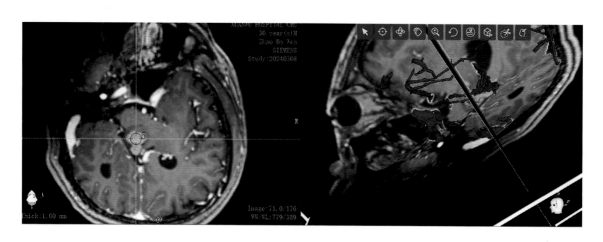

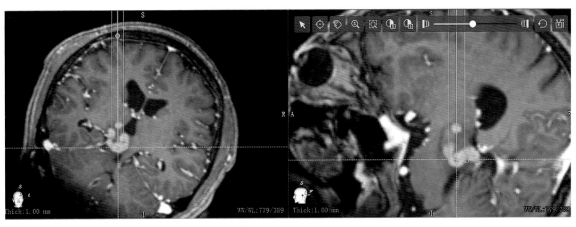

图 17-1-1　CPAN 计划系统辅助设计中脑病变活检的三维可视化路径

三维可视化图像处理技术的发展使活检手术前对所采集的影像学资料进行三维重建，对穿刺路径的每个断层映射点和周围结构关系进行清晰显示；穿刺前，术者可以在计算机屏幕上虚拟演示已选择穿刺路径，图像叠加技术可以使术者了解穿刺针经过每个层面的具体位置，避开脑室、侧裂、静脉窦等重要结构，防止穿刺副损伤。手术路径"三维立体"可视性规划，也能让术者更好地设计取材轴位，设计穿刺针从病灶长轴穿过，通过调整穿刺深度，能够完成"病灶周边—病灶中心—对侧周边"的取材方式，有助于提高活检病理阳性率（图 17-1-2，图 17-1-3）。手术规划软件还具有定位标记点自动探测和定位误差自动评估及报警提示功能，有效降低了人为的目测误差。Ulm 报道 200 例计划软件系统辅助下立体定位脑病变活检，尽管大部分活检取材位置是松果体区和脑干，但病死率为 0，出血率为 2%，而活检阳性率为 98.5%。

目前临床实践也完成了立体定向仪与数字减影血管造影机的适配，为防止活检损伤颅内血管，国外一些神经外科中心同时施行立体定向数字减影血管造影

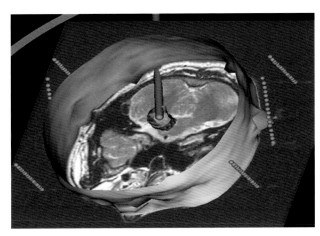

图 17-1-2　设计桥臂病变贯穿病灶长轴穿刺轨迹，断层叠加显示辅助微调精确入颅点、路径避开横窦、第四脑室和重要核团区域，提供安全保障

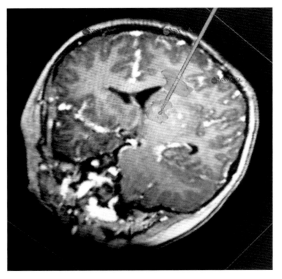

图 17-1-3　设计单针道多靶点的精确活检取材路径

（stereotactic DSA），Kelly 将血管造影与 CT 两种定位图像进行计算机融合，为选择靶点和穿刺轨迹提供了更多的帮助，认为有下列情况之一者应当行立体定向血管造影检查：①病变有血管性病变的可能；②病变毗邻重要的血管结构，如松果体、鞍区肿瘤；③病灶包绕重要血管或位于血管丛中。Barnett 等采用无创性立体定向磁共振血管造影（stereotactic MRA）代替 DSA，但 MRA 有终末级血管显影不佳的缺点，且病灶有出血时影响显影的质量。随着显微超声探头制造工艺的发展，也有学者尝试将彩色超声血管成像技术结合立体定向脑活检手术，以减少活检穿刺出血发生。Hertel 等在 153 例脑内病灶框架立体定向活检穿刺过程中，用直径 1mm 16MHz 的显微超声多普勒探头开路检测血管信号，63% 的病例于穿刺路径没有检测到血管；14% 病例检测到动脉；23% 的病例检测到静脉；对于检测到血管信号的病例，更换活检位点以规避出血并发症发生，活检获得病理诊断阳性率为 98%，活检相关死亡率为 0，仅仅 1 例（0.6%）黑色素瘤因多普勒未检

测到血流活检后出血。以上各项技术进步都从不同方面显著丰富了脑组织活检术的内涵。

三、功能成像、多模态图像融合技术在立体定向脑组织活检中的应用

(一)功能成像技术在活检靶区和路径规划中的指导意义

医学影像引导的立体定向脑深部病变活检的系统定位误差在 1.0mm 以内，故对 5mm 以上病变均可进行活检。但是目前图像引导方法（CT、MRI）多是解剖学的空间位置的定位，对于与正常脑组织界线不清或信号特征不典型的早期病变、多发病变、内部异质性病变，病灶范围的界定和靶点的选取多依赖手术医师的个人经验，存在着不同的主观选择性差异，这可能会影响活检的阳性率。先进的 MRI 功能成像技术（血氧水平依赖功能区定位、弥散张量神经传导束成像、灌注成像）、磁共振波谱定量分析、正电子发射计算机体层显像（PET/CT）、彩色超声数据采集三维成像导航技术都取得了巨大发展，如何将这些生化、功能成像技术应用于指导颅内病灶靶点和路径定位是目前脑组织活检的研究方向。

1. 氢质子磁共振波谱成像（proton magnetic resonance spetroscopy, ^{1}H-MRS）技术 MRS 通过测定感兴趣区氢质子波谱变化，定性、半定量测定靶区内部多种重要代谢物质浓度，波谱变化反映的功能性代谢异常通常早于病理形态学改变，因此可以根据不同感兴趣区组织代谢特征研判病灶内部成分和边界，指导活检靶点选取和取材范围界定。而且 ^{1}H-MRS 的数据采集不受颅外定位框架或体表标志点的干扰，波谱分析过程中也不需要附加特殊的条件，不会影响解剖结构空间定位信息的"同轴""同时"采集，定位标志点可以和测定的感兴趣区在同一序列图像上"同时"显示，靶目标轮廓的勾勒就可以将"感兴趣区"划定的轮廓作为基础来界定，靶点选择以代谢参数差异最强区域中心作为目标，这样能显著提高活检的目的性和阳性率。近来由于 MRS 技术的进一步发展，已经能把感兴趣区内部进行多体素的微量分析和"伪彩化显示"，伪彩化形成的测量值不同颜色和灰阶分布差异性显示，使我们在进行路径规划时能够使穿刺轨迹通过不同体素分布伪彩化区域，可以完成单针道多靶点的取材（图 17-1-4，图 17-1-5）。

Bendszus 等研究发现胆碱（Cho）/肌酸（Cr）和胆碱（Cho）/N-乙酰天冬氨酸（NAA）的比值上升的程度有助于肿瘤分级，认为 Cho/Cr 升高和 NAA/Cr 降低区肿瘤细胞成分多，有丝分裂增加，细胞不典型变明显，而乳酸（Lac）升高区域肿瘤坏死，Cho/NAA

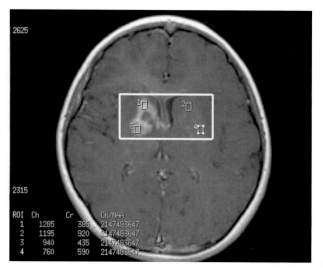

图 17-1-4　氢质子磁共振波谱成像（^{1}H-MRS）多体素分析辅助的脑活检靶区选择和勾画

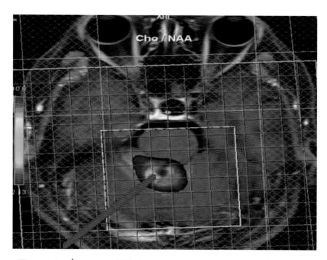

图 17-1-5　^{1}H-MRS 多体素测量值的差异伪彩化显示及在靶点选择、通道设计中的应用
Cho. 胆碱；NAA. N-乙酰天冬氨酸

上升最明显的区域可作为评价整个病变级别依据和穿刺活检目标区，取得了很好的活检阳性率，^{1}H-MRS 获得的代谢信息与病理组织学检测一致。但 ^{1}H-MRS 受到诸多因素的干扰：①肿瘤常为非均质性，其波谱来源于多种组织成分；②肿瘤细胞多样性，存在坏死和囊变组织，在高度浸润胶质瘤中含有正常脑组织；③肿瘤生长速度、细胞代谢和细胞密度不一致，部分肿瘤可能含有不同级别的恶性肿瘤细胞；④小块活检的病理组织学诊断不一定代表整个肿瘤的特征，因此，活体内 4cm^3 或以上体积大小的波谱并不能同肿瘤的组织病理学诊断完全相关，要客观地分析不同肿瘤个体的 MRS 波谱特征，并将其应用于指导立体定向脑组织活检，以提高诊断准确性。

2. 磁共振灌注加权成像（MR-PWI） 即动态磁敏感对比增强技术，顺磁性造影剂通过病变反映的局部磁场变化可以用信号的强弱来显示，这种信号的变

化和局部脑血流量成正比，反映了病变内部血流动力学参数的差异。肿瘤内部的血管数量、增殖能力、恶性程度可以通过灌注成像上的局部脑血流量（rCBF）、微血管密度（MVD）反映。高 rCBF 区域代表肿瘤有丝分裂代谢活跃和富毛细血管网，对于内部不均质性病变的活检（如有中心坏死），靶点和路径的选择可以融合病变区域灌注 rCBF 成像的高低。

3. **血氧水平依赖脑功能成像（BOLD-fMRI）和弥散张量成像（DTI）技术** BOLD-fMRI 主要原理是通过刺激功能区引起相应区域神经元兴奋，局部血流增加导致去氧血红蛋白相对减少，出现信号增强，BOLD-fMRI 不仅可准确定位皮质运动区，还可显示病变与皮质运动区毗邻关系；MRI-DTI 原理是基于脑白质内水分子的弥散，重建后的纤维束成像可以直观地显示纤维束与病灶之间的位置关系；基于这两种模态的功能成像，利用图像融合叠加技术，在活检靶点选择和穿刺路径设计中可以尽量避开功能区和神经传导纤维束，减少活检的副损伤（图 17-1-6）。

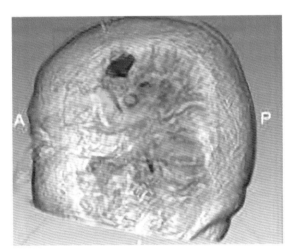

图 17-1-6 DTI 神经传导束叠加在单针道双靶点病灶容积轮廓上的穿刺路径设计
A. 前方；P. 后方

4. **术中磁共振成像（intraoperative MRI，iMRI）技术** 利用术中 MRI 影像定位引导立体定向脑病变活检，优点是可实时显示穿刺点位置和周围结构，实时反馈与术前活检计划的耦合度；可术中更新计划、纠正脑移位；还可以及时发现术中出血，降低穿刺风险；但也存在设备费用投入大、需要多次检查、费时且易增加感染概率等缺陷。

5. **正电子发射计算机体层显像（positron emission computed tomography，PET/CT）** 反映的是脑部标记核素的分布信息影像，通过病灶对示踪剂的摄取可以分析病灶及其内部组织的功能代谢状态，是一种"生化显像"和"分子成像"技术。PET/CT 采集图像指导立体定向活检，一方面，通过 CT 获得解剖结构的

空间位置和定位基准点信息，另一方面，通过 PET 扫描获得组织生化代谢信息并将这些功能信息融合叠加在 CT 解剖图像上，以完成"功能图像"引导的脑组织立体定向活检。PET/CT 在活检中的运用在一定程度上改变了传统的以解剖图像定义靶区范围的概念，为靶区的确定提供了更多有价值的活体生物信息，使生物功能靶区和解剖结构靶区能有机结合和直观展示，更加便捷地用于活检靶区的精确勾画，有助于提高活检的阳性率（图 17-1-7，图 17-1-8）。

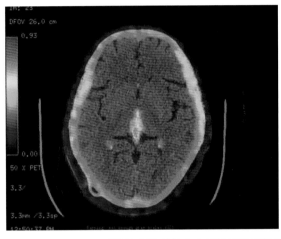

图 17-1-7 PET/CT 引导的中脑顶盖病变活检扫描定位图

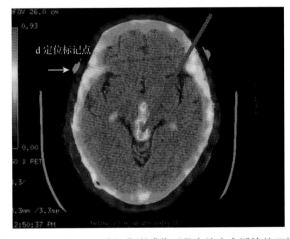

图 17-1-8 PET/CT 功能代谢成像引导中脑病变活检的三维可视化穿刺路径

（二）多模态图像融合技术在立体定向脑组织活检术中的应用

由于立体定向活检穿刺本身具有一定的盲目性，防止穿刺出血和重要核团损伤至关重要。而且脑组织表面沟回纵横，含有丰富的动静脉血管网，脑深部病变区域的前后循环动脉系统、脑深部静脉引流系统都是活检穿刺路径不可逾越的禁区。利用图像融合技术，将活检靶点空间位置解剖信息和各种血管图像进行精确的"一对一"融合，并将其三维可视化地模拟显示，使术者术前在选择穿刺路径时能避开重要血管、神经

结构，减少出血并发症，是立体定向脑组织活检术的重要研究方向。

近年来围绕如何减少出血并发症，各国学者也在做一些有益的探索。传统立体定向活检术中，只能对病灶的位置、形态提供定位信息，但不能显示术区脑组织表面动脉、桥静脉变异走行，深部引流静脉与穿刺通路之间的关系，以及病灶周围血管、神经核团的分布，即颅内重要结构在穿刺轨迹上的空间分布与排列关系。随着多模态图像融合技术在手术设计中的应用，术前可以将多种影像源（如CTA、MRA、MRV、DSA及皮质渲染技术等）叠加融合到手术靶点和路径设计中，通过对不同源的图像融合，显示皮质入颅点脑沟及动静脉的走行、穿刺路径经过血管结构的细节，活检手术轨迹变得直观可视，微调导向路径可以精确控制手术器械入路，避免脑部重要血管和神经功能结构损害（图17-1-9，图17-1-10）。在立体定向活检术中，这种对多种影像资源进行的有目的地多源融合，

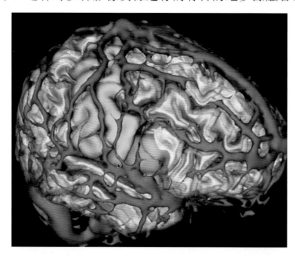

图17-1-9　基于增强MRV和FreeSurfer皮质表面提取算法对皮质静脉三维重建可以个体化显示皮质局部区域真实解剖结构，并指导路径设计

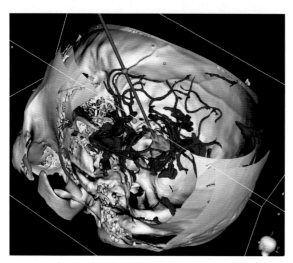

图17-1-10　叠加了大脑深部静脉系统和静脉窦的松果体病变活检三维可视化路径设计

能使术者精细地看到用单一成像无法看到的解剖细节与区域生理功能，将多源影像在空间或时间上的互补信息数据协同应用，将弥补单一影像采集信息的不完整及部分信息不精确或不确定造成的成像缺陷，获得多源影像有机组合所蕴含的新信息，为立体定向手术提供更直观、更多元的指导，这些都为精细化的活检手术设计提供了有益帮助。

（三）立体定向仪和神经内镜结合在活检中的意义

立体定向引导神经内镜脑内病灶活检兼备了立体定向的准确性及内镜的微侵袭性、直观性和止血可操作性。应用立体定向引导内镜直视下取材，有利于正常脑组织和病理组织的肉眼鉴别，使取材更有针对性，提高病理诊断的阳性率；对于病变周围血管、神经密集处，内镜下操作能够保护正常结构，直视肿瘤表面血管分布区，减少出血率。对于钳取病变后的出血，也容易应用激光或电凝止血控制。此种活检方式更适合脑深部血供丰富的病变、脑室内或脑室旁病变，如脑囊虫病、室管膜下肿瘤、突入第三脑室或侧脑室的松果体区病变、丘脑区病变，脑实质内囊性病变，如囊性转移瘤壁结节的活检（图17-1-11）。

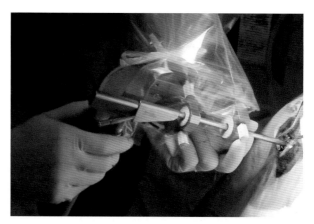

图17-1-11　无框架立体定向机器人辅助的内镜下病灶活检术

四、人工智能技术在立体定向脑组织活检中的应用

最近10年，人工智能机器人辅助技术在立体定向手术中的应用方兴未艾。机器人是一种自动的、位置可控的、具有可编程能力的多功能机械臂，机械臂具有数个自由度的关节，能够借助于可编程程序操作驱动各个关节的方向来执行各种定向操作任务。图像处理和图像空间定向引导技术是机器人的基础要素。

立体定向机器人辅助的脑组织活检，主要是实现了无框架手术操作过程。机器人应用不但使患者免除了传统框架定位的痛苦和束缚，而且可简化手术操作步骤，提高手术效率；还能够规划从不同方向对目标（病灶）进行穿刺的轨迹，克服传统框架基环和立柱对穿刺路径阻挡的局限性。靶点选择直接映射了智能

机械臂的方向及位置，通过建立三维结构的图像模型，术者在计算机屏幕上可观察不同颜色显示的脑内各异的解剖结构，从脑的三维模型上选择穿刺针插至靶点

的最佳直线轨迹，并可观察手术入路可能对颅内重要结构的影响，从不同角度对预行手术操作及结果进行虚拟演示（图17-1-12，图7-1-13）。

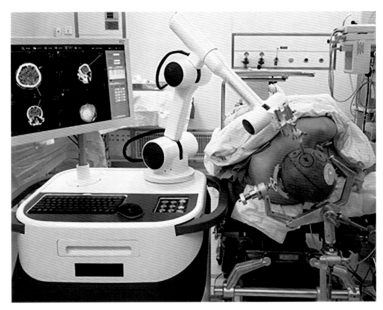

图17-1-12　CRAS-2型无框架立体定向机器人引导的脑内病灶穿刺活检

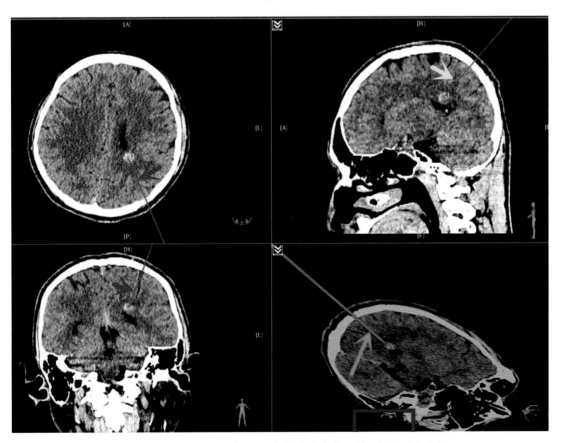

图17-1-13　机器人设计的脑深部微小病变的三维可视化手术路径

随着人工智能软件和新型机械臂的研发应用，以及虚拟现实技术（VR技术）、混合现实技术和仿真内镜等多种人工智能技术的有机结合，可以预测未来立体定向活检术将会更加微创，应用也更加广泛。

五、立体定向脑组织活检术的适应证和禁忌证

脑内病变立体定向活检术可以到达颅内任何部位，定位精准，损伤小，完全可以替代开颅探查诊断性手术，除了能够明确颅内肿瘤的病理性质、分级和

分子遗传特征，同时也能对全身疾病或神经内科疾病在脑内形成的病损进行排除诊断，为脑内病变的后期治疗提供更多的选择与指导。

1. 立体定向活检的适应证

（1）脑组织深部（胼胝体、基底节、鞍区、松果体区、脑干中线等部位）病变性质不明确，不能除外内科疾病颅内浸润者。

（2）脑内多发病灶、弥漫性半球分布病变，不能明确病理性质者。

（3）肿瘤性质不能明确，位置不适合采取开颅切除完成诊断者。

（4）可疑为各种脑炎或自身免疫性疾病合并的脑内病灶。

（5）体质差、不能耐受开颅切除手术，欲明确肿瘤性质决定化疗或放疗者。

（6）脑内多发病灶需要鉴别是炎性病灶、原发肿瘤或转移性肿瘤者。

（7）怀疑是放化疗敏感的生殖细胞瘤或淋巴瘤，需要治疗前证实诊断者。

（8）准备直接接受放疗、化疗或伽马刀治疗的颅内病变，治疗前需要得到病理学支持者。

（9）脑肿瘤复发与放射性坏死需要做出鉴别诊断者。

（10）颅内不适合切除肿瘤需要获得组织检材，完成分子病理学诊断，制订靶向治疗方案者。

2. 立体定向活检的禁忌证

（1）出凝血功能严重障碍者。

（2）低位脑干、位于延颈髓内弥散性病灶的患者。

（3）疑为血管性病变或病灶血供极其丰富者（动静脉畸形、动脉瘤、血管母细胞瘤），估计活检易引起严重出血。

（4）怀疑细菌性炎症、感染性脓肿或寄生虫感染，病变有可能通过活检扩散者。

（5）病变位于海绵窦内或颅底硬膜外者。

（6）CT/MRI等影像学检查不能完全明确靶点目标者。

（7）手术区域头皮弥漫感染者。

六、立体定向脑内病灶活检手术方法和步骤

1. 活检的术前准备

（1）血常规、血小板计数、凝血功能和免疫学检查。

（2）术晨禁食水、术区剃头或灭菌溶液洗头、局部剃发。

（3）麻醉与体位：一般采用局部麻醉，小儿及不配合的患者可加用基础麻醉或全身麻醉。根据脑内病变活检部位决定患者的体位：额叶、前颞叶、中央沟前、鞍区、第三脑室及基底节丘脑病变及松果体区病变活检采取仰卧位；顶叶后部、颞叶后、枕叶及颅后

窝病变活检采取半坐位、侧卧位或俯卧位。

2. 框架立体定向活检步骤

（1）安装框架：患者头部应置于立体定向框架（或基环）的中心，局部麻醉后加以固定。安装框架时要设法将固定钉置于靶点平面的上方或下方，避免在同一个层面；尽量保证靶点位于框架的中心周围。

（2）影像扫描：将定位板固定于框架基环上，基环水平固定于适配器，平行基环线行薄层连续无间距MRI扫描，可采用增强扫描，目前手术软件功能强大，可以术前1天行多模态MRI多序列扫描，手术当天行快速框架CT定位扫描，然后在软件中进行多模态图像融合定位。

（3）手术计划：将扫描定位获得的多序列影像导入计划软件中，通过标记点配准、轮廓勾画、靶点路径三维可视化设计获得靶点三维坐标值，并据此安装好定向仪导向装置。

（4）钻透颅骨：单纯病变活检可不进行头皮切开，仅用细颅钻（直径3～4mm）在钻套深度保护下直接钻透颅骨内板，入颅点的位置根据计划而定。一般幕上额颞前、基底节区病变，入颅点在冠状缝前、矢状缝旁开3cm处；对于顶枕后方病变，多于顶骨结节处前后钻孔；选择经枕下颅后窝经小脑入路者，则多在枕外隆凸横窦下2～4cm、中线旁5cm钻颅。

（5）根据病变质地选择合适的活检器械：包括穿刺抽吸活检针；螺旋套管活检器（Backlund活检器）；侧方切割型活检器（Kalyanaraman型、Sedan活检针）和钳勺型活检器，通常取出的组织检材大小为2mm×10mm（数条）或2mm×5mm（数块）。

（6）穿刺靶点：根据导向弓引导的方向和深度，确定活检靶点和取材路径，切开或刺透硬脑膜，将活检针深入至靶点。

（7）留取病变检材：将活检针经导向器深入至病变靶点及靶点上下各5mm处旋转4个方向分别取组织。穿刺及采集病变组织时，操作要缓慢、轻柔，退出活检针时若阻力明显，应缓缓放开活检组织，不可用力撕拉，以免伤及周围血管结构。

（8）闭合创口：取下立体定向仪，缝合头皮切口。

3. 无框架立体定向活检的手术步骤　手术当天头部体表贴标记点（marker），行CT/MRI扫描；图像经网络或磁盘输入计算机，做好穿刺规划；固定头部，机械臂清零注册并锁定进针方向；在锁定机械臂的操作平台上安装导向装置，按照穿刺轨迹计划取材。

七、特殊部位病变立体定向活检技术要点

（一）鞍区病变活检技术要点

对于鞍上池或第三脑室前下部病灶活检，因为病

灶周围毗邻视神经、视交叉、颈内动脉、大脑动脉环、下丘脑等重要结构，虽然入颅点均定位在前额叶，但个体化的路径和靶点选择尤为重要。一般来说，病灶占位效应推移血管和神经，增大了操作空间。通常在手术计划软件辅助下，设计经过基底节—第三脑室侧壁，在脑血管大脑动脉环内侧进入鞍区病变靶点的轨迹，微调整穿刺角度，从冠轴矢三个断层上确保穿刺

轨迹均走行在脑实质内，而不是脑池或脑室内，在每一个横断层面上验证轨迹"映射点"和周围结构的距离及关系，确保安全后再行操作。还要充分考虑活检针侧切孔的开口长度，如果超过病变大小，进入鞍上池将有脑脊液进入针道，失去负压无法取材；微调退针或进针深度，无脑脊液后小负压取材，避免细小穿支血管损伤（图17-1-14）。

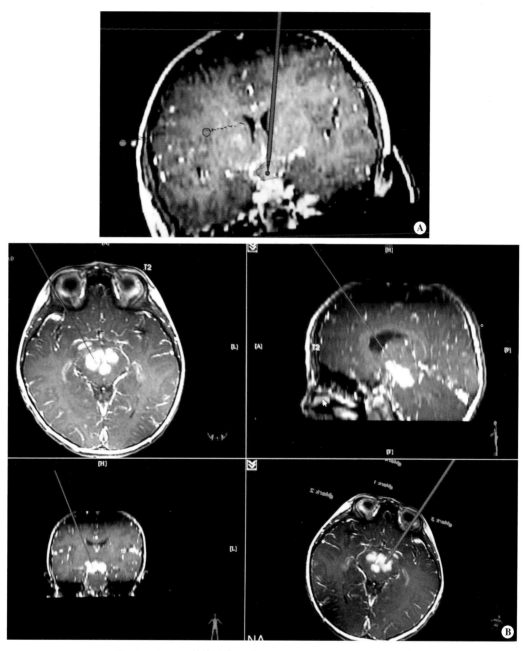

图17-1-14 立体定向鞍区病变活检的三维可视化路径视图

（二）松果体区、中脑病灶活检技术要点

松果体区病变多位于小脑幕裂孔下方，双侧基底静脉、枕叶内侧静脉环绕病变侧方，大脑内静脉、大脑大静脉匍行于病变后上方，中脑小脑裂静脉和脉络膜后内侧动脉位于病变后下方，所有脑深部血管呈"抱球"样覆盖在肿瘤的后上方；加上小脑幕对病灶外

侧翼的遮挡及小脑幕夹层中有丰富的"幕间窦"等因素，因此此区一直作为活检的"禁区"。

解剖研究发现病变生长会将血管向后上方推移，因此额前经小脑幕裂孔前上方进入、贯穿丘脑枕部、完全走行在脑实质的穿刺轨迹应当是相对安全的。入颅点选择在额前内侧中线旁开安全区域，路经尽量居

中平行矢状面脑干纵轴，避免外侧小脑幕缘阻挡，沿小脑幕缘内侧进入靶区。利用软件三维可视化图像重建功能，建立病灶三维空间构型，设计"自上而下贯穿中线的脑实质内"路径，避开小脑幕或经过脑池、脉络裂，并在每个序列断层上验证路径映射点所经过的结构，微调环弧角，确保路径安全，同时在经过侧脑室过程中尽量避免活检针侧口开放，减少脑脊液流失导致脑组织移位误差（图17-1-15）。

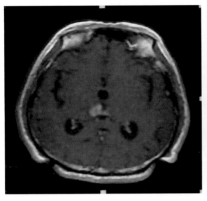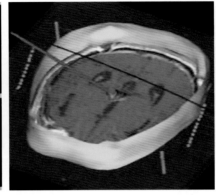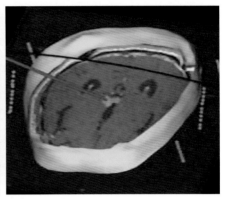

图17-1-15 完全走行于脑实质内的松果体区病灶活检路径的三维立体显示

（三）脑桥/延髓上部病变活检技术要点

对于脑桥桥臂、小脑中脚平面以下或延髓区域的病灶，多采取坐位或卧位，在枕后横窦下方钻孔，沿着小脑半球至脑桥桥臂方向，路径稍偏向外侧，入颅点避开横窦、乙状窦，轨迹避开第四脑室底、绒球小结叶及桥橄榄沟等结构，脑干病变体积较小，活检标本采集不能很多，可应用细针抽吸的方法取材（图17-1-16）。

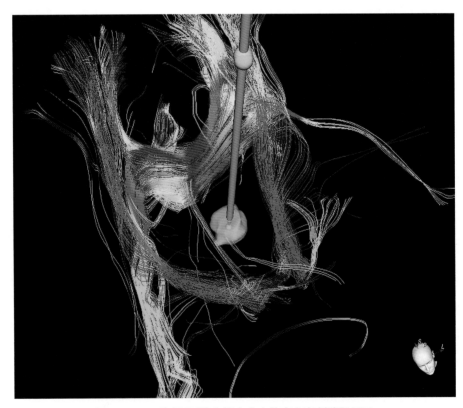

图17-1-16 脑桥/延髓上部病变立体定向穿刺路径显示

（四）脑室侧壁、透明隔病变活检技术要点

该部位病变血供丰富，且邻近脑室空腔区，没有组织压迫，活检取材时相对脑实质内病灶容易出血，术中一定要设计好取材路径，使针道尽量多走行于脑实质内，尽量避免贯穿通过脑室壁进入脑室内；即使不能完全避开脑室，也要将靶点选在肿瘤靠近脑实质交界区，靶点宜设在病变深部，不宜在浅表部位取材，改用细针取材，活检后放入针芯留置压迫数分钟，防止血液渗入

脑室。必要时可以定向结合内镜直视取材（图17-1-17）。

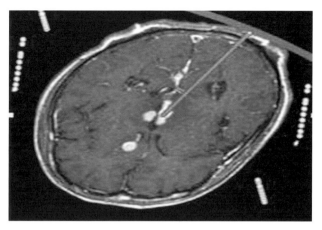

图 17-1-17 立体定向脑室侧壁结节病变穿刺路径设计

八、提高立体定向脑组织病变活检阳性率的方法

立体定向活检术取样量小是确定诊断潜在不利因素，标本 <1mm³ 时，对确定同性质肿瘤（如星形细胞瘤）并不困难，但对于确定不均质成分的病变（如颅咽管瘤、畸胎瘤、转移癌等），则容易误诊，为了提高脑内病变活检阳性率，需要注意以下方面。

1. 对于多发或不均质成分病变，在靶点选择上尽量借助先进的医学影像技术（如 MRS、PWI、PET/CT 等）确定，可以多靶点设计取样。

2. 三维容积重建病变体积，设计贯通病变长轴的路径，沿穿刺道多靶点、多方向取组织标本，取材要包括病灶中心坏死区、周边异常区和交界区。

3. 对于组织坚韧的病变，穿刺手感有反弹时，需要先换尖针开道达靶点后再更换活检针具，避免盲目用钝头活检针推移病变移位，必要时应用螺旋活检针。

4. 术中冷冻病理检查未做出诊断时，及时更换靶点。

5. 囊性病变除留取囊壁外，要抽取囊液做脱落细胞学检查。

九、立体定向活检术后出血并发症的防治

颅内出血是立体定向活检的严重并发症，发生率为 0.5%～3%。国内刘宗惠等和田增民等分别报道立体定向活检术241例和1187例，出血率分别为1.24%和0.6%。Mundinger报道立体定向活检1551例脑瘤患者中，活检部位出血21例（1.4%），无死亡与严重并发症。

颅内出血的种类涉及穿刺道的部位，如硬膜外血肿、硬膜下血肿、脑实质血肿、脑室内出血等。出血的原因：一是穿刺道出血，因活检穿刺本身就带有一定的盲目性，即使选入颅点时尽可能避开皮质静脉走行部位，但遇有走行异常或因某因素存在静脉多分支者也难以估计，而深部的一些小血管则无法避开，损

伤后引起出血；二是取材点出血，恶性肿瘤生长快，多含有丰富的新生毛细血管网和异常的血管结构，活检时可能损伤瘤内的血管而引起出血。

立体定向活检出血的预防和处理如下。

1. 术前依据影像学检查，充分评判脑内病变血液供应情况。根据病变情况个体化设计入颅点、靶点和路径，有目的地避开可能存在的血管结构。活检过程中操作轻柔，遇有阻力时要轻柔地反复旋转方向，慢速进退针，不要暴力操作，避免损伤脑组织和撕破血管，必要时改换穿刺点或活检靶点。

2. 术中若发现活检针尾端有动脉血或静脉血涌出，立刻停止操作，固定外套管不移位以促进向外引流血液，及时清理拖出针道内血凝柱，保持引流通畅，避免形成脑内血肿；小的出血一般可以自凝，局部注入凝血酶原冻干粉，也可将流体凝胶海绵从外套管内注入靶点压迫止血，必要时穿刺道同轴放置引流管压迫并外引流，一般经过上述处理均可在短时间内达到止血目的。

3. 活检区的少量（3～5ml）出血无须任何特殊治疗，一般在3～5天就能自行吸收。

4. 为防止术后出血或水肿加重引起脑疝，活检后即时复查CT，一旦发现血肿形成，应立刻开颅或立体定向清除血肿，也可以立体定向引导神经内镜到达靶点，电凝止血。

（王亚明）

第二节　数字化诊断技术

一、引言

数字医学（digital medicine）是利用计算机技术和现代信息技术建立数字化人体器官真实结构的三维模型，应用数字化技术在医学领域解释医学现象、解决医学问题、提高生活质量的一门科学。随着医学与信息技术的结合及计算机技术、工程技术等领域的迅猛发展，数字医学在医学领域呈现出了广阔的应用前景。随着时间推移，数字医学技术的发展从最初的基础研究阶段进入了临床应用阶段。目前该学科已经形成了较完整的理论和技术体系，其在神经外科、骨科、耳鼻喉科、整形外科及口腔颌面外科等多个领域为术前诊断、手术设计和手术实施提供支持。

二、技术发展史

数字医学是计算机信息技术与生命科学结合产生的交叉学科，包括一切与医学领域融合并促进生命科学发展的计算机信息技术。数字外科学（digital surgery）又称计算机辅助外科（computer assisted surgery，CAS），是数字医学的分支领域，主要涵盖外科学、计算机图形处理学、精密制造等学科的内容。其核心内容是利用数字化手段为术前诊断、手术设计和手术实施提供支持。

1987年，Lorensen和Cline报道了移动立方体算法，能够将二维影像转换为三维影像，并允许进行三维图像处理；此后计算机辅助设计、制造技术逐步应用于医学领域；20世纪90年代，计算机导航技术用于外科手术；2000年，达芬奇手术机器人辅助医师完成前列腺癌根治性切除。迄今为止，数字外科学已经形成较完整的理论、技术体系，广泛应用于神经外科、骨科、耳鼻喉科、整形外科及口腔颌面外科等领域。

数字外科学技术体系实现了虚拟与现实相互转换的技术闭环。通过CT、MRI、三维扫描等获取手段，将"真实人"转变为"数字人"；在虚拟世界中，借助软件进行诊断、手术规划；设计完成后，采用计算机辅助制造、导航、手术辅助机器人等手段作为信息载体，将虚拟规划的信息传递到手术台上，保证设计信息能够精确地执行在手术中。

三、适应证

1. 颅底复发肿瘤，多次手术导致瘢痕形成及解剖位置改变者。

2. 颅底多发肿瘤，术中容易遗漏肿瘤者。

3. 颈内动脉、颈内静脉受压移位，术中易损伤血管者。

4. 肿瘤突破颅底形成沟通肿瘤，经术前标定可迅速、准确去除颅骨寻找肿瘤。

5. 肿瘤体积很小，术中难以定位肿瘤。

四、禁忌证

1. 经影像学检查证实肿瘤已有较广泛颅内（硬脑膜内）扩散或转移。

2. 肿瘤已侵犯蝶窦、海绵窦或破裂孔水平的颈动脉管。

3. 肿瘤已侵蚀脊柱。

4. 肿瘤已向其他器官转移。

五、技术要点

（一）影像数据采集

目前临床上用于颅底肿瘤诊断的影像学手段主要为CT和MRI。CT能够清晰显示硬组织结构，但其在显示软组织结构（如脑组织、脂肪和肌肉）方面不如MRI有优势。颅底肿瘤需要明确肿瘤与颅底骨质及脑组织的关系，多需要同时获取CT与MRI数据。另外，

有些手术为了更好地分析肿瘤与毗邻血管的位置关系，可进行增强CT或MRA检查。利用影像工作站可将CT、增强CT及MRI进行影像融合、三维重建，充分发挥CT和MRI影像学手段的技术优势，以提供最为合理、安全的手术方案。

1. **CT数据采集** 一般采用卧位横断层，以听眦线（眼外眦到外耳道上缘连线）为基线进行CT检查。如果后续需要进行导航手术方案设计，CT采集范围除了要包括用于注册的眼眶和鼻周区域外，还应该包括整个颅骨/颌骨，为了显示颈部血管，还应向下（足侧）扫描至颈部。

2. **MRI数据采集** MRI提供的信息量不但大于医学影像学中的其他许多成像技术，而且不同于已有的成像技术。它可以直接做出横断面、矢状面、冠状面和各种斜面的体层图像，不会产生CT检测中的伪影；不需要注射造影剂；无电离辐射，对机体没有不良影响。MRI对评价软组织疾病（表皮样囊肿、神经鞘瘤、脑膜瘤、血管畸形、血管瘤等）尤其位于颅底的颅内外沟通肿瘤非常有效。MRI也存在不足之处。它的空间分辨率不及CT，植入心脏起搏器的患者或有某些金属异物的部位不能进行MRI检查。

3. **数据格式** 医学数字成像及通信标准（digital imaging and communication in medicine，DICOM）是美国放射学会和美国国家电子制造协会联合制定的，涉及医学图像存储、传输、打印、安全等内容的国际通用标准。DICOM主要用于医学图像，并且严格规定是绝对无损的图像格式。CT和MRI扫描的数据以Dicom 3.0标准数据格式光盘存储文件。这些数据要用于临床导航手术就必须依照该标准进行程序设计，也只有依照该标准编程才能无损获得医学图像数据源。影像数据的采集距离手术实施的时间不宜太久。有些情况下，如恶性或生长较快的肿瘤，患者肿瘤位置可在短期内发生变化。这就会造成影像学检查时的肿瘤位置和手术时情况不一致，造成术中无法精确引导手术。

（二）影像数据处理

数字化诊断技术是利用计算机辅助设计（computer assisted design）中的三维重建技术、图像分割技术、图像融合技术、镜像技术等功能模块对颅底结构进行三维重建，显示颅底骨骼、脑组织、血管及肿瘤的三维空间关系。同时，重建的三维模型图像还可以进行任意角度的旋转调整，可以对兴趣区进行精确的距离和角度测量，为临床提供诊断信息和治疗依据。

放射组学的发展为应用影像学方法诊断颅底肿瘤及进行疗效评价提供了可能。

1. **三维重建技术（3D reconstruction）** 三维重建是指对三维物体建立适合计算机表示和处理的数学模

型。它是在虚拟环境下对物体进行处理、操作和分析其性质的基础，也是在计算机中建立表达客观世界的虚拟现实的关键技术。

从计算方法来说，三维重建技术又分为体绘制重建和表面绘制重建。前者在重建时，每一个CT数据的像素点均参与三维模型的组成，图像清晰，层次感强，便于观察和诊断。后者在重建时只有特定阈值下，轮廓表面的像素点参与重建，隐藏了内部信息，数据量小，运算快。表面绘制重建生成网格数据，是CAD/CAM软件的通用数据格式。

2. **图像分割技术**（image segmentation）　图像分割是根据目标和背景的先验知识，将图像中的目标、背景进行识别、标记，将目标从背景或其他伪目标中分离出来的过程。

从算法上来说，图像分割分为基于边界分割和基于阈值分割两大类。基于阈值分割是在医师选取特定阈值后，软件将CT数据中不满足阈值范围的像素点全部去掉，留下所需要的像素点。这种分割方法速度快、大部分由程序自动完成，重复率高，常用于骨、皮肤等组织的分割，但不能用于阈值接近的组织的分割。另一种分割算法为基于边界分割，即基于人为设定或计算机自动识别的边界，将数据分为两个或多个部分，如将血管、软组织肿物从CT数据中提取出来的过程就是基于边界分割（图17-2-1）。

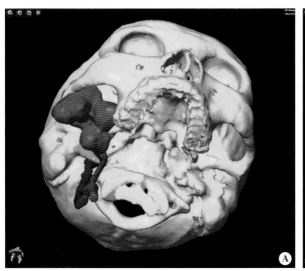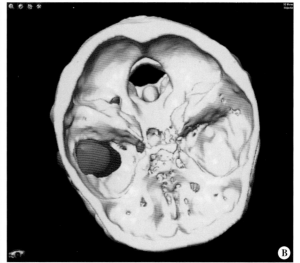

图17-2-1　基于边界分割实例

黄色区域：上下颌骨；紫色区域：右侧颞下窝肿瘤；红色区域：颈动脉；蓝色区域：颈内静脉；绿色区域：茎突

3. **图像融合技术**（image fusion）　图像融合是将来自相同或不同成像设备采集的同一组织或器官的相关图像，经过适当的空间配准和叠加，加以必要的变换处理，使其在空间位置、空间坐标上达到匹配。融合后图像达到了信息互补，增加了信息量，形成一个综合解剖结构和功能信息的新图像（图17-2-2）。

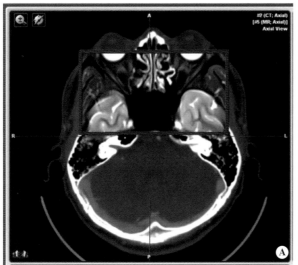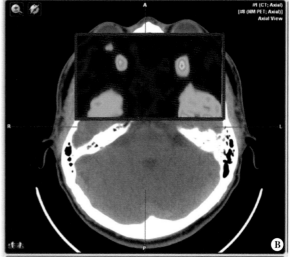

图17-2-2　PET/CT融合

A. 红框外为CT影像；B. 红框内为PET影像

图像融合在手术虚拟规划中应用广泛，常用的融合包括术前与术后数据融合、骨骼与牙齿数据融合、皮肤纹理数据与骨骼数据融合等。

4. 镜像技术（mirror technique） 镜像技术是指基于任意平面，将三维数据进行左右或上下翻转。该技术在临床中具有重要的应用价值。对于半侧颅骨缺损或畸形的患者，以正常侧为标准修复患侧形态是手术设计快速、有效的方法。

5. 医学图像数据库（medical image database） 数据库是按照数据结构来组织、存储和管理数据的仓库。数据模型是数据库系统的核心和基础，所以通常也按照数据模型的特点将传统数据库系统分成网状数据库、层次数据库和关系数据库三类。数据库在医学中的应用目前主要见于临床信息管理、流行病学研究、临床科研、医学影像存储与传输系统（picture archiving and communication system，PACS）、智能化诊断、精准治疗设计及专家系统等。

6. 放射组学（radiomics） 放射组学是2012年提出的一项新技术，其主要目的是通过高通量算法挖掘图像中的定量影像特征，之后将这些数据进行筛选、聚类、分析后，用以识别和预算肿瘤异质性。2019年Ken Chang等发表文章讨论了利用深度学习算法进行自动体积测量以实现胶质瘤治疗过程中肿瘤负担的自动评估。2020年Yang Zhang等还综合利用放射组学影像特征和临床特征尝试进行前颅底常见肿瘤（垂体腺瘤、脑膜瘤、颅咽管瘤和Rathke囊肿）的鉴别诊断。但目前来看放射组学的广泛应用并非易事，大数据研究中最大的挑战之

一就是跨多个中心的高质量图像及临床数据管理。

六、典型案例

患者，女，62岁，因"左侧舌麻木6个月，左侧咽部不适2个月"入院。外院行MRI检查，发现左侧颞下窝、咽旁间隙内肿瘤。入院后完成术前检查，除外手术禁忌证。于导航工作站中将肿瘤、颅骨及颈内动脉、颈内静脉三维重建，观察三者之间的空间位置关系。发现肿瘤位于左侧颞下窝，下颌升支内侧，后方紧邻颈内动脉及颈内静脉。设计穿刺路径，穿刺途径为经乙状切迹，避开颈内动脉及颈内静脉。于局部麻醉下行导航引导下左侧颞下窝肿物穿刺活检，术后病理显示为多形性腺瘤（图17-2-3～图17-2-8）。

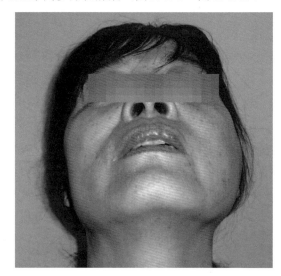

图17-2-3　患者左侧面部明显膨隆

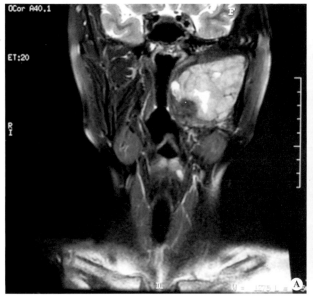
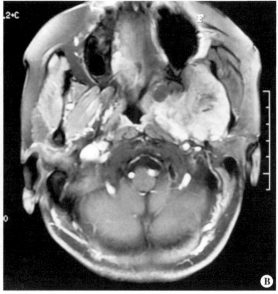

图17-2-4　术前MRI提示左侧颞下窝肿瘤

A. 冠状位；B. 轴位

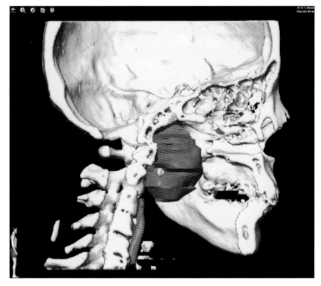

图 17-2-5　导航软件设计标记肿瘤、血管和颅骨

黄色区域：颅-颌骨；紫色区域：左侧颞下窝肿瘤；红色区域：颈内动脉；蓝色区域：颈内静脉

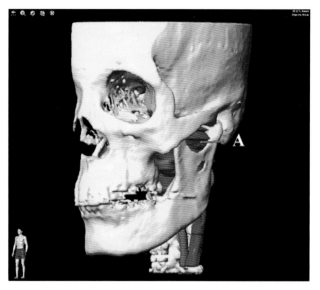

图 17-2-6　导航软件设计穿刺活检轨迹

穿刺轨迹（A）经过左侧下颌乙状切迹与颧弓间的间隙

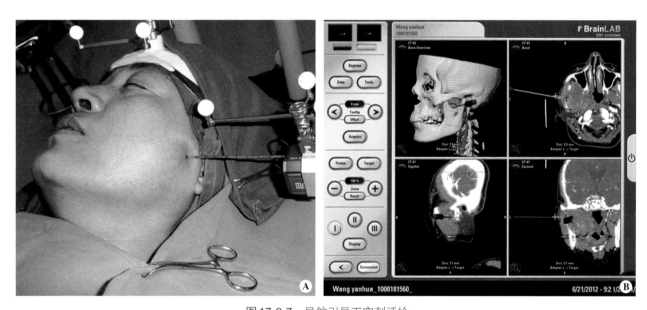

图 17-2-7　导航引导下穿刺活检

A. 穿刺针按设计轨迹松动肿瘤与正常组织边界；B. 导航仪显示屏上显示穿刺针尖端的实时位置

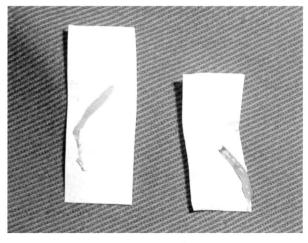

图 17-2-8　导航穿刺手术获取的肿瘤组织

七、总结

　　术前获得肿瘤的病理学信息有助于手术医师制订手术方案，穿刺活检术是目前以微创手段获得病理结果的主要途径之一。而快速发展的数字化诊断技术即包括三维影像重建、分析及导航引导穿刺活检为颅底肿瘤提供了可靠的诊断辅助技术。数字化技术可在虚拟的数字化影像和实际解剖结构之间建立起动态联系，解决了临床外科医师迫切需要解决的问题，包括术前疾病诊断及分析、虚拟手术规划、术中病灶精确定位等。在颅底肿瘤手术中，判断肿瘤的位置及其与颈内动脉、颈内静脉和颅骨间的关系是手术的关键。通过术前与术中医学图像配准及术中医学图像与患者、手术器械之间的配准，外科医师可以通过监视器准确地判断出手术器械与病变组织、正常解剖结构之间的动态三维空间位置关系，以及手术过程和结果与术前模拟是否一致，从而实现实时术中导航，达到提高精度、降低风险的目的。

八、知识链接

计算机辅助导航技术是指医师在术前利用医学影像设备和计算机图形学方法，对患者多模式的图像数据进行三维重建和可视化处理，获得三维模型，制订合理、精确的手术计划，开展术前模拟。在术中通过注册操作，将三维模型与患者的实际体位、空间中手术器械的实时位置统一在一个坐标系下，并利用三维定位系统实时采集并显示手术器械在空间中的位置，医师通过观察三维模型中手术器械与病变部位的相对位置关系，对患者进行导航手术治疗。

导航辅助手术的优势主要如下：①通过手术导航，医师有限的视觉范围得到延伸。通过在外科手术中引入图像引导，能够有效地提高手术精度、缩短手术时间、减少手术创伤、降低手术风险。②全程数字化的手术导航系统有利于网络传输与数字存储，不但可以进行诊疗全过程记录与回放，还可实现远程手术协作及手术规划仿真与教学。

计算机辅助导航系统使外科手术迅速、安全、准确，导航系统的数字化、实时化和智能化是未来的发展方向。当然目前手术导航系统仍处于发展阶段，在使用中仍存在很多实际问题，需要结合医师的经验及计算机技术、数字化医学图像设备的进步逐步完善。

放射基因组学是将放射组学与基因组学结合起来，通过提取影像中潜在的高通量数据特征，联合个体的全基因组测序，从而寻求影像特征与基因特征的关联性。现阶段，放射基因组学方面的大型协作研究主要集中于预测放疗敏感性与放疗的后期副作用等方面。

（王亚明　郭传瑸　郭玉兴）

第18章 颅底内镜技术

第一节 鼻内镜技术

近20年来，鼻内镜技术是发展最迅速、水平提升最明显的神经外科手术技术之一。本节重点描述目前该领域前沿手术技术在以下四类肿瘤手术切除中的应用：颅咽管瘤、复杂垂体腺瘤、脊索瘤及鞍结节脑膜瘤。

一、颅咽管瘤的内镜经鼻手术治疗

显微手术技术出现以后，颅咽管瘤的手术切除有了很大进步。近10年，随着内镜设备、器械和经鼻内镜手术技巧的不断进步和提高，国内外越来越多的神经外科医疗中心开始使用内镜经鼻手术方法切除颅咽管瘤。内镜经鼻切除颅咽管瘤手术技术的适用范围不断扩大，手术质量稳步提高。

（一）分类

1. 颅咽管瘤分类方法很多，为便于理解，本节简单将颅咽管瘤分为五型，即鞍内型、鞍内鞍上型、鞍上型（鞍上第三脑室外型和鞍上第三脑室内外型）、鞍后型、单纯第三脑室内型。其中以鞍上型最为常见。目前，内镜经鼻手术技术适用于包括所有鞍内型、鞍内鞍上型、鞍上型、鞍后型、第三脑室内型颅咽管瘤的手术切除。

2. 依据肿瘤与垂体柄的关系，颅咽管瘤可以分为中央型和偏侧型。

（1）中央型（图18-1-1）：肿瘤生长于垂体柄内，导致垂体柄膨胀菲薄，形成肿瘤最外层薄壁。

（2）偏侧型（图18-1-2）：肿瘤生长于垂体柄的一旁（可以是前方、侧方或后方）。术中可清楚识别受到推挤的垂体柄。

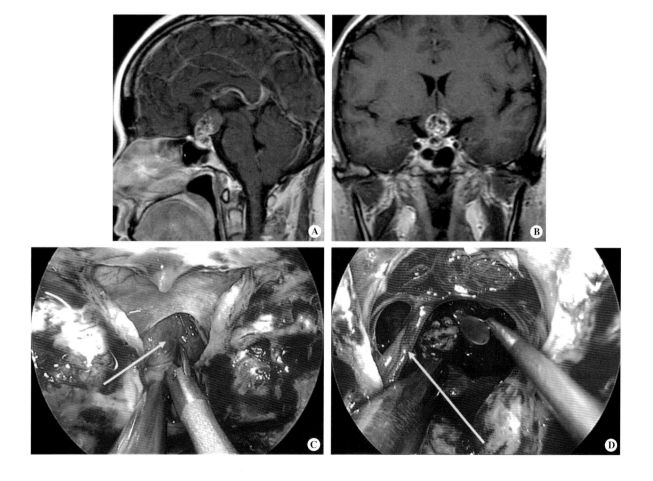

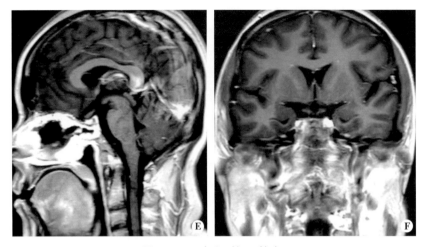

图 18-1-1　中央型颅咽管瘤

A、B. 术前 MRI 提示鞍上囊实性颅咽管瘤；C. 术中经鼻内镜切开颅底硬膜和蛛网膜后，看到膨胀的垂体柄，内含肿瘤；D. 肿瘤切除过程中注意保护外层的垂体柄组织；E、F. 术后 MRI 提示肿瘤全切。黄色箭头指向为垂体柄

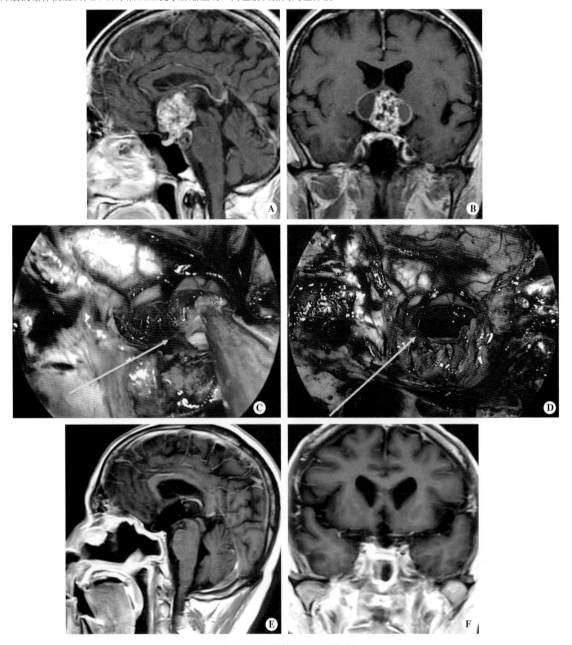

图 18-1-2　偏侧型颅咽管瘤

A、B. 术前 MRI 提示鞍上囊实性颅咽管瘤，侵入第三脑室区域；C. 术中经鼻内镜切开颅底硬膜和蛛网膜后，早期于垂体上端看到垂体柄；D. 肿瘤切除后显示垂体柄保留完好；E、F. 术后 MRI 提示肿瘤全切。黄色箭头指向为垂体柄

（二）手术步骤及技巧

1. 鞍上型颅咽管瘤内镜经鼻手术步骤及技巧

（1）患者取平卧位，头略后仰10°，向术者方向转5°～10°。

（2）鼻腔基础步骤（开放四手双鼻腔通路）

1）切除右侧中鼻甲。

2）制作右侧鼻中隔带蒂黏膜瓣。

3）磨除蝶窦前壁，切除鼻中隔后部1～2cm区域。

4）广泛磨除蝶窦前壁。

5）向前，需要磨除部分后组筛窦气房以清楚显示蝶骨平台。

6）最终形成一个前方到蝶骨平台和筛骨交界，后方到斜坡凹陷，两侧到蝶窦侧壁的颅底手术空间。

（3）需要清晰显露蝶窦后壁以下解剖标志：鞍底、斜坡、双侧颈内动脉管、双侧视神经管、双侧内侧视神经-颈内动脉隐窝（MOCR）、外侧视神经-颈内动脉隐窝（LOCR）、鞍结节和蝶骨平台（图18-1-3）。

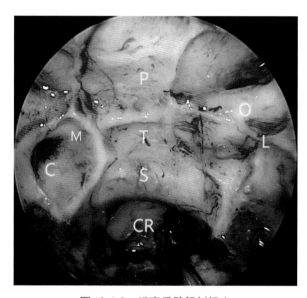

图18-1-3　蝶窦后壁解剖标志

P. 蝶骨平台；T. 鞍结节；S. 鞍底；CR. 斜坡隐窝；O. 视神经管；C. 颈内动脉管；L. 外侧视神经-颈内动脉隐窝；M. 内侧视神经-颈内动脉隐窝

（4）蝶窦后壁步骤：具体颅底骨质磨除范围由肿瘤位置和大小决定。一般磨除范围为鞍底、鞍结节、MOCR和蝶骨平台（图18-1-4）。磨除鞍底和鞍结节骨质。然后向两侧切除鞍旁两侧颈内动脉管表面部分骨质、MOCR骨质，然后向前磨除蝶骨平台区骨质。MOCR磨除时要持续冲水降温，避免损伤视神经；MOCR是前海绵间窦进入海绵窦的位置，容易出现静脉出血。对于海绵间窦出血，使用生物胶注射封堵是一种可靠快速的止血方法。

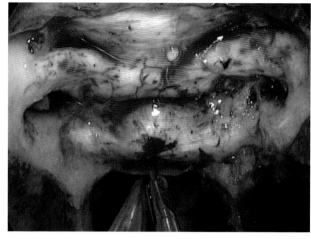

图18-1-4　硬膜显露范围，包括鞍底、鞍结节、蝶骨平台区域硬膜、视神经鞘及双侧颈内动脉表面部分硬膜

（5）切开硬膜：切开鞍底硬膜和鞍结节硬膜，切断前海绵间窦，向前方切开部分蝶骨平台区域硬膜，以进一步增加硬膜下手术空间。

（6）切开蛛网膜，显露其下方的视交叉、垂体柄、垂体上动脉及肿瘤。

（7）肿瘤切除（图18-1-5）

1）首先应尽量辨明垂体柄出垂体处，以便在术中注意保护。

2）分离术野中能够显露的肿瘤边界。辨明肿瘤和周围结构的关系。

3）切开肿瘤包膜，放出囊液或分块囊内切除肿瘤。肿瘤减压后，分离肿瘤和蛛网膜之间的间隙。将瘤体包膜从周围的视神经系统、重要动脉、脑干、下丘脑、垂体柄等重要结构上锐性切除。注意保护来自垂体上动脉的小分支血管和视交叉上下的小动脉。

（8）仔细止血，冲洗术野。

（9）颅底重建。

2. 第三脑室内型颅咽管瘤的内镜经鼻手术步骤及技巧

（1）体位及鼻腔、颅底显露步骤同前。

（2）颅咽管瘤经鼻内镜手术切除的主要间隙为视交叉下方间隙（垂体和视交叉之间）。对于第三脑室内型颅咽管瘤，该间隙一般较窄，会增加手术操作的难度。需要更耐心进行瘤内减压，然后分离肿瘤和蛛网膜之间的自然间隙，分离肿瘤和视交叉腹侧的粘连，分离肿瘤和下丘脑及第三脑室侧壁之间的粘连，分离肿瘤和基底动脉系统之间的蛛网膜界线，最终全部切除肿瘤。囊性第三脑室内型颅咽管瘤（图18-1-6），尤其是囊壁菲薄类型，一定要仔细切除所有包膜，不能残留。有些第三脑室内型颅咽管瘤已经破坏下丘脑软脑膜，进入脑组织，需要仔细锐性剥离切除，禁忌牵拉，从而避免下丘脑组织挫伤。

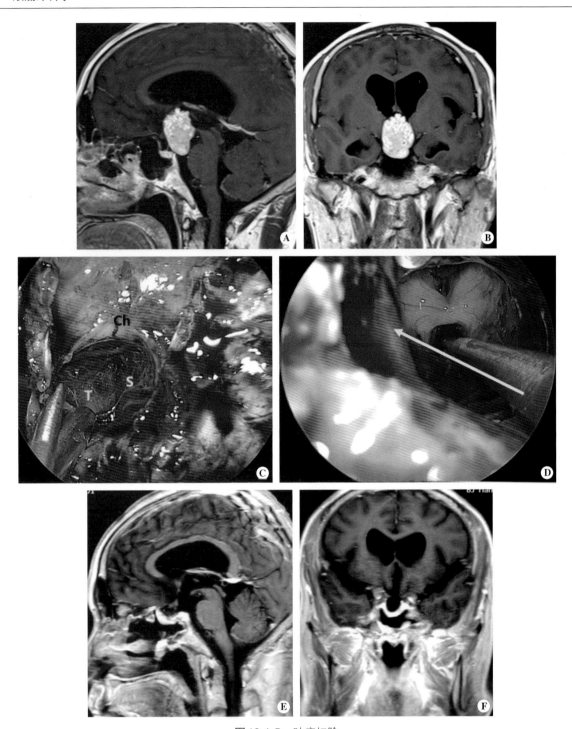

图18-1-5　肿瘤切除

A、B. 术前MRI提示鞍上实性颅咽管瘤，侵入第三脑室区域；C.术中经鼻内镜切开颅底硬膜和蛛网膜后，早期于垂体上端看到垂体柄；D. 肿瘤切除后显示垂体柄保留完好，第三脑室后壁清晰可见；E、F. 术后MRI提示肿瘤全切。S. 垂体柄；Ch. 视交叉；T. 肿瘤。黄色箭头指向为垂体柄

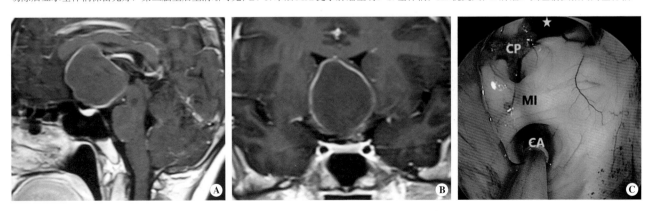

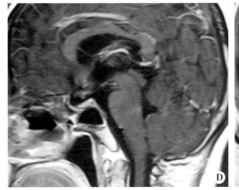
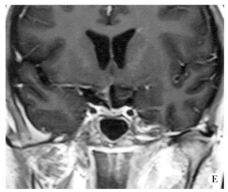

图18-1-6 囊性第三脑室内型颅咽
　　　　管瘤

A、B. 术前MRI提示第三脑室内囊性
颅咽管瘤；C. 肿瘤切除后显示第三脑
室后壁清晰可见；D、E. 术后MRI提示
肿瘤全切。星点. 室间孔；CP. 脉络丛；
MI. 中间块；CA. 导水管上口

　　（3）对于部分实性巨大第三脑室内型颅咽管瘤，单一经视交叉下通路切除困难，需要联合视交叉上方经终板入路切除肿瘤（图18-1-7）。

　　3.鞍内鞍上型颅咽管瘤的内镜经鼻手术步骤及技巧（图18-1-8） 颅底显露范围和手术方法同前。

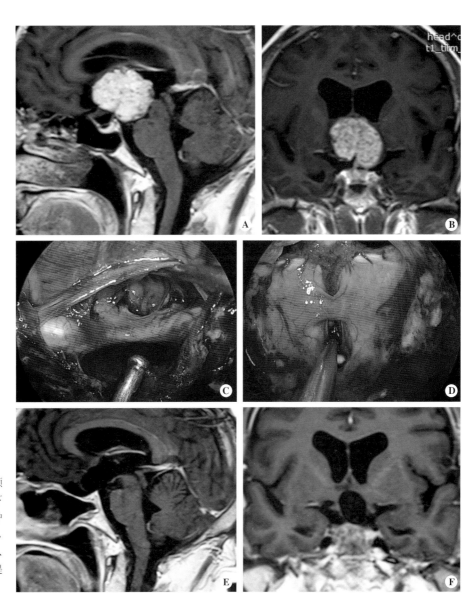

图18-1-7 部分实性巨大第三脑
　　　　室内型颅咽管瘤

A、B. 术前MRI提示第三脑室内型颅
咽管瘤；C. 术中经鼻内镜经视交叉下
和视交叉上（经终板）双通路切除肿
瘤；D. 肿瘤切除后显示第三脑室后壁，
可见双侧室间孔、第三脑室内脉络丛、
中间块和中脑导水管；E、F. 术后MRI提
示肿瘤全切

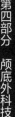

第四部分　颅底外科技术

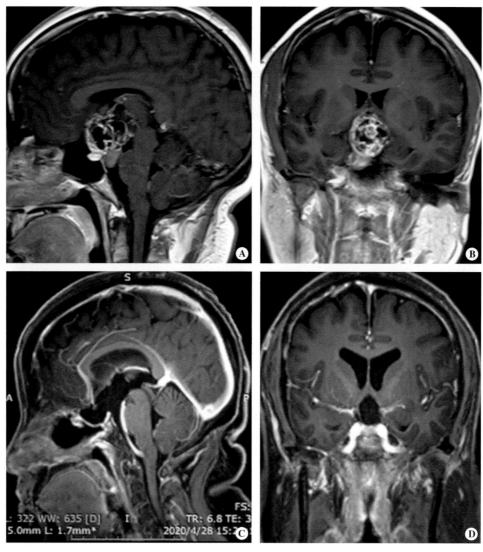

图 18-1-8 鞍内鞍上型颅咽管瘤

A、B. 术前 MRI 提示鞍内鞍上型颅咽管瘤；C、D. 术后 MRI 提示肿瘤全切

4. 鞍内型颅咽管瘤的内镜经鼻手术步骤及技巧（图 18-1-9）

（1）鞍内型颅咽管瘤的颅底骨质磨除同样需要包括鞍底和鞍结节，两侧磨除骨质不超过 MOCR，向前可达

视神经管水平，但多需要再向前磨除部分蝶骨平台骨质。

（2）切开鞍底硬膜、前海绵间窦和鞍结节硬膜，有时根据需要还要切开部分蝶骨平台硬膜。

（3）部分鞍内型颅咽管瘤需要切开薄层垂体显示

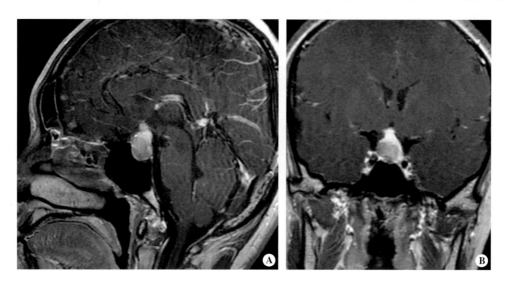

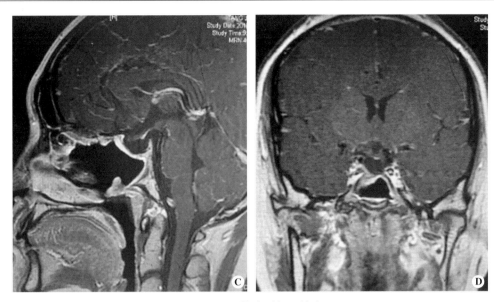

图 18-1-9 鞍内型颅咽管瘤
A、B. 术前 MRI 提示鞍内型颅咽管瘤；C、D. 术后 MRI 提示肿瘤全切

后方肿瘤。鞍内型颅咽管瘤多数和垂体及鞍底、鞍内周边硬膜粘连紧密，需要应用剪刀锐性分离。

5. 鞍后型颅咽管瘤的内镜经鼻手术步骤及技巧（图 18-1-10） 通常需要进行垂体移位以显露鞍后区域肿瘤。

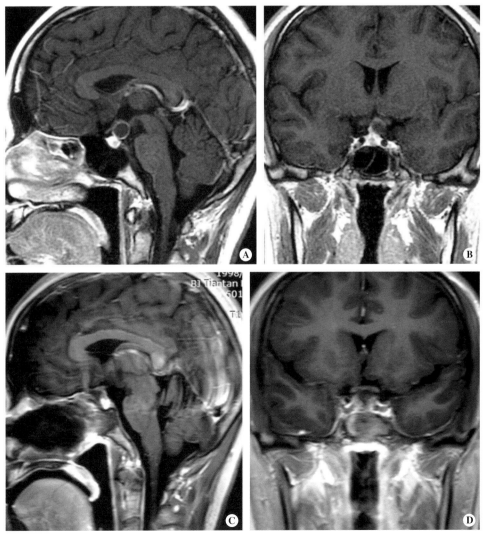

图 18-1-10 鞍后型颅咽管瘤
A、B. 术前 MRI 提示鞍后型颅咽管瘤；C、D. 术后 MRI 提示肿瘤全切

6.复发颅咽管瘤的内镜经鼻手术步骤及技巧（图18-1-11）　内镜经鼻手术技术适用于各种类型开颅术后复发颅咽管瘤的手术切除。经鼻术后复发颅咽管瘤，再次选择经鼻需要慎重，因为很难制作良好的带蒂鼻中隔黏膜瓣用于颅底重建。

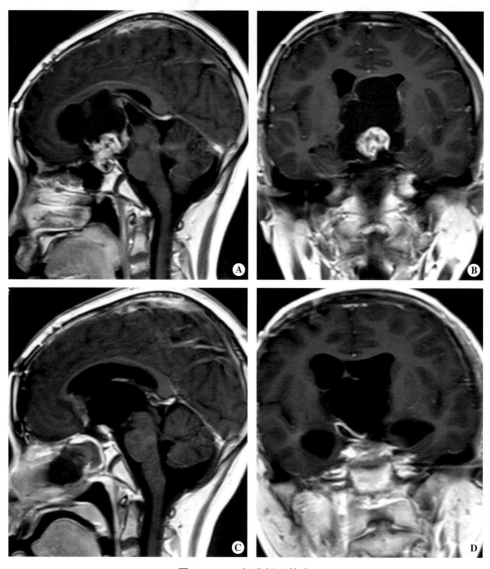

图18-1-11　复发颅咽管瘤

A、B.术前MRI提示巨大复发颅咽管瘤；C、D.术后MRI提示肿瘤全切

对于复发颅咽管瘤的经鼻内镜手术，主要难点在于肿瘤和周围结构的粘连会更紧密，部分重要结构可能会有包裹，分辨相对困难，分离需要更加仔细、轻柔。

7.内镜经鼻手术切除颅咽管瘤的主要优点　与开颅显微镜手术比较，内镜经鼻微创手术切除颅咽管瘤的优点如下。

（1）颅咽管瘤绝大多数位于颅底中线部位上方，非常符合内镜经鼻手术入路的显露优势。从鼻腔通路完成颅内深部颅咽管瘤的手术切除，其手术角度和颅咽管瘤起源部位（垂体柄）走行方向一致，更符合该肿瘤的病理生理特点；从肿瘤腹侧到达肿瘤，不需要经过视神经、颈内动脉等结构之间的间隙进行操作，从而减少了手术创伤。

（2）不需要开颅和牵拉脑组织，对重要神经、血管牵拉轻微，手术创伤小。

（3）手术视角广，可显示显微镜无法看到的盲区和死角，如鞍内、视交叉下方等部位，从而可以更多地在直视下进行手术操作，避免盲目牵拉，避免肿瘤残留，并减少手术损伤。对于突入第三脑室下部的肿瘤，如果使用幕上显微镜下开颅手术方法，需要盲目牵拉以分离肿瘤和下丘脑之间的粘连，无法确切保护下丘脑组织；内镜经鼻入路可以从下方角度清晰直视肿瘤界面，从而避免在下丘脑-肿瘤界限区域盲目切除，可以更多地锐性分离肿瘤和正常脑组织之间的边界，有利于肿瘤全切和避免下丘脑损伤。

（4）神经内镜可以无限近距离观察肿瘤和周围重要结构，为深部术野提供更好的观察质量，分辨清晰度优于显微镜，更有利于细小血管的保护；可以清楚分辨肿瘤和视路系统、颈内动脉系统、基底动脉系统、垂体柄的界线，更有利于术中保护重要血管、神经和全切肿瘤。尤其对起源于颈内动脉和垂体上动脉供应垂体柄和视神经、视束的小动脉的清晰辨别非常有优势。对于复发肿瘤，由于解剖结构混乱，内镜抵近观察可以提高分辨率，避免误损伤。其解剖观察、视野清晰度毫无疑问优于经幕上开颅显微镜手术方法。

（5）可以早期从垂体上缘找到垂体柄，利于术中垂体柄保护。

（6）对于深部术野，显微镜会存在照明衰减问题，内镜可以抵近观察，术野照明度更清晰。

二、复杂垂体腺瘤的内镜经鼻手术治疗

1. 向前颅底、第三脑室和脚间窝生长的垂体腺瘤（经中鼻甲 - 鼻中隔间入路）

（1）常规气管内插管全身麻醉，患者取仰卧位，头部后仰10°，向术者侧偏转5°～10°。

（2）制作带蒂鼻中隔黏膜瓣，将其用于修补手术后颅底缺损。

（3）磨除蝶窦前壁，切除部分后组筛窦气房。显露鞍底、两侧颈内动脉隆起、鞍底-斜坡隐窝、鞍结节、视神经管和视神经-颈内动脉隐窝、蝶骨平台。

（4）用磨钻从鞍底下部磨开鞍底骨质，显露鞍底硬膜。对于向第三脑室和脚间窝生长的垂体腺瘤，需要磨除鞍结节区域和部分蝶骨平台骨质，并切开该区域硬脑膜，以增加肿瘤切除的视野和角度。图18-1-12显示硬膜显露范围。

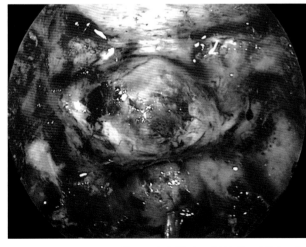

图18-1-12　硬膜显露范围，包括鞍底、鞍结节、蝶骨平台区域硬膜、视神经鞘及部分双侧颈内动脉表面硬膜

（5）于内镜直视下使用环形刮匙、吸引器、剥离子、剪刀切除肿瘤，注意观察保护周围正常解剖结构（图18-1-13）。

（6）切除肿瘤后，仔细止血。应用鼻中隔带蒂黏膜瓣进行颅底重建。

2. 侵袭海绵窦的垂体腺瘤（图18-1-14）

（1）垂体腺瘤向海绵窦生长可分为两种类型：①肿瘤疝入海绵窦内；②肿瘤侵袭至海绵窦内，包绕颈内动脉。

（2）内镜经鼻切除累及海绵窦的垂体腺瘤有以下3种入路：中线经蝶入路（MTea入路）、经筛经翼经蝶入路（EPSea入路）、经上颌经翼入路（TMPea入路）。对于位于中线及海绵窦后上区域的肿瘤，MTea入路能够充分显露。当肿瘤侵犯海绵窦前下部和外侧部或侵犯整个海绵窦时需要选择EPSea入路。在很少见的情况下，肿瘤会从海绵窦外侧部沿着圆孔侵袭入翼腭窝，此时需要选择TMPea入路。

1）中线经蝶入路（MTea入路）：蝶窦前壁的切除应该尽量充分。为方便双侧鼻腔器械配合，可以磨除或用反向咬钳切除鼻中隔后部。使用磨钻磨除鞍底骨质，骨质去除范围应该足够大，上方显露前海绵间窦，下方显露下海绵间窦，显露病变侧海绵窦。侵犯海绵窦肿瘤侧的显露应该小心去除视神经-颈内动脉隐窝骨质及鞍旁和斜坡旁颈内动脉管骨质，侧方需要去除鞍底旁1cm范围内的骨质，充分显露鞍旁颈内动脉弯曲。鞍内肿瘤切除后，用棉片将鞍上蛛网膜向上推开，使用30°内镜进入鞍内，可直接观察到海绵窦内侧壁，用刮匙和带角度的吸引器清除肿瘤，沿肿瘤侵入方向进一步切开海绵窦壁，向海绵窦内切除肿瘤。海绵窦内生长的垂体腺瘤多压迫颈内动脉前曲向前移位，此时打开海绵窦内侧壁后，先在前曲与后床突之间切除肿瘤，然后切除颈内动脉与视神经之间的外上方肿瘤。术中应注意肿瘤将颈内动脉向外侧推挤，切除时注意保护垂体下动脉。为避免颈内动脉损伤，术中必须精确定位颈内动脉的走行（通过直视、导航和多普勒超声）。对于海绵窦出血，可用明胶海绵填塞压迫或流体明胶止血。

2）经筛经翼经蝶入路（EPSea入路）：该入路显露很充分，可以显露整个海绵窦，可以同时直接控制海绵窦的所有区域（图18-1-14）。

该入路也可以分为以下2个阶段。

阶段Ⅰ：入路阶段。

切除病变同侧中鼻甲，可以获得更宽阔的术野，并增加手术器械操作便利性。

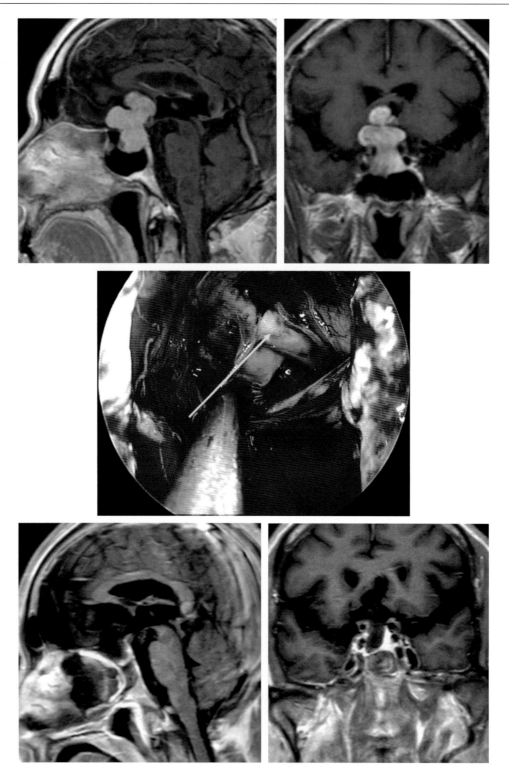

图18-1-13　复杂垂体腺瘤

A、B. 术前头颅增强MRI扫描；C. 术中显露大脑前动脉后方肿瘤，黄色箭头所指为前交通动脉；D、E. 术后头颅增强MRI扫描提示肿瘤全切

使用经筛入路，广泛切除蝶窦前壁和后组筛窦。切除上颌窦的内侧壁以充分显露上颌窦后壁。

为显露前方的海绵窦，必须切除部分蝶窦外侧壁的骨质。切除骨质的范围为外侧的一个四边形，内侧缘为视神经-颈内动脉隐窝（OCR）和斜坡旁颈内动脉管，外侧缘从眶尖到圆孔，下缘为三叉神经上颌支隆起，上缘为眶尖到OCR。终止于蝶窦后壁的翼管是

指示颈内动脉岩骨内水平段和垂直向上的颈内动脉斜坡旁段结合部（破裂孔）的重要解剖标志，可以指引到达海绵窦内侧壁的下部。

阶段Ⅱ：肿瘤切除阶段。

同样首先切开鞍底硬膜，切除鞍内肿瘤。然后，选择海绵窦内侧壁无血管区切开海绵窦，再切除海绵窦内肿瘤。切开海绵窦内侧壁前必须精确定位颈内动

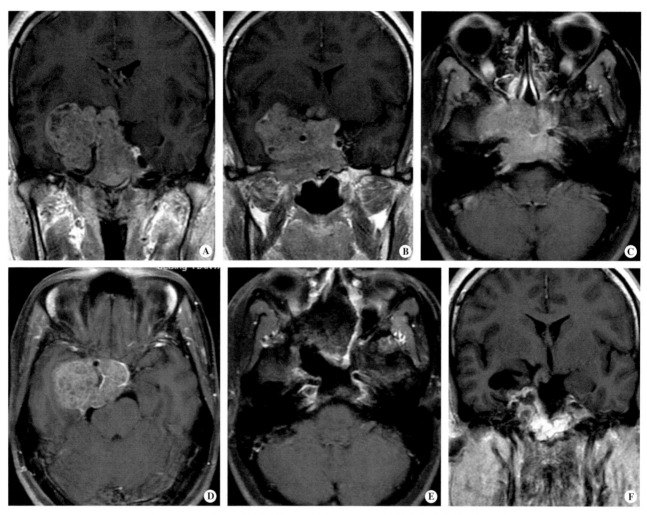

图 18-1-14　适合经筛经翼经蝶入路（EPSea）的侵袭海绵窦的垂体腺瘤

该病例联合应用了经上颌经翼入路（TMPea），以方便到达肿瘤边界的最下外侧。A～D. 术前头颅增强MRI扫描轴位、冠状位；E、F. 术后头颅增强MRI扫描轴位和冠状位

脉，注意避开颈内动脉。该部位颈内动脉受肿瘤的推挤，可以向内侧移位，也可以向外侧移位，取决于肿瘤主体位于海绵窦内颈内动脉的外侧还是内侧。此时，海绵窦表面硬脑膜切开的位置应该相应选择在颈内动脉的外侧安全位置。

三、脊索瘤的内镜经鼻手术治疗

　　颅底脊索瘤为低度恶性肿瘤，具有术后复发率高的特点。因为起源于颅底中线区域骨质，周围重要动脉、神经组织众多，其手术切除到目前为止仍然是神经外科医师需要面对的挑战。对于颅底脊索瘤的切除，手术入路的选择至关重要。选择原则如下：距病变最近；显露最佳；破坏最小；不牵拉甚至不显露脑组织。

　　（一）手术入路

　　迄今为止，已经使用的常见手术入路如下。

　　1. **下方入路（利用人体自然腔隙的入路）**　①内镜经鼻入路：适用于从前颅底至下斜坡的颅底中线区域肿瘤（包括鼻腔、鼻咽部、前颅底、筛窦、蝶窦、鞍区、上中下斜坡肿瘤）；②内镜经口咽入路：适用于位于颅颈交界区的颅底中线区域脊索瘤。

　　2. **上方入路**　①侧方入路（颞颧入路、额颞入路、额眶颧入路、扩大中颅凹底入路、乙状窦前入路、颞下入路、经岩骨入路）；②前方入路（额下入路、双额扩展额下入路）；③后方入路（远外侧入路、乙状窦后入路）。

　　3. **其他到达斜坡的入路**　如经面、经上颌窦、经口等入路，因为内镜经鼻入路的不断扩展及内镜经鼻相关设备的不断进步，目前上述入路使用较少。

　　位于颅底中线区域的脊索瘤使用上方入路切除肿瘤：①需要牵拉脑组织以显露病变；②切除肿瘤前，首先面对的是肿瘤背侧及周边的血管和神经，需要通过这些神经、血管之间的间隙切除肿瘤。上方入路开颅手术需要将起源于硬膜外的脊索瘤转换为需要开颅牵开脑组织并切开硬脑膜切除的肿瘤。

　　使用下方经鼻入路切除起源于颅底骨质的脊索

瘤，是在硬膜外切除肿瘤：①可直接到达病变部位腹侧和肿瘤基底部，避免牵拉脑组织；②首先面对肿瘤腹侧，肿瘤切除后多数会看到硬膜，部分侵蚀进入硬膜下的肿瘤切除后会见到神经、血管组织，从而减少损伤重要结构的风险。所以，从解剖、生理及病理学角度，下方入路切除颅底脊索瘤具有独特的优势，是更为理想的手术设计。

（二）临床分期、分型及手术入路选择

1. 临床分期　根据肿瘤的生长方式及进展程度，将颅底脊索瘤分为以下4期。

Ⅰ期：肿瘤生长限于某一部位，完全位于硬膜外，无颅内侵袭。

Ⅱ期：肿瘤主要位于硬膜外，但对颅内结构产生压迫。

Ⅲ期：肿瘤突破硬膜。

Ⅳ期：肿瘤生长广泛，压迫脑干或与脑干粘连，并出现较多和较严重的神经功能障碍。

2. 临床分型　对于颅底脊索瘤，以往的临床分型如下。

（1）Thodou分型：蝶鞍型、鞍旁型、斜坡型。

（2）AL-Mefty分型：一型（局限于颅底单个解剖腔隙）、二型（侵犯2个甚至多个颅底解剖腔隙，但可通过一种颅底入路将肿瘤全切）、三型（广泛浸润颅底多个解剖腔隙，需要联合应用多个颅底入路才能全切肿瘤）。

以上分型中AL-Mefty分型更类似于肿瘤分期。其他分型是依据解剖位置、区域进行分型，但是更多是为了适应上方入路开颅手术的需要。

（3）根据内镜经鼻手术临床需要，笔者将脊索瘤进行以下分型。首先以内镜经鼻颅底手术目前能常规到达的两侧界限为依据，采用两侧眼眶内侧壁、海绵窦外侧壁、内听道、颈静脉结节、舌下神经孔及枕髁连线，将颅底分为中线区域和中线旁区域（图18-1-15）。然后，将中线区域划分为鞍底前方的前颅底区域和斜坡区域。

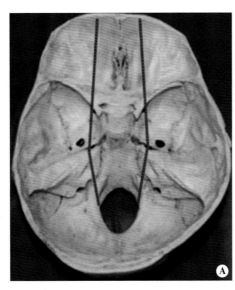
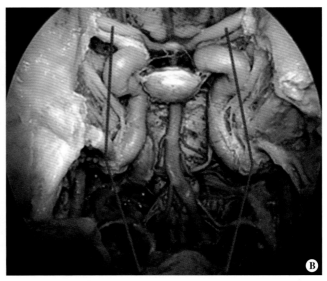

图18-1-15　颅底分区

A. 颅底标本，红线内区域为大致颅底中线区域，红线外区域为大致颅底中线旁区域；B. 内镜解剖图，红线内区域为大致颅底中线区域，红线外区域为大致颅底中线旁区域（注：本图片来自美国匹兹堡大学神经外科解剖实验室）

中线区域的斜坡区域以经鼻手术角度可以清晰观察的斜坡腹侧解剖标志（鞍底平面和蝶窦底壁平面）为界线再进一步划分为上、中、下斜坡区域（图18-1-16）。无论肿瘤向斜坡后、蝶窦、鼻腔或鼻咽部生长，区域划分以水平平面为标准。

根据以上颅底解剖区域划分方法，将颅底脊索瘤分型如下。

（1）中线区域型：肿瘤位于中线区域，进一步分为前颅底型、上斜坡型、上中斜坡型、中下斜坡型、下斜坡型、全斜坡型。

（2）中线旁区域型：一般多为复发肿瘤，位于中线旁区域。

（3）广泛型：肿瘤广泛生长于中线及中线旁区域。

3. 手术入路　依据上述分型方法，可以使用4种内镜经鼻手术入路从下方切除中线区域颅底脊索瘤，即内镜经鼻-前颅底入路、内镜经鼻-上斜坡入路、内镜经鼻-中斜坡入路、内镜经鼻-下斜坡入路。对于内镜经鼻无法到达的中线旁区域脊索瘤，可以使用开颅显微镜手术从上方入路切除。使用联合内镜经鼻下方入路和开颅显微镜上方入路分期切除广泛型颅底脊索瘤。其中，中线区域型首选内镜经鼻颅底手术入路切除肿瘤。

与以往颅底脊索瘤分型比较，笔者的分型有以下优势。

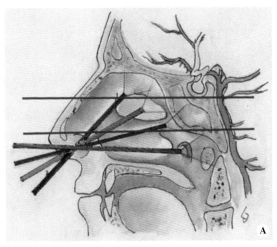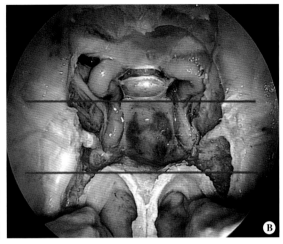

图 18-1-16　斜坡分区

A. 斜坡分区示意图，上方红色水平线平鞍底下缘，下方红色水平线平蝶窦下壁；B. 内镜解剖图，上方红色水平线平鞍底下缘，下方红色水平线平蝶窦下壁。上方红线至鞍背上缘为上斜坡区域，两个红线之间为中斜坡区域，下方红线至寰椎上缘为下斜坡区域（注：本图片来自美国匹兹堡大学神经外科解剖实验室）

（1）以往解剖分型重点考虑的是适合上方开颅显微手术的需要。笔者的分型则是从经鼻角度出发，以经鼻清晰解剖标志划分区域进行颅底脊索瘤分型，更加适合内镜经鼻手术的需要。首先将颅底简单划分为两个区域，即中线区域和中线旁区域。主体位于中线区域的脊索瘤首先选择内镜经鼻入路切除。主体位于中线旁区域的肿瘤则选择上方开颅显微手术切除肿瘤。如果脊索瘤广泛生长于中线区域及中线旁区域，则可以联合内镜经鼻入路和其他上方入路分期切除肿瘤。简单明确指导手术策略的制订。

（2）对于中线区域，根据内镜经鼻手术角度进行斜坡分区，将斜坡分为上、中、下 3 个斜坡区域，并以此为基础进一步对中线区域颅底脊索瘤进行解剖分型，可以进一步规范指导内镜经鼻手术路径、手术入路的选择。不同分型对应不同入路，不同入路有不同的解剖标志和需要注意避免损伤的重要结构，同样简单明确，手术思路清晰，更加适合内镜经鼻手术切除颅底脊索瘤的临床实际需要。

（3）上述区域划分的方法，还可以方便评估肿瘤切除程度，更好地评价手术效果。

同时掌握内镜经鼻手术和显微镜开颅手术技术非常重要，这样在选择手术入路时就可以完全从颅底脊索瘤的生长情况出发，而不是根据手术医师对某种类型手术入路的熟悉程度出发，可以围绕颅底从不同手术角度设计个性化手术方案，在最大程度切除肿瘤的同时尽量减少手术创伤。

（三）颅底脊索瘤的内镜经鼻手术方法和入路要点

1. 手术条件　颅底脊索瘤一般起源于颅底中线区域骨质。部分脊索瘤生长局限，侵袭范围小，手术相对简单和安全。部分脊索瘤侵入硬脑膜内，并与视神

经、下丘脑、脑干、椎基底动脉系统及脑神经粘连紧密，部分脊索瘤广泛侵袭中线区域及中线旁区域骨质，并包裹、侵袭在颅底骨质内或周围走行的颈内动脉及重要脑神经。部分脊索瘤患者为幼儿或儿童，鼻腔通道狭小。对于这些侵袭广泛、与硬脑膜下结构粘连紧密的颅底脊索瘤，手术可能极其复杂，是神经外科医师面临的巨大挑战。复杂颅底脊索瘤的内镜经鼻手术治疗需要以下几个必不可少的条件。

（1）对手术区域内镜经鼻入路解剖熟悉，熟悉路径中的重要解剖标志，熟悉重要结构的位置及其与邻近组织结构的相对关系。

（2）熟练掌握内镜经鼻颅底外科手术技巧。

（3）需要高清内镜设备、神经导航系统、微型经鼻多普勒超声及电生理监测设备。

（4）具有可靠的颅底重建技术和经验。

2. 手术适应证　无论是依据自身经验，还是依据国内外文献报道，颅底脊索瘤肿瘤体积越小，累及区域越少，全切率越高。所以，笔者认为对于有症状的颅底脊索瘤，如果没有手术禁忌，提倡早期手术。对于没有症状、偶然发现的颅底脊索瘤，或仅有轻微症状、体积小的脊索瘤，同样提倡早期手术，争取彻底切除，达到长期治愈的目的。

3. 手术步骤　应用 0°、30°、45° 硬性神经内镜。

（1）入路阶段

1）通常需要经双侧鼻道切除肿瘤。如果肿瘤体积较小，并且单纯位于蝶窦和上中斜坡中线区域，也可以经单侧鼻道切除肿瘤。

2）根据肿瘤生长方向，决定主要操作鼻道侧别。如果肿瘤范围局限于上中斜坡中线区域并且体积较小，可以考虑保留中鼻甲。多数情况下需要切除主要操作侧鼻

道的中鼻甲，以增加侧方手术显露范围及器械操作空间。

3）显露主要操作鼻道侧蝶筛隐窝和蝶窦开口。有些肿瘤已经侵蚀蝶窦前壁或底壁，并突入鼻腔，此时需要切除部分肿瘤，直接显露残余蝶窦前壁。如果肿瘤完全位于硬脑膜外，制作常规黏膜瓣，首先在蝶筛隐窝显露蝶窦开口，于其上方，弧形切开蝶窦前壁黏膜，然后从鼻中隔骨质、犁状骨及蝶窦前壁上剥离黏膜瓣，并翻向鼻底部。如果术前影像学检查提示肿瘤有侵袭生长入硬脑膜内可能，则需要制作大的鼻中隔带蒂黏膜瓣。此时，如果肿瘤位于上中斜坡，没有累及下斜坡区域，笔者通常于蝶窦开口上方切开鼻中隔黏膜至鼻前庭后方，然后向下切开至鼻底。暂时不进行鼻底部黏膜切开操作，将黏膜瓣翻向下方鼻咽部区域备用。如果肿瘤切除后，发生脑脊液漏，则切开鼻底部黏膜，完成黏膜瓣制作，并进行颅底修补。如果硬脑膜完整，则复位黏膜瓣，从而减少患者鼻腔的黏膜缺损。

4）磨除蝶窦前壁。此时，如果肿瘤已经侵袭入蝶窦腔，可以见到肿瘤。但不宜急于切除肿瘤。蝶窦前壁的切除应该尽量充分，垂直方向切除范围为从蝶窦顶部到底部，侧方要超过蝶窦开口。为方便器械进入双侧鼻腔，使用反咬钳切除鼻中隔后部1～2cm区域骨质和黏膜。广泛磨除蝶窦底壁。

5）如果肿瘤表面仍有颅底骨质，则必须根据肿瘤累及区域，广泛磨除肿瘤前方所有的骨质结构，以充分显露肿瘤腹侧。

（2）肿瘤切除阶段

1）首先尽量辨别并分离部分肿瘤边界，找到正常骨性结构作为参考标志。

2）使用吸引器、磨钻、剥离子及取瘤钳分块切除所有硬脑膜外软质或硬质肿瘤。对于质地较软的肿瘤，可以用不同角度及不同直径吸引器吸除肿瘤；对于稍韧的肿瘤，需要应用取瘤钳和吸引器配合切除肿瘤；对于骨性肿瘤，则通常需要使用磨钻和咬骨剪去除肿瘤。

3）切除硬脑膜外肿瘤，直至显露后方的硬脑膜。此时，需要继续扩大磨除肿瘤周围骨质，以减少肿瘤复发率。如果硬脑膜完整，肿瘤没有侵犯硬脑膜，笔者建议保留硬脑膜，可以明显降低术后并发症发生率（图18-1-17）。

4）如果肿瘤侵袭入硬脑膜内或硬膜被肿瘤侵蚀，在硬脑膜外肿瘤切除及骨质磨除步骤完成后，切除受侵蚀硬脑膜，继续切除硬脑膜内的肿瘤。侵入硬脑膜内肿瘤通常与脑干、重要神经血管之间有一层蛛网膜隔离。此时，沿着肿瘤包膜和脑干及神经血管结构表面的蛛网膜之间的界线锐性分离，将蛛网膜屏障保留下来。有时肿瘤已经破坏蛛网膜，切除残余肿瘤后可清晰显露后方脑干等结构（图18-1-18）。

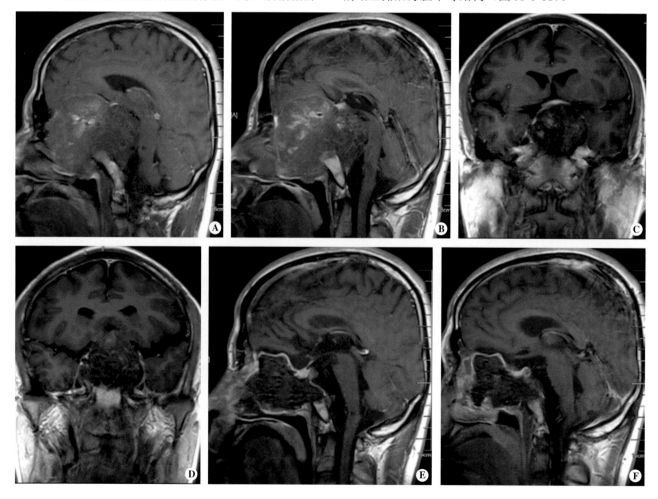

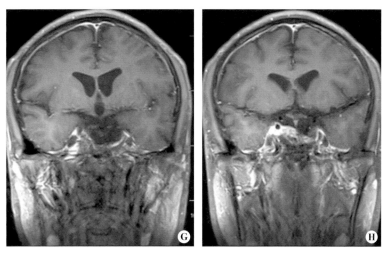

图 18-1-17　复发巨大全斜坡脊索瘤，肿瘤未侵袭入硬脑膜内
A～D. 术前头颅增强MRI扫描；E～H. 头颅增强MRI扫描显示肿瘤全部切除

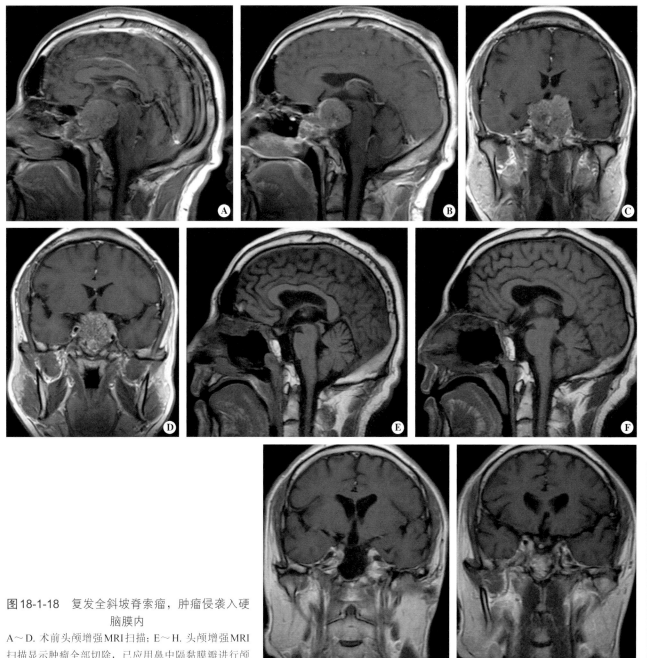

图 18-1-18　复发全斜坡脊索瘤，肿瘤侵袭入硬
脑膜内
A～D. 术前头颅增强MRI扫描；E～H. 头颅增强MRI
扫描显示肿瘤全部切除，已应用鼻中隔黏膜瓣进行颅
底重建

对于血供极其丰富的肿瘤，通常需要术者冷静和熟练操作，将肿瘤迅速切除，然后再磨除受侵犯的骨质。

切除肿瘤时应该时刻注意通过直视、导航和多普勒超声精确定位颈内动脉走行，避免损伤颈内动脉。对于部分侵袭包裹颈内动脉的肿瘤，动脉管壁可能已经瘤化，肿瘤切除后，可能会有动脉出血。如果破裂口较小，可以使用低功率电凝准确夹闭止血，如果裂口较大，需要自体肌肉和明胶海绵填塞止血。所有颈内动脉破裂患者应术后常规早期介入置入覆膜支架。另外，脑神经监测可以减少神经损伤并发症发生。

四、鞍结节脑膜瘤的内镜经鼻手术治疗

鞍结节脑膜瘤是指起源于鞍结节、前床突和蝶骨平台的脑膜瘤，毗邻前循环血管、下丘脑、视神经、垂体柄等重要结构。

1. 内镜经鼻扩展前颅底入路切除鞍结节脑膜瘤的手术适应证及禁忌证

（1）此入路适用于位于颅底中线区域的鞍结节脑膜瘤病例，尤其适用于术前判断如果行开颅显微镜手术，肿瘤基底直视困难的病例（图18-1-19）。

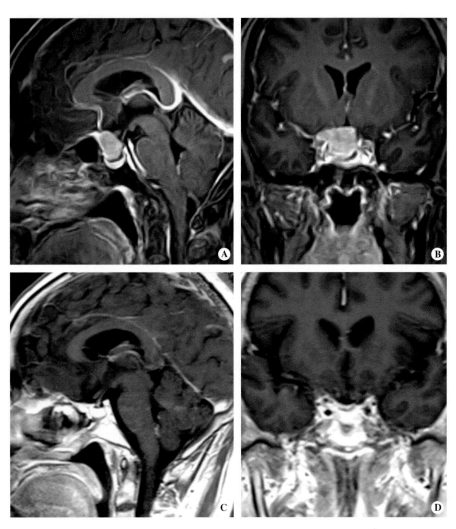

图18-1-19　鞍结节脑膜瘤

A、B. 术前头颅增强MRI扫描；C、D. 术后头颅增强MRI扫描显示肿瘤全部切除

（2）内镜经鼻入路适合切除侵犯视神经管内下方的肿瘤。但是，对于肿瘤基底延展至双侧视神经上方和外侧及眶顶上方的鞍结节脑膜瘤，由于经鼻入路难以到达双侧视神经管以上区域，不适合经鼻扩大入路切除。

（3）对于肿瘤生长明显超出颈内动脉外侧和包裹颈内动脉及其分支的鞍结节脑膜瘤，使用经鼻扩大入路需要慎重。

2. 内镜经鼻切除鞍结节脑膜瘤的手术步骤及技巧

（1）患者取仰卧，头略伸位，后仰10°。

（2）手术步骤

1）鼻腔基础步骤：根据习惯一般制作右侧鼻中隔带蒂黏膜瓣，并将其推到鼻后孔备用。磨除蝶窦前壁。将左侧中鼻甲向外侧推开以扩大手术路径的宽度。切除鼻中隔后部1～2cm骨质和黏膜，方便四手操作。向前，需要磨除部分后组筛窦气房以清楚显示蝶骨平台。

2）观察蝶窦后壁和前颅底解剖标志：鞍底、颈内动脉管、视神经管、鞍结节、蝶骨平台、斜坡隐窝（图18-1-20）。

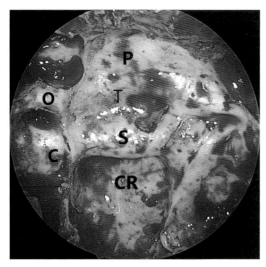

图18-1-20　蝶窦后壁和前颅底解剖标志
P. 蝶骨平台；T. 鞍结节；S. 鞍底；CR. 斜坡隐窝；O. 视神经管；
C. 颈内动脉管

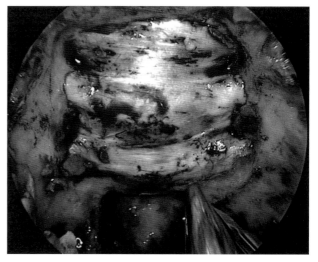

图18-1-21　硬膜显露范围，包括鞍底、鞍结节、蝶骨平台
区域硬膜及视神经鞘、部分双侧颈内动脉表面硬膜

（3）颅底骨质磨除：从后向前磨除鞍底、鞍结节和蝶骨平台的骨质。导航定位脑膜瘤基底范围，以决定磨除蝶骨平台骨质范围的大小和硬膜切开的位置。

磨除MOCR骨质。磨除时注意冲水降温，避免损伤视神经。

去除部分鞍旁海绵窦段颈内动脉管表面的骨质，根据肿瘤是否侵入视神经管内决定是否磨除部分视神经管内侧和下方骨质，以充分显露肿瘤基底硬膜（图18-1-21）。

（4）断肿瘤血供：导航确定肿瘤基底范围，电凝显露肿瘤基底区域硬膜及硬膜表面血管，以减少肿瘤血供。

（5）围绕肿瘤基底内界剪开硬膜。

（6）肿瘤切除

1）分块切除肿瘤内容物，进行瘤内减压，可以采用超声吸引、分块剪除等方法分块切除肿瘤。

2）瘤壁塌陷后，首先于肿瘤前方分离肿瘤的蛛网膜边界，然后沿着肿瘤和周围神经血管之间的蛛网膜界面进行锐性分离。注意保护位于肿瘤前上方的大脑前动脉、前交通动脉及肿瘤上方或后方的视交叉、视神经。垂体柄位于肿瘤后下方，颈内动脉位于肿瘤两侧，需要注意保护。肿瘤全切后可见视神经、正常垂体和垂体柄、前交通动脉及其穿支、颈内动脉等（图18-1-22）。

（7）冲洗瘤腔。

（8）颅底重建：应用大的带蒂鼻中隔黏膜瓣进行颅底重建。

3.内镜经鼻手术切除鞍结节脑膜瘤的优点

（1）最大程度利用自然孔道，损伤小。避免牵拉脑组织。

（2）手术视野广，显露范围大，照明好。

（3）直接从肿瘤的硬膜起源处切除，可以切除肿瘤侵犯的硬膜和增生的骨质，获Simpson Ⅰ级切除。

（4）无须在视神经和视交叉上方操作，减少了视路损伤的风险。

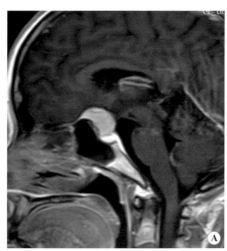

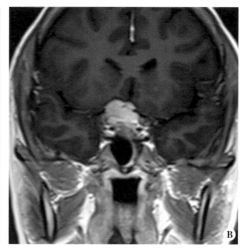

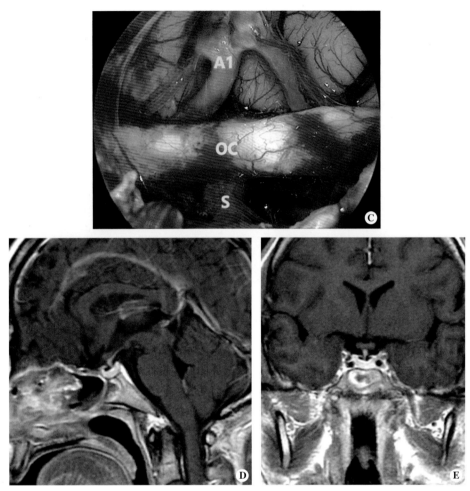

图18-1-22　颅底中线区域鞍结节脑膜瘤

A、B. 术前头颅增强MRI扫描提示位于颅底中线区域鞍结节脑膜瘤；C. 术中完全切除肿瘤后可见额叶、大脑前动脉、视交叉、垂体柄；D、E. 术后头颅增强MRI扫描显示肿瘤全部切除。S. 垂体柄；A1. 大脑前动脉；OC. 视交叉

（桂松柏）

第二节　脑室镜技术

一、引言

　　脑室镜技术顾名思义是指经过脑室入路的内镜技术。应用脑室镜技术，可以在更小的创伤下，对脑室系统疾病进行诊断和治疗。对于颅底外科疾病，在合并脑积水、脑室扩张情况下，可应用脑室镜技术，通过终板造瘘口和第三脑室底造瘘口，由上至下对终板前池、脑桥前池直至枕骨大孔前缘的颅底区域进行探查。

二、技术发展史

　　脑室镜技术的发展得益于脑室镜设备及相关手术器械的不断改进和进步。1910年，美国芝加哥的泌尿外科医师Lespinasse首次应用硬性膀胱镜对2例脑积水患儿施行侧脑室脉络丛烧灼术，这是国内外学者广泛认可的最早的脑室镜手术。1922年，美国神经外科创始人之一Dandy报道了应用内镜进行脉络丛烧灼术治疗脑积水，首次提出了"脑室镜"的概念，后人称其为"神经内镜之父"。当时，神经外科医师主要借用其他科室的内镜设备治疗脑积水，由于所用内镜管径粗大，光学质量、照明和放大效果差，又缺少相应的手术器械，因此手术创伤大、疗效差、死亡率高，在神经外科领域并未得到应有的重视。

　　20世纪60～70年代，随着Hopkins柱状透镜系统、光导纤维等技术的出现，神经内镜又进入了一个新的时期。1959年英国雷丁大学的物理学家Hopkins开始改进现代内镜，在Karl Storz的协助下，将柱状透镜系统应用于内镜，并结合光导纤维技术使图像的照明度和分辨率极大提高。从此，越来越多高清晰度、多用途、灵活简便的神经内镜相继问世。1977年，Apuzzo提出在显微手术中使用神经内镜可显著提高手术效果。1978年，Fukushima报道使用光导纤维软性内镜处理多种神经外科疾病。

进入20世纪80～90年代，随着显微神经外科快速发展，内镜技术与立体定向技术、激光技术、术中超声、神经导航技术及人工智能机器人等相结合，应用范围越来越广。当代神经内镜技术已经应用到几乎所有神经外科疾病的治疗当中，神经内镜作为具有巨大潜力的神经外科手术工具，在微创神经外科领域的作用越来越大。在脑室脑池外科领域，经过额部颅骨钻孔进行脑室穿刺后，应用电子内镜，可以灵活地通过室间孔进入第三脑室。内镜到达第三脑室后，通过终板造瘘口和第三脑室底造瘘口，可以由上至下分别进入终板前池、脑桥前池直至枕骨大孔前缘，向侧方可探查至桥小脑角池；在第三脑室可通过导水管进入第四脑室。内镜到达第四脑室后，再经第四脑室正中孔可进入枕大池，经脊髓中央管上口可进入扩张的脊髓中央管（脊髓空洞）（图18-2-1），向两侧可探查至第四脑室侧孔，对沿途脑脊液循环通路进行探查并疏通。

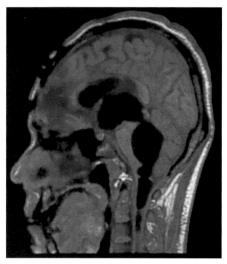

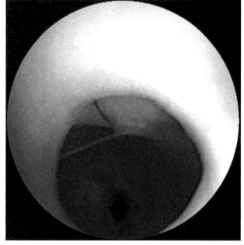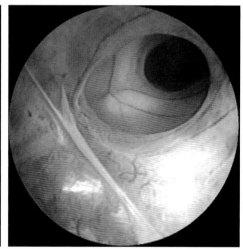

图18-2-1 脑积水合并颈髓空洞时，电子内镜下可经额部颅骨钻孔-室间孔-导水管-第四脑室进入脊髓中央管进行探查

三、适应证与禁忌证

颅底疾病合并脑积水、脑室扩张时可应用脑室镜技术，通过终板瘘口或第三脑室底瘘口对颅底病变进行探查；在颅底疾病尚未引起脑脊液循环障碍，没有脑室扩张时，应用脑室镜技术得不偿失。

四、技术要点

（一）内镜设备和手术器械

电子内镜柔软、纤细、光滑、灵活，在通过脑室系统探查颅底病变时更为方便，探查范围更广。适于通过脑室系统探查颅底病变的电子内镜的主要参数：镜体外径≤5mm，工作通道直径≥2mm，观察视野120°，工作长度≤400mm。手术器械包括电子内镜专用电凝或电磁刀（用于切开、止血）；软性微型剪和微型活检钳（用于穿刺、切割、活检等镜下操作）；双腔球囊导管（用于终板或第三脑室底造瘘及瘘口扩张）。电子内镜技术更大程度上依赖于相关的手术器械。

（二）手术技术

1. **体位与麻醉** 采用仰卧位，气管插管下全身麻醉。

2. **手术切口** 手术切口的选择应综合考虑患者年龄和头皮情况，鉴于颅底疾病合并脑积水患者远期有可能需要行脑脊液分流术治疗脑积水，设计脑室镜手术切口时应兼顾脑脊液分流术。多采用额部弧形切口，皮瓣下进行颅骨钻孔。颅骨钻孔部位根据脑室形态、室间孔的位置和大小决定。通常采用Kocher点（冠状缝前1～2cm，中线旁2～3cm处）钻孔。硬性内镜下

骨孔位置要求较高，多采用马蹄形切口，小骨瓣开颅，需要尽量采用"笔直"路径经室间孔到达第三脑室底造瘘部位以减轻对脑组织的牵拉，难以对颅底进行更广泛探查（图18-2-2）。

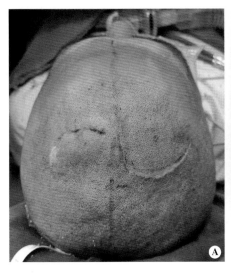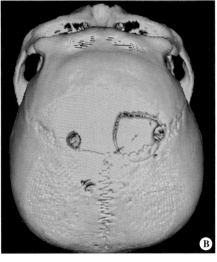

图18-2-2　手术切口

A. 左额弧形切口软镜下经颅骨钻孔行脑室镜手术；B. 右额马蹄形切口硬镜下小骨瓣开颅行脑室镜手术

3. **脑室穿刺**　"十"形剪开硬脑膜并牵开，在皮质表面选择无血管区双极电凝电灼后以内镜穿刺引导鞘行侧脑室穿刺，穿刺方向为两外耳孔假想连线中点，稍偏向中线。

4. **置入内镜、脑室探查**　内镜下可显露额角和室间孔，辨认脉络丛、丘纹静脉、室间孔、隔静脉等重要解剖结构（图18-2-3）。若室间孔完全闭塞，静脉和脉络丛的走行方向是识别室间孔的标志。通过室间孔，到达第三脑室底，可观察到漏斗、乳头体及第三脑室底等结构（图18-2-4，图18-2-5）。入路方向偏向中线，可使内镜顺利通过室间孔，抵达第三脑室底中线处，利于行第三脑室底造瘘术。内镜进入第三脑室时，动作应轻柔，防止挫伤穹窿。

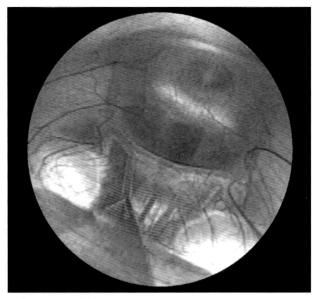

图18-2-4　第三脑室底内镜下所见

5. **第三脑室底造瘘**　造瘘位置选在漏斗隐窝和乳头体之间的三角区，最薄弱的无血管处。先用内镜活检钳或单极电凝在第三脑室底进行穿刺，再用扩张球囊导管或活检钳置入穿刺孔（图18-2-6），扩大瘘口，通常瘘口直径不应小于5mm，以避免术后瘘口粘连闭塞。如瘘口边缘少量渗血，则可采用双极电凝烧灼止血。以37℃生理盐水或林格液冲洗瘘口，观察水流情况，检查下方的Liliequist膜，用同样方式打通该膜，以保证在镜下可清晰辨别基底动脉分叉和斜坡结构，确认瘘口通畅、与脚间池充分沟通。软性内镜下镜头可通过第三脑室底瘘口向下探查基底池直至枕骨大孔前缘（图18-2-7）。通过终板造瘘口探查终板前池（图18-2-8，图18-2-9）。

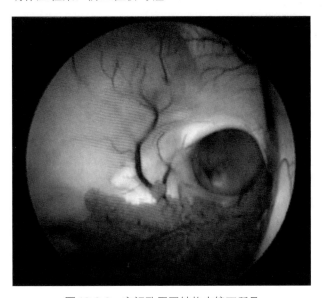

图18-2-3　室间孔周围结构内镜下所见

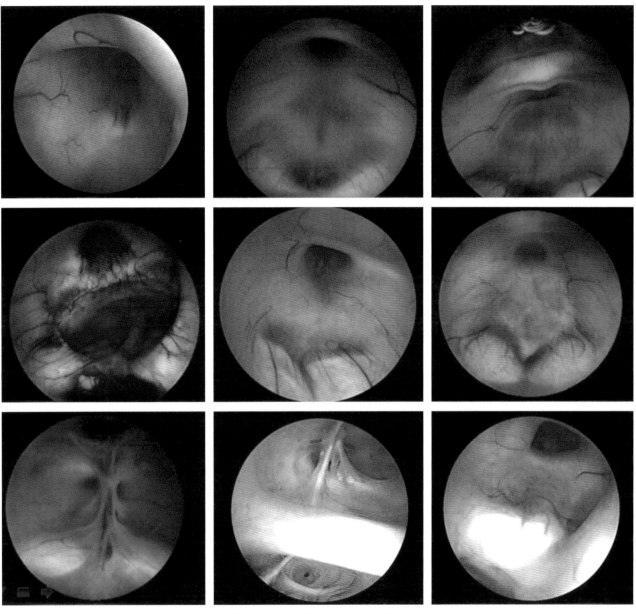

图 18-2-5 各种形态的第三脑室底

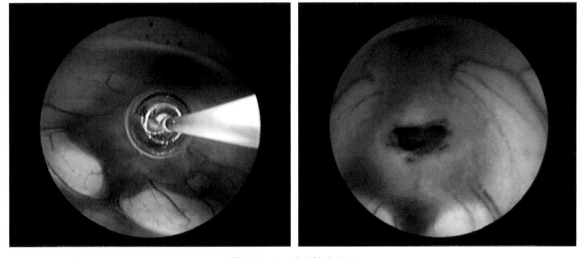

图 18-2-6 球囊扩张瘘口

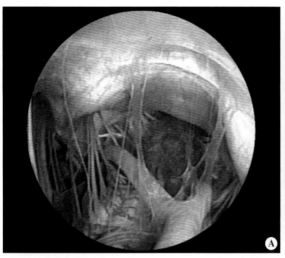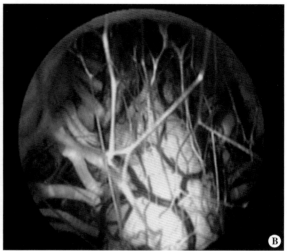

图18-2-7　电子内镜下经第三脑室底造瘘口向下探查至枕骨大孔前缘可见两侧椎动脉汇合成基底动脉及上颈段脊神经根

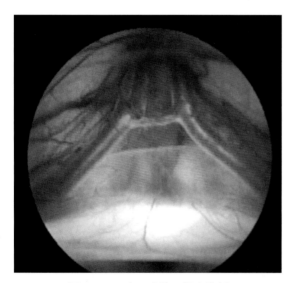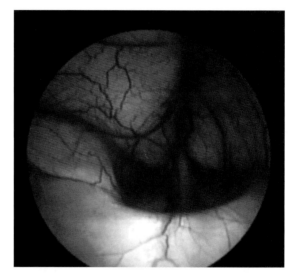

图18-2-8　电子内镜下探查终板　　　　图18-2-9　通过终板瘘口可探查终板前池

6. 仔细冲洗脑室后撤出内镜和工作鞘，应用明胶海绵填塞皮质隧道，缝合硬膜，骨瓣复位，逐层缝合头皮切口。

五、围术期管理

脑室镜手术仅需额部一个颅骨钻孔即可完成，创伤小，围术期无须特殊管理。

六、并发症或不良反应

脑室镜手术创伤小，并发症少，发生率一般低于5%，致命性并发症较为罕见。术后部分患者可有不同程度的头痛和头晕，变换体位时更为明显，可能与脑脊液动力学变化有关，一般1周左右即可恢复。

1. **术后发热**　术后常有发热，文献报道发生率可

高达52%。术后发热可能与术中冲洗刺激下丘脑体温调节中枢或血性脑脊液有关。为减少术后发热，术中应适当控制冲洗液速度及流量，避免过度冲洗，并保持冲洗液温度在37℃左右。退出内镜前，缓慢持续冲洗脑室，将血性脑脊液及脑室内的组织碎屑冲洗干净。有学者认为，脑室内注入地塞米松5～10mg，可减少术后发热发生。

2. **颅内感染**　术后颅内感染的发生率不足3%。术后长时间发热，血象升高，出现脑膜刺激征，脑脊液白细胞数升高，提示颅内感染存在。出血、感染后梗阻性脑积水、术中出血较多、术前有脑室外引流或分流术史的患者，术后发生颅内感染的概率较高。颅内感染者，经静脉使用抗生素、脑脊液引流、鞘内使用抗生素后，多可治愈。颅内感染可能与内镜及手术

器械消毒不充分、局部污染等因素有关。

3. **颅内积气**　一些患者术后出现头痛、呕吐等低颅内压表现，CT显示脑室内或硬膜下积气，可能与术中头位不当或造瘘术后颅内压下降有关。气体多在短期内吸收，一般不需要特殊处理。手术结束时，向脑室内注满液体，可减少气颅发生。

4. **硬膜下血肿及硬膜下积液**　多见于患慢性梗阻性脑积水的婴幼儿，其为造瘘术后颅内压下降所致。由于婴幼儿的脑室严重扩张，皮质很薄，术后易出现脑组织塌陷，形成硬膜下血肿或积液，少数患者可出现硬膜外血肿甚至危及生命。术中可先用脑室穿刺针穿刺侧脑室，缓慢释放少量脑脊液，降低颅内压，再以内镜穿刺引导鞘沿穿刺道进入侧脑室，并置入内镜。术中应进行持续冲洗，以维持脑室内压力平衡。手术结束时，脑室内应注满冲洗液，避免皮质塌陷。少数先天性梗阻性脑积水患儿脑室极度扩张时，术后难以避免发生硬膜下（硬膜外）血肿或硬膜下积液。一旦出现急性硬膜下/硬膜外血肿，常需要急诊开颅清除血肿。如术后发生慢性硬膜下血肿，则可行钻孔引流术，而硬膜下积液有时可自行吸收，不需要特别处理，有时需要行积液-腹腔分流术。

5. **脑脊液漏与皮下积液**　少数患者，尤其是婴幼儿，术后可出现脑脊液漏或皮下积液，主要与术后早期颅内压仍较高，脑脊液漏出有关，随着颅内压逐渐降低，皮下积液也逐渐消退，局部可进行加压包扎。术中避免过分电凝硬膜，手术结束时穿刺道填塞明胶海绵，严密缝合硬膜，一般可避免脑脊液漏和皮下积液。

6. **损伤周围结构**　术中操作不当可损伤丘脑、穹窿、丘纹静脉甚至大脑内静脉，常导致严重的后果。造瘘位置不当，瘘口过于偏前，术后可出现短暂的尿崩；过于偏后或电凝时损伤乳头体，可引起记忆力缺失；过于偏外，可导致动眼神经麻痹；术中打通Liliqueist膜时，沿斜坡操作可损伤动眼神经和外展神经。

7. **心动过缓/心搏骤停**　术中下丘脑受牵拉可使患者发生心动过缓或心搏骤停，术中切忌动作粗暴，适当控制冲洗液速度和冲洗量，一般可避免。

8. **血管并发症**　术中出血是第三脑室底造瘘术最严重的并发症，术中损伤隔静脉、丘纹静脉、基底动脉及其分支，会造成严重残疾甚至死亡。术野渗血，经过冲洗多自行停止；小的出血可采取双极电凝烧灼止血，酌情放置脑室外引流管。对于观察较汹涌的出血，术中不能控制，则需要行开颅手术，故术前应做好开颅手术准备。文献中有术后出现基底动脉假性动脉瘤的报道。术中应仔细操作，尽可能减少出血发生。术中应注意：①操作轻柔，避免粗暴动作。②术中持续冲洗，始终保持视野清晰，避免误伤。③采用更安全的方法进行造瘘，许多学者采用微导管扩张球囊扩张，更为安全。④在乳头体与漏斗隐窝之间无血管区进行造瘘，若第三脑室底部较厚或狭窄，操作应谨慎，动作应更轻柔。若术中发现难以造瘘，不可勉强，应及时改行脑室-腹腔分流术。⑤术中遇到出血，不可退出内镜，应对出血点持续冲洗，直到术野清晰为止。

9. **间脑发作**　是脑室镜手术后比较严重的并发症，如不及时抢救，常因急性肺水肿导致患者死亡。发作特点是术后2～3小时出现症状，如无意外，于24～48小时可缓解，突出表现为呼吸浅快，最高呼吸频率达120次/分；心率加快，常高达220～240次/分；血压升高，体温升高或正常，个别患者可出现癫痫大发作。大剂量药物镇静及必要时呼吸机控制呼吸是有效的抢救措施。

总之，脑室镜手术的并发症发生率很低，尤其是术中出血等严重并发症并不多见。详细了解内镜下脑室解剖结构，熟练掌握内镜手术技能，严格掌握手术适应证，采用合适的手术器械，始终保持术野清晰，能够预防并减少大多数手术并发症发生。

七、典型案例

患者，男，49岁，因"第四脑室、基底池多发囊虫，囊虫性脑积水外院脑室-腹腔分流术后症状无改善"就诊。完善术前检查后，全身麻醉下经额部颅骨钻孔，在电子内镜下经第三脑室底造瘘口摘除基底池囊虫，导水管成形后经导水管摘除第四脑室内囊虫（图18-2-10），术后复查头颅MRI显示基底池及第四脑室内囊性病变消失，头痛、呕吐、步态不稳等临床症状缓解，后续应用驱虫药物治疗。

八、总结

颅底疾病合并脑积水、脑室扩张时，应用脑室镜技术，特别是电子软性内镜技术，可以通过额部颅骨钻孔进行脑室穿刺，经过终板造瘘口及第三脑室底造瘘口对终板前池、基底池直至枕骨大孔前缘的脑干腹侧面进行全方位探查。

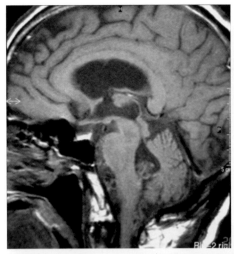
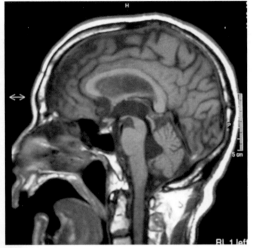
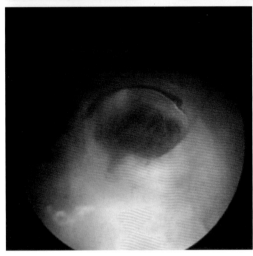

图18-2-10　术前MRI矢状位显示第四脑室及基底池多发囊性病变；术后MRI矢状位显示第四脑室及基底池内囊性病变消失

（肖　庆）

第三节　耳　内　镜

一、引言

20世纪中叶，耳科及耳神经侧颅底外科取得突破性进展，能够比较安全准确彻底清除病变，同时可以比较有效进行功能重建。但中耳及侧颅底等结构部位深在、解剖精细、构造复杂，同时腔隙狭窄，这些隐蔽及精细部位的手术操作常不易进行。为显露深部病变，通常需要牺牲鼓室、乳突等部位的正常结构，或移位面神经，甚至需要切除耳蜗、前庭等重要结构，病变的切除同时也带来功能损伤。如何在尽量不破坏正常结构和功能的情况下更好地显露深部术区，一直是临床所关注的方向。

近年来，伴随现代高清摄像头和高质量光学器械的发展，耳部及颅底的狭小空间内应用内镜操作变得方便可行，微创技术迅速发展。耳内镜外科技术已成为耳显微外科、耳神经外科、颅底外科手术的重要组成部分。耳内镜与显微镜可以互相补充，在安全、准确、有效显露术野，彻底去除病变的基础上，最大程度减少创伤，保护功能，促进恢复，达到切实可行的微创目标。近十几年来，耳内镜技术作为一种技术革新，对推动耳科及耳神经侧颅底外科的进一步发展具有重要意义，已逐步在耳科临床上得到广泛使用。

二、技术发展史

20世纪90年代以后，国内外学者相继将耳内镜应用于耳及耳神经侧颅底手术。1967年，Mer等最早将纤维内镜通过穿孔鼓膜伸入鼓室，对鼓室内部结构和炎性病变进行检查。之后，为提高清晰度，尽可能增加光导纤维数量，减少纤维内镜外径到0.5mm以下，可以观察咽鼓管及中鼓室结构。1978年Eichner改用硬管内镜观察中耳，但因内镜直径较大，约2.7mm，而在中鼓室中使用不方便。随后，内镜直径逐渐减小，1990年Thomassin经耳道使用硬管耳内镜，检查鼓室成形术后中鼓室有无残留胆脂瘤，认为中耳内镜技术可预防残留胆脂瘤。1992年，Poe应用1.9mm内镜通过切开鼓膜观察镫骨底板。中耳内镜微创技术的概念被逐渐提出，并被越来越多的耳外科医师接受。

耳内镜技术在耳神经侧颅底手术中也得到拓展，自1993年Magnan报道内镜被应用到桥小脑角病变的诊断和治疗后，1994年，王海波教授在国内率先将内镜应用到半面痉挛、三叉神经痛等桥小脑角手术中，并于1996年将耳内镜的应用经验进行报道，充分利用了内镜的优势，在提高手术质量的基础上，增加了手术安全性，减少手术并发症。国际耳外科学界对耳内镜手术也经历了从认识、质疑、接受到发展的过程，自2015年起，连续3次召开了世界耳内镜外科大会。耳内镜在耳科及耳神经侧颅底外科中的应用也越来越多地得到关注。然而，耳内镜仍然存在单手操作的局限及立体感缺失等不足，提出新的要求和挑战，如三维内镜研发等，未来可能会有更多新技术被创造和应用。

三、适应证

（一）耳部检查及治疗

耳部检查及治疗主要包括以下3种途径。

1. 检查外耳道深部病变及清理病变和耵聍、异物。

2. 经穿孔的鼓膜观察中耳内的结构：观察中鼓室、后鼓室的病变，观察耳咽管鼓口的通畅程度。

3. 经切开完整鼓膜观察中耳内的结构和病变。

（二）中耳及侧颅底手术

1. 耳内镜可经耳道操作，单独用于鼓膜切开置管、鼓室成形术、较局限的上鼓室胆脂瘤或中下鼓室胆脂瘤切除术及镫骨手术，适用于耳道相对较宽，弯曲度不大，可以很好地显露鼓环者。

2. 内镜辅助显微镜下中耳及侧颅底外科手术。当后鼓室、镫骨、面隐窝、鼓室窦及其周围结构或病变显露不充分时，可联合使用耳内镜，既能避免过多磨除骨质，又确保病变清理彻底。

3. 耳蜗内微小神经鞘瘤和局限于内听道底的微小听神经瘤切除，可在内镜下，经耳道，去除部分耳蜗，开放内听道底完成，虽然手术创伤较小，但对肿瘤切除和面神经保护具有很高的要求，术者必须具有丰富的侧颅底手术经验和熟练的内镜外科手术技巧。该适应证比较局限。

4. 内镜辅助用于桥小脑角肿瘤侵犯内听道的处理。如乙状窦后入路手术，内镜下，可以在一定程度上减少内听道后唇骨质的磨除，应用角度内镜可以实现清晰地观察和切除内听道底肿瘤，又可以降低由气房开放引起的脑脊液耳漏的风险。尤其在处理位于内

听道内的小听神经瘤时，其具有很高的临床应用价值，有助于更好地保留面神经、听神经功能。

5. 对于侧颅底非实质性病变和实质性且血供丰富的病变，如岩骨胆脂瘤和岩部囊肿及胆固醇肉芽肿等，可以在显微镜下清除可直视的病变，内镜辅助完成深部术区及不能直视术区病变残留的检查和清理，对于较为局限的病变，也可以在耳内镜下经耳道独立完成。

四、禁忌证

耳内镜在侧颅底及耳部疾病应用中无绝对禁忌证。

1. 对于外耳道狭窄的患者，耳内镜无法达到耳道深部，不能获得较好的视野，不建议选用耳内镜手术。

2. 对于血管瘤等易出血病变，耳内镜视野受影响，且单手操作，不能同时吸引和操作，显微镜手术更为合适。

五、技术要点

耳内镜操作技术与耳显微镜操作技术有相似之处，但耳内镜需要一手持镜一手操作，单手操作增加了难度，需要经过系统训练。尽管现在开发出一些内镜固定支架，目的为释放双手，但对于空间狭小的耳部手术来讲，还需要进一步完善。

1. **持镜**　持镜方法有手握式和执笔式，具体用哪一种方式依据操作内容和个人习惯而定（图18-3-1，图18-3-2）。

2. **调整焦距**　在使用前先寻一物体，距离约10mm，调节摄像头的焦距至物像清晰；进入外耳道后对准要观察的部位或鼓膜再行进一步精确调整。

3. **调整方向**　耳内镜入镜前要先调好镜头的方向，为了便于操作，一般使显示图像与实际方向一致。调整时可以耳屏为标志。患者卧位时，显示图像上耳

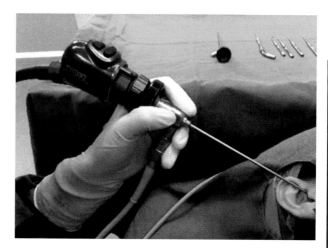

图18-3-1　持笔式持镜方式

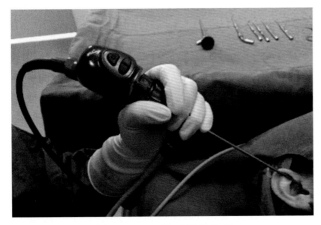

图18-3-2　手握式持镜方式

屏始终位于外耳道口上方，处于水平位置；患者坐位时，显示图像上耳屏与外耳道相对位置不变，处于垂直位置。

对于角度镜，在入镜前调整好方向后，沿外耳道前壁进入，可以通过旋转镜杆调整方向寻找观察部位。

4. 镜面处理　外耳道内温度、湿度与环境相差较大，尤其是外耳道潮湿的情况下，耳内镜进入后镜面易被雾水蒙蔽，如检查时间短，可用碘伏棉球擦拭镜面防雾；如操作时间较长，可用油性液、防雾剂或温水浸泡镜面防雾。

5. 耳内镜下器械操作　如在耳道内操作，由于外耳道狭长、弯曲，置入内镜后可操作的空间更小。因此置入其他操作器械后，器械的尖端必须一直保持在内镜视野内，便于在内镜的监视指导下到达操作部位，也避免器械尖端在视野范围外误伤其他部位引起剧痛，甚至形成血肿，使可操作空间进一步缩小以至于无法操作。为保持内镜的稳定性，持镜手需要有稳定的支撑。

6. 耳内镜下分离皮瓣　耳内镜下分离皮瓣时，分离起始部分后可置入含肾上腺素的小棉球，一是可以止血和储血，保持视野清晰；二是可以撑起皮瓣便于内镜和器械进入。

7. 术腔出血　不仅遮盖术野，还会吸收光线使术野变暗，主要是用含肾上腺素小棉球压迫止血，也可用明胶海绵压好创面后填塞，颅底手术中主要采取双极电凝止血。

8. 清理外耳道　耳内镜下清理外耳道主要以吸引为主，可以同时用冲洗、钩除等方法协助。分泌物及小块耵聍、痂皮或异物可直接吸引清除；大块耵聍可用耵聍钩分成小块后吸除。如耵聍较多，与外耳道壁无间隙，可先吸除中央形成凹陷，再将四周耵聍向中间剥离吸除。如有异常病变，应钳除后送病理检查。吸除时应注意调节负压压力，避免压

力过大造成尖啸噪声过大、鼓膜穿孔、听骨链活动过度、两窗膜外凸等引起损伤或不适，最好将负压调节至20～60kPa。

9. 清理鼓室　鼓室内的主要清理方法为冲洗及吸引。吸除分泌物或血液后，缓慢冲洗，冲洗时不要压力过大，避免将病变推至深处不便清理，或损伤蜗窗膜等内耳结构。清理时也要避免损伤或过多刺激鼓岬黏膜，避免引起黏膜肿胀或不必要的疼痛。特别要注意面神经的位置，避免损伤面神经。如病变（特别是胆脂瘤上皮）陷入后鼓室，且患者后鼓室窦较深，病变清理困难，可在角度镜的辅助下，应用棉球反复擦拭。如有出血，可用肾上腺素棉球压迫止血。病变组织送病理检查。

10. 清理乳突腔　清理乳突腔时多用角度镜，最常用的是30°内镜。乳突开放后术腔较大，内镜可能会离腔内目标较远，角度大的内镜光源照到乳突腔再反射回来时较暗淡，特别是出血或充血时光线被吸收，观察更困难，而且角度越大，视角改变越大，操作不便。但有一些死角观察困难，可先用70°内镜定位后再改用30°内镜清理。有些缝隙较深，或后鼓室较深，常规器械很难到达，可用弯曲角度大的吸引器头或显微钩清理。操作时要特别注意窦脑膜角、乳突尖处，避免损伤，还要注意有无半规管瘘管、脑膜板有无骨质缺损及面神经有无裸露等。

11. 术腔填塞　在内镜下行术腔填塞时，因内镜下为单手操作，入路较窄，大块棉球或纱条影响视野，宜用小块棉球或明胶海绵，且盲目填塞会导致组织移位或压迫不到位。填塞时将填塞物沿外耳道前壁完整置入后向后轻轻按压，使填塞物与外耳道前壁间出现空隙，再沿前壁置入，周而复始推进操作。

六、围术期管理

耳内镜手术对操作和设备要求都较高，高清内镜及配套的手术监视系统，带吸引功能的特殊类型的内镜手术器械是必须具备的，单纯显微中耳器械并不能完全满足耳内镜手术的需要，因此"工欲善其事，必先利其器"。

1. 内镜　目前，内镜的长度、直径、角度因操作的需要已经发展得比较完善。但耳内镜的选择是在矛盾中寻找平衡，内镜管径越粗，视野越广，亮度也越强，但所占空间大，剩余操作空间就越小。目前使用较多的是长度14cm、直径3mm或长度11cm、直径2.7mm的耳内镜，依据术中具体情况而定。角度也有0°、30°、45°、70°，国际主流学者推荐的常规配置是0°、30°、45°内镜，可依据具体情况选择（图18-3-3）。对于儿童及耳道较狭窄者，还有1.9mm内镜可选。

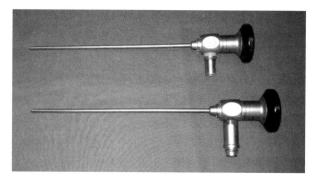

图 18-3-3 不同直径及角度的耳内镜

2. **手术器械**（图18-3-4） 大多数中耳显微手术器械都可以用于耳内镜手术。但为了适应角度镜的操作，一些特殊带角度的器械对完成上鼓室胆脂瘤等复杂手术也是必需的，如带角度的吸引器、剥离子和显微钳等，弯头带角度的电钻在有限的视野内既能保持镜头与钻头之间的距离，又能避免接触，比普通电钻更合适（图18-3-5）。内镜下单手操作，磨骨时冲水和吸引不能同时操作，切除骨质的效率较低。近年来，超声骨刀被用于耳科手术的骨质切除，有较好的操控性和安全性。

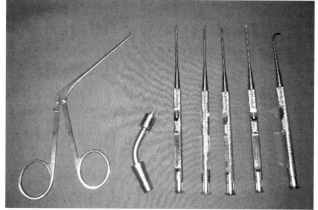 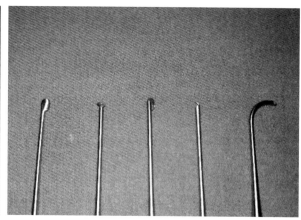

图 18-3-4 不同角度的耳内镜手术器械

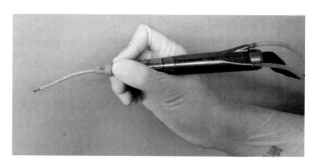

图 18-3-5 弯头带角度电钻及手柄

3.**术前准备** 要选择合适的患者，尤其是尚无耳内镜手术经验的医师。起始阶段建议先选择耳道宽敞、鼓膜中央性穿孔或穿孔较小且靠后的患者进行简单的鼓膜修补操作，待熟练后再逐步拓展到耳内镜下鼓室硬化症清除、听骨链重建、上鼓室胆脂瘤切除等操作。

签署知情同意书。因耳内镜视野显露的局限性，即使经验丰富的内镜手术医师，也可能在术中改变术式行耳后切口。所以术前谈话除常规内容外，需要告知患者行耳后切口的可能性，尤其是胆脂瘤患者。

对于耳毛较长的患者，耳毛上的水珠或血液会污染耳内镜，影响操作，因此需要术前清理耳毛。

手术室布局（图18-3-6）与显微镜下手术基本相同，即内镜工作站摆放在术者正对面，显示器高度大致与术者视线平齐，可以最大程度缓解术者颈部和腰部的疲劳。对于习惯于常规显微镜手术"低头"操作的医师，要转变为"抬头"操作，需要一个适应的过程。

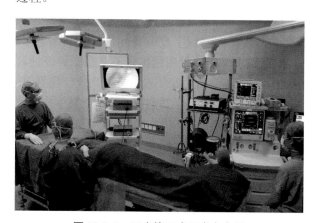

图 18-3-6 耳内镜手术手术室布局

手术开始前，外耳道内注射含肾上腺素生理盐水或利多卡因，对减少皮瓣切口出血，获得一个清洁的视野非常重要。术中麻醉师进行适当的控制性降压，对减少出血也非常有帮助。

4. **术后处理及随访** 内镜下中耳手术与耳显微外科手术一样，关注是否出现面瘫、眩晕等手术并发症；全身麻醉术后常规卧床6小时，吸氧，心电监护；常规术前30分钟应用抗生素预防感染，抗生素选择和给药时间应符合抗生素使用基本原则。术后一般2周抽出术腔填塞物，清理术区分泌物，并更换新的填塞敷料，根据情况通常需要换药3～4次。并建议术后加强长期随访，尤其是胆脂瘤患者，观察有无病变复发及听力重建的效果。

内镜下侧颅底外科手术术后参考常规手术，涉及颅内病变的，要特别关注生命体征的变化，意识是否清楚，肢体活动是否正常，有无头痛、呕吐的情况，面神经及后组脑神经功能情况，有吞咽困难及饮水呛咳者必要时给予鼻饲，还要注意包扎敷料是否干燥，了解有无脑脊液漏发生等。术中放置各种引流管者，要注意防止脱管，以及引流液的量和颜色是否异常。

七、并发症或不良反应

耳内镜下行中耳手术，尤其是经耳道手术，因其术区相对狭窄，抵近观察时视野较局限，尤其角度内镜下器械操作和直视下操作有较大区别，初学者易发生一些并发症。

耳内镜中耳手术术中并发症如下。

1. 直接损伤面神经造成面瘫 如果术中不能准确识别面神经，不宜盲目剥离，去除鼓室内的软组织，有时病变破坏面神经骨管，神经和病变粘连，没有明确界线。如术后即刻发生面瘫，一般是手术直接损伤引起，如面瘫大于House-Brackmann面神经功能分级Ⅳ级，建议尽早手术探查，进行面神经减压。对于迟发性面瘫，可先给予激素及营养神经药物，部分可逐步恢复，药物治疗效果不佳者，仍需要再次手术。

2. 损伤水平半规管引起眩晕甚至感觉神经性耳聋 当病变破坏骨质，合并存在水平半规管瘘管时，清理病变需要术者具备丰富的经验，尽量要保护膜迷路完整，有学者推荐水下操作的方法，清除病变后可使用自体骨粉及筋膜进行修复，一旦膜迷路破裂，需要尽快应用骨蜡封闭，避免用吸引器误吸出淋巴液。术中操作时不慎电钻开放迷路，处理原则类似，尽快应用骨蜡封闭瘘口，部分患者可保存听力。如术后患者有明显眩晕，建议卧床休息，给予异丙嗪肌内注射等对症处理，严重眩晕一般持续3～5天后逐步改善，发生严重眩晕者一般听力不能保留。术后应给予激素全身应用，以提高听力功能保存率。

3. 触动听骨链尤其是砧骨、镫骨导致传导性或混合性听力损失 术中操作需要精细，避免过度牵拉，与听骨链粘连紧密的病变，尽量锐性切除。处理听骨链周围病变时，可在听骨周围填塞明胶海绵或肾上腺素棉片，减少听骨链的动度。避免运转电钻触碰听骨，于听骨链周围磨骨时建议调低转速，磨骨之前需要去除术区棉片，防止缠绕棉片，误伤周围组织，可使用

塑料片等保护好耳道皮瓣及听骨链等重要结构。

4. 颅中窝脑膜损伤或撕裂 脑膜损伤见于乳突气化不良，颅中窝脑膜低垂的患者，可以用肌肉填塞瘘口，用生物胶封闭，一般可以修复。所以，耳内镜手术需要选择合适适应证，一定要确保手术安全，小心操作，如操作困难，必要时需要改行显微镜下手术。

耳内镜下侧颅底手术，病变多位置深在，破坏范围广，涉及颈内动脉、乙状窦、颈静脉球及第Ⅶ～Ⅻ对脑神经等重要结构。岩骨内病变术中内镜多为辅助性，用于术腔残留病变的检查，以及显微镜下不能直视区域的病变清除。桥小脑角区手术部分可以单独在内镜下完成，也可以联合显微镜和内镜手术，以充分发挥两种技术的优势。侧颅底手术的术中并发症中，内镜下最难处理的是出血，因为单手操作，不能像显微镜下操作可以一边吸引，一边双极电凝止血，其次是脑脊液漏，需要等脑脊液充分流出后，才可获得清晰的视野。

最常见的术后并发症是胆脂瘤复发或继发。胆脂瘤复发多是因为术腔开放不充分导致术中病变未完全清理干净，所以术前颞骨CT的阅片很重要，通过仔细阅片可大致对病变范围有所了解，避免遗漏。继发胆脂瘤多为皮瓣翻转折叠所致，其次为较深的气房上皮化碎屑未能彻底清理、外耳道口狭窄、松弛部内陷导致，应针对病因处理，必要时再次行手术治疗。患者还可能出现迟发性面瘫，可能与操作时通过鼓索神经或鼓室段面神经骨裂对面神经产生刺激有关。其他并发症还包括外耳道瘢痕狭窄，与术中操作损伤、术后瘢痕增生、感染等有关，应及时予以扩张，一旦发生瘢痕狭窄甚至闭锁，需要再次手术行外耳道成形。

八、总结

近年来，内镜技术才被引入耳科手术中，使耳科医师多了一种新的观察手段，可以经耳道深入观察中耳精细结构，利用抵近观察的优势，使听骨链、鼓室内韧带等结构的细节得到充分展示，同时在角度内镜的帮助下，可以显露显微镜下不能直视的隐匿区域的病变，从而降低了病变残存和术后复发的概率。尽管耳内镜仍然存在单手操作、缺乏立体视觉等缺点，但耳内镜在临床的应用日益为越来越多的耳科医师所接受，耳内镜外科已逐步成为耳外科的一个新的发展方向。

耳内镜手术对于有适应证的中耳手术，因耳道切口隐蔽，无须大量磨除骨质，且更容易观察和清理隐匿区域的病变，术后恢复更快，符合微创美观的要求，较显微镜下手术更有优势。然而对于大多数高度复杂

的侧颅底外科手术，因术区结构复杂，毗邻重要血管、神经结构，单独使用内镜操作，并不适合，在显微镜下完成病变切除后，联合使用内镜观察深部术区有无病变残存，辅助清理显微镜下不能显露区域的病变，更符合侧颅底外科的要求。内镜侧颅底手术对术者的要求更高，独立开展手术前，一定要有扎实的颞骨解剖知识及熟练的侧颅底显微镜手术实践经验作为基础，并经过耳内镜外科的规范培训，能够正确认识耳内镜技术的优势和局限性，处理病变时才能做到扬长避短，游刃有余。

九、典型案例分析

1. 临床资料　患者，男，27岁，口角向左偏斜14年，右耳听力下降10年。14年前患者出现口角向左偏斜，右侧闭目无力，进食右侧口角漏水，无听力下降、无耳溢液、无头晕等不适。10年前患者出现突发听力下降，

无头晕，无耳溢液，面瘫未见明显变化。查体：静态面容双侧明显不对称。右侧额纹变浅，抬眉无力，右侧闭目不全，用力闭目露白1mm，右侧鼻唇沟变浅，示齿左偏，右侧鼓腮漏气，右侧面神经功能House-Brackmann面神经功能分级Ⅴ级。耳内镜：双侧外耳道通畅，鼓膜完整，标志清。颞骨CT：右侧颞骨岩部耳蜗上方见软组织密度影，病变呈膨胀性生长，最大截面约1.9cm×1.6cm，边界较清，邻近骨质局部破坏吸收，面神经迷路段骨质模糊，病变累及右侧内听道（图18-3-7）。颞骨MRI：颞骨岩部耳蜗上方见不规则等长T_1、等长T_2异常信号。边界较清，大小约2.0cm×1.6cm×1.1cm，病变累及右侧内听道，边缘强化，面神经迷路段显示不清，鼓室段、乳突段、腮腺段明显强化。纯音听阈：右耳混合性聋，骨导纯音听阈均值50dB，气导均值80dB（言语频率均值为0.5kHz、1.0kHz、2.0kHz、4.0kHz）。入院诊断：岩骨胆脂瘤（右）。

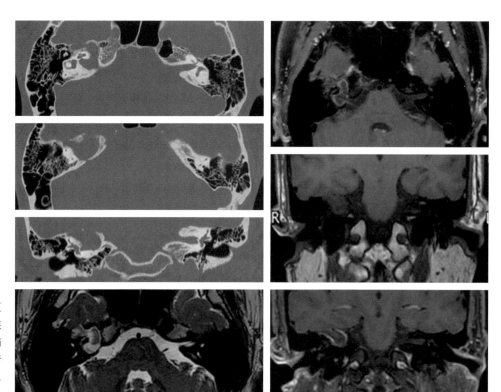

图18-3-7　颞骨CT和MRI
颞骨CT：岩尖区病变、岩尖区颅中窝、颅后窝脑膜板骨质不连续。面神经迷路段骨质模糊，病变累及内听道。颞骨MRI：岩尖区耳蜗上方见不规则等长T_1、等长T_2异常信号，边缘强化

2. 手术方法　手术选择经耳蜗入路，耳后大"C"形切口，切开皮肤、皮下组织，置入牵开器显露乳突。显微镜下行开放式乳突切除，显露颅中窝脑膜，后方显露乙状窦及颅后窝脑膜板。识别面神经垂直段。进一步磨除3个半规管，开放前庭，切除耳蜗。面神经垂直段、水平段轮廓化，保留神经周围薄层骨片。耳蜗、半规管、前庭内侧岩尖区见大量白色胆脂瘤，累及迷路上方区域。分次清除胆脂瘤，见岩尖区颅后窝、颅中窝脑膜大部分显露，颈内动脉垂直段显

露，动脉管壁及脑膜表面为胆脂瘤基质附着。内听道上壁骨质被胆脂瘤破坏。探查面神经迷路段，见面神经已中断，切除乳突内残存面神经。充分显露内听道周围胆脂瘤。清除岩尖区大部分胆脂瘤，电凝烧灼脑膜及动脉管壁表面胆脂瘤基质，并给予大部分清除，内听道脑膜破损，脑脊液漏，应用自体肌肉填塞漏口。颈内动脉管内侧及内听道底在显微镜下术野显露困难，30°耳内镜下清晰可见残余胆脂瘤，内镜下用弯曲接近90°的中耳刮匙和吸引器彻底清除病变。冲

洗术腔，封闭咽鼓管口。腹部脂肪填塞术腔。缝合切口，加压包扎。

本例患者，显微镜下未能发现颈动脉管垂直段内侧和内听道底处残存的胆脂瘤，如果不配合使用耳内镜检查，术后胆脂瘤残留，复发的风险明显增加。通常在显微镜下不能直视的病变，在30°耳内镜的辅助下，可以很好地观察到（图18-3-8），选择合适的显微器械，就能达到彻底清除病变的目的。

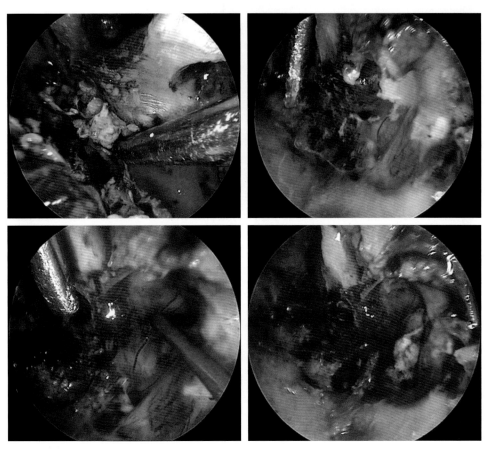

图18-3-8　显微镜下磨除3个半规管，开放前庭，切除耳蜗

耳蜗、半规管、前庭内侧岩尖区见大量白色胆脂瘤，累及内听道底。30°耳内镜下充分显露胆脂瘤病变组织，彻底清理胆脂瘤后内听道底出现脑脊液漏，应用自体肌肉填塞内听道底漏口

（王海波　韩月臣）

第四节　口腔颌面内镜技术

有关口腔颌面部的内镜诊治，源于1975年日本学者Ohnishi成功地研制和临床应用了颞下颌关节镜；后经Murakami、Sanders、McCain、Holmlund等的努力，目前已能对关节盘移位、骨关节病和囊内粘连等多种病变进行诸如复位缝合固定、削刨、激光切割和凝灼等手术，将颞下颌关节病的诊治水平提升到新的高度，并迎来了口腔颌面部其他疾病的多种内镜手术发展时代。1991年，Kats开发了诊断性涎腺镜和治疗性涎腺镜，为涎腺主导管疾病（如结石、狭窄、炎症和息肉）的诊断和治疗提供了新的方法，特别对X线透射的结石、导管深部的结石和导管狭窄的诊治更有意义。1993年，神经内镜辅助桥小脑角的血管减压术治疗原发性三叉神经痛也取得了令人鼓舞的疗效。20世纪末和21世纪初又相继涌现出颌面骨折、植骨、正颌、肿瘤和种植等内镜辅助手术。

关节镜手术作为一种微创的治疗方法，因损伤小、恢复快、并发症少等特点被广泛应用于颞下颌关节（temporomandibular joint，TMJ）疾病的诊断和治疗。随着影像学技术的不断发展，术前诊断率显著提高，目前已可诊断、治疗同期完成，能对关节盘移位、骨关节病、囊内粘连、游离体等多种病变进行诸如关节盘前附着松解、复位缝合固定、冷消融和游离体摘除等手术，被喻为介于非手术治疗和开放性手术之间的桥梁，本节仅以颞下颌关节镜技术和颞下颌关节区内镜辅助手术为介绍重点。

一、颞下颌关节镜

（一）技术发展史

早在1921年Bircher等报道了首例膝关节镜治疗病例。随后，直到1975年，Ohnishi等首次在关节镜下进行颞下颌关节疾病的诊断。与此同时，Holmlund及

Murakami 等也证实了关节镜穿刺技术在颞下颌关节区的安全性及有效性。随着关节镜技术的不断发展，Sanders 等提出了治疗性关节镜这一概念。早期的关节镜治疗是在关节腔内进行简单的灌洗和粘连松解。术中，通过清除炎症介质、减轻关节表面粘连、缓解患者疼痛、增加关节动度。该方法虽然操作简便，但是其治疗不够彻底，术后容易复发。随后 Bronstein 和 Merril 等在粘连松解和灌洗术的基础上，尝试了使用钝性探针将关节盘下压复位。由于术后关节盘复位效果不佳，因而未得到广泛认同。随着对复位技术的不断探究，Israel 和 Tarro 等提出了关节镜下关节盘复位固定技术（即关节盘后附着的牵引缝合术）。一直到 20 世纪 90 年代初期，McCain 等再次提出了关节镜下对移位关节盘的穿刺、复位、缝合技术，在其报道的 11 例治疗病例中，术后短期成功率达到 87%。笔者自主研发了新型的内镜专用缝合器械，并在前人的基础上再次改进了关节镜下关节盘复位技术，将关节盘复位的长期有效率提升至 95.4%。

1989 年，McCain 报道了 2 例关节镜下颞下颌关游离体摘除术，此后亦有零星报道。2012 年笔者总结了 33 例关节镜下游离体清除术，系统提出了游离体摘除术的适应证及手术方法。

（二）适应证

1993 年国际共识会议认为，除某些病例如急性外伤性结构紊乱、呈进行性发展的退行性关节病等外，通常，经恰当的非手术治疗并被证明是无效的患者可考虑关节镜手术治疗。

关节镜手术适应证具体如下。

1. 伴张口受限或伴痛性弹响的关节盘前移位，关节盘长度足以覆盖髁突关节面，可行关节镜下关节盘复位缝合固定术。

2. 青少年关节盘前移位继发牙颌面畸形，关节盘长度足以覆盖髁突关节面，且髁突骨髓有生长潜能，可行关节镜下关节盘复位缝合固定术。

3. 复发性脱位或疼痛性半脱位可行关节镜下关节盘复位术或硬化剂注射术。

4. 非急性期的化脓性关节炎可行关节腔冲洗引流术。

5. 滑膜软骨瘤病的游离体软骨化生成熟，且直径小于关节镜套管内径，可行关节镜下游离体清除术（详见"典型病例"）。

（三）禁忌证

1. 关节盘变形严重无法覆盖髁突关节面。

2. 严重的囊内粘连。

3. 严重的骨关节病及髁突特发性吸收。

4. 急性期化脓性关节炎。

5. 侵及关节囊外的肿瘤。

（四）技术要点

手术的关键是穿刺技术。

1. **第一穿刺点**　即关节镜穿刺点，确定该点时，患者取张口位。术者用拇指分别标记关节窝的后下缘和髁突的后缘，两者的交点即为第一穿刺点（图 18-4-1）。通常情况下，该点位于耳屏前 1cm 处。在该区域局部注射 2% 利多卡因 4ml，并在皮肤表面做 2～3mm 小切口。随后将带有尖头穿刺针的套管沿向上、前、内（15°～45°）的方向穿入关节上腔。穿刺成功后，拔出尖头穿刺针，将关节镜沿套管伸入关节腔内，进行操作前的镜下探查。

2. **第二穿刺点**　即前隐窝穿刺点，确定该点时，患者取闭口位。术者用拇指标记关节结节前斜面。此时，可将关节镜推入前隐窝，位于外侧腔的最外侧，引导第二穿刺针的位置。在该区域局部注射 2% 利多卡因 2ml，并在皮肤表面做 2～3mm 小切口。随后将带有尖头穿刺针的套管垂直穿入关节腔前隐窝（图 18-4-2）。

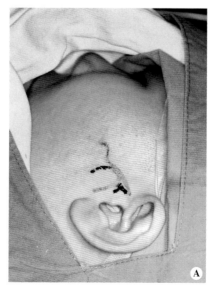
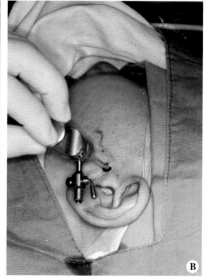

图 18-4-1　第一穿刺点

A. 患者取张口位，术者用拇指分别标记关节窝的后下缘和髁突的后缘；B. 在皮肤表面做 2～3mm 小切口，随后将带有尖头穿刺针的套管沿向上、前、内（15°～45°）的方向穿入关节上腔

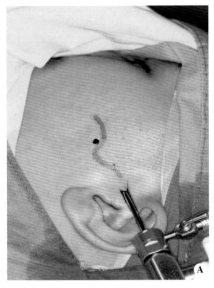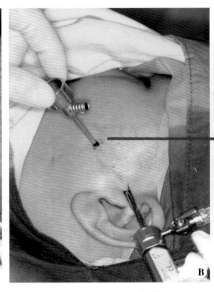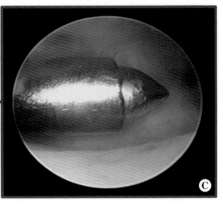

图 18-4-2　第二穿刺点

A. 患者取闭口位，术者用拇指标记关节结节前斜面；B. 在皮肤表面做 2～3mm 小切口，将带有尖头穿刺针的套管垂直穿入关节腔前隐窝；C. 关节镜引导下控制套管刺入的方向

3. **第三穿刺点**　即关节盘穿刺点，该穿刺点位于第一穿刺点和第二穿刺点之间，通常情况下，位于第一穿刺点前方 10～15mm 处（图 18-4-3）。

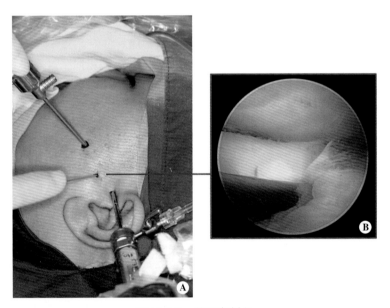

图 18-4-3　第三穿刺点

A. 患者取闭口位，第三穿刺点位于第一穿刺点和第二穿刺点之间；B. 关节镜引导下控制穿刺针刺入的方向和刺入关节盘的位置

4. **外耳道穿刺点**　如进行关节盘缝合术，需要开辟外耳道切口，通常该切口距离耳屏顶端 5～10mm。通过该切口，依次序先后将圈型缝线夹持器和钩型缝线夹持器伸入关节腔内，夹持从第三穿刺点放入关节腔内的关节盘缝合线（图 18-4-4）。

5. **暂时性面瘫**　灌洗液渗透至关节周围组织产生肿胀，有可能使面神经分支颞支及颧支持续性受压而出现相应的面瘫症状，即额纹消失或闭眼不全。一般均在术后数小时至 3 天内自行缓解。

（五）围术期管理

口服抗生素 3 天预防创口感染，适当给予镇痛药；应用十字交叉绷带加压包扎 3 天；告知患者进半流质饮食 1 周；术后 1 周复诊拆线，皮肤切口仅 3mm 长，无明显瘢痕遗留。

（六）并发症或不良反应

1. **出血**　分囊内与囊外 2 种，囊内较严重的出血是由关节盘前松解切开过深伤及翼外肌内血管所致，经高压灌洗后即可缓解，多不影响手术过程。囊外出

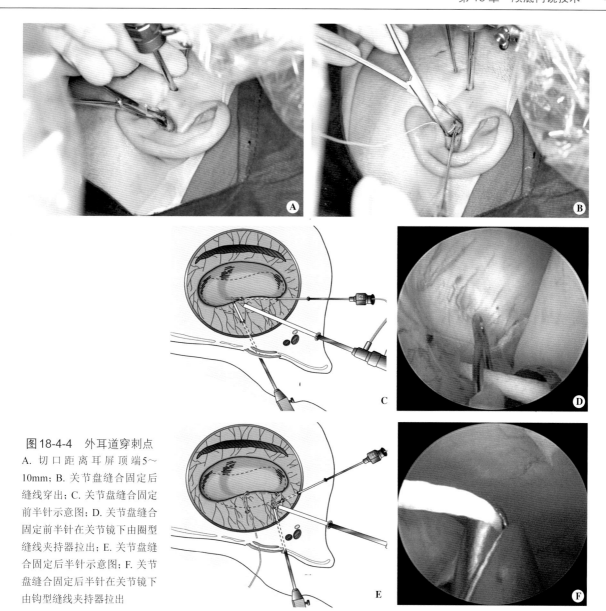

图 18-4-4　外耳道穿刺点
A. 切口距离耳屏顶端 5～10mm；B. 关节盘缝合固定后缝线穿出；C. 关节盘缝合固定前半针示意图；D. 关节盘缝合固定前半针在关节镜下由圈型缝线夹持器拉出；E. 关节盘缝合固定后半针示意图；F. 关节盘缝合固定后半针在关节镜下由钩型缝线夹持器拉出

血通常由于套管穿刺时损伤颞浅静脉，一般经压迫后即可缓解；如不奏效，改用经皮缝扎止血。

2. 耳部并发症　外耳道穿孔系穿刺时穿破外耳道软骨前壁所致；如未及时发现，继续向深部进针，有可能造成鼓膜穿孔及术后中耳感染，并导致永久性听力减退或丧失。

3. 器械折断　包括活检钳、剪刀、射频刀头、缝合针和缝合套圈等折断，为操作不当和器械老化所致。关节腔内的异物可采取关节镜手术取出；关节外的异物可采用小切口和（或）透视机监视引导下取出。

（七）典型病例

患者，女，52 岁，右耳前张口疼痛 2 年，伴右后牙无法咬合。查体：右耳前区轻度膨隆，压痛，张口度 25mm，张口型右偏。

1. 术前影像学检查（图 18-4-5）　CT 显示右颞下颌关节髁突上方钙化游离体，关节窝顶轻度压迫性吸收；颞下颌关节 MRI 显示右颞下颌关节上腔多个游离体，关节液增多，关节窝顶轻度压迫性吸收，关节盘轻度前移。CT 及 MRI 均提示倾向滑膜软骨瘤病。

2. 术前准备　术前常规检查血常规和出凝血时间；常规耳前皮肤备皮，上缘与耳郭上方平齐；手术器械：采用直径 2.7mm、外鞘直径 3.2mm、0° 角关节镜及探针、杯状钳、视频监控系统、图像打印机。

3. 手术步骤

（1）患者取仰卧位，头偏向健侧。常规消毒、铺巾、耳道内消毒，并放置与外耳道相适应的碘伏棉球，隔断与外耳道的相通，防止液体流入外耳道。

（2）关节腔内及关节盘后区注射利多卡因。

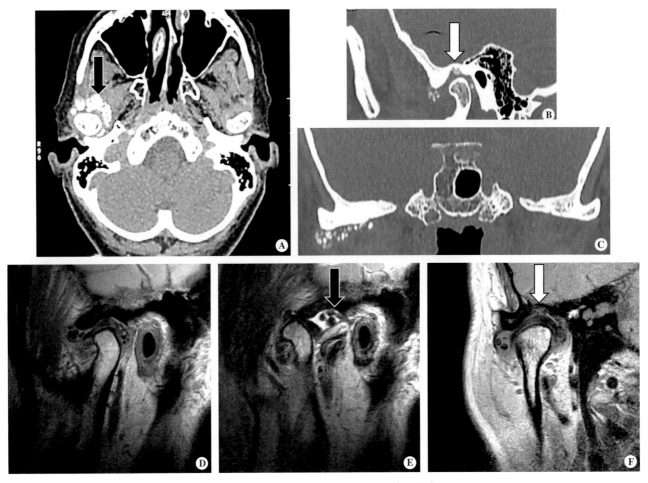

图18-4-5　滑膜软骨瘤病患者术前影像学检查

术前CT水平面（A）、矢状面（B）、冠状面（C）可见钙化游离体（黑箭头），关节窝顶轻度压迫性吸收（D）。术前颞下颌关节MRI上腔多个游离体（黑箭头）（E），关节液增多，关节窝顶轻度压迫性吸收（白箭头）（F）

（3）选择第一穿刺点和第二穿刺点，放置关节镜套管，建立冲洗通路。术中见大量白色、软骨样游离体（图18-4-6A）。

（4）内镜监视下将游离的软骨结节冲出，与滑膜粘连的结节，以杯状钳取出（图18-4-6B）。

（5）清除炎性增生的滑膜。

（6）检查内侧沟及前后隐窝，无游离体残留，拔出内镜，耳前2个小切口缝合，加压包扎。

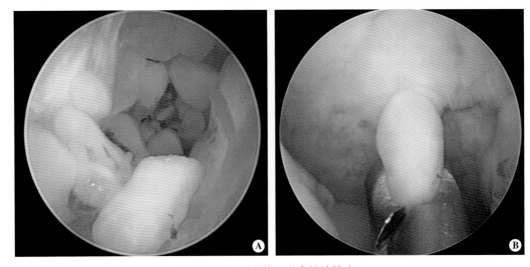

图18-4-6　关节镜下游离体清除术

A. 镜下见大量白色、软骨样游离体，可经双套管冲出；B. 体积较大或与滑膜粘连的结节，以杯状钳取出术后病理证实滑膜软骨瘤病的诊断（图18-4-7）。术后复查颞下颌关节MRI显示游离体无残留（图18-4-8）。

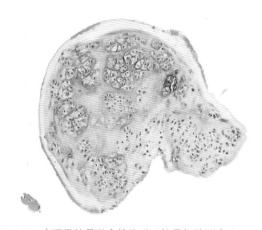

图18-4-7　病理见软骨游离体为透明软骨细胞形态（HE，×40）

二、颞下颌关节区内镜辅助手术

颞下颌关节区内镜辅助手术主要有内镜辅助髁突下骨折复位固定术、内镜辅助肋骨软骨植骨术、内镜辅助下颌支垂直截骨提升术等。

下颌支和髁突下骨折由于处于面部较深解剖区域，单从口内进路在操作视野显露上有一定的困难，口外入路又存在面神经损伤和较大瘢痕的不足。因此内镜辅助下颌支和髁突下骨折复位与固定对新鲜骨折具有一定的临床意义。可采用口外入路，经下颌下小切口进入，在下颌支外侧面与咬肌内侧面之间形成手术操作空间，放置穿颊拉钩，在内镜监视下，将骨折块复位后，放置钛板，经穿颊拉钩钻孔和螺钉固定。也有从口内入路（图18-4-9），经翼下颌皱襞外侧切口，其余步骤基本同上。口外入路有下颌支外侧面和后缘的良好视野（借助内镜），对于骨折复位的观察与判断更加直观与准确；但口外法在下颌下缘有1.5cm左右的瘢痕。口内入路更符合美容外科的要求，但口内入路缺乏对骨折复位后缘的观察，较难把握复位的准确性。

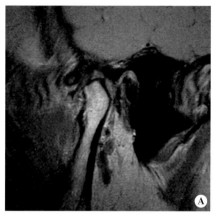 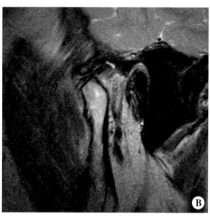 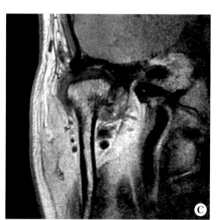

图18-4-8　术后复查颞下颌关节MRI显示无游离体残留及复发
A.闭口位矢状面质子相；B.开口位矢状面T₂加权像；C.冠状面T₁加权像

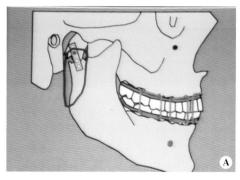 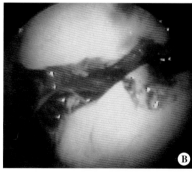 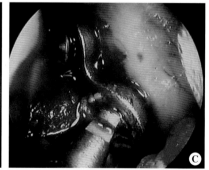

图18-4-9　新鲜髁颈骨折的内镜辅助固定
A.髁颈骨折示意图；B.内镜辅助下清理骨折线周围肉芽组织；C.内镜辅助小钛板固定

内镜辅助肋骨软骨植骨术应用于髁突及颈部切除后所有需要肋骨软骨植骨的病例，常见的有髁突骨关节病、髁突自溶性吸收和良性髁突肿瘤等。传统的方法需要耳颞前和下颌后两切口完成该手术，内镜辅助手术只要耳颞前一个切口。具体方法：通过耳颞前隐蔽切口，切除髁突或进行关节强直间隙手术；自该切口剥离咬肌附着，形成植骨空间；先在直视下固定1~2枚螺钉后，再安放穿颊拉钩，在内镜的监视下，经穿颊拉钩钻孔、螺丝固定。该植骨过程不但省时，而且无须下颌后切口（图18-4-10）。不足之处是对植骨的方向不易控制。

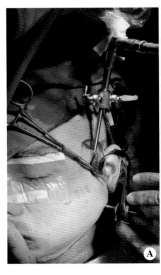
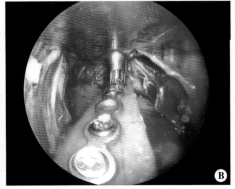
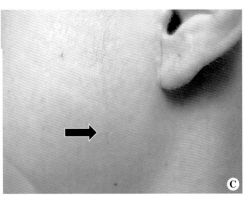

图18-4-10　内镜辅助肋骨软骨重建术

A.颞部切口放置内镜系统，颊部小切口放置穿颊器固定；B.内镜监视下钛板固定；C.术后随访颊部切口隐蔽

内镜辅助下颌支垂直截骨提升术适用于颞下颌关节肿瘤，或关节强直切除髁突造成下颌支高度不足但面型基本对称、咬合关系稳定的病例，传统的方法需要耳颞前和下颌后两切口完成该手术，内镜辅助手术只要耳颞前一个切口。详见"典型病例"。

典型病例如下。

患者，女，31岁，因"左耳前疼痛2年"就诊。自觉左面部近期增大明显。查体：左下颌体肥大，口角基本对称，仰头位见左下颌角肥大，张口度、张口型无异常，咬合稳定（图18-4-11）。

1. 影像学检查（图18-4-12）　全景片及颌面CT显示髁突骨性增生，表面结节状，下颌体肥大。

2. 术前准备　术前依据CT数据进行髁突头、下颌支、下颌下缘截骨设计及导板制作（图18-4-13）。常规耳周三横指皮肤备皮；准备常规颞下颌关节手术器械，骨动力系统，内镜系统采用直径4mm、70°角关节镜，穿颊套管、视频监控系统、图像打印机。

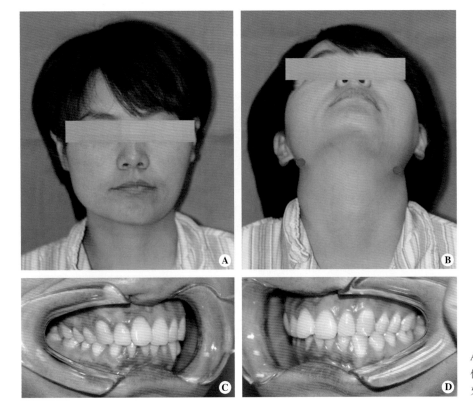

图18-4-11　术前面型及咬合关系

A.正面像：左下颌下缘略肥大；B.仰视位：左下颌角低，离散度对称；C.右后牙咬合稳定；D.左后牙咬合稳定

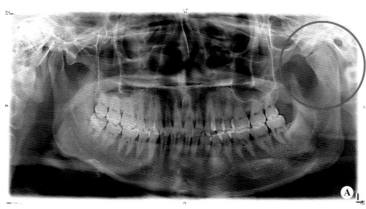
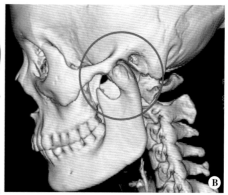

图18-4-12　术前影像学检查左髁突骨性增生
A.全景片；B.三维CT重建

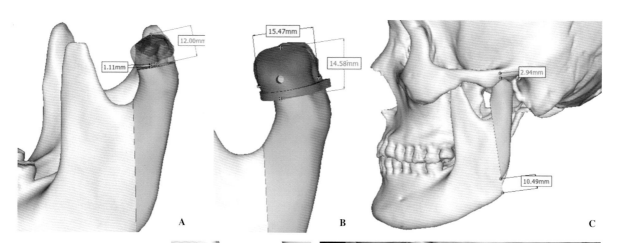

图 18-4-13　术前设计及导
板制作
A.镜像原理设计髁突头截除范
围；B.设计髁突头截骨导板；
C.设计下颌支垂直截骨线，保
证髁突头进入关节窝；D.设计
下颌支垂直截骨导板；E.设计下
颌下缘修整截骨导板

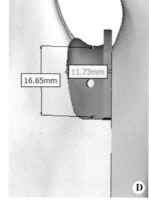
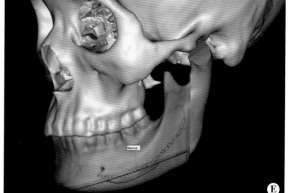

3. 手术步骤

（1）常规经鼻插管全身麻醉。

（2）采用颞部-耳前切口入路显露关节结节、颧弓及关节囊外侧面。打开关节下腔，在直视下完整显露髁突及肿物（图18-4-14A），依据导板将瘤体切除（图18-4-14B），修整髁突残端外形。

（3）颌间结扎。

（4）剥离下颌支外侧的咬肌附着，固定下颌支截骨导板。

（5）内镜自耳颞切口探入，内镜监视下应用矢状锯沿截骨导板在下颌支后缘前方10mm处做平行下颌骨后缘截骨线（图18-4-15）。将后缘骨块上移，使修整后的髁突残端进入关节窝内。

（6）于下颌骨后缘表面皮肤做2～3mm小切口，穿颊套管穿通皮肤及皮下组织、肌肉、骨膜后固定，在内镜监视下应用钛板、钛钉固定下颌骨（图18-4-15）。

（7）解除颌间结扎，被动张闭口，检查髁突及关节盘的位置是否稳定。彻底止血后分层关创。

（8）经口内入路同期行下颌体下缘修整（图18-4-16）。

第四部分　颅底外科技术

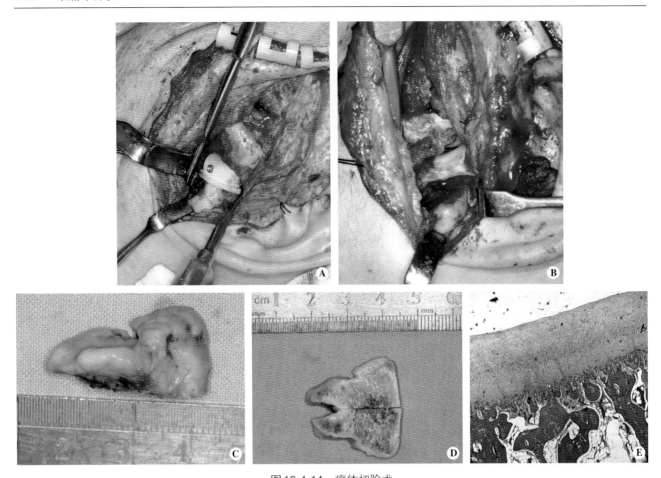

图18-4-14 瘤体切除术

A.颞部-耳前切口入路显露髁突及肿物，放置截骨导板；B.瘤体切除后的间隙导致下颌支高低降低；C.截除的瘤体；D.瘤体剖面见表面软骨带；
E.术后病理见表面软骨帽，下方软骨化骨及骨小梁

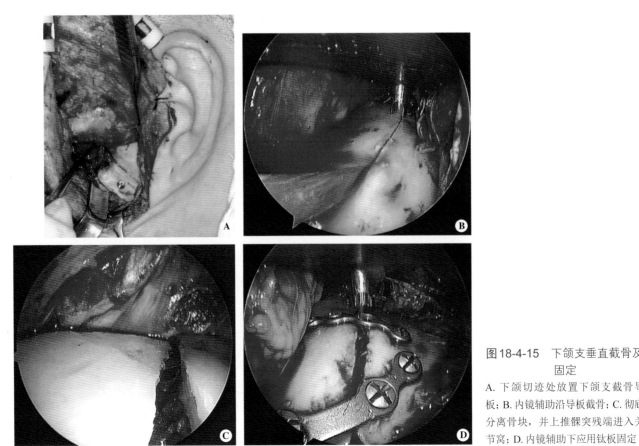

图18-4-15 下颌支垂直截骨及
固定

A. 下颌切迹处放置下颌支截骨导
板；B. 内镜辅助沿导板截骨；C. 彻底
分离骨块，并上推髁突残端进入关
节窝；D. 内镜辅助下应用钛板固定

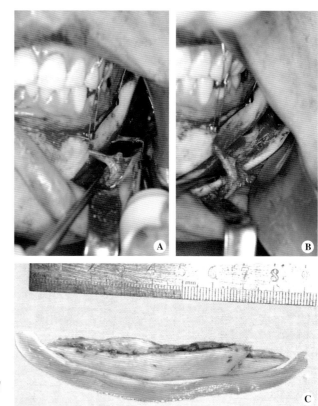

图18-4-16　口内入路下颌下缘修整

A.下颌下缘截骨导板固定及超声骨刀截骨；B.去除下颌下缘骨，保留下牙槽神经；C.截除的骨块

术后病理诊断髁突骨软骨瘤（图18-4-14C～E）。术后弹性牵引1个月，1个月后进行张口训练等物理治疗。术后1年随访（图18-4-17），面型对称，咬合稳定，术后复查全景片及CT见髁突在位良好。

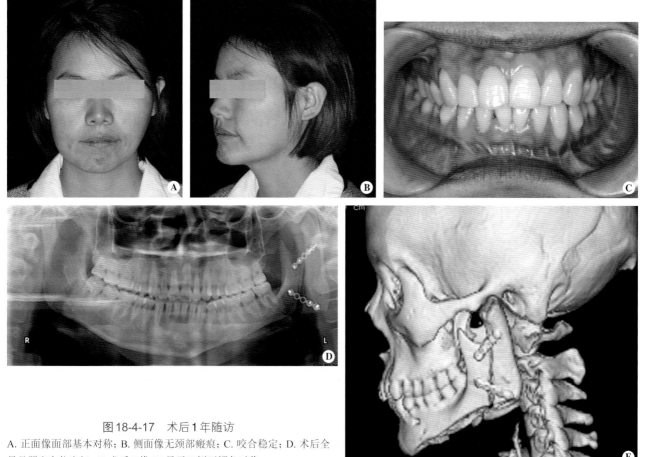

图18-4-17　术后1年随访

A.正面像面部基本对称；B.侧面像无颈部瘢痕；C.咬合稳定；D.术后全景见髁突在位良好；E.术后三维CT显示双侧下颌角对称

第四部分　颅底外科技术

总　结

内镜外科作为微创外科的重要组成部分，具备以下特点：一是术前影像学检查至关重要，选择符合适应证的病例仍是成功的第一步。二是创伤小，体现在局部、全身和心理三方面。三是高效性，它不但可替代开放性手术，部分内镜手术还能完成开放性手术无法进行的操作。

与开放性手术相比，关节镜手术仅有轻微并发症，故对两种方法均能解决的病种，关节镜手术更具优越性。另外，治疗性关节镜的应用也为非手术治疗疗效差而又未严重到需要开放性手术的病种提供了一条有效的治疗途径。

外科医师首先应具备传统外科的技能，在此基础上接受严格的内镜外科训练，才有可能成为合格的内镜外科医师。在实际工作中，两者应互相配合，术中发生意外时，应及时将内镜手术转为传统手术。

（杨　驰　陈敏洁）

第19章 多模态成像技术

第一节 神经外科导航在颅底外科的应用

一、神经导航是颅底外科应用最为广泛的手术辅助技术之一

近几十年来，颅底外科手术效果提升十分显著。正如前面章节所详细讨论的，颅底外科专家在多学科协作、手术入路改良、神经内镜应用等方面的潜心钻研和细心实践，带来了颅底外科手术理念的创新、手术技术的优化、手术方式的更新。这些变化给颅底外科手术效果带来了质的飞跃。

同时，近几十年来，随着相关科技门类的高速发展，先进的手术辅助技术和辅助设备如雨后春笋般涌现出来。这些技术及设备或为手术提供更加精准的空间位置引导，或开拓更广阔的手术视野，或提供更加明亮的照明，或提供更加稳妥的止血效果，或提供多种辅助技术交互的平台，使手术操作更加精准、操作效果更加稳妥、操作步骤更加简洁。它们亦为颅底外科手术效果的提升提供了切实帮助。

这些常见的颅底外科手术辅助技术/设备如下。

1. 神经导航　神经导航技术又称无框架立体定向技术，在颅底外科手术中实时提示术野中兴趣点在术前影像学资料中的对应位置，从而为术者提供空间位置引导。

2. 神经电生理监测　脑神经、出入颅腔的血管等在颅底复杂走行，颅底外科手术易对其造成损伤，神经电生理监测实时反映这些结构的功能状态，对保护患者的神经功能，提高手术效果起到十分重要的作用。

3. 手术机器人　在神经导航或有框架立体定向技术的基础上，融合精密机械控制技术，提供可参与手术操作的机械臂。机械臂既可连接操作机构直接进行手术操作，亦可连接摄像机构为术者提供额外视野，或连接器械固定机构减轻术者疲劳及增加操作稳定性。手术机器人可用于颅底病变活检、小病变切除、结合激光消融处理病变等。在颅底外科中手术机器人的应用不如在其他手术学科中广泛，这多是由于颅底复杂的解剖学特点限制了机械结构的进入路径。

4. 术中成像　包括常规术中成像设备及术中荧光成像手段等。前者如术中MRI、CT、超声等均已有成熟的术中专用设备上市，在术中进行扫描可了解颅底病变切除程度和重要结构位置。后者常见的荧光手段有5-氨基酮戊酸（5-ALA）、吲哚菁绿（ICG）、帕弗拉辛纳（OTL-38）等，5-ALA常用于高级别胶质瘤的荧光显像，在颅底肿瘤中亦有应用，吲哚菁绿是一种于血管内间隙中与血浆蛋白结合的荧光团，并且具有非常高的安全性，在多种肿瘤中被报道能够区分肿瘤与正常组织，报道最多的是垂体腺瘤，OLT-38是靶向叶酸受体α的荧光团，能够对高表达叶酸受体的肿瘤进行显像；在一项前瞻性研究中，术中OTL-38在检测非功能性垂体腺瘤时表现出高敏感度和特异度。

5. 神经内镜及外视镜　已广泛应用于颅底外科手术，在此不再赘述。

其中，神经导航的应用十分广泛。神经导航在神经外科手术或颅底外科手术中已有数十年的应用历史，在术中提供毫米级精准度的空间位置引导，对显露及寻找病变、判断病灶切除程度、判断手术边界起到重要的提示作用。神经导航多次被报道能够提高病变切除程度，并有助于保护患者术后神经功能。在诸多神经外科及颅底外科中心，神经导航被认为是手术的基本且必要的辅助手段。

神经导航在手术中能够承担多模态整合平台的角色，将多种模态影像数据融合统一进同一个空间参考系，对病灶的多维度性质进行整合性显示，为精准制订手术策略和精准判断手术边界提供有价值的信息。同时，神经导航可与手术机械臂进行连接，基于神经导航的空间定位信息开展立体定向操作；可与神经内镜、手术显微镜或激光消融器械连接，实时提示目前的操作位置。以此，神经导航也可承担多模态影像引导和多模态手术操作的纽带。此外，对于需要多学科协作处理的颅底病变，即便其位于颅腔外，由于其与头颅注册点存在固定的空间关系，神经导航也可对其进行准确的空间位置引导。

目前，被批准上市的神经导航产品众多，国内也有数十种知名产品型号，这皆来源于神经导航在包含

颅底外科手术在内的颅脑手术中的广泛应用。研究者也正在更加深入地挖掘神经导航在颅底外科的应用价值。例如，将神经导航与虚拟现实、增强现实等技术进行融合，在颅底手术开展过程中，为术者提供更加方便、更加鲜明的位置引导。

由于神经导航在颅底外科中广泛应用，本节将对神经导航的发展历程及其在颅底外科中的应用场景、注意事项、最新进展等进行阐述。

二、神经导航的发展历程

神经导航又称无框架立体定向技术。其原理是以预设的空间参考点为基准，测量头部体表特定或非特定标记点的空间坐标，并将这些坐标投射到术前所采集的头部影像中，建立实际空间坐标系与术前影像空间坐标系的映射关系。在术中测量兴趣位置相比于空间参考点的坐标，即可根据该坐标推算其在术前影像空间坐标系的坐标（图19-1-1）。

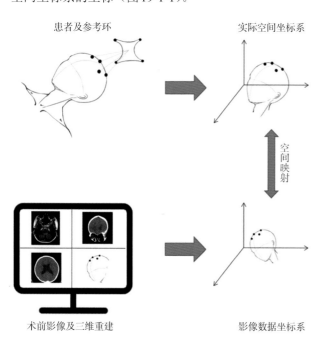

图19-1-1　神经导航的基本原理

神经导航的发展历程主要分为以下3个阶段。

1. 有框架立体定向阶段　Horsley和Clarke被许多学者认为是有框架立体定向技术的鼻祖。1908年，他们基于直角三维坐标系开发出了第一台立体定向仪，并成功用于动物实验。而后，1947年Spiegel和Wycis开发出了第一台用于人体的立体定向仪，并用于亨廷顿病的手术治疗。此后，Leksell和Reichert等有框架立体定向仪问世，其中部分现今仍在被广泛使用。我国自主研发的第一台有框架立体定向设备诞生于1964年，由蒋大介教授研制。自20世纪70年代起，随着CT、MRI等先进影像学检查设备逐渐被引入临床，立

体定向设备逐渐与这些影像学检查设备相兼容。

2. 神经导航阶段（即无框架立体定向阶段）　1986年，Roberts首先报道了利用声波数字化仪跟踪手术器械或显微镜从而实现无框架立体定向，从而拉开了神经导航阶段的序幕。与上个阶段最大的区别是，这类新技术不再以沉重的框架作为定位的参考物，而采用一枚或数枚粘贴于患者头部的基准标志物作为参考物。此进展显著提高了立体定向技术的易用性。随着Medtronic、Brainlab等神经导航系统商品化产品的发布，神经导航系统几乎走进了全世界每一个著名神经外科中心，并在神经导航影像引导的帮助下，神经外科手术变得更加精准。

3. 神经导航融合发展阶段　近年来，随着医学影像、机器视觉、机械自动化、虚拟现实/增强现实等技术的发展，神经导航技术与这些技术相融合，迎来了新的发展。

影像技术的发展为颅底外科提供多种反映病变性质和解剖特点的模态，神经导航与之整合能够更加精准地引导手术操作（图19-1-2）。功能磁共振成像（fMRI）和弥散张量成像（DTI）可为神经导航系统提供人脑的功能定位数据，PET等模态可为神经导航系统提供病变的代谢定位数据，DSA等模态可为神经导航系统提供重要血管的空间位置数据，术中超声、术中MRI技术可为神经导航系统提供术中脑组织的形变数据。神经导航与这些影像学技术相互融合，实现信息互补，在此基础上进行手术规划和提供术中引导更有利于最大程度上去除病灶和最小化功能损伤。

在机器视觉领域，更先进的影像学配准技术使多模态影像图像配准更加准确，速度也更快；更先进的模式识别算法使患者头位注册、探针追踪等过程更加准确。近期有学者报道，将引入结构光注册技术，可使神经导航系统摆脱体表参考物的依赖，并进一步优化神经导航的易用性和精度度。

在机械自动化领域，神经导航技术与机械臂结合，产生了神经外科手术机器人技术。手术过程中，机器人按照术者规划，将机械臂摆动至操作路径，实现自动定位。国内亦有厂商开发出了能够与神经导航相融合的简易立体定向活检模块，将该模块固定在头架上，通过计算模块的空间位置与病变位置的关系，该模块自动调节内部针道角度，并计算穿刺深度。术者将活检器械穿过针道即可抵达病变。

在虚拟现实/增强现实领域，通过该技术将神经导航系统的二维或三维画面投送到术野或术者显微镜中，并与术野相配准，给予术者更直观、更直接的画面，避免术者的目光在术野和导航系统显示器之间反复切换。

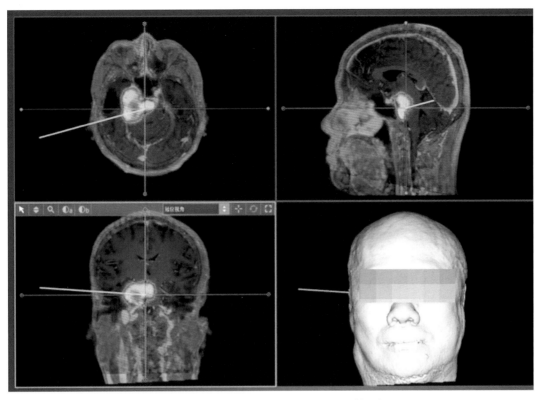

图 19-1-2　多模态影像融合用于神经导航示例

该病例为岩斜脑膜瘤患者，导航使用增强 MRI 和 PET 融合数据，图中较亮区域为 PET 所示高代谢灶，浅蓝色直线为术前预设手术路径

三、颅底外科应用神经导航的特点

1. "脑漂移"程度小　神经导航常被使用者诟病的缺陷就是术中"脑漂移"。由于神经导航系统所使用的影像数据几乎都为术前采集，手术过程中因为震动、开颅后脑组织膨胀、脑脊液丢失、脑组织被牵拉、脑组织及病变被部分移除等原因，脑的形态和位置与术前出现不一致。按术前影像数据进行空间位置引导，多少有一些"刻舟求剑"的意味。在幕上胶质瘤手术中，有学者测量"脑漂移"的程度甚至可达 10cm，这就使神经导航系统完全丢失了"精准"属性。术中行 MRI、CT、超声检查，可更新脑组织的形态数据，对"脑漂移"进行矫正。但将术中超声与术前影像融合并不容易；术中 MRI 对手术器械及手术室内装备的材质有要求，且造价高昂、扫描时间长，实际应用受到显著限制。

幸运的是，笔者在长期临床实践中发现，神经导航用于颅底病变开颅切除术时"脑漂移"的程度并不大，术中验证解剖学标志和特征性病变位置发现其漂移程度通常小于肉眼能够识别的水平。笔者认为，其原因有以下几方面。

（1）颅底病变常附着于位置较为固定的骨质结构，不易发生明显位移。

（2）颅底骨结构凹凸不平，非附着于骨质的病变也通常被其限制移动范围。

（3）颅底病变多为脑外病变，其位置受术中脑组织位移影响较小。

（4）低位脑干、小脑等部位的病变，亦因为脑干、小脑体积较小，且活动度不如幕上脑组织显著，而术中位移较小。

（5）诸多类型的颅底病变，如脑膜瘤、神经鞘瘤及神经纤维瘤等，其组织质地偏硬韧，自身不易形变。

（6）整体手术过程中，患者颅内压变化程度不如幕上手术显著。

2. 常在"多模态影像融合"场景下工作　颅底外科术中通常需要使用多模态影像进行空间位置引导。对于需要处理的病变，MRI 结构像数据通常最能清晰反映其位置、形态和边界；对于手术过程需要关注的骨性结构，CT 数据通常具有较大的价值；对于重要血管的走行位置，则需要使用增强 MRI、增强 CT 进行显示；对于神经纤维束和脑神经的走行位置，则需要根据弥散张量成像及纤维束重建结果进行引导；对于不能全部切除的病变，需要通过 PET 引导切除其高代谢区域。在多种模态影像融合的需求下，既要求神经导航系统具有较高的图像融合精准度，也需要有较高的图像处理速度，还要求能够以清晰简洁的方式，将各种模态需要呈现的信息显示出来。

3. 常在"内镜"手术条件下工作　神经内镜已经成为颅底外科重要的手术方式。神经导航配合内镜进行空间位置引导与通常的导航使用方式明显不同。在内镜手术时，由于手术路径较为狭窄，常规导航探针难以与内镜器械同时进入术野，使用常规导航探针将不可避免地要求术者反复切换手持内镜器械与导航探针，为手术过程带来不便。因此，在内镜手术时，需要使用与内镜兼容的神经导航器械，如可形变的纤细探针、能够将内镜手术器械注册为代理探针的套具等。但两者仍会对手术器械的重量、灵活性及力反馈造成影响。目前，在内镜手术领域尚无完全令人满意的解决方案，亟须与内镜体系兼容性更好的神经导航技术/设备。

4. "环境兼容"要求较高　术中体位常需要侧卧位、侧俯卧位。相应的，头面部特征明显的结构，如鼻眼部，通常朝向下方，给头位注册带来困难。需要导航操作者耐心、细致地进行注册和验证头位。

颅底外科手术常需要经鼻气管插管，鼻部软组织易受到牵拉而出现位移，这一点与其他神经外科手术尤为不同，如仍使用鼻部结构作为头位注册标记（如鼻尖、鼻背等），则容易影响导航体系的精准度。

此类操作常涉及多学科共同操作，且其他技术/设备应用较多，手术空间通常比较狭小，导航器械摆放位置需要格外注意，以避免与其他手术操作过程相互影响。

颅底手术常需要使用牵拉器械，多为体积较大的金属器械，易干扰电磁导航系统的信号。

5. 神经导航在颅底外科应用的注意事项

（1）涉及可活动部位（如上颈部）的病变，颅外部分因摆放手术体位，其空间位置与扫描影像学资料时相比可发生明显变化，而造成显著漂移，术中判断其位置和边界应更为慎重。

（2）对于经鼻气管插管的患者，应避免使用除鼻根及骨性鼻背以外的鼻部解剖标记进行头位注册，否则易导致注册失败或误差过大。

（3）对于侧卧位或侧俯卧位的患者，由于扫描术前影像学资料时，患者为仰卧位，头颅背侧皮肤常受压变形，应避免使用头颅背侧体表进行轮廓匹配注册头位。

（4）选择合适的体表标记和导航追踪方式，颅底手术常耗时较长，体表标记可能在手术中发生脱落或位移，从而导致导航系统整体失败。

（5）由于颅底手术常需要使用体积较大的金属器械，如脑自动牵开器等，而干扰电磁导航系统信号，在这种情况下应优先选择光学导航系统。

四、神经导航在颅底外科的应用场景

1. 常规开放手术　是神经导航在颅底外科最常见的应用场景，常用于颅底病变如颅底脑膜瘤、神经鞘瘤、垂体瘤、颅咽管瘤、表皮样囊肿及颅后窝胶质瘤等的切除术等。在手术过程中，神经导航的应用集中在以下3个方面。

（1）在手术开始前，神经导航可帮助术者进行手术规划。神经导航系统将多个模态的影像学图像进行融合，为术者提供多要素全视角的三维图像，术者也可在神经导航系统设置逐步靠近病变的路径，观察路径与病变及颅内其他结构的空间关系。此外，术者可在术前利用神经导航系统进行手术切口设计，并将探针立于切口范围内，观察切口显露范围是否满足手术需要。

（2）在手术进行中，神经导航引导术者靠近病变，在显露病变过程中可随时观察当前操作位置与病变和其他结构之间的关系。同时术者可通过神经导航系统观察探针角度与所设置手术路径之间的重叠和成角关系，保障手术按预设路径实施。

（3）在切除病变时，神经导航系统辅助术者判断手术边界。术者通过判断实时处理位置是否抵达影像所示病变边界帮助决策是否抵达手术边界。

与其他颅内部位病变的开颅手术相似，应用神经导航系统能够使开颅肿瘤切除术获得更高的手术切除程度、更低的并发症发生率。显然，这是由于神经导航系统的影像引导功能，术者能够更准确地判断病变边界，更有效地避开术中需要保护的重要结构。

2. 颅底内镜手术　随着内镜技术在颅底外科越来越广泛地被应用，颅底内镜手术成为神经导航在颅底外科的热点场景。除了经典的应用方式，即术中可随时将神经导航探针经内镜路径置入术野，神经导航系统即可提示探针尖端所处位置，辅助内镜手术医师判断当前位置及与周围结构的空间位置关系，当前神经导航系统为神经外科内镜手术医师提供了更为便捷的方式。例如，通过神经导航系统的适配工具，将内镜器械进行适配，神经导航系统将可以实时追踪并显示内镜器械末端的位置。亦如，可形变的细探针可伸入吸引器管腔，实时追踪吸引器末端的位置。目前此类神经导航器械已比较成熟，如Medtronic导航体系的SureTrak Ⅱ适配套件。美中不足的是，这些套件因为体积或重量，仍会或多或少地影响术者的手术操作。未来，兼容神经导航的内镜操作器械将使术者获得无干扰的神经导航引导。

3. 立体定向活检术或激光消融术　基于神经导航的立体定向活检和激光消融治疗的定位过程相近。不同之处是在病变处理过程中，活检使用穿刺针或活检钳夹取病变组织，而激光消融则向病灶伸入光纤施加消融功率。较为常见的应用方式是使用手术机器人，在神经导航引导下，机器人的机械臂摆动到手术计划路径上，经机械臂针道进行手术操作。

同时，已上市的大部分神经导航系统皆为术者提供了适合导航下穿刺活检术的系统软件和手术器械。以 Medtronic Stealth Station S7 神经导航系统为例，已上市与之匹配的尾部带有红外追踪器件的一次性活检穿刺针及该探针的角度固定器械。在光学模式下，该导航系统实时追踪探针的位置和方向，实时提示穿刺针与预设路径的成角，在术者确定穿刺针方向后使用器械固定探针的前进角度。此后，导航系统实时提示穿刺针前端侧窗离靶点的距离。以国内厂商开发的 Q300 微型机器人为例，该机器人适配于导航系统，可通过其顶端的红外追踪器件被神经导航系统识别位置和针道角度。在导航系统计算针道实际角度与手术计划路径差异之后，可将调整信息反馈给机器人，机器人自行微调针道角度沿手术计划路径指向病灶。

4. 其他类型手术 神经导航也常见应用于颅底病变相关的脑积水分流、颅底囊肿抽吸、异物取出等外科操作，其应用方式和操作方式与上述颅底主要疾病相近，不再赘述。

五、颅底外科应用神经导航的最新进展

笔者通过"神经导航"和"颅底"关键字检索近年来发表的研究文献发现，针对神经导航在颅底外科应用的研究相当多。大多数研究主要集中在 3 个方面：神经导航结合增强现实或虚拟现实在颅底病变切除术中的实际辅助效果；利用神经导航在术中或尸头实验中开展解剖学研究或改良手术入路；针对改良神经导航技术的研究，如头位注册算法等。笔者将举例进行阐释。

1. 神经导航结合增强现实或虚拟现实在颅底病变切除术中的实际辅助效果 Valentina 等在 2021 年报道了导航结合增强现实在内镜颅底病变切除术中的效果。在这项研究中，共开展了 17 台神经导航结合增强现实辅助的颅底手术。经术后 MRI 结果证实，65% 的肿瘤性病灶获得了较高的切除程度。在所有患者中，没有出现长期并发症，仅 2 例因术后脑脊液漏再行修补手术。

一项 Mirza 等发表于 2022 年的研究报道使用神经导航结合增强现实技术能够实现颅底脑膜瘤较高的全切率和很低的血管神经损伤率。这项研究使用术中 CT 勾画肿瘤边界及相关的神经和血管，并将这些勾画结果投送到导航兼容手术显微镜的目镜中，与目镜实际视频实时叠加。研究结果发现，在入组的 39 例颅底脑膜瘤患者中，26 例（66.7%）实现了肿瘤全切，且没有患者发生关键神经、血管损伤。同时，这项研究报道

使用神经导航结合增强现实技术使切除包裹血管或压迫视神经的脑膜瘤变得更容易，提高了手术的舒适性。

2. 利用神经导航在术中或尸头实验中开展解剖学研究或改良手术入路 Alessandro 等在 2019 年报道了使用神经导航和 7T MRI 数据辅助在尸头开展经鼻经斜坡抵达脑干腹侧的手术入路研究结果。在 7T MRI 和神经导航的辅助下，实现了对细小纤维束的成像。研究结果发现，经鼻经斜坡到达动眼神经周围区域需要将垂体移位并可能受到大脑上动脉的阻挡；三叉神经周围区域经此入路几乎不可达到，如要达到，则需要切除部分岩骨；延髓前外侧沟在大多数样本中是可见的，但受到皮质脊髓束等纤维束的阻挡，利用此入路切除内生型病灶存在困难。研究认为，借助神经导航和 7T MRI 的辅助改善了解剖研究的质量。

Masanori 等在 2020 年报道在经鼻手术进行颅颈交界手术过程中，应用神经导航测量患者的解剖学参数。他们纳入了 23 例患者，标记了术野的下极，并且测量了鼻腔长度、硬腭长度、鼻咽前后径和鼻腭角。研究结果发现，在 15 例患者中，术野下极高于硬腭线；在另外 8 例患者中，术野下极低于硬腭线。后者的鼻腔长度和鼻腭角皆大于前者。其他两个测量参数在组间没有显著差别。研究结果认为，硬腭线是反映经鼻内镜手术范围下极的可靠指标。

3. 针对改良神经导航技术的研究 Nirmeen 等发表于 2022 年的一项研究报道了光学地形成像注册技术应用于侧颅底手术的精准度。光学地形成像被认为是一个可用于神经导航头位注册的配准方法，这种方法具有较快的速度和较小的配准误差。Nirmeen 等使用了 8 个尸头进行研究。这些尸头被均分为两组，分别使用光学地形成像注册的导航引导和徒手进行乳突切除术，并在前者操作中测量了导航误差。结果发现导航误差的均方根为 1.44mm，目标注册误差为 2.17mm。两组在乳突切除程度、抵达关键结构和操作时长等方面没有误差。因此，这项研究认为光学地形成像注册技术在侧颅底手术中具有令人满意的精准度。

第二节 术中磁共振成像在颅底外科手术中的应用

术中磁共振成像（iMRI）技术近年来在颅底外科手术中的应用日益广泛。颅底病变具有位置深在、病变周围解剖结构复杂等特点，现有的术中 B 超等手段不能准确显示病变切除程度及病变周边的情况。术中磁共振成像技术所具备的准确、快速、实时成像的特点，为提高颅底外科手术的安全性和准确性提供了帮助。

一、术中磁共振成像技术的发展简史

世界上第一台术中磁共振成像设备于1993年在美国哈佛大学医学院附属布列根和妇女医院投入使用（图19-2-1），其特点为垂直双圈的开放磁体系统，医师需要在间距56cm的磁体之间进行手术，场强为0.5T。这种技术使医师可以快速了解手术区域的T_2加权像，但要求使用磁共振兼容的手术显微镜和手术器械，成本很高，且由于操作空间狭小，术者的舒适度较低。此后，德国埃尔朗-纽伦堡大学医学院神经外科开发了在磁体外进行手术的术中磁共振成像系统，优点是可以使用普通手术器械。2006年，复旦大学附属华山医院引进国内第一台术中磁共振成像系统，场强为0.15T，可以使用常规手术器械，术者操作空间舒适，但由于场强较低，影响成像效果。为解决高场强封闭磁体系统的问题，移动磁体的术中磁共振成像系统于1999年应运而生，其特点是当进行术中MRI扫描时，将手术床移入磁体内。这种方式的缺点，一方面是移动患者带来的安全性问题，另一方面是由于磁体和患者在同一房间，磁体利用率较低。2008年，中国人民解放军总医院引进国内第一台高场强（1.5T）可移动双室术中磁共振成像系统，即磁体和患者位于不同房间，当不进行手术时，磁体可以进行常规MRI检查，且当进行术中MRI扫描时，磁体移出，患者无须移动，显著降低了患者的安全风险。近年来，"OR-DR-OR"三室结构的术中磁共振成像系统开始出现，即磁体可实现180°旋转，可以为两个手术间提供术中扫描，进一步提高了磁体利用率（图19-2-2）。首都医科大学附属北京天坛医院于2018年引进了3.0T三室结构术中磁共振成像系统，目前已在颅底肿瘤、脑胶质瘤、脑血管病等手术中发挥了重要作用。

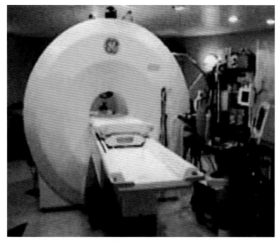
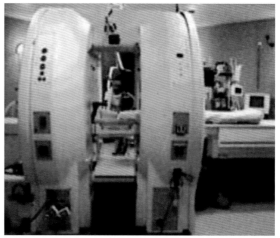

图19-2-1　世界上第一台术中磁共振成像设备在美国哈佛大学医学院附属布列根和妇女医院投入使用

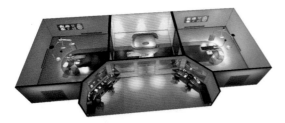

图19-2-2　"OR-DR-OR"三室结构的术中磁共振成像系统

二、术中磁共振成像系统使用的安全性问题

术中磁共振成像系统在使用中应密切注意安全性的问题，尤其是避免磁性物体进入磁场，以免对患者和设备造成不必要的损伤。

术前，主管医师需要仔细询问患者身上有无假体、义齿等特殊病史，并签署"术中MRI手术安全核查表"；手术室护士应确认MRI手术间内所有的磁性物品和设备；MRI技术人员应做好设备安全性检查，确保各导线摆放无环路行程，确认患者及线圈位于成像中心，并为患者佩戴耳塞或其他听力保护装置。手术进行的过程中，避免无关人员出入手术室。进行术中MRI扫描前，需要确认将非磁兼容设备移至5高斯线以外，再次清点所有磁性物品，正确进行患者铺巾并摆放线圈，并由手术医师、手术室护士、MRI技术人员三方共同完成"术中磁共振手术扫描前核查单"核查。建议至少3人协助MRI技术人员完成磁体移入，扫描过程中，至少1名护士及1名麻醉医师留在手术间，以确保患者安全。扫描结束后，移除线圈及铺巾，并将设备重新移入5高斯线以内相应位置（图19-2-3）。

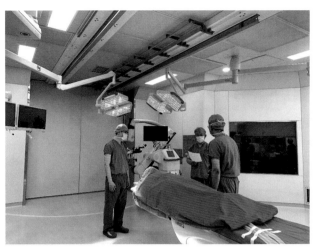

图19-2-3　手术医师、手术室护士、MRI 技术人员在扫描前进行三方核查（模拟）

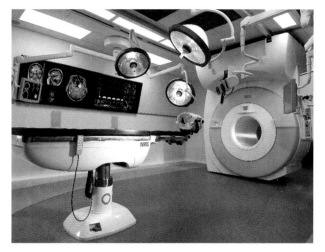

图19-2-4　结合神经导航系统的3.0T 术中MRI 手术室

（贾　旺　薛　湛）

三、术中磁共振成像技术在颅底外科手术中的意义和价值

以鞍区肿瘤手术为例，不论是经鼻蝶入路还是开颅的手术方式，对病灶整体的观察和显露均有一定局限性。对于经鼻蝶入路而言，由于入路范围小，显露空间有限，即便采用内镜的方式，也只能观察手术创面，对视野外残余肿瘤或远隔部位血肿难以及时发现；如采用开颅的手术方式，则由于受到显微镜观察角度的限制，对鞍内肿瘤的切除程度无法及时掌握。对于侵犯海绵窦的垂体瘤，或破坏颅底骨质的脊索瘤等，术中磁共振成像有助于发现残余肿瘤，进而提高肿瘤切除率。美国华盛顿大学医学院神经外科的研究团队通过研究证实，术中磁共振成像技术促进了35%～40%患者病变进一步切除，约10%的患者实现了肿瘤切除程度的提高（从大部切除提高到近全切除、次全切除），同时通过多因素分析表明，肿瘤切除程度的提高有助于延长无进展生存期。

此外，术中磁共振成像技术在切除三叉神经鞘瘤、斜坡脑膜瘤等方面，也为提高肿瘤切除率提供了帮助。目前术中磁共振成像技术受线圈位置、患者皮肤接触等因素的限制，在侧卧位手术（如听神经瘤、颈静脉孔区肿瘤等）应用较少，但个别案例也证实了其安全性和有效性。当前，术中磁共振成像技术与神经导航技术的联合应用进一步拓宽了术中磁共振成像技术的应用领域（图19-2-4）。未来，借助多种磁共振成像扫描序列在术中磁共振成像系统的探索应用，可能在术中显像、脑灌注成像、脑功能成像等领域发挥更大的作用。

第三节　虚拟现实技术在颅底外科手术中的应用

虚拟现实技术是通过多媒体技术与仿真技术的结合，形成逼真的视觉、听觉、触觉一体的虚拟环境，营造出"身临其境"感觉的一种技术。虚拟现实技术在颅底外科领域的应用在近年来逐渐受到人们关注，如今随着虚拟现实设备的普及和成本的降低，其已成为颅底外科手术制订术前计划及年轻医师培养的成熟手段之一。

一、虚拟现实技术的发展历程

虚拟现实（virtual reality）的概念最早由Jaron Lanier 在20世纪60年代初期提出，最初集中于军事研究，如今已被广泛应用于航天、医疗、艺术、体育等多个领域。在神经外科手术方面，虚拟现实技术最早应用于脑室镜和脑血管重建，后来逐步用于手术前模拟治疗计划。2000年Kockro 等运用VIVIAN 系统成功对21例颅内外肿瘤和脑血管病患者进行手术前计划。2001年Goh 等采用Dextroscope 虚拟现实系统术前模拟手术，在新加坡成功进行了1例年龄为11个月的垂直头颅相连双胎的婴儿脑分离手术（图19-3-1）。2006年Rosahl 等在颅底肿瘤手术中使用虚拟现实技术，制订颅底肿瘤手术计划，减少手术带来的风险。此后，Ng 等运用Dextroscope 虚拟现实系统成功对23例颅内动静脉畸形患者实施手术治疗，均实现肿瘤全切。国内在这方面也开展了较多研究。2006年，复旦大学附属华山医院周良辅院士团队对26例患者成功实施术前多模态三维影像重建，成像效果好，与真实手术场景非常相似，可以帮助医师快速准确了解病变特点及解剖关系，误差较小。北京大学第一医院鲍圣德教授团队对颅底脑膜瘤、颅内外沟通肿瘤等复杂颅底肿瘤采用

Dextroscope虚拟现实系统进行三维重建、融合，个体化设计手术入路，能够更好地显示肿瘤大小、部位、侵及范围等，有助于提高手术效果（图19-3-2）。

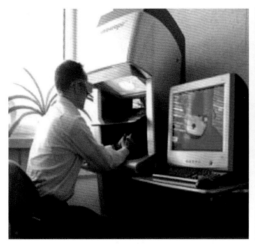
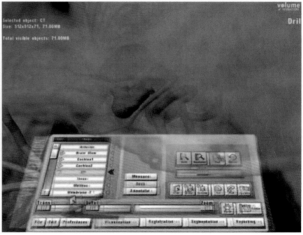

图19-3-1　Dextroscope虚拟现实系统及工作站操作界面

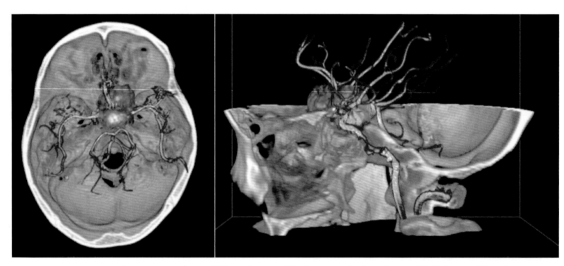

图19-3-2　应用Dextroscope虚拟现实系统对颅底肿瘤、颅骨、颅底血管等进行三维融合

二、虚拟现实技术在颅底外科手术应用中的优势

1. **虚拟现实技术的解剖准确性高**　虚拟现实技术是将患者术前的CT、MRI、MRA、DSA等影像学资料输入虚拟现实系统的工作站中，加以融合，形成三维虚拟影像。因此，为能准确反映术中实际情况，表明相关结构的位置关系，虚拟现实系统形成的三维影像需要与实际解剖关系高度吻合。张晓硌等对26例颅脑肿瘤术前影像进行融合，误差＜2mm；杨德林等对20例颅骨标本分别进行岩骨的虚拟测量和实体解剖测量，两者相比差异无统计学意义。这些都表明，运用虚拟现实技术进行术前计划是准确的。

2. **虚拟现实技术量化解剖结构间关系**　多数虚拟现实系统都具有测量功能，可以确定任意两点之

间的距离及任意两条线的角度，因而可以对患者的特定解剖关系进行量化，便于制订术前计划。也可以对手术相关的结构进行定量测量，指导手术的关键步骤，如对于岩斜脑膜瘤采用Kawase入路，可以对岩骨磨除的范围进行测量，或对于听神经瘤的患者，采取乙状窦后入路，明确内听道磨除的范围等。虚拟现实技术的优势在于，可以对大体标本难以观测或无法观测的解剖关系进行定量研究，明确三维空间解剖关系，为手术的"安全范围"提供参考。薛湛等采用Dextroscope虚拟现实系统，对经上颌窦至侧颅底入路的相关骨性结构的空间关系进行测量，提供定量解剖数据，明确该入路磨除上颌窦后壁的"安全范围"（图19-3-3）。

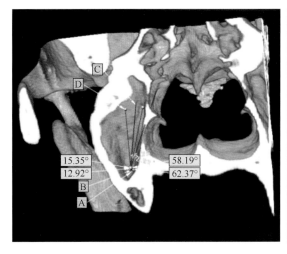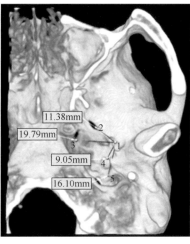

图 19-3-3　应用 Dextroscope 系统对颅底骨性结构进行"虚拟测量"

A. 上颌窦前壁、内侧壁与下壁的拐点；B. 上颌窦后壁、内侧壁与下壁的拐点；C. A 点与圆孔外口的连线穿行上颌窦后壁的交点；D. A 点与翼突外侧板基部前缘连线穿行上颌窦后壁的交点。1. 蝶棘茎突；2. 卵圆孔；3. 破裂孔棘孔；4. 颈动脉管；5. 颈静脉孔

3. 虚拟现实技术确定最佳手术入路　以 Dextroscope 虚拟现实系统为例，该系统在对 CT、MRI 等数据进行融合后，可以通过工作站对颅骨、脑、血管、肿瘤等不同组织类型以不同颜色进行标记，同时具有"虚拟磨除"功能，通过模拟不同手术入路，对颅骨进行不同程度的"磨除"，显示显露范围，明确病灶与重要神经、血管的相对位置关系，提高手术的精准性，减少神经功能的损害。如复杂岩斜脑膜瘤，分别模拟乙状窦前入路、Kawase 入路、乙状窦后入路等，明确其显露范围及肿瘤与周围结构的关系，进而评估手术的安全性与便捷性，提供最佳手术设计方案。Stadie 等运用 Dextroscope 虚拟现实系统对 106 例神经系统疾病患者在术前 1～3 天进行手术计划，通过成功实施手术，证实了所有术前计划制订的手术策略都是正确的。

三、虚拟现实技术在颅底外科青年医师培养方面的意义

颅底区域所处解剖部位较深，涉及颅脑及神经、血管结构复杂，空间狭小。对于颅底外科青年医师，熟练掌握颅底相关解剖知识，正确认识其三维空间解剖关系，尤其是病理状态下正常解剖结构的改变，是快速提高颅底外科疾病诊治能力的有效手段之一。由于受到法律法规、患者安全、尸头难以获取及解剖教学时间不足等因素限制，青年医师很难借助患者或尸头标本完成神经外科解剖学习。因此，借助虚拟现实技术，模拟学习颅底相关解剖知识，并通过虚拟操作，熟悉各类颅底外科解剖入路，是青年医师快速成长的有效方式。青年医师应分步骤、有计划地完成培训工作。首先，应学习掌握正常颅底模型，借助三维虚拟操作了解颅底解剖结构的空间关系，从手术入路角度强化对这些结构的理解。与尸头解剖相比，采用虚拟现实系统进行解剖学习具有省时、经济和多次可重复等优势，提高了学习效率。充分掌握正常颅底解剖后，可以进行病理状态下异常颅底解剖结构的观察和模拟训练。临床教学医院可以通过收集典型病例，建成用于虚拟教学的"颅底外科虚拟现实病例库"，指导青年医师进行不同手术入路的模拟，术前手术计划的制订，理解不同手术入路的适应证，也可以就单一病例的术前计划对青年医师进行考核，了解其掌握程度（图 19-3-4）。

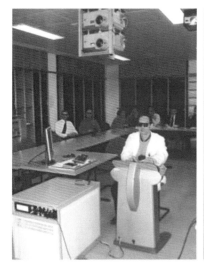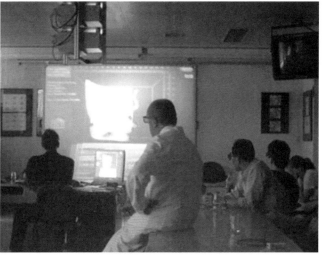

图 19-3-4　年轻医师借助 DextroBeam 虚拟现实系统进行模拟训练，并由上级医师进行指导及考核

四、虚拟现实技术的不足和未来发展方向

虽然虚拟现实技术在术前计划和青年医师培养方面做出了一定贡献，但其仍有如下不足：①术前计划需要整合各类影像学资料，对系统操作的专业性要求较高；②影像融合易受人为主观因素影响，以及受限于当前影像学资料精细度不足，难以显示细小的血管和神经等；③与实际手术操作相比仍有一定差别，如不能反映脑组织"漂移"和出血，以及缺乏触感和力反馈等。近年来，新的虚拟现实设备不断涌现，如NueroTouch系统、educational SuRgical Planner（eSRP）系统等，其在影像学资料精度、操作便捷性方面有一定提高，并能够反映操作者的力度。未来，虚拟现实技术与内镜技术、神经导航技术、术中磁共振成像技术、术中显像技术等新技术联合应用，将在颅底外科诊疗方面发挥更大的作用。

（薛 湛）

第四节　术中显像技术

术中显像技术顾名思义是指可应用于手术中指导手术进行的多种模态影像学技术，这其中包括术中超声、术中荧光成像及目前以手持伽马射线探测装置为代表的其他实时显像模态技术。术中显像技术发展与国际分子显像领域发展并驾齐驱，分子显像是一大类在细胞和分子水平对生物学行为进行在体显像和测量的技术。因此，随着多种组织特异性分子靶点和机制的发现，包括小分子、多肽甚至单克隆抗体等多种靶向分子配体的研究与转化，多种模态的分子显像技术在临床前和不同临床试验甚至临床实践中均有所体现。本节将简要说明分子显像的发展情况、颅底外科领域目前及未来潜在应用的技术，重点关注术中显像技术。

新型核素探针与手术导航技术的融合应用，是将不同组织特异性靶点分子探针进行核素标记后快速向临床转化的一条路径，能够在术前更加清晰地可视化肿瘤或其他待显像组织在分子层面的重要信息，与前文提到的手术导航系统进行融合的技术，又能够在术中对特定组织和结构进行导航，这类研究目前在临床前试验和临床试验中均有广泛应用。

由于光学（尤其是近红外荧光＞600nm成像）本身的高度敏感度、高分辨率及可实时提供影像的特点和优势，术中荧光引导外科手术（fluorescence guided surgery）在近10余年的基础研究、转化研究和临床试验方面都取得了可喜的进展。

一、技术发展史

与颅底外科相关的术中显像技术，可以划分为针对不同结构进行的显像技术，其中大致包括血管显像、肿瘤显像和神经显像。

1. **血管显像**　目前常用的荧光显像剂是吲哚菁绿（indocyanine green，ICG），其广泛应用于如眼底血管造影、神经外科脑血管相关疾病的术中实时造影。ICG的激发波长为780nm，发射波长为805nm左右，是典型的近红外光波段的荧光显像剂，经过静脉注射进入体内，在几秒内与血管内较大的血浆蛋白结合，因此血管通透性未受损的情况下，该显像剂均在血管内留存，只有当血管通透性改变的情况下，它才会渗透到周围的组织中。该显像剂不经过代谢即由肝细胞摄取，又从肝细胞以游离形式排泄到胆汁中，经胆道入肠，随粪便排出体外。在血液内的半衰期仅有几分钟，因此观测时间需要控制在15分钟内。目前颅底外科手术应用ICG造影，主要用于血管源性肿瘤（如血管母细胞瘤）或血供丰富的脑膜瘤，通过ICU造影可以判断肿瘤供血情况，以及根据血流在病变内部流动的先后顺序，快速辨认供血动脉和引流静脉，从而实现病变的有序切除。

2. **肿瘤显像**　在恶性肿瘤边界识别中有时单纯依靠可见光手术显微镜判别，存在一定的肉眼误差，因此基于不同机制进行术中光学显像增强肿瘤-背景信号噪声比（tumor-background ratio，TBR）以实现更精准切除肿瘤、更完整保存正常组织结构的理念，逐渐在外科领域进行了广泛的多学科交叉性研究与不同阶段的临床转化。

目前，在神经外科手术中较多用于脑肿瘤领域光学引导手术领域的显像剂有5-氨基酮戊酸（5-aminolevulinic acid，5-ALA）、荧光素钠（fluorescein sodium）和吲哚菁绿，此外还有一些基于IRD800等近红外荧光基团的靶向分子显像剂仍在小规模临床试验中应用。

5-ALA是目前欧洲和美国已经批复可用于高级别胶质瘤切除手术的光学显像剂，激发光波长为400～410nm，发射光波长为635nm左右。ALA是合成血红素过程中中间产物原卟啉Ⅸ（Pp Ⅸ）的前体物质。ALA和Pp Ⅸ是正常存在于人体中的物质。Pp Ⅸ是血红素合成途径中血红素的前体物质。患者口服药物2小时后，进入体内的外源性ALA再经过主动运输和被动扩散进入肿瘤细胞。细胞质中ALA经代谢产生中间物质后生成粪卟啉Ⅲ，继而转运至线粒体，经代谢生成粪卟啉Ⅸ，然后转化成荧光物质原卟啉Ⅸ，该物质是能够实现荧光显像的重要物质基础。2006年在欧洲进行的针对胶质母细胞瘤患者应用5-ALA的多中心随机对照Ⅲ期临床研究证实，常规白光显微镜下只有36%的患者实现肿瘤全切，应用5-ALA介导荧光手术组其全切率达到了65%，试验组患者也实现了

更长时间的肿瘤无进展生存期（PFS）。由于其已经被批复可用于临床，因此目前有部分机构扩大了其可应用的脑肿瘤范围，在颅底肿瘤也有在相对小样本患者群体中尝试应用的报道。5-ALA在脑膜瘤中的敏感度高达94%（95/101），在脑转移癌中的敏感度也有85%（61/72），尤其在脑膜瘤侵犯颅骨或脑实质的状态下，该显像剂的效果更佳，但在儿童肿瘤或低级别胶质瘤中的敏感度相对较低。但该显像剂的应用在国内存在两个层面问题：第一，国家市场监督管理总局等机构尚未批复5-ALA在国内临床应用；第二，该显像剂在颅底外科领域涉及的肿瘤（如脑膜瘤等）中，目前还缺少大规模的临床试验充分证实它的有效性，其适应证的扩大还尚需时日。

荧光素钠最早用于眼底血管造影，被证明对人体是安全的。Murray于1982年报道了将荧光素钠应用于恶性脑肿瘤的手术，证明其可以透过血脑屏障并在肿瘤周围聚集。此后，Shinoda和Koc等分别报道了利用黄荧光技术切除胶质母细胞瘤的相关研究，指出了其简便和安全的优点，并可以提高肿瘤的切除率。早期的黄荧光成像手术是在普通显微镜下甚至裸眼下进行的，具有显影效果差、给药剂量大（20mg/kg）等不足。有报道认为，给予20mg/kg的荧光素钠可能造成过敏性休克。2013年，Acerbi等首次应用带有YELLOW 560nm滤镜的显微镜完成了1例WHO Ⅳ级胶质瘤手术，从而在提高了黄荧光显像效果的同时，降低了给药剂量（5～10mg/kg）。首都医科大学附属北京天坛医院神经外科报道了13例儿童脑干胶质瘤患者，给予2.5mg/kg荧光素钠，术中联合神经导航技术，取得了较好的肿瘤切除效果，术后6个月随访时，KPS评分有改善。

值得欣喜的是，ICG除了于上文中提到的在常规的780/805nm波段内可发出荧光，由于其光谱拖尾的特点，在808nm激光的激发下，其发射谱拖尾到近红外Ⅱ区波段（NIR-Ⅱ，1000～1700nm），为临床应用提供了潜在可能。目前在临床前试验和临床试验中应用了InGaAs探测镜头为基础的显像系统，能够更灵敏地捕捉到能量较低的拖尾段荧光信号，加之相对深部组织引起的光散射相对较少、周围背景组织的自发荧光在NIR-Ⅱ波段很弱的因素，应用ICG进行NIR-Ⅱ显像可实现敏感度更高、探测更深、组织背景信噪比更大的荧光显像。我国自主研发组装的多光谱波段（NIR-Ⅱ/NIR-Ⅰ/可见光）手术引导装置，目前已首次在肝癌患者的荧光引导肿瘤切除临床试验中取得了很好的结果，脑肿瘤的荧光引导肿瘤切除仍在临床试验阶段。

部分垂体腺瘤由于与周围正常垂体组织分界不清，甚至对周围海绵窦、骨质有一定的侵袭作用，导致了全切率低，术后复发率高达20%，与切除是否彻底有关，目前基于神经内镜或手术显微镜在术中判别肿瘤主要依靠医师在白光显微镜下的组织颜色、质地的差异，其他如术中MRI应用耗时且费用高，假阳性率高，研究结果尚未推荐。基于以上特征，目前基于荧光引导外科技术实现垂体腺瘤的术中引导切除进入了多学科交叉的视野中。荧光内镜的发展为方便、安全地将荧光引导外科技术应用到垂体腺瘤手术中提供了重要的设备保障，STORZ荧光内镜、我国中国科学院自动化研究所自主开发的荧光内镜目前均达到了荧光探测敏感度高、图像清晰度高和荧光与可见光实时切换的特点。在切除垂体腺瘤过程中，首先可给患者注射ICG，医师通过荧光内镜可准确定位富血供鼻腔黏膜瓣的血管走行，为保留存活的黏膜瓣提供直接可视化的手术技术，最终为患者成功重建颅底结构，减少了术后脑脊液漏、颅内感染等严重并发症发生。通过荧光内镜还可以准确定位颈内动脉的走行，以实现重要血管的保护；垂体腺瘤和周围正常垂体组织之间摄取ICG不同剂量、不同时间造成的信号差，为肿瘤准确判别和正常垂体功能保护提供了重要参考。在新型分子显像为基础的研究领域，针对垂体腺瘤的荧光引导外科技术也有可喜的进展。叶酸受体α（folate receptor α）在垂体腺瘤高表达，尤其在无功能腺瘤中，比正常垂体和周围组织表达量高20倍，研究者将叶酸类似物OTL38链接在ICG上，形成了肿瘤靶向的近红外（NIR）荧光显像剂。该显像剂由美国宾夕法尼亚大学神经外科进行研究，在患者术前2～4小时给予显像剂静脉注射（0.025mg/kg，持续1小时），最终入组19例垂体瘤患者，发现肿瘤信号背景比值（SBR）在高表达叶酸受体的垂体瘤中非常明显，术中SBR的水平可以实时预测垂体瘤叶酸的表达水平。目前该光学分子显像剂仍继续在临床试验中应用。

3. 神经显像 颅底外科接触到的组织中，还包括了需要重点保护的神经结构，能够在术中对神经进行实时显像与追踪一直都是科学与技术研发领域希望实现的目标。然而，相比于肿瘤和血管的分子显像技术及术中显像技术，神经显像领域的发展严重滞后了，这与神经血供不丰富导致探针进入神经的通路较少、特异性靶点相对肿瘤较少及血脑屏障/脑神经屏障的存在阻碍了显像剂进入有关。此处我们暂不讨论尚在临床前研究的神经特异性多肽类分子显像探针、亲神经化学小分子等领域的进展，重点关注目前已经在人体试验或临床试验阶段应用相对成熟的显像剂。

2010年神经外科领域著名专家Ossama AI-Mefty教授团队通过新鲜尸头，在完成乳突切除术后，应用磨钻去除乳突皮质后，显露毛细胞，然后在同侧的颈内动脉和椎动脉注射ICG，在带有观测ICG的荧光显微镜下可清晰观察乳突黏膜，由于其非常显著的毛细血管网系统，在荧光引导下轻易去掉毛细胞，完好保留上半规管和面神经管，因为这些机构存在较强的骨皮质，荧光弱于周围组织，在这样的荧光对比下，术者可轻易对上半规管和面神经管实现骨骼化，保护面神经。该技术由于仅在尸头上进行了模拟研究，所以仅提供了一项在乳突切除术中如何更好保护面神经的技术概念。我们可以理解为该技术是通过使神经外周黏膜性结构发射荧光、制作与神经组织不一样的背景达到神经保护的目的。2015年又有学者在15例颅底肿瘤患者中，直接应用了ICG神经术中显像技术，其在将面神经管的骨结构进行骨骼化、仅保留纸样薄层情况下，静脉注射5ml常规剂量ICG，增强的面神经一般在1分钟内显影，而周围的骨性结构由于血供匮乏而不显影，指导医师在进一步磨除乳突过程中保护面神经。该处面神经被荧光点亮的原因在于神经外膜层和面神经管内较丰富的血管系统。这些患者术后神经功能均良好，证明了其具有一定的有效性。该技术的问题在于ICG显像的时间较短，需要重复应用才能实现全程对面神经的荧光可视化。我国学者后来在荧光内镜中，大剂量注射ICG后可观察到胸腔交感神经链，进一步提出了未来在更大规模临床试验研究中如何确定显像剂使用剂量的问题。综上所述，虽然神经术中实时显像对颅底外科患者神经功能的保护至关重要，但目前该方向的研究仍处于发展的初级阶段，未来材料学、物理设备、化学等多学科专家的联合技术攻关和严格的临床试验，才有望为临床医师提供可行性技术方案，术中通过技术点亮神经，更好地保护神经。

截至目前，术中荧光引导外科治疗领域仍存在需要改进和发展的方向，首先荧光的术中观察目前仍需要在定量数据方面提供更多研究支撑，从而尽可能改进该技术本身的重复性，减少不同观察者之间的偏倚。这些研究将在该技术本身的标准化流程、标准化剂量和标准化判别方面，更好地符合医疗技术权威机构的审核和批复要求。针对荧光引导外科技术领域进行的临床试验，必须要考虑以下几方面的因素：①术中荧光成像质量；②对拟显像靶点的定位；③显像靶点的确认。颅底由于空间狭小，疾病受累和毗邻组织关系复杂，局部显露视野受到一定局限等特点，对术中显像引导手术的需求是强烈的，期待更多原始创新、集成创新的技术能够通过严格的临床试验流程，证实其本身的有效性、安全性，为颅底外科的发展在可视化方向上增加新的发展动能。

二、适应证

1. ICG在针对血管的显像方面，如果临床认为确有必要（如受累血管、搭桥血管是否通畅等），可以借助ICG进行术中显像。

2. 5-ALA虽然在高级别胶质瘤中已经得到多国食品药品监督管理部门的批复，但在我国尚未批复，并且在胶质瘤外的其他肿瘤中应用仍属于扩大适应证应用范畴，可作为临床试验，严格按照临床试验执行，在向大范围推广之前需要慎重完成临床试验。

3. 针对肿瘤和神经的其他术中显像技术，鉴于目前绝大多数均在临床试验阶段，如有对这些技术或方案感兴趣，在患者确实需要的情况下，可申请加入现有临床试验，也可通过流程申请临床试验。

三、禁忌证

1. 荧光素钠的应用禁忌证　过敏试验阳性的患者。

2. ICG的应用禁忌证　①曾对本品过敏者，禁止使用；②曾有碘过敏情况者。

四、技术要点

1. 5-ALA荧光显像剂的应用　患者可在术前2小时左右口服该药物，具体剂量为20mg/kg体重，服用药物后尽量避光，术中通过BLUE400的手术显微镜滤光模块，可实时于手术显微镜中观测到荧光区域，用于指导肿瘤的手术切除。

2. 荧光素钠的应用　荧光素钠在用药前必须做过敏试验，具体操作方法是静脉应用1%浓度的荧光素钠注射液5ml，持续观察患者15分钟。如无反应，可进一步操作，具体药物用量需要根据患者的体重进行计算，目前意大利团队应用5mg/kg体重荧光素钠，而美国更倾向应用3.5mg/kg体重。首都医科大学附属北京天坛医院对儿童脑肿瘤患者，给予2.5mg/kg体重荧光素钠，与成人5mg/kg体重相比，显像效果无明显差别。如希望对肿瘤进行显像，手术中在打开硬脑膜前1.5小时静脉推入，待显露肿瘤部位后，激活YE560手术显微镜模式，通过手术显微镜的手柄进行荧光观察和白光手术的切换。在胶质瘤中的荧光持续时间在6小时左右，其他类型肿瘤目前暂无具体的参考数据。

3. ICG的应用　ICG由于具有快速显影和在体内停留时间较短的特点，目前多采用术中给药。使用前，应调整显微镜视角、焦距和放大倍数，使肿瘤及供血动脉、引流静脉可能出现的位置位于同一视野。将显微镜切换至荧光血管造影模式（照明强度50%，红外线波长800nm）后，将25mg ICG溶于10ml灭菌注射用水，经肘正中静脉快速注射，8～10秒后，依次辨认供血动脉、肿瘤边界、引流静脉的形态和位置。病变切除后，可以再次行ICG造影以确认肿瘤完整切除。

五、典型案例

1. **基于肿瘤特异性胃泌素释放肽（GRP）受体进行术前PET分子显像，术中可结合神经导航和荧光引导外科技术的临床试验研究**　通过多学科合作，研究团队首先合成出了靶向脑胶质瘤特异的分子靶点-GRP受体的核素探针^{68}Ga-NOTA-Aca-BBN，并入组了经过头部增强MRI诊断为儿童视路胶质瘤的患者，在术前

分别进行了该探针的新型PET/CT或PET/MRI显像，并与临床常规应用的神经导航系统进行融合，以指导制订手术计划。该探针特异性摄取，在术后取出的肿瘤离体标本中该靶点GRP受体的免疫组化染色半定量分析结果和在体肿瘤的PET摄取参数的相关性分析层面，可以得到证实。该特异性分子探针在手术计划方面的优势，从患者术后临床症状改善（尤其视力、视野改善）方面得到了体现（图19-4-1）。

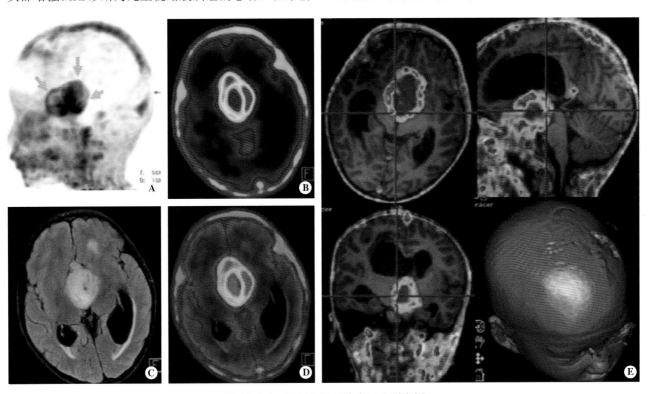

图19-4-1　PET分子显像应用典型病例

针对该靶点靶向多肽BBN进行的双模态PET/近红外荧光显像胶质瘤临床试验中，证实其在术前可通过PET判断肿瘤内GRP受体靶点的表达及分布情况，术中可通过手持式近红外探测仪施行荧光引导肿瘤切除术。其在较低级别脑胶质瘤中的临床试验目前仍然在进行中。

2. **荧光素钠联合神经导航技术对不同部位、不同年龄恶性脑肿瘤患者的应用对比（图19-4-2）**　此研究共入组37例脑胶质瘤患者，按部位分为幕上组21例和脑干组16例，按年龄分为成人组25例和儿童组12例。术前均完成导航计划。术中，成人组和儿童组分别在剪开硬脑膜前给予5mg/kg体重和2.5mg/kg体重的20%荧光素钠，观察显影效果，由术者判定满意度，并在肿瘤切除完成后，与神经导航进行对比，评价一致。结果显示，成人组与儿童组患者，给予不同剂量荧光素钠，显像满意度差异无统计学意义；幕上组与脑干组患者，黄荧光显像与神经导航图像的不一致性差异有统计学意义。从而证明了黄荧光技术在不同部位脑

胶质瘤中都有很好的成像效果，对于儿童患者，使用半剂量（2.5mg/kg体重）黄荧光对成像效果无影响；神经导航技术与黄荧光技术联合应用，可以有效提高肿瘤切除程度和术后生活质量。

六、总结

1. 术中显像技术是可应用于术中指导手术进行的多种模态影像技术，这其中包括术中超声、术中荧光成像及目前以手持伽马射线探测装置为代表的其他实时显像模态技术。

2. 荧光引导外科技术近年来飞速发展，与颅底外科相关的术中显像技术可以划分为针对不同结构进行的显像技术，大致包括血管显像、肿瘤显像和神经显像。多种显像剂已可在临床中常规使用，尚有一些在临床试验中。

3. 荧光引导外科技术为术中更准确实时探测相应组织提供了很好的指示，但需要通过更大规模的临床试验进一步证实其有效性和安全性。

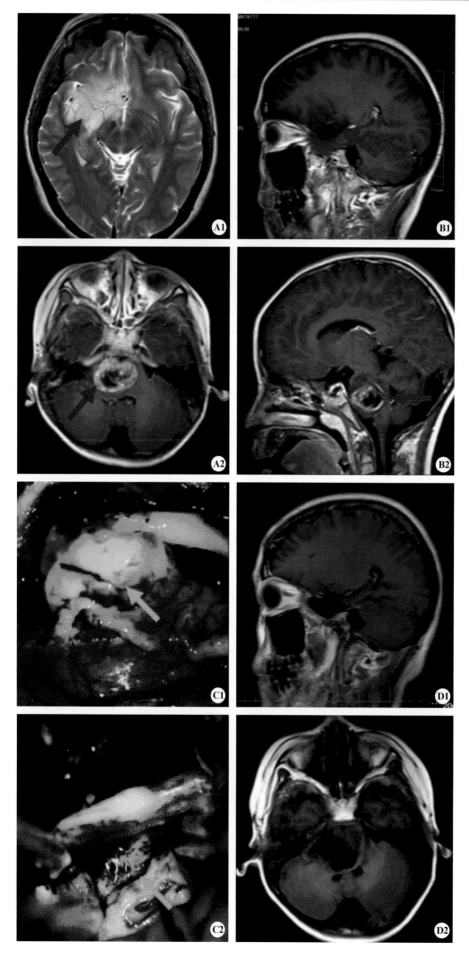

（李德岭　薛　湛）

图 19-4-2　荧光素钠应用典型病例

第20章　颅底修复与重建

第一节　颅底修复的一般原则与重建的材料选择

一、引言

颅底病变手术后，尤其是颅内外沟通恶性肿瘤的扩大切除术后，患者通常出现颅底软硬组织缺损，如不能妥善重建颅底，将造成脑脊液漏和颅内逆行感染等严重并发症。因此，颅底缺损修复成了颅底外科手术的重要组成部分，需要根据缺损的部位和范围选择理想的重建材料，确定个体化修复手段。本节将阐明颅底修复的一般原则，并介绍多样的重建材料。

二、一般原则

颅底修复重建需要考虑患者的功能和外观、能否提供结构支撑及良好的软组织充填。此外，颅底缺损修复还需要水密性好的硬脑膜修补以封闭颅腔，应用组织瓣彻底消灭无效腔。遵循上述修复原则，可显著降低患者术后发生并发症的风险。采取何种修复方式取决于以下因素：缺损的部位及大小、缺损组织及硬脑膜是否显露等。具体如下。

1. 彻底消除无效腔，封闭颅内外交通，在颅腔与鼻腔、鼻旁窦及口咽部之间建立永久性屏障，防止脑膨出及张力性气颅等并发症。

2. 严密修复硬脑膜缺损，必要时修复颅底骨缺损，预防脑膜炎及脑脊液漏发生。

3. 采用多层重建方法，尽量恢复颅底原有解剖层次，涉及颅外缺损者，要考虑基本功能及美观，降低术后致残率。

4. 颅底重建应尽量不影响术后影像学复查，避免干扰结果判断。

5. 经鼻腔或经面部入路肿瘤切除后，颅底缺损不大时，可酌情采用腹部或大腿外侧游离脂肪填塞＋带蒂鼻中隔黏膜瓣等修复。

6. 开颅手术肿瘤切除后，较大的颅底缺损与颅外、鼻腔相通者，可酌情采用颞肌筋膜修补硬脑膜＋带蒂颅骨骨膜瓣等覆盖修复。

7. 当颅底缺损伴局部皮肤和软组织缺损，或存在口腔内大范围缺损时，可酌情采用皮瓣筋膜修补硬脑膜及游离组织瓣填塞缺损，术前应对缺损范围进行预估，便于同期设计并制取皮瓣。

8. 选择人工合成材料用于颅底缺损修复时，应充分考虑材料的组织稳定性、毒副作用、排斥反应及张力强度，根据具体缺损部位和大小选材。

三、重建材料类型及选择

颅底缺损的重建材料按来源分为自体材料、异体材料及人工材料。本节将从不同材料的技术发展历程、适用范围、技术优缺点及应注意的问题等方面进行进一步介绍。其中转移皮瓣技术将在下一节详述。

1. 自体材料　在颅底缺损修复中的应用最为广泛。颅底肿瘤切除后的骨性缺损极少需要硬性支撑，也很少需要进行骨移植，因此大多数自体移植以软组织为主，按照有无血管蒂供血可将自体材料分为自体游离移植物和转移皮瓣两大类。其中自体游离移植物包括颅骨骨膜、颞筋膜、阔筋膜、脂肪、游离骨等。转移皮瓣则包括带蒂皮瓣和游离皮瓣两大类。

（1）自体游离移植物：阔筋膜是一种耐用的自体材料，常取自大腿外侧，可用于覆盖修补缺损，其最大的缺点是对供区造成创伤，尤其是对爱运动的年轻人会造成一定的影响。颞筋膜在组织成分上非常接近硬脑膜，因此相较于颅骨骨膜更适合充当硬脑膜修补材料。但实际情况是颅骨骨膜更受手术医师的青睐，因为其可以在开颅的过程中方便获得，取材时间平均不超过2分钟。

游离黏膜常取自鼻中隔、中鼻甲及下鼻甲，可用于覆盖修补缺损；修复时黏膜面需要朝外，以免形成黏液囊肿。游离脂肪常取自腹部脂肪组织，可用作硬膜下填充物，尤其是填充肿瘤切除后的巨大无效腔。游离骨则适用于需要硬组织修补者，可用于预防远期脑膨出；游离骨常取自颅骨、犁骨或筛骨垂直板，对于需要术后放疗的患者，因可能会导致放射性骨坏死进而造成修复重建失败，其应用仍存在争议。

自体组织来源材料具有无免疫排斥、术后并发症发生率低、避免非自体材料移植感染病毒性疾病及不加重患者经济负担等优点。但也有明显的缺点：自体修补材料取材的尺寸及形状受限,不适合较大面积硬脑膜缺损修补,且部分材料的获取需要额外进行手术,增加了患者的创伤;颅骨骨膜等虽易于取材,但纤薄易裂,增加了缝合难度。

(2)转移皮瓣:是自体组织修复重建中较为常用的重建材料,可分为带蒂皮瓣和游离皮瓣。转移皮瓣技术的内容将在本章第二节详细介绍,本部分仅进行简要概述。

带蒂皮瓣主要包括鼻中隔黏膜瓣、颅骨骨膜瓣、颞顶筋膜瓣、中/下鼻甲黏膜瓣、腭瓣等。其中以带蒂鼻中隔黏膜瓣应用最为广泛,该瓣由Hadad等于2006年最早报道,其制取简单,效果确切,可大幅度降低术后脑脊液漏风险,并且术后可通过增强MRI判断其血供情况;适用于鞍区、鞍上及斜坡病变的缺损修复,但在病变累及鼻中隔、鼻窦等部位时,并非首选。颅骨骨膜瓣可用于修补蝶鞍前部缺损。颞顶筋膜瓣由颞浅动脉供血,因其在制取时邻近面神经颞支,可能增加神经损伤风险,因此在旋转角度方面会受到限制,不适合修复斜坡及鞍旁缺损。

游离组织瓣适用于颅底缺损后无效腔较大及病变累及颅外皮肤、软组织、鼻腔、口腔口咽部的情况。游离组织瓣需要在显微镜下进行供受区血管吻合术,临床常用的皮瓣包括前臂皮瓣、股前外侧皮瓣、背阔肌皮瓣、腓骨肌皮瓣等。

2. 异体材料　按照来源种属不同可将异体材料分为同种异体组织和异种来源组织,主要用于修复颅底硬脑膜缺损。

(1)同种异体组织:1958年,Sharkey等首次将人尸体脑膜应用于人体,此后,经冷冻干燥处理后的同种异体脑膜曾广泛应用于脑膜缺损修复。但1987年,美国报道了首例与异体硬脑膜移植相关克-雅病(dura mater graft-associated Creutzfeldt-Jakob disease,dCJD),随后各国又陆续出现以渐进性痴呆、抽搐、脑淀粉样病变、海绵状变性等为病理表现的一系列病例。近年来证实dCJD是一种致命且具有极长潜伏期的神经系统退行性疾病,可能与朊病毒通过异体材料植入体内感染有关,因目前缺乏快速有效的检测手段,因此该类型材料已逐渐被弃用。

羊膜(amniotic membrane)是最内层的胎盘,其表面光滑,半透明,无神经、血管及淋巴,具有一定的弹性,厚度为0.02~0.05mm,且具有免疫原性低、存在一定的抗炎作用等优点。其孔径为0.3~0.4μm,一般细菌不易通过,因此羊膜可成为一道阻隔细菌的屏障。此外有研究发现,羊膜可有效减轻硬膜外瘢痕纤维化,降低瘢痕强度,减轻术后并发症;还能有效减少神经与周围组织的粘连,从而保留神经细胞的迁移性。也有学者提出羊膜材料力学强度不高,修补重建过程中易出现破损等。

其他同种异体组织还包括异体阔筋膜、异体脱落细胞真皮、心包膜等,但因材料来源的限制,目前并未获得广泛应用。

(2)异种来源组织:相对于同种异体组织而言,异种来源组织在硬脑膜修补中获得了更为广泛的应用。有研究统计分析,在2007~2017年报道的硬脑膜修复案例中66%的病例采用了异种来源组织。根据制备方法不同,该类材料又分为保持动物细胞外基质原始形态的材料和提取动物胶原重塑支架结构的膜形材料两种。前者利用猪小肠黏膜下层、动物心包膜、真皮等原材料细胞外基质中纤维支架的基本结构,经冻干、交联或脱细胞等处理后制备成修补材料;后者主要是利用牛或马跟腱等组织富含胶原的特点,提取出较纯的胶原重新塑形制备成膜形材料。这些材料主要是由免疫原性较低的Ⅰ型胶原蛋白构成,但仍偶有不良反应事件报道。

如何较好规避克-雅病(CJD)这一严重的重建相关不良疾病是异种修补材料研究的一个重要课题。基于马具有稳定表达朊蛋白(PrPc)而不易引起PrPc结构错误折叠的特点,目前认为马来源材料具有不易引发CJD相关人畜共患病的优势,马心包膜、跟腱、腹膜、真皮等也被证实适合硬脑膜修补。此外,鱼皮材料也可以有效避免CJD并具有良好的效果,但需要进一步进行临床研究。

3. 人工材料　如钛网、人工合成硬脑膜等在近20年逐渐被用于颅底重建。

(1)钛网:作为修复颅底骨缺损的人工合成材料(图20-1-1),具有耐腐蚀、生物相容性好等优点;且其弹性小,易塑形;影像学检查时伪影小,基本不影响术后CT、MRI、X线、脑电图复查;对放疗影响也较小。此外,钛网具备足够的强度以避免脑膨出,不增加患者痛苦。

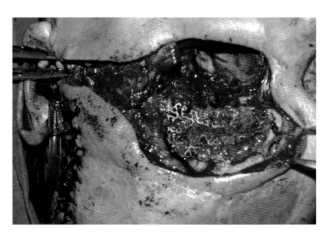

图20-1-1　钛网修复颅底缺损

（2）人工合成硬脑膜：人工合成硬脑膜材料应用于颅底硬脑膜修补，使硬脑膜张力更低，更安全，且可避免应用其他材料造成的不利影响，如游离瓣引起的供区损伤等；此外该材料具有规格不受限制、价格相对低廉、无潜在的 CJD 及病毒感染风险等优势。根据材料能否被机体降解吸收，分为不可吸收材料和可吸收材料。前者以膨体聚四氟乙烯（ePTFE）材料和聚氨甲酸乙酯材料为代表，后者以聚乙醇酸-左旋乳酸和 ε-己内酯的共聚物为代表。不可吸收材料因长时间存留于体内有引发异物反应、摩擦脑皮质、并发症发生率较高等缺点，而可吸收材料则改善了上述问题，但其生物相容性仍有待提高。下面简要介绍几类新的人工合成材料。

随着纳米材料的深入应用，左旋聚乳酸（PLLA）作为一种具有良好生物相容性的可降解高分子材料，可制备成与人硬脑膜结构相似的仿生修补材料，与异种材料及其他人工合成材料相比，其在生物相容性、炎症反应及脑脊液漏发生率方面无显著差异，而在预防脑组织粘连方面更具优势。纳米细菌纤维素（bacterial cellulose，BC）是一种由细菌产生的天然纳米材料，使用 BC 制备的修补材料具有良好的组织相容性和适度的降解性，研究证实其在防粘连和生物相容方面均优于异种材料，但后续需要临床研究证实可行性。

人工合成硬脑膜通常缺乏促进细胞迁移增殖及细胞因子分泌等生物学特性，但新型复合材料的研发正在不断解决这一类问题。明胶与 PLLA 联合制备的仿生纤维膜具有比传统异种材料更理想的表面特性，有利于细胞的黏附与迁移。Wang 等通过电纺丝的方法制造了多层颅底修补替代材料，即聚乳酸（PLA）-聚己内酯（PCL）-胶原蛋白纳米纤维材料，其最内层即接触脑组织层运用的是 PLA，以减少与脑组织黏附，进而减少炎症的产生。中间层运用的是 PLA 与 PCL 复合材料，具有防水作用。最外层运用的则是胶原蛋白，以提高细胞的黏附与增殖。

四、总结

颅底重建作为颅底手术的重要一环，其技术的发展也随着颅底重建材料的增多而日趋成熟。颅底重建的最终目的是建立可靠永久的颅内外屏障，消灭无效腔，同时获得功能和外观恢复，降低成本和技术敏感性。目前公认的颅底重建修复的两大重点是硬脑膜修复及无效腔消除。硬脑膜修复材料种类繁多，尤其当今人工合成硬脑膜的发展日新月异，随着材料学、仿生学、组织工程学的进步，新型复合材料因集合多种材料的优势特性而逐渐成为硬脑膜修复的新主流。而无效腔的消除则需要脂肪等游离物的填充及转移皮瓣的修复等。此外，在颅底重建领域中，如何避免修复重建相关并发症及后遗症的研究日益完善，以及三维打印新技术的引入、膜性与骨性重建概念的厘清、功能性外科导向等都将使颅底重建技术更加成熟，更加精准和个体化，最终应用于临床，造福广大患者。

第二节 转移皮瓣技术

一、引言

颅底是承托脑组织，连接眼、耳、鼻窦、颌面部器官的重要结构，解剖复杂。肿瘤手术具有较高的风险，颅底肿瘤可累及前、中、后和侧颅底，其中侧颅底区最为常见，病变可局限于颅底，也可累及颅骨和硬脑膜，造成颅内外沟通，形成巨大组织缺损。对于颅内外沟通缺损，单纯人工材料无法满足修复需求，应以带蒂或游离组织瓣作为主要修复材料，从而达到分隔颅内外解剖腔隙，防止脑脊液漏和颅内感染等并发症的目的。尽管带蒂皮瓣可以满足侧颅底中小型缺损的修复要求，但巨大复合组织缺损的修复重建仍是颅底外科的巨大挑战。随着显微外科技术的进步，游离组织瓣技术已经广泛应用于颅底外科的修复重建领域，使传统认为无法切除的巨大颅内外沟通肿瘤，赢得了手术机会，减少了术后并发症，改善了生活质量，延长了生存期，增加了治愈率。本节主要介绍颅底外科手术的转移皮瓣技术。

二、技术发展史

转移皮瓣技术是应用带血供的复合组织瓣作为颅底重建供区材料的手术方法，从技术发展历程来说，前期多以带蒂组织瓣为主，如带蒂鼻中隔黏膜瓣、颅骨骨膜瓣、颞顶筋膜瓣、带蒂中/下鼻甲黏膜瓣、颞肌筋膜瓣、帽状腱膜骨膜瓣等；近年来，随着显微外科技术的成熟，游离皮瓣因具有体积大、可充填大型手术创腔、抗感染力强、适合放疗及瘢痕区修复、皮瓣成活率高等优势，已经成为颅内外沟通肿瘤修复重建的首选。根据缺损体积和组织类型，目前常用的游离组织瓣包括背阔肌皮瓣、股前外侧（肌）皮瓣、腹直肌肌皮瓣、腓肠肌皮瓣、前臂皮瓣等。

对于体积较小的颅底缺损，可以选择带蒂组织瓣或小型游离组织瓣修复。对于体积较大的颅底缺损，则以游离肌皮瓣重建最为合适，其可以有效充填组织缺损，防止无效腔形成。

1. **带蒂组织瓣颅底重建的技术发展史** 1952年，Hirsch 首先在内镜下应用鼻中隔黏膜瓣（hadad-

bassagasteguy flap，HBF）修补脑脊液漏，HBF适用于颅前窝、鞍区、鞍旁、斜坡区中单个区域缺损的修补；其最主要的缺点是需要在切除鼻中隔后部前制备好以保护其血管蒂，并且增加了术后鼻部并发症的风险，如鼻部结痂、鼻中隔穿孔、嗅觉减退等。为减少鼻部并发症同时保护HBF的血管蒂，Rivera-Serrano等引入鼻中隔补救瓣（nasoseptal rescue flap，NSRF）技术，该技术适用于经鼻蝶入路切除垂体腺瘤及Rathke囊肿。基于NSRF存在术中常回缩、影响涉及蝶鞍底部和斜坡区域的操作等缺点，Otto开展了改进型鼻中隔补救瓣（modified nasoseptal rescue flap，MNSRF）技术，该技术在补救瓣设计的基础上，增加一个下切口以提高黏膜瓣的活动度，从而达到减少其惯性回缩、对血管蒂损伤及术后并发症的目的，同时也改善了对蝶鞍底部及斜坡区的显露。因此，若术中需要显露鞍底或斜坡区域，应选择MNSRF技术。2006年，Hadad等开始将HBF引进内镜颅底重建手术。

下鼻甲后带蒂黏膜瓣（posterior pedicled inferior turbinate-nasoseptal flap，PPITF）由Fortes等于2007年报道，该瓣膜表面积可达4.97cm²，可用于修补蝶鞍及上斜坡区的中型缺损。但因PPITF受限于自身大小及结构，Choby等将鼻底黏膜与下鼻甲黏膜瓣联合，制成扩大型下鼻甲瓣，使平均表面积增加到27.26cm²，其可用于斜坡区域较大缺损的修补。Hadad等将下鼻甲黏膜分别向鼻外侧壁和下鼻道底延伸，制成以前筛动脉和面动脉分支为血管蒂的前外侧鼻壁瓣，并将其用于前颅底缺损的修补。中鼻甲带蒂黏膜瓣（middle turbinate pedicled flap，MTPF）可提供平均面积约5.6cm²的黏膜瓣；相较于下鼻甲黏膜瓣，其较高的位置使其更适用于修补筛凹、蝶骨平台及鞍区较小的缺损。

颅骨膜瓣（pericranial flap，PCF）是传统开颅手术最常用的颅底重建材料之一。Zanation等开创内镜辅助PCF技术，在内镜下成功获取PCF，并将其通过鼻根部骨窗转至手术通路内，不仅降低了并发症发生率，更使其重新成为内镜下颅底重建的选择之一。该技术适用于筛板、蝶骨平台等前颅底缺损修补，也可进一步扩展覆盖鞍区缺损；其缺点是术中可能损伤第Ⅴ、Ⅶ对脑神经，且术中为了确保额窦引流通路开放，需要行Draft Ⅲ额窦开放术。

颞顶筋膜瓣（temporoparietal fascia flap，TPFF）厚而柔软，覆盖范围约为17cm×14cm，具有较长的血管蒂，可用于前颅底、中颅底、斜坡及枕骨大孔联合处较大缺损的修补。但另有文献认为，TPFF因其翻转弧度成90°而不适用于前颅底修补。另外，该技术禁用于存在颞浅动脉缺如或术前头皮有放疗史者。TPFF

潜在的手术并发症包括面神经额支损伤、秃头症、头皮缺血坏死等。

此外，Potparic等通过前额帽状腱膜瓣的专题研究证实，以眶上动脉及滑车上动脉为蒂的帽状腱膜瓣的血运供应长度可达2～7cm，体积大小为3～48cm²，该带蒂瓣适宜于颅前窝底的重建。

2. 游离组织瓣颅底重建的技术发展史　Mclean和Buncke在应用网膜覆盖较大的头皮缺损时，首次采用游离皮瓣进行颅底重建。1996年，Neligan等比较了90例患者分别采用局部皮瓣、带蒂皮瓣和游离皮瓣进行开放颅底重建的结果。发现局部皮瓣组和游离皮瓣组的总体并发症发生率（分别为38.8%和33.5%）低于带蒂皮瓣组（75%）。此外，在带蒂皮瓣组中36.3%患者发生了颅底愈合不良，其中3例皮瓣坏死。相反，在游离皮瓣组中颅底愈合不良发生率只有10%，并无皮瓣坏死。因此，血管化游离组织已逐渐取代了局部肌肉瓣和肌皮瓣，成为重建复杂颅底缺损的首选方法。

（1）背阔肌游离皮瓣（Latissimus dorsi flap）：最初由Olivari报道，该皮瓣是一种可靠的多功能皮瓣，可用于头颈肿瘤切除术后重建，也是外科重建手术中最常应用的皮瓣之一。因其血管蒂具有恒定的路径，解剖变异较少，血管直径为1.5～2.5mm，因此非常适合显微血管吻合。此外，背阔肌皮瓣供区的并发症发生率低于腹直肌游离皮瓣。当选择游离皮瓣重建广泛的颅底缺损时，背阔肌游离皮瓣修补是可靠的解决方案。该皮瓣除具有血管蒂长、血管管径粗、组织量大等优势外，还具有可多次折叠，便于同时修复多个位面立体缺损的优点；缺点是术中需要变换体位、增加手术时间。但背阔肌游离皮瓣供区隐蔽，并发症少，血液循环重建好，显微外科成功率高，故近年来成为颅底大型缺损修复的第一选择。

（2）股前外侧皮瓣（anterolateral thigh free flap，ALT）：是近20年来用于重建软组织缺损的可靠游离组织瓣。该皮瓣由我国宋业光等于1984年首次报道，基于旋股外侧动脉的降支或横支的ALT越来越受欢迎，其优点如下：血管蒂较长，便于在颈部血管吻合，可同时切取阔筋膜修复硬脑膜，可与颅颌面部手术同时进行，无须改变体位，供区较隐蔽，组织量大。Hanasono等报道了他们应用ALT对34例患者颅底缺损进行重建的经验，皮瓣成活率为100%，并发症发生率为29%，并且6例患者接受了神经移植，14例患者进行了带有股外侧皮神经和阔筋膜的筋膜悬索术。研究表明，ALT具有从同一供区获得更多肌肉组织、神经移植物和筋膜移植物的能力，且并发症发生率较低，ALT是颅底缺损重建的良好选择。

（3）腹直肌游离皮瓣（rectus abdominis free flap）：

在早期的颅底重建术中，腹直肌皮瓣是最常使用的皮瓣，由于它可提供大量的软组织，更好地消除无效腔，使其一度成为颅底重建的主力皮瓣。腹直肌游离皮瓣的优点包括在抬高腹直肌时具有一致的界标，血管蒂最长可达15cm，解剖结构可靠，可获得8～10cm宽皮岛。根据缺损的性质，该皮瓣可以设计成肌肉瓣、肌皮瓣或脱皮皮瓣，也可按倾斜、横向、垂直或回旋镖的方式设计以适应缺损。可获取大量组织是有利因素，但对于肥胖患者，其可能成为不利因素。应仔细考虑以前的腹部手术史，以确定血管蒂是否已损伤。在皮瓣制备过程中有意外进入腹腔的风险，最终可能在供体部位愈合后发展为腹疝。目前，腹直肌皮瓣已逐渐被供区并发症更少的背阔肌皮瓣和股前外侧皮瓣取代。

（4）腓骨肌游离皮瓣：颅底外科手术中，当眼眶和额骨被切除时，需要进行骨重建。1975年Taylor首次描述了腓骨游离皮瓣，此后该皮瓣成为头颈部骨缺损重建的主力皮瓣。Mast等应用腓骨肌游离皮瓣成功修复较小的颅底缺损并进行了颅颌面骨性组织缺损修复。该皮瓣可制备较长的皮岛，可达20cm，皮岛通常较薄，皮下脂肪较少，骨段长达25cm。对于合并颌面骨性支柱结构缺失患者，腓骨肌皮瓣可以作为修复优先选择，其优点如下：①长度和硬度优势，可多次塑形，适合立体硬组织缺损修复和重建咬合需求者；②可实现钛网、三维打印模型、导航设计下的精准修复；③供区隐蔽、并发症少。其不足之处在于：①软组织容积不足，皮瓣宽度有限；②血管蒂长度不足，有时需要血管移植，适合颅底及软组织缺损较少者。

（5）前臂游离皮瓣（radial forearm free flap，RFFF）：于1978年首次由我国学者杨果凡创立，RFFF具有可靠的解剖标志，皮瓣获取简单，可两组术者同时手术，根据前臂的长度，可有长达15cm的血管蒂，因其组织瓣薄，适合各种硬脑膜或颅底缺损，尤其在用于颅底前部和外侧的重建时效果良好。Lovenzini、Schwartz、Weber和Duchateau等均报道应用RFFF修复颅底缺损，结果表明前臂皮瓣修复术后皮瓣完全成活、无脑脊液漏和术后感染等并发症，是一种安全、可靠的修复选择，适用于颅内外沟通和外伤导致持续性脑脊液漏等疾病的防治。RFFF的缺点则是术前必须进行艾伦（Allen）试验，以确保从尺骨系统到手的桡侧表面侧支循环血流良好，此外，其无法用于重建较大的颅底缺损。与ALT等其他游离肌皮瓣相比，RFFF较薄，且体积小，所能提供的支撑力小，可靠性低。

三、适应证

1. 颅前窝、颅中窝、颅后窝底区肿瘤术后的颅内外沟通性缺损者。

2. 颅外肿瘤侵犯颅底，术后大面积复合组织缺损者，如上颌窦恶性肿瘤侵犯颞下窝及颅底，腮腺恶性肿瘤侵犯颅底，颌骨肉瘤、软骨肉瘤及颌面部软组织肉瘤累及颅底，外耳、中耳和颞面部皮肤鳞癌侵犯颅底等。

四、禁忌证

1. 已有远处转移者。

2. 有重要器官疾病，或年老、体弱，不能耐受手术者。

3. 术前伤口感染者。

五、术前计划

1. 预防性使用抗生素　对于颅底肿瘤切除并拟行同期颅底修复重建者，均应在术前预防性使用抗生素，口腔局部进行清洁护理，必要时进行口腔洁治。酌情进行咽拭子细菌培养及药敏试验。

2. 备皮　一般于术前1天进行头部及供皮区皮肤准备。

3. 充分的体格检查及影像学检查　通过CT及MRI等检查明确颅底肿瘤全貌及其与周围组织的关系，初步估计切除范围、缺损大小，以便提前设计选取皮瓣类型及大小；排除供区术区病变、损伤、瘢痕、解剖变异等异常情况；酌情进行血管造影了解术区供血情况，尤其是颈内动脉等重要血管受累情况；针对游离皮瓣供区提前通过特定检查明确血供，排除特殊变异，如前臂游离皮瓣术前进行Allen试验评价尺动脉对手部供血的可靠性等。

六、技术要点

由于颅底位置深在，毗邻重要的神经和血管，术后并发症可能威胁生命。颅内外沟通缺损的修复重建是决定颅颌面外科手术成败甚至患者生命的关键技术。组织瓣移植修复的首要目的是实现颅内外沟通的水密封闭，这也是防止严重术后并发症的首要前提，即无论采用何种组织瓣进行重建，均要严密修复硬脑膜，防止出现脑脊液漏和形成脑疝。

带蒂组织瓣与单纯游离移植物相比具有容易成活，不易感染，且可耐受放疗等优点，但在设计转移带蒂瓣时，应充分考虑颅底缺损的大小和部位，是否可以充分覆盖创面，并保证其血供活力。额骨骨膜瓣和颞肌筋膜瓣为两种常用的带蒂瓣。额骨骨膜瓣的供血动脉为前下方的眶上动脉、滑车上动脉及侧方的颞浅动脉，故其蒂部既可保留在额前下方，也可在侧方。在修复颅前窝底缺损时将额骨骨膜瓣平铺于颅底并与硬脑膜缝合或固定于蝶骨嵴上。颞肌瓣的供血动脉为颞浅动脉和颞深动脉，适合修复颅中窝和颅前窝后部的缺损。它具有良好血供，在修复颅前窝缺损时，为避免血管扭结，便于操作，可磨平蝶骨大翼，然后将大小合适的颞肌帽状腱膜瓣平铺于硬脑膜缺损处并缝合。

近年来游离组织瓣在颅底重建的应用日益增多，它可以提供较大体积的皮肤、肌肉甚至骨组织，可用于修复如眼眶、上颌、颅底等缺损，其具有容易成活和成形、可耐受放疗及只需1次手术等优点。游离组织瓣的选择取决于缺损范围，所需血管蒂的长度及血管的口径。单纯前颅底修复重建主要采用同侧颞浅动脉、颞浅静脉为供血血管。累及中后颅底的病例主要采用颈外动脉系统为供血血管，包括甲状腺上动脉、面动脉或颈外动脉在面动脉分叉以上的部分；回流静脉采用颈内静脉系统，包括颈内静脉主干、面静脉及面后静脉。吻合时应用8-0尼龙线镜下吻合，先吻合动脉，后吻合静脉。

无论是带蒂转移皮瓣还是游离皮瓣，血管蒂部和吻合口均不能过度扭曲、受压，以免影响血供和成活。

七、术后管理

1. 预防性使用抗生素，及时进行血常规检查及全身监测，结合术区情况，早期发现感染，及时送检细菌培养及药敏试验，更换升级抗生素。酌情进行口腔冲洗，保持术后口腔及鼻腔卫生清洁，预防感染。对于术后感染的患者，积极换药，有效放置负压引流管或引流半管，谨慎选择加压包扎，以免损伤游离皮瓣血管蒂。

2. 游离皮瓣修复术后需要注意显微外科相关事项以确保吻合血管稳定，以避免术后皮瓣危象发生，如摆放术后体位以减轻对血管蒂的牵拉，适当限制头部运动，适当摆放负压引流管并观察引流量及引流物特点等。

3. 皮瓣修复术后应持续进行皮瓣观察5～7天，一般于术后1～3天至少每小时观察1次；术后4～7天每2～4小时观察1次，观察皮瓣的温度、色泽、质地、皮纹及肿胀情况等。如发现皮瓣危象（一般发生于术后72小时内），应早期进行皮瓣危象探查术，排查原因，及时抢救皮瓣。

八、并发症

颅底修复重建外科的并发症发生率为25%～65%。早期并发症可能影响修复的成败，包括伤口感染、皮瓣部分或全部坏死、血肿、颅腔积气、脑脊液漏及脑膜炎、脑神经损害、癫痫、心肌梗死、深静脉血栓和肺栓塞等。早期中枢神经系统并发症的发生与硬脑膜修复方法不当和（或）硬脑膜与呼吸道消化道持续相通有关。远期并发症不会危及生命，但会显著降低患者的生活质量。远期并发症发生的原因常是缺少骨性结构支撑、修复的软组织萎缩或术后放疗导致纤维化等。

1. **早期并发症**　最常见的早期并发症是伤口感染。由于颅底所处的位置深在，紧邻重要的器官，严重感染可能导致患者死亡，需要及时处理。可根据修复皮瓣范围大小预防性应用抗生素。对于伤口已经发生感染者，须行分泌物细菌培养，根据细菌培养结果选用合适的抗生素。

2. **皮瓣术后并发症**　对于游离皮瓣修复的患者，其手术过程更加复杂，但相对于带蒂皮瓣，采用游离皮瓣有相似甚至更低的并发症发生率。应用游离皮瓣修复患者仅有10%的伤口愈合延迟率和5%的患者发生脑脊液漏。

3. **脑神经功能损害**　颅底毗邻脑神经，术后出现一条或多条脑神经功能损害较为常见。如果在肿瘤手术中切除了重要脑神经，重建时应尽量行神经端端吻合术或神经移植术。如果神经未被切除或横断，应当定期随访患者以便适时行神经移植或进行恰当的干预。

由于各脑神经的解剖、组织和功能不同，重建方法也有所不同。嗅神经目前无法重建，听神经损伤后神经移植能否产生听觉至今也没有定论。视神经损伤后没有有效办法恢复重建视力，只能以预防损伤为主。动眼神经、滑车神经、三叉神经、外展神经、面神经、舌咽神经和迷走神经、副神经、舌下神经通过神经移植都能取得较满意的恢复效果。其中，面神经的修复相对更为重要。

手术、创伤会导致面神经所支配肌肉的功能紊乱，从而使患者外观、生理和社会功能下降。进行颅底肿瘤术后缺损修复重建时应尽量保护、重建面神经功能，最大程度减少患者并发症、提高生活质量。值得注意的是，面神经完全瘫痪并不能代表面神经损伤的严重程度。手术、创伤后可发生神经失用或Sunderland评分为1级的神经损伤，但只要有足够的时间，面神经移植后仍能完全恢复面神经功能（周围神经生长速度为1mm/d）。如果面神经连续性存在或者神经损伤程度不足以阻止神经再生，则不需要神经移植，面神经也能恢复功能。面神经功能恢复不明显的患者，术后4周应进行肌电图检查以判断神经损伤的程度和恢复的可能性。4周内行肌电图检查不能准确评估神经损伤程度。

面神经瘫痪导致眼睑不能完全闭合的患者，有患暴露性角膜炎的风险，应采取相应预防措施。在面神经切断或切除的患者中，面神经移植应尽可能Ⅰ期完成：如神经断端存在，可切除肿瘤后行神经端端吻合直接修复；如神经缺损过多，无法直接行端端吻合，可行神经移植术，供区神经可以选择腓肠神经和耳大神经；如无法找到邻近神经或神经断端，可考虑术中即刻用部分舌下神经移植至面神经或者用颞肌或咬肌转位。研究表明，是否接受术后放疗不影响神经重建的成功率。Ⅱ期修复的方法包括用带三叉神经的游离肌肉移植分支入咬肌等。对于预后较差或不能接受复杂修复手术的患者，面肌悬吊术对于保持面部静态时的对称性仍是较好的选择。

4. 中枢神经系统（central nervous system，CNS）并发症　CNS 并发症主要包括脑脊液漏和颅内感染，其危险因素有手术前放疗、脑膜受侵和脑实质受侵，其他还包括颅内血肿、颅腔积气及癫痫等。①脑脊液漏：脑脊液漏的发生与皮瓣坏死和患者死亡率升高存在明显相关性。硬脑膜显露得越多，术后脑脊液漏风险越大。为最大程度减少并发症发生风险，硬脑膜出现破损或者撕裂时，封闭硬脑膜很重要，常需要进行带血管蒂组织瓣修复和水密缝合。脑脊液漏发生后，患者应采取平卧位，降低颅内压力及预防性使用抗生素等进行支持对症治疗。轻度的脑脊液漏大多 1 周内治愈；严重的脑脊液漏可持续存在，选择游离皮瓣覆盖无效腔的同时行腰大池引流后，多可 1 周左右治愈。②颅内感染：包括脑膜炎和脑脓肿。自游离皮瓣应用以来，颅内感染的发生率明显降低。近期研究表明，接受游离组织瓣修复的晚期颅底肿瘤患者，颅内感染率低于 10%。如果发生颅内感染，应及时应用广谱抗生素。由于脑脊液漏和颅内感染与患者围术期死亡率相关，CNS 并发症的预防显得尤为重要，一般的预防措施如下：①围术期合理使用广谱抗生素，包括万古霉素、β-内酰胺类、抗厌氧菌类；②术中适当冲洗；③合理放置引流管；④应用带血供组织瓣修复，包括游离皮瓣；⑤术中严密缝合硬脑膜等。

5. 全身其他系统并发症　主要有心肌梗死、肺栓塞、深静脉血栓。

6. 远期并发症　不会危及患者生命，因而常被忽视，包括复视、咬合错乱、牙关紧闭、鼻塞、面部畸形、功能障碍。这些多为软组织萎缩、放射性纤维化和（或）骨支持缺失所导致。纠正这些畸形将有助于改善患者生活质量。

九、总结

颅内外沟通缺损的修复重建是决定颅颌面外科手术成败甚至患者生命的关键技术。转移皮瓣修复的首要目的是实现颅内外沟通的水密封闭，这是防止发生严重术后并发症的前提，同时也是颅底肿瘤修复重建的第一层级目标；在此基础上，进一步封闭口-鼻-眶瘘及恢复正常的咀嚼、吞咽、发音和咬合功能是第二层级目标；最后，在成功的颅底封闭和功能恢复前提下，颌面部硬组织支柱结构缺失和大面积软组织凹陷畸形的美观修复则是第三层级目标，即在遵循"严密的颅底封闭＞颌面部功能重建＞美学恢复"的大原则下达到个体化的最佳修复重建效果。

颅底肿瘤的病理类型、组织来源及解剖复杂，外科治疗要充分评估肿瘤部位、病理类型、颅底和颌面部组织缺损程度及既往手术或放疗史等因素，进行通盘缜密的考虑，才能制订出最佳手术入路和修复重建方案，达到提高患者预后及生活质量的目的。

十、要点与误区

基于对缺损的评估缺乏、临床经验欠缺等因素，临床医师在颅底缺损后修复重建具体类型的选择上可能存在误区。为获得最佳颅底修复重建效果，术前要充分评估缺损类型、既往手术及放疗影响、受区血管状况等因素。对于硬脑膜、颅底骨缺损伴颌面软组织缺损时可选择颞肌筋膜瓣、股前外侧皮瓣、背阔肌皮瓣等修复；伴颌面硬组织支柱结构缺损时可选择钛网结合腓骨肌皮瓣修复。既往有放疗史者，优先选择以显微外科为基础的游离皮瓣，受区血管应尽量选择远离放射野、吻合条件好的动静脉，如甲状腺上动脉、颈外动脉终末支、颈内静脉总干，必要时可考虑血管移植。

对于颅内外沟通肿瘤，需要神经外科、口腔颌面外科、耳鼻喉头颈外科等多学科联合手术，多采用冠-面联合切口，少数应用颞枕开颅-颅颈联合入路，肿瘤切除术后缺损需要妥善修复重建，包括：①人工硬脑膜或组织瓣肌膜修复硬脑膜缺损；②钛网修复颅底骨质缺损；③大容积肌皮瓣填塞侧颅底软组织缺损。目前最常选用的皮瓣为游离背阔肌、股前外侧皮瓣或带蒂颞肌筋膜瓣修复，这些皮瓣具有容积大的优势，可以保证达到水密封闭的修复效果。

十一、典型应用案例

1. 左侧颅底巨细胞瘤（颅内外沟通缺损）应用带蒂颞肌筋膜瓣修复。

左侧颅底巨细胞瘤累及颞骨和部分蝶骨，造成颅内外沟通缺损。手术选择导航下耳前颞下窝切口入路（图 20-2-1），充分显露切除肿瘤后，应用带蒂颞肌筋膜瓣修复重建缺损（图 20-2-2）。术后恢复良好，未发生术后并发症，痊愈出院。随访 15 个月无术后复发。

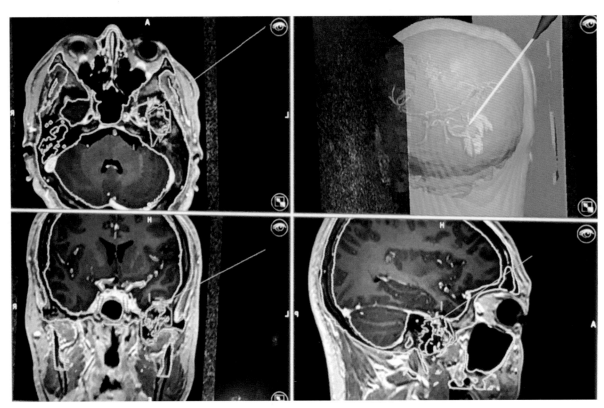

图20-2-1　左侧颅底巨细胞瘤术中导航设计

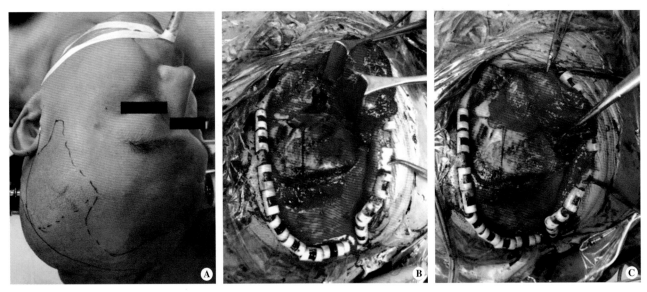

图20-2-2　左侧颅底巨细胞瘤应用带蒂颞肌筋膜瓣修复

A.C形耳前颞下窝切口入路；B.病变切除后缺损照片；C.颞肌筋膜瓣修复颅底缺损

2. 嗅神经母细胞瘤术后前颅底缺损合并硬脑膜、颅底骨和面部组织广泛缺损典型病例，应用人工硬脑膜修复脑膜缺损，三维打印钛网修复眶顶及颅骨缺损，应用腓骨肌皮瓣修复鼻部及上颌骨性支柱（图20-2-3）。术后颅颌面外观得到较大改善。

3. 右上颌窦鳞状细胞瘤术后放疗21年，右颅底区

第二原发癌，应用游离背阔肌皮瓣修复（图20-2-4）。

病变广泛累及前中颅底，包绕下颌骨升支，侵及右蝶窦、筛窦及鼻底，颅前窝及颅中窝骨质被侵蚀性破坏，口鼻眶腔相通。在复发肿瘤完整切除后，采用背阔肌皮瓣修复，术中皮瓣四次折叠，修复上颌、鼻底、眶底。术后随访1年肿瘤无复发，生活质量提高明显。

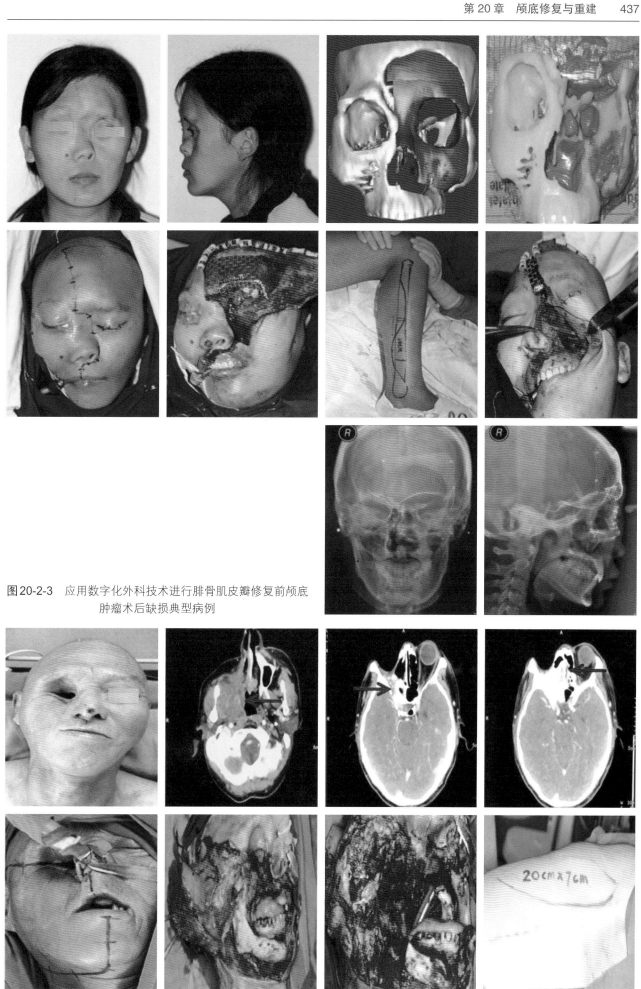

图20-2-3　应用数字化外科技术进行腓骨肌皮瓣修复前颅底
　　　　　肿瘤术后缺损典型病例

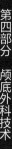

第四部分　颅底外科技术

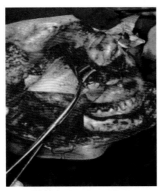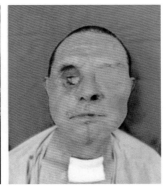

图 20-2-4　应用背阔肌皮瓣修复前中颅底缺损典型病例

（冯芝恩　韩正学　王　翀　熊　垒）

第三节　脑脊液漏修补技术

一、引言

脑脊液漏是颅腔的固有屏障被打破，颅底骨质缺损、硬膜及蛛网膜撕裂，颅腔与外耳道/鼻腔沟通，蛛网膜下腔的脑脊液自破裂处经耳/鼻流至体外。在临床上主要表现为外耳道/鼻腔流出无色透明液体，也有患者表现为头痛、发热、肢体抽搐等症状。脑脊液漏可分为创伤性、医源性、自发性与特发性几大类。因脑脊液流出通道的不同，其可分为脑脊液耳漏、脑脊液鼻漏。脑脊液耳漏常为颅中窝骨折累及鼓室所致，脑脊液鼻漏可发生于额窦后壁、筛顶、筛板、蝶窦侧壁、鞍底等多个部位。

随着近年来内镜手术覆盖范围越来越大，医源性脑脊液漏的比例明显升高。脑脊液漏修补技术成了颅底外科医师必备的手术技能，熟练掌握这项技术不仅能够成功治疗脑脊液漏，也能保证为颅底肿瘤术后患者提供可靠的颅底重建，减少并发症发生。准确寻找、定位漏口是脑脊液漏修补的核心所在，由于岩骨及鼻旁窦解剖的复杂、多变，要求临床医师必须熟悉影像断层解剖及大体解剖，并能熟练将两者结合在手术过程中。另外，不同区域的脑脊液漏修补技术差异较大，合理选择手术入路及修补方式，是修补成功的关键所在。

二、技术发展史

自公元2世纪Galen第一次描述脑脊液漏以来，脑脊液漏的临床诊断、治疗一直不停地发展进步。

脑脊液漏的诊断应分为两步，即明确漏液性状、定位漏口位置。漏液的定性诊断是脑脊液漏诊断成立的先决条件，目前国内常用的方法为漏液糖定量检测，该方法简单易行，临床最常用。但诊断效能较差，假阴性患者常见于严重颅内感染患者，假阳性多见于合并糖尿病的患者。β_2-转铁蛋白为脑脊液中特有蛋白，诊断的特异度高，仅需10μl样本就可进行检测，但检测方法费用高昂，且相对耗时。β_2-示踪蛋白诊断的敏感度高，样本需要至少200μl，检测费用较β_2-转铁蛋白低，对实验室要求极高，目前仅限于研究用，尚未进入临床。

影像学技术的发展提高了漏口定位诊断的准确率。核素脑池造影、高分辨率CT（HRCT）、CT脑池造影（CTC）、MRI及MR脑池造影（MRC）、术中荧光造影等技术均被引用于临床。HRCT是脑脊液漏的首选协助诊断检查。它可以很好地进行骨质成像，通过两个平面的薄扫，可清楚显示颅底及鼻旁窦的结构。冠状图像可发现筛板、筛窦、蝶骨平台的骨质缺损，而轴位图像在发现额窦后壁及蝶窦骨折方面更明显。即使不在脑脊液漏的活动期，通过HRCT也可能发现小的骨硬膜缺损。同时，它还能够提供软组织移位、气颅等脑脊液鼻漏的间接诊断征象。MRI用于诊断脑脊液漏时可与HRCT相结合，在空蝶鞍及可疑为肿瘤引起的脑脊液漏患者，MRI检查尤为必要。MRC也是脑脊液漏诊断的一种技术。它不需要注射造影剂，不管脑脊液漏是否活动，该技术均能有效检查脑脊液漏口，有时还能够发现HRCT不能发现的漏口。CTC经腰椎穿刺注入造影剂后，待造影剂充分分布于脑脊液，并随脑脊液自漏口流出，行CT检查，明确漏口位置，是术前定位漏口最准确的检查，国内应用较多。术中荧光造影需要使用特殊显微镜或内镜，在国内应用较少。

在治疗方面，Dandy于1926年第一次报道开颅手术成功修补脑脊液漏的病例，Dohlman于1948年首次经鼻眶切迹应用颅外入路修补脑脊液鼻漏，而在1981年Wigand应用内镜经鼻修补脑脊液漏为脑脊液鼻漏的治疗带来划时代的改变，显著提高了脑脊液鼻漏修补的成功率，并降低了手术风险及术后并发症发生率。

三、适应证

1. 创伤性脑脊液漏经保守治疗无效者。

2. 创伤性脑脊液漏经久不愈或自愈后多次复发者。

3. 自发性脑脊液漏难以自愈者，首选手术治疗。

4. 肿瘤、先天畸形引起的脑脊液漏，需要手术处理原发疾病的同时重建颅底。

5. 术中脑脊液漏（如鼻内镜下经蝶垂体腺瘤切除术中发生脑脊液漏）。

6. 存在颅底骨折，无明显漏液，但伴有气颅或反复发作的颅内感染，提示颅腔密闭性受损者，应行手术探查。

四、禁忌证

1. 外伤急性期，伤后脑脊液漏出量逐渐减少，保守治疗有自愈倾向者。

2. 脑脊液漏的漏口位置不能确定者。

3. 脑脊液漏合并严重颅内感染者。

五、技术要点

开颅及内镜经鼻手术均可应用于脑脊液漏修补，虽然两者的手术方式、入路有很大差异，但修补成功的关键点相同，即形成可靠的软组织重建。

（一）手术要点

1. 充分显露骨及硬膜缺损，保证硬膜缺损的游离缘完全显露在术野当中。

2. 手术区域彻底清创，避免修补时术区残留黏膜、疝出的脑组织、异物等。

3. 可靠的硬膜重建，位于筛顶、筛板、蝶窦侧壁的脑脊液漏可采取浴缸塞法填塞修补物，位于鞍底的垂体瘤相关脑脊液漏可采取多层重建，应用鼻中隔黏膜瓣加固，颅咽管瘤等硬膜下肿瘤术后脑脊液漏可连续缝合颅底硬膜，开颅脑脊液漏修补如条件允许应行硬膜水密性重建，漏口位于岩骨时，如缝合困难，亦可采取浴缸塞法填塞技术。

在脑脊液漏修补手术中，我们可以选择多种修补材料，包括肌肉、脂肪、筋膜，以及一些人工合成材料如骨蜡、人工硬膜等。经鼻手术的修补材料常用生物胶、凡士林纱布、碘仿纱条等固定。有学者指出，不管采用何种修补材料，修补成功的关键是充分剥离骨缺损处黏膜，使修补材料能很好贴敷。至于使用何种材料能达到最好的手术效果，因术者经验不同，各家对移植物的选择有着不同的评价。Hegazy 等指出统计学数据表明，不同的修补材料对患者预后的影响没有显著差异。

（二）脑脊液漏的开颅修补

1. 脑脊液鼻漏的开颅修补　选择开颅术的患者为经影像学检查判断为漏口位于额窦后壁侧方或严重的颅脑创伤所致多发颅底骨折患者。优点是能在直视下观察漏口位置进行修补。但开颅手术可能引起嗅

神经损伤、记忆力障碍、出血、脑水肿及骨瓣骨髓炎等并发症。经颅治疗脑脊液鼻漏的一期手术修复率为78.3%，二期手术修复率为91.6%。随着技术的进步，开颅脑脊液鼻漏修补的成功率大幅度提高。双额开颅骨膜翻转缝合加固前颅底硬膜，该术式成功率极高，但创伤大，且额窦脓肿、皮肤破溃时有发生，目前仅用于多发颅底缺损患者。额窦后壁脑脊液漏多采取单额硬膜外入路，额筛交界或单侧大面积缺损，硬膜外入路缝合困难时，可采取硬膜下入路严密缝合缺损硬膜。亦有报道额颞开颅经硬膜外入路修补蝶窦侧壁漏口，较内镜手术创伤大，很少使用。

2. 脑脊液耳漏的修补　脑脊液耳漏修补以开颅手术为主，根据漏口的位置选择不同的手术方式，漏口位于岩骨颅中窝面的患者需要采取中颅底入路进行修补，漏口位于岩骨颅后窝面时需要选择枕下乙状窦后入路或经乳突入路。如不能严密缝合硬膜缺损，可取术区的肌肉、筋膜采用浴缸塞法重建缺损区域。如听力丧失、漏液严重，可考虑行中耳闭塞术、外耳道盲囊封堵术，提高修补的成功率。岩骨内胆脂瘤引起的脑脊液耳漏需要彻底清创，避免术后发生严重感染。

（三）脑脊液漏的内镜经鼻修补

1. 筛窦相关漏口的修补　筛窦顶壁及筛板是脑脊液鼻漏最好发的部位，开放筛窦后可在中鼻甲根部寻找漏口位置，筛顶位于中鼻甲根部的外侧，筛板位于中鼻甲根部内侧靠中线处。漏出部位均有不同程度黏膜水肿，部分患者瘘口处黏膜和骨壁分离，瘘口周围肉芽增生。于内镜直视下将瘘口周边水肿黏膜予以清理，露出新鲜骨面，扩大骨缺损至完全显露硬膜缺损，采用浴缸塞法修补漏口缺损，填塞前要保证鼻腔黏膜清理干净，位于额筛交界位置的漏口，填塞时要避免阻塞额窦引流。

2. 鞍区相关漏口的修补　该区域的漏口多为医源性漏，鼻中隔黏膜瓣的出现显著降低了垂体瘤、颅咽管瘤等鞍区肿瘤术后脑脊液漏的发生率。该区域的漏口修补多采用多层修补，即自体组织封堵漏口，鼻中隔黏膜瓣覆盖提供血供。该方法适用于多数鞍膈、斜坡硬膜破损的患者。对于硬膜下肿瘤切除后造成的脑脊液漏，自体阔筋膜缝合颅底硬膜重建技术能够提供更可靠的重建效果，缝合时可选取连续缝合或间断缝合两种方式，打结可在鼻腔外完成多个滑结。缝合完成后应用带蒂鼻中隔黏膜瓣覆盖，并应用碘仿纱条加压固定黏膜瓣。该方法可避免自体组织移位压迫视交叉、下丘脑，为硬膜愈合提供了更好的接触面，并保证了伤口的张力。

3. 自发性蝶窦外侧隐窝脑脊液鼻漏的修补　首选内镜下经鼻经翼突入路手术修补，进行充分术前准备后全身麻醉下行手术治疗。术中选用经中鼻道入路去

除上颌窦内侧壁，显露眶内侧壁及底壁，由内向外咬除上颌窦后壁骨质，显露翼腭窝筋膜及脂肪组织。钝性分离包裹于其中的上颌神经、翼腭神经节，以及其前下方的颌内动脉及其分支，必要时可予以电凝止血。将翼腭神经节、蝶腭动脉移位后，磨除翼腭窝后壁的翼突骨质，显露蝶窦外侧隐窝，探查并显露漏口，若合并脑膜脑膨出，配合双极电凝凝固及吸引器切除脱出脑膜脑组织后，彻底剥离清除蝶窦腔内黏膜，完整显露骨质及硬膜缺损区。用预先制备的阔筋膜组织以浴缸塞法确实嵌入硬膜缺损区，再用脂肪组织在缺损外行覆盖加固，外敷明胶海绵，并以碘仿纱条支撑。

六、围术期管理

脑脊液漏患者围术期管理主要目的是提高修补成功率、减少术后并发症。

1. 早期手术：患者入院后应尽早接受手术，入院当天接受了外科脑脊液漏修补的患者中脑膜炎发生率最低（6.1%）；在2周内接受治疗的患者中发生率为34.7%；在入院第2周接受手术修复的患者中脑膜炎的发生率最高。早期手术修复可显著降低脑膜炎发生率及减少住院时间和住院费用。

2. 术前完善CT、MRI、脑脊液生化糖定量等常规检查，并做CT脑池造影明确漏口位置。糖尿病患者应在术前控制血糖。有感染者术前控制感染。调整好患者的生理状态。

3. 脑脊液鼻漏修补术后患者多取平卧位，最佳卧床休息时间为3～5天。低盐饮食，避免低头、用力、限制饮水量。常规静脉滴注甘露醇降颅压1周，应用易透过血脑屏障的抗生素10天。使用缓泻剂避免大便干燥。5天后开始取鼻腔内填塞物，7～10天取尽。观察患者是否存在鼻腔漏液及咽部吞咽液体的情况。

4. 自发性脑脊液漏修补术后，通常采用药物治疗（乙酰唑胺和托吡酯）降低患者的颅内压，以降低脑脊液漏的复发率。也有研究提出术前应用乙酰唑胺治疗，

可以使部分自发性脑脊液鼻漏患者自愈，避免手术。同时，术后可测定颅内压和进行神经眼科评估，以更好地确定长期护理策略。

5. 脑脊液耳漏患者术后，可静脉注射抗生素，疗程5天，然后口服抗生素5天。为了降低脑脊液压力并使修复充分愈合，可注射甘露醇5～7天，出院后进行规律随访。

七、并发症或不良反应

1. 感染是脑脊液漏患者术后最常见并发症，患者可表现为发热、头痛等，部分患者术后脓肿形成，术后早期剧烈头痛，可能不伴发热，但病情进展极快，可在短时间内发生脑疝，需要引起临床医师的注意。

2. 除感染外，经颅治疗其他脑脊液漏的并发症主要为嗅觉减退、血管痉挛和皮下积液、皮肤破溃等。

3. 自发性脑脊液漏或长期大量漏液患者修补术后，存在颅内压升高、视野缺损、视神经盘水肿等并发症。

4. 脑脊液耳漏修补术后，可能发生耳后脑脊液聚集、脑膜炎、迟发性面神经麻痹等并发症。耳后脑脊液聚集可通过抽吸和加压敷料进行处理。脑膜炎可应用抗生素治疗。迟发性面神经麻痹可通过口服类固醇缓解症状。

5. 另外，合并脑膜脑膨出的脑脊液漏患者，切除膨出脑组织后有发生脑内血肿的可能，漏口位于蝶窦侧壁的脑脊液漏可能损伤翼管神经致术侧眼干涩，也可能骚扰上颌神经发生面部麻木。

八、典型案例

1. 患者，女，41岁，因"左鼻腔间断流清亮液体半年"入院，漏液糖定量3.1mmol/L，偶有头痛，无其他不适主诉。专科查体未见明显阳性体征。入院行CT脑池造影显示左侧蝶窦侧壁骨质缺损，造影剂渗出（图20-3-1A），MRI显示蝶窦内偏左侧异常信号（图20-3-1B）。行内镜经鼻筛翼突入路手术修补，术中发现漏口位于左侧蝶窦外侧隐窝，以筋膜浴缸塞法填塞漏口。术后随访未见漏液。

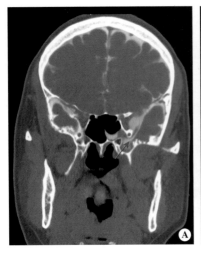
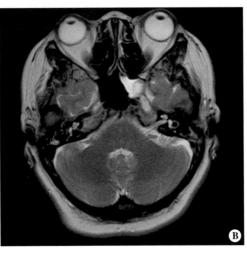

图20-3-1　CT脑池造影和MRI
A. CT脑池造影显示左侧蝶窦侧壁骨质缺损，造影剂渗出；B. 左侧蝶窦内异常信号

2. 患者，女，56岁，因"右鼻腔间断流清亮液体3个月"入院，漏液糖定量2.6mmol/L。无其他不适主诉。既往高血压病史5年，未规律服药控制。3年前行胆结石手术。专科查体未见明显阳性体征。入院行CT脑池造影显示右侧筛板骨质不连续，造影剂渗出（图20-3-2）。行内镜经鼻筛手术修补，术中自鼻道探查可见筛板处囊泡样突起，后自中鼻甲根部切除部分中鼻甲，咬除筛泡，开放筛窦，充分显露漏口，显露硬膜缺损边缘后，以筋膜浴缸塞法填塞漏口。术后随访未见漏液。

3. 患者，男，24岁，因"外伤后右鼻腔间断流清亮液体11个月"入院，漏液糖定量2.7mmol/L。入院时鼻腔漏液停止，头痛明显，左侧肢体肌力弱，逐渐加重。查体显示左侧肢体肌力Ⅳ级。入院行CT脑池造影显示额部多发骨折，右侧额窦后壁见造影剂渗出（图20-3-3A），MRI显示多发脑软化灶，颅内积气明显（图20-3-3B）。行冠切右额开颅鼻漏手术修补，术中发现漏口位于右侧额窦后壁，充分显露缺损硬膜缘后

（图20-3-3C），取自体筋膜严密缝合，修补漏口（图20-3-3D）。术后患者左侧肢体肌力恢复正常。

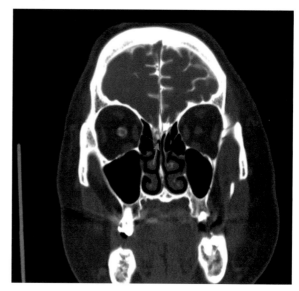

图20-3-2　CT脑池造影显示右侧筛板骨质不连续，造影剂渗出

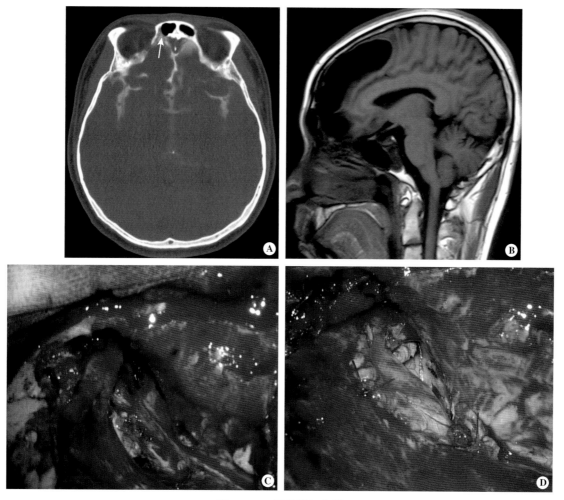

图20-3-3　脑脊液漏修补

A. CT脑池造影显示右侧额窦后壁骨质缺损，造影剂渗出，箭头为漏口位置；B. MRI显示气颅明显；C. 术中充分显露缺损硬膜缘；D. 取颞肌筋膜修补硬膜缺损

九、总结

脑脊液漏作为一个临床常见问题，随着科学技术的发展，我们对它的诊断、治疗水平也有了很大提高，但在准确定位漏口、提高修补成功率、减少术后并发症等方面仍面临一定挑战。脑脊液漏修补技术不仅限于手术操作本身，需要外科医师对疾病特点、诊断技术、颅内压管理、正常解剖等相关知识有综合的掌握、深入的理解，以获得更好的治疗效果。

第四节　颅底骨性重建技术（三维打印技术）

一、概述

颅底是颅骨最下部的区域，将大脑与其他结构隔开。随着颅底外科飞速发展，手术范围逐步扩大，由此产生的颅底缺损已经成为颅底外科手术中常见的问题。持续的颅底缺损可能会引起严重的并发症，包括脑脊液漏、继发性颅内感染、脑积水和脑膨出等。颅底缺损可出现于颅底的任何部位，依据解剖结构的特殊性和术后并发症的发生率来看，颅前窝底和颅中窝底中线处的缺损处理最为困难。首先，这些部位的缺损可直接造成和外界沟通，感染率高，容易导致修补失败；其次，修补时可操作空间狭小，硬脑膜水密缝合困难，修补材料不易固定，影响修补效果。随着微创理念的不断深化及手术器械的不断改进，颅底肿瘤的手术处理范围逐步扩大，效果日益提高，涵盖了颅底脑膜瘤、垂体瘤、颅咽管瘤、神经鞘瘤、脊索瘤及颅眶沟通肿瘤、颅鼻沟通肿瘤等。肿瘤侵袭及手术切除均会导致硬脑膜破坏和骨质缺损，由于术中可能出现预计不到的硬膜和骨质缺损，因此要做到精准修复难度巨大。

有效而可靠地重建颅内外环境之间的屏障能够最大程度减少并发症的发生率。目前研究表明，对于缺损＜3cm的颅底缺损，进行骨性重建并非必需。而当缺损较大、骨性支撑能够增加颅底的承托，减少术后由颅高压导致的蛛网膜破口增大和修补材料移位的概率，有利于修补材料的快速愈合，提高重建效果，并且可以减少膨胀海绵、导尿管球囊的使用，减轻患者的鼻腔不适感，促进早期康复。

二、技术发展史

由于颅底形态不规则、空间狭窄和不方便固定等因素，骨性颅底重建面临巨大挑战。以往常用的重建材料包括钛金属网、自体骨片和有机玻璃、骨水泥等。

在经蝶入路手术中自体骨片如犁骨、鼻中隔软骨和异体髂骨被用来进行鞍底重建，优点为组织相容性好，不会引起排斥反应，不足之处在于骨片大小可能不匹配，出现放射性坏死及骨质吸收造成的愈合困难，并且会造成额外伤害。高分子有机材料如多孔合成垫片、有机玻璃、骨水泥、聚乳酸-聚乙醇酸共聚物、羟磷灰石水泥等均被用来作为骨性支撑，能够减少脑脊液漏发生，效果良好，但容易增加感染率，远期容易出现材料吸收。当颅骨缺损过大或者形态不规则时，上述材料需要多块拼接和裁剪，无法形成牢固的整体，难以满足修补的要求。

三维塑形钛网已经广泛用于颅盖骨缺损的修补，有不少医师也将其用于颅底缺损的重建。由于钛网具有良好的刚性，能够起到很好的支撑作用，并且很少引起炎症反应，仍是目前颅底重建的主要材料。但由于钛网裁剪困难，边缘过于锐利，难以在术中进行准确塑形。虽然一体成形技术可以在术前制备，但术中骨质缺损可能超过预计范围，导致修补失败。另外，钛金属网会造成影像伪影，影响术后复查判读。

聚醚醚酮（PEEK）是一种特种高分子有机材料，可在134℃下经受多达3000次的循环高压灭菌，在热水、蒸汽、溶剂和化学试剂等条件下可表现出较高的机械强度、良好的抗应力性能和水解稳定性，这一特性使其可用于生产灭菌要求高、需反复使用的外科手术。相较于钛金属网，其重量更轻、强度更高，并且生物相容性良好，耐辐射，不易降解，影像上没有伪影。因此，美国食品药品监督管理局和我国国家药品监督管理局均已批准其用于临床进行骨修复。虽PEEK修补材料已经应用于临床，但其应用的塑形技术都是激光雕刻技术，真正意义的三维打印目前仍处于临床试验前期阶段。

美国哈佛大学医学院和哈佛大学生物工程研究所的学者在2018年在报道了他们关于多材料三维打印和神经导航技术在颅底骨性重建潜在用途的研究进展。他们对3个尸头进行术前和术中CT扫描，用于分割和设计扩展和定制的颅底模型，同时通过三维打印技术利用不同种类的树脂，构建出同时具备中心刚性和边缘柔韧的颅骨补片。对3例标本进行了扩展的内镜鼻内颅底手术，并且利用神经导航，将补片与尸颅配准，在所有标本中成功植入了颅骨假体（图20-4-1）。

三、适应证

颅底重建的适应证如下：①颅底硬脑膜缺损；②在颅骨基部失去大部分骨质；③颅内腔与鼻窦腔及鼻咽或乳突气囊连通。

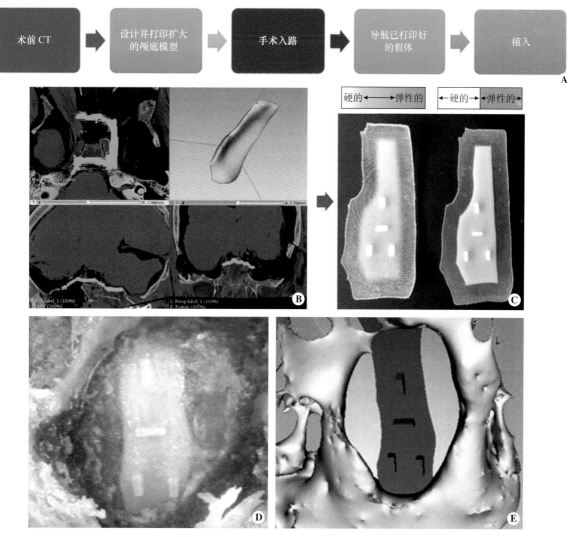

图20-4-1 多材料三维打印和神经导航技术在颅底骨性重建的潜在应用
A. 工作流程图；B. CT三维重建图；C. 两种刚柔模式的三维打印缺损修补材料；D. 模拟应用；E. 影像三维重建应用

是否需要颅底骨性重建仍然是一个有争议的问题。一些临床医师主张对颅底骨性缺损进行常规修复，为脑部提供坚固的支撑和保护。但是，大多数学者认为，如果提供足够的带血管的软组织用于硬脑膜覆盖，则几乎没有颅底骨性缺损需要进行骨性重建。但应该注意的是必须修复涉及眼眶边缘和额骨的骨缺损，以防止眼眶并发症和（或）明显的美容缺陷。在围术期放疗的情况下，应认真考虑使用血管化骨进行重建。

四、禁忌证

目前没有公认的颅底骨性重建的禁忌证，但是笔者认为，当存在以下情况时不建议行颅底骨性重建。①明确感染的修补手术；②恶性肿瘤术后需要放疗的容易出现移植骨坏死感染；③对重建材料排斥。

五、技术要点

与二维医学图像相比，三维医学模型在解剖结构观测、辅助手术、制造支持等方面具有较大优势。利用CT等数字采集设备采集患者数据，利用逆向软件对采集到的数据进行预处理，包括减少噪声点、精简数据、数据滤波及对缺失的数据进行修补等，并提取曲线模型，最后在Pro/E等三维设计软件中实现了模型重建。重建的模型可为头颅模型制作提供数字信息，也可以通过快速成型得到头颅及颅骨补片的复制品。

对颅底骨性缺损进行精确建模和个性化设计是骨性重建成功的关键步骤。利用神经导航和三维重建技术，我们可以在术中实时获取术中缺损三维模型，结合术前一体成型和三维打印技术，能够准确获取个体化颅骨补片。为颅底骨性重建提供完整的解决方案。

要使颅底解剖重建得完美，除了材料选择很重要外，形状契合也十分重要。除了可以满足外型的需求，也能够增加支撑面积，提高修复效果。尽管目前对颅盖骨缺损的个性化修补已经十分成熟，但用于颅底骨缺损的修复中，存在两个问题。第一，当颅底缺损在手术过程中产生时，术前难以准确获得缺损形状和边界，因此很难在术前构建匹配的颅骨补片，对于一些较为规则的缺损，可以通过对钛网或高分子聚合物进行剪裁满足形状的要求，当缺损较大且不规则时，简单裁剪无法满足要求。第二，在进行颅底修复时，补片固定困难，特别是经鼻手术时，传统的螺钉固定模式无法实施。为了解决修补时精准塑形问题，

通过三维重建和打印技术，利用不同种类的树脂，构建出同时具备中心刚性和边缘柔韧的颅骨补片。结合术中导航和三维重建技术，能够在术中实时分割并获取实际颅骨缺损范围，经过术中导航精确配准后利用导航探针能够在三维模型和预成型颅骨补片上准确显示出实际缺损边界并进行实时分割。置入材料与缺损骨质完美匹配，特殊的设计能够形成较为牢固的固定（图20-4-2）。

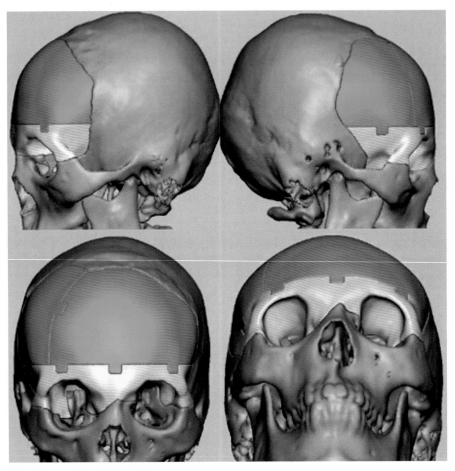

图20-4-2　颅骨缺损三维重建模型

六、总结

近年来，颅底外科手术技术不断进步，手术范围逐步扩大，但由此产生的颅底缺损带来了不可忽视的脑脊液漏及其他并发症的风险。颅底缺损的三维打印是改善当前使用的多层重建技术达到真正解剖重建的现实选择。目前神经导航技术及术中CT的运用，可以指导扩大颅底模型的打印、剪裁和植入。通过术前、术中仔细的空间建模及打印具有柔韧性梯度的模型可以实现三维打印重建颅底骨性结构。

七、典型案例

患者因"间断性头痛、头晕1年，加重1个月"入院。加重后发现额部正中出现约杏子大小的包块，

质软。于当地医院查头颅MRI（图20-4-3A、B）：双侧额顶叶异常信号，累及双侧额窦，明显强化，信号混杂。头颅CT（图20-4-3C、D）：双侧额叶占位，周围囊变影，并额骨骨折破坏、缺如，考虑脑膜瘤？中线向左侧移位。病例分析：该病例为1例侵袭性脑膜瘤病例，伴有额骨、额窦、颅前窝底骨质破坏及缺损，术后必然伴有骨质缺损，在额部影响外貌美观，计划术中一期修补，应用普通钛网很难做到同时覆盖前颅底及额骨的完美塑形，PEEK材料在塑形及材料坚硬程度方面均较钛网更加出色，所以尝试根据术前CT重建数据，计算缺损面积，应用三维打印PEEK材料重建打印缺损区域，以期二期修补（图20-4-4）。

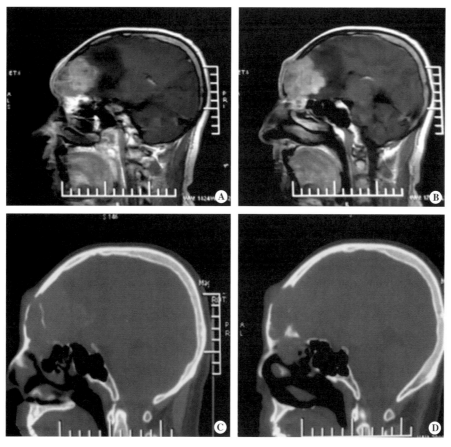

图 20-4-3　额叶占位患者头颅 MRI 强化及颅骨 CT（矢状位）

显示双额叶占位，额骨及颅前窝底骨折破坏

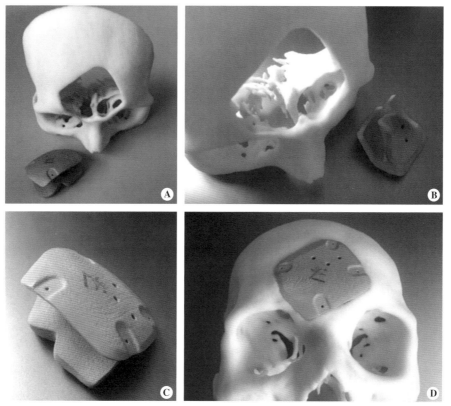

图 20-4-4　PEEK 材料三维打印模型

创建额窦及前颅底骨质缺损

八、知识链接

聚醚醚酮（PEEK）是一种线性芳香族半结晶的热塑性聚合物，其机械性能非常适用于生物医学应用，已经应用于不同的外科领域，如脊柱外科、矫形外科、颌面外科等。PEEK复合材料的合成拓展了PEEK材料的物理化学和机械性能。为了改善骨诱导和抗菌能力，PEEK表面需要进行不同类型的功能化，内部结构也要加以改变。基于PEEK的材料越来越多地成为骨和软骨替代品，并在许多的不同医学领域得到应用。

三维打印技术其实是比较通俗的说法，学术上称这一技术为激光堆积型技术或激光快速成型技术。三维打印技术其实就是计算机设计三维图形，利用激光产生的高温烧结粉末，产生构件。激光快速成型/制造工艺（rapid prototyping/rapid manufacturing，RP/RM）基于离散-堆积原理，根据三维计算机数字模型，采用逐层堆积的方法成形零件，适合于个性化、小批量、形状复杂、中空等零部件制造。快速成型技术是基于离散堆积成型思想的新型成型技术，集成计算机、数控、激光和新材料等最新技术而发展起来的先进的产品研究与开发技术。快速原型制造技术是使用快速成型技术，由CAD模型直接驱动的快速完成任意复杂形状三维实体零件的技术总称。

（叶　迅）

第21章 颅底脑血管重建技术

常规的血管重建指的是动脉循环重建，而静脉及静脉窦对颅内血液循环与动脉有同等重要的作用，因而脑血管的重建包括动脉和静脉的重建。

第一节 脑动脉循环重建

脑组织重量仅为体重的2%，但血流量和氧耗量占整体的20%。正常脑组织每分钟的血流量为45～60ml/100g，大脑需要充足的血液供应以维持其高代谢，同时大脑没有能量储备。血液供应不足可导致局部或全脑缺血，缺血时间过长可导致脑细胞死亡，从而导致临床脑梗死。

血流导向装置的应用是血管内治疗的重大进展，尤其对于复杂动脉瘤的治疗，显著降低了高流量搭桥的风险和概率。但血管搭桥作为一项血管重建技术在颅底疾病中仍有存在的空间和价值，尤其是颅底疾病累及颈内动脉时，血管重建技术可以提供肿瘤全切的机会。

一、血管搭桥的历史

1951年，Fisher在脑血管闭塞的治疗中采用颅内外血管搭桥技术。1964年Pool和Potts采用塑料管作为颞浅动脉与远端大脑前动脉建立分流方式治疗了1例前交通动脉瘤患者。结果可想而知，术后塑料分流管闭塞。Story等应用GORE TEX管进行颈总动脉与大脑中动脉间搭桥。Jacobson首先描述了血管的显微解剖并且采用显微技术进行大脑中动脉血管内膜剥除术。1966年Yasargil在犬上成功地进行了颞浅动脉-大脑中动脉搭桥，1970年发表了其临床应用结果。Spetzler首先提出可采用脑膜中动脉或枕动脉作为颞浅动脉的备选。1963年Woringer和Kunlin第一次采用大隐静脉进行颈总动脉和颅内颈内动脉搭桥治疗颈内动脉闭塞，尽管患者死于肺栓塞，但尸检证实搭桥血管仍然完好。1971年Lougheed采用大隐静脉进行颈总动脉和颅内颈内动脉搭桥并经术后血管造影证实了其通畅性。Story在一例右侧脑缺血合并神经功能缺失的患者采用颈总动脉-大隐静脉-远端大脑中动脉搭桥。Ausman报道

了锁骨下动脉-大隐静脉-颈外动脉联合颞浅动脉-大脑中动脉搭桥技术。Spetzler采用过锁骨下动脉-大隐静脉-大脑中动脉搭桥技术。Sundt报道的在后循环闭塞合并巨大动脉瘤的患者中采用的搭桥血管也是大隐静脉。Little将短的大隐静脉作为颞浅动脉-大脑中动脉、枕动脉-大脑中动脉颞后支及角回支搭桥的桥接血管。Sekhar首先在尸颅上进行了岩骨段颈内动脉-大隐静脉-床突上段颈内动脉搭桥，该技术被Fukushima和Sekhar同时应用于临床。Sekhar进行了首例大隐静脉重建大脑中动脉，第一例大隐静脉重建颅外到颅内段的椎动脉，报道了唯一一例采用深低温停循环技术进行颈内动脉-大隐静脉-基底动脉搭桥病例。桡动脉也常被应用于颅内血管重建，通过压力扩张技术可预防术后血管痉挛发生。另外，甲状腺上动脉也可用于搭桥。

原位血管重建也称原位搭桥，较多地被Sekhar和Lawton采用于动脉瘤体上有小动脉沟通，血流导向装置使用会导致这些小动脉闭塞时。

二、适应证

1. **颅内复杂动脉瘤** 符合以下标准称为复杂动脉瘤：①大小，大型（15mm）或巨大型（25mm）动脉瘤；②形状，载瘤动脉梭形扩张；③蛇形扩张合并节段性血栓形成的动脉瘤；④位置，海绵窦及后循环动脉瘤；⑤动脉瘤颈存在钙化或动脉粥样硬化斑块；⑥症状性夹层动脉瘤；⑦血疱样动脉瘤；⑧瘤颈或瘤体上有主要动脉发出。所有这些动脉瘤如果无法通过单纯血管内弹簧圈栓塞治疗，需要考虑球囊、支架辅助弹簧圈技术或血流导向装置治疗。然后再决定是否需要显微血管重建。应用血流导向装置的患者常需要至少6个月的抗血小板治疗，但30%的患者存在氯吡格雷抵抗。这些患者也应该将血管重建作为治疗选项。有丰富高流量搭桥经验的医师可以将并发症发生率降至应用血流导向装置以下，对于随访期间无法完成血管造影的患者，搭桥血管的随访仅需要通过B超或其他无创检查方法完成。

2. **颅底肿瘤** 对于包裹颈内动脉或椎动脉的颅

底良性肿瘤，有时动脉壁被肿瘤侵犯或肿瘤与动脉粘连过于紧密，造成肿瘤无法全部切除，备选方案包括残留肿瘤放射治疗，或应用血流导向装置预先保护好血管，经4～6个月的抗血小板治疗后再进行手术切除。

对于颅底恶性肿瘤，颈内动脉和椎动脉经常受累，尤其是鼻咽部恶性肿瘤患者，经常于颈内动脉被侵蚀而破裂后出现致命性鼻出血，因而切除肿瘤及包裹的血管是最佳治疗策略，此时需要改道颈内动脉到耳后避开可能存在感染风险的鼻咽部。有时单纯颈内动脉闭塞患者，即使通过了球囊闭塞试验及加强试验，仍存在延迟或急性脑梗死的风险，高流量血管搭桥可以使该部位的肿瘤切除得更加彻底和安全。

3. 烟雾病　是颅底血管闭塞后广泛的颅底异常血管网形成，临床可出现出血和（或）缺血表现。目前研究表明，无论出血或缺血病例，颞浅动脉-大脑中动脉、枕动脉-大脑后动脉等血流重建方式都可以使患者受益。其可能的原因包括：①搭桥后血流重新分布可以改善或延缓颅底烟雾状血管形成；②改善局部脑血流，提高缺血区域脑灌注和脑功能；③无论临床表现为缺血还是出血，其病理学改变都是全脑灌注不足导致的。

三、术前准备

当手术计划中必须牺牲主要动脉时，需要进行球囊闭塞试验及加强试验，结合经颅血管超声、闭塞试验，同时行对侧血管造影，了解侧支循环开通情况及静脉回流状态，必要时进行脑血流量评估。

如果必须实施肿瘤切除，即使对侧循环足够进行代偿，血管重建仍需要作为预案，以应对非计划的血管损伤或破裂，闭塞血管后导致的急性脑梗死。

术前对病变的常规检查和评估包括CT、MRI及MRA。对于颅底肿瘤或血管疾病，需要将CTA和CT灌注成像（CTP）作为评估血管包绕程度和血流灌注情况的评判标准，同时可以提供颅底骨性结构成像与肿瘤的关系，利于手术入路选择。需要血管重建或将其作为手术预案的患者，必须行血管造影，充分了解颈内动脉系统和颈外动脉系统，病变侧及对侧循环状态和潜在的血管重建途径，大脑动脉环的评估非常重要，需要了解前交通动脉、后交通动脉开放状态，是否存在优势侧大脑前动脉、椎动脉，研究表明，存在双侧发育良好的后交通动脉（直径大于1mm），基底动脉闭塞时，80%的患者不会出现脑梗死情况；颈外系统的评估除颞浅动脉、枕动脉外，颌内动脉的走行也需要充分了解。另外利用血管造影三维重建可以了解动脉瘤的立体构筑情况，这对制订手术策略非常有帮助。对于已

存在受累血管狭窄或闭塞的患者，除CTP外，单光子发射计算机体层摄影（SPECT）也有助于了解脑血流量。

其他常规的术前检查包括心功能全面医学评估，血管重建手术过程中血管阻断过程中临时性代谢抑制会诱导血压临时升高，从而对心功能产生影响。Sekhar搭桥术前常规让患者口服325mg阿司匹林，而我们常规采用术前3天每天口服阿司匹林100mg，高流量搭桥术中成人静脉使用4000U肝素，低流量搭桥术中静脉使用1000U肝素以防止血栓事件，对于阿司匹林过敏者，可使用氯吡格雷。

四、可供搭桥的移植血管

高流量搭桥时移植血管选择的顺序为桡动脉优于大隐静脉，大隐静脉优于胫前动脉。大隐静脉提供的血流量最大，桡动脉可在同一手术操作平台获取且易于缝合，容易痉挛的问题目前可通过压力扩张技术解决。血管超声或半定量血管超声可用于桥血管走行、长度和直径的评估。

采用桡动脉作为移植血管时，要行艾伦试验以评估掌深弓和掌浅弓的沟通情况，也可以利用多普勒超声进行评估。用于搭桥的桡动脉直径要超过2mm，大隐静脉3mm，要行颅内外血管搭桥时，移植血管的长度需要18～20cm。

五、麻醉和神经电生理监护

切皮前1小时预防性应用抗生素，每6小时追加1次。二氧化碳分压对颅内压的影响较大，平稳麻醉维持正常二氧化碳分压对搭桥手术进行非常重要。现代的麻醉药物和麻醉方法对颅内压的控制已经可以使神经外科的颅内手术更加安全。在颅底肿瘤手术中，为更好降低颅内压，可在切皮前静脉给予20%甘露醇1g/kg体重，以及地塞米松10mg，硬膜切开前过度换气，将动脉二氧化碳分压控制在30mmHg左右。

搭桥时需要进行受体血管的临时阻断，此时将血压提高超过基础血压的20%，应用丙泊酚抑制脑电的发放。对于破裂动脉瘤，血压控制在120mmHg以下直到动脉瘤可靠夹闭，采用临时阻断时，如果MEP有变化，血压仍需要提高保证脑灌注。

神经电生理监护包括躯体感觉诱发电位、运动诱发电位、脑电图、脑干诱发电位及在某些颅底肿瘤中需要对可能累及的脑神经进行监测。

血管重建时术中血管的评估非常重要和有帮助，ICG及微多普勒超声可部分替代术中造影，尤其是目前iFfow技术，可以较为直观地了解局部血流状态。具备DSA复合手术室的机构可通过术中即刻造影了解血管情况。

六、移植血管的选择

基于4个因素：①受体血管的大小；②有可利用的足够的供体血管；③可利用的移植血管；④能够满足血流量的需要。颞浅动脉-大脑中动脉搭桥血流量可达20～60ml/min，采用桡动脉搭桥血流量为（133±70）ml/min，采用大隐静脉搭桥血流量为（160±50）ml/min，血流量的大小与供体血管、受体血管及移植血管均密切相关。有资料表明，桡动脉作为移植血管，每增加1mm，血流量可提高33ml/min。

大隐静脉可提供高流量血流，但吻合口部位容易产生扰流从而导致闭塞，应用在慢性缺血患者时容易产生过度灌注和出血，尤其当血流量超过200ml/min时，这种风险明显增加。颞浅动脉-大脑中动脉搭桥对急性颈内动脉闭塞而对侧代偿差或缺乏代偿的患者无法提供足够的血流量。

常规情况下，直接血管重建应用于术中非预期的血管损伤和末梢动脉瘤的切除。临床上报道的方法有大脑中动脉移位、大脑中动脉修补、大脑前动脉侧侧吻合重建前交通动脉、双侧小脑后下动脉侧侧吻合、单侧小脑后下动脉与小脑前下动脉吻合，在动脉缺损较大时，可选取适当长度的颞浅动脉、枕动脉或甲状腺上动脉进行动脉修补。

特殊情况下，如果颞浅动脉在术前或术中被离断，颌内动脉可作为供体血管进行血管搭桥。

颞浅动脉-大脑中动脉搭桥、枕动脉-大脑中动脉搭桥常用于替代小血管的血流量，桡动脉用于替代中等大小血管（受体血管＜2mm）的血流量。

七、血管重建的分类和分型

血管重建可分为颅内-颅内血管搭桥、颅内-颅外血管搭桥。

颅内-颅内血管搭桥：①端侧吻合；②端端吻合；③侧侧吻合；④移植血管的原位吻合。

颅内-颅外血管搭桥：①低流量搭桥；②中等流量搭桥；③高流量搭桥（表21-1-1）。

表21-1-1　颅内-颅外血管搭桥

搭桥类型	血流量	实例	应用范围
低流量搭桥	≤50ml/min	颞浅动脉-大脑中动脉搭桥、枕动脉-小脑后下动脉搭桥	中等/小血管的替代
中流量搭桥	60～80ml/min	桡动脉-颌内动脉搭桥	中等血管的替代，常用于后循环
高流量搭桥	≥100ml/min	桡动脉-大隐静脉搭桥	大血管的替代

八、术中血管通畅性的判断

血管吻合完成后，顺序开放受体血管远心端及近心端临时阻断夹，最后开放移植血管上的阻断夹，受体血管远心端阻断夹开放后血流逆流充盈移植血管可初步判断移植血管与远端受体血管通畅，这也是最为重要的血流灌注线，颅外通过血管充盈度、是否存在同步搏动情况大致了解血流状态。Matas试验对判断血流方向和是否通畅非常有帮助，尤其是对于移植血管，保证理想状态下的顺向血流是搭桥成功的标准。

术中ICG是血管搭桥术成功与否的关键检查，可提供在全脑循环状态下搭桥区域血流的方向和血流状态，结合Flow分析技术（如Flow 800）可获得局部脑组织灌注状况等信息。术中微多普勒超声检查及半定量血管超声可对搭桥后血流方向、血流量进行评估。当任何血管出现血流缓慢或血管充盈不佳，以及上述判断方法提示通畅性可能存在问题时，需要术中即刻进行分析和处理。处理的相关流程见图21-1-1。

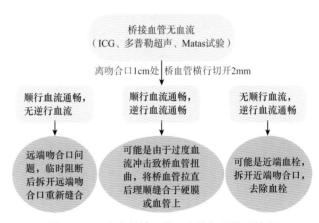

图21-1-1　术中桥接血管无血流相关处理流程

九、并发症

1. 缺血　对于有经验的术者，可保证尽量缩短缺血时间，因而造成脑缺血事件的概率不高。如果缺血不是发生于终末穿支血管，大部分情况下是可恢复的。

2. 移植血管术后急性闭塞　小概率事件，但一旦发生，意味着相对严重的脑缺血事件和相应的神经功能缺失。术中移植血管急性闭塞事件处理方法如前所述，大部分可能是手术技术问题或高凝状态导致。而术后一旦出现，且患者有明显的临床表现，则需要重新手术进行新的抑制血管搭桥。

3. 硬膜外或硬膜下血肿　大多是肝素化后组织广泛渗血导致，必要时清除血肿，去除骨板，硬膜外或硬膜下放置引流，颅内压缓解，尽早回纳骨板。一般1周内。

4. 过度灌注导致出血　相对少见。当血流重建后平稳患者突发出血性脑卒中事件时要考虑是否存在过度灌注问题。尤其是采用高流量搭桥，血流量超过200ml/min。对于该类患者，血压需要控制在不超过或略低于基础血压2～3周，再逐渐恢复到基础血压。

5. 血管痉挛　采用桡动脉搭桥的患者在定期的血管超声检查或CTA检查中怀疑血管痉挛存在，需要行DSA脑血管检查，对于明显痉挛狭窄的移植桡动脉，血管内行血管成形术、球囊扩张或采用支架成形。

6. 移植血管攫取部位可能出现血肿、感染及淋巴瘘，需要清创促使伤口愈合。

7. 长期随访过程中移植血管闭塞　术后进行标准的患者管理，很少出现移植血管闭塞事件，一旦出现，可采用血管内治疗，通过球囊扩张或支架置入进行血管成形，或者再次手术采用新的移植血管进行血管搭桥。

十、随访及术后患者管理

出院后，每天口服阿司匹林100mg（国外推荐325mg）。采用桡动脉搭桥的患者，0.5～1年后可停止服用。采用大隐静脉搭桥的患者需要终生服用。每年行MRA或三维CTA检查以评估移植血管的功能状态，利用血栓弹力图了解凝血状态指导调整药物。所有搭桥患者均需要长期随访。

十一、常用的血管重建技术

1. 颞浅动脉-大脑中动脉搭桥（图21-1-2）　患者取仰卧位，头向对侧旋转60°，头架固定，同侧肩部应用圆枕垫高。通过血管造影了解颈外动脉及其分支颞浅动脉的分布情况，包括颞顶支和额支，需要采用双搭桥方式时，尤其要了解额支的发出位置是否过低，从而设计皮肤切口。通过触摸和多普勒超声追踪血管的走行和进行标记。尽管可以采取直接垂直切开方式显露游离颞浅动脉，笔者仍推荐采用分层显露的方式，皮瓣和颞肌瓣分开，将颞浅动脉暂时性置于皮下浅筋膜层，颞浅动脉常在颧弓上2cm处进入帽状腱膜，因而初始切开部位应该在耳屏前颧弓上，避免误伤颞浅动脉。在此处找到颞浅动脉及其额支，再根据需要再向颧弓下延伸切口。皮瓣形成后显微镜下采用针状电刀低功率切割方式沿动脉走行进行额支、颞顶支主干的分离，动脉两侧预留2～3mm的软组织，动脉的细小侧支可采用低功率双极电凝切断，尽可能从近心端追踪游离额支及颞顶支到皮肤切口边缘，保证足够的血管长度用以搭桥。远心端结扎后提取将血管从皮下游离直到近心端，其间可通过触摸或术中血管多普勒超声帮助确认血管。考虑到皮瓣可能因为颞浅动脉

的攫取后缺血，切口的设计要预留更宽的皮瓣基底部，同时血管从皮下分离时尽量保留多的皮下软组织，血管游离后对遗留的皮下走行通道进行缝合。

血管游离后放置在皮下，应用罂粟碱脑棉覆盖备用。准备搭桥时，在颞浅动脉主干用临时阻断夹夹闭，而后进行远端血管修剪，管腔内肝素盐水冲洗。

修剪血管的远端，清理血管周围的组织至血管外膜清晰可见，对于存在血管内外膜游离的管腔，予以切除，确保搭桥血管结构正常，5～10mm正常血管足够于搭桥使用，没有必要修剪血管全程。修剪完成后开放临时阻断夹，确认有动脉血流涌出后夹闭，再次用肝素生理盐水冲洗管腔。

显微镜下解剖分离受体动脉。细针头在动脉两侧蛛网膜上分别切开一小口，沿两侧小口用显微剪刀平行血管分离和切开蛛网膜，长度2cm左右，尽量选取分支较少的M3或M4段作为受体血管，同时避开走行在脑回上的血管，分支较多且嵌顿在脑回深面，游离度差。

将受体血管表面两端蛛网膜剪开切除部分，剩余少部分蛛网膜作为提取血管的把手，分别在近心端和远心端置入迷你临时阻断夹，同时夹闭受体血管下壁的分支，利用夹的放置将供体血管从蛛网膜下腔抬起，切开动脉上壁，口径与供体血管口径匹配，用亚甲蓝标记血管内外壁，应用9-0或10-0缝线进行血管吻合。也可以在受体血管下方衬垫乳胶片将血管抬起，但有时下方较多分支时乳胶片的放置会损伤分支血管。

沿血管长径先做0°与180°两端的定点缝合，先缝合术者右侧血管壁，确认缝合满意（无血管壁内翻及误缝），再缝合术者左侧的血管壁，在最后一针打结前，用肝素生理盐水冲洗和充盈血管腔。

缝合完毕后，先松开远心端受体血管的临时阻断夹，而后近心端，最后松开供体血管临时阻断夹。

进行额支及颞顶支双搭桥时，一般额支与大脑中动脉下干分支吻合，颞顶支与大脑中动脉上干吻合，先做额支吻合，完成后将供体血管上的临时阻断夹移到颞顶支上，进行颞顶支与上干分支的吻合。

吻合通畅程度的检验和确认如前所述。吻合过程中，尽可能将吻合操作平面置于术野高点，便于术野血液和脑脊液引流，理想状态下，吻合的全过程应该在无血状态下进行。

2. 枕动脉-小脑后下动脉搭桥　与颞浅动脉相比，枕动脉的走行更加复杂和深在，很难通过触摸和多普勒超声经皮肤表面追踪其全程，因而了解枕动脉的解剖对发现和分离枕动脉至关重要。

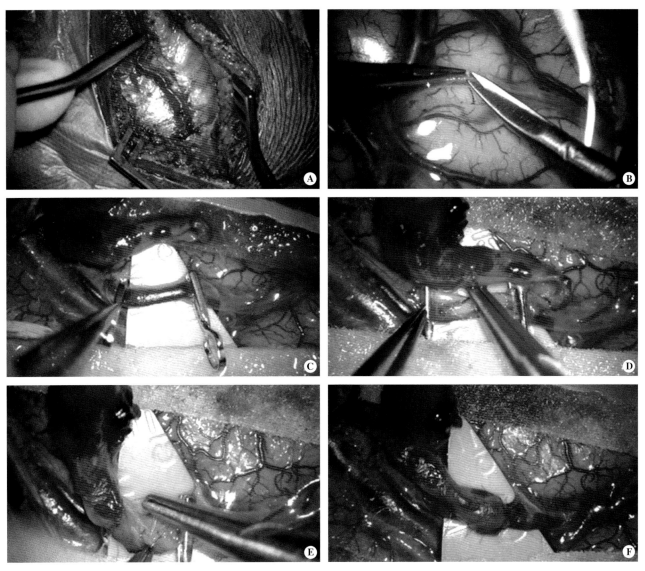

图 21-1-2　颞浅动脉 - 大脑中动脉搭桥

枕动脉在下颌角水平二腹肌后腹下缘起于颈外动脉后壁,沿二腹肌后腹行向后上,再转向该肌深面、内侧,经乳突内侧的枕动脉沟(二腹肌后腹的起点),向后经头上斜肌外缘穿项枕深筋膜,在上项线下方2cm,枕外隆凸外侧 3cm 处至枕部皮下。枕动脉起点处的管径为(1.93± 0.23)mm,在枕部穿出点的管径为(1.72±0.24)mm。枕动脉枕支分为主干型、二支型和三支型。

可采用"倒 U"形或"C"形、"拐杖"形切口,皮瓣掀开后,可利用多普勒超声帮助确定枕动脉走行,枕动脉伴行的静脉丛及肌肉分支较多,行程纤曲,这些增加了分离的难度。肌肉的分支可电凝后离断,血管周围保留少许软组织,从远心端向近心端分离直到枕动脉进入二腹肌后腹的点。

小脑后下动脉(PICA)作为受体血管时,可吻合在小脑扁桃体段,游离 PICA,行血管间端侧吻合。小脑前下动脉(AICA)作为受体血管时,以面神经附近作为吻合处,采用端侧吻合。有时如果动脉瘤累及 PICA 主干,可将 PICA 远心端离断与枕动脉行端端吻合。

3. 颌内动脉搭桥　颌内动脉作为搭桥的供血动脉,临床应用较少,Saleem 及石祥恩团队有过系列病例报道,笔者有过 2 例颌内动脉 M4 段搭桥体会。颌内动脉的识别及游离非常困难,一方面因为其位置深在,另一方面颌内动脉分支复杂,导致颌内动脉的显露需要充分了解颌内动脉的解剖,包括走行和分支(表 21-1-2)。

第四部分　颅底外科技术

表21-1-2 颌内动脉分段及其分支（图21-1-3）		
第一部分下颌段	第二部分翼肌段	第三部分翼腭窝段
穿过下颌颈及翼下颌韧带之间，在耳颞神经下方平行前进。上颌动脉会跨越下齿槽神经，并经过翼外肌下缘	上颌动脉第二部分则在下颌支和颞肌附着点的深层和翼外肌的浅层（但也会出现在深层）之间倾斜上行，之后会经由翼外肌的两个起点间进入颞下窝	走行于翼腭窝内与翼腭神经节相关，为颌内动脉的终末分支
耳深动脉 鼓室前动脉 脑膜中动脉 下牙槽动脉发出颏舌骨分支，最后从颏孔钻出 脑膜副动脉	嚼肌动脉 翼动脉 颞深动脉 颊动脉	蝶腭动脉 腭降动脉 眼眶下动脉 上槽牙后动脉 翼管动脉 咽动脉 上牙槽中动脉 上牙槽前动脉 腭大动脉

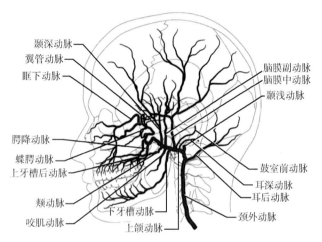

图21-1-3 颌内动脉模式图（脑动脉狭窄及侧支循环评估与解读：经颅多普勒超声检查技术）

颌内动脉又称上颌动脉，是颈外动脉两终支之一，主要分布于口腔、鼻腔、牙、咀嚼肌和硬脑膜等处。分支的起点位于下颌骨颈部，嵌于腮腺中，穿过下颌支和蝶下颌韧带间。上颌动脉于下颌颈深面起始，行向前内侧，经翼外肌浅面（占96%以上）通过翼腭窝由眶下裂入眶，改名为眶下动脉。其分支如下：①耳深动脉与鼓室前动脉，发自上颌动脉始段，行向后上，分布于外耳道、鼓室等处。②下牙槽动脉，发出后行向前下，进入下颌孔，经下颌管出颏孔，易名为颏动脉，分布于下唇和颏部皮肤。动脉在管内时分支至下颌牙；进入下颌孔之前发支至下颌舌骨肌。③脑膜中动脉，是硬脑膜的主要动脉，发出后上行经耳颞神经两根之间，穿棘孔入颅中窝，沿骨沟行向前外，在颞鳞内面分为额、顶两支。额支较粗，先向前外，继转向后外上行，至翼点附近（经翼点后方者占98.5%）行于骨管中者约70%。翼点处骨质薄弱，若骨折，常扯裂血管，引起颅内出血，须及时慎重处理。此动脉的二

支最后分支至额区、顶区、枕区的硬脑膜。脑膜副动脉，在我国人中的出现率较高（约占87.7%）。它起自脑膜中动脉或上颌动脉，经卵圆孔或棘孔入颅，分布于三叉神经节及其硬脑膜和翼肌与腭帆张肌等。④肌支，分布于咬肌、颞肌、翼肌和颊肌等。⑤上牙槽后动脉，穿过上颌骨壁，分布于后5个上颌牙和上颌窦等。⑥腭降动脉，经翼腭管下行分为腭大动脉、腭小动脉，分别穿腭大孔、腭小孔，分布于腭、牙龈和腭扁桃体。⑦蝶腭动脉，经蝶腭孔至鼻腔，分为鼻后外侧动脉和鼻后中隔动脉，后者除分布于鼻中隔以外，还分支前下行经切牙管至腭。⑧眶下动脉，是上颌动脉主干的延续段，由眶下裂入眶，经眶下沟、眶下管、眶下孔至面部。它在管内发出上牙槽动脉分布于前三个上颌牙和上颌窦等处。

搭桥用上颌动脉的显露方法、颧弓离断，将颞肌下翻到颅中窝底附着点，显露颞肌与翼外肌间的颞下窝脂肪层，该层为颌内动脉延伸为眶下动脉段，向上发出颞深动脉，清理该脂肪层时会发现颞深动脉或眶下动脉，向下或向后追踪该动脉可显露颌内动脉主干，此时常会遭遇翼静脉丛出血，可用明胶海绵压迫止血。颌内动脉的全程游离需要离断的分支血管太多，且长度不超过8cm，因而直接采用颌内动脉搭桥的概率较小，需要桥接其他血管。一般情况下从眶下动脉到颞深后动脉间为供搭桥用的颌内动脉节段。可通过颌内动脉-桥血管的端端或侧端吻合-受体血管完成搭桥。

4. **高流量搭桥**　常采用大隐静脉。桡动脉作为移植血管，血管的攫取可请血管外科医师操作完成，但成熟的脑血管团队及颅底外科团队需要有获取移植血管的经验。患者体位的摆放要综合考虑以下因素：病变位置，供体和受体血管、移植血管的部位，需要术

中血管造影时，采用可透过射线的头架。在腹股沟股动脉内预置动脉鞘。计划手术需要在术前备用血管撷取部位，非计划或急诊手术可临时准备。

大部分高流量搭桥用于颅底血管疾病和肿瘤，充分的开颅入路有利于降低脑牵拉和移植血管缝合。

（1）大隐静脉的撷取：大隐静脉起于足背静脉弓内侧端，经内踝前方，沿小腿内侧缘伴隐神经上行，经股骨内侧髁后方约2cm处，进入大腿内侧部，与股内侧皮神经伴行，逐渐向前上，在耻骨结节外下方穿隐静脉裂孔，汇入股静脉，其汇入点称为隐股点。

大隐静脉有5条属支，即旋髂浅静脉、腹壁浅静脉、阴部外静脉、股内侧浅静脉和股外侧浅静脉，它们汇入大隐静脉的形式多样，相互间吻合丰富。大隐静脉全长的管腔内，有9～10对静脉瓣。通常两瓣相对，呈袋状，可保证血液向心回流。此外大隐静脉与小隐静脉借穿静脉与深静脉交通。穿静脉的瓣膜朝向深静脉，可将浅静脉的血液引流入深静脉（图21-1-4）。

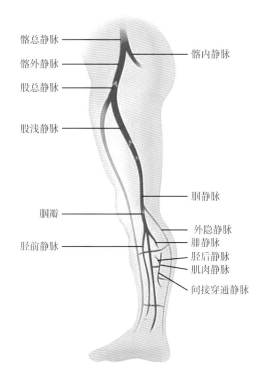

图21-1-4　大隐静脉模式图

大隐静脉的撷取一般从内踝开始，向近心端显露和游离，主干保留，属支结扎，长度25cm左右备用。切忌用器械直接夹持血管进行解剖游离，以避免血管内膜损伤。显露完毕，用肝素生理盐水浸润的棉垫覆盖。准备搭桥时再予以获取。两端结扎离断，标记好近心端和远心端。将导管针连接10ml针筒，抽肝素生理盐水冲洗管腔，从近心端到远心端，节段性压力冲洗和扩展静脉，检查是否存在渗漏且予以电凝或结扎。

先将近心端与手术血管进行端侧或端端吻合，应用8-0或9-0缝线，而后将血管通过皮下隧道引导到颈部，操作过程中注意血管不能产生扭曲或扭转，可通过血管上标记的长轴线判断。

预留足够及适当松弛度的情况下，切除冗余的移植血管，将大隐静脉近心端与供体血管吻合（8-0或9-0缝线）。

吻合结束后，开放临时阻断夹，进行通畅性检查。腿部切口关闭后应用弹力绷带加压包扎。同时确认足背动脉的通畅性。

影响大隐静脉高流量搭桥后血栓形成的因素很多，但操作技术是主要原因，包括吻合技术、器械导致的血管内膜损伤，血管扭曲、打折等。术中均需要注意避免。

（2）桡动脉的撷取：桡动脉作为移植血管可用于中高流量搭桥，血管痉挛问题可以通过压力扩张技术解决。

桡动脉是肱动脉的终支之一，较尺动脉直径稍小。桡动脉长约21.2cm，起端外径约0.3cm。肱动脉分出后，行向外下，先经肱桡肌与旋前圆肌之间，继而位于桡侧腕屈肌与肱桡肌之间，至桡骨下端斜过拇长展肌和拇短伸肌腱深面至手背后进入解剖学鼻咽窝，穿第1掌骨间隙入手掌深部，分出拇主要动脉后，即与尺动脉掌深支吻合成掌深弓。桡动脉在桡骨下端与桡侧腕屈肌腱之间位置较浅，是扪脉和穿刺的理想部位。桡动脉有恒定的二静脉伴行。自肘窝中心以下2.5cm处向外下至桡骨茎突的内侧画一直线，为桡动脉的体表投影。

桡动脉的分支：①桡侧返动脉，起自桡动脉上段，行向外上方，与桡侧副动脉吻合。②肌支，为数支，分布于前臂伸肌群。③腕掌支，在旋前方肌下缘处发出，行向尺侧，在屈肌腱深面与尺动脉发出的同名动脉吻合，参加腕掌侧网。④掌浅支，在桡动脉转入手背前发出，下行入手掌，分支分布于鱼际肌后，并与尺动脉的掌浅支吻合构成掌浅弓。⑤腕背支，在桡动脉转入手背后发出，加入腕背网。⑥掌背动脉，在桡动脉穿入第一骨间背侧肌前发出，分为三支，行向下布于拇指背面的两侧缘及示指背侧的桡侧缘。⑦拇主要动脉，在桡动脉转入手掌后发出，经拇收肌斜头的深面下行，至拇掌指关节附近分为两支，分布于拇指掌面的两侧缘。拇主要动脉与掌浅弓之间通常有较大的吻合支相连，从而构成除掌浅弓、掌深弓以外的另一个动脉弓。⑧示指桡侧动脉，常发自拇主要动脉，沿示指桡侧行进并分布。

桡动脉的获取一般从腕部开始，沿血管走行从远心端向近心端解剖分离，血管周围预留薄层的软组织即可，游离20cm备用，在准备搭桥时再离断获取（图21-1-5）。

图21-1-4中标注：髂总静脉、髂外静脉、股总静脉、股浅静脉、腘瓣、胫前静脉、髂内静脉、腘静脉、外隐静脉、腓静脉、胫后静脉、肌肉静脉、间接穿通静脉

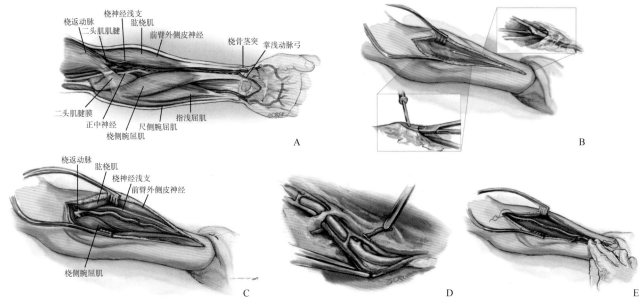

图21-1-5　桡动脉获取

很少情况下，桡动脉是手部优势或唯一的供血动脉。需要进行桡动脉搭桥时，必须行艾伦试验确认桡动脉攫取后手部血供不受影响。

艾伦试验：受检者握紧拳头，检查者同时紧压其腕部的桡动脉、尺动脉，这时受检者松开拳头，其手掌部由于血供被阻断变得苍白，然后继续压迫桡动脉，松开尺动脉恢复其血供，这时手掌应迅速（6秒内）恢复红润，说明受检者的桡动脉、尺动脉间有完善的侧支循环，在桡动脉血供消失的条件下不影响手部血供，为艾伦试验阴性；反之，如果在6秒内不能恢复红润，则该试验阳性（图21-1-6）。

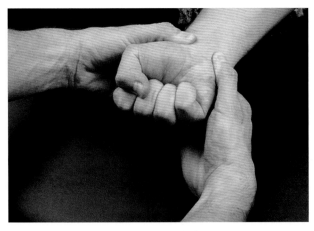

图21-1-6　艾伦试验

压力扩张技术：桡动脉获取后，连接套管针外鞘，用肝素生理盐水进行管腔内冲洗，然后助手捏住离冲洗端4cm左右处的血管管腔，术者通过注射器给压注入肝素生理盐水，紧张-松弛波动性给压，这时可以观察到血管壁同步扩张和复原。同时术者指端也

可反馈这种弹性变化。

5. 常见血管搭桥手术操作细节

（1）颈外动脉-大隐静脉（桡动脉）-颅内动脉搭桥：颅内动脉选取的受体血管可以是颈内动脉床突上段、M1段、M2段，常用和推荐使用M2下干，尤其在颅底肿瘤存在的情况下，颈内动脉及其M1段多受累，床突上段颈内动脉被肿瘤包绕和侵犯，M2下干相对容易显露和分离，同时搭桥过程中M2上干血流不受影响，临时阻断期间缺血导致的运动功能损伤的概率较小，颈内动脉结扎后，血流可通过中动脉分叉重新分布到上干、大脑前动脉、颈内动脉床突上段，达到血流重建的目的（图21-1-7）。

采用M1段作为受体血管时，需要在外侧豆纹动脉的远心端进行。

采用床突上段颈内动脉作为受体血管时，要切除前床突，开放视神经管，游离视神经，同时显露颈内动脉近侧环和远侧环以利于近心端临时阻断夹安放。

搭桥完成后，颈内动脉的永久性阻断可在颈部实施，也可在眼动脉近心端阻断，先用临时阻断夹夹闭颈内动脉，通过术中多普勒超声或ICG、造影等方式了解搭桥后血流重新分布情况，结合神经电生理监测判断是否存在脑缺血情况，确认安全后再永久性阻断颈内动脉。如存在异常，说明颈内动脉一期完全闭塞有风险，可先缝合狭窄部分的颈内动脉，1周后造影，根据血流重建情况分期闭塞颈内动脉。

（2）侧侧吻合技术：多用于A3-A3、M2-M2、PICA-PICA相邻无张力情况下的血流重建，其中A3-A3难度最大，位置深在，空间狭小。吻合时转针技巧要求高（图21-1-8）。

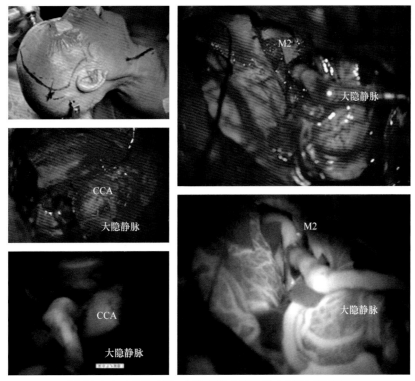

图 21-1-7　颈外动脉 - 大隐静脉（桡动脉）-M2 下干搭桥
CCA. 颈总动脉

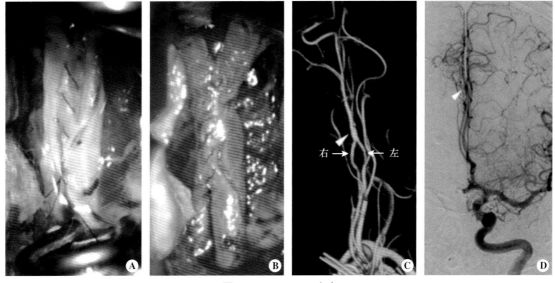

图 21-1-8　A3-A3 吻合

底面的血管缝合采用连续缝合方式，血管壁处于相对内翻状态，0° 与 180° 定位针缝合好后，用一针在定位针下方穿一侧血管，线的尾端与定位针线进行打结固定，而后连续缝合底部血管壁，在另外一侧穿出血管壁后，整理缝线确认底部缝合确切后，将头端缝线与另外一侧定位缝线打结固定。顶部血管壁采用间断或连续缝合方式进行。

十二、病例介绍

患者，女，65 岁。主诉：发现鼻咽癌数月。现病史：患者数月前因右侧头部疼痛、恶心，在当地检查明确为右侧鼻咽癌，建议手术治疗，至上海某医院五官科就诊，建议先行右侧颈内动脉血管搭桥术，故今来笔者所在医院治疗，拟诊"鼻咽癌"收住入院。查体：右舌肌萎缩；神志清醒，GCS 评分 15 分。

诊断：鼻咽癌。

手术过程及相关治疗见图 21-1-9～图 21-1-16 及视频 21-1-1。

第四部分　颅底外科技术

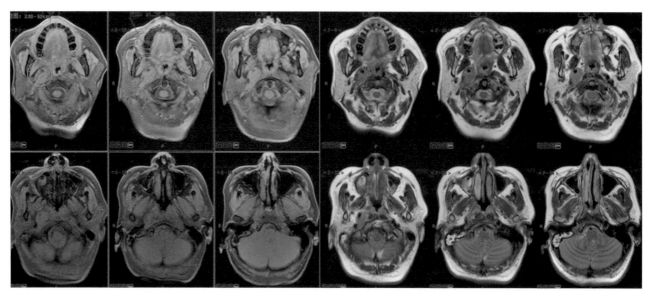

图21-1-9 右侧颈内动脉被肿瘤包绕

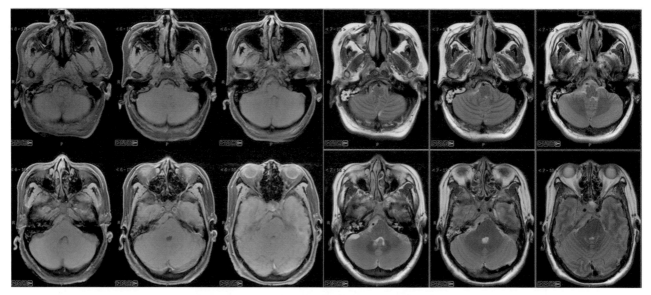

图21-1-10 右侧桥小脑角区、海绵窦区肿瘤，脑膜瘤

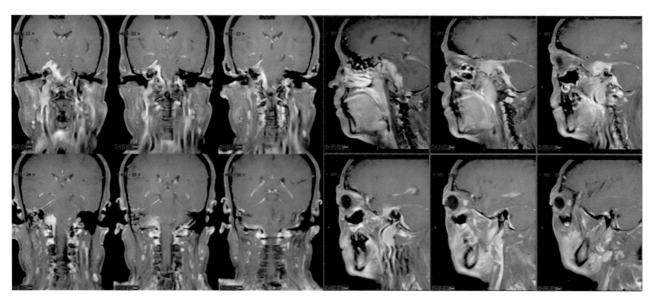

图21-1-11 患者MRI

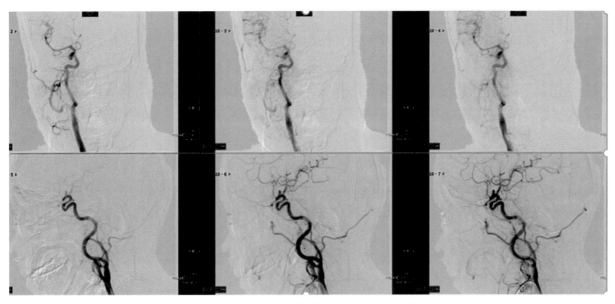

图21-1-12　DSA：右侧颈外动脉/颈内动脉

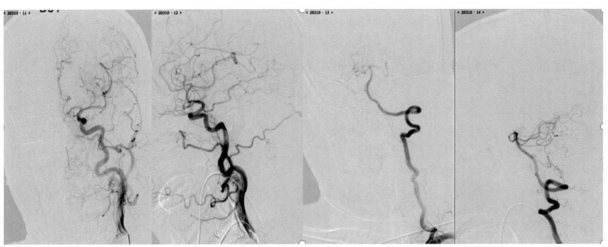

图21-1-13　DSA显示前后交通动脉开放不明显；颈内动脉球囊闭塞试验20分钟时，患者诉头痛，不能忍受，终止颈内动脉球囊闭塞试验

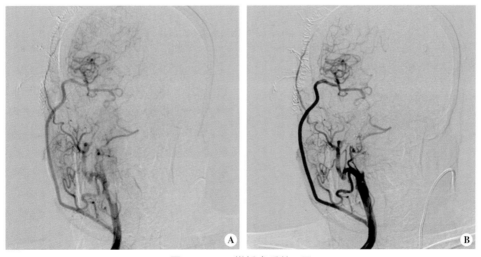

图21-1-14　搭桥术后第1天

行颈内动脉球囊闭塞试验时显示搭桥血管向大脑中动脉、大脑前动脉供血，并向海绵窦段颈内动脉反流（A）；在颈内动脉球囊闭塞试验30分钟后，患者无诉不适，遂栓塞颈内动脉至C3段（B）

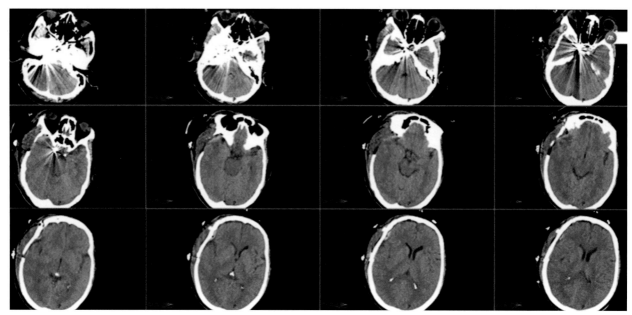

图21-1-15 搭桥术后第2天

颈内动脉栓塞第1天，复查CT；查体：神志清楚，双侧瞳孔等大正圆，四肢肌力正常

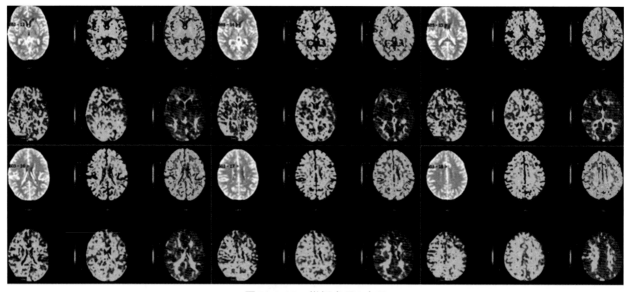

图21-1-16 搭桥术后1个月

CTP未见缺血；查体：神志清楚，双侧瞳孔等大正圆，四肢肌力正常

鼻咽癌高流量搭桥手术视频见视频21-1-1。

▶ 视频21-1-1 鼻咽癌高流量搭桥手术

第二节 大脑静脉和静脉窦的保护与重建

一、引言

颅内动脉损伤的危害性和处理已被广泛认识和重视。而对于静脉或静脉窦的损伤，临床缺乏足够的关注。尽管对颅内静脉有大量的解剖学和生理学研究，但对哪一条静脉是可以牺牲的，哪一条静脉损伤后会出现不良预后仍然无法精确判断。当静脉回流缺乏足够的侧支循环时，静脉损伤后会导致静脉闭塞，随后出现脑肿胀、出血性梗死及神经功能缺失。这一系列的临床过程通常是灾难性的，尤其是发生于颅内重要结构区域时。临床常表现为癫痫、偏瘫、失语乃至死亡。急性静脉或静脉窦闭塞潜在风险更高，慢性闭塞则有更好的耐受性。目前已知相当比例的神经外科并发症与静脉功能障碍有关，如多数的牵拉性损伤。

对于颅内静脉及静脉窦的保护和重建，了解它们的解剖及生理学功能和特点非常重要。静脉解剖的变异性远远高于颅内动脉，存在极其复杂的吻合和沟通。

小、数目和侧支循环都存在个体化差异。所有颅内肿瘤和血管畸形手术操作过程中静脉牺牲和随后侧支循环建立都会导致静脉引流系统改变。术前要通过影像学检查充分评估病变累及静脉和静脉窦的风险。颅内静脉解剖分类如下（图21-2-1）。

二、解剖特点

颅内静脉解剖的特点是其变异性。优势静脉的大

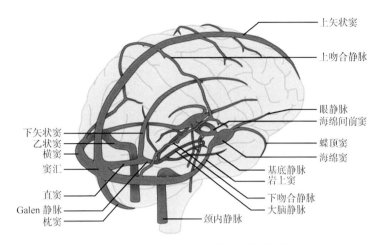

图21-2-1 颅内静脉窦及静脉系统模式图

上矢状窦
上吻合静脉
眼静脉
海绵间前窦
蝶顶窦
海绵窦
基底静脉
岩上窦
下吻合静脉
大脑静脉
颈内静脉

下矢状窦
乙状窦
横窦
窦汇
直窦
Galen 静脉
枕窦

1. 颅内静脉系统

大脑浅静脉：侧裂静脉、Labbe 静脉、Rolandic 静脉和 Trolard 静脉。

大脑深静脉：大脑内静脉、Rosenthal 静脉、Galen 静脉、丘纹静脉、透明隔静脉。

颅后窝静脉：岩静脉、上蚓静脉、桥延沟静脉。

硬膜静脉窦：上矢状窦、下矢状窦、直窦、横窦、乙状窦、岩上窦、岩下窦、海绵窦。

2. 颈外静脉系统

颈内静脉、导静脉、颅底及椎旁静脉丛。

三、生理和病理生理学

颅内静脉系统的功能是双重的：①引流脑血流，②引流脑脊液，静脉循环受损或闭塞，脑组织牵拉干扰了小静脉循环或侧支循环，会导致局部脑血流量下降。特定区域将出现缺血性损害（静脉梗阻）。通常情况下，由于侧支循环存在，静脉损伤或闭塞不会导致明显的脑损害，但术中无法预计和预见侧支循环的代偿程度，如果缺乏侧支循环，即使小静脉血管损伤也会导致严重的后遗症。同样，当脑牵开的压力＞20～30mmHg时，静脉间的侧支吻合将闭合。30mmHg以上压力的持续性牵拉可能会干扰小静脉循环而导致局部静脉闭塞。因为静脉毛细血管壁薄弱，静脉梗阻会导致受影响区域内的脑组织水肿和出血。

静脉窦损伤会影响脑脊液引流和颅内压升高。脑脊液顺着蛛网膜下腔与静脉窦的压力差（5～7mmHg）通过蛛网膜颗粒吸收进入静脉窦。静脉窦闭塞会导致

静脉窦内压力升高，成人会导致颅内压升高，儿童会产生脑积水。如果静脉闭塞局限于静脉窦，不会导致局灶性大脑皮质梗死。窦内血栓扩展累及皮质静脉或深部静脉系统时，将会导致局灶性静脉梗阻。

四、静脉的保护和重建

影响静脉及静脉窦重建的因素很多。理想状态下，在颅内手术中保证静脉或静脉窦完整及重建任何损伤的静脉或静脉窦。实际情况下，术中需要离断静脉时，浅表的小静脉，离断部位应尽量保留静脉侧支循环网络的完整性，大的静脉、孤立的引流到窦的静脉、深部重要结构附件的静脉无论粗细均需要完整保留。原则上，所有的静脉窦一旦损伤，必须修补保持窦完整和通畅。

静脉保留和重建的方式根据静脉损伤的情形而变化。当仅发生了一个小的裂口时，可以选择直接修复或者海绵胶的方式修复脑静脉或静脉窦。如果是大部分缺失，可以选择硬膜瓣或者隐静脉或桡动脉移植。细节如下所述。

五、术前评估和影像学检查

脑血管造影或成像并不是颅底肿瘤术前常规的影像学检查，但对于接近重要引流静脉和静脉窦的病变，这些检查是必需的。在一些患者中，MRA 足以展示动脉细节部分。MRV 可以观察静脉窦的大小，但是不适用于区分慢血流和完全性阻塞。在处理侵袭矢状窦的矢状旁脑膜瘤时，双侧颈内动脉注射的血管成像对确

定静脉窦是否闭塞或者显影是必要的。在处理基底部宽大或者深部的病变前，尤其是靠近窦汇、横窦和乙状窦、Labbe静脉、直窦或者深静脉系统，静脉期的成像同样重要，可通过影像了解病变周围静脉的解剖关系和侧支吻合情况。

六、保留脑静脉和静脉窦的手术步骤

任何形式的手术操作均可导致静脉循环阻塞。以下阐述颅内手术期间容易引起静脉损伤的常见原因和避免这些错误的重要方法。核心步骤和易犯的错误总结于表21-2-1中。

表21-2-1 关键手术步骤和注意事项	
位置	颈部的挤压可以引起静脉窦压力过度升高
颅骨切除	硬膜撕裂可以引起下层静脉损伤
硬膜切开	静脉贴附于硬膜需要被预见
显微分离	过度牵拉可以引起静脉分支损伤。仔细锐性分离是必需的
牵引	牵引可以损伤静脉血流和闭塞侧支循环。如果需要，间歇性使用和使用多个牵开器
止血	双极电凝可以引起血管闭塞
脑静脉修复	一定的血流量对静脉开放是必需的。过度抬头或者术野干燥应当被避免
血管重建	操作期间维持血流。如果必要，使用低分子量肝素
脑水肿	如果发生明显脑水肿，需要仔细寻找可能存在的血肿

1. 静脉保留的常规理念 手术当中的静脉损伤可以分为有意损坏和意外损坏。损坏发生的时间和阶段：①直视下入路期间（硬膜外）；②显微镜下切除期间（硬膜内）。静脉拥有更薄的血管壁并且不如动脉那样曲折，这导致了它们在破裂前更加难以操控。这些因素使静脉相较于动脉更加容易被损伤。在一些特定的入路，如岩骨入路及经小脑幕、幕上和幕下入路或者颞骨入路，特定的静脉需要被分离。在这样的情况下，我们需要知道静脉闭塞的安全性。

在这种时候，唯一的安全评估方法如下：①静脉系统的血管成像评估或者手术期间吲哚菁绿血管成像（确定静脉窦、静脉区域和侧支循环等）；②通过暂时闭塞监测近端到分离点的静脉内压力。单纯通过血管图像确定哪些静脉可以安全地分离是困难的。即使这些静脉很细小，但是当它是区域内唯一的引流通路时，那么这些静脉也不应该被损伤。在静脉损伤后，我们正如早前所提及的那样限制和避免该区域牵拉。最近，术中ICG（吲哚菁绿）血管成像被认为是一种确定静脉能否安全牺牲的可能方法。当然，ICG血管成像是一种有用的工具。但是，即使ICG血管成像显示了在

没有牵拉情况下良好的静脉间侧支循环，如果存在任何牵拉，都可能改变侧支原有的生理状况。所以，在使用这一种方法时，我们需要充分关注接下来的手术操作的影响。

静脉和静脉窦系统负责和承担引流大脑内大量的静脉血流，维持静脉及静脉窦开放对保留脑功能完整非常重要。静脉窦闭塞导致的后果与其侧支通路情况和闭塞的速度有关。普遍认为矢状窦的前1/3急性闭塞后不会产生任何明显的脑功能损伤。但偶然情况下，这种闭塞方式可以引起单侧或者双侧额叶静脉性梗死。在大部分情况下可以安全地闭塞的静脉窦是海绵窦、岩上窦及非优势侧的横窦和乙状窦。海绵窦存在从蝶顶窦到眼眶的周围走行的引流通路，因此海绵窦闭塞不会产生视力和眼部的症状。

手术期间，在闭塞静脉窦前，一定要进行闭塞检查。具体操作方法如下，通过插入一个连接于压力传感器的有20个刻度的蝴蝶针检测静脉窦内压力。根据头部的位置，正常的静脉窦压力应该小于15mmHg。在一次稳定的读数完成后，为了预期的闭塞可以采取适时的临时性夹闭。密切观察大脑和小脑的水肿情况，至少监测5分钟诱发电位及静脉窦内压力变化情况。静脉窦内压力是三者中最敏感的指标，但是小脑水肿可能非常迅速发生。如果脑水肿发生了，诱发电位产生了改变，或者静脉窦内压力上升超过基础值5mmHg，那么临时性夹闭则需要被移除并且静脉窦不能闭塞。静脉窦离断前的静脉窦闭塞试验不是绝对安全的，因为临床反应可能会延迟，并且不是所有的反应都能被观察监测到。

2. 体位 上腔静脉和颈静脉之间没有静脉瓣。因此，如果胸内压升高，颈静脉球和颅内静脉压力会升高。为避免该情况，患者的头通常被摆放于一个相对于心脏更高的位置。极度的颈部屈曲会压迫或者闭塞颈静脉和椎静脉丛等颅内主要的静脉引流系统，导致颅内静脉压力升高。极度的头部旋转可以升高静脉压力达50mmHg。因此颈部屈曲应当被限制。当固定头部位置时，我们通常维持患者的下颌和胸壁之间达到两横指的宽度。

体位摆放完成后，要确认静脉系统处于正常的引流状态，麻醉医师可通过逆行颈静脉球导管和压力检测给术者提供是否存在静脉压力过高的信息。

3. 颅骨切开 为了防止静脉意外损害，有几个重要步骤需要关注。首先，当切开颅骨或者骨瓣形成时，硬膜应当从颅骨内板上分离下来。如果硬膜撕裂，下层的皮质静脉也可能被损害了。当需要显露的骨瓣经过主要的静脉窦时，我们通常会将静脉窦从内板上分离，使用干的明胶海绵垫塞于内板与静脉窦间，一边

剥离，一边垫塞，使内板与静脉窦之间有一明胶海绵层形成保护，铣刀经过时不会撕裂静脉窦。如果硬膜与内板粘连紧密，分离困难，而骨瓣又要跨窦形成，可采用多骨瓣方式开颅，在硬膜与内板可分离区域形成一骨瓣，利用该空间可更加容易将硬膜与内板分离，同样采用明胶海绵垫塞方式，安全形成跨窦骨瓣。骨瓣复位可通过连接片对多个骨瓣的拼接完成。

4. 硬膜打开　当打开硬膜时（尤其在矢状窦旁区域），要注意贴附于硬膜的静脉。通过硬膜外层表面观察，有突出样结构通常提示其下面存在紧贴硬膜大的引流静脉存在，硬膜需要从远离窦的部位切开，渐进性向窦方向显露，发现粘连于硬膜内层的静脉时显微镜下进行分离，大部分情况下可一直分离到进入窦的位置，有时在入窦前静脉会平行窦走行一段距离，通过锐性分离游离该段静脉。比较少见的情况是静脉在入窦前会与其他引流静脉汇合形成静脉湖样结构，且静脉壁与硬膜内层融合为一层结构无法分离，此时可在无法分离处两侧遗留小片硬膜以保持血管湖结构的完整性和通畅性。

5. 显微手术操作　在矢状窦旁纵裂入路中，手术切口的设计除根据病变部位外，术前 MRV 的研判是否存在大的引流静脉阻挡也很重要。术中对脑和静脉的牵拉必须尽量维持在相对较小的范围内以防止静脉损伤。矢状窦旁的桥接静脉应当被仔细保留。当桥接静脉向后汇入冠状缝以后的矢状窦时，这些桥接静脉的牺牲经常引起额叶水肿和出血性静脉梗死。因此操作通路必须改变成远离这些主要静脉或者通过一个小的皮质切除来防止静脉损伤。如果实在无法对这些进行分离和松解而获得操作空间，可通过对侧入路进行操作。

当基底部损伤时，最容易破裂的是颞极静脉和 Labbe 静脉。在涉及这些静脉区域手术时，术者必须在术前意识到任何变异的静脉解剖结构以避免静脉损伤造成不良后果。在大部分患者中，颞极引流静脉可以被离断而没有影响。但是，当侧裂静脉非常大时，或者 Labbe 静脉因为早前的手术而缺失或者因为解剖变异而非常细小时，此时颞极静脉为前颞叶和颞下不主要的引流静脉，离断后可能导致颞叶水肿和梗死。在这些情况下，无法确认离断后是否有影响，可以在需要离断静脉采用临时阻断夹短期夹闭5～10分钟，观察脑组织是否肿胀。此时 ICG 血管成像也是一个评估静脉闭塞安全性的方法。如果一根静脉无法被安全闭塞，对许多患者来说，手术入路的改变或者切除部分皮质获得空间进行操作也是可行的。Labbe 静脉在颞下和经岩骨入路中最容易损伤。这根静脉的引流部位有大量变异，过度偏前、过度发育及与颞底硬膜

粘连在术中都有可能遇到，颞叶抬起时很容易造成静脉撕裂或损伤。岩前入路、经迷路入路和岩骨完全切除入路都需要在 Labbe 静脉引流点的前方进行。尤其是采用硬膜下方式磨除岩骨尖的岩骨前入路，Labbe 静脉过度靠前时，需要从颞底充分游离 Labbe 静脉以获得更多的操作空间。对于 Labbe 静脉汇入横窦前引流向小脑幕或者硬脑膜患者，需要通过分离小脑幕获得部分空间将脑牵开器放置于小脑面而不是颞底来保护 Labbe 静脉免受损伤。当静脉异常扩大并且引流位置过度靠前时，需要改变手术入路以防止静脉损伤，尤其在优势半球，可考虑采用乙状窦后入路（或者是乙状窦后+额颞眶颧入路进行病变切除）。

6. 牵拉损伤　动物实验已证实，脑牵拉压力＞30mmHg，时间超过60分钟可导致脑梗死。脑部任何区域的牵拉都会引起静脉血管侧支循环受阻和血流淤滞。手术时，尽量减少非必需的脑牵开器使用。即使使用，也要尽量减少牵拉，而是采用牵开塌陷脑组织的方法显露操作术野。在颅后窝手术和中线纵列入路手术中，通过体位的安放，脑脊液的释放，利用脑组织重力自然下垂即可获得良好的操作空间。临时性脑组织牵拉需要间歇性松开脑牵开器5分钟左右，且适当更换牵拉部位。应用多个脑组织牵开器平均局部压力也被证实可降低脑牵拉性损伤的风险。柔性牵开与强行牵拉局部脑组织承受的压力差别大，在某些患者，通过非功能区皮质吸除形成的通路进行操作，其局部损伤要小于过度牵拉区域内脑组织造成的伤害。

七、静脉修补与重建

通过明胶海绵压迫或结合应用纤维蛋白胶对存在明显破口的术中小静脉损伤出血进行止血和修补。这样可同时保留静脉的通畅性，但要避免对该区域直接牵拉和压迫。采用显微解剖和分离技术进行静脉游离和松解，对静脉保护和降低牵拉损伤概率很重要。

一旦发生大静脉损伤出血，阻断后出现明显的脑肿胀，预示需要进行静脉重建。简单易行的方法是直接缝合修补，一般采用8-0或9-0缝线。吻合存在张力的情况下，可以在静脉走行上松解或游离硬膜释放张力。当节段性静脉缺失时，需要血管移植进行修补，移植血管可以采用大隐静脉、前臂或颈部的静脉。Sekhar 展示过1例岩斜肿瘤术中 Labbe 静脉重建的病例。

八、静脉窦重建

直接修补：肿瘤切除导致的静脉窦上小的缺损和破口可采用直接修补的方式，应用6-0缝线直接缝合破口。如果受累的静脉窦破口较长，可一边切除肿瘤

及受累的窦壁，一边缝合，这样有利于减少窦壁广泛开放造成的失血。

如果窦壁的侵犯范围较大，直接缝合可能导致窦狭窄或闭塞，需要对窦壁进行修补，可采用硬膜或静脉壁作为修补材料。在窦壁及窦内残余肿瘤切除前预先将修补材料缝合在正常窦壁的一侧，而后进行窦壁及窦内肿瘤切除，窦的两端在肿瘤切除后必须有出血才能将预置的修补材料与窦壁残端进行缝合完成修补。有时两端的出血会比较汹涌，此时可应用明胶海绵栓预先堵住两端的窦口，在修补临近完成时将其取出。如果修补时间预计超过10分钟，患者必须处于肝素化状态。

有时为了更好地显露动脉瘤或肿瘤，需要临时离断乙状窦，结束时应用6-0缝线直接缝合。

一般情况下，很少需要采用移植血管进行静脉窦重建，需要将肿瘤受累的静脉窦一并切除的病例，通常窦已经慢性闭塞，静脉侧支吻合已形成代偿。只有在重要静脉窦因肿瘤侵犯而狭窄同时有影像学征象表明该静脉窦引流的区域有水肿，且静脉窦缺损节段无法直接缝合重建时，尤其是静脉窦很少情况下可以两端游离进行端端吻合，一旦缺损长度超过数毫米，就要考虑采用移植血管重建，移植血管可采用大隐静脉，采用端端缝合方式进行窦的重建。也可以采用桡动脉（预先进行压力扩张）进行端侧吻合重建窦的血流。

静脉窦的重建完成后，脑肿胀消退，需要避免头位过高及术野过于干燥，这些因素不利于维持桥血管内相对缓慢的静脉血流。

九、术中脑肿胀与出血性梗死

术中静脉损伤后出现脑肿胀需要高度怀疑存在静脉梗死性出血，一般通过皮质及皮质下出现的点片状出血可以证实，清除梗死出血灶及皮质下出血的占位效应。尽量修补损伤的静脉，恢复梗死区域的静脉引流。否则，如果血肿清除后压力仍较高，在非功能区建议切除该静脉引流区域的脑组织，在重要功能区建议去骨瓣减压度过急性期，多数情况下，静脉侧支循环会在几天内开放，颅内高压得以缓解，脑功能可逐步恢复。术后颅内压监护对术中脑肿胀患者非常有帮助。

静脉或静脉窦重建的患者，术中给予4000U肝素，术后应用低分子量肝素钙1支，2次/天。应用5天后，改为口服阿司匹林肠溶片100mg，1次/天，持续2个月。

术后常规进行CT检查了解颅内情况，对于有颅内压监护的患者，压力控制在20mmhg以下，可通过亚低温或药物进行颅内压维持，但要了解的是过度脱水会导致血液浓缩，增加静脉栓塞风险。

术中脑肿胀及出血性梗死存在的情况下，预防性应用抗癫痫药物是必要的。

十、术后并发症

静脉或静脉窦急性闭塞可导致上述并发症外，硬脑膜动静脉瘘是较为少见的并发症，多继发于窦的闭塞，尤其是在颅底手术中，处理闭塞窦的概率较大，需要更加关注由此导致的硬脑膜动静脉瘘。

（张晓华）

第22章　听力重建技术

第一节　听觉脑干植入

一、引言

人类的耳蜗作为一个换能器，可以将来自声能的机械能转换为电能，并将电刺激依次经听神经、蜗神经核、橄榄核、下丘等中继核传递到大脑听觉皮质，此听觉传导通路上的任何一个环节出现中断均会影响听觉的最终形成。目前通过中耳听力重建（植入）、人工耳蜗植入等方法已经可以治疗由中耳及耳蜗引起的听力下降。对于耳蜗存在严重畸形、外伤、骨化等原因导致无法植入人工耳蜗，以及由桥小脑角区疾病等引起的听神经和周围神经传导通路中断，目前唯一可供选择的治疗方案是听觉脑干植入（auditory brainstem implant，ABI），但截至目前，该项技术及相关设备和产品在国内尚未在临床广泛开展。

二、入路发展史

ABI入路的发展依托于对听觉传导通路认识的深入和ABI设备的升级换代。

意大利Volta首次证明人类受到电刺激后可直接诱发听觉。Stevens等使用真空管放大器，以铜导线作为电极置于外耳道中，进行了一系列电诱发听觉的研究，确认了"电声感知"的3个机制。俄罗斯科学家给予中耳和内耳均受损害的耳聋患者电刺激并使其产生了听觉，从而首次获得电流可以直接刺激听神经的证据。

随着人们对听觉传导通路及基底膜、蜗神经核位置-频率相关性的认识不断深入，20世纪70年代，美国House等提出了ABI技术，1979年，House等首次将单导ABI装置应用于一位Ⅱ型神经纤维瘤病（NFⅡ）患者。截至1992年，Fayad等共报道了25例单导ABI的病例。

1992年Laszig、Sollmann等率先在欧洲完成了多导ABI。随后Cochlear公司及亨廷顿医学研究所等机构共同研发了多导Nucleus 22 ABI，该型号的植入体的特点包括：具有一个片状植入电极板，电极板表面放置21个直径0.5mm、分三排排列的表面电极（每排7个，编号2～22），在接收刺激器（receiver /stimulator，R/S）的背面还有一个电极点（编号为1），与Nucleus 22人工耳蜗一样，该型号的ABI装置也可接受经皮传导来的、自体外言语处理器发送的信号。1998年，Otto等探索了将ABI装置应用于NFⅡ患者。1999年，Cochlear公司推出了升级版的Nucleus 24 ABI装置，在功能上的改变主要是增加了术中电监测及神经遥测（neural response telemetry，NRT）。2000年，美国FDA批准Cochlear公司的多导Nucleus ABI装置应用于12岁以上的NFⅡ患者。2000年，Colletti等首次将ABI装置应用于严重内耳畸形的语前聋儿童；2005年Colletti等又报道了非NFⅡ成人及儿童患者应用ABI装置的结果，提示相比于肿瘤患者，非肿瘤患者应用ABI装置更能在听力学上获益。目前Cochlear公司的最新型号为ABI 541（图22-1-1，图22-1-2）。

除了Cochlear公司外，国内外多家公司也都开发了ABI装置，如奥地利MED-EL公司、中国诺尔康公司等。MED-EL公司1997年研制了Combo C40+的ABI装置，2010年推出了基于CONCERTO的ABI装置，当前产品型号为SYNCHRONY ABI Implant，但该公司的产品仅在美国以外的区域应用。2022年中国诺尔康公司生产的ABI装置也已应用于临床患者。

在ABI装置的电极设计上，传统方法应用位于一个平面上的表面电极，各公司的设计差别仅在于电极数量及排列方式不同，如21个（Nucleus ABI）、15个（Neurelec Digisonic SP ABI）、12个（MED-EL ABI）等。由于表面电极无法深入内部近距离接触耳蜗核，为此，作为一种有益的探索，美国House耳研所于2004年首次完成了2例带针刺式电极的听觉脑干植入（penetrating flectrode auditory brainstem implant，PABI），其所用的电极带8～10个细针样触脚，可以插入耳蜗核，该电极同时还具有10～12个表面电极。2008年，Steven等报道了10例PABI病例，结果显示，使用PABI可以降低刺激阈值、增加敏感性，但是对提高言语识别并无明显益处。

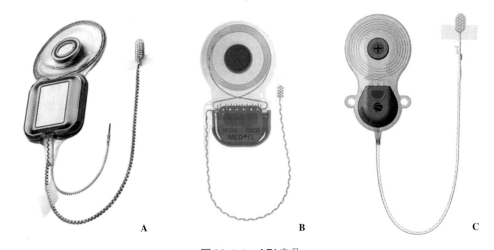

图 22-1-1　ABI 产品
A. Cochlear 公司产品；B. MED-EL 公司产品；C. 中国诺尔康公司产品

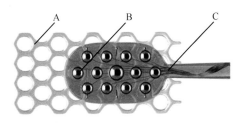

图 22-1-2　主流的 ABI 电极设计
A. 固定电极的钛网；B. 电极点；C. 电极导线

　　截至目前，我国尚未正式引进国外的 ABI 装置，多个国产 ABI 装置仍处于研发或临床试验阶段。

三、适应证

　　ABI 主要适用于蜗神经核完好，但蜗神经核下游听觉传导通路异常，且经过充分评估或前期人工耳蜗植入，确定无法通过中耳和外耳手术和（或）人工耳蜗植入手术等方法重建听力的病例，具体如下。

　　1. **语后聋**　NF Ⅱ、耳蜗完全骨化、双侧耳蜗骨折、耳蜗型耳硬化症等。

　　2. **语前聋**　严重的内耳畸形（如 Michel 畸形、耳蜗未发育）、蜗神经未发育等。

四、禁忌证

　　1. 存在精神疾病，无自主能力者。

　　2. 蜗神经核及其以上神经通路存在器质性病变者。

　　3. 可以从人工耳蜗植入中获益者。

　　4. Luschka 孔周围解剖变异，无法完成 ABI 者。

五、术前计划

　　1. **病史采集**　需要完成详细的现病史、既往史、家族史等信息采集。

　　2. **专科查体**　必须完成耳、鼻、咽喉、头颈部、面部的专科查体，明确疾病相关部位及周边区域的具体体征。

　　3. **听力学评估**　需要完成主观及客观听力检测，评估患者的听觉传导通路情况。

　　4. **影像学评估**　需要完成颞骨薄层高分辨率 CT 扫描，了解颞骨及侧颅底区域的骨性结构特征；建议完善头颅及侧颅底区域增强 MRI 扫描，有助于了解 ABI 的植入区域软组织结构特征，排除潜在病灶。

　　5. **术前准备**　全头备皮，常规放置面神经监测及 EABR 监测，建议加选后组脑神经监测。

　　6. **麻醉评估**　由于手术操作难度高、步骤多，手术时间一般较长，因此建议术前与麻醉医师充分沟通，完善术前麻醉评估，并对术中由于神经监测而产生的特殊麻醉用药要求及术中可能出现的意外情况等做好应对预案。

六、入路技术要点

　　1. **手术入路**　经迷路入路或经乙状窦后入路均可，依据疾病类型及先导手术而定。由于经迷路入路可以更好地显露 Luschka 孔的侧面，故推荐经迷路入路。需要注意，经迷路入路需要控制乳突腔后缘的位置，不能太靠后，以便为接收刺激器（receiver/stimulator，R/S）提供足够的空间；经乙状窦后入路需要尽可能向前、下方扩大颅骨窗，轮廓化并向前牵引乙状窦，以便最大程度减小对小脑的牵拉。

　　2. **放置接收刺激器**　类似人工耳蜗植入，在开放硬脑膜前制作好植入体床及导线槽，完成肿瘤切除后放入接收刺激器，并依据厂家推荐的方式予以固定。

　　3. **定位 Luschka 孔**　Luschka 孔位于桥延沟中第Ⅶ、Ⅸ对脑神经颅根之间，连通第四脑室，在其后外侧为小脑脉络丛。在肿瘤患者，由于肿瘤压迫、手术操作骚扰等，可能引起局部解剖结构位置变化，需要仔细寻找，对于可疑的 Luschka 孔，可在麻醉医师的帮助下使患者完成类似 Valsalva 动作，可见脑脊液自 Luschka 孔流出。

4. 定位蜗神经核　Luschka 孔前内方即为蜗神经核，在蜗神经核与蜗神经之间常可见一条细长的软组织蛛网膜带，其可作为两者的分界线。

5. 植入电极　依据患者 Luschka 孔的实际情况修剪电极自身附带的涤纶网，应用无齿镊轻夹修整好的电极，经 Luschka 孔开口向后内方插入，务必确认表面电极朝向前内、贴附于蜗神经核后外侧面。

6. EABR 监测　行 EABR 监测，确认刺激效果，并依据监测结果调整电极的位置，直至全部或最大数量的电极点均可引出反应。

7. 固定　将带有特氟龙毛毡的电极导线固定于合适的位置，这样，电极导线所带的特氟龙毛毡及电极自带的涤纶网将共同维持电极在原位，避免电极移动。

8. 关闭术腔　常规应用腹部脂肪填塞术腔，分层缝合皮肤及皮下组织。

七、术后管理

预防感染：常规应用可透过血脑屏障的抗生素，如头孢曲松。

术后送 ICU 监护，注意监测生命体征及术区局部状况。

术后第 1 天，患者状况平稳可返回普通病房，注意观察术区局部状况，定期检查中枢神经系统情况。

术后第 3 天，如无明显并发症及不良反应，可出院。

术后 4～6 周，开机调试。

八、并发症

1. 脑脊液漏　最常见，多为术腔填塞不充分所致，可术后即刻发生，也可在术后远期出现。一般不需要再次手术填塞，经保守治疗或有限的有创处置通常可以治愈。

2. 电极移位　在早期单导电极常见，带涤纶网的多导电极应用于临床后发生率大为降低，电极移位可能与电极固定不牢固、未形成足够力度的粘连带、肿瘤切除术后脑干形状和位置改变、术腔填塞时牵拉电极等有关。

3. 非听觉异常刺激　在开机后发生，刺激迷走神经可引起心动过缓、眩晕、喉紧张等，故而在首次开机时应安排心电监护，听力师可关闭出现异常刺激的电极点。

4. 植入体无反应　在既往报道中有部分患者接受 ABI 后，无任何有用的音感，因此术前应充分与患者进行沟通。

九、要点与误区

ABI 是典型的侧颅底手术，术者必须同时具备耳显微外科及颅底外科的理论基础和熟练手术技能，这是开展该术式的前提条件。

ABI 的要点：桥小脑角开放，Luschka 孔显露，耳蜗核准确定位，ABI 电极放置并依据神经遥测结果反复调整直至神经遥测结果显示最佳，电极及其导线牢固定位，颅腔内、外彻底止血，术腔严密缝闭。

十、总结

与人工耳蜗类似，ABI 也是通过人工方式替代听觉传导通路的一部分以重建听力的方式，但目前 ABI 装置尚无法达到与人工耳蜗相类似的治疗效果，原因包括耳蜗核自身结构的特点，也包括 ABI 装置的研发尚在初级阶段。

当前 ABI 最主要的治疗对象还是 NF II 肿瘤切除术后需要重建听觉感知的患者，这也是目前美国 FDA 唯一批准的适应证。在手术效果方面，患者可能达到感知某些环境声甚至部分音调，并通过这些信息辅助唇读等，但需要一段时间甚至数年的听觉康复才有可能达到，因此在有可能植入人工耳蜗的条件时，即便耳蜗全骨化，也应积极尝试人工耳蜗植入，在确实无法完成或效果不佳时再考虑 ABI。

十一、典型案例

因本术式在国内尚处于临床试验阶段，暂无手术案例。

（龚树生　宋跃帅）

第二节　骨锚式助听器

一、引言

人类听力损失按性质可分为传导性听力损失、感音神经性听力损失及混合性听力损失，其区别在于造成听力损失的部位不同。其中，传导性听力损失及混合性听力损失都包括由于声音无法有效传递至内耳而产生的听力损失，这部分听力损失通常可以通过去除阻碍声音传导的病理因素或人为给予声能补偿而解决。助听器可以通过空气传导（气导）或颅骨传导（骨导）将声能补偿给内耳，骨导式助听器即是通过颅骨传递声能补偿内耳的一种治疗设备。骨锚式助听器（bone anchored hearing aid，Baha）是骨导式助听器的一种特殊类型，其特点在于直接或间接与颅骨密切接触，直接带动颅骨振动，传导声能。

二、入路及技术发展史

1952年，瑞典Per-Ingvar Branemark教授偶然发现纯钛与活性骨组织具有极好的相容性，提出了"骨整合（osseointegration）"的概念，为Baha的研制奠定了材料基础。1981年，Tjellstrom等在14例Baha植入病例中取得了良好的治疗效果，1984年，Hakansson与Tjellstrom等研制的Baha系统投入了商业应用。1996年，Baha被美国FDA批准应用于成人。

世界上首个从事生产Baha的工厂成立于瑞典，后来被澳大利亚Cochlear公司收购并命名为"Cochlear Bone Anchored solutions"。目前Baha是Cochlear公司的专属品牌，其产品的历史型号包括Baha Classic、Baha Compact、Baha Divino、Baha BP100、Baha Intenso及Baha CordelLe Ⅰ和Ⅱ等。

目前上市销售的Baha产品包括Baha Implants和Baha Softband、Baha SoundArc。Baha Implants又包括Baha connect System和Baha Attract System两种，两者相同的部分是都包括一个体外言语处理器和一个与颅骨紧密铆接的钛制铆钉植入体。不同之处：Baha connect System使用一个透皮桥基作为媒介，向内连接锚定在颅骨上的钛钉，向外连接体外言语处理器；Baha Attract System使用磁力吸引替代透皮桥基，即用一个位于皮肤下方、紧贴颅骨表面的圆盘状磁体紧密连接与颅骨锚定的钛钉，植入区皮肤完整，无植入体外露，体外言语处理器通过磁力与皮下对应的磁体相互吸引固定。Baha Softband和Baha SoundArc无钛制铆钉，无须手术，处理器依靠外力紧贴皮肤外侧表面，在皮肤及皮下组织的间接媒介下传导声能，其与前者最大的区别在于体内无任何植入体，主要应用于暂时无条件应用Baha Impalants而又需要通过骨导补偿听力损失的患者。

无论Baha具体型号有何差别，其基本工作原理均为通过体外言语处理器收纳声信号，并将其转变为机械能，通过直接或间接传导振动颅骨，刺激耳蜗毛细胞并产生生电信号，次第向中枢传导，形成听觉。

当前Baha所用最新型号体外言语处理器为Baha 5系列，该系列包括Baha 5、Baha 5 Power和Baha 5 SuperPower。以500Hz、1000Hz、2000Hz和3000Hz的平均骨导听阈为准，Baha 5、Baha 5 Power和Baha 5 SuperPower可提供的最大骨导增益分别为45dB、55dB和65dB（图22-2-1）。

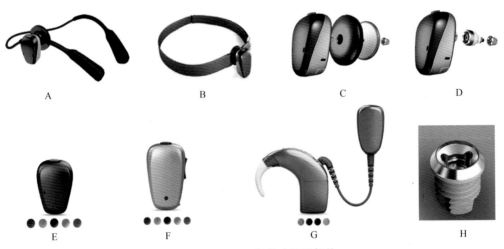

图22-2-1　Baha相关产品及部件

A. Baha SoundArc；B. Baha Softband；C. Baha Attract System；D. Baha connect System；E. Baha 5；F. Baha 5 Power；G. Baha 5 SuperPower；
H. Baha BI300 Implant（钛钉）

Baha在我国于2010年5月上市，2010年12月18日，国内首例全新植入式听力解决方案Baha植入手术成功实施，该手术的成功标志着Baha相关植入技术正式引进中国。

三、适应证

Baha主要适用于传导性聋、混合性聋或单侧感音神经性聋患者，包括先天性中耳、外耳畸形伴传导性或混合性听力下降，反复出现中耳、外耳疾病而无法耐受经耳道式助听器，耳硬化症手术效果不佳或不能接受感音神经性聋风险的患者等。儿童患者手术时年龄需在5岁以上。

Baha对于传导性听力下降＞30dB、气骨导差≥30dB的传导性聋和混合性聋患者，在处理器能够增益的范围内（如前所述）都可以提供良好的声能补偿；对于单侧感音神经性聋患者可以消除声影效应，提高言语识别率和360°声感知。

四、禁忌证

卫生条件或习惯差，无法保证植入体周围长期保持清洁卫生的状态；存在智力低下、精神疾病、成瘾性疾病或其他导致无法自主控制的情况。

五、术前计划

1. **病史采集** 需要完成详细的现病史、既往史、家族史等信息采集。

2. **专科查体** 必须完成耳、鼻、咽喉、头颈部、面部的专科查体，明确疾病相关部位及周边区域的具体体征，如有耳部手术史，需要详细查体，明确局部状况。

3. **听力学评估** 需要完成主观及客观听力检测，评估患者的听觉传导通路情况，尤其是关注骨导纯音听阈及骨导ABR检测结果。

4. **影像学评估** 需要完成颞骨薄层高分辨率CT扫描，了解颞骨区域的骨性结构特征；MRI扫描一般不需要，除非有特殊征象提示可能存在颅内外病变。

5. **备皮** 备耳后4指皮肤。

6. **麻醉评估** 涉及磨骨，常规需要全身麻醉，故术前应完善麻醉评估。

六、入路技术要点

（一）Baha connect System

1. **手术策略** 对于骨质质量较好，骨皮质厚度＞3mm的患者，可以一期完成；对于骨质受损或疏松，骨皮质厚度＜3mm，或作为其他手术（如听神经瘤切除术）的附加手术，此时推荐分期手术完成。

对于儿童患者，骨皮质厚度＞4mm时可以考虑一期手术完成；骨皮质厚度达到3～4mm时，综合考虑年龄、发育延迟、骨质质量等因素，推荐应用较为保守的分期手术。二期手术的时机取决于首次手术时对骨质厚度及质量的判断，骨质质量越差，时间间隔越长，骨皮质厚度＜3mm的患者，二期手术可以延迟到3～6个月甚至更远。

2. **一期植入（FAST surgery）**（图22-2-2）

（1）麻醉：局部麻醉或全身麻醉均可，根据患者情况灵活选择；推荐应用全身麻醉并辅以20g/L利多卡因、1g/L肾上腺素局部浸润麻醉。

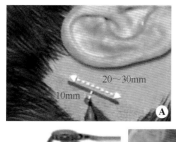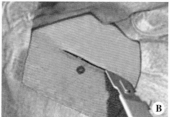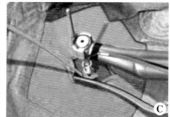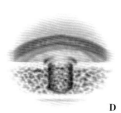
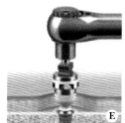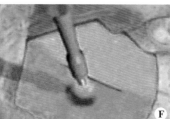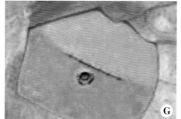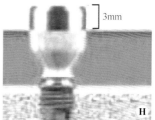
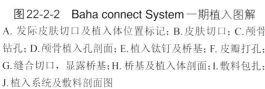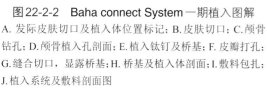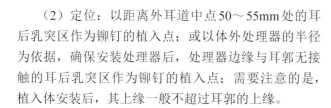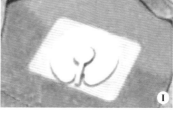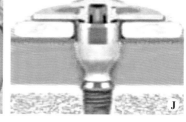

图22-2-2 Baha connect System一期植入图解
A. 发际皮肤切口及植入体位置标记；B. 皮肤切口；C.颅骨钻孔；D.颅骨植入孔剖面；E.植入钛钉及桥基；F.皮瓣打孔；G.缝合切口，显露桥基；H.桥基及植入体剖面；I.敷料包扎；J.植入系统及敷料剖面图

（2）定位：以距离外耳道中点50～55mm处的耳后乳突区作为铆钉的植入点；或以体外处理器的半径为依据，确保安装处理器后，处理器边缘与耳郭无接触的耳后乳突区作为铆钉的植入点；需要注意的是，植入体安装后，其上缘一般不超过耳郭的上缘。

（3）切口：沿耳后发际线做长20～30mm的直切口，依据皮瓣的厚度可适当调整切口长度，需要确保植入位置能充分显露；钛钉植入点一般位于切口后方10mm处，可用细针及亚甲蓝溶液标记皮肤及骨膜上的钛钉位置。

（4）显露：应用牵开器牵开皮肤及皮下组织，显露骨膜，以标志点为中心切开骨膜，显露约6mm×6mm大小的骨皮质。

（5）钻孔：调整钻速，最高不超过2000次/分，起始时推荐在钻头上安装3mm的垫片，以免钻孔过深，如钻孔后底部仍有骨质，可拆除垫片，进一步加深骨孔；务必确保钻头垂直骨面钻孔，钻出一个直径与钛制铆钉相匹配的圆形骨孔；钻孔时需要注意连续冲水，同时不断上提、下按钻头，确保冷却液能到达钻头，从而避免局部温度过高形成热损伤；及时清除骨屑。在骨皮质表面，以钻孔为中心，做一个深度约0.5mm的骨槽容纳钛钉略膨大的外侧端。

（6）植入钛制铆钉：取出钛制铆钉，并将其旋转固定入钻出的骨孔内，力矩以40～50 Ncm为宜。

（7）皮瓣打孔：以钛制铆钉为中心，确定与之对应的皮瓣中心点，以直径约5mm的打孔器打孔，将与钛钉连接的桥基（abutment）经皮肤穿孔处透出。桥基有5种不同高度的型号，分别为6mm、8mm、10mm、12mm、14mm，对应不同厚度的皮瓣。

（8）缝合：皮肤及皮下组织分层缝合。

（9）包扎：在桥基周围放置厚度合适的敷料，需要注意不可过厚，以免增加下方皮瓣压力，形成局部凹陷；以愈合帽扣于桥基上，固定敷料。

（10）拆线：术后10～14天拆除缝线，如果局部皮瓣未愈合，更换新的敷料及愈合帽，延迟拆线。

3. 分期植入（two-stage surgery）

（1）前期手术（图22-2-3）

1）麻醉：局部麻醉或全身麻醉均可，根据患者情况灵活选择；推荐采用全身麻醉并辅以20g/L利多卡因、1g/L肾上腺素局部浸润麻醉。

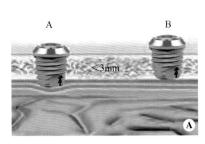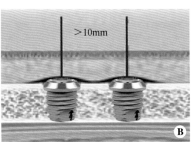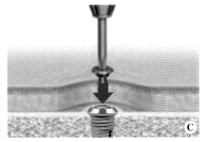

图22-2-3　分期手术之前期手术图解

A.在较薄的颅骨上依次植入2个钛钉；B.两个钛钉之间的距离应大于10mm；C.应用封闭螺钉封闭钛钉头端，避免软组织进入钛钉头断孔洞内生长

2）定位：以距离外耳道中点50～55mm处的耳后乳突区作为铆钉的植入点；或以体外处理器的半径为依据，确保安装处理器后，处理器边缘与耳郭无接触的耳后乳突区作为铆钉的植入点；需要注意的是，植入体安装后，其上缘一般不超过耳郭的上缘。

3）切口：沿耳后发际线做长20～30mm的直切口，依据皮瓣的厚度可适当调整切口长度，需要确保植入位置能充分显露；钛钉植入点一般位于切口后方10mm处，可用细针及亚甲蓝溶液标记皮肤及骨膜上的钛钉位置。

4）显露：应用牵开器牵开皮肤及皮下组织，显露骨膜，以标志点为中心切开骨膜，显露约6mm×6mm大小的骨皮质。

5）钻孔：调整钻速，最高不超过2000次/分，起始时推荐在钻头上安装3mm的垫片，以免钻孔过深；务必确保钻头垂直骨面钻孔，钻出一个直径与钛制铆钉相匹配的圆形骨孔；钻孔时需要注意连续冲水，同时不断上提、下按钻头，确保冷却液能到达钻头，从而避免局部温度过高形成热损伤；及时清除骨屑。在骨皮质表面，以钻孔为中心，做一个深度约0.5mm的骨槽容纳钛钉略膨大的外侧端。

6）植入钛制铆钉：取出钛制铆钉，并将其旋转固定入钻出的骨孔内，力矩以20～30 Ncm为宜。骨皮质厚度<3mm时，安装钛钉可有两种方法，第一种方法是将钛钉全部旋入骨质，使钛钉内侧端轻度压迫下方的软组织，第二种方法是仅旋进钛钉的一部分，其内侧端不穿透骨皮质，骨皮质外侧与钛钉帽之间以骨粉填充。

7）放置预备钛钉：考虑到儿童患者植入钛钉失败的可能性略高，推荐在钛钉周围10mm范围内放置第2个预备钛钉，操作方法同前。

8）放置封闭螺钉：使用封闭螺钉（cover screw）旋入钛钉的外侧端口内，以预防软组织长入。

9）缝合切口，无菌包扎伤口。

（2）二期手术

1）全身麻醉，确认已植入钛钉的位置，以细针穿刺皮肤的方式确定皮瓣的厚度，以此为依据选择合适高度的桥基。注意控制局部麻醉药的注射量，一般

1～2ml即可，以免影响对皮瓣厚度的评估。

2）切口：在一期手术切口部位切开皮肤。

3）显露：使用牵开器显露钛钉，取出钛钉头端用于封闭的螺钉。

4）安装桥基：将桥基安装于钛制螺钉上，扭力控制在25Ncm。

5）皮瓣打孔：以钛制铆钉为中心，确定与之对应的皮瓣中心点，应用直径约5mm的打孔器打孔，将与钛钉连接的桥基经皮肤穿孔处透出。

6）缝合：皮肤及皮下组织分层缝合。

7）包扎：在桥基周围放置厚度合适的敷料，需要注意不可过厚，以免增加下方皮瓣的压力，形成局部凹陷；以愈合帽扣于桥基上，固定敷料。

8）拆线：术后10～14天拆除缝线，如果局部皮瓣未愈合，更换新的敷料及愈合帽，延迟拆线。

（二）Baha Attract System

麻醉同前。具体步骤（图22-2-4）如下。

1. 定位　以距离外耳道中点50～70mm处的耳后乳突区作为铆钉的植入点。

2. 测量皮瓣厚度　以将要植入的磁体模板为依据，测量磁体前、中、后端的皮瓣厚度。若皮瓣厚度＞6mm，则需要削薄皮瓣。

3. 切口　以植入点为中心，在前方做弧形切口，切口距离将要植入的磁体边缘至少达到15mm。沿耳后发际线做长20～30mm的直切口，依据皮瓣的厚度可适当调整切口长度，需要确保植入位置能充分显露；钛钉植入点一般位于切口后方10mm处，可用细针及亚甲蓝溶液标记皮肤及骨膜上的钛钉位置。

4. 显露　应用牵开器牵开皮肤及皮下组织，显露骨膜，以标志点为中心切开骨膜，显露约6mm×6mm大小的骨皮质。

5. 钻孔　调整钻速，最高不超过2000次/分，起始时推荐在钻头上安装3mm垫片，以免钻孔过深，如钻孔后底部仍有骨质，可拆除垫片，进一步加深骨孔；务必确保钻头垂直骨面钻孔，钻出一个直径与钛制铆钉相匹配的圆形骨孔；钻孔时需要注意连续冲水，同时不断上提、下按钻头，确保冷却液能到达钻头，从而避免局部温度过高形成热损伤；及时清除骨屑。在骨皮质表面，以钻孔为中心，做一个深度约0.5mm的骨槽容纳钛钉略膨大的外侧端。

6. 植入磁体　将磁体固定在钛钉外侧端，所用力矩达到25Ncm即可，并确保"UP"标志朝向上方。

7. 缝合　复位皮瓣，皮肤及皮下组织分层缝合。

8. 包扎　植入体部位加压包扎24～48小时。

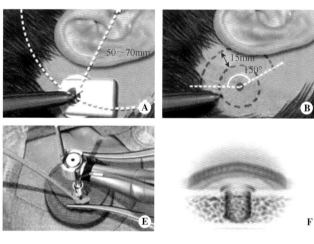
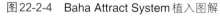
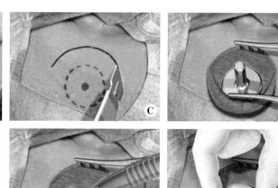
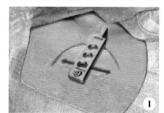
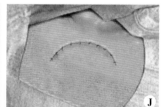

图22-2-4　Baha Attract System植入图解

A. 定位植入体的位置；B.定位切口位置；C.行耳后皮肤切口；D.再次确认植入体的位置；E.颅骨钻孔；F.植入孔侧面观；G.植入钛钉并去除植入体周围骨膜；H.植入皮下磁体（注意磁体放置的方向，UP标志朝顶端）；I.核查皮瓣厚度，如厚度超标，需修薄皮瓣；J.缝合切口

七、术后管理

1.术前1天　沐浴，耳后皮肤备皮，常规术前准备。

2.术后第1天　去除乳突区敷料，保留愈合帽及其下方的敷料。确保术区干燥，直至伤口愈合。

3.术后10～14天　去除愈合帽及其下方的敷料，拆除缝线，应用无菌盐水清洁术区，清除血痂及分泌物。

健康宣教，告知患者务必保持局部清洁，初始数周可用温和的香波清洁局部。

4.术后17～20天　术区换药，同前次。如局部愈合不良，需要及时医疗干预。

八、并发症

1. 术中并发症

（1）钛钉植入过程中卡顿：可能由植入方式不正确引起，可以旋出钛钉再次尝试，如果仍未成功，需要在距现有植入孔5mm处重新打孔，并植入钛钉。

（2）钛钉植入后滑丝：在骨质质量较差或扭矩过高时可能出现。需要在距现有植入孔5mm处重新打孔，并以较低的扭矩植入钛钉。

（3）硬脑膜显露或乙状窦破损：较为少见，但是可能会遇到。如果骨质较厚，可以植入钛钉封闭缺损；如果骨质较薄，用骨蜡进行封闭，并在距现有植入孔5mm处重新打孔。

（4）硬膜下血肿：多为迟发性并发症，根据外科常规方法进行治疗即可。

2. 术后软组织并发症

（1）桥基周围炎症及感染：局部卫生条件差是最常见的原因，少部分由桥基不稳或钛钉骨整合不良引起。可以用不含酒精的湿巾清洁局部，根据情况可选局部涂抹和（或）口服或注射抗生素及类固醇药物。

（2）桥基周围持续性软组织并发症：上述治疗失败，桥基周围炎症迁延不愈，建议卸除桥基，钛钉外侧端以封闭螺钉封闭；皮瓣处彻底清创，送菌培养，使皮瓣愈合。后期可选用Baha Attract System，避免软组织并发症。

（3）桥基周围皮肤愈合过度：可能导致软组织增厚，桥基被软组织包裹，可以考虑更换更长的桥基，局部应用类固醇药物。

（4）瘢痕组织：如果局部瘢痕无消退迹象，可考虑局部注射曲安奈德；另一可选方案是在瘢痕处放置硅胶盘，加压包扎7～10天。

（5）术后皮肤感觉麻木：多在数月后改善。

3. 术后骨组织并发症

（1）植入钛钉失败：可能原因包括骨质质量欠佳、创伤、感染、全身疾病等。需要移除植入的钛钉。

（2）骨质增生：可以使桥基周围皮肤与处理器之间的距离缩短，可以去除增生的骨质，使皮肤与处理器之间保持足够的间隙。

（3）疼痛：患者触摸桥基时感觉疼痛，将增加植入失败的概率，多数情况下可以移除松动的植入体，并在相邻的部位重新植入；如果不触摸桥基也感觉疼痛，则推荐移除桥基及植入体。

（4）感染导致骨质坏死：目前仅见于前期接受过放射治疗的患者，可以在术前、术后进行高压氧治疗，术中减小组织创伤。

九、要点与误区

1. 切口建议选择在发际线处，可以较好地隐藏手术伤口，取得较好的美容效果。

2. 植入区需要选择颅骨相对较厚、表面相对较为平坦的区域。

3. 制作植入体骨孔时，引导钻及扩孔钻均需要严格与骨面垂直。

4. 必须使用扭力扳手，按规定扭矩安装植入体，扭矩过大或过小，均不利于植入体牢固安装。

5. 仔细评估头皮厚度，如植入体区域皮瓣厚度超过所需，则必须削薄头皮。

6. 加压包扎术区，这是除了术腔彻底止血外，避免术区血肿的另一个简单有效的方法。

十、总结

Baha作为一种独特的骨导助听器可以对颅骨直接振动，有效传导声能，手术操作简单，手术风险可控。对于中耳畸形较严重、单侧聋患者等，都是一个非常好的治疗选择，值得深入评估和积极尝试。

十一、入路应用案例

患者，女，9岁，因"右耳自幼听力差、中耳胆脂瘤根治术后5年"入院。

现病史：患儿出生时听力筛查未通过，但未予以治疗。6年前出现右侧面神经麻痹，经治疗后无明显改善。5年前出现右耳流脓，脓液黏稠，稍有臭味，伴耳周疼痛，笔者所在医院诊断为"中耳胆脂瘤"，给予开放式乳突根治术，术后局部恢复好，但听力改善不明显，此次为进一步改善听力入院。

专科查体：①耳部，双侧耳轮脚处瘘管口，双侧耳郭无畸形；右侧外耳道口扩大，深部呈开放式乳突根治术后改变；左侧外耳道及鼓膜未见明显异常。②面部，静态时双侧对称；右侧抬眉乏力，用力闭目无露白，鼻唇沟变浅，鼓腮漏气；左侧动态面容未见明显异常。

听力学检查：①纯音测听（0.5kHz-1kHz-2kHz-4KHz），（左耳）听力筛查，10-10-5-5dB HL，声导抗检查，10-10-5-5dB听力损失；（右耳）听力筛查，90-100-105-110dB HL，声导抗检查，40-45-50-60dB HL。②声导抗：（左耳）A形曲线，镫骨肌反射存在；（右耳）平坦形曲线，镫骨肌反射1kHz，110dB HL无法引出。③听性脑干反应：（左耳）阈值20dB nHL，（右耳）阈值100dB nHL。

影像学检查（颞骨薄层高分辨率CT）：右侧开放式乳突根治术后术腔，听小骨缺失，鼓室含气，内耳形态好，余未见明显异常。

手术方案：右耳骨锚式助听器（Baha Attract）植入术。

手术简要过程：患者全身麻醉满意后，右耳朝上，常规消毒铺巾。沿耳后发际线行弧形切口，于肌骨膜外侧定位并显露植入体安装区域，于植入体中心点处"十"字切开肌骨膜，显露骨皮质。用导引钻及扩孔钻制备移植床，而后安装3mm植入体（钛钉），并用骨床指示器检查植入体床。安装磁体，复位耳后皮瓣，皮肤切口分层缝合，局部加压包扎，结束手术（视频22-2-1）。

视频22-2-1　Baha Attract植入术

手术效果（术后3个月）：患者佩戴体外机无不适；手术切口愈合好，植入体局部及周围皮肤无红肿。听力学检测（右耳，声场，0.5kHz-1kHz-2kHz-4kHz）：20-30-40-30dB HL。

（龚树生　宋跃帅）

第23章 颅底肿瘤术后面瘫的矫治

第一节 概　　述

面瘫是由面神经损伤导致面部表情肌功能丧失，以及由此而引发的眼睑闭合不全、口角歪斜等一系列症状。它使患者无法进行正常的社会交往，严重影响了患者的生活质量。因此，重建面瘫患者的面部功能具有重大的临床意义。

造成面瘫的原因很多，除了最为多见的面神经炎外，医源性因素或者肿瘤源性因素也为数不少，其中，颅底位置的肿瘤涉及面神经的颅内段、面神经管段和出茎乳孔的乳突段等多个部位，肿瘤本身及与之相关的治疗都有可能导致面瘫。其导致的面瘫有以下特点。

1. 损伤位置深，面神经中枢端难以显露，造成直接探查和重建困难。

2. 面神经连续性可能存在，有可能自行恢复，需要观察等待一段时间，但是也有可能因此错失神经修复的最佳时机。如何平衡两者之间的关系，是目前临床治疗的一个难题。

3. 颅底肿瘤手术会造成多根脑神经损伤，在临床治疗过程中需要详细评估，确定合适的治疗计划。例如，伴有三叉神经感觉支损伤，会造成角膜感觉缺失引起的难治性角膜溃疡，严重的会导致角膜穿孔和失明；而运动支损伤则会导致无法用咬肌神经-面神经吻合术修复面瘫。

4. 颅底肿瘤术后的面瘫修复需要多学科合作，既需要神经外科、耳鼻喉科、口腔外科等专科在早期针对原发肿瘤进行治疗，也需要整复外科等专科在中后期针对面部功能和外观畸形进行相关治疗。

精准的评估、明确的治疗策略和多学科合作下的序列治疗计划是获得颅底肿瘤术后面瘫治疗理想疗效的关键。

第二节　面神经损伤后的功能评估

一、面神经损伤后的面神经功能评价

面神经领域在20世纪70年代至20世纪末基本处于"瓶颈"期。因此关于面神经功能的评价也不例外，面瘫后的功能评估方法分为主观评估和客观评估两部分。主观评估是依据一些面肌评估量表对面部表情肌进行评估，一般操作简单，易于被临床医师接受，但是容易受评估者自身经验等因素影响。在过去的近40年中除House-Brackmann（H-B）面神经功能分级系统（表23-2-1）外，尚无一个为广大的面神经外科领域所共同认可和接受的评价系统。H-B面神经功能分级系统在1984年经美国耳鼻咽喉头颈外科学会推荐并被面神经疾病委员会认可正式采用其为统一的标准，并一直沿用下来。

表 23-2-1　House-Brackmann（H-B）面神经功能分级系统

分级	诊断	临床特征
Ⅰ级	正常	面部所有区域正常
Ⅱ级	轻度功能障碍	总体：仔细观察才可看出轻微的连带运动 静止：正常、对称、张力正常 运动：上额运动中等，眼轻用力可完全闭合，口轻度不对称
Ⅲ级	中度功能障碍	总体：明显功能减弱，但双侧无损害性不对称，可观察到并不严重的连带运动，挛缩和（或）半侧面部痉挛 静止：正常对称，张力正常 运动：上额运动微弱，眼用力可完全闭合，口用力可移动口角，明显不对称
Ⅳ级	中重度功能障碍	总体：明显的功能减弱和（或）损害性不对称 静止：正常对称，有张力 运动：上额不动，眼不能完全闭合，用力时口不对称
Ⅴ级	重度功能障碍	总体：很少见有运动 静止：不对称 运动：上额不动，眼不能完全闭合，口仅有轻微运动
Ⅵ级	完全麻痹	无运动

H-B 面神经功能分级系统也是迄今为止在面神经功能评价方面较完善、应用较广的一个系统。

后来加拿大学者 Yen 将 H-B 面神经功能分级进行了分区化评价，随后出现了目前常用的 Sunny-Brook 量表。Sunny-Brook 量表针对面部多个解剖分区进行静态和动态评估及术后面肌联动评价，能够全面评估面瘫患者的术后功能状况，目前被众多临床医师所接受。此外，还有学者研发了 eFACE 面肌分区评估软件，通过对面部多个解剖部位动静态评价，迅速得到患者的面瘫功能情况。

客观性评估可以分为面肌功能测量和电生理检查。其中面部功能测量是通过建立中轴线等参考线，并对面部解剖标志进行测量，从而获得面部对称性和移动度方面的精准数值，可分为二维测量和三维测量。其中，二维测量可以利用一些软件对患者的面部照片中的面部解剖标志进行测量，代表性的是 Face-Gram 软件。三维测量可以更加精确地对面部解剖结构进行测量评估，代表性的是三维动态捕捉（3D motion）系统。不过，客观性测量相比主观性测量更显复杂，需要依赖一定的硬件设备，无法迅速得到相应的结果，在应用上受到一定限制。

二、面神经功能的神经电诊断技术

神经肌肉电兴奋测定是较早应用于面神经领域的一项技术，先后出现了神经兴奋性试验（neural electric testing，NET）、最大刺激试验（maximal stimulation test，MST）、强度 - 时值曲线及时值测定（intensity-time curve and chronaxic test）、神经电图（electroneurography，ENoG）或诱发肌电图（evoked electromyography，EEMG）、肌电图（electromyography，EMG）及运动传导潜伏时间（motor conduction latency time，MCLT）和运动传导潜速率（motor conduction latency velocity，MCLV）测定等方法，为评价面神经损伤及恢复提供了客观指标。

1. 神经兴奋性试验（NET）　是指用一定波宽（0.1 ~ 1.0 毫秒）的方波脉冲电流刺激面神经干，引起各神经支配肌肉肉眼可见的最小收缩时的电流强度作为神经兴奋性的指标，并与健侧对比判断周围神经病变。

2. 强度 - 时值曲线及时值测定　是根据电流刺激强度与刺激时间的相互依从关系绘制曲线，判断神经肌肉功能状态的一种检查方法，曲线纵坐标为输出强度，横坐标为脉冲时间。多数学者采用 8 ~ 10 个不同脉冲时间，以各个不同时间的脉冲电刺激肌肉，刚好引起收缩反应时所需的电量，绘成一条曲线，然后按照曲线图形确定神经功能情况。时值测定一般情况

下与曲线形状、位置的改变呈函数关系（个别表现例外），从中可看出神经恢复过程量的变化。

3. 最大刺激试验（MST）　是指用 Hilger 刺激器刺激面神经干和各分支，当电流逐渐增强，一般超过 5mA 或上升到患者开始感到不适时，所引起的面肌反应，以健侧、患侧反应是否相似作为判断神经是否变性的指标。

4. 肌电图（EMG）　是面神经发生严重变性而对最大刺激试验、诱发肌电图反应消失后，用于检测其功能的一种可靠方法，包括静息电位（rest potential，RP）、纤颤电位（fibrillation potential，FP）、自发运动单位动作电位（spontaneous motor unit action potential）、正锐波（positive sharp wave，PSW）及多相神经再生电位（poly-phase neural regeneration potential，PP）。

5. 神经电图（ENoG）　是对出自茎乳孔的面神经干施以电刺激，从其各周围支支配的表情肌记录整块肌肉的复合动作电位（compound muscle action potential，CAP）判断周围性面神经损伤程度的电生理学诊断方法，又称诱发肌电图（eEMG）。如测定值为 0 ~ 20%，常提示功能不能完全恢复，如为 60% 或更高，多可恢复正常，这一点对神经损伤后功能恢复判定同样适用。诱发肌电图如在损伤后 6 ~ 12 个月无改善，且临床检查面神经功能也无恢复，则预示着解剖上的功能失用及面神经功能恢复的不良预后。诱发肌电图测定在面瘫发生后 3 ~ 14 天最适用，因此，也有一定局限性。有些病例在发病 14 天后，诱发肌电图测定持续下降至 25% 以下，其神经功能也可能恢复。另外，有些病例发病后 14 天内电测试反应完全消失，也有发生早期神经功能恢复者，原因尚不明确。一般认为在发病后 14 天内诱发肌电图值下降至 10% 或更低，则预后较差。

6. 面神经运动传导潜伏时间（MCLT）及运动传导潜速率（MCLV）测定　一般是用 0.1 ~ 1.0 毫秒脉冲方波电流刺激面神经干，在面神经支配的相应肌肉处诱发出电位，自刺激开始至记录到诱发电位时神经传导所需时间称为神经传导潜伏时间（MCLT）。而运动传导潜速率则为刺激点与接触点间神经长度与传导时间的比值，实际测定中误差大于运动传导潜速率，意义基本相同。神经传导潜伏时间延迟或消失是面神经损伤的客观指标。由于神经传导潜伏时间延长，意味着神经纤维传导速度减慢，神经纤维传导速度与神经轴索病变程度有关，所以潜伏期测定可以提示面瘫预后。

三、面神经损伤后功能评估的目的

1. 判断面神经是否存在损伤，如果面肌功能存在减弱甚至丧失，并且肌电图检查发现纤颤电位、CAP 下降明显可以明确有神经损伤。

2.如有损伤，判断损伤的程度如何？是完全性损伤还是不完全性损伤，可以根据面肌功能是否存在诱发肌电表现即CAP电位是否存在，肌电图是否显示纤颤电位等判断。

3.损伤后功能是否恢复，可以通过定期面肌功能评估和肌电图检查判断，如果面肌功能评估有改善，肌电图检查出现多相的再生电位，以及CAP波幅逐渐增大，提示损伤后面肌功能正在恢复。除了上述评估之外，临床上还需要对患者的眼部情况进行评估，如是否存在"BAD"三联征，即"B"，眼睑闭合时眼球不向上翻转，角膜外露的Bell征阴性表现，"A"，角膜接触试验阴性，角膜感觉减退或消失，"D"，泪液分泌减少。此外，患者下眼睑是否出现明显的退缩甚至外翻，如果患者有上述表现，意味着患者需要积极的眼部保护措施甚至手术治疗。不仅如此，患者其他脑神经的功能也需要评估，如三叉神经、舌下神经和副神经等有可能用于局部神经转位的供体神经，所以需要仔细评估这些神经的功能情况。此外，患者的心理状况评估等检测将有助于治疗决策的制订。

第三节 面神经损伤后的治疗

一、面神经损伤后不同时期的治疗策略

面瘫后整形修复治疗的主要目标包括以下几部分：①恢复患者面部的静态对称性；②重建微笑；③恢复或改善眼睑闭合；④矫正其他畸形，如面肌联动、口周闭合功能等。

由于面部表情肌独特的解剖结构特点，导致其功能很难被其他部位的骨骼肌所替代。其独特性首先表现为表情肌分布于面部的不同层次和不同的方向，通过协同和拮抗作用产生了复杂多变的表情，单一的肌肉移植无法取代原有面肌的复杂功能。其次，相对于躯干及四肢的骨骼肌而言，面肌接受更为密集的神经支配，其神经轴索：肌纤维为1：25左右，而其他骨骼肌一般为1：（1500～2000）。这使面肌能够形成更为精细的收缩，从而表达出生动、细腻的面部表情，并完成眨眼、言语等复杂、精细的动作。显而易见，这是"愚笨"的骨骼肌难以实现的。可是，随着瘫痪时间延长，瘫痪面肌再神经化而功能恢复的能力会不断减弱，最终不得不通过移植其他部位的骨骼肌实现部分面肌功能。因此，神经损伤后需要尽早使瘫痪面肌重新接受神经支配，从而能够最大限度地恢复原有面肌的功能。

为了获得理想的效果，面瘫的修复方式必须包括多样的方法，具体如下：①药物治疗，如针对面神经连续性存在时所使用的激素类和神经营养类药物，以及治疗面肌联动所需要的肉毒素注射治疗；②手术治疗，可以进一步分为早期的面神经修复手术，包括同侧面神经吻合或移植修复、跨面神经移植术、其他脑神经的转位手术等，晚期面瘫的整形修复手术，包括面部肌肉移植或者局部肌肉转位术重建微笑，还有针对眼睑闭合功能重建、提眉、除皱术等整形修复手术，以及近年来针对角膜感觉缺失患者的角膜感觉重建手术等；③面肌康复训练，是通过按摩、面肌生物反馈训练等方法使瘫痪面肌、面瘫后面肌联动及功能逐渐恢复的面肌或者移植的肌肉功能得以逐渐增强和改善的过程。

根据颅底肿瘤治疗后面神经连续性是否中断，可以予以不同的治疗策略：①面神经离断，无法自行恢复功能，需要术中即刻或尽早通过手术恢复神经的解剖连续性；②面神经损伤严重，很难自行恢复，如肿瘤术后或伽马刀治疗后复发、术中面神经结构不清、术中电生理监测指标不佳等，术后观察3个月，再次行临床检查和肌电图检查显示均无恢复迹象，则可以考虑神经修复手术；③面神经损伤程度不明，解剖连续性存在，可以观察，并定期（3个月1次）临床检查和肌电图检查患者面肌功能，同时予以眼部防护和瘫痪侧面部按摩康复治疗，如果术后6个月没有任何改善，则可以建议患者考虑面神经功能修复。

（一）术中即刻修复

在医源性面神经损伤中，面神经外周部分遭受肿瘤侵犯或行颅底、腮腺区、颞下颌关节区及下颌下区各类有创性手术操作均有可能造成不同程度的面神经损伤，而这类损伤通常适合于术中即刻修复，以便保证患者在术后面神经功能能够得到确切恢复。因此，目前在口腔颌面头颈外科及颅底外科领域，我们支持在全身条件允许情况下，只要有面神经修复条件的，在不造成更大手术创伤，不需要开创第二术区的原则下，应及时行即刻面神经修复。所选择的技术包括神经直接吻合、自体感觉神经移植（耳大或其他颈丛神经）、邻位其他运动神经（咬肌神经、舌下神经及副神经等）转接术、神经植入术及血管化神经和其他组织复合移植术等。

但对于该区域恶性度极高，具有明显神经侵袭性的恶性肿瘤（如腺样囊性癌），要慎重即刻修复。

（二）术后择期面神经功能修复的适应证和方法

当患者术中面神经连续性存在，有可能自行恢复，或者面神经连续性情况不详，是否可以自行恢复未知时，需要考虑择期面神经功能修复。

择期手术的适应证：①完全性瘫痪6个月至2年，临床体格检查和肌电图检查明确瘫痪面肌功能无改

善；②原发肿瘤经相应科室医师评估情况稳定，可以考虑神经修复；③供体神经如舌下神经、三叉神经运动支等功能良好；④肌电图检查，瘫痪面肌内存在纤颤电位，仍有可能通过神经修复手术恢复原瘫痪面肌功能；⑤70 岁以下患者；⑥瘫痪面肌有部分功能改善，但是进一步观察半年没有进一步改善迹象，患者治疗意愿较强；⑦完全性瘫痪 2～3 年的面瘫患者，如果肌电图检查显示瘫痪面肌的纤颤电位存在，患者不愿意接受晚期面瘫修复治疗，则可以审慎考虑神经修复治疗。

择期手术的神经修复方法如下。

（1）同侧面神经修复，适用于同侧面神经两端能通过移植神经方式重建。

（2）跨面神经移植分为两种形式：①仅适用于瘫痪半年内患者的单一跨面神经移植手术；②局部神经转位术相结合的"Babysitter"双重神经修复手术。

（3）局部神经转位术，邻位其他神经如舌下神经、咬肌神经、副神经、第 7 颈神经等转接术。

（4）多神经来源的修复："Babysitter"双重神经修复、舌下神经和咬肌神经共同转位术等。

二、面神经损伤后早期常用治疗技术

20 世纪 70 年代以来，随着显微外科技术的发展，面瘫的矫治技术向前迈进了一大步，特别是各种不同的面神经修复技术为面瘫患者带来了福音。

1. **神经吻合术**　是面神经外科修复手术均需要采用的基本技术，适用于较新鲜的神经损伤，且神经缺损短，直接缝合无张力，神经断端损害轻的病例。按照吻合方法的不同又分为神经外膜缝合术、神经束膜缝合术和神经外膜束膜联合缝合术，其中以神经束膜缝合术效果最佳，但在实际操作中有一定困难。该法是所有面神经修复技术中效果最佳的。但应注意行神经吻合术的神经断端应保证新鲜，神经色泽应明亮，外膜及束膜结构明显。如为嵌压损伤、压榨损伤或神经撕裂伤，神经断端一定要修整至符合以上要求。也有学者研究了神经端侧吻合技术对神经功能恢复的影响。

2. **自体神经移植术**　即在神经缺损处移植一段自体的感觉神经以恢复受损神经的连续性。其多在神经缺损长、双侧断端不能直接吻合时使用，植入神经可来自耳大神经、腓肠神经、股外侧皮神经及前臂的感觉神经。其中以耳大神经为首选，因其位于头颈、颅底手术的术野内，便于获得。其次是腓肠神经，它可以提供足够的可利用神经段，特别是为横跨面神经移植提供了足够的供体神经。

横跨面神经移植是由 Scaramella 与 Smith 首先创

用的一种自体神经移植矫治面瘫的手术方法，是将一段游离自体神经移植于面部，一端与健侧面神经分支相吻合，另一端通过面部皮下隧道引至患侧用于支配患侧的表情肌运动，由此使患侧表情肌能够接受面神经核的冲动。该法适用于患侧面神经不能利用，但表情肌尚未萎缩，且组织床血供尚佳的病例。最近观点认为，在患侧表情肌尚未变性萎缩前，应尽快利用同侧邻近的神经如舌下神经与面神经进行吻合，意在尽可能减少表情肌丧失神经支配的时间；与此同时，实行横跨面部神经移植，待数月后应用移植的神经取代舌下神经，建立双侧同步运动。该法最大程度地保护和利用了患侧面部的表情肌，具有一定的优越性。若患侧面肌已萎缩变性，失去再生能力，横跨面部的神经移植则需要结合吻合血管神经的游离肌肉移植完成功能重建。

3. **神经植入术**　是指将移植神经的末梢端直接植入受损表情肌的一种神经修复方法，适用于面神经末梢段缺损而无法施行吻合术，表情肌已失神经支配，但尚未完全萎缩时，一般在神经损伤后 6 个月内。这里必须说明的是，国内外诸多学者的研究结果表明，神经植入的总体效果仍低于直接吻合，并且将神经植入未完全丧失神经支配或已完全萎缩并纤维化的肌肉很难发生再支配效应，因此应严格掌握该法的适应证。

4. **血管化的神经移植**　是在横跨面神经移植技术基础上，使被移植神经同时伴有血供的一种神经修复方法。其适用于患侧面神经不能利用，表情肌尚未萎缩，受区有大量瘢痕、血供差的病例。常用腓肠神经带小隐静脉，将小隐静脉两端分别与健侧的动脉相接，患侧与静脉相接，使该段移植小隐静脉动脉化，以为跨面移植的腓肠神经供血。

5. **邻位其他运动神经转接术矫治面瘫**　指应用舌下神经、副神经、舌咽神经或膈神经等其他面神经的邻位运动神经转位修复患侧面神经的方法，多用舌下神经、膈神经和副神经。1879 年 Drobnike 采用副神经-面神经吻合治疗面瘫，术后产生舌肩带运动及颈肩带运动；Bulance、Hardy May 及 Perret 尝试膈神经-面神经吻合，患者术后静止时出现面部抽搐，当深呼吸、咳嗽及大声说话时面部出现明显不对称，伴半膈麻痹等畸形；舌下神经-面神经吻合术自 1903 年首例报道后，Conley 和 Baker 等沿用之，患者获得静态下良好的肌张力及一定的运动功能，但随后易产生半侧颜面萎缩、舌萎缩及自主怪相等畸形。他们认为此种方法适用于早期病例，在肌肉尚未萎缩，无退行性病变时才可获较好效果。该法适用于即刻面神经损伤，面神经主干缺损较多，其近心端不能被利用，而远心端神经组织结构正常的病例，多见于腮腺区恶性肿瘤侵犯面神经近心端时，或颅内肿瘤及手术损伤面神经后，或尚需要进行选择性颈淋巴清扫术者。该法可使瘫痪的面部恢复一定的运动功能，遗憾的是，神经转位后表情肌并非由面神经支配，术后通常出现表情运动的不自然和不对称。这里我们重点介绍以下3种目前较为常用的术式。

（1）舌下神经-面神经修复技术

1）舌下神经治疗面瘫方法演变：舌下神经-面神经吻合术自1901年由Korte提出以来，由于相对于其他神经转位手术，具有较低的并发症和较高的有效性，一直是临床上较常用的面神经修复技术。舌下神经从脑干发出后经舌下神经管出颅，在舌咽神经、迷走神经、副神经内侧并与之伴行，后下行于颈内动脉与颈内静脉之间，向前外越过颈总动脉分支后进入二腹肌腱深面，经下颌舌骨肌深面达舌组织，支配除舌腭肌外的全部舌肌。虽然有部分报道指出，传统的舌下神经-面神经吻合术发生吞咽、发音等功能障碍的风险较低，但临床上实践发现术后舌肌失神经萎缩发生率较高。多年来，传统的舌下神经-面神经吻合术经过不断改良，使舌下神经功能得以更好的保留。1979年Conley和Baker为避免舌下神经功能受损，采用面神经-舌下神经降支吻合术治疗面瘫，但多数学者认为作为供神经的降支并非起源于舌下神经运动核，且降支无充足轴索而无法获得预期效果。据文献报道指出正常舌下神经的有髓神经纤维数为9778±1516（7654～12458），正常面神经的有髓神经纤维数为7228±950（5921～9264），且面神经纤维直径较舌下神经更小，面神经的平均横切面积约占舌下神经面积的60%，加之面瘫患者的面神经存在一定程度的萎缩，因此舌下神经-面神经"侧"-端吻合拥有足够的神经纤维供应面神经功能需要。1991年May等提出舌下神经-面神经跨移植物吻合技术，即在舌下神经与面神经之间，游离移植一段自体神经，如腓肠神经、耳大神经，一端与面神经端-端吻合，另一端与舌下神经端-"侧"吻合。但该术式存在再生神经要通过2个吻合口、面神经功能恢复缓慢及不足的弊端。1994年Cusimano、1995年Arai提出舌下神经纵行半劈开，部分纤维与面神经吻合。但因神经内部的纤维束并非严格按照线性排列，在纵向分离时将会破坏更多的神经纤维，无法达到既改善受体神经功能，又不影响供体神经功能的目的。1999年Darrouzet提出移位颞骨内面神经与舌下神经端-"侧"吻合的手术方法。经乳突显露面神经管垂直段面神经，在面神经第二膝离断并翻转面神经，使之与半断的舌下神经端-"侧"吻合，面神经翻转后延长面神经的长度更利于神经间无张力缝合。该技术还可

同时通过经迷路入路扩大手术入路，切除残留或复发的前庭神经鞘瘤。然而，随着神经外科手术技术的提高，颅底肿瘤术后面神经解剖完整性保留率明显提高，使残存的面神经有自主恢复的可能性。2015年刘松等提出预变性自体神经移植桥接舌下神经-面神经"侧"-侧吻合术，既能有效保护残存的面神经功能，又可通过舌下神经和面神经运动神经元使面肌得到双向神经支配。同时，用预变性自体神经作为移植物，一方面可桥接两端神经，起到"搭桥"作用，另一方面移植物内施万细胞大量增殖并分泌较多神经营养因子，为神经再生提供了良好环境并促进神经生长。

2）目前主要的方法及适应证：目前利用舌下神经治疗颅底术后面瘫的主要手术方法有以下几种，如移植神经桥接舌下神经-面神经"侧"-端吻合术，舌下神经纵行半劈开-面神经"端"-端吻合术，舌下神经与移位的颞骨内面神经"侧"-端吻合术，预变性自体神经桥接舌下神经-面神经"侧"-侧吻合术。

颅底术后完全且不可逆的面肌瘫痪患者，如无手术禁忌证，原则上应采取手术治疗。当颅底手术导致面神经断裂，面神经近、远端无法直接或通过移植物桥接缝合，且舌下神经功能正常，可利用舌下神经转位治疗面神经功能障碍，可考虑上述前三种治疗方式。当面神经解剖完整性保留，且电生理检查提示面神经尚保留部分残存功能，可采用预变性自体神经桥接舌下神经-面神经"侧"-侧吻合术。

3）操作要点

A. 移植神经桥接舌下神经-面神经"侧"-端吻合术（图23-3-1）：手术切口从乳突尖至舌骨大角（图23-3-1A）；腮腺后缘靠近茎乳孔处游离面神经主干，并在茎乳孔处锐性切断，准备与移植神经一端吻合（图23-3-1B）；切取耳大神经/腓肠神经5～8cm，修剪神经残端的神经外膜；在颈部二腹肌深面，颈内静脉和颈内动脉之间分离舌下神经（图23-3-1B），在舌下神经降支发出后的远端半横切开舌下神经，并与移植神经近端行端-"侧"吻合；移植神经远端与面神经远端行端-端吻合（图23-3-1C）。

B. 舌下神经纵行半劈开-面神经"端"-端吻合术（图23-3-2）：手术切口从耳后至颈部舌骨水平；从胸锁乳突肌和二腹肌后腹前缘分离腮腺，避免腮腺包膜破裂，显露乳突尖部，找到面神经主干，向前分离面神经至面神经分叉部，尽可能靠近茎乳孔锐性切断面神经干，向下翻转，准备与舌下神经吻合；向后牵开胸锁乳突肌，显露二腹肌深面的舌下神经；尽量在舌下神经紧邻颅底的位置纵行半劈开，舌下神经背侧半神经纤维切断后与翻转的面神经"端"-端吻合；准确匹配神经缝合残端，且无张力缝合至关重要。

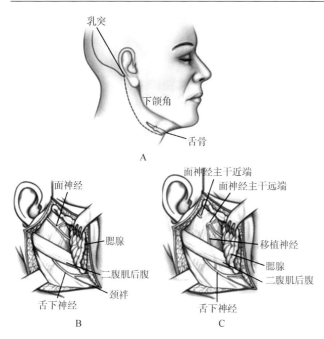

图23-3-1　移植神经桥接舌下神经-面神经"侧"-端吻合术
引自 Flores，L. P. Surgical results of the Hypoglossal-Facial nerve Jump Graft technique. Acta Neurochir（Wien），2007，149：1205-1210.

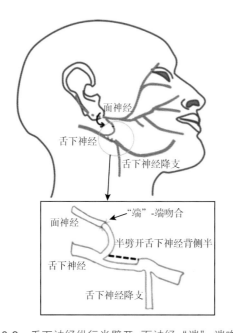

图23-3-2　舌下神经纵行半劈开-面神经"端"-端吻合术

C.舌下神经与移位的颞骨内面神经"侧"-端吻合术（图23-3-3）：手术切口从耳后沿着胸锁乳突肌前缘至颈部舌骨水平；游离面神经腮腺丛至茎乳孔的面神经段；在颈部二腹肌深面将舌下神经与周围组织广泛游离；应用磨钻磨除乳突，显露面神经管垂直段面神经，在面神经离开鼓室（面神经第二膝）处锐性切断并向下翻转，准备与舌下神经吻合，注意在乳突尖分离面神经时茎乳动脉易出血；面神经从二腹肌下方翻转；舌下神经半横切开，与翻转的面神经"侧"-端吻合。

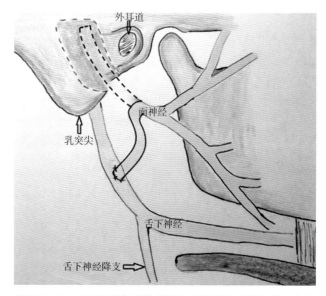

图23-3-3　舌下神经与移位的颞骨内面神经"侧"-端吻合术
引自 Samii，M. Comparison of Direct Side-to-End and End-to-End Hypoglossal-Facial Anastomosis for Facial Nerve Repair. World Neurosurg，2015，84：368-375

D. 预变性自体神经桥接舌下神经-面神经"侧"-侧吻合术（图23-3-4）

a. 腓肠神经预变性：行舌下神经-面神经"侧"-侧吻合术前1周对患者进行腓肠神经预变性，在面瘫同侧小腿足外踝中点以上约10cm处做一长约3cm的切口，显露腓肠神经；以普通持针钳于腓肠神经中部钳夹（可反复多次），直至神经纤维完全离断而神经外膜完整，在损伤神经近端结扎并标记，作为移植神经备用。

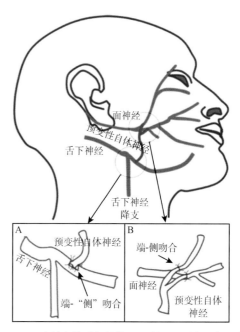

图23-3-4　预变性自体神经桥接舌下神经-面神经"侧"-侧吻合
引自 Zhang，L. et al. Hypoglossal-facial nerve 'side'-to-side neurorrhaphy using a predegenerated nerve autograft for facial palsy after removal of acoustic tumours at the cerebellopontine angle. Journal of neurology, neurosurgery，and psychiatry，2015，86：865-872

b.舌下神经-面神经"侧"-侧吻合术：手术切口从耳前沿着胸锁乳突肌前缘至颈部舌骨水平呈"S"形；游离面神经至面神经分叉部；向后牵开二腹肌显露舌下神经，利用神经刺激器明确面神经功能及确认舌下神经；切开足外踝原切口，切取1周前预变性腓肠神经，切取标记处至远端神经8～10cm备用；在舌下神经降支发出远端切断舌下神经1/2主干，将腓肠神经一端与其行端-"侧"吻合；在面神经发出的颈面干和颞面干侧面开窗，将腓肠神经移植物的两个末端分别与两个主干行端-侧吻合。

4）术后注意事项：术后注意观察是否存在舌下神经功能障碍，如言语、咀嚼、吞咽困难等；观察是否存在声音嘶哑、饮水呛咳等迷走神经受损情况；由于面神经颅外段紧邻腮腺，注意术后是否存在腮漏，如出现腮漏，则应予以对症处理；眼睑闭合困难者注意眼部护理，预防眼部感染；保持外耳道干洁，防止水或异物进入外耳道；注意术后手术切口愈合情况，若存在感染、渗血、渗液等情况，及时予以对症处理；术后及早进行面肌康复锻炼。

（2）咬肌神经-面神经修复技术：咬肌神经主干的前降支可以直接和面神经的颊支相吻合，不需要神经移植，并且在术后2～3个月就能使瘫痪面肌恢复功能，并能产生接近健侧的口角收缩幅度，术后并发症轻微。

1）术前准备：检查患者两侧咀嚼肌功能是否正常，以及患侧牙列是否可以正常咬合。如果患侧明显肌力减弱，则不能使用此技术；如果由于牙列无法咬合，则需要慎重考虑该技术。此外，还需要宣教，指导患者理解

术后需要咬牙微笑，术前可以进行适当的训练。

2）手术技术要点：在耳屏基底前3cm，颧弓下缘下1cm标记处开始逐层打开腮腺筋膜、腮腺，并显露咬肌（注意保护腮腺内的面神经分支）。咬肌分为3层，浅层的咬肌附着于颧弓，自前上向后下方斜形走行，其后缘和深面垂直走行的中层咬肌间有明显的间隙。自浅层咬肌后缘可以容易地分离两者之间间隙，用拉钩牵拉浅层咬肌，并显露出垂直走行的中层咬肌。在颧弓下缘，咬肌中1/3区域，通过指腹按压可以明确咬肌深面略为凹陷的下颌切迹区。在这个区域，小心钝性分离咬肌纤维，注意咬肌神经主干在冠突前缘和颧弓下缘交点处进入咬肌（位置非常深），在乙状切迹，其呈对角线样指向口角方向下行，并不断发出分支。通过神经电刺激，便于发现咬肌神经。一旦发现主干，需要小心地向远端、近端双向游离，最远可到第二主要分支（距离颧弓下2～3cm）为止。此时可以获得2cm左右直径约0.5mm的咬肌神经。这将提供无张力的咬肌神经-面神经吻合，同时也提供充足的神经纤维营养支配瘫痪面肌的收缩。营养咬肌的动静脉和神经相邻伴行，可以予以结扎，以减少出血。如果不影响咬肌神经转位，可以对下颌切迹处咬肌神经主干发出的细小分支予以保护，以减少颧弓下咬肌萎缩。

3）术后注意事项：早期术后需要预防腮腺瘘，清淡饮食，局部加压2周左右。一旦出现涎瘘，需要应用干棉球于腮腺区加压2周，严重的需要腮腺区肉毒素50U注射。术后2个月，患侧进行咀嚼训练，一旦出现咬牙后的口角活动，则进一步接受面肌康复训练。

4）典型病例：见图23-3-5。

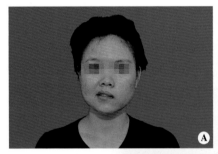 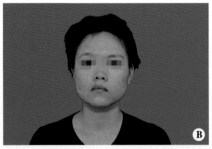 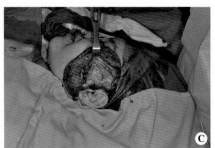

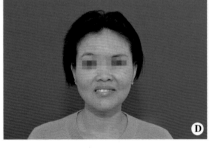 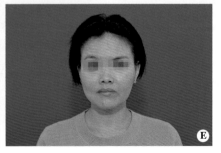

图23-3-5　咬肌神经-面神经修复技术

A、B.术前：患者听神经瘤切除术后完全面瘫9个月（图A为动态、图B为静态）；C.术中：咬肌神经-面神经吻合术，自体阔筋膜口角悬吊术；D、E.术后6个月随访：分别是静态和咬牙后的微笑

（3）多神经联合的修复手术：咬肌神经转位手术可以结合跨面神经移植的"Babysitter"模式，或者同侧的面神经总干远、近断端处移植神经桥接修复，联合咬肌神经和远端面神经颊支吻合，以及咬肌神经和舌下神经共同转位手术等多神经参与的修复治疗模式，实现改善面肌张力，减少面肌联动和加强口角收缩力量的治疗疗效。不过，多神经联合修复治疗还有待于更严谨的临床研究明确和验证。

三、晚期面瘫的整形修复

晚期面瘫的整形修复适用于完全瘫痪 2 年以上，肌电图检查发现瘫痪面肌内纤颤电位消失，瘫痪面肌已经出现不可逆转的瘫痪，无法再通过神经修复方式使瘫痪面肌重新获得神经支配，只能通过将其他部位的骨骼肌游离移植到患侧面部，或者将患侧局部颞肌、咬肌和胸锁乳突肌等带蒂转位的方式替换原有的面肌功能的修复方法使患者恢复部分表情功能病例。

目前以重建患侧口角的微笑功能为主。根据支配所移植肌肉或转位肌肉的神经来源不同，可以分为生理性修复和非生理性修复。前者以面神经为支配神经，使患侧口角可以产生和健侧相协调同步的微笑；后者以其他神经为支配神经，无法产生同步协调的微笑，但是通过特定的动作带动口角收缩，如三叉神经的颞深神经支配的颞肌瓣局部转位术，或者咬肌神经支配的游离股薄肌瓣移植术重建口角"咬牙"的微笑。

生理性修复术中，由于患侧面神经功能损伤，一般选择健侧的面神经作为供体神经。由于健侧面神经的三四级分支彼此间有丰富的吻合支，并且术中选择有功能重叠的神经分支，所以不会给健侧带来严重的功能影响。不过，来自健侧面神经支配下的移植肌肉所产生的口角活动幅度不大，20% 左右的患者术后难以获得理想的收缩。根据所选用移植肌肉的血管神经蒂的长度是否可以达到健侧供区，手术方式可以分为一期或两期完成。其中，具有超长血管神经蒂的肌肉移植术，如背阔肌瓣游离移植术，可以一期完成，而其他常用的如股薄肌瓣，难以获得足够长的血管神经蒂，因而需要分两期完成，即第一期行跨面神经移植术，间隔 8～12 个月后进行第二期的游离股薄肌瓣移植术。不同的分期手术，最终的疗效没有显著性差异，但是儿童面瘫患者，由于头部占全身比例更大，更适合选用分两期的肌肉移植手术。

非生理性修复术，一般用患侧的其他神经来支配，如咬肌神经或副神经等。由于供体神经可以提供充足的神经纤维，并且神经生长距离短，可以使移植的肌肉很快产生有力的收缩，并能获得可靠的疗效，但是其最大的缺点是无法产生同步协调的微笑。

（一）非生理性修复术

1. 颞肌瓣技术　颞肌瓣治疗晚期面瘫有以下两种方式。

（1）颞肌瓣转位术：即将颞窝颞肌瓣剥离并翻转，跨过颧弓，并利用筋膜移植和患侧口角相连。为了减少术后颞部凹陷和颧弓臃肿，目前多采用发髻区后半部颞肌在颧弓上 2cm 左右翻转。不过，在减少术后继发畸形的同时，口角活动度相对较小。

（2）颞肌瓣顺行转移术：即将颞窝的颞肌瓣完全游离，将喙突截断，并将颞肌止点剥离，从而可以使颞肌顺行向下滑动，直接固定于口角。该术式可以产生更为明显的口角活动，不过手术操作复杂，由于亚洲人宽大的面部特点，难以直接固定到口角，还需要筋膜桥接和口角相固定。

颞肌瓣手术适合于患侧颞肌、咬肌功能完整，颞部骨质完整，患侧牙齿咬合正常的患者。术后 2 个月内减少口角活动，2 个月后开始咬牙提升口角的训练，并逐渐开始"咬牙"微笑训练。

2. 咬肌神经支配的股薄肌瓣移植术　咬肌神经支配下的游离股薄肌瓣移植术已经被广泛地应用于晚期面瘫的修复治疗中。该手术疗效确切，术后短时间内（2 个月左右）就能产生口角收缩，并且能产生和健侧相近的口角收缩幅度。

（二）生理性修复术

1. 一期超长蒂背阔肌瓣游离移植术　是将带有 14～16cm 长的血管神经蒂的背阔肌瓣固定于患侧口角，血管神经蒂通过上唇隧道引入健侧，并和健侧的面神经分支及面动静脉相吻合。一期实现口角微笑功能重建。

2. 分两期的股薄肌瓣游离移植术　手术第一期是跨面神经移植，即将左侧腓肠神经一端和健侧支配口角上扬的面神经颊支分支相吻合，另一端旷置于患侧耳垂前皮下，或者口内上排第一前磨牙附近的黏膜下。8～12 个月后进行第二期手术，即将切取的股薄肌瓣和患侧口角相固定，并将闭孔神经和旷置的腓肠神经相吻合，营养肌瓣的动静脉和患侧面动静脉相吻合。当患者患侧曾行根治性颈淋巴结清扫手术，或者患侧接受过放射治疗，局部血管条件不佳时，不适用此方法。

四、其他面瘫后畸形的整形修复治疗

1. 眼部畸形的整形修复　面瘫造成患者眼睑闭合不全，会由此带来显露性角膜炎等一系列损伤。如何有效闭合眼睑是面瘫后眼部畸形治疗的重点。眼睑闭合中，上眼睑发挥了主要的作用。目前除了通过神经修复方法恢复原有眼轮匝肌功能外，可以采用在上眼睑内植入金片或弹簧丝的方法，即利用重力和弹力使

第四部分　颅底外科技术

松弛的上眼睑闭合。虽然下眼睑在闭合中位移距离仅1mm多，但是下眼睑贴合眼球后能够对泪液的回流起关键作用。下睑退缩，造成泪点移位，影响了泪液回流，产生溢泪等不适。下眼睑退缩的整形修复，可以通过肌腱悬吊手术复位。对于更为严重的眼睑外翻，需要在悬吊基础上进一步进行外眦睑板条插入术，以加强外眦的力量。以往常用的上下睑缘粘连手术，可以有效缓解角膜急性溃疡病变，但是也会造成丑陋的外形，目前逐渐被上述手术所取代。不过，暂时性睑缘粘连适用于一些老年患者或昏迷患者。

2. 角膜感觉减退的治疗　颅底肿瘤术后有些患者的三叉神经第一支严重损伤，造成患者角膜感觉明显减弱甚至缺失。患者合并面瘫造成的眼睑闭合不全，泪液分泌减少等情况时，就会出现难愈性角膜溃疡，直至角膜穿孔和失明。睑缘粘连手术及应用眼药膏和眼药水等治疗可以暂时缓解角膜病变，但是无法终止病程进展。其原因是角膜感觉除了产生角膜反射的防护作用外，还对角膜上皮细胞的增殖、迁移及凋亡发挥重要的作用。感觉缺失直接造成角膜上皮再生能力减弱，使受损的角膜上皮无法得到有效和及时的修复。利用跨面神经移植术，将对侧部分眶上和滑车神经引入患侧角膜，使其获得相应的营养，并重建角膜的感觉。这项技术已经被多个研究中心所认同，并在临床上获得了有效的结果。

3. 眉下垂的修复　面瘫后额肌瘫痪造成患者眉下垂，并继发引起上睑皮肤下垂和视野遮挡。提眉手术有多种，常见的有开放式提眉，即通过眉上缘切口，切除眉上皮肤，将眉固定于骨膜上。手术操作简单，但是有明显的瘢痕，适用于老年患者。还有通过发际内小切口，在骨膜表面患侧额部做适当分离，并利用多根4-0不吸收线，以褥式皮下缝合方法将眉提升，而缝线另一端固定于切口下骨质表面的钛板上。这类方法切口隐蔽，适合于对面部外形要求高的患者。这两类手术有可能造成眶上神经和滑车神经损伤，而引起局部麻木。

4. 面肌联动的治疗　面肌联动发生于面瘫后，瘫痪面肌功能有所恢复，并出现某块面肌运动时伴有其他面肌不自主收缩。其形式多样，以眼睑活动伴有口角不自主收缩，或口角活动伴眼睑收缩为主，还有其他的联动组合。面肌联动的发生机制未明确，有神经损伤再生神经纤维杂乱生长学说、中枢再重塑改变学说和假突触传递学说。其很容易与面肌痉挛相混淆。面肌痉挛指的是原发性一侧面肌发生阵发性不自主抽搐。其病因可能是桥小脑角面神经周围的血管如小脑前下动脉压迫面神经，造成其髓鞘损伤，使相邻的神经纤维彼此接触后出现冲动的异常传导，造成面肌痉挛。其多见于中老年女性。发病前没有面瘫发生，抽搐起自一侧的眼轮匝肌，表现为不由自主的眨眼，并逐渐扩展到其他面肌，严重的会造成半侧面部面肌的不自主抽搐。根据发病前是否有面瘫，以及临床表现是一块面肌的自主随意动作带来的另一块面肌的动作，还是无法控制的多块肌肉不自主收缩，可以鉴别。

面肌联动目前难以获得完全性控制，可以通过局部肉毒素注射减少联动，平衡两侧面肌收缩幅度，再结合面肌协调性训练，来获得协调的笑容。此外，针对局部明显的连带动作，如笑时患侧降口角肌、颈阔肌收缩带来的畸形，可以予以局部联动的降口角肌、颈阔肌切除缓解。

五、面神经损伤的非手术治疗

（一）药物治疗

1. 激素类药物　在伤后或术后3天内应使用激素类药物，以便减少渗出及水肿，有利于神经恢复。

2. 神经营养药　面神经损伤后可给予维生素B_{12}及维生素B_1等神经营养药物，常规用药量，一般采用肌内注射，10天1个疗程，可用2～3个疗程。也可采用离子导入的方法局部给药。

3. 神经生长因子　目前疗效尚不肯定，但已有临床应用的报道，可以全身用药，也可神经损伤局部用药。

4. 血管扩张剂　有研究认为神经损伤主要是由缺血引起，因此烟酸和其他抑制颈交感神经节的药物被用于周围性面瘫的治疗。通过扩张血管，增加面神经血供，治疗面神经损伤。其他药物如加兰他敏、地巴唑、烟酸等也被用于治疗周围性面瘫。

（二）物理疗法

物理治疗包括传统物理治疗方法和现代物理治疗方法。

传统物理治疗方法又称中医外治法。其种类繁多，内容丰富，包括针刺疗法、温灸疗法、手法治疗、拔罐疗法、运动疗法、中药外治法。

现代物理治疗方法又分为天然物理因子治疗方法和人工物理因子治疗方法。天然物理因子治疗方法包括日光浴疗法、大气疗法、海水浴疗法、洞穴疗法、气候疗法、矿泉疗法。人工物理因子治疗方法包括电疗法、磁疗法、光疗法、声疗法、水疗法、热疗法、冷疗法、运动与机械力疗法，另外还有生物反馈疗法、空气负离子疗法、高压氧疗法、常压氧疗法等。

通常所说的物理治疗指的是利用人工物理因子进行治疗的方法，而利用自然物理因子治疗的方法属疗养学范畴。

1. 红外线疗法　红外线是人眼看不见的光线，波长为760～4000nm。医疗用红外线分为两段，即短波红外线（760～1500nm）、长波红外线（1500～4000nm）。红外线波长较长，光子能量低，其主要的生物学作用为热效应，无光化学作用。

2. 超短波电疗法　是用超高频电流进行治疗的方法，治疗电压为40～150V，电流从几十毫安至数安培，功率为80～250W。

面神经治疗法：两个直径8～9cm电极，一个放于患侧乳突处，另一个放于对侧面部，皮距2～3cm，无热量，10～20分钟，每天或隔天1次，10次为1个疗程。

3. 直流电疗法　使用较低电压（50～80V）的直流电流，通过机体，用以治疗疾病的方法，称为直流电疗法。直流电疗法是电疗中应用最早的一种。

4. 直流电离子导入疗法　利用直流电场的作用，使药物离子经过皮肤或黏膜进入人体，达到治疗的目的，称为直流电离子导入疗法。其作用原理如下：电解质在水溶液中解离为带电荷的离子，在溶液中通入直流电时，负离子在直流电场作用下向正极移动，正离子向负极移动。离子导入是利用直流电场作用和电荷同性相斥异性相吸的特性，使无机化合物或有机化合物药物离子、带电胶体微粒进入人体。离子进入人体后可有3种转归：①在局部与组织直接发生反应；②在皮肤内形成离子堆，以后逐渐从此进入血流或淋巴流；③集中于对该离子有亲和力的器官上。

5. 失神经肌的电刺激疗法　肌失神经支配后会萎缩变性，为了缓解这种变化，可以根据不同的病情，选择不同的脉冲电流，刺激肌或肌群，使之发生被动的节律性收缩，延缓肌萎缩和变性的发展，保留肌的正常功能。

6. 生物反馈疗法　生物反馈是指借助一定的工具，调节或改变来自身体某部的不能自由控制的传导冲动，使之达到能被意识自由控制的目的。利用生物反馈原理对病变部位进行治疗的方法称为生物反馈疗法。

周围性面瘫生物反馈功能训练的目的在于加强面部麻痹肌的运动能力，降低亢奋肌的运动，并且提高面部肌群协调运动的能力，从而达到改善面肌功能的目的。

面肌功能训练是用生物反馈原理进行自我训练或肌电反馈功能训练，以改善面瘫症状的方法。根据这一原理，结合临床实践，笔者开发了一套完整的面肌功能训练方法，并应用于临床治疗，取得了较好的效果。

（1）面部按摩：每天对面肌进行按摩或牵拉锻炼，可以促进血液循环，延缓肌萎缩，争取神经功能早日康复。每次进行功能训练之前锻炼，更能收到事半功倍的效果。

（2）肌功能的训练

额部：①尽力皱眉，对其拮抗时，可以在眉的内侧角处加一相反的力。②用力抬眉，作十分惊恐状。

拮抗时可以在眉毛上方的中部施力。

眼部：①用力紧闭眼。如不能完全闭合，可用手指力量帮助。拮抗时，在眼睑处施以微力。②紧闭眼与轻闭眼交替进行。

鼻部：①尽量扩大鼻孔，似不能呼吸样；②尽量缩小鼻孔，似遇到难闻气味样；③双手手指叉开，放在鼻的两侧，帮助皱鼻，在鼻根处形成皱纹。

唇部：①用手指压住口两边，前伸口唇，像是在发"u"音。②用手指压住口两边，后拉口唇，像是在发"i"音。③运动上唇，作显露上牙龈状。力量不足时，可以用手指轻轻地抬起上唇和鼻底之间的皮肤，协助运动。拮抗时，用手指从鼻底向唇方向压黏膜。④运动下唇，作显露下牙龈状。此时可感到颈部肌紧张。力量不足时，可以用手指轻轻地下压下颌区皮肤，协助运动。拮抗时，用手指从颏部向唇方向压皮肤。⑤两唇之间衔一物，然后试着移动它。

训练时应遵循以下步骤：①向患者说明面部神经、面肌解剖，以及神经损伤后疾病发生、发展过程，使患者对其所患疾病有正确的认识。②结合患者损伤情况，制订切实可行的训练计划，同时使患者了解面肌功能训练对其疾病恢复的意义及训练要点。③尽早让患者进行训练。训练开始时从容易的动作做起，由医师指导。不会做的动作可以从健侧学起，反复练习。④患者出院后嘱家属协助患者训练，并要求患者每天进行2～4次对镜练习，长期坚持。如有病情变化，随时复诊。⑤定期复查，检查训练方法及疗效，随时调整治疗方案。

训练时应注意以下事项：①每个动作可以重复4～5次，每天2～3遍。注意，每天用较短的时间训练多次，要比用较长时间训练一次效果更好。②要选择较为安静的环境，以便集中注意力，全身心投入训练。③要对着镜子或在家人的帮助下进行，并定期复查，在有经验的理疗医师指导下训练，以便于正确训练模式的建立和及时调整治疗方案。④每次训练时，动作均要做到最大程度，有时看不到肌的明显活动度，但同样对肌有训练作用。⑤尽量使两侧运动协调，即在训练患侧肌的同时，尽量放松健侧，以保持两侧肌肉力量平衡。⑥对力量弱的肌肉，要用手指帮助它达到正常的位置并停留一段时间。而面肌可以运动时，应该施以一个轻微的拮抗力，阻碍肌的运动，达到增强肌力的目的。⑦有空闲时，对面肌多做一些按摩或牵拉训练。训练后尽量多用面部肌，如说话、进食、饮水等。⑧必须认识到神经的恢复是一个缓慢的进程，要树立信心，坚持长期训练。

（蔡志刚　王　炜　刘　松）

第24章 颅底肿瘤的放射治疗

一、放射治疗概述

放射治疗是利用各种不同能量的射线对肿瘤进行治疗的一种有效治疗手段,约70%的恶性肿瘤在其病程中需要接受放射治疗。根据2014年WHO统计结果,目前全身恶性肿瘤的治愈率为55%,其中外科的贡献为27%,放射治疗的贡献为22%,而内科治疗仅占6%。因此放射治疗是除外科治疗之外的重要局部治疗手段,在肿瘤的综合治疗中占据重要地位。

根据放射源与人体的关系,所有的放射治疗分为外照射和内照射两种放射治疗技术。

(一)外照射

外照射包括传统的放射束治疗及立体定向放射外科/立体定向放射治疗。

1. 放射束治疗设备 放射束治疗(external beam radiation therapy,EBRT)又称远距离放射治疗。实施放射束治疗的主流设备为直线加速器,其可满足各种颅底肿瘤的放射治疗。目前临床上应用的加速器名称、型号多种多样(图24-1-1),但共同之处都是采用6MV X线的光子照射。

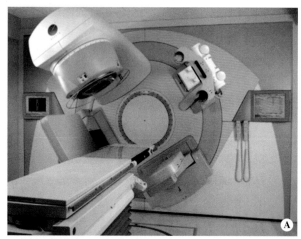
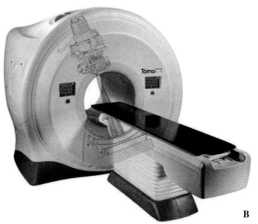
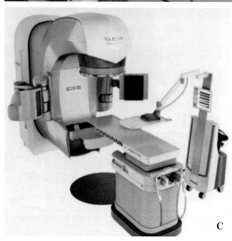

图24-1-1 放射治疗的常用设备直线加速器
A. VMAT直线加速器;B. TOMO断层直线加速器;C. Edge直线加速器

2. 立体定向放射外科/立体定向放射治疗设备　立体定向放射外科/立体定向放射治疗（stereotactic radiosurgery，SRS/stereotactic radiotherapy，SRT）是体外照射的一种特殊技术，立体定向放射外科（SRS）一般是指在立体定向头架引导下单次大剂量或者面罩定位 3～5 次以内的分次精准照射治疗，立体定向放射治疗（SRT）一般是指面罩定位 5 次以上的分次精准照射治疗。

临床上常用的立体定向放射外科设备包括伽马刀、射波刀（Cyber knife）、X 刀，3 种技术的比较见表 24-1-1。

表 24-1-1　临床常用的三种"刀"技术比较		
	伽马刀	射波刀	X 刀
治疗源	钴-60，需要定期换源	X 线，直线加速器	X 线，直线加速器
治疗指征	窄	广	广
治疗精度	高，亚毫米级精度	高，0.6mm 级精度	一般，1mm 级精度
定位方式	螺钉刚性固定，有创	图像引导+头架，无创	图像引导+头架+红外追踪，无创
图像引导速度	慢	快	慢
动态器官追踪	无	动态追踪	呼吸门控
治疗时间	长	中等	中等
分割模式	单次大剂量照射	可分次治疗	可分次治疗

随着立体定向放射外科/立体定向放射治疗的发展和治疗经验的积累，治疗病变的数目不再受到限制，而治疗病变的总体积是关键因素。临床上值得注意的是，病变直径越大，则立体定向放射治疗的优势就相应弱化。

3. 质子和重离子放射治疗（图 24-1-2）　多数肿瘤 X 线照射和质子/重离子照射的疗效并无明显区别，但因为质子/重离子对正常组织的保护好于 X 线照射，因此对于儿童肿瘤、复发性肿瘤，质子/重离子放射治疗还是有其一定优势的；同时，对于放射治疗抵抗的部分肿瘤如黏膜黑色素瘤、脊索瘤、腺样囊性癌等，也可从质子/重离子治疗中获益。

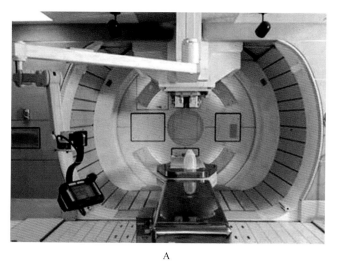

A

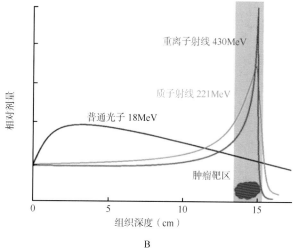

B

图 24-1-2　质子加速器及其治疗原理

（二）内照射

内照射同外照射相反，内照射是将放射源直接植入人体而对肿瘤进行照射，又称近距离放射治疗。临床上常用以下两种内照射技术。

1. 近距离后装技术　是指将密封的放射源直接放置于人体内或体表需要治疗的部位进行放射治疗（图 24-1-3）。其一般适用于自然腔道发生的肿瘤如食管癌、宫颈癌等，也可通过插植技术直接植入肿瘤内部进行放射治疗。所采用的放射源一般为铱-192。

第四部分　颅底外科技术

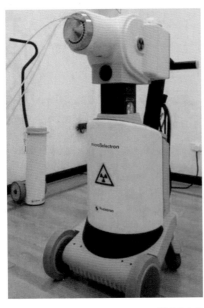

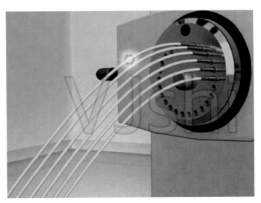

图 24-1-3　近距离后装治疗机

2. **粒子植入技术**　是一种将粒子在CT和超声引导下植入恶性肿瘤内部进行照射的治疗手段。临床常用的放射源为碘-125。粒子植入有其严格应用指征，一般作为常规治疗手段治疗后复发的挽救治疗，其临床应用具体参见相关章节内容。

二、放射治疗的临床应用

目前临床上采用的放射治疗技术主要为三维适形放射治疗，包括调强放射治疗、立体定向放射治疗及质子/重离子放射治疗。

三维适形放射治疗（three-dimensional conformal radiotherapy，3D-CRT）是采用螺旋模拟CT/MRI定位、治疗计划系统设计，通过多野多方向对肿瘤进行照射，它可以使经计划设计的高剂量区域很好涵盖三维靶体积（肿瘤），同时使周围的敏感组织和器官剂量降低（图 24-1-4）。

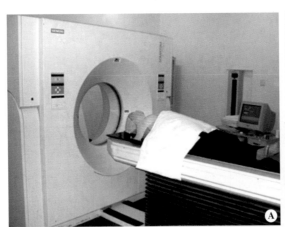

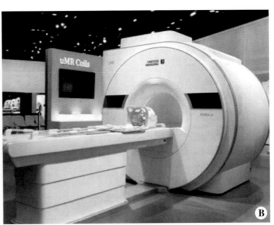

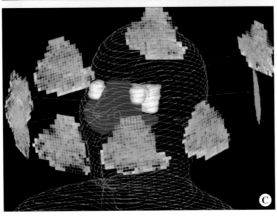

图 24-1-4　三维适形放射治疗技术的定位及照射野分布
A. 螺旋 CT 模拟定位机；B. 大孔径 MRI 模拟定位机；C. 多野多方向照射示意图

调强放射治疗（intensity modulated radiotherapy，IMRT）是一种更为先进的三维适形照射技术，是目前放射治疗的主流技术，可以保证肿瘤得到高剂量的照射，而周围正常组织受照射剂量明显降低。

调强放射治疗具体实施过程如下。

（一）体位固定和CT/MRI模拟定位

患者按治疗要求摆好体位，通常采取仰卧位，使用热塑性面罩（具有数个附着点可附着于治疗台）固定患者头颈肩部（图24-1-5），以减少体位变化引起的误差，保证治疗的精确性和重复性。

（二）图像融合

颅底软组织结构复杂，可采用多种先进的影像学技术辅助辨识，如将PET、MRI与定位CT图像进行融合（图24-1-6），应用自动配准技术，以保证靶区设计更为精准。

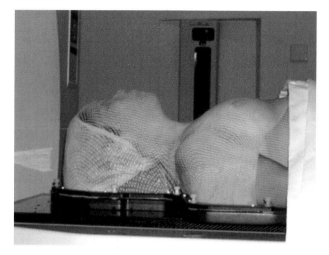

图24-1-5　调强放射治疗的体位及固定装置

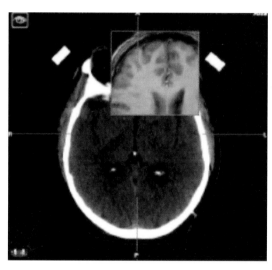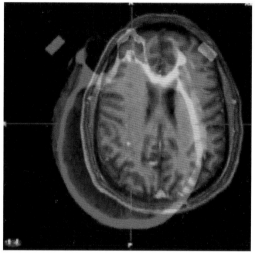

图24-1-6　螺旋定位CT和MRI、PET图像融合技术

（三）靶区设计

靶区的设计是根据国际相关规定将放射治疗区域划分为以下几个区域（图24-1-7）。

1. 肿瘤区（gross tumor volume，GTV）　是指通过临床检查（包括查体和影像学检查）确定的具体肿瘤病变范围，包括原发肿瘤及转移淋巴结。

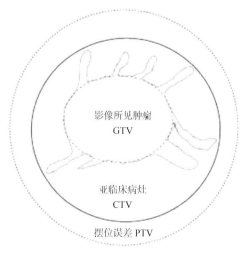

图24-1-7　GTV、CTV、PTV等参数间的相关性

对于根治性放射治疗或术前放射治疗患者,GTV分为原发肿瘤(primary)的GTVp和颈部转移淋巴结(neck node)的GTVnd;对术后放射治疗者,将术前检查、术中所见、术后病理检查的结果综合考虑,将原发肿瘤及转移的颈部淋巴结所在的部位定义为肿瘤瘤床(tumor bed),而命名为GTVtb。

2. 临床靶区(clinical target volume, CTV) 是指肿瘤周围存在的亚临床病灶,可根据危险度不同而设计多个临床靶区。

3. 内靶区(internal target volume, ITV) 主要为考虑靶区的位置移动而设计。

因颅底发生的肿瘤几乎不存在位移,靶区勾画时不考虑ITV。

4. 计划靶区(planning target volume, PTV)考虑分次治疗过程中各种误差,而人为地将CTV适当扩大(一般外扩3～5mm)后的区域。

放射治疗的剂量都是给在相关靶区的PTV。

（四）图像引导放射治疗

图像引导放射治疗(image-guided radiation therapy, IGRT)原理是在直线加速器上配置相应的影像设施,在治疗前或治疗中对肿瘤或正常组织器官进行实时扫描监控,以确保治疗精准实施(图24-1-8)。

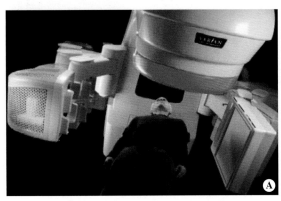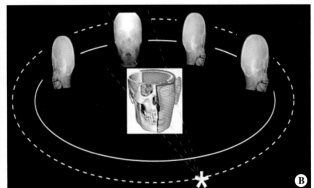

图24-1-8　IGRT加速器及其扫描过程
A. IGRT加速器;B. IGRT加速器实施的扫描

（五）剂量及分割模式

一般采用常规分割照射技术,即每周放射治疗5次(周一至周五放射治疗,周六、日休息),每天1次,每次1.8～2Gy,连续照射。

总的治疗剂量根据肿瘤的病理类型、临床分期、放射敏感性、照射目的(如术前放射治疗、术后放射治疗、根治性放射治疗)等因素决定。

1. 如采用单纯放射治疗,根治性剂量≥70Gy/35次/7周。

2. 术前放射治疗剂量为50Gy/25次/5周。

3. 术后放射治疗剂量,R0术后剂量为60Gy/30次/6周,如切缘不净、有明显残留(R1、R2手术),局部剂量应为66～70Gy/6～7周,同时还应视残存肿瘤消退情况决定是否继续适当加量。

三、放射治疗在颅底肿瘤的临床应用

临床上,根据治疗目的不同将放射治疗分为术前放射治疗、术后放射治疗及根治性放射治疗。其中术前放射治疗、术后放射治疗主要用于可手术的局部区域晚期病变,通过和外科手术综合进一步改善单一治疗手段的局部控制率,从而改善生存。

（一）术后放射治疗

多数颅底包括其毗邻结构发生的原发肿瘤,如骨肉瘤、软骨肉瘤、软组织肉瘤等,均首选手术切除,术后根据病变范围、切除情况、病理类型等决定是否采取术后放射治疗。

术后放射治疗的优点如下。

（1）术后放射治疗不耽搁手术时间。

（2）术后放射治疗可根据术中具体所见、手术切除情况、术后病理结果等,更精确地制订放射治疗的照射范围。

（3）术后放射治疗可较术前放射治疗给予较高剂量的放射治疗,从而有效控制肿瘤。

（4）合适剂量的术后放射治疗并不明显增加手术相关并发症。

（二）术前放射治疗

术前放射治疗主要用于侵犯颅底的头颈部肿瘤,如鼻腔鼻旁窦癌、嗅神经母细胞瘤等局部病变范围广泛者,如首选手术存在切除困难或不能保证切缘安全或基于保留眼眶功能的情况下,可行术前放射治疗,以增加手术的局部控制率,改善疗效。

术前放射治疗的优点如下。

（1）术前放射治疗可使瘤体缩小、粘连松解，减少手术困难，增加手术切除率，使原本不能手术的肿瘤可以手术切除，或原本可以手术的肿瘤缩小明显而可行较为保守的手术，或保证手术切缘安全。

（2）术前放射治疗可使肿瘤周围小的血管、淋巴管闭塞，从而减少术中医源性播散概率。

（3）合适的术前放射治疗剂量并不增加术后并发症的发生率。

临床研究已经证实术后放射治疗 60Gy、术前放射治疗 50Gy 均不明显增加手术并发症的发生率。

对于术后放射治疗患者，要求放射治疗开始距手术的时间间隔尽可能缩短：术后放射治疗一般在术后 4 周开始，最迟不超过 6 周。否则因为以下两个原因而导致术后放射治疗的局部控制率下降：一方面随着术后放射治疗与手术间隔时间延长，手术区域内纤维瘢痕形成而造成局部血供变差，从而导致放射敏感性降低；另一方面随着时间延长，残存的肿瘤细胞出现快速再增殖，引起肿瘤负荷增加，从而影响术后放射治疗的疗效。

（三）根治性放射治疗

对于采用单纯的放射治疗有可能治愈的肿瘤，如鼻咽癌颅底受侵，放射治疗仍是目前有效的根治性治疗手段，其根治性放射治疗的 5 年生存率目前已超过 70%。

对于其他颅底恶性肿瘤患者，如不能耐受手术或拒绝手术治疗，且肿瘤对放射治疗具有一定的敏感性，如嗅神经母细胞瘤、神经内分泌癌等，放射治疗也可作为根治性治疗手段而选择性应用。

四、颅底恶性肿瘤的放射治疗

颅底恶性肿瘤包括原发颅底恶性肿瘤，如颅底软骨肉瘤、骨肉瘤等，以及颅外肿瘤如鼻咽癌、鼻腔鼻旁窦癌、腺样囊性癌、肉瘤、嗅神经母细胞瘤侵犯颅底等。

（一）头颈部肉瘤

临床上根据恶性程度不同一般将肉瘤分为以下几类。

高度恶性肉瘤：包括恶性纤维组织细胞瘤、骨肉瘤、横纹肌肉瘤、血管肉瘤、滑膜肉瘤和尤因肉瘤。

低度恶性肉瘤：包括隆突性皮肤纤维肉瘤、非典型脂肪瘤性肿瘤/分化良好的脂肪肉瘤和硬纤维瘤。

而软骨肉瘤、纤维肉瘤、脂肪肉瘤、平滑肌肉瘤、神经源性肉瘤和血管周细胞瘤则需要根据分化程度而分为不同恶性程度。

1. 骨肉瘤 颌面部颅底骨肉瘤与肢体骨肉瘤相

比，生物学行为有所不同，因此其治疗理念不能完全照搬肢体骨肉瘤。两者的不同点见表 24-1-2。

表24-1-2 颌骨骨肉瘤与肢体骨肉瘤的比较		
	颌骨骨肉瘤	肢体骨肉瘤
发病年龄	年龄较大，20～50岁多见	年轻，10～20岁多见
远处转移	相对少见（10%～50%），滞后发生（20～30个月）	常见（＞80%），早期发生（6个月内）
失败方式	局部复发常见	远处转移常见
诱导化疗	有争议	有效，明显改善预后
治疗原则	手术±术后放化疗	诱导化疗+手术+术后放化疗

骨肉瘤对放射线不敏感，应首选手术治疗。

因骨肉瘤属于高度恶性肿瘤，因此无论分期、手术切除情况如何，均建议术后放射治疗。

术后放射治疗照射范围包括瘤体周围 1～3cm 正常组织并根据危险度不同而适当修正，剂量 ≥60Gy；瘤床剂量一般为 66Gy，有残留肿瘤者则局部剂量 ≥70Gy。一般不行颈部预防性照射。

图 24-1-9 为 1 例下颌骨骨肉瘤术后 6 个月复发的靶区设计及计划。

2. 软骨肉瘤 恶性程度相对较低，自然病程较长，以局部膨胀性生长为主，少数恶性程度高者呈侵袭性生长，但很少发生淋巴结转移及血性转移。

首选治疗手段为手术治疗。

软骨肉瘤对放射治疗敏感性差，一般不单独应用，多为术后放射治疗，且需要有指征地应用。

（1）手术切缘阳性或近切缘（＜1cm）。

（2）病理提示有高度恶性成分。

靶区设计以肿瘤瘤床为基础外放 1～3cm，不进行颈部预防性照射。

图 24-1-10 为 1 例筛窦软骨肉瘤不全切除术后的放射治疗靶区及计划。

3. 软组织肉瘤 头颈部最常见的软组织肉瘤为横纹肌肉瘤，其次是脂肪肉瘤、平滑肌肉瘤、滑膜肉瘤和未分化多形性肉瘤。常见软组织肉瘤中，胚胎性横纹肌肉瘤生长速度最快，其次是未分化多形性肉瘤，分化较好的黏液脂肪肉瘤生长缓慢。

（1）除放射治疗、化疗敏感型肿瘤如尤因肉瘤/原始神经外胚层肿瘤、胚胎性横纹肌肉瘤和其他小圆细胞恶性肿瘤外，手术治疗是软组织肉瘤首选的治疗手段，如完整手术切除、手术切缘有保证，病理为低级别 I 期肉瘤（T1～2N0M0），则单纯手术即可。

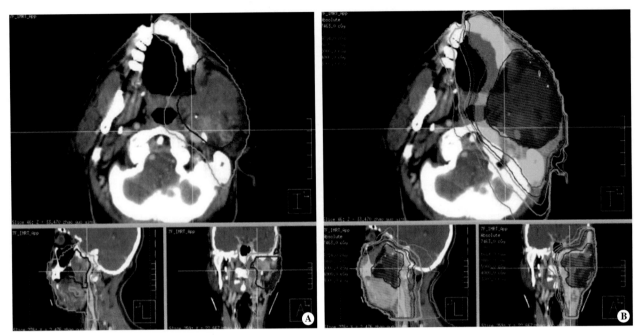

图24-1-9　下颌骨骨肉瘤术后复发的靶区及剂量分布

A.三维层面显示的靶区（红线GTVp、绿线CTV）；B.三维层面显示的靶区剂量分布（蓝线70Gy、粉红线60Gy）

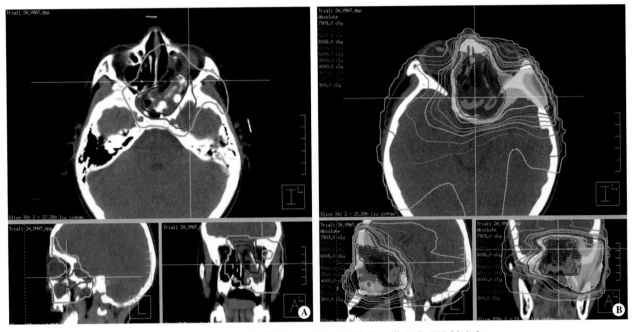

图24-1-10　鼻腔筛窦软骨肉瘤术后明显残留，进行术后放射治疗

A.三维层面显示的靶区（红线：残存肿瘤GTVp；粉线：瘤床GTVtb；绿线：亚临床病灶CTV）；B.三维层面显示的靶区剂量分布（蓝线69.96Gy，粉红线66Gy，天蓝色线60Gy）

（2）如手术边缘≤1cm，术后必须放射治疗。放射治疗在头颈部软组织肉瘤中的应用如下。

1）根治性放射治疗：对化疗敏感的肿瘤，在化疗后给予根治剂量的放射治疗，如有残存或放射治疗后复发，则可考虑手术挽救。

2）术后放射治疗：因部位的局限性，头颈部软组织肉瘤不可能像肢体肉瘤那样能保证充分的切缘，因此即便不属于放射敏感性软组织肉瘤，也多需要术后放射治疗，通过术后放射治疗可以降低手术的局部复发率。

（3）术后放射治疗适应证：①局部晚期病变；②手术切缘阳性或手术近切缘；③病理属高度恶性者。

（4）术前放射治疗适应证

1）局部晚期肿瘤，估计手术难以切除彻底者。

2）组织病理学属高度恶性的肿瘤。

对于区域淋巴结，除高度恶性且有一定放射敏感性外一般不进行预防性放射治疗，或至多照射首站淋巴引流区。

（二）嗅神经母细胞瘤

嗅神经母细胞瘤少见，临床上尚无成熟的治疗模式，且国内外治疗理念不尽相同。

国外多主张先行手术治疗，然后根据分期、手术情况、术后病理检查决定是否术后放射治疗。

国内尤其是中国医学科学院肿瘤医院则主张先行放射治疗（放射治疗时常规行颈部预防性照射），50～60Gy时评价疗效，如肿瘤消退明显，可给予根治性放射治疗剂量，达70Gy或更高；如肿瘤消退不明显，则≥60Gy时停止放射治疗，休息2～4周后进行外科手术切除。

对于晚期病变如C期病变，也可考虑诱导化疗2～3个周期，如果化疗有效，则行同步放化疗；如果无效，则建议手术，术后根据具体情况决定是否术后放化疗。

图24-1-11为1例局部晚期嗅神经母细胞瘤的靶区设计，放射治疗后无瘤生存3年。

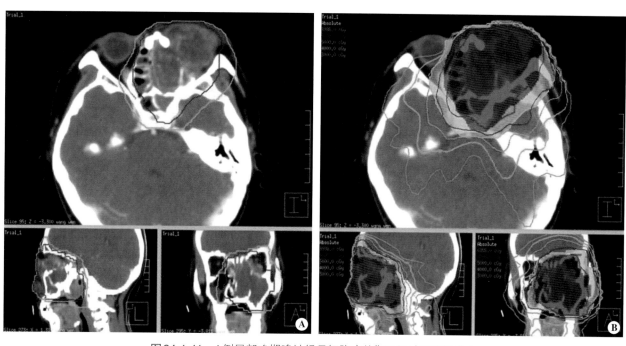

图24-1-11 1例局部晚期嗅神经母细胞瘤的靶区设计及剂量分布
A. 三维层面显示的靶区（红线GTVp、绿线CTV）；B. 三维层面显示的靶区剂量分布（粉红线70Gy、红线60Gy）

嗅神经母细胞瘤治疗后总体5年生存率为50%～80%。局部复发及远处转移是主要失败模式。单纯手术者局部复发率可达40%以上，而手术+放射治疗的综合治疗能降低局部复发率至10%～20%。中国医学科学院肿瘤医院的资料显示术前放射治疗＋手术者疗效最好，5年总生存率为91%；其次为手术＋术后放射治疗，5年总生存率为80%；单纯放射治疗者5年总生存率为50%；3例单纯手术病例均出现复发。

（三）腺样囊性癌

腺样囊性癌（adenoid cystic carcinoma，ACC）组织学上包括3个亚型：管状型（tubular）、筛状型（cribriform）、实性型（solid）。不同亚型的生物学行为有所不同：管状型预后较好，实性型预后差，与远处转移高发有关，而筛状型预后介于两者之间。

腺样囊性癌具有比较特殊的临床生物学行为，具体如下。

1. 生长相对缓慢，病期较长。

2. 局部侵袭性强，肿瘤包膜内外常有癌细胞浸润。

3. 极易侵犯神经并沿神经束侵犯至较远部位。

4. 颈部淋巴结转移较少见，一般不超过10%，如有发生，多为分化差的实性型或原发部位在舌根、鼻咽等淋巴引流较为丰富者。

5. 容易发生远处转移，尤以肺转移多见，其次为肝转移、骨转移，脑转移也可发生，但临床少见。

腺样囊性癌的治疗首选手术，原则是在不影响功能的前提下尽可能将肿瘤完整切除。但因为该病浸润性生长及神经侵犯的特点，手术切除的安全界线很难保证，因此多需要术后放射治疗。

既往认为腺样囊性癌对放射治疗不敏感，因此腺样囊性癌多以手术治疗为主，常规术后放射治疗。但随着对腺样囊性癌认识的增加及治疗经验积累，尤其是手术难以R0切除的一些特殊部位（如鼻咽），目前中国医学科学院肿瘤医院则建议首选放射治疗，1/3～1/2的病例化疗终止或放射治疗后1～3个月可达到完全缓解；而对于容易手术的部位如涎腺腺样囊性癌，则仍以手术治疗为主，根据术中所见、术后病理检查等决定是否术后放射治疗。

术后放射治疗范围不仅要包括瘤床，更重要的是要包括相关神经通路直至出颅部位，如三叉神经的分支受侵时，应包括其相关神经出颅的孔道及病变侧的海绵窦；面神经及其分支受侵时，应包括面神经的全程至内耳门。图24-1-12为1例鼻咽腺样囊性癌的靶区设计及剂量分布。

靶区特点：除包括全部鼻咽腔及其邻近结构外，还包括双侧海绵窦及三叉神经三大分支出颅部位。

治疗效果：治疗后1个月复查胸部X线片，现无瘤生存12年。

图24-1-13为1例右侧颌下腺腺样囊性癌术后+粒子植入后1年颅内复发。

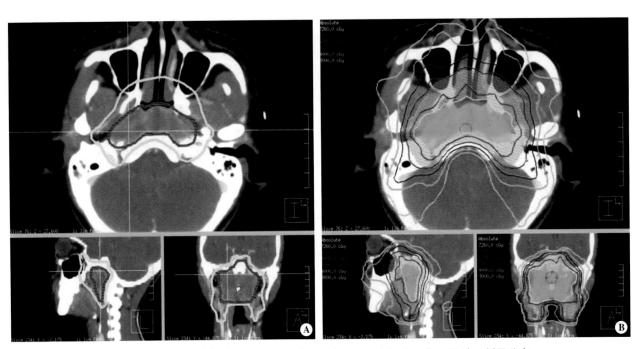

图24-1-12　鼻咽腺样囊性癌T4N0单纯根治性调强放射治疗的靶区设计及剂量分布
A. 三维层面显示的靶区（粉线GTVp、黄线CTV）；B. 三维层面显示的靶区剂量分布（黄线76Gy、紫线60Gy）

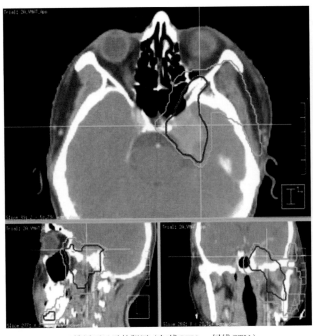

三维层面显示的靶区（红线GTVp，绿线CTV）

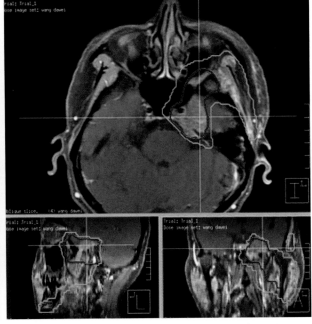

三维层面显示的靶区剂量分布（蓝线70Gy，粉红线60Gy）

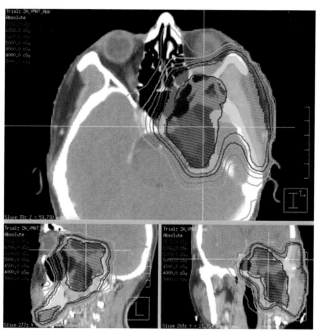

图24-1-13 颌下腺腺样囊性癌术后颅底复发的调强放射治疗靶区及剂量分布

靶区特点：范围从下牙槽神经、下颌神经一直延伸至颅内海绵窦，同时三叉神经支配的咬肌系统如翼内外肌、咬肌、颞肌的异常信号均包括在靶区。

治疗效果：治疗终止肿瘤缩小，治疗后3个月肿瘤消退过半，现带瘤生存已2年。

（四）鼻咽癌

鼻咽癌是我国常见的头颈部恶性肿瘤，95%以上为低分化癌和未分化癌（WHO Ⅱ、Ⅲ型），中高分化鳞癌（WHO Ⅰ型）甚为少见，与欧美国家鼻咽癌Ⅰ型占20%～40%的比例显著不同。

鼻咽癌的治疗原则见鼻咽癌治疗流程图（图24-1-14）。

鼻咽癌的首选放射治疗技术为调强放射治疗。调强放射治疗靶区包括大体肿瘤区（GTV）、高危临床靶区（CTV1）、低危临床靶区（CTV2）（或称为预防照射区）（图24-1-15）。

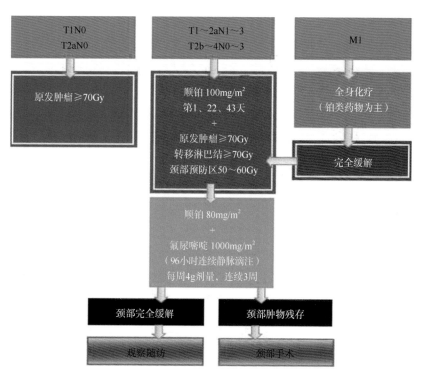

图 24-1-14 鼻咽癌治疗流程图

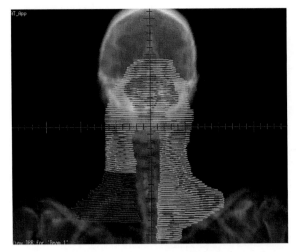

图24-1-15　定位CT重建图像（DRR像）显示的鼻咽癌靶区
红色：鼻咽原发肿瘤，GTVp；粉色：颈部转移淋巴结，GTVnd；天蓝色：CTV1；紫色：CTV2

图24-1-16为1例T4N2期鼻咽癌（病变侵犯双侧翼腭窝、斜坡、蝶窦、左侧海绵窦、颞叶）调强放射治疗的靶区设计及剂量分布，患者现已无瘤生存10年。

鼻咽癌的手术治疗目前仍处于辅助治疗的地位，主要用于放射治疗后局部残存或颈部淋巴结残存或化疗后复发的病变，如果指征选择合适，此类患者仍有相当一部分比例可获得长期生存。鼻咽癌首次放射治疗后残存或复发的病灶是手术解救最好的时机，二程或多程放射治疗后的手术解救困难。

（五）鼻腔、鼻旁窦癌

1. 概述　鼻腔、鼻旁窦癌是指发生于鼻腔及鼻旁窦包括上颌窦、筛窦、蝶窦、额窦的一组恶性肿瘤。肿瘤浸润性生长，可侵犯至颅底、眼眶等结构。

2. 治疗原则　鼻腔、鼻旁窦癌的主要治疗手段为手术治疗和放射治疗。除病理类型为低分化癌或未分化癌者可首选根治性放射治疗外，其他类型的鼻腔、鼻旁窦癌几乎均以手术治疗为主，配合术前或术后放射治疗，以最大可能地提高肿瘤的局部控制率，同时又尽可能地保留正常组织器官的功能。

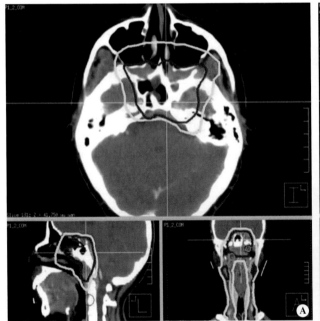
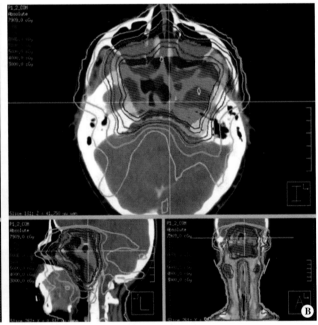

图24-1-16　鼻咽癌（T4N2）调强放射治疗的靶区设计及剂量分布
A. 三维层面显示的靶区（红线GTVnx；黄线CTV1；褐色线CTV2）；B. 三维层面显示的靶区剂量分布

3. 放射治疗原则

（1）术前放射治疗：除分化差的肿瘤外，凡有手术指征的局部晚期鼻旁窦癌都适合采用计划性术前放射治疗。术前放射治疗总剂量为50～60Gy/5～6周；如有眼眶或上颌窦后壁、翼腭窝受侵，则术前放射治疗剂量应争取达到60～70Gy/6～7周。

（2）术后放射治疗

1）局部晚期。

2）切缘阳性或安全界不够。

3）多发淋巴结转移，或淋巴结包膜外受侵。

4）颈部软组织受侵或周围神经受侵或脉管瘤栓。

5）凡病理属高度恶性者，无论病期早晚或手术切除情况，术后放射治疗为常规。

术后放射治疗剂量：R0切除者总剂量60Gy/6周；R1、R2切除者术后放射治疗剂量66～70Gy/6.5～7周。

图24-1-17为1例局部晚期上颌窦鳞癌侵犯眼眶筛窦的靶区设计。

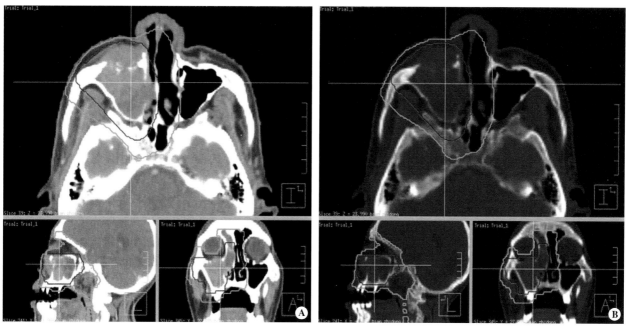

图 24-1-17　右侧上颌窦鳞癌侵犯眼眶筛窦的靶区设计
A.CT 软组织窗显示的靶区（红线 GTVp、绿线 CTV）；B. CT 骨窗显示的靶区（红线 GTVp、绿线 CTV）

图 24-1-18 为左侧鼻腔上颌窦鳞癌采用内镜下 R1 手术，术后采用调强放射治疗的靶区及剂量分布。患

者现无瘤生存 12 年。

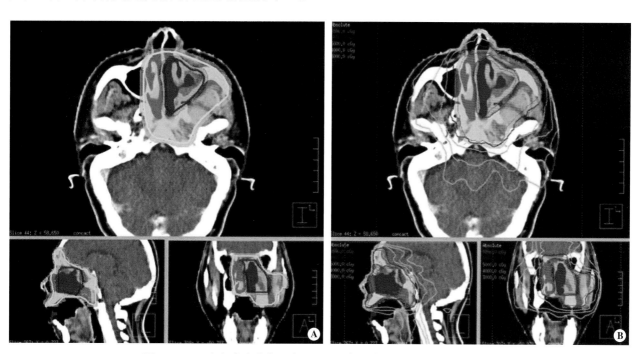

图 24-1-18　上颌窦癌内镜手术后调强放射治疗的靶区设计及剂量分布
A.三维层面显示的原发灶靶区（红线瘤床、黄线 CTV）；B.三维层面显示的靶区剂量分布（紫线 66Gy、红线 60Gy）

4. 疗效　中国医学科学院肿瘤医院的资料显示，162 例局部晚期鼻腔、鼻旁窦鳞癌采用手术+放射治疗的综合治疗，5 年总生存率、局部控制率、无转移生存率和无瘤生存率分别为 59.5%、60.9%、82.6% 和 52.0%。其中术前放射治疗+手术与手术+术后放射治疗的疗效无明显差异，但术前放射治疗者中 95.9% 的病例手术完整切除，而首选手术者仅 36.4% 病例完整

切除，同时术前放射治疗者眼球保留者 87.9%，明显高于首选手术 66.7% 的眼球保留率，而且术前放射治疗经手术切除病理证实有 1/3 病例达到病理完全缓解。正是由于术前放射治疗的价值，中国医学科学院肿瘤医院对局部晚期鼻腔、鼻旁窦癌至今一直采用"术前放射治疗+手术"的综合治疗方案。

五、颅底良性肿瘤及交界性肿瘤的放射治疗

颅底良性肿瘤的发生占相当比例，其治疗以外科手术为主，但因为颅底解剖结构的复杂性及重要性，相当一部分良性肿瘤术后有一定的复发率，复发后如有手术指征仍可再次手术切除，但再次手术的复发率明显较第一次增加。临床实践已经表明，放射治疗用于良性病变及交界性病变的治疗，不仅可以有效缓解症状，而且可一定程度降低手术的局部复发率，但鉴于放射治疗的不良反应，尤其是对生长发育期的青少年影响较明显，因此对颅底良性肿瘤及交界性病变进行放射治疗一定要掌握严格指征。

放射治疗适应证如下。

（1）单纯手术治疗局部复发率高，且复发后有明显症状，此种情况下复发病变即便全切也应考虑术后放射治疗。

（2）无法手术，而患者症状明显者。

放射治疗用于良性及交界性病变的治疗，应遵循以下两个原则。

1. 剂量宁少勿多　放射治疗剂量低于恶性肿瘤。恶性肿瘤的根治性剂量≥70Gy，而良性及交界性病变如垂体瘤、副神经节瘤的剂量一般不超过50～56Gy（常规分割照射技术条件下）。

2. 靶区宁小勿大　照射范围以包括肿瘤为主，且不考虑淋巴引流的预防性照射。

下面为2例交界性肿瘤的放射治疗技术及治疗效果。

图24-1-19为1例右侧颈静脉球体瘤外科手术后复发，如行挽救手术，则功能损伤明显，遂采用三维适形放射治疗，总剂量50.40Gy/28次。放射治疗结束瘤体无任何变化，但症状改善，放射治疗后复查过程中肿瘤逐步缩小，3年半复查时瘤体几近消失。

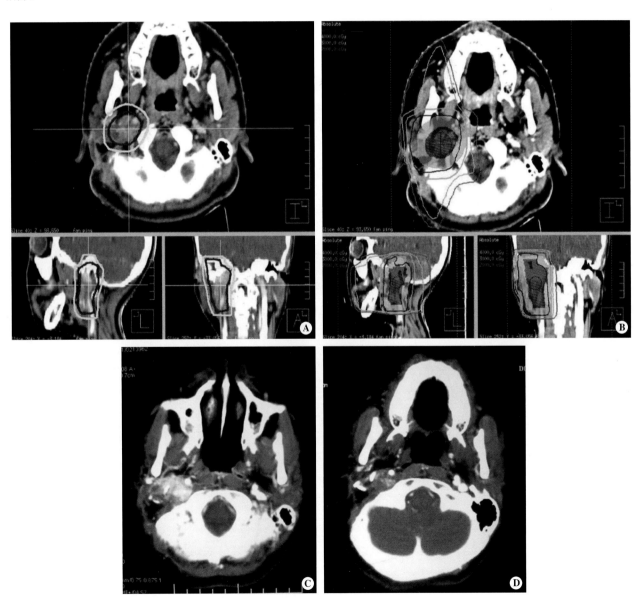

图24-1-19　颈静脉球体瘤三维适形放射治疗的靶区设计、剂量分布及疗效
A.三维层面显示的靶区；B.三维层面显示的靶区剂量分布；C.放射治疗前；D.放射治疗后3年半

图 24-1-20 为 1 例鼻咽纤维血管瘤，10 年期间先后行 5 次手术，后因病变侵入海绵窦、颞叶，无法再次手术，遂行调强放射治疗：GTV 为影像学检查所示肿瘤，CTV 为 GTV 外放 0.5～1cm，剂量 50Gy/25F/5 周。

放射治疗结束肿瘤无缩小，但症状完全缓解。放射治疗后 2 年复查肿瘤缩小过半，放射治疗后 3 年复查瘤体接近消失，放射治疗后 15 年局部控制良好。

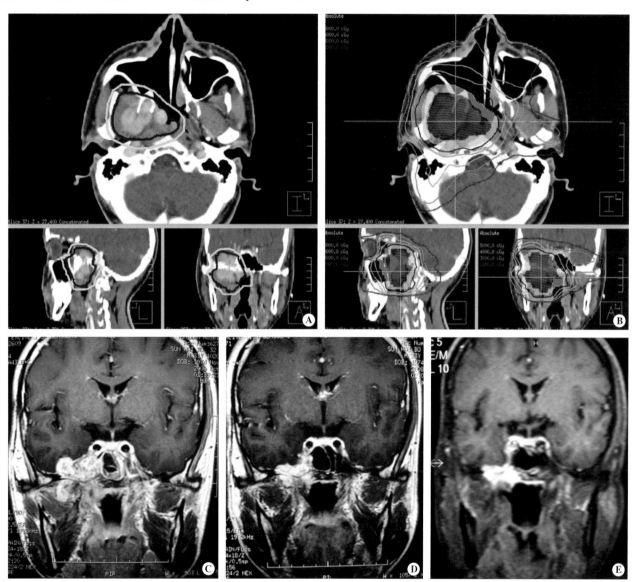

图 24-1-20　鼻咽纤维血管瘤的调强靶区设计、剂量分布及疗效
A. 三维层面显示的靶区；B. 三维层面显示的靶区剂量分布；C. 放射治疗结束；D. 放射治疗后 2 年；E. 放射治疗后 3 年

六、放射治疗并发症及处理

放射治疗并发症分为急性期并发症及晚期并发症。

急性期并发症：放射治疗开始至放射治疗结束后 1 个月内出现的任何异常反应，即 90 天内出现的反应均属于急性期反应，主要为皮肤、黏膜反应及结膜充血、角膜炎等。

晚期并发症：90 天后出现的任何异常反应称为晚期并发症。放射晚期损伤包括白内障、角膜溃疡、视力下降甚至失明、放射性脑坏死、骨坏死、张口困难等。

以下为颅底肿瘤放射治疗后的一些晚期并发症。

（一）放射性脑病

放射性脑病（radiation encephalopathy，REP）是指野内或其周围脑组织受到电离辐射后的任何时间，出现的神经细胞和颅内血管受损后的一系列病理生理改变，有影像学异常改变。发生时间以放射治疗后 6 个月到 5 年最为常见。

治疗措施：放射性脑病多在 MRI 检查时发现，一般多无症状。但部分患者表现为颅内水肿引起的高压，此时需要急症处理，一般需要脱水降颅压、应用激素等。

稳定以后可考虑应用神经营养药物（如神经生长因子、神经节苷脂、胞磷胆碱等）、抗自由基药物（如依达拉奉），以及靶向治疗如贝伐珠单抗，也可考虑高压氧舱治疗。

对早期影像学表现为强化的病变，经以上措施，1/3～1/2的坏死病灶可消失，但病变一旦形成囊性，则治疗不可逆转。此时如占位效应明显，药物治疗效果差，症状进行性加重，可考虑手术治疗，但手术治疗风险大，死亡率也高。

（二）放射性脊髓炎

放射性脊髓炎临床表现如下。

1. **一过性放射性脊髓炎**　即Lhermitte征，多发生于放射治疗后1～4个月，有典型症状，患者表现为沿脊柱从头到足的电击样感觉，颈部前屈时容易诱发或加重。Lhermitte征属于脊髓感觉神经轴突损伤引起的暂时性脱髓鞘改变，可自行消失。

2. **慢性放射性脊髓炎**　发病慢，病初表现为上下肢麻木、无力等感觉异常，严重者高危截瘫。

因放射导致的脊髓截瘫目前临床上很少发生。

治疗方法基本同放射性脑病。

（三）颌骨坏死

采用常规分割技术治疗，剂量＞60Gy时颌骨坏死（postradiation osteonecrosis）的概率为4%～15%。

目前尚无有效的保守治疗手段，国外研究表明PENTOCLO疗法（己酮可可碱＋维生素E＋氯膦酸盐）有一定效果；对于症状明显、反复发作感染者，可考虑手术治疗。

（四）张口困难

放射治疗引起咬肌、翼肌及颞颌关节纤维化而导致程度不等的张口困难。

目前尚无特殊有效疗法，重在预防。

（五）放射治疗诱发肿瘤

发生率一般不超过1%，相比于70%的肿瘤患者需要放射治疗，放射治疗诱发肿瘤是低概率事件。

放射治疗诱发肿瘤需要符合以下条件。

（1）有放射治疗史。

（2）诱发恶性肿瘤发生于首发肿瘤的放射治疗照射野内。

（3）肿瘤病理类型与原始首发肿瘤病理类型不同。

（4）除外第二原发肿瘤的可能。

（5）距离初次放射治疗时间间隔至少5年，目前多数学者将其调整为3年。

放射治疗诱发肿瘤以肉瘤多见，其次为淋巴瘤，生长发育期接受放射治疗的肿瘤患者容易发生。

（刘　璇　曹才能　罗京伟）

第二节　颅底肿瘤的伽马刀治疗

颅底的解剖部位深在，血管、神经排列错综复杂，一直被神经外科医师视为手术高危区。而伽马刀放射外科（gamma knife radiosurgery，GKS）以微创的理念、精准的定位及技术的安全有效逐渐融入了颅底外科的综合治疗中。

一、技术发展史

伽马刀是立体定向放射外科（stereotactic radiosurgery，SRS）的治疗设备，在三维立体头架的引导下，近200束细窄射线精准聚焦，一次性高剂量摧毁颅内深部小靶区组织，而靶区外的散射剂量很小，以保护周围正常组织功能。SRS的理念是瑞典神经外科专家Lars Leksell教授于1951年首先提出，并与物理学家合作在1968年将这一设想付诸临床实践。70多年来，伽马刀设备几经升级换代，从最初的手动系统到全自动一键式操作的PFX™，再到带有CBCT图像引导的Icon系统，做到了更精、更快、更便捷（图24-2-1）。Leksell

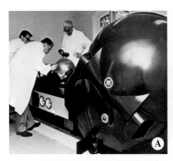
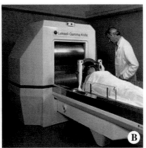
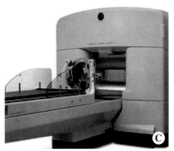
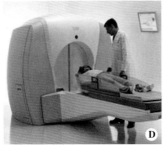
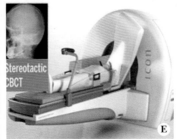

图24-2-1　Leksell伽马刀自问世以来几经升级，自动化程度不断提高，其机械误差为亚毫米级

A. 1968年GK原型；B. 1989年GK-B型；C. 1999年GK-C型；D. 2006年GK-Perfexion；E. 2015年GK-Icon

伽马刀以其稳定的亚毫米级机械误差及拥有长期临床实践的大数据成为放射外科行业的"金标准"。截至2019年底，全球治疗的病例数超过130万，并以每年近10万的病例数增长。

Leksell教授认为伽马刀就是外科医师手中的工具，可在不损伤脑功能的情况下"切割"或"烧灼"脑深部的病变组织。这种被誉为"刀"的、有外科风格的治疗方法，用有效的放射剂量破坏颅内不论是良性的还是恶性的肿瘤组织；而靶区外的散射剂量很小，保护了病灶周围正常组织的功能。SRS通过病变组织与正常组织所受射线剂量的差异达到治疗目的，这点与利用放射线敏感性达到疗效的常规放射治疗不同。

二、治疗步骤和计划剂量

伽马刀治疗分为5个步骤：①佩戴立体定向头架；②定位影像扫描；③制订治疗计划；④上机照射治疗；⑤治疗后续处理。

用于颅底肿瘤和重要脑组织的参考剂量见表24-2-1和表24-2-2。

表24-2-1　常见颅底肿瘤伽马刀治疗靶区周边的参考处方剂量

病灶类型	参考处方剂量*	备注
听神经鞘瘤	12～14Gy	超高的剂量，增加面神经损伤风险
脑膜瘤	12～16Gy	
垂体瘤：无功能型 分泌型	12～16Gy 16～30Gy	较高剂量似乎更有利于生化指标缓解，并缩短疗效等待期
颅咽管瘤	12～16Gy	
海绵窦海绵状血管瘤	10～15Gy	
脊索瘤	12～18Gy	易复发，尽可能高剂量，或分次治疗
转移瘤	12～24Gy	根据体积和综合治疗情况选择剂量，多发或联合全脑放射治疗者，剂量减少30%

*处方剂量范围内，小体积肿瘤，或相对功能哑区者，给予较高剂量；反之，给予较小剂量。

表24-2-2　颅底重要脑组织单次承受照射的推荐剂量*

重要脑组织	推荐参考剂量	备注
视神经	≤9Gy	视神经受损风险发生率<1%
面神经	≤14Gy	面神经安全剂量
耳蜗神经（耳蜗轴）	<5Gy	治疗后5年听力保留约75%
海绵窦及外侧壁	≤15Gy	第Ⅲ～Ⅵ对脑神经的安全剂量
脑干内	<15Gy	脑桥腹侧点接触剂量可达≤18Gy
晶状体	<2Gy	
头皮	<11Gy	
颈内动脉（ICA）	<20Gy	避开靶点热区在ICA上

*脑神经受损的风险与神经受照射的时间紧密相关，此处参考剂量是指重要组织与等剂量曲线点或小面积接触的剂量。

三、常见颅底肿瘤各论

首都医科大学附属北京天坛医院、神经外科研究所于1994年开始应用伽马刀放射外科技术，截至2019年底共治疗颅内病变2.5万余例，主要的颅底肿瘤包括脑膜瘤，在所有治疗的5221例脑膜瘤中约70%为颅底肿瘤；单发神经鞘瘤2200例，其中80%为听神经瘤；垂体腺瘤4255例，颅咽管瘤253例，海绵窦海绵状血管瘤158例，脊索瘤249例等。

（一）脑膜瘤

1. 伽马刀治疗颅底脑膜瘤的选择

（1）小型颅底脑膜瘤，无明显临床症状及影像学占位效应者。

（2）手术后残留或复发的肿瘤。

以上是放射外科理想的适应证。对于残留肿瘤，一般术后3～4个月的影像学检查就能较好分辨残留肿瘤与手术对周围组织的影响；伴有灶周水肿的脑膜瘤，一般不会受益SRS治疗；切记当脑膜瘤已引发严重的临床症状，需要尽快解除肿瘤占位效应时，不宜首选伽马刀治疗。

2. 治疗的剂量规划要点　良性脑膜瘤是脑实质外的肿瘤，生长缓慢，多数富血供，允许放射生物学迟发性作用充分发挥。肿瘤的处方剂量参见表24-2-1。

（1）治疗定位多用MRI强化的T_1加权像轴位扫描；T_2加权像、脂肪抑制像，CT与MRI融合对肿瘤累及颅底骨质的显示很有帮助。

（2）脑膜瘤会侵犯颅底骨，肿瘤接受颈内、颈外的双重供血，且为多中心起源生长；尤其术后残留肿瘤的形态不规整，任何靶区不全覆盖处的肿瘤会继续生长；如果一个高度适形和选择性完美的规划仍不能满足治疗的处方剂量，就需要考虑体积或剂量的分次

治疗。

3. 随诊、治疗后的影像学及病理学改变　良性脑膜瘤质地较硬韧，对放射线并不敏感，一般治疗后4～10个月，肿瘤不会缩小，一些肿瘤的中心强化信号略低；靶区周围水肿发生于10%左右的病例中，仅少数患者出现相应的症状加重，对症治疗后会逐渐恢复。GKS治疗2～3年后肿瘤体积略有皱缩；数年后，皱缩病灶的造影剂强化似乎较治疗前更甚。在长期随诊的影像学表现中，约10%的脑膜瘤体积缩小超过25%，50%～60%的体积缩小少于25%，约30%的体积无明显变化（图24-2-2）。如果治疗数年后影像学表现再现灶周水肿，多由肿瘤复发、出血或放射性肉芽肿、囊变形成等引发，注意与治疗前的影像学资料比较分析和判断。

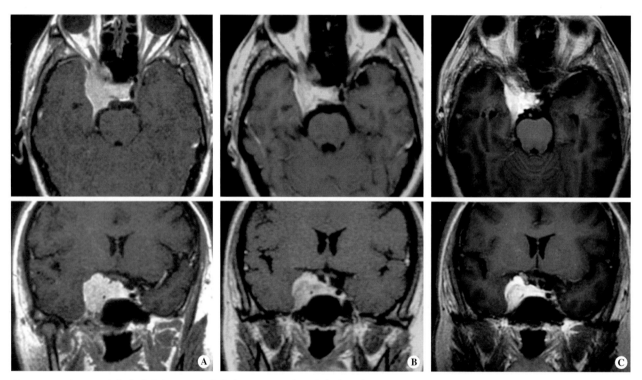

图24-2-2　伽马刀治疗脑膜瘤的MRI随诊患者，女，47岁；右侧海绵窦脑膜瘤（A），伽马刀治疗后3年（B）和7.5年（C）肿瘤体积逐渐皱缩

我们对GKS治疗后再手术的脑膜瘤进行了病理学研究，发现无论何种亚型的脑膜瘤，GKS治疗引发肿瘤实质和基质的变化主要为凝固性坏死，并可见凋亡细胞增多，续之由瘢痕组织逐步取代；与此同时，供瘤血管也产生增生性病变，血管腔逐渐狭窄、闭塞。就是说，一般的治疗处方剂量并不能杀死靶区内所有的肿瘤细胞，数年后靶区边缘还会有少量存活或核固缩等受损肿瘤细胞，然而放射线对供瘤血管的作用使这些残留肿瘤细胞得不到营养供给，逐渐变性、死亡，这个病理过程将持续数年至几十年（图24-2-3）。

4. 预后综述　大宗、长期的临床资料显示，伽马刀治疗颅底脑膜瘤5年的平均肿瘤总控制率可达90%

以上；5年的肿瘤无进展生存率为86%～99%，10年为69%～95%。治疗后绝大多数患者的症状改善和（或）平稳；放射线相关的永久性毒副作用发生率普遍低于10%；肿瘤复发率（包括靶区内、外）约为15%，需要进一步GKS治疗或手术治疗。实践表明，肿瘤体积小，治疗前基本状态好及适度高的处方剂量（＞13Gy）是良好预后的积极因素。

5. 非典型性和恶性脑膜瘤　非典型性和恶性脑膜瘤术后复发率高，远期预后差，SRS是手术后重要的综合治疗手段。报道GKS治疗WHO Ⅱ级脑膜瘤的3年和5年肿瘤局部控制率分别为68.9%和55.7%。与良性肿瘤相比，间变性和恶性肿瘤细胞对放射线更敏感；

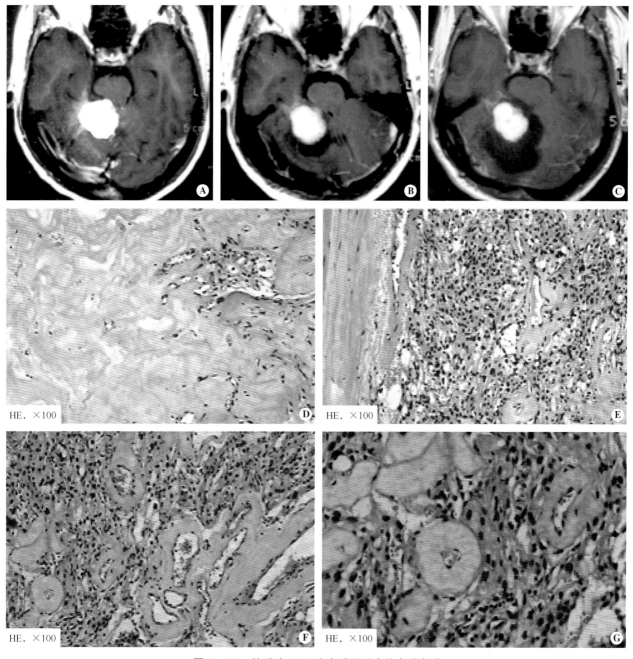

图24-2-3 脑膜瘤GKS治疗后再手术的病理表现

右侧小脑幕脑膜瘤手术后复发（A），接受伽马刀治疗；图B、C分别为治疗后5年和9年复查的MRI；因肿瘤周围囊变形成占位性效应，再次开颅手术；取出肿瘤的镜下病理所见：图D照射野中心区域呈凝固性坏死后的机化反应，没有肿瘤细胞；图E照射野边缘（硬膜下）可见一些肿瘤细胞，大小不等，伴细胞质空泡变性、核固缩等；图F和G显示放射线对供瘤血管的损伤，管壁增厚，胶原变性，玻璃样变性，管腔缩小、无弹性，至完全闭塞

伽马刀治疗数月后的影像学上肿瘤会明显缩小，并伴随临床症状好转；但2～3年后，多数肿瘤会复发；尤其恶性者，患者在有限生存期内经常反复接受各种方法治疗。

（二）听神经鞘瘤

1. 伽马刀治疗听神经鞘瘤的选择

（1）听力进行性下降、对脑干无明显压迫的中小体积者。

（2）手术残留和（或）复发者。

（3）有明显脑干压迫症状的，或幕上脑室进行性扩大者，不宜首选伽马刀治疗。

2. 治疗的剂量规划要点

（1）定位扫描：强化MRI轴位T_1加权像薄层扫描为确定靶区体积的基本序列；T_2加权像和三维稳态构成干扰序列能清晰显示耳蜗结构，并通过内听道底的脑脊液充盈信号辨明肿瘤侵占情况；融合CT骨窗能直接观察内听道骨壁的破坏程度，并校正MRI可能的畸变。

（2）12～14Gy的治疗处方剂量可以实现肿瘤的长

期控制，比早年16～20Gy的治疗剂量能更好地保护面神经。

（3）面神经的保护：绝大多数病例的面神经从肿瘤腹侧通过，所以肿瘤腹侧不要扩边包裹，优化该处剂量曲线的选择。

（4）有用听力的保护：降低耳蜗的照射剂量，有益于听力的长期保留，一般以耳蜗平均受线＜4.5Gy，或中央耳蜗轴＜5Gy为标准。

（5）鉴别肿瘤的囊变和占位引起的蛛网膜囊肿，前者是肿瘤的一部分，需要计划曲线的包裹，后者则无须处理。

当处方剂量对毗邻的重要组织结构可能造成威胁时，要适当降低边缘剂量，或行分期治疗。

3. 治疗后的影像学及病理学改变　伽马刀治疗数月后的MRI上，一些肿瘤中心出现明显低信号区，称失强化效应（loss of enhancement，LOE），整个肿瘤体积膨胀，即所谓的"假性进展"（多在治疗后1～3年）；一般在治疗1年半以后肿瘤开始逐渐皱缩（图24-2-4）。明显的失强化效应通常预示日后肿瘤会"漂亮"缩小。如果治疗数月甚至数年后，肿瘤在MRI呈现高、低混杂的不均匀信号，应该是肿瘤自身微出血-微囊变的继发性病理学改变在影像上的表现，有的病例伴肿瘤体积明显膨大，此时患者无临床症状，可静观其变，肿瘤可能会逐渐皱缩。肿瘤也可形成多隔性囊变不断扩大，还包括少数肿瘤实性部分的真性生长，引发症状，此类情况要予以手术切除。

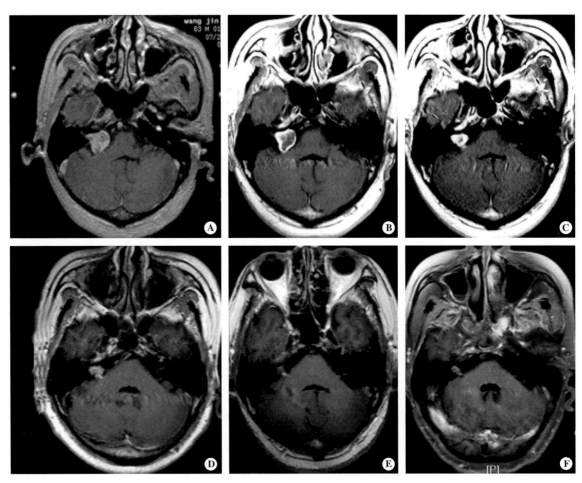

图24-2-4　伽马刀治疗听神经鞘瘤的长期MRI随诊

患者，男，63岁；图A为伽马刀治疗定位影像；图B为治疗6个月后肿瘤中心出现失强化效应；图C、D、E和F分别为治疗后4年、7年、10年和16年的MRI，肿瘤逐渐缩小，控制良好

笔者对18例听神经鞘瘤伽马刀治疗后再手术的病理研究中，发现治疗后肿瘤体积的改变与鞘瘤本身品质有关。以Antoni A致密纤维型为主的肿瘤，治疗后的体积皱缩不如Antoni B稀疏网眼型的肿瘤，即质地软的肿瘤有更好的影像缩小表现。稀疏型为主的鞘瘤有更多的异常血管增生，更会引起反复的微出血—微

囊变—坏死—吸收的发生，致使肿瘤产生较明显的膨大—皱缩过程。笔者认为这是一些肿瘤"假性进展"的病理学基础。SRS控制良性肿瘤生长是一个漫长的过程，如前所述，射线对肿瘤细胞具有直接杀伤和损伤供瘤血管的共同作用；同种异质的肿瘤可以产生不尽相同的临床影像学结果。在笔者随诊的听神经鞘瘤病

例中，伽马刀治疗 20 多年后，肿瘤仍有继续缩小者。

4. **预后综述**　越来越多的临床循证资料表明，GKS 治疗听神经鞘瘤有较好的肿瘤长期控制率，对面神经、听神经的保护优于开颅手术。截至 2018 年底，世界范围内 Leksell 伽马刀治疗听神经鞘瘤病例已超过 10 万例。多篇长期回顾性资料报道，伽马刀对中小型听神经鞘瘤的长期控制率超过 90%；5 年的肿瘤无进展生存率为 91%～97%，10 年为 85%～95%。治疗后的有效听力总保留率为 46%～83%；5 年的听力保留率为 41%～79%，10 年为 24%～44%。面神经和三叉神经功能障碍的风险为 1%～3%；脑积水的发生率为 1.7%～14%。笔者自己的资料显示面神经功能轻度受损率为 1.1%，没有 H-B 面神经功能分级 Ⅱ 级以上面瘫；耳鸣的缓解率为 44.4%，需要脑脊液分流的 3.2%；GKS 治疗后开颅手术的 5.3%。

对于囊性听神经鞘瘤，这里指肿瘤囊变部分大于50% 者；有资料表明，伽马刀控制率并未降低。笔者发现，伴有囊变成分较多的鞘瘤接受照射后，其体积膨大—皱缩的改变更明显。鞘瘤的囊变并不具备分泌功能，SRS 治疗可有较好疗效，这点与颅咽管瘤和血管母细胞瘤的囊变对射线的反应截然不同。对于囊性鞘瘤的治疗前评估，要充分留有肿瘤膨大的预判空间。

5. **神经纤维瘤病的前庭神经鞘瘤**　Ⅱ 型神经纤维瘤病（NF-Ⅱ）是常染色体显性遗传的肿瘤综合征，起病于青少年；多以双侧听神经鞘瘤为特征，累及多组脑神经，可合并脑膜瘤、室管膜瘤等其他肿瘤。一般将 Ⅱ 型神经纤维瘤病分为 Feiling-Gardner 和 Wishart 两个表型，认为伽马刀治疗对前者的听神经瘤控制率与散发性的大致相同；而后者则更具侵袭性，病情进展快，临床症状重，SRS 治疗后的肿瘤无进展生存率远差于前者。更不利因素是，Ⅱ 型神经纤维瘤病会累及双侧听神经，有颅内和脊髓多发肿瘤的潜质；其恶变的自然发生风险明显高于散发听神经鞘瘤。

6. **非听神经瘤的神经鞘瘤**　三叉神经鞘瘤占笔者所在中心伽马刀治疗神经鞘瘤的 12.8%。伽马刀对三叉神经鞘瘤的总控制率达 90% 以上，治疗后 3 年、5 年、10 年的长期肿瘤控制率分别为 93.8%、86.2%、80.8%；与听神经鞘瘤相似。三叉神经鞘瘤的镜下病理上更多的 Antoni B 型结构，细胞成分较少，且排列稀疏；因此一些肿瘤在 SRS 治疗后膨胀—皱缩的影像学表现更明显。临床上的三叉神经损伤症状随着肿瘤缩小逐渐缓解，10% 左右的病例出现新的神经损伤症状及肿瘤复发。

后组脑神经鞘瘤占笔者所在中心鞘瘤总数的7.5%，对于少见的面神经鞘瘤、动眼神经鞘瘤、外展

神经鞘瘤等，如果术后有残留或复发，GKS 治疗是一种有效的辅助治疗方法，尤其对跨颈静脉孔的肿瘤，治疗有一定优势，其肿瘤控制率与听神经鞘瘤类似。对一些没有病理证实的不适宜手术的小肿瘤首选玛马刀治疗的患者，临床的鉴别诊断十分重要，并能充分认识 SRS 治疗后的肿瘤影像转归，也可为患者的预后判断提供反证依据。

（三）垂体腺瘤

1. **伽马刀治疗垂体腺瘤的选择**

（1）手术残留或复发的垂体腺瘤。

（2）不能接受手术者，特别是临床无功能型、未累及视神经的中小型垂体瘤可以首选伽马刀治疗。

（3）侵袭性的和术后病理学提示有高风险因素的腺瘤，应尽早治疗。

（4）GKS 治疗对高激素水平正常化的作用有时间延迟。

（5）对药物治疗产生耐药和（或）抗药者，GKS治疗依旧有效。

2. **治疗的剂量规划要点**

（1）定位扫描：MRI 轴位和冠状位的强化薄层扫描为基础定位影像；垂体动态扫描，能更好地分辨肿瘤和正常垂体。

（2）术后的靶区认定：建议术后 3～4 个月实施GKS 治疗，治疗定位片要与手术前的影像学表现认真比对或配准融合，排除手术及填塞物对残留肿瘤的影响。

（3）蝶鞍周围重要血管、神经的保护（推荐剂量见表 24-2-1）。

（4）避免迟发性垂体功能减退，尽量降低对垂体柄和可见正常垂体的辐射剂量。

针对垂体腺瘤的处方剂量差异很大，如果只是控制"无功能型"肿瘤的生长，治疗靶区周边14～16Gy 的剂量足够；对于较大的侵袭性肿瘤，12Gy 左右的处方剂量，数月后能使肿瘤缩小，但要适时补量。对于分泌型腺瘤，使激素水平正常化的处方剂量通常超过 20Gy，甚至＞30Gy，还需要数月至数年的等待时间。

3. **治疗后的影像学与病理学改变**　GKS 治疗垂体腺瘤后的长期影像随诊显示，肿瘤缩小的占 65%～70%，无明显变化的为 25%～30%，长大的为 2%～5%；10%～20% 的肿瘤在皱缩前（治疗后 4～10 个月）有一过性膨大。肿瘤的皱缩程度与射线剂量无正相关，与随诊时长和腺瘤本身的性质有关。

笔者曾经对 14 例垂体腺瘤伽马刀治疗后的手术病理进行分析，标本分别在伽马刀治疗后 4～120 个月取得。显微镜下肿瘤实质改变，主要为射线直接损伤的凝固性坏死，并参与凋亡；靶区边缘带较清晰，早期

可有红细胞渗出；随着时间延长，肿瘤细胞密度变低，核固缩，胞质嗜酸性变；间质的胶原纤维增生、变性，并不断取代。在间质增多的背景中，可见形态不正常的薄壁、扩张的血管，与其他良性肿瘤有所不同，这些血管甚至在治疗数年后也很难看到血管内膜增生-闭塞。在1例分泌型腺瘤2次治疗18个月后的电镜下，依旧可以看到一些表现完好的分泌颗粒。可能说明分泌颗粒有更强的抗射线能力，也有助于解释分泌

型腺瘤需要更高的射线治疗剂量和更长时间的疗效等待期。

4. 预后综述和关注问题

（1）预后综述

1）GKS治疗无功能型腺瘤的大宗、长期随诊表明，肿瘤生长的总控制率＞90%（图24-2-5）；精算后的3年、5年、8年和10年的肿瘤累积控制率分别为98%、95%、91%和85%。

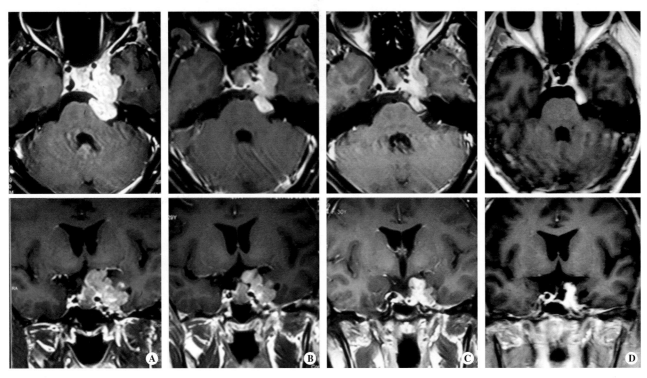

图24-2-5　侵袭性垂体腺瘤（无功能型）

患者，女，28岁；伽马刀治疗前曾接受3次手术切除肿瘤；图A为伽马刀治疗的定位影像，处方剂量12Gy（50%）；相隔9个月（B）为第2次伽马刀治疗，11Gy（50%）；图C和图D分别为GKS治疗后4年和9年的随诊影像，肿瘤逐渐缩小，患者垂体功能基本正常

2）对于功能性腺瘤，生化指标的缓解随着时间推移逐步提高；最新系统荟萃分析显示，SRS治疗肢端肥大症5年和10年的内分泌缓解率分别为43.2%和56.9%（图24-2-6），辅以药物的内分泌控制率分别为55.0%和69.7%；10年的肿瘤局部控制率为92.8%。有研究表明，生化指标持久缓解的平均时间为GKS治疗后38个月；生化复发率不足10%。影响生化指标缓解的因素包括治疗的处方剂量、随诊时长及是否辅助生长抑素的药物治疗等；并认为治疗前的胰岛素生长因子（IGF）-1水平≤正常调整值的2倍，有较好的预后。

3）对于库欣病，GKS治疗后高皮质激素的缓解率为80%～100%，10年的持久内分泌缓解率为65%左右；平均生化指标缓解时间为治疗后1年半左右；复发率约为20%。另外，伽马刀对Nelson综合征也有疗效，其肿瘤控制率为90%左右，并对降低促肾上腺皮

质激素（ACTH）水平有帮助。

（2）关注问题

1）新的垂体功能低下：综合报道SRS治疗垂体腺瘤后的垂体功能减退率为0～33%，发生高峰在治疗后4～5年；近期国际多中心回顾性研究显示，新垂体功能减退率在GKS治疗后1年、3年、5年、7年和10年分别为7.8%、16.2%、22.4%、27.5%和31.3%；发生的中位时间为39个月；其中60%为单项激素水平低下，40%为多激素缺乏；按发生数量依次排列为促甲状腺激素减退35.6%、促性腺激素减退24.3%、皮质醇激素减退21.6%、生长激素减退15.6%和缺乏抗利尿激素2.9%。

2）联合药物治疗：近年来有效药物的快速研发，尤其生长抑素类似物、生长激素受体拮抗剂等，治疗生长激素腺瘤有良好疗效。但是基于这些药物的作用机制，多数学者认为可能存在降低肿瘤对射线敏感性

的潜在因素，笔者还是建议接受GKS治疗前、后1～2个月暂时停用这类药物，此后根据随诊的激素水平检测，调整用药剂量和时长。

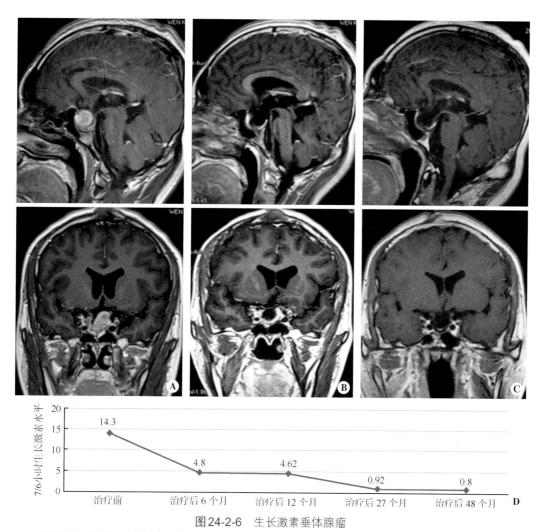

图24-2-6　生长激素垂体腺瘤

患者，男，22岁；肢端肥大症经蝶手术后肿瘤复发，图A为伽马刀治疗前MRI；图B和图C分别为治疗后1年和4年的MRI，可见蝶鞍内肿瘤体积皱缩；图D为生长激素水平恢复情况，伽马刀治疗2年后降至正常

3）对高风险特殊亚型垂体腺瘤的SRS治疗：尚无可靠的循证资料证实SRS治疗病理特殊亚型与一般类型垂体腺瘤的疗效是否有差异。有初步研究表明，稀疏颗粒型和致密颗粒型生长激素腺瘤对SRS的反应类似。笔者发现，影像学侵袭性生长并细胞增殖潜能增高的腺瘤对放射治疗更敏感，GKS治疗的短期疗效很好，但要警惕这类肿瘤有较高的复发率；尤其是向其他部位转移的恶性垂体癌，更需要综合治疗。

（四）颅咽管瘤

伽马刀放射外科对残留或复发的颅咽管瘤是有价值的辅助治疗方法。采用肿瘤边缘11～15Gy的处方剂量，或分次治疗，肿瘤的控制率达68%～86%。临床实践表明，GKS治疗对囊性颅咽管瘤的疗效明显差于实性者，因为颅咽管瘤的囊壁有肿瘤细胞成分，并具有分泌功能，肿瘤囊液含湿角化物、脂类和胆固醇结晶等成分。GKS治疗时肿瘤囊壁位于低剂量区，射线不能在短期内完全杀死这些肿瘤细胞，不断分泌的囊液使肿瘤继续增大，形成需要手术干预的占位效应。因此，伽马刀治疗适应证的选择以手术后残留和（或）复发的实性颅咽管瘤为主；对于完全囊性的病变，单纯外照射治疗疗效不佳。笔者曾尝试立体定向囊液抽吸＋伽马刀治疗（图24-2-7），2～3个月后肿瘤囊变会复发，反复治疗会有疗效，但增加感染率，也给患者带来不便。对于手术不能解决的囊性颅咽管瘤，立体定向囊内核素植入（^{32}P、^{131}I、^{90}Y），或Bleomycin注入化疗，或Ommaya囊植入＋放疗等多学组协作治疗会使患者受益。

（五）脊索瘤及软骨肉瘤

脊索瘤目前的治疗方法仍以手术尽量安全切除为主，对残留或复发的肿瘤采用放射治疗等综合治疗。治疗后的颅底脊索瘤，局部复发率较高，偶有远处转移，远期疗效不乐观。典型脊索瘤具有恶性肿瘤的病理行为。

第四部分　颅底外科技术

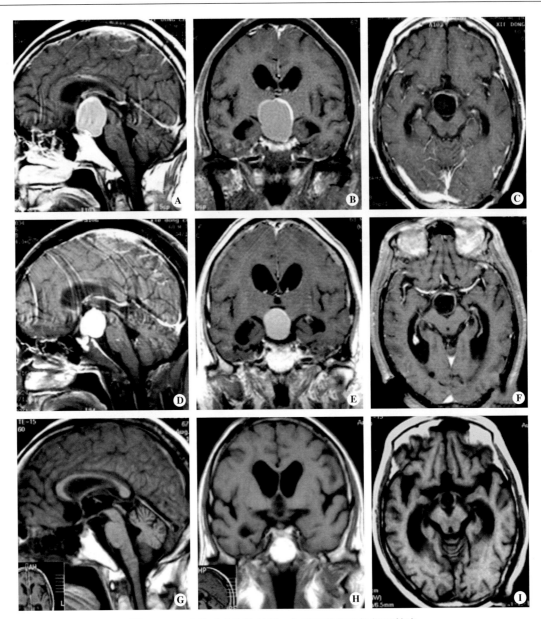

图24-2-7　立体定向囊液抽吸+伽马刀治疗囊性颅咽管瘤

患者，男，68岁；图A和图B为治疗前的MRI，图C为立体定向抽吸后GKS治疗定位图像，处方剂量9Gy（52%）；图D和图E为第一次治疗3个月后，肿瘤囊变又增大，行二次抽吸及GKS治疗（F），处方剂量12Gy（62%）；图G～I为治疗后8个月的MRI复查，肿瘤控制尚可

综述国际上近年来SRS/SRT治疗颅底脊索瘤的结果，患者5年的总生存率为52.5%～82%，10年为56%；治疗后2年的肿瘤局部控制率为46.7%～82%，5年为21.4%～80%。笔者所在中心总结的GKS治疗28例术后脊索瘤病例，治疗数月至1.5年左右，多数肿瘤会明显缩小，伴随临床症状体征好转；但该肿瘤极易复发，本组9例复发，其中7例向靶区外生长，在GKS治疗后平均28个月接受再次治疗。一些患者通常经过数次手术—伽马刀—再手术—再伽马刀等反复治疗。笔者认为：①对于手术后残留脊索瘤，尽可能积极进行伽马刀治疗。②制订治疗计划时，辨清肿瘤对颅底骨的破坏程度，将计划靶区做完全，并尽可能给予较高的处方剂量（≥16Gy）；减少靶区外的复发率，提高肿瘤的局部控制率。③加强治疗后的随诊，

掌握肿瘤对射线的反应程度。如果首次处方剂量不足和（或）肿瘤复发，可以及时再次治疗。对于大体积的脊索瘤，接受质子/重离子束治疗可能有更好的肿瘤控制率。

软骨肉瘤起源于颅底软骨基质内的原始间充质细胞；它的影像学表现和临床表现与脊索瘤相似，鉴别需要病理学的特异性免疫组化染色。一般认为软骨肉瘤的预后较好，对于手术残留的软骨肉瘤，SRS治疗后的5年、10年总体生存率分别为91%和80%；5年和10年的肿瘤无进展生存率分别为88%和81%。伽马刀治疗软骨肉瘤的复发率明显低于脊索瘤。

另外，GKS在治疗颅底血管性肿瘤如海绵窦海绵状血管瘤方面也有不凡的表现。对于颅底的一些恶性肿瘤，如血管外皮细胞瘤（孤立性纤维瘤）、转移瘤及

颅底浸润性肿瘤，GKS 也是重要的综合治疗方法之一。

四、伽马刀治疗的不良反应及处理原则

很少发生的头钉固定位置的感染，需要抗生素治疗；偶发头钉穿透颅骨，尤其小儿和骨质疏松患者，需要特别注意。伽马刀治疗的不良反应主要指与射线相关的不良影像学和病理生理学改变，从而引发临床上新的或原有的症状体征加重。

1. 放射线对周围正常组织的损伤

（1）急性期的放射反应：10%～20% 的患者照射治疗结束后，发生头痛、头晕、乏力、恶心、呕吐甚至癫痫发作等。脱水剂、利尿剂和一次大剂量类固醇激素的应用能有效缓解症状。

（2）迟发性射线损伤：10% 左右的颅底肿瘤病例，在 GKS 治疗后数月至 1 年的影像学上发生灶周脑水肿，大部分为一过性的，如果水肿引发临床症状加重，常规的活血药物、高压氧治疗和（或）短期应用类固醇激素和脱水剂多可缓解症状。近年发现抑制肿瘤血管生成的贝伐珠单抗对严重的放射性水肿有显著疗效。约 5% 的病例发展为晚期永久性毒性反应，有时放射性脑坏死和肿瘤进展难以区分，要结合临床资料仔细分析，除了常规影像学检查，MRS 和 PET 检查能提供更有用的鉴别信息。一旦引发严重的高颅压症状，需要及时手术干预。

（3）特定部位和特定病变的射线损伤：蝶鞍上的肿瘤，直接威胁视神经，而视神经是对射线最敏感的脑神经，它对射线的点接触剂量 ≤9Gy，直接损伤概率 <1%；因肿瘤一过性膨大和再生长导致视神经受损，及时手术减压可使症状恢复。对于海绵窦区的病变，GKS 治疗损伤海绵窦脑神经（第Ⅲ、Ⅳ、Ⅴ和Ⅵ对脑神经）的概率为 0～5%；笔者 20 多年的经验证实，控制海绵窦外侧壁剂量 ≤15Gy，未发生相应脑神经永久性损伤。特定病变的损伤包括垂体腺瘤的垂体功能低下（有关章节中论述）、听神经鞘瘤的听力损伤，GKS 治疗虽然可以保护部分有效听力，但随着时间推移，20%～50% 的患者听力会逐渐下降，这其中除了肿瘤和射线对神经的损伤外，患者年龄增长、血管源性因素也参与其中。

GKS 治疗后的大血管损伤是罕见的，不断有零星报道。一般在治疗 4～5 年后可导致受照射区域的血管发生闭塞性或增生性病变。如 SRS 治疗累及海绵窦的脑膜瘤或垂体腺瘤等，有可能使颈内动脉狭窄、闭塞，迄今报道的病例不过 20 例，且多数患者由于侧支循环的代偿，并没有临床症状。多数学者建议，治疗海绵窦区病变时，要尽量降低颈内动脉受线剂量（<20Gy），并保证靶点热区避让。增生性病变包括原有血管的增生和新生血管的形成，其病理表现为类海绵状血管畸形、血管瘤样改变甚至可以有烟雾状血管形成。动脉瘤发生于射线波及的血管，其可破裂出血，或手术中被发现。笔者所在中心治疗了 1700 例听神经鞘瘤，其中 1 例患者治疗后 5 年出现患侧三叉神经痛，影像学发现肿瘤腹侧的小脑前下动脉（AICA）动脉瘤形成，并在随后的影像学随诊中显示动脉瘤逐渐增大，患者一直拒绝有创性干预治疗，在 GKS 治疗后 16 年的 MRI 上，动脉瘤体积又缩小（图 24-2-8）。

2. 治疗相关的间接并发症

由于伽马刀治疗并不真正将病变取出，肿瘤接受射线照射后还会长期存在于颅内，一些未被完全杀死和（或）将要逐渐缺血死亡的细胞依旧会遵循肿瘤自身的发展过程，产生一些继发性病理改变，如微出血、微囊变等；这种现象反复发作可造成肿瘤"假性进展"；还有垂体瘤卒中、转移瘤出血等，均应属于间接并发症一类。

3. 诱发新肿瘤和（或）肿瘤恶变

所有放射线治疗的辐射暴露随机效应一定存在，但伽马刀放射外科治疗的靶区小，辐射的散射少，以及其致死性杀伤的特点，能明确降低射线致畸的确定性效应。

迄今世界范围内接受过伽马刀治疗的患者已超过百万例；引发肿瘤恶化或诱发新肿瘤的报道不过数十例；估计诱发新肿瘤的概率在 SRS 治疗后的 5～30 年不超过 1‰。一组国际多中心的专项队列研究显示，与 GKS 治疗相关的颅内恶性肿瘤的总发生率为每年 6.80/10 万患者，或大于 10 年的累积发病率为 0.000 45%；这与欧美国家统计的普通人群的原发中枢神经系统恶性肿瘤的发病率相似 [每年（3.1～9.1）/10 万患者]。还有资料表明，伽马刀治疗后 15 年间脑膜瘤恶变风险为 2.4%；然而 WHO 1 级脑膜瘤自身发生恶性进展的可能性为 0.16%～5%，尤其有手术治疗史的病例。又如听神经鞘瘤接受伽马刀治疗后的长期随诊，其恶变的概率仅 1/10 000～1/1000。笔者认为对于射线治疗后诱发新肿瘤和（或）肿瘤恶变的问题，既不能掉以轻心，更不能因噎废食，与其他方法相比，伽马刀治疗的长期疗效是相当安全的。

五、总结

越来越多的循证资料证实伽马刀放射外科治疗颅底肿瘤的安全性和有效性；对小型良性肿瘤 GKS 治疗可为主要治疗方法，对手术后残留、复发的肿瘤其是辅助治疗方法，对恶性病变其为综合治疗方法之一。伽马刀治疗的疗效并非立竿见影，射线对肿瘤的生物学效应甚至伴随患者终身，需要长期的临床随诊。实践—认识—再实践—再认识，伽马刀作为一种综合

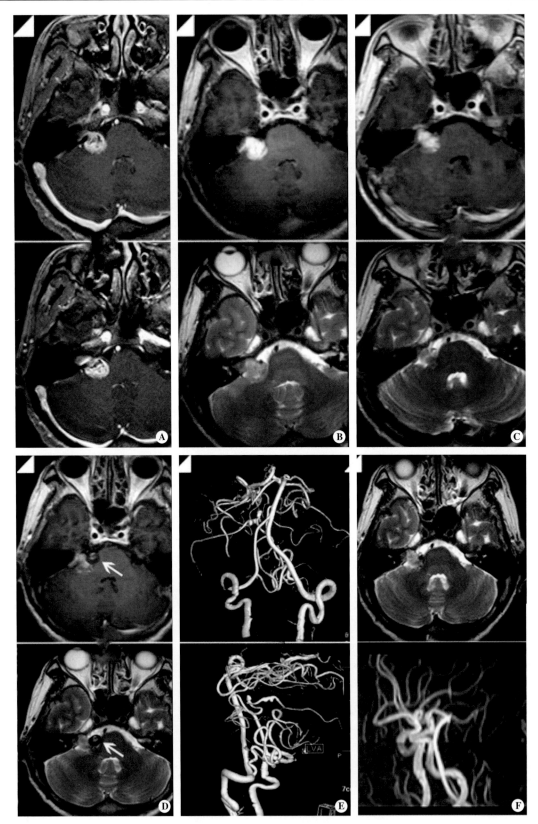

图24-2-8　伽马刀治疗听神经鞘瘤的远期血管损伤

患者，女，45岁；图A为GKS治疗定位图像，处方剂量13Gy（45%）；图B、C和D分别为治疗后8年、12年和13年的MRI随诊，肿瘤腹侧有一扩张的血管逐渐形成动脉瘤样改变，白箭头所示；图E为治疗后13年的DSA，显示右侧小脑前下动脉梭形动脉瘤；又3年，未经任何干预治疗，动脉瘤自行缩小（F）

学科的医疗技术，还在不断进展，并向多个学科中的一些传统观念提出新的挑战。尚没有任何一种治疗方法能够保证百分之百的成功，我们还是要通过努力，

让这种治疗方法使患者受益最大化。

（刘阿力　孙时斌）

第三节　颅底肿瘤的射波刀治疗

一、射波刀技术简介

射波刀（Cyber knife）是美国Accuray公司生产的一种新型立体定向放射治疗设备，由直线加速器、机器人机械臂、治疗床、靶区定位追踪系统（target localization system）、呼吸追踪系统、治疗计划系统、计算机网络集成与控制系统组成（图24-3-1）。它无须使用金属头架或体架，采用计算机立体定位导航和自动跟踪靶区技术，治疗中实时追踪靶区（肿瘤），然后从100多个节点对靶区实施聚焦照射。射波刀的问世使放射外科治疗的解剖范围从脑部扩展到全身，它不仅可以治疗颅内肿瘤，还可以治疗颅底肿瘤、头颈部肿瘤、脊髓和脊柱肿瘤、肺部肿瘤、胰腺肿瘤、肝脏肿瘤、肾脏肿瘤、前列腺肿瘤、妇科肿瘤、骨科肿瘤等。

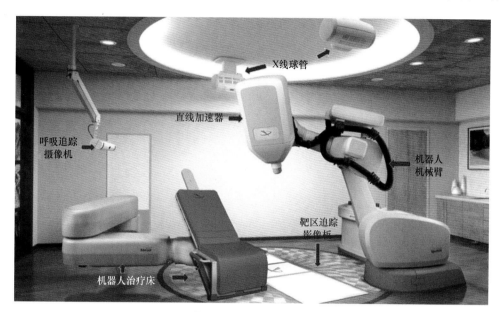

图24-3-1　射波刀外形

1992年John R.Adler研制出影像引导的无框架放射外科设备，取名为Cyber knife Radiosurgery（注册为Cyber knife® system），中文翻译为射波刀、赛博刀或电脑刀。1994年6月射波刀治疗的第一例患者为脑转移瘤患者，从此开启了射波刀时代。与使用头架固定方法相比，射波刀无框架放射外科可将一次高剂量照射分割成几次照射，减少正常组织的剂量，从而最大程度减少治疗的毒副作用。射波刀同步呼吸追踪系统（Synchrony® Respiratory Tracking System）成就了射波刀成为全球第一个能够精准追踪随呼吸运动的肿瘤，并给予精准照射的放射治疗设备。脊柱追踪系统（Xsight™ Spine Tracking System）通过精确追踪脊柱骨骼，获得脊柱及其周围肿瘤的精确定位。Multiplan治疗计划系统的问世，使射波刀治疗进入一个崭新的时代（图24-3-2）。

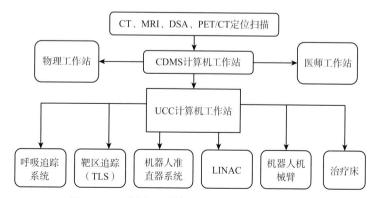

图24-3-2　射波刀计算机网络集成与控制示意图

射波刀主控计算机工作站（CDMS）与医师工作站、物理师工作站、射波刀控制计算机工作站形成局域网，定位图像、治疗计划均储存在CDMS工作站，它控制医师工作站、物理师工作站和UCC计算机工作站，UCC工作站控制着呼吸追踪计算机、靶区追踪（TLS）、机器人机械臂、直线加速器（LINAC）、治疗床及机器人准直器系统。定位图像通过局域网传输到CDMS计算机工作站

2010年Accuray公司对射波刀进行进一步改进，推出了VSI射波刀（versatile，simple and intelligent Cyber knife）。VSI射波刀特点是直线加速器的剂量率为1000MU；配备了IRIS准直器（图24-3-3）。IRIS准直器就如同照相机的自动光圈，可以任意变换准直器的孔径大小。设计治疗计划时，可以设计出适形性更好的治疗计划，对周围组织的损伤更少。机器人准直器转换系统（Xchange® Robotic Collimator Changer）进一步优化和精准（图24-3-4），更换速度快，治疗一个患者的时间从1小时缩减到30分钟。

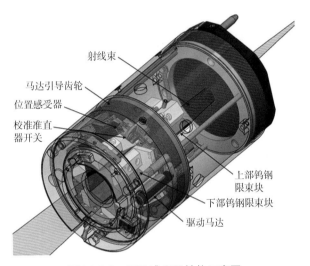

图24-3-3　IRIS准直器结构示意图

由于射波刀在体部肿瘤治疗中的优势明显，2012年Accuray公司针对不同部位的肿瘤，研制出M6射波刀（图24-3-5）。M6 FI系统是以脑部为主的全身治疗系统，具有专门的神经系统软件包和IRIS准直器；M6 FM系统是将IRIS准直器更换成多叶光栅准直器系统（Incise™ Multileaf Collimaotor），其他部分和Cyber knife M6 FI完全一样，它对体部肿瘤治疗速度更快；M6 FIM系统包含所有的软件包和全部准直器系统（Xchange™、IRIS™、Incise™）。M6射波刀智能化进一步提高，操作更加简便。

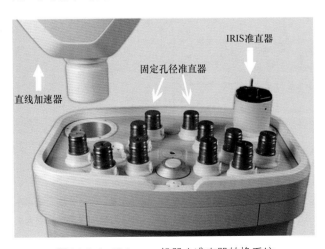

图24-3-4　Xchange机器人准直器转换系统

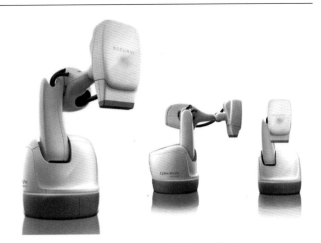

图24-3-5　M6射波刀的外形

二、射波刀的治疗过程

1. **制作面罩或体模**　颅内肿瘤患者在进行定位扫描之前，需要制作一个无创的网眼热缩面罩，用于固定头部，防止头部移动。

2. **射波刀的定位扫描**　颅脑肿瘤或脑血管畸形患者使用颅骨结构作为参考框架，定位扫描时，用热缩面罩将头部固定于特制的CT床板上，CT扫描从头顶外1cm开始，一直扫描到下颌以下，扫描层厚为1～1.25mm。除了CT扫描外，患者还需要进行相应部位的增强MRI扫描，用于图像融合。脑动静脉畸形（AVM）患者需要进行DSA检查，而功能区的AVM需要进行功能磁共振检查，用于显示神经传导束。

3. **设计治疗计划**　在Multiplan计算机上接收CT和MRI定位影像学资料，脑动静脉畸形患者，还需要接受DSA图像和MRI DTI图像。首先融合CT和MRI，然后在MRI上勾画出肿瘤和重要器官，最后选择准直器的大小、射线强度、靶区范围、剂量分布、治疗剂量和其他参数，计算机能自动设计一个满足设定条件、适形满意、剂量分布均匀、照射范围与肿瘤形状几乎吻合的治疗计划。治疗计划设计完毕，将治疗计划保存并传输到射波刀主控计算机上。

4. **实施治疗**　患者平卧于治疗床上，用面罩将头部固定在治疗床上。技术员打开治疗计划，拍摄一对颅骨图像，计算机将拍摄的一对颅骨图像与事先CT扫描获得的颅骨数字重建图像（DRR）进行自动比对，通过移动治疗床，使拍摄的颅骨图像与DRR颅骨图像完全拟合（图24-3-6）。然后按照程序将加速器围绕着患者旋转到预定节点，机械臂停止运动，直线加速器向靶区投照射线。如果头颅有轻微移动，靶区定位追踪系统立刻计算出移动造成的偏差，并将此偏差传输到机器人机械臂，机械臂微调加速器的方位或射线的入射角度，最后加速器将所需的剂量精确投射到病灶内。如果患者的移动超过计算机自动调整的范围，治

疗会紧急暂停（E-stop）。从摄像到调整数据只需要几秒，射波刀基本上做到了在治疗过程中实时跟踪治疗

靶区。治疗结束，多数患者无不适，治疗后1周内，少数患者感到疲乏无力和食欲缺乏。

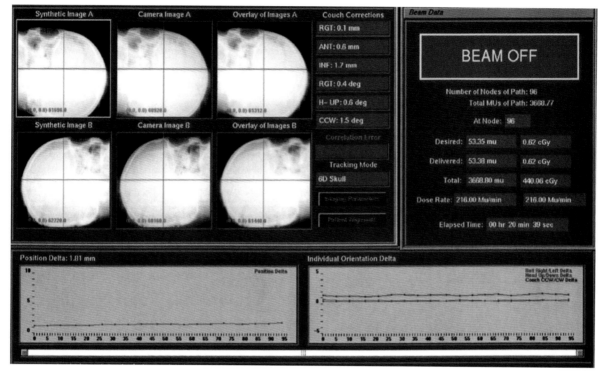

图24-3-6　六维颅骨追踪的计算机界面

Synthetic image A 和 B 为 CT 重建颅骨图像（DRR 颅骨图像），Camera image A 和 B 为颅骨 X 线数字平片；Overlay of images 为两组图像重叠在一起时的结果，即 DRR 颅骨图像（synthetic image A）与拍摄的颅骨图像（Camera image A）完全拟合在一起（overlay of images A）

脊柱及其周围肿瘤的治疗：脊柱追踪软件（Xsight spine）的问世免除了在脊柱上埋置金标（或金属螺钉）的过程。Xsight spine 可以直接获得脊柱及其周围病灶的精确位置。它是利用计算机软件技术，先找到相应的椎体，然后计算机将获得的两维数据转化为三维数据，获取椎体精确位置，间接获得肿瘤的准确位置，系统误差约0.61mm（图24-3-7）。脊柱及其周围肿瘤的治疗过程同头颅肿瘤相似，患者平卧在治疗床上的体模内，通过脊柱追踪软件获得肿瘤的准确位置，然后实施治疗。

三、射波刀在颅底肿瘤中的应用

射波刀主要治疗小型或中等大小脑动静脉畸形（AVM）、直径＜3cm的听神经瘤、三叉神经鞘瘤、中等大小的颅底脑膜瘤、垂体瘤术后残留、直径3cm左右的颅内单发或多发转移瘤（肿瘤数≤5个肿瘤）、其他小型边界清楚的颅内肿瘤及术后残留的颅内良性肿瘤（肿瘤直径＜3cm）。由于射波刀治疗的解剖范围扩大，它更适合治疗颅底深部肿瘤、颈静脉孔区肿瘤、颅颈交界区肿瘤、椎管内外沟通肿瘤、脊柱及其周围的肿瘤。对于无法手术的恶性或低度恶性肿瘤，或术后残留者，射波刀大分割放射外科治疗可以提高照射肿瘤的剂量，降低治疗不良反应，特别是它与常规放射治疗联合治疗时，可

以减轻放射治疗的不良反应。截至2019年6月，全世界已经安装了450台射波刀，治疗患者超过30万例。

下面根据复旦大学附属华山医院射波刀的应用和国际上发表的文献简要介绍射波刀在颅底肿瘤中的应用。

（一）听神经瘤

听神经瘤起源于前庭神经的鞘膜，目前首选手术治疗，应尽可能安全、彻底切除肿瘤，避免面神经损伤。随着伽马刀和射波刀的临床应用和普及，部分小型听神经瘤（肿瘤直径＜2cm）和术后残留者均可使用伽马刀和射波刀治疗。中小型（肿瘤直径＜2.5cm）听神经瘤，脑干无受压或轻度受压，是放射外科治疗的良好适应证，如果年龄小于75岁，根据患者自己的意愿，可选择显微外科手术或放射外科治疗。手术后残留者，采取放射外科治疗。肿瘤直径大于3cm，首选手术治疗，手术后肿瘤残留者，采取放射外科治疗。射波刀通过实施大分割放射外科治疗，在保存有效听力方面有一定的优势。根据国际文献报道和文献荟萃分析，射波刀治疗后肿瘤的长期控制率为96%，有效听力保留率为79%。复旦大学附属华山医院应用射波刀治疗了280多例听神经瘤，多数为高龄患者或有内科疾病无法手术的患者，少数患者为双侧听神经瘤。射波刀大分割治疗可提高照射肿瘤的剂量，且肿瘤内的剂量梯度差异小，治疗后肿瘤肿胀不明显，不良反应相对较轻，肿瘤缩小明显（图24-3-8，

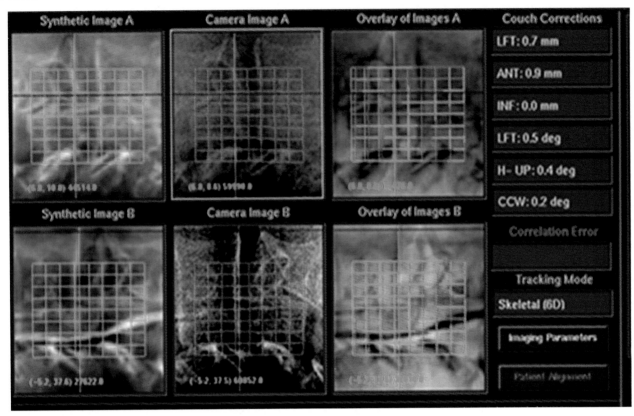

图24-3-7 脊柱追踪的计算机界面

Synthetic image A 和 B 为 CT 重建图像,上面有 81 个节点组成的 64 个小方格;Camera image A 和 B 为脊柱 X 线数字平片;Overlay of images A 和 B 为两组图像重叠在一起时,64 个小方格的比对结果。当 64 个小方格重叠在一起时,计算机追踪到了正确的椎体位置

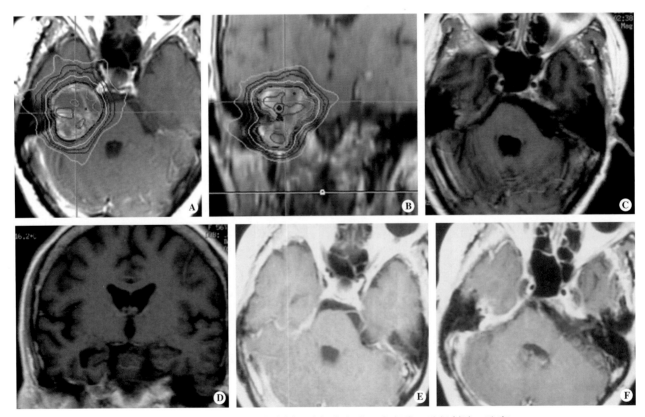

图24-3-8 65岁老年患者右侧听神经瘤术后10年复发,选择射波刀治疗

A、B.射波刀治疗时 MRI 增强水平位和冠状位,肿瘤周围的曲线为等剂量曲线;C、D.射波刀治疗后 2 年,肿瘤明显缩小(几乎消失);
E、F.射波刀治疗后 5 年,未见肿瘤复发,患者正常生活

图24-3-9）。对于双侧听神经瘤，射波刀分次治疗对保存听力有明显的优势。如图24-3-10所示，双侧听神经瘤患者，左侧肿瘤分次射波刀治疗，治疗后左侧仍保留有效听力。射波刀治疗听神经瘤的处方剂量：肿瘤体积小于5cm³，照射2次，处方剂量17.6～18Gy/2F；肿瘤体积5～15cm³，照射3次，处方剂量21Gy/3F。射波刀治疗后0.5～1年，听神经瘤中心强化减弱（中心坏死），部分

肿瘤有暂时性肿胀，体积可暂时增大。这是正常的病理变化过程，只要患者症状没有明显加重、不伴颅内压升高，不必视为"肿瘤增大、治疗无效，而行外科手术治疗"，可继续随访，一般判断治疗是否有效的界线为射波刀治疗后2～3年。3年后如果肿瘤继续增大，可认定为治疗失败，建议外科手术治疗。

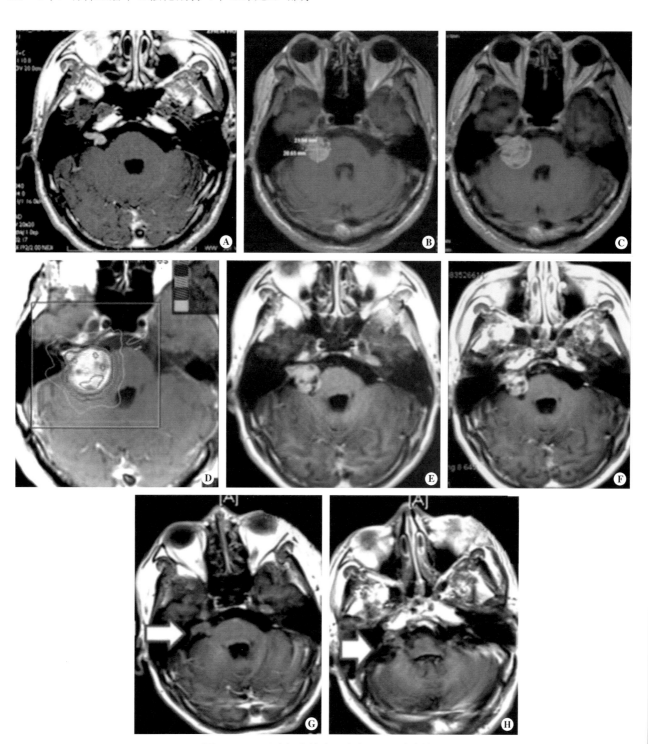

图24-3-9　听神经瘤射波刀治疗后8年随访结果

2006年发现小的听神经瘤未治疗（A），到2009年7月肿瘤明显增大，患者拒绝外科手术，然后选择射波刀放射外科治疗，照射剂量21Gy/3F（B～D），治疗后无面瘫（E），听力保持在射波刀治疗前的状态（F）。治疗后8年肿瘤体积缩小了90%（G、H）

不良反应：由于面神经与听神经一起进入内听道，面神经不可避免受到照射，面神经受损率为1%左右。此外，面瘫发生还与肿瘤的生长形态有关，如果肿瘤向内听道扩大生长，形状似哑铃时，这类肿瘤容易引起轻度面瘫。中小型听神经瘤射波刀治疗后，三叉神经的暂时受损率可高达5%左右，而永久受损率为1%～2%。射波刀治疗后约5%的患者出现新的耳鸣症状，原有的耳鸣症状不改善。由于听神经瘤本身引起脑脊液内髓鞘碱性蛋白升高，中小型听神经瘤引起脑积水的比例为5%～10%。交通性脑积水严重时，需要脑室腹腔分流手术。

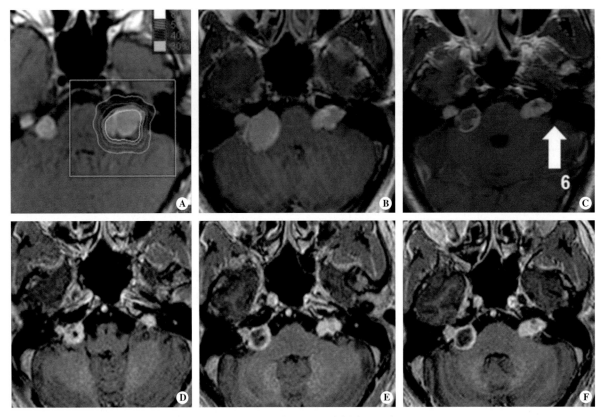

图 24-3-10　双侧听神经瘤射波刀治疗

A.双侧听神经瘤，射波刀先治疗左侧肿瘤（肿瘤上有曲线），每次照射7Gy，照射3次；B.治疗后3年半，左侧肿瘤缩小，患者保留有效听力，但是右侧肿瘤增大，再次射波刀治疗右侧听神经瘤；C.左侧肿瘤射波刀治疗后6年，右侧肿瘤射波刀治疗后2年半，双侧肿瘤均保持在缩小状态；D～F.第一次射波刀治疗后9年，左侧肿瘤保持缩小状态，右侧肿瘤缩小，患者保留了有效听力

（二）三叉神经鞘瘤

三叉神经鞘瘤是颅内少见良性肿瘤，约占颅内肿瘤的0.5%，其主要治疗方式是手术切除。近20年来，伽马刀在治疗三叉神经鞘瘤方面显示出独特的优势，射波刀分次照射同样取得了良好的治疗效果。对于有内科疾病无法耐受外科手术者或手术后肿瘤残留者，射波刀提供另一种治疗方式。通过分次照射，可以减轻脑神经损伤。射波刀治疗适应证：中小型三叉神经鞘瘤（直径＜3.0cm）、部分大型三叉神经鞘瘤（直径＜4.0cm）患者拒接手术时及术后残留的三叉神经鞘瘤。

复旦大学附属华山医院射波刀治疗50例三叉神经鞘瘤的随访结果显示肿瘤的5年控制率高达90%，随着肿瘤缩小，临床症状得到部分改善（图24-3-11，图24-3-12）。通常分3次照射，每天1次。照射的剂量为19.5～21Gy/3F（被等分成3次照射）。大体积肿瘤照射4次的治疗方案，剂量为22Gy/4F（图24-3-13）。射波刀治疗后，个别患者出现肿瘤囊变增大，肿瘤肿胀，早期使用甘露醇联合激素治疗，肿瘤肿胀逐渐消退。目前使用1次贝伐珠单抗，可以减轻肿瘤的囊变肿胀。

三叉神经鞘瘤射波刀治疗后不良反应有恶心、呕吐（早期反应）、病灶侧面部麻木，极个别患者出现短暂的三叉神经痛，由于照射剂量低，未见其他脑神经受损。不良反应治疗方案：甘露醇联合激素治疗，症状很快改善。肿瘤囊变增大时应用贝伐珠单抗治疗具有神奇效果，肿瘤囊变奇迹般缩小。

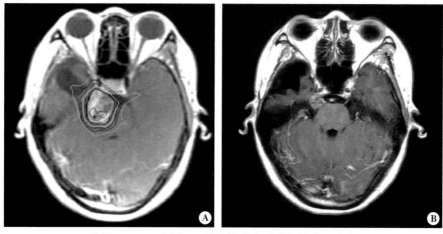

图 24-3-11　右侧三叉神经鞘瘤术后残留射波刀治疗

A. 射波刀治疗时增强 MRI，图像上的曲线为等剂量线；B. 治疗后 2 年半 MRI 显示肿瘤体积缩小 70%，患者症状改善，随访 6 年肿瘤进一步缩小

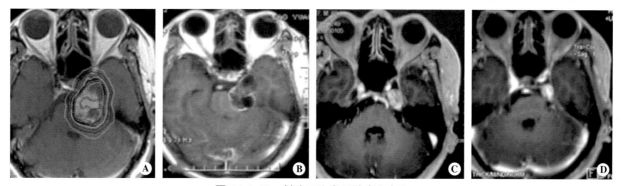

图 24-3-12　射波刀治疗后肿瘤的变化

A. 射波刀治疗时增强 MRI，左侧三叉神经鞘瘤，肿瘤周围为等剂量线；B. 治疗后 6 个月；C. 治疗后 1 年，肿瘤明显缩小；D. 治疗后 3 年肿瘤保持在缩小状态，患者症状改善

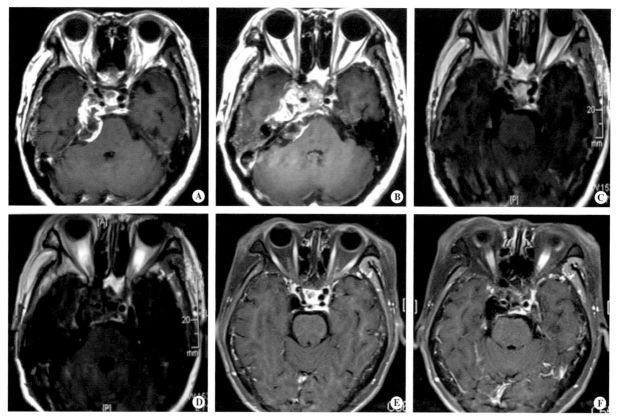

图 24-3-13　颅内外沟通三叉神经鞘瘤，颅外肿瘤手术切除，颅内部分射波刀放射外科治疗（照射 4 次）

A、B. 射波刀治疗前增强 MRI，肿瘤范围广泛；C、D. 射波刀治疗后 4 年，增强 MRI 显示肿瘤明显缩小；E、F. 射波刀治疗后 7 年增强 MRI 显示肿瘤进一步缩小，患者略有面部麻木

第四部分　颅底外科技术

（三）脑膜瘤的射波刀治疗

伽马刀的诞生给小型听神经瘤带来了治疗理念的改变，射波刀大分割放射外科是否给颅底深部、海绵窦及术后残留脑膜瘤的疗效带来明显进步呢？根据复旦大学附属华山医院射波刀治疗结果，射波刀对海绵窦、岩斜等部位的小体积脑膜瘤具有非常好的长期疗效，治疗后不良反应轻。2007～2017年年底，复旦大学附属华山医院射波刀累计治疗患者7000例，治疗病例数最多的肿瘤是脑膜瘤（图24-3-14）。

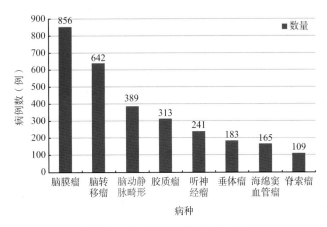

图24-3-14　复旦大学附属华山医院射波刀中心2007～2017年年底治疗脑肿瘤种类的分布图

脑膜瘤是颅内最常见的良性肿瘤，占颅内原发肿瘤的30%，仅次于胶质瘤成为颅内发病率居第二的肿瘤。脑膜瘤有15个病理亚型，大多数脑膜瘤属良性肿瘤，其中不典型脑膜瘤、透明细胞型脑膜瘤和脊索瘤样型脑膜瘤为WHO Ⅱ级；间变型、横纹肌型和乳头型脑膜瘤为WHO Ⅲ级。脑膜瘤的治疗原则是手术切除。

射波刀治疗脑膜瘤的适应证：手术后残留的脑膜瘤，肿瘤直径3cm左右（部分颅底脑膜瘤体积可适度放宽）；岩尖斜坡、海绵窦等部位小型脑膜瘤，脑干受压不明显；窦汇处和松果体区小型脑膜瘤；WHO Ⅱ级和Ⅲ级脑膜瘤全切除后的肿瘤残腔、无症状偶然发现的小型脑膜瘤（直径＜2cm）及老年高龄患者不能手术的脑膜瘤（肿瘤直径可放宽到3.5cm）。射波刀大分割照射可以提高治疗肿瘤的放射剂量，同时减少放射不良反应。射波刀通常使用60%～70%的等剂量曲线覆盖肿瘤周边，由于使用较高的等剂量曲线覆盖在肿瘤周边，肿瘤内的剂量差异较小，治疗后肿瘤肿胀不明显，脑水肿的发生率低且程度轻，特别是对海绵窦、岩尖斜坡、颅颈交界区脑膜瘤及矢状窦、窦汇等部位残留和复发脑膜瘤有良好的治疗效果（图24-3-15，图24-3-16）。对于小体积海绵窦和岩尖斜坡脑膜瘤，复

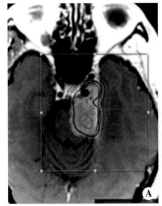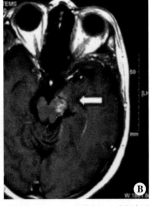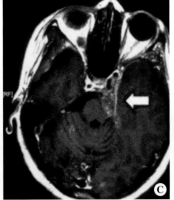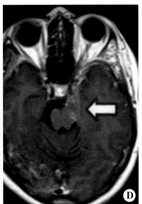

图24-3-15　左侧岩尖斜坡脑膜瘤术后复发，肿瘤压迫脑干

笔者采用射波刀精准三维剂量雕刻技术，对肿瘤的附着点照射高剂量，紧贴脑干处的肿瘤照射低剂量，以降低脑干接受的放射剂量。A.射波刀治疗时MRI增强和治疗计划；B、C.射波刀治疗后5年，肿瘤明显缩小，脑干受压减轻，患者症状有改善；D.治疗后7年半，肿瘤保持缩小状态

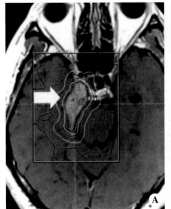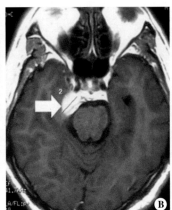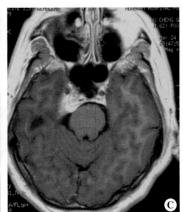

图24-3-16　右侧海绵窦脑膜瘤（影像学诊断）射波刀治疗前后的变化

A.射波刀治疗时增强MRI；B.射波刀治疗后5年，肿瘤明显缩小；C.射波刀治疗后9年，肿瘤保持在缩小状态

旦大学附属华山医院采用照射2次的治疗方案,每次9.5～10Gy,用60%～65%的等剂量曲线包绕肿瘤,目的是让肿瘤内接受较高的剂量,治疗后,肿瘤缩小明显,不良反应较轻。

射波刀治疗脑膜瘤的靶区勾画和处方剂量:在增强MRI图像上勾画肿瘤靶区,再结合增强CT图像,按照增强MRI上显示的肿瘤边界勾画肿瘤,对于增强的脑膜尾症也勾画为肿瘤靶区。对于WHO Ⅱ级和Ⅲ级脑膜瘤术后残留或全切患者,结合术前MRI,略扩大照射范围。射波刀治疗中小体积脑膜瘤(体积10cm³)的处方剂量为19～20Gy/2F,肿瘤直径≥3cm(体积>10cm³),采用3次照射方案,处方剂量为22.5Gy/3F,63%～67%等剂量曲线。大体积肿瘤(>25cm³):采用4次照射方案,处方剂量为24Gy/4F。少数大体积肿瘤:采用5次照射方案,处

方剂量为25Gy/5F。射波刀治疗技巧:肿瘤体积小,处方剂量高,肿瘤体积大,降低处方剂量,目的是减少治疗后不良反应。大体积脑膜瘤(或海绵窦脑膜瘤)笔者探索分阶段射波刀治疗:第一次射波刀照射2～3次,剂量14Gy/2F或15～18Gy/3F,治疗后10～12个月,再次射波刀照射2～3次,目的是减少治疗后不良反应,同时肿瘤获得长期疗效(图24-3-17)。复旦大学附属华山医院射波刀治疗中心独创精准三维剂量雕刻技术治疗颅底脑膜瘤获得良好的治疗效果,其技术的精髓如下:肿瘤的附着点及肿瘤内给予高剂量照射,紧邻重要脑组织的肿瘤给予低剂量照射,目的是降低脑重要结构的剂量,减少射波刀治疗的不良反应。脑膜瘤射波刀治疗后5年控制率为88%左右,肿瘤复发的原因是肿瘤照射剂量不足或肿瘤性质发生了改变。

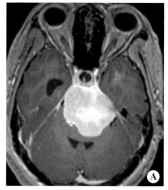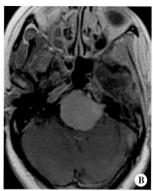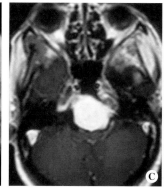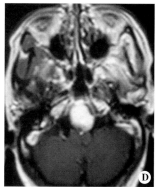

图24-3-17 斜坡巨大脑膜瘤,在保留功能情况下尽量切除,残留肿瘤实施了分2阶段射波刀治疗
A. 术前MRI显示的肿瘤;B. 术后4个月,MRI显示肿瘤残留;C、D.分2阶段射波刀治疗后2年,肿瘤缩小,没有脑干水肿,患者症状略有改善

脑水肿:射波刀治疗后脑水肿发生与肿瘤的部位有关,与是否经历过开颅手术有关。一般来讲,肿瘤位于顶叶靠近功能区和上矢状窦、颞叶外侧裂附近及肿瘤靠近血管或回流静脉附近,均容易出现脑水肿。手术后残留脑膜瘤由于周围脑组织已经受到不同程度损伤,射波刀治疗后发生脑水肿的比例低。

脑神经损伤:肿瘤位于海绵窦时,照射剂量过高时可出现暂时性动眼神经损伤和三叉神经损伤症状,发生率为1%～5%。

(四)海绵窦海绵状血管瘤(海绵窦血管瘤)

海绵窦海绵状血管瘤是一种极其少见的血管性肿瘤,它对放射外科治疗非常敏感,长期疗效好。海绵窦海绵状血管瘤的影像学特征如下:肿瘤位于海绵窦,在MRI T₁加权像呈现为等信号或略低信号影,在MRI T₂加权像上肿瘤表现为均匀的高信号或极高信号影(与脑脊液一样),MRI FLAIR序列图像

上,肿瘤仍然为均匀的高信号影,增强MRI显示肿瘤多数为均匀强化,大肿瘤或巨大肿瘤具有延时强化的特点。射波刀治疗处方剂量:中小型肿瘤(体积<10cm³),分割为2次照射方案,处方剂量18Gy/2F;肿瘤体积10～40cm³,分割为3次照射方案,处方剂量为21Gy/3F;肿瘤体积大于40cm³,4次照射方案,处方剂量为20～22Gy/4F。根据复旦大学附属华山医院射波刀治疗150多例海绵窦海绵状血管瘤的中长期结果显示,射波刀治疗完全可以替代显微外科手术,射波刀治疗后6个月肿瘤缩小的比例为30%～90%(图24-3-18),无脑水肿发生,无新的脑神经损伤,患者症状改善或恢复正常。根据复旦大学附属华山医院伽马刀和射波刀治疗海绵窦海绵状血管瘤的长期随访结果,海绵窦海绵状血管瘤的治疗方式将发生革命性改变,即射波刀(或伽马刀)可替代显微外科手术治疗。中小型肿瘤采取伽马刀治疗。对于巨大的海绵窦海绵状血管瘤,中线结构移位的患者,笔者采取分割成4次的射波刀治疗

方案，治疗后1周内患者有暂时的头痛，经过对症脱水治疗，症状很快消失。长期随访的MRI提示肿瘤缩小

50%～90%（图24-3-19）。

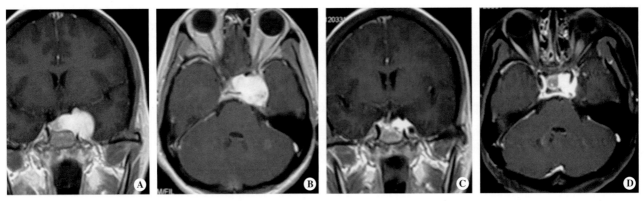

图24-3-18　左侧海绵窦海绵状血管瘤（影像学诊断）射波刀治疗前后MRI比较
A、B.增强MRI显示肿瘤均匀强化；C、D.射波刀治疗后7个月，肿瘤缩小90%以上，患者视力恢复正常

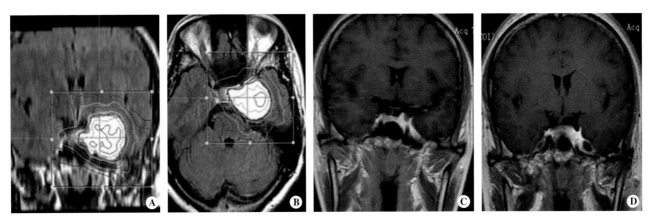

图24-3-19　左侧大体积海绵窦海绵状血管瘤
A、B.射波刀治疗时的MRI定位图像；C.治疗后2年增强MRI冠状位显示肿瘤几乎消失；D.射波刀治疗后8年，肿瘤保持在缩小状态，患者视力不受影响，正常生活

（五）颈静脉孔区肿瘤

颈静脉孔区肿瘤主要包括颈静脉孔区神经鞘瘤和颈静脉球体瘤。颈静脉孔区神经鞘瘤占颅内肿瘤的0.17%～0.72%，主要来自后组脑神经，虽然手术是主要治疗手段，但是术后神经受损率高，后遗症较多。伽马刀放射外科对肿瘤位置较浅、肿瘤体积小的患者有良好的治疗作用。当肿瘤较大，位置深时，C型伽马刀治疗可能不完全。由于射波刀治疗的解剖范围大，射波刀能完整地照射位于鼻咽部、颅底、颈静脉孔区及颅颈交界区的肿瘤，治疗后肿瘤缩小或保持稳定，而不良反应较轻。2008年1月至2015年1月，复旦大学附属华山医院射波刀放射外科分次治疗颈静脉孔区神经鞘瘤63例，其中59例有完整随访资料。随访时间为24～96个月，平均56个月。最后一次随访时，死亡1例，再次手术3例。肿瘤控制率为93%（55/59）。将治疗效果分成4个等级。优：肿瘤缩小

50%以上，症状改善；良：肿瘤明显缩小（＞20%，＜50%），症状略加重，或肿瘤略缩小而症状改善；中等：肿瘤略缩小，症状加重，或肿瘤稳定，症状略重；差：肿瘤增大，或肿瘤增大，症状加重。首选射波刀治疗的患者，其中12例疗效为优（图24-3-20），16例疗效为良，14例疗效为中等，3例为差。术后残留者（包括伽马刀治疗后复发者），4例为良，9例为中等，1例为差。射波刀治疗后疗效优+良的比例为52%（n=12+16）。射波刀治疗经验：肿瘤体积较大时，需要手术治疗。射波刀分次照射降低颈静脉孔区脑神经损伤（图24-3-21）。射波刀治疗方案：按照肿瘤体积大小实施不同的照射次数。16例中小型肿瘤照射2次，31例大肿瘤照射3次，12例巨大肿瘤照射4次。肿瘤的处方剂量为17.6～25.6Gy，平均为20.4Gy（相当于伽马刀单次12.5～13Gy）。

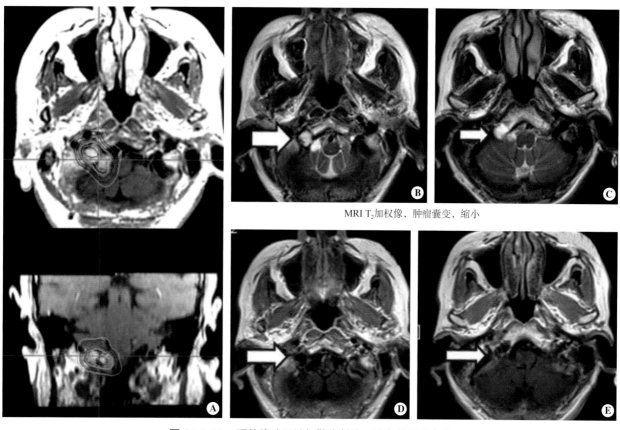

图 24-3-20　颈静脉孔区神经鞘瘤射波刀治疗前后的变化

A. 射波刀治疗时 MRI 水平位和冠状位，上面的曲线为等剂量线；B～E. 射波刀治疗后 6 年 MRI 复查，图 B 和 C 为 MRI T_2 加权像，肿瘤缩小 50% 以上；D、E. 增强 MRI，肿瘤几乎无强化

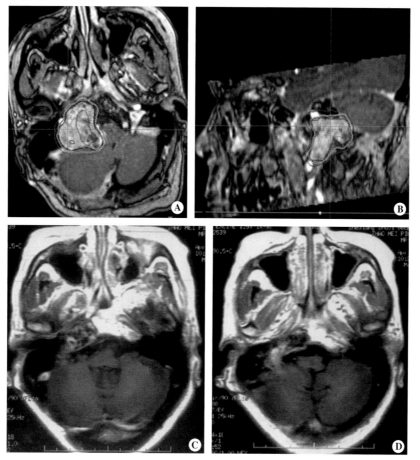

图 24-3-21　右侧颈静脉孔区神经鞘瘤手术后残留射波刀治疗

A. 射波刀治疗时增强 MRI 水平位；B. 射波刀治疗时 MRI 矢状位；C、D. 射波刀治疗后 2 年，增强 MRI 显示肿瘤缩小，患者听力丧失，无面瘫

颈静脉球体瘤：是一种少见的肿瘤，发病率为1/（100万～130万），占全身肿瘤的0.03%，占头颈部肿瘤的0.06%。手术治疗时出血多，后组脑神经损伤重。目前的治疗方式有显微手术切除、栓塞联合外科手术、常规放射治疗和放射外科治疗。射波刀分次照射具有照射剂量高、不良反应轻和肿瘤控制良好的优势。复旦大学附属华山医院应用射波刀治疗了40多例此类肿瘤，初步结果提示治疗效果好、不良反应轻（图24-3-22）。

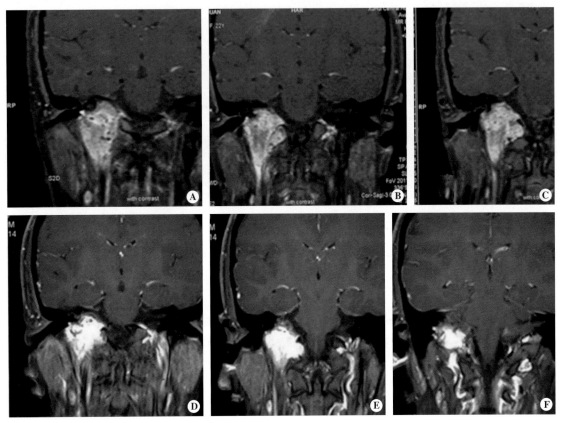

图24-3-22　右侧颈静脉球体瘤射波刀治疗前后的比较

A～C. 射波刀治疗前增强MRI；D～F. 射波刀治疗后2年，肿瘤缩小40%左右，患者无面瘫，无声音嘶哑，正常生活，患者已经随访了6年，肿瘤控制良好

（王恩敏　王　鑫）

第四节　颅底肿瘤的质子和重离子治疗

颅底肿瘤因解剖结构、病变部位、病变性质及其周围神经、血管等结构的重要性，手术处理非常棘手，使颅底肿瘤外科成为极具挑战性的亚专科之一；颅底肿瘤是一类复杂的肿瘤，其病理学特点、治疗策略、手术入路、治疗效果、预后及术后神经功能恢复和生活质量等仍有许多问题至今尚未全部解决，所涉及学科包括神经外科、耳鼻咽喉头颈外科、口腔颌面外科、眼科、整形外科、放射治疗科、肿瘤内科及影像科等多学科，需要多学科诊疗（MDT），以制订个体化诊疗方案。

虽然神经外科学在颅底肿瘤方面取得较大进展，但放射治疗在颅底肿瘤治疗方面仍具有非常重要的作用。对于手术无法彻底切除、术后残留或复发的颅底肿瘤，放射治疗是必要的治疗手段。目前放射治疗技术主要有常规放射治疗（conventional radiotherapy）、三维适形放射治疗（3D conformal radiation therapy，3D CRT）、调强放射治疗（intensity modulated radiation therapy，IMRT）、影像引导放射治疗（image-guided radiotherapy）、立体定向放射外科（stereotactic radio surgory，SRS）、立体定向放射治疗（stereotactic radiation therapy，SRT）、质子治疗（proton therapy）、重离子治疗（heavy ion therapy）。

质子和重离子都是带电粒子，与X线、γ射线、电子线等常规射线不同，具有一定能量的质子和重离子在入射人体组织后存在集中沉积能量的Bragg峰，在治疗肿瘤时，可以通过调节质子（或重离子）的能量，采用Bragg峰展宽技术（spread out bragg peak，SOBP），使射线作用于不同深度和大小的肿瘤，实现对肿瘤靶区的高剂量多野辐照，同时使肿瘤周围正常组织受到尽可能小的辐射损伤。相比之下，X线、电子线、γ射线等常规射线在入射组织的起点附近能量就已经为最大值，到达肿瘤区域则衰减得厉害，不仅不利于深部肿瘤的治疗，而且对正常组织产生较大程度的损伤。此外，X线、电子线、γ射线属于低传能线密度（linear energy transfer，LET）射线，其对氧存在的依赖性大，放射治疗过程中可能会使某些乏氧细胞存活下来，导致治疗失败；重离子属于高LET射线，肿瘤细胞含氧量对其治疗影响不大，因此比常规射线具有更明显的治疗优势。近年来，质子、重离子逐渐应用于肿瘤治疗中，在颅底肿瘤治疗方面，质子及重离子也逐渐发挥其优势。

一、质子及重离子的基本原理及特性

质子束的最大特征是它进入人体内形成尖锐的Bragg峰，形成峰之前的低平坦段为坪（platuea），峰后则是一个突然减弱陡直的尾。由于Bragg峰太尖，所以一般都将它扩展后形成与肿瘤大小吻合的扩展Bragg峰（spread out bragg peak，SOBP）（图24-4-1）。但对于小的肿瘤，则可调整质子束的能量，使Bragg峰直接作用于肿瘤。由于质子束的质量及能量巨大，在达到靶区的途中与组织形成的散射远小于电子线，在照射区域周围半影非常小；而且，质子束峰锐减，所以肿瘤后面与侧面的正常组织可以得到保护，而肿瘤区域以前的受量也只有X线、电子线的一半，其正常组织损伤也是非常少的。

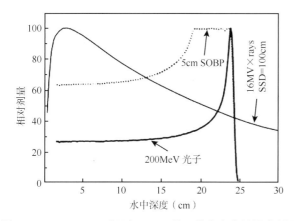

图24-4-1 200MeV质子与16MV的X线在水中的深度剂量曲线及质子Bragg峰（SOBP）曲线

由于质子束LET比γ射线要高，质子束照射后所产生的潜在性致死损伤修复小于γ射线，质子束的这一优点有可能成为解释质子治疗肿瘤疗效好的新理论基础。在生物学上，质子的相对生物效应（RBE）为1.1，这个常值是通过大量试验得出的平均值，然而，

过去的试验存在很多的不确定性，越来越多的学者认为，在所有情况下，都直接将质子的RBE假设为常值1.1是不妥当的，很有可能影响质子治疗的效果。事实上，由于LET不同、单次剂量不同及组织不同等，质子的RBE是变化的。在入口区域，其很可能接近1.0，随着深度增加，RBE会增加，深处RBE可能＞1.1，在射程末端达到最大值。

重离子不但具有与质子相类似的物理学特性，而且还具有独特的生物学特性，因此不仅可以彻底杀灭肿瘤细胞并避免正常组织受到损伤，而且对常规放射抗拒的肿瘤也能取得良好的疗效。

重离子具有倒转剂量分布（inversed dose profile）的特性，会形成与质子相似的Bragg峰，在Bragg峰内，其剂量值达到顶峰，随后迅速跌落，同时Bragg峰位的深度还可以通过改变入射重离子的初始能量调节，治疗时把展宽的Bragg峰精确地调整在肿瘤靶区，使周围正常组织只受到很少剂量的照射（图24-4-2）。

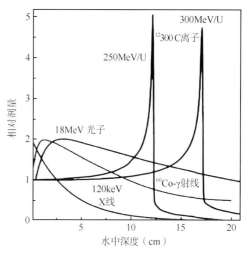

图24-4-2 120keV的X线、^{60}Co-γ射线、高能光子及250和300MeV/U $^{12}C^6$离子束在水中的深度剂量分布比较

重离子治疗可将肿瘤置于高剂量、高生物学效应的Bragg峰内，靶区前面正常组织处于低剂量和低LET的范围内，受到的损伤极小，靶区后面正常组织被照射的剂量也很低，从而保证了在杀死肿瘤细胞的同时，不损伤周围组织。

重离子对癌细胞DNA产生直接作用，使DNA的双链同时受到损伤，且不受氧浓度的影响，使正常癌细胞或乏氧癌细胞产生不可修复的致死性损伤，可以彻底杀死癌细胞。而以X线为代表的低LET射线在多数情况下受到氧浓度的影响，只导致DNA单链断裂的亚致死性损伤，可进行自然修复，且对乏氧细胞杀伤力更低，并不能完全杀死癌细胞。

不同周期时相的细胞对低 LET 射线的放射敏感性差异很大，G_0 期细胞几乎是完全抗拒放射的。重离子受细胞周期的影响较小，可以彻底杀灭各个周期的细胞，减少了复发和转移的概率。

重离子的 Bragg 峰快速跌落即将结束时，有一个很低剂量的尾区，可发射出正电子束，通过 PET 可以监测到离子束在患者体内的路径，利用这个特性可以在线监控人体内重离子的照射部位，精确地将离子束控制在靶区，这也是其他射线所没有的特性。在众多重离子中，碳离子比较适合人类肿瘤的治疗。碳离子射线除了与质子有相同的物理剂量分布之外，还具有更强的放射杀伤效应。碳离子对抗拒光子治疗的肿瘤细胞，杀伤效应是光子的 2～3 倍。

从结构组成原理上，医用重离子加速器系统和医用质子加速器系统基本相同，主要包括加速器系统、束流传输系统、治疗终端系统（旋转机架、治疗头、治疗床）和治疗计划系统（TPS）。加速器系统是医用加速器的核心部分，目前世界上医用质子/重离子加速器治疗中心使用的加速器基本有 3 种类型：直线加速器、回旋加速器和同步加速器。到目前为止，大多数质子治疗中心采用固定技术（passive technique），通过调制器、准直器和补偿器等获得质子扩展 Bragg 峰（spread-out Bragg peak，SOBP）。固定射线传递技术，制作治疗计划相对简单，对运动靶区的敏感性较弱。然而，射线入口处的剂量要比动态技术（active technique）高，从而增加了继发性肿瘤发生的风险。动态技术应用于点扫描（spot scanning）或多叶扫描（raster scanning）；用不同能级的能量，结合点扫描技术，可以进行调强质子治疗（intensity-modulated proton therapy，IMPT）；IMPT 不需要限光筒或补偿器等，节约了制作或更换辅助工具的时间，也节省了患者等待治疗的时间和花费。由于重离子 RBE 在体内是变量，其计算理论基础与质子完全不同，医用重离子加速器 TPS 目前正处于进一步发展之中。

二、质子及重离子治疗颅底肿瘤的适应证

颅底肿瘤是指源自颅底、颅底骨上面、颅底骨本身和颅底骨下面的肿瘤，可以向头端发展，侵入颅内，也可向尾端延伸，累及眼眶、鼻窦、鼻腔、颞下窝、咽旁间隙等区域。在这个部位可以发生多种类型的肿瘤及瘤样病变。根据不同的组织来源可分为胶质瘤、脑膜瘤、垂体瘤、颅咽管瘤、软骨瘤、软骨肉瘤、骨肉瘤、脊索瘤、转移性黑色素瘤、某些耳鼻喉肿瘤（如腺样囊性肿瘤）等。颅底部位的肿瘤由于受到解剖、周围神经、血管等的限制，手术经常难以完全切净，术后的放射治疗成为重要的选择。质子/重离子放

射治疗因其具有能级高和穿透性强的特点，使适应证范围较普通光子放射治疗在颅底肿瘤治疗方面有了极大拓宽，在局部控制率、总生存率、无进展生存期方面有着明显的、确定的优势。

质子及重离子治疗颅底肿瘤的主要适应证如下。

1. 手术没有完全切除干净的颅底局部浸润性肿瘤，术后采用质子或重离子放射治疗是较好的一个选择。

2. 病灶较大，浸润广泛，预计手术不能完全切除，患者放弃手术，可给予质子或重离子治疗。

3. 较多慢性生长的颅底肿瘤如脑膜瘤、脊索瘤、神经鞘瘤、垂体腺瘤和颈静脉球体瘤等的剂量反应曲线与晚反应组织相似，常规的光子治疗可能导致的晚期损伤可能更严重，质子及重离子可能在疗效及晚期损伤方面更有优势。

4. 儿童颅底肿瘤，术后采用质子或重离子治疗可更好地保护周围重要组织，如眼球、垂体等；另减少因射线导致第二原发肿瘤的发生率。

5. 对辐射高度抗拒的或含大量乏氧细胞的颅底肿瘤，如颅底恶性黑色素瘤、高级别的骨和软组织肉瘤等。

6. 年老、体弱的颅底肿瘤患者，不能耐受手术，质子及重离子治疗是可供选择的一种治疗手段。

三、颅底肿瘤的质子及重离子治疗流程、靶区范围及剂量模式

质子及重离子的治疗流程基本与精确放射治疗的流程相同或相似，包括治疗前的临床评估，选择有质子治疗适应证的患者，之后进入治疗程序，治疗程序同样是体位固定、CT 模拟定位、治疗靶区勾画、治疗计划设计、射野验证、摆位验证、治疗执行等一系列过程。

目前肿瘤靶区勾画的原则以国际辐射单位和测量委员会（International Commission on Radiation Units and Measurements，ICRU）83 号报告为原则。在设计治疗计划之前确定的区域包括肿瘤区 GTV（ICRU 50）、临床靶区 CTV（ICRU 50）、内靶区 ITV（ICRU 62）、计划靶区 PTV（ICRU 50）、危及器官 OAR（ICRU 29）、计划危及器官 PRV（ICRU 62）、治疗区 TV（ICRU 29）、其余危及区 RVR（ICRU 83）。

肿瘤区（GTV）是指原发肿瘤、转移的淋巴结或在影像学上可见或者触诊到的转移灶；临床靶区（CTV）是包括了可以断定的 GTV 和（或）显微镜下可见的亚临床恶性病变的组织体积，这个区域必须得到足够的"治疗"才能达到治愈或缓解病情的目的；内靶区（ITV）是 CTV 加一个内部间距（internal margin，IM），用于考虑器官运动引起的 CTV 运动和

形状变化；PTV等于CTV外加一个间距来考虑摆位误差和GTV/CTV的运动；危及器官（OAR）是正常组织器官，其辐射敏感性可能会显著影响治疗计划和（或）规定的放射剂量。

治疗流程主要有如下3个步骤。

1. 定位　患者在CT定位床上，取仰卧位，双手分别置于身体两侧；使用真空垫、热塑膜固定患者头颈肩部，CT扫描范围包括头顶至胸锁关节，将获得的定位图像资料和相关数据输入治疗计划系统。

2. 靶区勾画及治疗计划制订　将治疗部位的增强 MRI（T_1增强序列及 T_2 序列）与定位CT 融合，由临床医师在每层定位CT上勾画大体肿瘤体积（GTV）和临床靶区体积（CTV），计划靶区体积（PTV）包括CTV、摆位误差及粒子照射的射程不确定性，同时勾画正常组织及危及器官，如脑干、脊髓、视神经、视交叉等；处方和正常组织限量均采用光子等效生物剂量（equivalent dose to Gy of photon，GyE）；计划要求95%处方剂量线包绕 95% CTV，90%处方剂量线包绕90% PTV；之后使用质子或重离子治疗计划系统，根据肿瘤部位及周围危及器官制订治疗计划。

3. 完成治疗计划后　传输到治疗设备治疗患者，治疗前进行在线验证。

对于生长缓慢或低级别的较顽固颅底肿瘤，如脊索瘤或软骨肉瘤、骨肉瘤等，放射治疗靶区的CTV应根据临床检查和影像学检查由GTV外放3～10mm或术后瘤床外放3～10mm；质子放射治疗剂量：常规66～78GyE，每天每次1.8～2.0GyE；大剂量分割（40～60）GyE/（6～8）次；对于颅底的低级别胶质瘤，放射治疗的总剂量推荐45～54GyE，分次剂量一般推荐为1.8～ 2.0GyE；大多数低级别胶质瘤的增强MRI不强化，因此确定其大体肿瘤靶区（GTV）主要是根据MRI T_2/FLAIR上的异常信号区域，术后低级别胶质瘤患者在放射治疗前应行MRI复查以确定肿瘤是否残留，并以此作为确定GTV的依据，同时强调参考术前MRI以排除由手术创伤所致的异常信号干扰，绝大多数研究都是以GTV外扩1～2cm边缘作为低级别胶质瘤的临床靶区（CTV）。

对于颅底高级别胶质瘤，RTOG推荐CTV1需要包括瘤周水肿区外2cm区域，给予46GyE，每天每次1.8～2.0GyE；缩野后CTV2需要在GTV外扩2cm，剂量至60GyE；而欧洲癌症研究和治疗组织（EORTC）推荐的CTV设定并不强调一定要包括所有瘤周水肿区。

质子治疗计划如图24-4-3～图24-4-5所示。

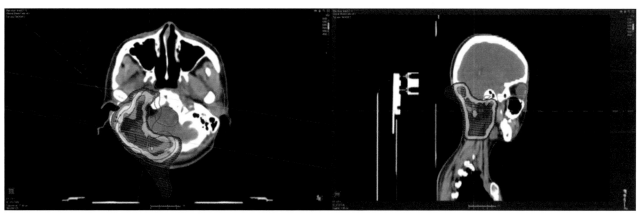

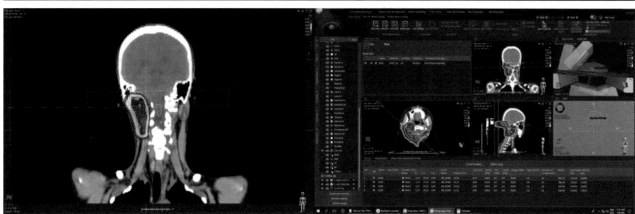

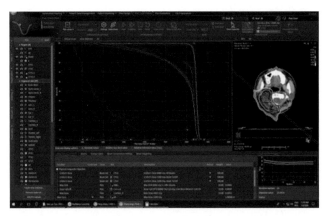

图24-4-3　病例1，女，脊索瘤质子治疗4年后复发，手术切除后质子治疗计划图

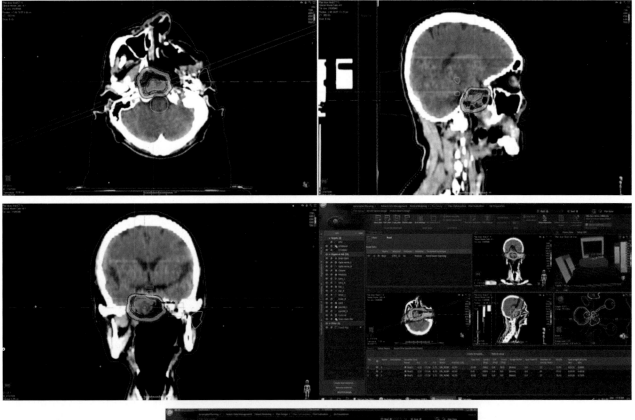

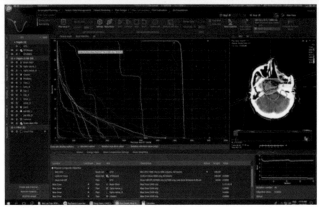

图24-4-4　病例2，男，成釉细胞瘤术后复发质子治疗计划图

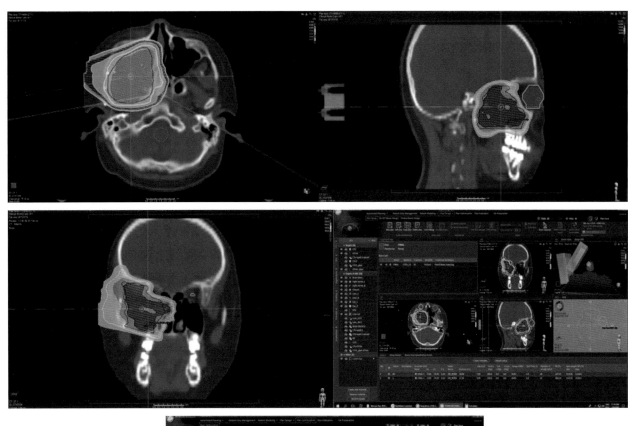

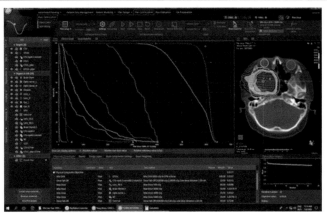

图 24-4-5　病例 3，男，横纹肌肉瘤术后复发化疗后复发质子治疗计划图

四、质子及重离子治疗颅底肿瘤的现状及进展

1946 年，美国哈佛大学的 Wilson 最先提出质子具有应用于肿瘤放射治疗的潜力，从理论上介绍了质子如何治疗局部肿瘤。1954 年，第一例患者在美国加利福尼亚大学的 Berkley 实验室接受质子治疗，所使用的是同步回旋加速器；1973 年，在美国学者 Goitein 和 Suit 的领导下，一个关于质子治疗不同部位肿瘤的项目在美国哈佛大学的回旋加速器实验室（Harvard Cyclotron Laboratory）开展；1990 年，美国洛玛琳达大学医学中心（Lomalinda University Medical Center）安装了第一台医用质子治疗设备，此设备能够通过等中心机架从不同方向发射质子束；随后在 2006 年，美国 MD Anderson 癌症中心安装了第一台具有扫描束功

能的质子治疗设备，其也是世界上第一台可实现二维扫描束功能的设备。此后，全球涌现越来越多的质子治疗设备。

重离子治疗患者晚于质子治疗。美国于 1975 开始进行重离子束放射治疗临床试验，截至 1992 年 6 月已收治各种难治癌症患者 2487 例，其中用 ^{4}He 离子束治疗的有 2054 例，用 ^{12}C、^{20}Ne 等重离子束治疗的患者约 433 例，肿瘤局部控制率较 X 线、γ 射线和电子束等治疗提高了 2～3 倍，取得了很高的肿瘤治愈率，较常规放射治疗的疗效等有明显优越性；1994 年开始在日本国立放射医学研究所（NIRS）建立侧重于重离子治癌研究的 HIMAC 装置，配有 3 个治疗室，并建立附属医院（约 500 张床位），1994 年至今，开展主动式扫描（HIMAC）碳离子治疗临床试验；2011 开始笔形束扫描的临床应用；截至2014年，约9000例患者在NIRS接受了碳离子放射治疗；另于2001年在兵库建成一台专用加速器，配有5个治疗室（2个质子治疗室，3个重离子治疗室），截至2006年底已治疗患者1337例，其中用碳离子治疗149例，已建立质子和重离子治疗相互兼顾的技术模式；德国重离子研究中心（GSI）于1997年建成重离子治疗室，与海德堡癌症中心合作开始进行试验，至今已用碳离子治疗400多例患者，但只有固定束进行水平方向的治疗，所以只能治疗颅内肿瘤，进行全身治疗有难度。

颅底脊索瘤和软骨肉瘤质子治疗效果最早获得认可，这种原发颅底肿瘤对光子治疗和化疗均不敏感，手术切除是最主要治疗手段，但因其位置复杂，手术难以完全切除，且远处转移率较低，所以局部辅助放射治疗是提高患者预后的主要方法。常规的光子治疗疗效欠佳，此前文献报道总量50～58Gy光子治疗颅底脊索瘤5年局部控制率（LC）仅17%～39%，采用质子或光子+质子治疗技术后可使治疗肿瘤的总照射剂量提高至66Gy以上，使5年LC提高至54%～73%，软骨肉瘤的疗效可提升至90%以上。Simon等于2002～2015年收治47例颅底Ⅰ级和Ⅱ级软骨肉瘤，男性23例，女性24例，均接受了手术；诊断时的平均年龄为47岁（10～85岁），岩斜和前颅底位置分别为34例和13例；全切除17例（36%），部分切除30例（64%），23例采用辅助质子治疗（平均总剂量70GyE，每天1.8GyE），总平均随访时间为91个月（7～182个月），仅接受手术治疗未配合质子治疗的患者中，8例（34%）出现肿瘤残留进展（平均延迟51个月），其中5例进展病例接受了质子治疗；辅助质子治疗可显著降低复发率（11%；P=0.01），在最初接受或不接受辅助质子治疗的患者之间，10年疾病特异性生存率没有显著差异（100% vs 89.8%，P=0.14），两组患者的严重毒性差异无统计学意义（25% vs 11%，P=0.10），质子治疗最常见的不良反应是感音性神经性耳聋（39%）。Holtzman等2007年1月至2016年2月收治43例颅底软骨肉瘤，年龄为23～80岁，中位年龄为49岁，接受双散射三维适形质子治疗，使用不良事件通用术语标准4.0版（CTCAE v4.0）对质子治疗相关毒性进行评分，36例（84%）和7例（16%）患者单独接受手术切除或活检；肿瘤分级为Ⅰ级19例（44%）、Ⅱ级22例（51%）、Ⅲ级2例（5%），放射治疗中位剂量73.8GyE，剂量范围为64.5～74.4GyE；平均随访时间为3.7年（0.7～10.1年），没有与放射治疗相关的急性3级毒性反应；放射治疗后4年生存率、特定原因存活率、局部控制率和与放射治疗相关的无3级毒性生存率分别为95%、100%、89%和95%，笔者认为大剂量双散射三维适形质子治疗颅底软骨肉瘤是一种有效的治疗方法，局部控制率高，无急性3级放射毒性。

碳离子治疗颅底脊索瘤和软骨肉瘤同样疗效显著。日本NIRS采用碳离子治疗47例颅底脊索瘤（剂量60.8GyE/16次/4周），5年局部控制率达88%。1998～2008年德国海德堡离子束治疗中心（HIT）给予155例颅底脊索瘤患者碳离子治疗，中位剂量60Gy/20次/4周，5、10年局部控制率分别为72%、54%，5、10年总生存率分别为85%、75%；HIT治疗79例软骨肉瘤5、10年局部控制率均为88%，5、10年总生存率分别为96.1%、78.9%。兵库重离子治疗中心在2003～2014年收治24例颅底脊索瘤患者，11例质子治疗（PT），13例碳离子治疗（CIT），采用Kaplan-Meier法计算总生存率（OS）、无进展生存率（PFS）和局部控制率（LC），根据不良事件通用术语标准4.0版评估晚期毒性；中位随访时间为71.5个月（14～175个月），结果显示5年期LC、PFS和OS分别为85%、81%和86%；粒子治疗前接受手术的患者的LC（P=0.048）、PFS（P=0.028）和OS（P=0.012）明显改善；PT和CIT的LC和2级及以上晚期毒性发生率无显著差异；其结论为质子和重离子治疗均为安全有效的治疗方法，可增加局部控制率，有可能成为颅底脊索瘤的标准治疗方法，尤其以手术后配合质子及重离子治疗为佳。上海市质子重离子医院的管西寅等采用质子碳离子笔形束扫描技术治疗头颈部脊索瘤、软骨肉瘤，观察疗效及不良反应；2014～2016年共收治61例接受质子重离子治疗作为首程放射治疗的头颈部脊索瘤及软骨肉瘤患者，其中脊索瘤45例，软骨肉瘤16例；中位年龄38岁（14～70岁），中位肿瘤最大直径4.1cm，肿瘤原发部位以枕骨斜坡为主，55例；单纯质子治疗8例，质子+碳离子治疗21例，单纯碳离子治疗32例，所有患者均顺利完成治疗；患者中位随访时间21个月（7～47个月），未见3～4级急性不良反应，晚期不良反应仅1例为放射性颞叶损伤，2年无进展生存率91%，2年总生存率100%；认为质子重离子治疗脊索瘤、软骨肉瘤短期疗效较好，长期疗效及不良反应仍需要进一步随访。德国海德堡重离子与质子治疗中心的Combs等自2009年11月至2013年2月收治260例脑肿瘤和颅底肿瘤，采用质子及碳离子治疗；其中颅底脑膜瘤107例、垂体腺瘤14例、低级别胶质瘤51例、高级胶质瘤55例、前庭神经鞘瘤2例、颅咽管瘤5例、其他26例；176例患者接受质子治疗（67%），84例患者接受碳离子治疗（32%），后者中的36例（43%）采用光子放射治疗或碳离子追加剂量，186例首程给予放射治疗（72%），74例再程放射治疗（28%）；中位年龄为48岁（范围1～85岁）；30例为

18 岁以下儿童，其中 5 例患者接受了麻醉辅助定位摆位治疗；对于初步诊断的 WHO Ⅲ 级间变性胶质瘤和 WHO Ⅳ 级胶质母细胞瘤，给予 50GyE 光子，之后给予 18GyE 的碳离子补量治疗，并配合替莫唑胺治疗，在 34 例患者中，12 例患者在随访期间出现复发，平均无进展生存时间为 5.8 个月，随访期间，13 例出现肿瘤复发；对初步诊断的低级别脑膜瘤，中位剂量为 57.6GyE，随访期内局部控制率为 100%，随访期间未观察到复发；对于高级别脑膜瘤，36 例患者中 17 例在初次放射治疗（包括光子放射治疗和碳离子增强）后出现肿瘤复发，1 年局部控制率 54%，2 年局部控制率 33%；对于其他的良性肿瘤，如颅咽管瘤或垂体腺瘤，初次放射治疗的局部控制率为 100%，放射治疗剂量为 50.4～54GyE；从这些结果看，质子及重离子治疗对颅内和颅底的良性或恶性肿瘤都有较好的控制作用，并有可能降低继发性恶性肿瘤的风险及改善神经认知结果和生活质量（QOL）。Fung 等 2006 年 5 月至 2012 年 10 月收治 106 例颅底脊索瘤，给予光子和质子联合照射治疗，剂量分别为 68.4GyE、70.2GyE、72GyE 和 73.8GyE，每天 1.8GyE，平均随访 61 个月，结果显示 2 年、4 年和 5 年局部控制率分别为 88.6%、78.3% 和 75.1%，GTV > 25ml（$P = 0.034$，HR = 2.22；95% CI 1.06～4.62）是一个独立的不良预后因素；2 年、4 年和 5 年总生存率（OS）分别为 99%、90.2% 和 88.3%；7 例观察到 3～5 级晚期毒性，93% 的病例 5 年内未观察到高等级毒性反应；此研究提示颅底脊索瘤局部控制率的提高取决于术后残留情况，剂量增加到超过 74GyE 可能会取得更好的效果，但还需要进一步探讨。Gentile 等 2000～2013 年收治 14 例鼻咽部腺样囊性癌（ACC）患者，T4 病例占 93%，病变均侵犯颅底，79% 的病例进行了活检，21% 的病例进行了内镜减瘤手术，所有病例均给予中位剂量为 73.8Gy RBE 的质子治疗，其中 50% 的病例同时接受化疗；用 Kaplan-Meier 法估计局部控制率和总生存率，治疗毒性根据不良事件通用术语标准 4.0 版进行评分，平均随访 69 个月；结果显示 5 年生存率为 59%，有 3 例局部复发，1 例区域复发，4 例远处转移；局部复发的平均时间范围为 63～161 个月，所有局部复发均在先前的质子高剂量区内，4 例远处转移在平均 30 个月内发生（范围 4～64 个月），最常见的死亡原因是转移，发生急性 3 级毒性 1 例，3 例出现 3 级的晚期毒性反应，其中 2 例接受了综合治疗，随访 176 个月，未发现继发肿瘤；笔者认为质子束治疗鼻咽部侵及颅底的不能切除的腺样囊性癌，局部控制效果良好，毒性可接受。由于晚期复发很常见，需要更长时间的随访观察。德国海德堡离子束治疗中心（HIT）的 Jensen 等于 2010 年 4 月至 2013 年 5 月收

治 52 例既往放射治疗的腺样囊性癌，其中 11 例侵犯颅底，平均年龄为 55 岁（35～78 岁），既往放射治疗中位剂量为 66GyE（20～115GyE），按 BED（腺样囊性癌，α/β 值约为 2）相当于 66Gy（20～133Gy）；52 例中 7 例因局部复发接受手术，45 例（86.5%）在再次放射治疗前有肉眼可见肿瘤；均采用碳离子治疗，再程照射的肿瘤靶区仅包括局部复发病灶，外扩 2mm 作为 PTV，未行区域淋巴结预防性照射；假设中枢神经系统恢复约 50%，脑干和脊髓的累积剂量分别限定在 60GyE 和 50GyE 以下，患者接受的碳离子再程放射治疗平均剂量为 51GyE（36～74GyE），相当于生物等效剂量（BED）为 63GyE（45～82GyE），累积剂量为 128GyE（67～182GyE）；既往放射治疗与再放射治疗的间隔时间为 9～620 个月（中位 61 个月）；对于视神经受侵的病例，要注意视力损伤的并发症；碳离子再程放射治疗后，每 3 个月复查；平均随访时间为 14 个月（1～39 个月）；结果显示 1 年局部控制率（LC）为 70.3%（2 年估计值 47.4%），1 年的总生存率（OS）为 81.8%（2 年估计值 63.3%），中位生存 19 个月；笔者认为对已经放射治疗的患者有一定的有效率。

五、质子及重离子治疗颅底肿瘤的不良反应及并发症

质子及重离子治疗颅底肿瘤是安全的，不良反应少，程度相对较轻微；文献报道的晚期不良反应主要有颞叶损伤、垂体功能低下、听力下降、视力下降、记忆力减退、口腔溃疡等，发生的概率相对较低。Hall 等于 2006～2015 年收治 644 例儿童中枢神经系统和颅底肿瘤患者，采用质子治疗；其中占主要部分的是颅咽管瘤 135 例、室管膜瘤 135 例和低度胶质瘤 131 例，中位年龄为 7.6 岁（范围 0.7～21.8 岁），中位处方剂量为 54GyE（范围 25.2～75.6GyE，中位随访 3.0 年（0.1～9.6 年）；结果显示，血管病变和严重血管病变的 3 年累积发生率分别为 6.4% 和 2.6%，7 例儿童经历了脑卒中并伴有永久性神经功能缺损，4 例儿童需要血管重建手术，多变量 Logistic 回归（MVA）分析显示，视交叉最大剂量 ≥54GyE，与血管病变的发生显著相关（13.1% vs 2.2%；$P < 0.001$），年龄 <5 岁也显著相关（8.4% vs 5.4%；$P < 0.01$）。视交叉最大剂量 ≥54GyE，也提示发生严重的血管病变的可能性增加（3.8% vs 1.7%；$P < 0.05$）；结论提示儿童肿瘤病例头颅放射治疗包括颅底接受质子治疗后有血管病变的危险，幼儿和接受 ≥54GyE 的儿童出现这种毒性的风险增加，这些发现表明适当随访和筛查对该人群很重要。Alahmari 等根据 PRISMA 指南，使用 PubMed、Embase 和 Cochrane 三个数据库对 1980～2018 年相关文章进行文献检索，采用纳入和排除标准评估所

有患者，包括11项分析研究（n=511例患者），研究人群的平均年龄为（47.3±5.8）岁，术后质子放射治疗初始剂量为（71.1±3.1）GyE；平均随访时间（45.0±17.5）个月，复发率为26.8%，平均复发时间为（34.5±15.2）个月；患者出现1级（轻度皮炎）～4级（颞叶坏死和视觉障碍）的不良反应；笔者认为尽管质子治疗取得了进展，但仍会出现一定的复发率，也会出现一定的不良反应及并发症，还需要进一步探讨。德国海德堡离子束治疗中心（HIT）的Jensen等于2010年4月至2013年5月收治52例既往放射治疗的腺样囊性癌，给予碳离子治疗，患者接受的碳离子再程放射治疗平均剂量为51GyE（36～74GyE），相当于生物等效剂量（BED）为63GyE（45～82GyE），累积剂量为128GyE（67～182GyE）；既往放射治疗与再放射治疗的间隔时间为9～620个月（中位61个月）；结果未观察到Ⅲ级急性毒性，均未中断碳离子治疗，黏膜炎（11.5%）、皮炎（9.6%）和口干症（5.8%），8例不同程度张口困难，急性毒性很快缓解；在第一次随访（放射治疗结束后6～8周），只有1例仍有2级口干症（1.9%），1级残余毒性为5.8%（口干、吞咽困难）和3.8%（色素沉着）。2例张口困难缓解；笔者认为碳离子再程放射治疗的剂量应用较高，虽然仅显示出中度的不良反应，但应该谨慎增加放射剂量。

六、质子及重离子治疗的颅底肿瘤的展望

光子治疗仍是目前放射治疗的主流技术，质子、重离子治疗作为一种新型技术在颅底肿瘤及某些难治性肿瘤的临床应用及研究中获得了较好的治疗效果，对于生存期较长的患者，质子、重离子治疗可减少正常组织放射损伤，提高长期生存者生活质量；对光子治疗不敏感者，采用碳离子治疗，因其较高RBE，可提高肿瘤局部控制率。

目前颅底肿瘤是质子、重离子治疗的主要适应证，病理类型大多为软组织肿瘤（包括脊索瘤、软骨肉瘤）、恶性黑色素瘤、腺样囊性癌等。鉴于质子及重离子的良好物理学和生物学特性，质子、重离子技术在颅底肿瘤中的应用前景非常值得期待，但还需进一步积极探索、积累更多的经验。

（康静波）

第五节　颅底肿瘤的近距离放射治疗

放射治疗按照射方式可分为远距离放射治疗和近距离放射治疗，其中近距离放射治疗是应用放射性核素技术在距离肿瘤组织治疗靶区内进行放射的治疗方法。近距离放射治疗根据放射源布源方式的不同，又可分为表面贴敷照射、腔内照射和组织间照射3种，其中组织间照射是将密封的放射性核素源按一定规则置放在肿瘤及其周围组织内进行放射治疗的方法。颅底肿瘤的近距离放射治疗现阶段为使用^{125}I放射性粒子植入进行的组织间照射。与远距离放射治疗相比，^{125}I放射性粒子持续性释放较低剂量率的γ射线，靶区内治疗肿瘤的剂量能得到足够的提升，而肿瘤边缘正常组织所接受的剂量则急剧下降；通过调整粒子活度与位置分布，放射治疗靶区能够获得较好的适形性，因而可在获得较好局部控制率的同时减少放射治疗不良反应发生。此外，多种引导放射性粒子植入方法的应用也进一步提高了治疗的微创性、精确性和安全性。^{125}I放射性粒子在颅底肿瘤的放射治疗中有其特点与优势，特别是对复发性肿瘤、无法手术或既往有放射治疗史的患者。

一、放射性粒子组织间植入技术发展史

近距离放射治疗的临床应用已有100余年的历史，此类治疗方法最初被应用于前列腺癌的治疗中。1914年法国医师首次报道使用镭管经尿道插入治疗前列腺癌。^{125}I放射性粒子的临床应用首次报道于1972年，Whitmore等经耻骨后植入^{125}I放射性粒子治疗局部和转移前列腺癌。近距离放射治疗使用的放射性核素也经历了几代变化，最初使用的放射性核素为^{226}Ra、^{222}Rn和^{192}Ir，这些核素释放中、高能的γ射线，出现放射治疗不良反应的概率较高，且难以进行辐射防护，之后应用的^{198}Au同样有此问题。由于技术限制，^{125}I放射性粒子初始应用于前列腺癌的治疗效果并不满意，在20世纪80年代超声技术、计算机三维计划设计技术出现后才得到充分发展，并在头颈部肿瘤、颅底肿瘤的治疗中显示了非常好的前景。2001年在我国开始使用放射性粒子植入治疗前列腺癌及头颈部、胸腹部、脊柱、四肢的肿瘤。

^{125}I放射性粒子形态为长4.5mm、直径0.8mm的钛合金中空圆柱体，内部有^{125}I放射性核素，其半衰期为59.6天，释放的光子能量为27KeV，组织内半价层1.7cm，射线的初始剂量率为8～10cGy/h，因此不需要特殊辐射防护。

二、^{125}I放射性粒子组织间植入适应证和禁忌证

^{125}I放射性粒子组织间植入可应用于多种类型的颅底肿瘤，如腺源性肿瘤、间叶源性肿瘤、鳞状细胞癌等，其中应用最多的病理类型为腺样囊性癌和横纹肌

肉瘤。本方法既可单纯应用于肿瘤治疗，又可联合手术和术前、术后化疗进行肿瘤综合序列治疗，并有较高的精确性和较低的放射治疗不良反应发生率，可应用于治疗既往有放射治疗史的患者和儿童患者。

（一）适应证

1. 因局部或全身原因无法手术治疗者，包括近2年内有放射治疗史者。

2. 拒绝接受手术者。

（二）禁忌证

1. 病理类型为鳞状细胞癌，且有广泛骨破坏者。

2. 已有广泛远处转移者，腺样囊性癌伴肺转移者需要详细评估。

3. 全身状况无法耐受全身麻醉者。

4. 预计生存期小于6个月者。

三、粒子植入技术

（一）术前设计及计划系统

^{125}I放射性粒子释放的射线组织穿透距离短，需要精确的放射治疗计划与植入以保证靶区的剂量均匀分布。首先将患者的术前影像学数据导入放射性粒子植入近距离放射治疗计划系统（treatment plan system，TPS），根据临床、影像学及病理学检查勾画治疗靶区，在确定处方剂量后进行粒子排布和植入针道的设计，然后进行剂量分布模拟符合放射治疗质量要求，模拟的主要参数包括D_{90}（90%靶区达到的剂量）、V_{100}（100%等剂量曲线内肿瘤体积的比例）和V_{150}（150%等剂量曲线内肿瘤体积的比例）。植入针道的设计需要考虑颅底肿瘤位置及植入针植入路径和针尖位置，可选择的植入入路包括口内、颧弓区、眶内、眶下区、下颌骨后等，根据肿瘤解剖位置的不同，常选择几种入路同时应用（表24-5-1）。在治疗计划设计完成后，通过三维打印的方式制作包含计划针道信息和患者面部解剖特征的个体化穿刺引导模板以备术中使用。

表24-5-1　颅底肿瘤位置与^{125}I粒子植入穿刺入路

肿瘤部位	穿刺入路
前颅底	眶内、眶下区、口内
中颅底	口内、颧弓区、眶下区
侧颅底	颧弓下、下颌骨后

（二）粒子植入及防护、检测设备

植入手术前要使用活度检测装置对^{125}I放射性粒子进行检测，以保证其放射活度符合治疗要求。粒子植入手术在全身麻醉下进行。具体植入过程如下：首先使用植入针按照计划的植入点及深度经皮或黏膜穿刺达到计划靶区，使用植入器将粒子送入植入针，然后将粒

子植入至目标位置。在植入过程中须严格按照治疗计划植入和计算粒子数目，防止遗漏或多植，粒子植入完成后须使用表面污染检测仪对手术台面、敷料、使用的所有器械及手术者衣物进行检查，防止有粒子脱落。

^{125}I放射性粒子释放的射线组织穿透距离仅为1.7cm，术者在植入过程中使用常规防护设备即可满足要求，主要包括铅帽、含铅玻璃眼镜、铅围脖、铅围裙及含铅橡胶手套。

（三）粒子植入的穿刺引导技术

由于颅底肿瘤位置和解剖结构的特殊性，该部位的粒子植入比其他位置需要更高的精确性，因此临床上常使用其他引导技术辅助放射性粒子植入，主要包括三维打印个体化穿刺引导模板、手术导航系统和术中CT引导下植入（图24-5-1），这三种辅助技术常联合应用以提高手术的安全性和精确性。个体化模板包含了患者的面部轮廓及粒子植入位置的信息，能够稳固贴合于穿刺入路的皮肤表面，能够准确定位、定向粒子植入；手术导航系统可以实时提供植入针的位置信息，能够有效减少和避免颅脑及眶内组织损伤；CT引导下植入粒子能够在植入针全部就位后和粒子植入后即刻获得影像学资料，帮助术者判断粒子分布及靶区覆盖是否满意，减少放射治疗冷区。

（四）植入后质量验证

^{125}I放射性粒子植入后需要72小时内行CT检查，并经TPS系统对放射性粒子进行识别，计算实际靶区覆盖范围和放射剂量，并将其与术前计划进行对比，验证是否符合术前计划及治疗要求。对于实际靶区范围存在冷区的病例，需要考虑再次补充放射性粒子植入。

（五）术后随访

放射性粒子植入术后6个月内每2个月复查随访，行CT检查评估肿瘤控制情况和近距离放射治疗剂量学变化，之后按照颅底肿瘤治疗后进行临床随访，对于出现肿瘤进展的患者，可考虑再次行放射性粒子植入。对于腺样囊性癌的患者（图24-5-2），还需要行肺部等器官检查，必要时行PET/CT检查，以判断肿瘤的全身转移情况。

四、围术期管理及并发症

（一）围术期管理

颅底肿瘤位置特殊，特别是对于有颅底骨质破坏、颅内外沟通的肿瘤，围术期可考虑预防性应用能通过血脑屏障的抗生素如头孢曲松等预防颅内感染。放射性粒子植入的术中并发症较少见，多为局部出血、脑脊液漏。穿刺引起的出血经局部压迫后多可自行止血；脑脊液漏常见于植入针插入后、粒子植入前，将植入针拔出并调整位置后常可消失。

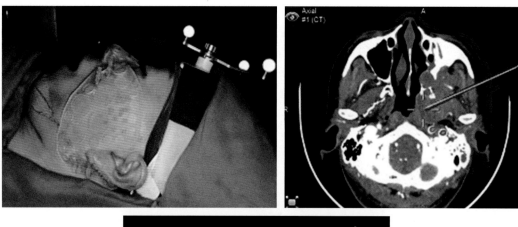

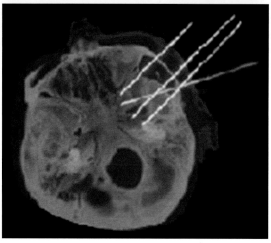

图 24-5-1　三种粒子植入引导技术
从左至右分别为三维打印个体化穿刺引导模板、手术导航系统和术中CT引导

放射性粒子植入术后患者需要注意对周围公众人群进行辐射防护，特别是对射线较敏感的孕妇和儿童。防护的主要方法为坚持局部佩戴铅垫，减少与他人近距离接触的时间，一般与他人保持1m以上的距离可达到辐射防护的基本要求。颅底肿瘤治疗后辐射防护的持续时间为6个月。

（二）术后并发症

^{125}I放射性粒子组织间植入的放射治疗相关并发症主要为放射治疗不良反应。急性放射治疗不良反应较少见，主要为局部疼痛和出血，对症治疗均有效。远期放射治疗不良反应常出现于粒子植入1年后，表现多样，最常见的为局部疼痛和张口受限，偶见面瘫、失明等神经功能损伤，临床上需要注意与肿瘤进展鉴别。

其他并发症主要为放射性粒子脱落，较少见者为放射性粒子迁移。放射性粒子脱落的主要原因为肿瘤收缩后放射性粒子密集和肿瘤局部破溃，单个放射性粒子脱落不影响靶区覆盖范围，需要将脱落的粒子放入金属容器中，随访时带回并由专人回收。放射性粒子迁移为粒子通过循环系统到达身体其他部位，主要为肺，随访观察中出现放射性粒子迁移至肺部的患者均未出现相应症状。

五、总结

^{125}I放射性粒子组织间植入近距离放射治疗具有微创、较好的适形性和局部控制率高的特点，在多种颅底肿瘤如腺样囊性癌、横纹肌肉瘤、骨肉瘤、鳞状细胞癌等的治疗中多有应用，除单纯应用粒子治疗外，也可联合手术治疗和化疗，并已获得较满意的治疗效果，其中颅底局部晚期的腺样囊性癌5年局部控制率达到了59%，横纹肌肉瘤的5年局部控制率约为41.9%，单纯应用^{125}I粒子植入治疗颅底区交界瘤也获得非常满意的临床效果。但由于颅底区解剖结构复杂，并有较多重要组织结构，治疗计划设计及粒子植入手术存在一定难度，术后质量验证时实际情况与术前计划常存在一定差异，但仍可满足治疗需求，因此使用三维打印个体化穿刺引导模板、导航系统和术中CT等引导方法十分必要，可以明显提高治疗的安全性和精确性。在临床应用中，粒子植入围术期未见明显手术并发症，在后续的随访中也较少观察到严重急性及远期放射治疗不良反应。综上，^{125}I放射性粒子组织间植入近距离放射治疗治疗颅底肿瘤是一种较为安全可靠的方法，为颅底肿瘤的治疗提供了一种有效的治疗方法选择。

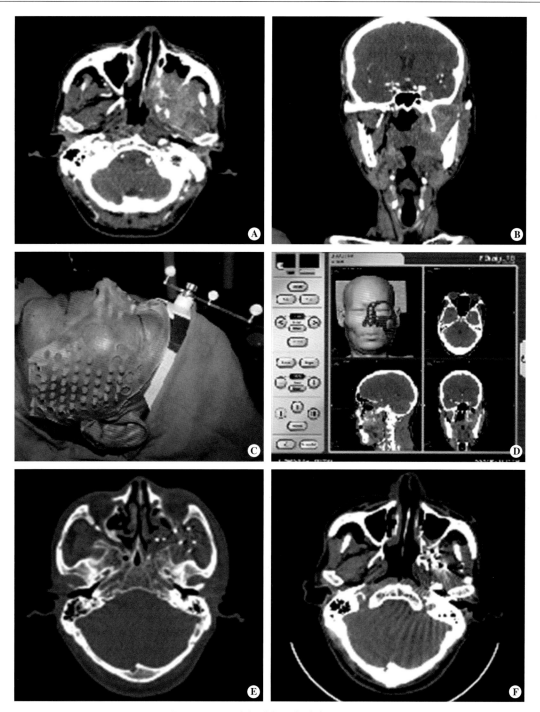

图24-5-2　原发性腺样囊性癌侵犯颅底区

A、B. 患者粒子植入前CT影像，肿瘤侵犯范围大，已无法手术；C、D. 三维打印个体化穿刺引导模板和手术导航系统引导粒子植入；E. 术后即刻CT显示的粒子排列；F. 粒子植入后18个月患者CT影像，粒子聚集，未见明确占位，治疗效果满意

（张建国）

第25章　颅底恶性肿瘤的内科治疗

一、概论

颅底肿瘤是一组基于解剖结构的异源性肿瘤的疾病总称，按解剖结构可分为颅内颅底肿瘤、颅底骨肿瘤和侵犯颅底的头颈部肿瘤，其中颅底恶性肿瘤约占所有颅底肿瘤的10%。原发性颅底恶性肿瘤按病理组织起源可分为上皮来源（如鳞状细胞癌、腺样囊性癌、腺癌、基底细胞癌、未分化癌等）、间叶组织来源（软组织肉瘤、骨肉瘤和软骨肉瘤）、神经外胚层来源（尤因肉瘤、嗅神经母细胞瘤、恶性黑色素瘤等）、淋巴造血系统来源（恶性淋巴瘤、浆细胞瘤、多发性骨髓瘤等）及脊索瘤等；转移性颅底恶性肿瘤多起源于乳腺、肺、前列腺，也可起源于肾和甲状腺等。

由于颅底恶性肿瘤发病率低、解剖结构特殊、病理类型复杂、临床表现不特异等原因，从而临床诊断困难而丧失最佳治疗时机。近年来随着人们疾病意识增强、各种影像学诊断和病理技术提高，越来越多颅底恶性肿瘤得以明确诊断。虽然外科手术仍然是颅底恶性肿瘤治疗中主要和不可替代的治疗手段，但由于其所处解剖学位置特殊，涉及多个重要器官的结构和功能，甚至严重影响患者的外观和基本生活质量，因此建立多学科团队（multi-disciplinary team，MDT），结合肿瘤特性（发生部位、病理生理、生物学行为、放化疗敏感性）和患者状况（体能、营养、合并疾病、心理意愿和承受能力等），采用综合治疗模式，遵循基本治疗规范前提下形成个体化诊疗策略，才有可能达到最大程度清除或控制肿瘤的同时，最大程度保全患者的器官功能及提高生活质量目的。

二、颅底恶性肿瘤的内科治疗原则

颅底恶性肿瘤内科治疗是近年来作为综合治疗策略前提下需要探索中发展的科学问题，并没有成型的治疗规范可以参考。应该说，近年来其他恶性实体瘤内科治疗的发展，为颅底恶性肿瘤内科治疗的参与提供了契机。首先，基于病理和临床分期指引下的原则，这是颅底恶性肿瘤内科治疗首要考虑的问题。因为疾病的病理类型、恶性程度（病理分化、分级、Ki-67指数等）、生物学行为、临床分期、侵犯范围和发展趋

势等，决定了综合治疗模式和首要或主体治疗手段的选择，并对患者预后和转归产生极其深远的影响。例如，对于常见的头颈鳞状细胞癌患者，早期或局晚期可手术治疗或放射治疗的患者，内科治疗作为辅助治疗手段，通过MDT讨论其应用价值、综合治疗模式和治疗时机；对于晚期丧失局部治疗机会（如复发或转移）的患者，可以通过内科全身治疗为局部治疗创造机会，以及作为主体姑息治疗手段延长患者生存时间和提高生活质量。对于少见病理类型，特别是恶性淋巴瘤、胚胎性横纹肌肉瘤、尤因肉瘤、浆细胞肿瘤、嗅神经母细胞瘤等高度敏感性肿瘤而言，结合临床分期，内科治疗可以优先或首要考虑。其次，基于治疗目的为导向的原则，治愈性或姑息性决定了内科治疗的价值。再次，基于患者状况或治疗意愿的原则，患者年龄、体力状况、营养评估、合并疾病及经济情况等，决定了内科治疗方式（积极或对症支持治疗）、方案或药物选择等。最后，基于不同疾病类型最新发展的原则，相关靶向或免疫治疗药物的发展，有可能为该类疾病带来更好的转化机会或生存结果。

三、颅底恶性肿瘤的化疗

化疗作为肿瘤内科传统治疗手段起源于20世纪60年代，从恶性实体肿瘤的晚期姑息治疗到辅助治疗及新辅助治疗，治疗理念的发展逐渐体现了其综合治疗应用价值，而治疗药物的发展，也为头颈恶性肿瘤的器官保全、治愈率或疾病控制率的提高及生活质量的改善，提供了一些帮助。作为非选择性的细胞毒性药物，在不同病理类型和化疗敏感性方面，其可能选择的药物和化疗方案存在一定的差异，下面分类而述。

1. 颅底鳞状细胞癌　作为颅底肿瘤中最常见的病理类型，主要发生于前颅底或中颅底，多起源于鼻腔或鼻旁窦鳞状细胞癌或鼻咽癌。依据2017年WHO病理分类，分为角化型鳞状细胞癌、非角化型鳞状细胞癌、梭形细胞鳞状细胞癌、淋巴上皮样癌、鼻腔鼻窦未分化癌。EB病毒相关的非角化型鳞状细胞癌和淋巴上皮样癌对化疗的敏感性相对较高。

原发鼻腔、鼻旁窦恶性肿瘤约占头颈部恶性肿

瘤的10%，其中绝大多数为鳞状细胞癌患者。由于鼻腔、鼻旁窦的特殊解剖部位，大多数发现时为中晚期（T2～4Nx），多累及眼眶、颅底、脑部等，其结构复杂且受功能和美容的限制，较难确定恰当的手术切缘，使单独手术治疗复发率较高，单纯放射治疗的效果也不满意，因此手术（特别是微创手术）联合放射治疗的综合治疗为其首选治疗模式，5年生存率为40%～50%。对治疗失败病例进行分析发现，高中分化鳞状细胞癌以局部失败为主，低分化和未分化癌相对远处转移多见。基于上述临床病理和生物学行为特征，参考NCCN等指南，对于局晚期鼻腔或鼻旁窦鳞状细胞癌患者，内科治疗作为综合治疗的一部分，可以通过诱导化疗联合单纯放射治疗（序贯化放疗）、同步化放疗（CCRT）及诱导化疗联合CCRT的模式，多用于不可切除病例的根治性治疗、可切除病例的器官保全（如眼球保护）及术后患者的辅助治疗。多项大样本针对头颈鳞状细胞癌（HNSCC）的Ⅲ期随机临床研究和荟萃分析证实，对于局晚期患者而言，CCRT是化疗和放射治疗联合的最佳综合治疗模式，不能耐受患者（年龄大于70岁，PS评分大于2分等）可采用序贯化放疗模式。首先，MACH-NC研究显示，相比单纯局部治疗手段，CCRT可带来6.5%的5年绝对生存获益（HR 0.83；95% CI，0.79 vs 0.87；$P < 0.001$），5年局部复发风险降低约10%（9.3%±1.2%）。其次，RTOG 91-11试验则确立了CCRT作为局部控制和器官功能保全的标准治疗模式；再者，对于存在手术切缘阳性和淋巴结包膜外侵犯等高危因素患者，术后CCRT可提高其治疗效果。RTOG 95-01临床试验长期随访结果亚组分析显示，对于淋巴结包膜外侵犯及手术切缘阳性患者，CCRT组10年无病生存率和总生存率均优于单纯放射治疗组（18.4% vs 12.3%，$P=0.05$；27.1% vs 19.6%，$P=0.07$）。相应指南推荐，3周顺铂方案（100mg/m²，3周/次）是CCRT的标准化疗方案，单周顺铂方案（≤50mg/m²，1周/次）也可以考虑。此外，有研究表明放射治疗联合顺铂或卡铂同步化疗对LA-HNSCC患者均存在生存获益，但以卡铂代替顺铂可简化给药，且肾毒性、神经毒性、耳毒性等不良反应更少。虽然CCRT能明显提高疗效，但毒性较单纯化疗或放射治疗也有增加，临床治疗时需要注意观察毒副作用，注重对症支持治疗，加强患者宣教。近年来随着以紫杉类药物为代表新药的加入，诱导化疗具有较高的近期缓解率，为随后的局部治疗创造条件的同时，有转化为生存获益的趋势。TAX323和TAX324等代表性研究采用TPF方案（多西他赛+顺铂+氟尿嘧啶）诱导，相比不含紫杉类药物的PF方案改善了生存，但也具有更高的毒性并导致后续治疗

延迟。相关荟萃分析显示，相比不含紫杉类药物的PF方案，TPF方案诱导可以提高5年生存率，降低了肿瘤进展率、局部区域失败率及远处转移率。然而，在PARADIGM研究和DECIDE研究中，与单独CCRT相比，在CCRT前加TPF方案诱导治疗是否会进一步提高生存率并未得到证实。总体而言，诱导化疗的价值还不十分明确，相比单纯CCRT，诱导化疗可能在降低远处转移方面更有优势，两者合理序贯应用，可能适用于具有高风险远处转移（N2c或N3）或局部失败率高（T3～4）且一般情况良好的患者，而并非适用于所有的患者。对于晚期复发转移鼻腔、鼻旁窦鳞状细胞癌患者，可以考虑姑息化疗±挽救性局部治疗模式延长患者生存期和提高生活质量。对于晚期复发转移患者，可以考虑姑息化疗±挽救性局部治疗模式延长患者生存期和提高生活质量，姑息化疗中位生存期为8～10个月，5年生存率为5%以下。顺铂联合氟尿嘧啶（PF方案）或联合紫杉醇类是常用的一线化疗方案，不适宜接受顺铂的，可以用卡铂替代。顺铂联合吉西他滨也有研究采用。对联合治疗耐受不佳的患者可选择顺铂、卡铂、紫杉醇、多西他赛、氟尿嘧啶、甲氨蝶呤、吉西他滨或卡培他滨作为一线单药治疗。

鼻咽癌（NPC）是我国具有地域特点的一种头颈部恶性肿瘤，患者人数占全球总患者人数的绝大部分，且主要集中于华南、中南及西部部分地区。60%～70% NPC诊断时已发展为局部晚期阶段，近10%的患者已经发生远处转移。利用MRI及SPECT/CT断层融合图像影像学诊断技术评估，有研究指出，NPC颅底侵犯并不少见，可高达65.5%。鼻咽癌颅底骨侵犯5个方向中，向上侵犯、向后上侵犯最多，之后是向前侵犯和向外上侵犯，最少是向后下侵犯，最常见的部位是枕骨基底部，之后分别是斜坡、翼突基底、翼突内侧板与岩尖。由于NPC解剖位置特殊、独特的生物学行为及对放化疗敏感，目前以调强放射治疗（intensity-modulated radiotherapy，IMRT）为基准的CCRT已成为NPC的标准治疗模式，其中顺铂是最常用的化疗药物。对于适宜使用顺铂的患者，可选方案包括单次方案、分次方案或每周方案。对于不适宜使用顺铂的患者，可选方案包括卡铂、奈达铂和奥沙利铂。对于不适宜接受化疗的患者，放射治疗联合西妥昔单抗或尼妥珠单抗是可选方案。虽然精确放射治疗技术及CCRT模式提高了局部控制率（90%），但远处转移（30%）仍是鼻咽癌主要治疗失败原因，因此如何保证高局部控制率同时，减少疾病复发和远处转移，是近年来主要研究热点。对于局部晚期患者，全身系统性化疗主要通过以下3种模式参与到目前的综合治疗过程中，放射治疗前的诱导化

疗（induction chemotherapy，IC）、放射治疗时的同步化疗（CCRT）及放射治疗后的辅助化疗（adjuvant chemotherapy，AC），并在包括美国国立综合癌症网络（NCCN）、欧洲肿瘤内科学会（ESMO）、中国临床肿瘤学会（CSCO）等指南中进行了不同级别证据的推荐。进入IMRT时代以来，关于鼻咽癌诱导化疗和辅助化疗两者是否提高局部晚期鼻咽癌患者的疗效仍然存在争议，但近年来自我国中山大学肿瘤防治中心大样本的系列研究似乎使这一问题逐渐明朗化。首先，在是否进一步辅助化疗方面，2003年中山大学附属肿瘤医院联合国内近10家单位开展了一项Ⅲ期多中心随机对照研究，目的是明确CCRT基础上加用AC能否提高中国局部晚期鼻咽癌患者疗效。共入组508例患者，42%的患者采用IMRT，入组分期要求T3～4N1/N2～3M0。CCRT+AC组251例，CCRT组257例，两组基线情况相同。这项研究于2017年在 *Eur J Cancer* 公布了长期随访结果，显示CCRT组和CCRT+AC组治疗后5年局部区域控制率、总生存率、无进展生存率和无远处转移生存率分别为90%与91%（$P=0.73$）、80%与83%（$P=0.35$）、71%与75%（$P=0.45$）、80%与85%（$P=0.30$），两组患者主要生存指标比较差异均无统计学意义。毒副作用方面，CCRT期间，两组主要血液学和非血液学毒副作用均无统计学差别。而CCRT+AC组在辅助化疗期间，14%的患者出现了3～4级的白细胞计数下降，21%的患者出现了3～4级口腔黏膜炎。另外，在是否诱导化疗方面，2016年中山大学附属肿瘤医院在 *Lancet Oncol* 上公布了一项前瞻性多中心Ⅲ期临床试验结果。这一临床试验是比较多西他赛+顺铂+氟尿嘧啶方案（TPF方案）+CCRT与单独CCRT治疗局部晚期鼻咽癌的疗效差别。入组时间为2011年3月至2013年8月，241例接受TPF方案+CCRT，239例接受单纯CCRT，中位随访时间45个月。结果显示TPF方案+CCRT组和单纯CCRT组治疗后3年总生存率、无进展生存率和无远处转移生存率分别为92%与86%（$P=0.029$）、80%与72%（$P=0.034$）、90%与83%（$P=0.031$），两组比较差异均有统计学意义。3年局部区域控制率分别为92%与89%（$P=0.12$），两组比较差异无统计学意义；但TPF方案诱导化疗+同步放化疗患者耐受性和依从性差。2019年该团队在 *N Engl J Med* 发表一项多中心、随机、对照采用吉西他滨+顺铂（GP）诱导化疗的Ⅲ期临床试验，此项临床试验于2013年启动，将480例Ⅲ/Ⅳ患者分为两组，其中试验组给予GP诱导化疗3周期加CCRT，对照组给予单纯CCRT。研究结果显示，CCRT前增加GP诱导化疗，可将3年无瘤生存率从76.5%提高到85.3%，3年总生存率从90.3%提高到94.6%，同时

95%的患者能顺利完成3个疗程诱导化疗，仅5%患者出现副作用。由此可见，在治疗局部晚期鼻咽癌高复发转移风险的患者中，诱导化疗较辅助化疗具有更确切的效果，铂类二联方案特别是GP方案2～3个周期可能是较优选方案。对于不适合局部挽救治疗的复发/转移的NPC患者，顺铂联合吉西他滨的GP方案为目前循证医学级别最高的一线治疗金标准，源于中山大学肿瘤防治中心张力教授2016年发布的全球首个随机多中心Ⅲ期临床研究。362例ECOG PS评分0/1分的复发/转移性鼻咽癌患者，按1∶1随机分为GP治疗组（吉西他滨1g/m²，第1、8天；顺铂80mg/m²，第1天，3周1次）或者FP对照组（氟尿嘧啶4g/m²持续静脉注射＞96小时，顺铂80mg/m²，第1天，3周1次）。主要研究终点为无进展生存（PFS），次要研究终点为总生存期（OS）、客观缓解率（ORR）、安全性和生活质量。研究结果显示，研究达到了主要终点无进展生存（PFS），相比于FP组，GP组的中位PFS期显著延长（7.0个月 vs 5.6个月），降低疾病进展风险近50%；客观有效率（ORR）在GP组同样显著优于FP组（64% vs 42%）；GP方案显著延长患者的中位OS（29.1个月 vs 20.9个月）。许多化疗药物在转移或进展期鼻咽癌中具有良好的抗肿瘤活性，包括铂类（顺铂、卡铂）、氟尿嘧啶（包括卡培他滨、替吉奥）、甲氨蝶呤、紫杉烷类（紫杉醇、多西他赛）、吉西他滨、博来霉素、异环磷酰胺、蒽环类、伊立替康和长春瑞滨等。铂类联合紫杉类或氟尿嘧啶类药物也是晚期鼻咽癌一线治疗的合理选择。一些Ⅱ期临床研究探讨了复发转移鼻咽癌的二线化疗，但都无法确立这些方案在二线治疗中的确切地位。目前推荐使用一线未使用过的活性单药；对于体能状况较好的患者，可以考虑非含铂联合用药。二线姑息化疗的缓解率在40%左右，中位PFS期为5个月左右，中位生存期为10个月左右。

2. 颅底腺样囊性癌、黏液表皮样癌或腺癌 除鳞状细胞癌以外，其他颅底上皮起源的恶性肿瘤主要包括腺样囊性癌、黏液表皮样癌或腺癌等病理类型，多来源于鼻咽及鼻旁窦累及颅底，腺样囊性癌相对多见。相比鳞状细胞癌患者，腺上皮起源的这些肿瘤临床上主要表现为隐匿性侵犯、浸润性生长、淋巴结转移率低、晚期多发生肺骨肝等转移、"惰性"生物学行为随着治疗次数或生存时间延长可逐渐变得侵袭性或暴发性等；主要治疗方式包括手术和放疗的综合治疗，预后明显好于鳞状细胞癌患者，5年生存率在60%以上。对化疗敏感性稍差，多用于晚期快速进展期患者，无标准或统一的化疗方案，含铂两药方案为目前主流，疗效27%～60%。下面以腺样囊性癌为代表进行描述。

腺样囊性癌（adenoid cystic carcinoma，ACC）是

一种发生于呼吸道涎腺上皮的少见恶性肿瘤，好发于头颈部，占所有头颈部恶性肿瘤的1%～5%，好发于涎腺和鼻腔、鼻旁窦。ACC具有较独特的临床特点：①显著嗜神经生长的特性，有沿神经生长及向颅内侵袭倾向，常牵涉上下颌神经及翼管神经；②局部呈浸润性生长；③局部复发率高，尤其是发生于鼻腔鼻窦和（或）颅底受累的ACC，更容易留下阳性切缘，局部复发率达26.7%～36.0%；④淋巴结转移率低，为10%～30%；⑤易发生远处转移，肿瘤细胞侵入血管沿血行发生远处转移，远处转移率为22%～48%，以肺转移为主；⑥具有"惰性"的生物学行为，带瘤生存期较长，即便局部复发或远处转移（尤其是肺）仍能生存较长时间。彻底手术是ACC公认的主要治疗方法，是否需行辅助放疗、化疗仍存在争议。大多学者认为需要辅助放射治疗（主要是术后放射治疗），推荐此为标准的治疗模式。常规化疗在头颈部ACC的治疗中作用有限，但有学者指出系统的化疗可让发展迅速、有症状的患者受益。化疗一般不用于初治早期患者，多用在晚期病变、肿瘤不可切除、肿瘤生长迅速、复发、转移、术后残留、术前减小瘤体的病例上。目前无公认的化疗方案，多以铂类为主，常用的是顺铂、卡铂、多柔比星、环磷酰胺、长春瑞滨、氟尿嘧啶及紫杉类药物，近年来也有采用培美曲塞、卡培他滨、替吉奥等药物；联合方案毒性相对较大，也可以选择单一化疗药物。

3. 小细胞癌/神经内分泌癌/未分化癌伴神经内分泌特征　小细胞癌/神经内分泌癌/未分化癌伴神经内分泌特征是一类可能起源于干细胞或神经内分泌细胞，具有神经内分泌标志物、分化差、高增殖活性的恶性神经内分泌肿瘤，常发生于鼻旁窦，并具有高侵袭和高危复发远处转移特点，预后相对较差。局部控制率和远处转移发生率与T分期、N分期及组织学分级明显相关。对于局部晚期病变，根治切除或内镜下切除术后的辅助放疗、CCRT及辅助化疗被认为是合理选择的综合治疗模式；对于为保全眼及眼眶和不宜手术T4病变患者，常采用诱导化疗或CCRT模式；晚期远转或复发患者，主要考虑全身系统性化疗。因此，化疗往往是颅底小细胞癌/神经内分泌癌/未分化癌伴神经内分泌特征患者标准的治疗选择，常用的化疗方案为顺铂/卡铂联合足叶乙苷，或者环磷酰胺、多柔比星/表柔比星、长春新碱（CAO）联合方案。

4. 嗅神经母细胞瘤（olfactory neuroblastoma，ONB）　一种罕见的鼻颅底恶性肿瘤，被认为起源于嗅神经上皮或嗅基板神经外皮质。ONB约占鼻腔、鼻窦肿瘤的3%，发病无性别差异，各年龄段均可发病，多数文献报道其有10～20岁和50～60岁两个发病高峰。最常见的症状是鼻塞，其次是复发性鼻出血、头面部疼痛及嗅觉丧失；严重时引起溢泪、复视、眼球突出和视力下降等症状，若肿瘤向上突破筛板侵袭颅前窝底，可导致额叶压迫症状或癫痫发作；极少数患者可表现为副癌综合征，如库欣综合征、低钠血症或抗利尿激素分泌失调综合征。颈淋巴结转移在初次发病时的发生率约为5%，但颈淋巴结延迟复发转移较为常见，发生率高达30%；累积远处转移率可高达30%～40%，最常见转移部位为骨和肺及硬脑膜；易出现远期复发，中位复发时间通常为4～5年，一些患者甚至在术后10年以后复发。病理诊断主要依靠组织学形态，具有原始神经母细胞瘤的特征性小叶结构：均匀一致的小圆细胞；真菊形团或假菊形团；嗜酸性纤维背景。高级别肿瘤可能表现出明显的核多形性、有丝分裂活性和坏死增加，约30%的患者可见典型的Homer-Wright假菊形团。特有的免疫组织化学染色标志物有神经元特异性烯醇化酶、突触素及嗜铬素A，呈不同强度的阳性表达；细胞角蛋白、波形蛋白、S-100及上皮膜抗原CD56也可以呈不同强度的阳性表达。Ki-67指数为10%～50%，该指数增高与恶性程度增高有关。近年来相关研究报道发现，嗅神经母细胞瘤高表达嗅觉特异性G蛋白α、腺苷酸环化酶Ⅲ（AC Ⅲ），并对ONB的诊断具有特异性。41例复发或转移性ONB行二代测序检测，最常见为 *TP53* 异常（17%），其他有 *PIK3CA*、*NF1*、*CDKN2A* 及 *CDKN2C* 的异常（7%）。1988年，Hyams等提出了目前唯一的ONB病理分级系统。该分级系统根据细胞有丝分裂活性、核多形性、坏死、结构紊乱、纤维基质稀疏、"菊形团"形成等特征，将ONB按照分化程度从高（Ⅰ级）到低（Ⅳ级）分为4级，这一分级一定程度上反映了ONB的生物学特性与肿瘤侵袭性的关系。ONB有多种临床分期方法，目前国际上尚无统一标准。目前较广泛应用的有Kadish改良分期系统和Dulguerov-TNM分期。治疗上，ONB因其发病部位的特殊性，尚缺乏统一的治疗策略。近年来主要根据肿瘤的病理学分级和临床分期选择治疗方案，大部分采用手术联合放疗或化疗的综合治疗方案。一项纳入24篇文章的Meta分析显示：ONB患者5年无病生存时间为41%，总生存率为45%；对于Hyam分级 Ⅰ～Ⅱ级患者5年生存率为56%，Ⅲ～Ⅳ级患者5年生存率为25%；颈部淋巴结转移5年生存率为29%，N0患者5年生存率可达64%；接受手术加放射治疗者5年生存率为65%，放射治疗联合化疗者5年生存率为51%，仅接受手术者5年生存率为48%，仅接受放疗在5年生存率为37%。

由于起病隐匿、肿瘤局部侵袭性强、易侵犯颅内且常发生淋巴道和远处转移及远期复发，整体表现为肿瘤生物学行为差异较大（部分惰性、部分侵袭性和转移性），加之缺乏临床指南指导治疗，ONB 患者总体生存率仍不令人满意。因此，加强内科系统性治疗的参与，可能是突破目前治疗瓶颈的合理考虑，但其适应证、时机及化疗方案的优化等问题还在探索中。目前看来，对于晚期、高 Hyams 分级、广泛局部病变、远处转移、阳性边缘、不能切除的肿瘤和复发性肿瘤患者，化疗的积极参与可能改善患者生存。诱导化疗方面，近年来局部晚期患者采用新辅助化疗的报道逐渐增多。Fitzek 等 2002 年报道了对于 Kadish B 期及 Kadish C 期的患者接受顺铂联合依托泊苷诱导化疗 2 周期，后肿瘤彻底切除患者 5 年 DFS 和 OS 分别为88% 和 74%。Bartel 等 2018 年报道了 4 例有颅内受侵的患者接受 3 周期顺铂联合依托泊苷和异环磷酰胺化疗，肿瘤缓解率为 75%，随后接受手术和术后放射治疗，随访时间分别为 85 个月、39 个月、10 个月和 40 个月，其中 3 名患者获得未观察到肿瘤复发，一名患者在随访 40 个月时死于该病。辅助化疗方面，其价值还存在争议。2008 年，Mayo-Clinic 研究所涵盖 12 名高级别、Kadish C 期的 ONB 患者的回顾性研究显示，对于辅助化疗或可能获得无复发生存和总生存的获益。然而，2018 年一项回顾性分析（n=38）头对头比较了手术＋术后放射治疗＋术后化疗对比手术＋术后放射治疗，发现不论是 Kadish B 期/Kadish C 期还是 Kadish D 期的患者，辅助化疗的加入均不能延长总生存。晚期患者中，新联合方案具有较高的近期缓解率。Kim 等应用新化疗方案（药物包括依托泊苷、异环磷酰胺和顺铂）治疗 11 例 ONB 患者，均获得了良好的反应，其中 9 例（82%）患者表现出客观应答。中国医学科学院肿瘤医院统计 2009～2019 年收治的 68 例 ONB 患者（未发表），Kadish C 期/Kadish D 期占 79.1%，采用含化疗（顺铂＋依托泊苷、顺铂＋异环磷酰胺＋依托泊苷）的综合治疗，5 年 DFS 为 50.0%，5 年 OS 为 68.4%。

5. **恶性黑色素瘤** 黏膜黑色素瘤（MM）是恶性黑色素瘤的一种亚型，在欧美人群中的发病率不足 1%，但在中国人群中比例可高达约 22%。与皮肤黑色素瘤相比，黏膜黑色素瘤的侵袭性更强，预后更差（早年报道 5 年生存率为 26.8% vs 53.9%）。头颈部黏膜恶性黑色素瘤（MMHN）虽然是一类十分罕见的恶性肿瘤，但在美国可以占所有黏膜恶性黑色素瘤的 55%。北京大学肿瘤医院 2012 年发表的资料显示，212 例经病理确诊的 MM 患者中，头颈部是最常见的原发部位（45.3%），其中鼻腔和鼻旁窦是头颈部最常见的原发位置（45/96，46.9%）。第 7 版 AJCC 分期首次提出 MMHN 的 TNM 分期，结果显示不同 T 分期和 N 分期与预后显著相关。考虑到 MM 恶性程度更高、更易侵

及血管、更早出现远处转移、预后更差的原因，AJCC 分期将 MMHN 归于 Ⅲ～Ⅳ 期，其中 Ⅲ 期为局限黏膜病变（T3）不伴淋巴结转移，其他归于 Ⅳ 期（T4a：侵及深部软组织、软骨或骨；T4b：侵及脑组织、硬脑膜、颅底、脑神经、椎前间隙、咀嚼肌间隙、颈动脉等）。基于其生物学行为和不良预后，目前认为 MMHN 需要多学科多手段综合治疗，推荐扩大切除术后放射治疗以提高局控率；由于远转率高，积极寻求有效的全身治疗至关重要。手术依旧是最重要的治疗及根治手段。高危复发患者可考虑全身辅助治疗，辅助放射治疗可提高局部控制率但无法延长生存期。替莫唑胺为基础的辅助化疗较高剂量干扰素（IFN-α）2b（HDI）可能更为有效。在一项大型随机对照试验中，将 189 例 MM 患者随机平均分配到观察组、干扰素组、替莫唑胺＋顺铂组，接受替莫唑胺＋顺铂组与干扰素治疗的患者总体生存率显著提高（48.7 个月、40.4 个月、21.2 个月，$P < 0.01$）。2019 年国内一项关于 MM 辅助的多中心随机 Ⅲ 期研究发表了中期分析，证实在 MM 辅助治疗中，替莫唑胺＋顺铂比干扰素在 RFS 和 OS 方面更具有优势。结果显示 RFS 延长 6 个月（15.53 vs 9.47），DMFS 延长 7.23 个月（16.8 vs 9.57），化疗组复发风险降低（HR=0.56，$P < 0.001$）。复发远转是 MMHN 患者失败主要原因，全身化疗是目前最重要的治疗手段之一，传统一线化疗药物包括顺铂、达卡巴嗪（DTIC）、替莫唑胺（TMZ）或以 DTIC/ TMZ 为主的联合化疗，有效率仅仅只有 5%～20%，完全缓解率小于 5%，中位生存期只有 5.6～11 个月。近年来紫杉醇/白蛋白紫杉醇＋铂类±恩度或贝伐珠单抗被认为 MM 更有效的化疗方案，单纯化疗中位 PFS 为 3.2 个月，中位 OS 为 9 个月。联合抗血管生成药物，PFS 和 OS 有较好改善。近期研究显示，靶向治疗和免疫检查点抑制剂可能是黏膜黑色素瘤新的治疗方法。

6. **软组织肉瘤** 是起源于间叶组织的异质性实体瘤，约占成人恶性肿瘤的 1%，占儿童恶性肿瘤的 15%。软组织肉瘤包括很多类型，在头颈软组织肉瘤中，主要包括纤维肉瘤、横纹肌肉瘤、未分化多形性肉瘤、恶性外周神经鞘瘤、血管肉瘤、滑膜肉瘤等，占全身软组织肉瘤的 10%～15%。颅底软组织肉瘤主要发生于前颅底和中颅底，鼻腔和鼻旁窦多发，淋巴结转移少见。非远转颅底软组织肉瘤主要治疗方式为手术＋放射治疗，化疗主要用于不能手术、术后放射治疗后肿瘤残留、复发或远处转移患者，少数可作为新辅助治疗手段应用。常用的化疗方案为异环磷酰胺＋多柔比星/表柔比星、美司钠＋异环磷酰胺＋多柔比星＋氮烯咪胺（MAID）、环磷酰胺＋多柔比星＋长春新碱（CAO）、异环磷酰胺＋依托泊苷（IE）、多柔比

星+氮烯咪胺或者单药多柔比星/表柔比星等，血管肉瘤也可以考虑联合紫杉醇类药物。晚期软组织肉瘤化疗的有效率为25%～30%，5年生存率低于10%。

横纹肌肉瘤（RMS）多发于儿童和青少年，头颈部是常见的发生部位。Enzinger等报道了558例RMS中，头颈部占44.1%。我国在各家医院的耳鼻喉或头颈外科报道中，头颈部RMS占10%～50%，多发于鼻咽、鼻旁窦、眼眶、外耳道等部位，常侵犯周围器官组织、颅底和脑神经（多为神经和舌下神经受累）。本瘤恶性程度高，易发生淋巴或血行转移，有文献报道淋巴结转移率约为20%，血行转移率可达40%以上。依据肿瘤的分化程度、细胞成分和生长方式，可分为胚胎性、腺泡状和多形性RMS。RMS对化放疗相对较敏感，明确的病理诊断和临床分期对疾病的合理综合治疗策略非常重要。Ⅰ、Ⅱ期病例的手术切除范围应由肿瘤的发生部位、大小及侵犯范围而定，应尽可能达到切缘阴性。Ⅲ期病例应先行放射治疗后手术切除，术后再辅以全身化疗。Ⅳ期病例应以化疗和放射治疗为主，如肿瘤伴有颈部淋巴结转移，应行肿瘤切除及颈淋巴结清扫术。RMS是各类软组织肉瘤中化疗最敏感的，其生存率的提高与化疗方案的选择及疗程有关。CAO方案及IE方案交替化疗疗效确切，应坚持至少12个月。既往也有研究采用颞浅动脉插管化疗，可大大提高肿瘤局部血药浓度，提高疗效，且减轻毒副作用，故对于晚期不能手术切除且不能耐受全身化疗，肿瘤区域血供主要由颈外动脉供应的患者，可考虑此方法。

7. 恶性淋巴瘤 颅底原发性淋巴瘤（primary lymphoma of skull base，PLSB）通常指颅底部位发生的、没有全身性受累证据的淋巴瘤。目前学者对PLSB的定义和起源仍有争议。因PLSB多伴有颅底骨质破坏，有报道认为其可能是颅底骨发生的骨源性NHL。鉴于PLSB多累及海绵窦，有学者认为其可能是起源于海绵窦的特殊类型原发性中枢神经系统淋巴瘤（primary central nervous system lymphoma，PCNSL）。PLSB发病率很低，回顾1992～2017年的国内外相关文献，以个案形式报道约40例PLSB均为非霍奇金淋巴瘤（non-Hodgkin lymphoma，NHL），绝大部分为弥漫大B细胞淋巴瘤（DLBCL），偶有黏膜相关淋巴组织边缘区淋巴瘤（多起源眼附属器）和外周T细胞淋巴瘤（PTCL）。中国医学科学院肿瘤医院曾报道2008年10月1日至2016年12月30日收治8例PLSB患者，男性3例，女性5例；男女比例为3∶5；中位发病年龄为53.5岁，中位发病时间为3个月。疼痛为最常见的首发症状（共8例），伴发热、耳鸣、复视各1例；脑神经（包括Ⅱ、Ⅲ、Ⅳ、Ⅴ、Ⅵ、Ⅶ、Ⅸ、Ⅹ）功能受损为发病后期的主要症状。3例累及蝶岩斜区，5例累及颅中底-颞下窝-翼腭窝区，8例均累及海绵窦，可见侵袭性骨质破坏。3例患者均为NHL，7例DLBCL（其中6例为非生发中心B细胞样型，1例为生发中心源性），1例为大细胞间变性淋巴瘤（ALK阴性）。按照Ann arbor分期标准8例患者均为ⅠE期。术后3周左右开始治疗，采用CHOP或R-CHOP方案6周期，除1例因病情进展、未完成化疗即死亡的患者外，7例患者化疗结束后行常规局部放疗（40Gy/20F/30d）。完全缓解率为62.5%（5/8）；1年无进展生存率87.5%（7/8）。因此，PLSB起病及发展迅速，多以头痛起病，后期逐渐出现多发的脑神经功能障碍；如以不明原因发热伴上述症状，需警惕该病可能。由于临床表现和影像学无特异性，PLSB的术前诊断仍较为困难。手术活检是明确诊断的唯一方法。由于PLSB多侵犯海绵窦等重要颅底结构，切除风险高；而淋巴瘤对放化疗高度敏感，因此如术中冷冻病理能够初步明确诊断，无须追求肿瘤大部切除。有时，经皮-软圆孔穿刺活检也能够明确诊断。但由于肿瘤异质性和既往不恰当激素治疗导致的肿瘤变化。穿刺活检可能无法获得足够的典型标本以明确病理诊断。PLSB治疗策略以治愈为目的，强调多学科综合治疗，包括手术、化疗和放射治疗。明确病理后，化疗联合局部放射治疗是最主要和有效的治疗手段。美罗华联合CHOP为目前DLBCL治疗标准的一线免疫化疗方案。由于病例数太少，对于PLSB，特别是其中合并预后不良因素的患者，是否有必要采用R-DA-EPOCH或Hyper-CVAD等更强方案治疗，目前还不明确。临床上建议有经验的肿瘤内科或淋巴瘤专家会诊来决定。

四、颅底恶性肿瘤的靶向治疗

进入21世纪以来，随着人们对恶性肿瘤分子生物学认识的深入，越来越强调精准检测与精准治疗的理念，这一点也在头颈肿瘤甚至颅底恶性肿瘤上也得以体现。相应的治疗药物包括EGFR单抗（西妥昔单抗、尼妥珠单抗）、HER-2单抗（曲妥珠单抗、帕妥珠单抗）、小分子靶向药物（如EGFR-TKI阿法替尼、拉帕替尼、BRAF抑制剂、TRK抑制剂拉罗替尼或恩曲替尼、ALK抑制剂克唑替尼、多靶点酪氨酸激酶抑制剂、PI3K-mTOR抑制剂依维莫司等）、抗血管生成药物（贝伐珠单抗、恩度、安罗替尼、阿帕替尼）等。

鳞状细胞癌方面包括头颈鳞状细胞癌或鼻咽癌，研究表明约90% HNSCC存在表皮生长因子受体（epidermal growth factor receptor，EGFR）高表达，与患者的整体生存、无进展生存时间缩短等有关。西妥昔单抗（centuximab，C225）为人鼠嵌合型抗EGFR

单抗，2006年美国FDA首个批准用于HNSCC的靶向治疗药物。一项纳入424例初治局晚期HNSCC患者的试验对比了单纯放射治疗与放射治疗联合西妥昔单抗（400mg/m²，第1周，随后250mg/m²，每周重复）的疗效，结果表明放射治疗联合西妥昔单抗治疗组较单纯放射治疗组的中位OS显著延长（49.0个月 vs 29.3个月，$P=0.005$），5年生存率分别为45.6%和36.4%，且没有显著增加不良反应。我国鼻咽癌放射治疗联合尼妥珠单抗的临床研究也证实，相比单纯放射治疗，可以提高疗效。靶向EGFR单抗同步含放射治疗的综合治疗，目前在临床实践中多用于不适合顺铂同步放射治疗的患者。对于晚期复发转移性鳞状细胞癌患者，国际多中心前瞻性Ⅲ期随机研究EXTREME研究和中国人群开展的CHANGE-2研究，均证实在铂类联合氟尿嘧啶的化疗基础上联合西妥昔单抗显著延长了总生存期，同时改善了生活质量。对于一线无法耐受联合化疗的患者，可以考虑单用顺铂或紫杉类药物联合西妥昔单抗。阿法替尼作为第二代不可逆酪氨酸激酶抑制剂也可用于含铂治疗后进展的R/M-HNSCC二线治疗。

针对颅底腺样囊性癌、黏液表皮样癌或腺癌等的靶向治疗目前还在探索中，参考涎腺起源肿瘤，多于一线化疗失败患者的临床研究或个体化治疗。随着二代测序的应用，越来越多低频突变被发现。因基因突变频率较低，如果采用传统的临床试验方式进行研究，很难达到统计学要求的样本量，因此2018年发表于JCO杂志的MyPathway研究，是一个值得参考的经典的多队列篮子试验。MyPathway是一个多中心的Ⅱa期研究，含有多个队列的篮子试验。研究旨在评估相应靶向药物用于含有特定基因变异肿瘤的疗效（适应证以外的肿瘤）。评估的靶点（靶向药物）包括HER2（帕妥珠单抗+曲妥珠单抗）、BRAF（vemurafenib）、Hedgehog通路（vismodegib）和EGFR（厄洛替尼）。该研究前期入组251例患者，覆盖35种不同的肿瘤类型，其中也包括了一些头颈肿瘤特别是涎腺癌患者。从最初入组的230例患者的疗效数据来看，所有4个靶向治疗方案均观察到有意义的疗效，覆盖了14种不同类型的肿瘤，超出了药物目前获批的适应证范围。MyPathway研究还将继续招募患者，近期报道的数据，证实了这一研究的可行性及篮子试验设计的潜在价值，为其他研究的设计提供参考。拉罗替尼（larotrectinib）是美国FDA首个批准的"与肿瘤类型无关"的抗肿瘤靶向药物。在治疗TRK基因融合肿瘤（22%～38%涎腺癌阳性）患者的临床试验中，larotrectinib的ORR为75%（$n=55$），其中22%的患者达到完全缓解（CR）。恩曲替尼（entrectinib）在治疗TRK基因融合肿瘤Ⅰ/Ⅱ汇总分析中显示，ORR为57.4%（$n=54$）。对于

HER-2阳性的腺样囊性癌、黏液表皮样癌或腺癌等，也可以考虑帕妥珠单抗/曲妥珠单抗的靶向联合化疗治疗。在一项包含32例晚期复发转移腺样囊性癌的Ⅱ期研究中，多靶点激酶抑制剂伦伐替尼（lenvatinib）取得了88%的疾病控制率（PR 15.6%、SD 75%）。国内也有关于这类瘤种采用小分子抗血管生成药物如安罗替尼或阿帕替尼的研究结果，也显示了较好的疗效和安全性。

软组织肉瘤方面关于靶向治疗的临床研究非常多。随着对不同组织学亚型发病潜在分子、基因组机制的了解，促进了软组织肉瘤靶向治疗的发展。软组织肉瘤的一线治疗方案仍然局限于传统的外科手术和化疗，以多柔比星为主的化疗方案为首选治疗药物。对于复发/远处转移患者二线治疗和后期治疗尚无标准，目前临床上最常用于软组织肉瘤的靶向药物主要有血管靶向药物信号转导通路分子为靶点的药物和免疫靶向药物，而不同组织学亚型对各种靶向药物的敏感性存在明显差异。伊马替尼、帕唑帕尼、索拉非尼、瑞戈非尼、阿昔替尼及伦伐替尼等多靶点酪氨酸激酶抑制剂（TKI）在软组织肉瘤的临床研究中都显示了一定的差异性抗肿瘤活性。帕唑帕尼2012年被美国FDA批准用于进展性、不可切除的或转移性非脂肪细胞性软组织肉瘤的治疗。一项帕唑帕尼治疗转移性软组织肉瘤的随机、双盲、对照Ⅲ期试验纳入了369例患者，帕唑帕尼组与安慰剂组的中位无进展生存时间分别为4.6个月和1.6个月（$P<0.0001$），帕唑帕尼显著延长了患者的无进展生存期，常见的3级或4级副作用为疲劳（13%）、高血压（7%）、厌食症（6%）和腹泻（5%）；帕唑帕尼组与安慰剂组总生存时间分别为12.5个月和10.7个月，差异无统计学意义（$P=0.25$）。伊马替尼是靶向异常蛋白酪氨酸激酶Bcr-ABL、干细胞因子受体c-kit和血小板衍生生长因子受体（platelet-derived growth factor receptor，PDGFR）的口服TKI。关于甲磺酸伊马替尼治疗晚期隆突性皮肤纤维肉瘤的2项Ⅱ期临床试验的汇总分析提示，伊马替尼对16号染色体和22号染色体易位的转移性或晚期隆突性皮肤纤维肉瘤的客观有效率接近50%，提示甲磺酸伊马替尼对于转移性或晚期隆突性皮肤纤维肉瘤的治疗效果是可观的。美国FDA已批准伊马替尼用于治疗不可切除、转移性或晚期隆突性皮肤纤维肉瘤。安罗替尼是一种口服的小分子TKI，对血管生成具有较强的抑制作用。安罗替尼治疗晚期软组织肉瘤的Ⅱa期临床研究纳入了166例复发的晚期软组织肉瘤患者，研究对象的12周疾病无进展率为68.42%，客观缓解率为12.65%，中位无进展生存时间为5.63个月，中位总生存时间为12.33个月。该研究结果显示安

罗替尼对腺泡软组织肉瘤的治疗效果显著，疾病控制率为100%。安罗替尼治疗晚期软组织肉瘤的ⅡB期临床研究纳入了233例复发的晚期软组织肉瘤患者，组织学亚型包括滑膜肉瘤、平滑肌肉瘤、腺泡状软组织肉瘤、未分化多形性肉瘤、脂肪肉瘤、纤维肉瘤、透明细胞肉瘤和上皮样肉瘤。Ⅱb期临床研究纳入了233例复发的晚期软组织肉瘤患者，与安慰剂组对比，安罗替尼组能显著延长无进展生存期（6.27个月 vs 1.47个月，$P < 0.000\ 1$），达4.8个月；患者的客观缓解率（10.13% vs 1.33%，$P=0.014\ 5$）和疾病控制率（55.7% vs 22.67%，$P < 0.000\ 1$）也得到显著提高，但总生存期的数据尚未公布。安罗替尼安全性良好，不良事件以Ⅰ/Ⅱ级为主，主要是高血压、促甲状腺激素升高、甘油三酯升高、腹泻、手足皮肤反应和蛋白尿，Ⅲ级及以上不良反应发生率低于5%。因此可从安罗替尼的Ⅱa期和Ⅱb期临床研究得出结论，安罗替尼对多种软组织肉瘤亚型有显著的治疗效果，如滑膜肉瘤、平滑肌肉瘤、腺泡状软组织肉瘤、纤维肉瘤和脂肪肉瘤等，其中腺泡状软组织肉瘤、透明细胞肉瘤可以将安罗替尼作为一线治疗药物；同时安罗替尼的不良反应发生率较低，患者耐受情况良好，可提高患者的生活质量；但需要注意的是在应用安罗替尼治疗时应考虑患者软组织肉瘤的亚型分类。炎性肌成纤维细胞瘤（inflammatory myofibroblastic tumor，IMT）是一种临床表现多样的间质性肿瘤，患者多为儿童及青少年，50%的IMT患者存在 ALK 基因重排，克唑替尼在这类患者中表现出较好活性。

黑色素瘤的基因突变发生率比较高，常见的突变基因包括 BRAF、MAPK、NRAS 及 c-KIT 等。一项Ⅱ期临床试验包含了43例 KIT 基因突变的晚期转移性黑色素瘤患者，26% 的患者为 MM，并给予伊马替尼治疗，在1年的随访中，发现42%的患者肿瘤消退，随访结束时生存率为51%。BRAF 基因突变使MAPK通路过度激活，是导致黑色素瘤发生及侵袭转移的重要机制之一。2011年ASCO大会上，Chapman教授报道了 BRAF-V600E 抑制剂维莫非尼（vemurafenib）与DTIC对照治疗晚期 BRAF-V600E 突变的黑色素瘤患者的Ⅲ临床研究的结果。该项试验为一项多中心Ⅲ期随机对照研究，在103个中心共入组了675例不能手术切除的Ⅲ期或Ⅳ期的初治黑色素瘤患者，结果vemurafenib组有效率（RR）达到48.4%，而达卡巴嗪（DTIC）组只有5.5%，所有的亚组分析均证明vemurafenib组均比DTIC组显著提高了无进展生存期（PFS）和总生存期（OS），其风险比分别是0.26和0.37。近年来研究显示，BRAFi联合MEKi用于 BRAF 突变的晚期黑色素瘤患者，快速起效明显，并有效提高患者的PFS及OS。美

国FDA陆续批准维莫非尼（vemurafenib）、达拉菲尼（dabrafenib）、vemurafenib + cobimetinib、dabrafenib + 曲美替尼（trametinib）上市。2018年ASCO会上揭晓了一项COLUMBUS研究结果：新型BRAFi联合MEKi：恩可非尼（encorafenib）+比尼替尼（binimetinib）将PFS从过去的9～11个月延长到近15个月，中位OS达到3年，进一步提高了靶向治疗的疗效。中国黑色素瘤患者 BRAF 基因的总突变率为25.2%，新型BRAFi+MEKi或将进一步提高中国 BRAF 突变阳性黑色素瘤患者的生存率，更多种靶向药物的联合治疗也具有发展前景。

五、颅底恶性肿瘤的免疫治疗

免疫治疗是21世纪以来恶性肿瘤内科治疗最大的亮点和热点，基于以免疫检查点抑制（ICI）为代表的免疫治疗在其他部位恶性实体瘤中取得的突破性进展，在HNSCC的研究中也取得了高级别循证医学证据，目前获批了在HNSCC的一线和二线适应证，这也为颅底鳞状细胞癌等免疫治疗的应用和研究提供了参考依据。

首先，2016年美国FDA连续批准了纳武单抗和帕博利珠单抗挽救治疗R/M-HNSCC的适应证。CheckMate-141是关于HNSCC二线治疗的一项随机对照、双盲Ⅲ期临床试验，纳入361例铂类化疗后6个月内进展的R/M-HNSCC患者，以2∶1比例随机接受纳武单抗单药或标准单药（甲氨蝶呤、多西他赛或西妥昔单抗）治疗。研究表明两组中位OS分别为7.5个月和5.1个月，1年总生存率分别为36%和16.6%（$P=0.01$），ORR分别为13.5%和5.8%，且为期2年的随访表明PD-L1阳性或阴性患者均有生存获益。安全性方面，纳武单抗组3～4级不良反应发生率为15.3%，显著低于标准单药组的36.9%。Keynote-040研究针对在接受含铂化疗时或之后疾病进展（二线）的R/M-HNSCC患者，将免疫治疗药物帕博利珠单抗（pembrolizumab）与3种标准化疗药物（甲氨蝶呤、多西他赛和西妥昔单抗）进行比较。研究纳入495例患者，其中247名被随机分配接受帕博利珠单抗治疗，另外248例则随机接受3种标准化疗中的一种。结果显示，帕博利珠单抗组的中位总生存期为8.4个月，而标准化疗组为6.9个月，P值有统计学差异。1年生存率为37%，而对照组为26.5%。两组患者的缓解率分别为14.6%和10.1%（$P=0.061$），中位缓解持续时间（DOR）分别为18.4个月和5.0个月。PD-L1 TPS ≥ 50%的129例患者中帕博利珠单抗治疗中位生存期为11.6个月，标准化疗组为6.6个月，HR为0.53（$P=0.001\ 4$）。安全性方面，帕博利珠单抗组3～4级

治疗相关不良事件发生率低于标准化疗组（13% vs 36%），常见治疗相关不良反应包括甲状腺功能减退、疲劳、腹泻、皮疹。另外，免疫检查点抑制剂从 R/M-HNSCC 的二线治疗逐渐被推到一线治疗，其一线治疗证据主要源自于 KEYNOTE-048 研究。该项 3 期随机对照研究入组了 882 例 R/M-HNSCC 患者，随机接受帕博利珠单抗单药（P 组）、帕博利珠单抗联合化疗（P+C 组）或 EXTREME 方案（E 组），免疫和靶向治疗药物在化疗结束后给予维持。该研究针对 PD-L1 综合阳性评分（CPS）≥20 分、CPS≥1 分和全体患者这 3 组人群，采用总生存（OS）和无进展生存（PFS）作为共同的主要终点，而肿瘤细胞 PD-L1 的表达（TPS ≥ 50% vs < 50%）、口咽癌 P16 的表达（阳性 vs 阴性）和 ECOG PS 评分（0 分 vs 1 分）作为 3 个分层因素。P 组与 E 组结果显示，在 PD-L1 CPS≥20 分和 CPS≥1 分的患者 P 组的中位 OS（个月）优于 E 组（$n = 255$，14.9 vs 10.7，HR 0.61，$P = 0.000\ 7$；$n = 512$，12.3 vs 10.3，HR 0.78，$P = 0.008\ 6$）。 在 PD-L1 CPS≥20 分和 CPS≥1 分的 患者 P 组和 E 组中位 PFS（个月）无显著差异（3.4 vs 5.0，HR 0.99；3.2 vs 5.0，HR 1.16）。在 PD-L1 CPS≥20 分的患者中，P 组和 E 组的 ORR 分别为 23.3% 与 36.1%，中位 DOR 分别为 20.9 个月与 4.2 个月。在 PD-L1 CPS≥1 分的患者中，P 组和 E 组的 ORR 分别为 19.1% vs 34.9%，中位 DOR 为分别为 20.9 vs 4.5 个月。在总人群中，P 组和 E 组的 ORR 分别为 17% 与 36%，中位 DOR 分别为 20.9 个月与 4.5 个月。安全性方面，P 组和 E 组治疗相关的不良事件（AE）对比显示，帕博利珠单抗的耐受性更好。P+C 组与 E 组结果显示，在总人群中，P + C 组中位 OS（个月）优于 E 组（$n = 559$，13.0 vs 10.7，HR 0.77，$P = 0.003\ 4$）。但两组的中位 PFS（个月）对比无差异（4.9 vs 5.1，HR 0.92，$P=0.2$）。ORR 对比，两组也无显著差异，分别为 35.6% 与 36.3%，但 P + C 组的 DOR 更长，分别为 6.7 个月与 4.3 个月。安全性方面，P+C 组和 E 组安全性相似。因此，相较于标准疗法，帕博利珠单抗一线治疗 R/M-HNSCC 在单药治疗 PD-L1 CPS ≥20 分和 ≥1 分的人群及联合化疗的总人群

中观察到了生存获益。这些结果为帕博利珠单抗和帕博利珠单抗+铂类+氟尿嘧啶作为 R/M-HNSCC 的一线标准治疗方案提供了数据支持。再者鼻咽癌方面，多个 PD-1 单抗（帕博利珠单抗、纳武单抗、卡瑞丽珠单抗、特瑞普利单抗）在复发转移性 NPC 患者二线及后线治疗显示出一定疗效。由中山大学附属肿瘤医院徐瑞华教授牵头的临床试验，研究了特瑞普利单抗对既往接受系统治疗失败的复发/转移性鼻咽癌患者的有效性和安全性。全组共纳入 191 例鼻咽癌患者，结果显示 4 例患者获得完全缓解（CR），38 例患者获部分缓解（PR），客观缓解率（ORR）为 25.5%，48 例疾病稳定（SD），疾病控制率（DCR）为 47.1%。平均缓解时间为 3.4 个月，临床获益患者疗效持久。在安全性方面，大多数不良反应可耐受，≥3 级治疗相关不良事件的发生率为 25.1%。这是迄今为止纳入样本量最大 NPC 免疫二线治疗研究，为免疫治疗用于鼻咽癌提供了确定性的疗效数据。

PD-1 单抗的出现彻底改变了恶性黑色素瘤的治疗局面，无论是辅助治疗还是晚期一线和后线治疗，无论是单药，还是 PD-1 单抗和 CTLA-4 单抗或靶向药物联合应用，都获批了相应适应证，但关于头颈部黏膜恶性黑色素瘤相应的数据不多。国内外研究显示，中国晚期黏膜黑色素瘤患者对 PD-1 单抗的治疗反应远不及西方人群，客观反应率还不及 20%。基于现状，国内率先开展了一项 PD-1 单抗（特瑞普利单抗）联合阿昔替尼治疗黏膜型黑色素瘤的 I 期临床研究，ASCO 会上发表了初步结果：两药联合的客观反应率高达 50%，疾病控制率（disease control rate，DCR）为 87.5%。这是全球第一个把 PD-1 单抗与抗血管靶向药物联合用于黏膜黑色素瘤的临床研究，为晚期黏膜黑色素瘤的治疗奠定了基础。

关于 PD-1 单抗治疗软组织肉瘤的临床研究正在进行中，还难以指导颅底软组织肉瘤的治疗。有研究显示 PD-1 单抗对腺泡状软组织肉瘤、多形性未分化肉瘤、脂肪肉瘤有着较好的疗效，但对平滑肌肉瘤、滑膜肉瘤或尤因肉瘤的疗效较差。

（周生余）